TỔNG QUAN VỀ

THIỀN và TÂM HỒN trong KHOA HỌC NÃO BỘ

MAI TRUNG KIÊN, MD
Professor of Pathology,
University of Ottawa, Canada

Với sự tham khảo và cộng tác:
NGUYỄN CẦM, MD, Internal Medicine, USA
TRƯƠNG NGỌC THẠCH, MD, General Practice, USA
LÊ QUANG KHÁNH, MD, Family Medicine, Australia
NGUYỄN KIM HƯNG, MD, Internal Medicine, Việt Nam

Tổng Quan Về Thiền Và Tâm Hồn Trong Khoa Học Não Bộ

Biên soạn: Mai Trung Kiên, MD

Bìa: Uyên Nguyên Trần Triết

Dàn trang: Mai Trung Kiên

Nhân Ảnh xuất bản 2022

ISBN: 9781088143452

Tiếp theo hình bìa sau, Lời giới thiệu của *BS Nguyễn Cầm, BS Trương) Ngọc Thạch, BS Lê Quang Khánh*

..... Đầu năm 2019, Ban Biên Tập Đặc San "Y Khoa Saigon Khóa 1969, 50 Năm Hội Ngộ "nhận được 2 bài của BS Mai Trung Kiên (BS MTK) với tiêu đề rất lạ:

* Tập chết trong khi sống.
* Một quan niệm về Tâm Hồn và Tri Thức.

Tôi được chỉ định duyệt hai bài này. Tác giả làm cho tôi đi từ ngạc nhiên này đến ngạc nhiên khác vì nội dung mới lạ và thâm sâu của hai bài trên. ....
Năm 2017, BS MTK bắt đầu viết về các đề tài Tâm linh theo góc nhìn của Khoa học Não Bộ. Giữa năm 2021, BS MTK có gởi cho BS Nguyễn Kim Hưng, BS Trương Ngọc Thạch và tôi bản thảo cuốn "Tâm Hồn, Tri Thức, Thiền Định và Khoa Học Não Bộ" với hơn 2000 tài liệu tham khảo, để xin ý kiến. Nhưng cũng may là chính nhờ cơ hội này mà mình ôn lại Cơ Thể Học Não Bộ với các tài liệu phong phú trên mạng điện tử. Tháng 7 Năm 2021 BS MTK đã cho in thử cuốn "TÂM HỒN THIỀN ĐỊNH trong KHOA HỌC NÃO BỘ" và chỉ để gởi biếu cho một số bạn bè để xin ý kiến: Kết quả là cuốn sách đã được thêm tư liệu với tên mới: " TỔNG QUAN VỀ THIỀN và TÂM HỒN trong KHOA HỌC NÃO BỘ".
Chúng tôi rất khâm phục khả năng chuyên môn của BS MTK.
BS MTK đã đi tiên phong trong lãnh vực giải thích các vấn đề Tâm linh theo Khoa Học Não Bộ.
Chúng tôi không dịch một số danh từ về học vị Tiếng Anh sang Tiếng Việt.

Ngày 01 Tháng 01 Năm 2022
Nguyễn Cầm
Trương Ngọc Thạch
Lê Quang Khánh

Bác Sĩ Nguyễn Kim Hưng-

..... Khi tiếp chuyện với Bác sĩ Mai Trung Kiên tôi đã nói đùa : "Anh làm một chuyện đội đá vá trời". Đúng vậy hoài bão của Bác sĩ quá lớn và người đi tiên phong bao giờ cũng là người thiệt thòi nhất, gặp nhiều khó khăn nhất và bị phê phán nhiều nhất. Nhưng Bác sĩ chấp nhận tất cả những khó khăn ấy. Ông lại nhảy vào một lãnh vực mà mọi nhà nghiên cứu đều né tránh hoặc chỉ bàn loanh quanh qua chuyên môn của mình. Như vậy cho đến nay chưa có một nghiên cứu nào bao quát, một cái nhìn tổng hợp trải rộng, bao trùm cả triết học, tôn giáo, Thần Kinh Học, tâm lý học và dịch lý...
Có một điều cũng cần nói chúng ta nên đọc Tâm Hồn & Thiền Định Trong Khoa Học Não Bộ với một tinh thần cởi mở "được ý quên lời". Vì là người đi tiên phong nên công việc dich thuật cũng là một trở ngại không nhỏ, nhiều danh từ quá chuyên môn và xa lạ phải giữ nguyên gốc, một số danh từ khác được tác giả Việt hoá với sự cân nhắc kỹ lưỡng chưa phải hoàn hảo. Với tài liệu tham khảo, những công trình và tác giả được trích dẫn chúng ta hiểu ra sự uyên thâm của tác giả về triết học Phật Giáo kết hợp với tâm lý học và khoa học Não bộ. Cũng chính vì thế sách khó đọc. Ấn bản đầu tiên chắc chắn vẫn còn nhiều thiếu sót, trong một tương lai gần sẽ được hoàn chỉnh hơn với sự góp ý, phê bình của mọi người.
Thật là một thiếu sót nếu Không nhắc đến chị Mai Trung Kiên một người đàn bà tần tảo luôn luôn sát cánh với chồng, sốc vác công việc nhà và là cộng sự viên đắc

lực của anh. Tác phẩm này Không thể hoàn tất được nếu Không có sự tham gia của chị. Đúng là "thuận vợ, thuận chồng tát Bể Đông cũng cạn".......
Nguyễn Kim Hưng

Bác Sĩ Nguyễn Thượng Vũ

Giáo Sư Y Khoa Mai Trung Kiên là người Việt Nam tiên phong khảo cứu sự liên hệ giữa các tế bào trong Não Bộ, các Neurones, giữ vai trò gì trong đời sống tâm linh của chúng ta?,
Chúng ta có thể thay đổi tâm linh bằng những phương cách như Thiền Học có ảnh hưởng tới các tế bào Nảo Bộ hay không ?
Cách đây ngót một trăm năm nhà Bác Học , bác sĩ Alexis Carrel năm 1935 đã nêu lên ảnh hưởng của Khoa Học Cơ Thể và đời sống tâm linh của con người trong cuốn sáchlừng danh thế giới, " Man, The Unknown" (L'homme Cet Incónnu)
Bây giờ Bác Sĩ Mai Trung Kiên thừa hưởng những tiến bộ về Cơ Thế Học, Bệnh Lý Học (chưa khám phá ra trong thế kỷ qua) đã tiến xa hơn các bậc thúc bá thế hệ trước nhiều, và mang những tiến bộ về Não Bộ đó ra, cắt nghĩa cho chúng ta về liên hệ giữa Não Bộ và Tâm Linh.
Trong thế giới hiên nay mà chúng ta đang sống, một thế giới với bao nhiều khám phá về Vi Tính, về Thông Minh Nhân Tạo, về Toán Học và Vật Lý Học, nhưng nhân loại vẫn chưa kiếm thấy những câu trả lời quan trọng, vô cùng thèm khát về tâm linh, về tôn giáo, về Thiền học.
Lẽ dĩ nhiên bàn về tâm linh là 1 công việc vô cùng khó khăn (không nhìn thấy được, không hình dung được…) và thuyết phục mọi người về lập trường của mình về Tâm Linh lại còn khó khăn hơn nhiều.
Xưa nay, biết bao nhiều việc khó khăn được giải quyết nhờ can đảm, lòng kiên trì của 1 số người tiền phong. Bác Sĩ Mai Trung Kiên đã bỏ ra 20 năm trời để mang lại cho chúng ta 1 số câu trả lời về vấn đề vô cùng khó khăn này.
Cuốn sách "Tông Quan Về Thiền Và Tâm Hồn Trong Khoa Học Não Bộ" không phải là 1 cuốn sách dễ đọc, vì những vấn đề nan giải chúng ta cần phải thấu hiểu mới lãnh hội khả quan được những luận án bác sĩ Mai Trung Kiên dẫn giải cho chúng ta.
Nếu chúng ta nghiền ngẫm những quan niệm bác sĩ Mai Trung Kiên trình bầy trong sách, thì tôi tin tưởng đời sống tinh thân chúng ta sẽ tươi vui và sảng khoái rất nhiều.
Tôi vô cùng cám ơn bác sĩ Mai Trung Kiên đã là người cầm bó đuốc đi trước, soi sáng con đường mờ ảo về tâm linh cho chúng ta, và giúp đở chúng ta có một cuộc đời tươi dẹp hơn.
Rất thân mến.
Bác Sĩ Nguyễn Thượng Vũ

Giáo Sư Bác Sĩ Bùi Duy Tâm,
Cựu Khoa Trưởng Y Khoa Huế, Minh Đức ,
Tân Tạo tỉnh Long An, và Phan Châu Trinh

Trong giới bác sĩ VN tôi rất hân hạnh được biết một nhân tài VN là Bác Sĩ Giáo Sư Mai Trung Kiên với tác phẩm "***Thiền và Tâm Hồn trong Khoa Học Não Bộ***". BS. Mai Trung Kiên xuất thân là một Cựu Nội Trú Đại Học Y Khoa Saigon, một tước vị đại học dành riêng cho một thiểu số sinh viên y khoa ưu tú và hiện nay là Giáo Sư Đại Học Ottawa, Canada với 169 papers/publications đã được đăng trên các tạp chí y khoa danh tiếng cùng

179 abstracts đã trình bày trong các hội thảo quốc gia, quốc tế. Thật là một sự nghiệp lớn lao của một Người Thày Thuốc Khoa Học Gia. BS. Mai Trung Kiên là một Giáo Sư Bịnh Lý Học lại am hiểu các Triết Thuyết và các Tín Ngưỡng Hồi Giáo, Thiên Chúa Giáo nhất là Phật Giáo cùng Phật Học nên có đủ cơ sở kiến thức viết các mối liên hệ giữa Não Bộ là vật chất cụ thể với các trạng thái trừu tượng của Tâm Hồn, Thiền Định, Trí Nhớ, Tri Thức, Thông Minh...Thật ích lợi thực tế trong những chương đề cập tới Giấc Ngủ, Mộng Mị, Đau Ngứa hay cao sâu hơn về Tham Sân Si, Từ Bi Bác Ái . Thật thú vị trong những chương bàn về Tình Yêu Cha Con, Mẹ Con nhất là Nam Nữ Luyến Ái. Bản thân tôi chưa có đủ thời gian nghiền ngẫm tác phẩm này nhưng hy vọng những sự kiện đưa ra nên dựa theo các kinh nghiệm cụ thể thí dụ khi nói về Ngoại Cảm *(con người có thể cảm thông với ngoại cảnh bằng những khả năng ngoài ngũ quan: xúc giác, thị giác, vị giác, thính giác, khứu giác)* thì phải cho biết đã gặp Cô Phương, gần cầu Hàm Rồng Thanh Hóa, có khả năng gọi người thân đã khuất về để nói chuyện với mình qua cô. Nói về khả năng bịt mắt vẫn đọc sách, vẫn lại xe Honda đi ngoài đường thì phải nêu tên họ là cô Hoàng Thị Thêm ĐT: 098.489.0005, Hà Nội. Nhưng dù chưa có kinh nghiệm cụ thể như trên nhưng vẫn có giá trị khải tri như tiểu thuyết giả tưởng **"20 ngàn dặm dưới đáy biển"** (*20,000 Leagues Under the Sea) của* Jules Verne từ năm 1870 (chưa có tàu ngầm) mà nay đã thành sự thật. Chuyện đời hư hư thực thực ***"Sắc Sắc Không Không"*** nên Đức Phật trước khi viên tịch đã phải chối bỏ những gì đã nói ***"Ta chưa hề nói gì!".*** Tác giả Mai Trung Kiên đã khéo mượn lời Bertrand Russell trong trang cuối cuốn sách này ***"Con người sinh ra chỉ* NGU *thôi nhưng giáo dục làm cho ĐẦN đi".*** Riêng tôi, người đương viết mấy dòng này vẫn nhận mình thuộc phái Bất Khả Tri (Agnosticism).

Bùi Duy Tâm

Gởi đến ba con Ann L.Mai, David D.Mai, Tina N.Mai
và Các cháu Daniel M.Lê, Justin A.Lê, Khiêm T.Mai, Khánh T.Mai
Mylène T.Nguyễn, Callie X.Nguyễn và Ariane T.Nguyễn
với lòng yêu thương và ước vọng
Quyết Tâm hướng về Tâm Linh của Các Con
và Các Cháu

MỤC LỤC

MỤC LỤC

LỜI NÓI ĐẦU

Cuốn sách này chỉ là để góp phần vào việc chuyển thông tin Khoa học Não Bộ xuyên qua tra cứu sách vở và tường trình khoa học cận đại nhất, kinh nghiệm sống và kiến thức đông tây với bạn đọc nói chung, với các bạn đọc giả muốn tìm hiểu về hoạt động tinh thần của con người, với bạn đồng nghiệp ở mỗi chức năng và trình độ, và nhất là các bạn đang học hay thực hành Thiền Định. Khoa học Não Bộ là một bộ môn mới xuất phát từ Tâm lý học, Bệnh Tâm lý học và Thần kinh học, được phát triển không quá 30 năm nay nhưng có những khám phá ra nhiều bí ẩn mà trước kia thuộc về siêu hình. Tuy hiểu biết về Não Bộ là đồ sộ, nhưng cũng nằm trong cốt lõi Dịch lý của Kinh Dịch, nhất là của Tôn giáo. Nhiều nhà nghiên cứu Não Bộ học đã được giải thưởng về Y khoa khoa học, đáng kể nhất là giải Y khoa Sinh lý Nobel như Golgi, Cajal về Kết nối thần kinh, Spermann về Embryonic organizer đưa đến sự tạo thành Thần kinh hệ, Kandel về hệ di truyền kiểm soát kết nối thần kinh, Sperry khảo sát bán cầu Não Bộ, David H. Hubel và Torsten N. Wiesel về thần kinh thị giác, Carlsson về các chất kết nối thần kinh DOPAmine áp dụng điều trị bệnh Parkinson, O'Keefe, Edward Moser và May-Britt Moser về bản đồ di hành ở Hippocampus Jeffrey C. Hall, Michael Rosbash and Michael W. Young về đồng hồ chu kỳ thời gian, Richard Axel, Linda Buck về khứu giác. Ngoài ra còn phải kể đến Francis Crick khám phá về DNA (Giải Nobel 1962) và Gerald Edelman về miễn nhiễm (Giải Nobel 1972) học cũng chuyển hướng nghiên cứu sang Não Bộ học.

Khoa học Não Bộ đã lần lược khám phá kết nối thần kinh giữa đuôi và râu thần kinh, qua dòng điện truyền theo màng tế bào với kết nối thần kinh kiểu Hebbian và là cơ chế tạo thành Trí Nhớ (TN). Thêm nữa rất nhiều hóa chất kết nối thần kinh, hóa chất thần kinh nội tiết (neuro-hormones) và genes di truyền liên hệ đã được khám phá. Trí Nhớ đã được nghiên cứu với phân tích ra Trí Nhớ gần, xa, vai trò của Hippocampus, bảo tồn Trí Nhớ, thu hồi Trí Nhớ và tái bảo tồn Trí Nhớ; Trí Nhớ tự ký cùng những tình trạng đặc biệt như Trí Nhớ nơi chốn, mặt người; Trí Nhớ siêu phàm; Trí Nhớ thấu niệm (Eidetic -Trí Nhớ đặc biệt của các em bé). Những hiện tượng thông thường như giấc Ngủ mộng mơ, giấc Ngủ và bảo tồn Trí nhớ, hiện tượng siêu nhiên về giác quan thứ sáu, linh tinh, nhìn thấy mà không cần mắt, Xuất Hồn, Thôi Miên..., hiện tượng Cận tử cũng được khai mở cơ chế. Các nhà Não Bộ học cũng đã thành công để trả lời câu hỏi Francis Crick đã đặt ra là: Tương ứng thần kinh của Tri Thức là gì ? Nhờ những phương pháp chụp hình Não Bộ, Tri Thức đã được hiểu biết như là sự tập hợp những thông tin liên hệ đã được hội nhập trong các vùng Võ Não khác nhau. Thí dụ như khi bạn đến một thành phố lạ và muốn tìm hiểu về đời sống của một sắc dân. Nếu bạn không tiếp xúc với những người khác nhau của sắc dân đó, sự hiểu biết cói như không đáng kể. Trái lại bạn tiếp xúc với nhiều người để họ phản ánh về thông tin liên hệ thì bạn có đủ hiểu biết về vấn đề liên hệ. Đặc biệt hơn nữa nếu bạn là người có kinh nghiệm về khảo sát dân tình, tức là bạn có những khuôn mẫu về Tri Thức dân tình thì sự hiểu biết hay Tri Thức có giá trị cao.

Hiện tượng siêu hình thường không khác nhiều với sự hoán tưởng đó, nhưng thay đổi bên trong Não Bộ thí dụ như Xuất Hồn có thể được kích thích Não Bộ bằng kim điện hay u bướu và hóa chất. Nhưng vẫn còn nhiều hiện tượng tâm linh không thể giải thích bằng cơ chế trong Não Bộ, thí dụ như người có Trí Nhớ về tiền kiếp, nghe nhìn mà không cần tai mắt....Thay vì phủ nhận hiện tượng trên, con người có nên chấp nhận thực tế về khả năng siêu nhiên không thể giải thích được bằng sinh lý và vật lý học hiện nay?. Quan niệm của tác giả là khoa học Não Bộ đã giải thích được một phần đáng kể cơ chế về những hiện tượng Não Bộ khó hiểu trong quá khứ và một phần những hiện tượng siêu nhiên. *Dẫu vậy phần lớn hiện tượng siêu nhiên vẫn là phần nối dài của các hiện tượng Não Bộ*. Phần nối dài đó vượt quá tầm hiểu biết về các biểu hiện của các cơ chế của khoa học Não Bộ hiện nay. Cũng như vậy, các nhà Não Bộ học, triết gia đã mất rất nhiều công sức và của cải để tìm ra cơ chế Não Bộ tạo ra Tri Thức, nhưng chỉ để tìm ra chân lý mà Đức Phật đã nói hơn 2500 năm trước. Có lẽ việc làm lợi ích là tái xác nhận chân lý. Vì vậy khi đặt Thiền và Tâm Hồn trong khoa học là để đưa ra một nghich lý mà tác gĩa muốn biện luận.

Cuốn sách này dựa trên một Tiền đề/Định đề quan trọng đó là:Big Bang là thể hiện sự khởi động còn gọi là Vọng Niệm hay Ý chỉ của Đấng Sáng Thế từ thể Chân Không Diệu Hữu/Thái cực. Chân Không Diệu Hữu là Vô Sanh Diệt là Tự Ngã và là Nhất nguyên. Từ Tiền đề trên, Tư tưởng, Vật chất và Sinh vật trong vũ trụ sau Big Bang là do nhân duyên (Vọng Niệm), là Nhị nguyên và Đa nguyên, có Sanh Diệt nên Vô thường không có tự Tánh và không có quyền hành động. Cụ thể hơn mọi thể đều có phần Xác và phần Hồn (=Tâm Hồn=Tâm Thức=Nghiệp). Phần Xác bị hũy hoại đi theo chu trình sinh tử, phần Hồn là phần khó xác định bằng vật lý, trường tồn lâu dài hơn. Phần Hồn (cũng như phần xác) là một thực thể, nhưng thực thể của phần Hồn không thể chứng minh bằng cách xác nhận cấu tạo vật lý như hạt Photons cấu tạo ra ánh sáng. Trọng lượng hay lực hấp dẫn tuy không biết cấu tạo là gì vì không thể chứng minh hạt căn bản gì nhưng khác với Hồn vì nó luôn luôn liên hệ đến vật thể ta có thể thấy được qua hạt Photons. Tác giả tin là Tiền đề trên là cần thiết vì chúng ta vẫn còn ở giai đoạn phôi thai của khoa học và vì chỉ hiểu biết không quá 5/100 Vũ trụ bao la này. Chấp nhận tiền đề trên, những thông tin trong bài viết là thu lượm từ tra cứu sách vở Khoa học được ghi trong phần "tham khảo" cập nhật nhất. Sau khi đọc qua cuốn sách nhỏ này, độc giả sẽ không còn bâng khuâng với câu hỏi rất cơ bản: tại sao tôi biết cái này là Trái táo, Tế bào (tế bào) nầy là tế bào ung thư, cơ chế giúp Não Bộ phân biệt người các hạng người tốt xấu và hành động như vậy là không Đạo đức, cơ chế yêu ghét giận hờn, sợ sệt, tham lam.... *Nhất là độc giả có thể chấp nhận với Tác giả Hồn là một thực thể như trọng lượng hay lực hấp dẫn tuy không thấy được, nhưng Trọng lượng gắn liền với vật thể. Hồn cũng vậy vì không thấy được nhưng Hồn gắn liền với phần Não Bộ lưu giữ Trí nhớ xa và cũng là chỗ ở của Mạng Não Mặc Định Nội Tri Thức.*

Hiểu biết những cơ chế cơ bản hoạt động của Não Bộ cũng chỉ ra được chỗ dính liền Hồn với Não Bộ, giải thích cơ nguyên sinh lý bịnh học một cách khoa học các triệu chứng lâm sàng khó hiểu như: bệnh Mộng du, bệnh Chia cách Nhân thể, bệnh Mất nhân thể/Thực thể, hội chứng Cotard (=cái Tôi đã chết) bệnh Tự kỷ, bệnh Thiếu chú Tâm Náo động,..Sprague syndrome, Bonnet Syndrome, Câm bất động,...Hiện tượng Xuất Hồn, Báo Mộng,Tiếp cận với cõi Vô hình....

Những vấn đề nóng bỏng như Nghiệp, muốn Tự ý làm hoặc Tự ý Không làm (Free Will, Free Won't), Đạo Đức, khả năng nhận biết, khả năng làm quyết định, khả năng điều hành, *rửa sạch chùi bỏ nghiệp*, khả năng nhớ lại tiền kiếp, khả năng điều hành hay khả năng sáng tạo, tính chất nghệ sĩ cao của một số người. Trị bịnh Tâm lý, giải thích cơ chế các hiện tượng siêu nhiên, hiểu biết các chức năng phức tạp của Não Bộ: Não Bộ đã xử dụng cơ chế gì làm việc mà không cần vay mượn đến những khái niệm quá siêu hình? Để mở rộng sự biện luận về cấu trúc của Hồn cơ chế của Thiền, Tác giả thường đề cập những vấn đề tưởng như không liên hệ gì đến Tâm Hồn và Thiền Định, như Kết nối thần kinh, tái tạo hủy bỏ kết nối, Ngủ, Mộng Mị, thần kinh nội tiết..., nhưng độc giả sẽ lần lượt thấy sự liên hệ đến chủ đề của cuốn sách.

Cuối cùng mục đích chính của cuốn sách là để góp phần vào nghiên cứu về Thiền Định (TD), học Thiền và thực hành Thiền, biết được cơ chế Thiền Định và những thể nghiệm siêu hình của TD. Thiền Định đã có từ hơn 2500 năm, trước cả Đạo Phật và là một phương pháp tu học có giá trị nhất định. Căn bản TD tuy không thay đổi *nhưng với đà tiến bộ khoa học ngày nay, cơ chế TD cũng như thể nghiệm trong TD cũng cần phải được giải mã* hơn là Thiền sinh đặt hết niềm tin vào vị Thầy về TD, một điều kiện cho tới nay là gần như tuyệt đối cho môn đệ tu hành. Không hiểu biết cơ chế mầu nhiệm của Thiền định và khoa học Não Bộ dễ đi vào mê tín và lầm lạc và cũng dễ giúp các bạn tu Thiền chọn cho mình một phương pháp thích hợp. Tu học không những để có một cuộc sống tốt đẹp hài hòa với đời sống này mà mục đích tối thượng là Định Huệ để giải thoát luân hồi. Kho tàng Phật học đồ sộ cũng để cho mục đích trên. Thiết nghĩ những tiến bộ về hiểu biết khoa học về Tâm linh là góp phần vào mục đích trên và giúp người học hiểu sâu sắc hơn kinh điển tôn giáo. Lại nữa, hiểu rõ huyền bí của hiện tượng siêu nhiên cũng có mục đích thiết yếu là không quá tin vào khoa học thực nghiệm để phủ nhận đời sống Tâm linh. Từ đó có thể tạo nên thái độ ngạo mạn đối với các đấng chân tu hay sứ giả của cõi Tâm linh. Cuốn sách nầy cũng dùng để giới thiệu với bạn đọc về Thiền Định ở phần sau, cùng thay đổi cơ thể sinh lý do TD và lợi ích để có cuộc sống vui khoẻ và dài lâu, giúp đỡ Trí Nhớ, cách học hỏi và yếu lược về Thiền Định.

Dầu được sắp xếp lại *và bình luận theo quan điểm cá nhân*, cuốn sách này vẫn chỉ là tạp ghi những hiểu biết trong lúc tra cứu về Não Bộ học với nhiều thiếu sót quan trọng và *phản ảnh sự hiểu biết hạn chế của tác giả trong kho tàng Tri Thức nói chung và của Não Bộ học hiện đại.* Với số lượng thông tin quá lớn lao về môn học này, số lượng những sách và tài liệu tham khảo ghi trong sách (hơn 2000 bài báo khoa học) chỉ là một phần của tra cứu mà tác giả đã đọc qua. Trong phần đầu của sách tác giả ôn lại cơ thể sinh lý học của Não Bộ không những phức tạp về cách dẫn truyền, luồng thần kinh, mà có vô số các cơ cấu bộ phận Vỏ Não và các nhân chất xám cùng kết nối chằng chịt của hầu hết các vùng trong Não Bộ lại với nhau thường là hai chiều. *Vì vậy đối với bạn đọc không chuyên về Não Bộ, thời gian tìm hiểu hay ôn lại là rất cần thiết cho căn bản để hiểu hoạt động của Não Bộ. Cho nên thỉnh thoảng tác giả tự tiện chia ra hai phần: một phần cho Đọc giả muốn tìm hiểu tổng* quát và *Phần đọc thêm KHNB chữ nhỏ và đóng khung. Phần nầy đi sâu vào chuyên môn hơn với tham khảo để các bạn cần nhiều thì giờ để tìm hiểu và kiểm chứng hay có thể bỏ qua không đọc.*

Đọc giả sẽ nhận thấy trong sách này, chủ đề và cách trình bày là hơi khác với các sách về Phật giáo và Thiền đang được ham chuộng. Sách dễ đọc, dễ hiểu thường gồm những dữ kiện phổ thông co gía tri Tri Thức hạn chế trong kiến thức phổ thông. Bằng mọi hiểu biết về khoa học hiện tại, bài viết trong sách có chủ đích, đi đến tận bản chất của sự kiện, để đưa ra ánh sáng cơ chế tạo lập và vận hành của Trí nhớ, Tri Thức Thiền Định và các tình trạng tình cảm khác nhau. Mẫu giả thuyết về Hồn cũng được đề nghị trong bước sơ khởi để tìm hiểu về thể siêu hình của con người. Căn bản của nhiều cơ chế về Hồn và mẫu giả thuyết về Hồn là không dựa trên huyền thoại, mà dựa trên kinh nghiệm có kiểm nghiệm trong sách báo chung của Đại chúng và một số cơ sở nghiên cứu Khoa học. Vì vậy kiểm chứng thực nghiệm bằng khoa học là cần thiết.

Tác giả chân thành cảm ơn vị Thầy đã dạy pháp môn Thiền quán Ánh sáng và Âm thanh, các bạn thiền đã chia sẻ kinh nghiệm. Các Thầy ở Saigon đã trồng tỉa Đạo lý và khoa học, hạt giống Y khoa, các bạn ở gần xa, các bạn Y khoa và cùng khóa YK như BS Nguyễn Cầm và BS Trương ngọc Thạch với cảm tình nồng nhiệt đã đặc biệt lưu tâm góp ý về chuyên môn, chuyễn ngữ và cói bản thảo nhiều lần, cùng sự khích lệ của BS Trần quang Mỹ, BS Bùi ngọc Điệp và BS Nguyễn Kim Hưng. BS Nguyễn Kim Hưng là người bạn cùng lớp Y khoa mà Tôi biết nhiều như một người uyên bát về chuyện đời trong khi học nhưng là BS xuất sắc khi hành nghề. Khi tham khảo viết sách nầy, Tôi ngạc nhiên khi anh nói anh không đọc nhiều kinh Phật chỉ vỏn vẹn Kinh Bát Nhã Ba La Mật có mấy chục trang, kinh Kim Cang và sách khảo cứu, nhưng Đạo Pháp thì thậm thâm. Cảm ơn BS John P. Veinot, Chairman of Pathology of University of Ottawa đã cố tình giữ tác giả lại sau khi từ chức Professor ở Department of Pathology (để chuyên tâm học Thiền), để Tôi tiếp tục công trình nghiên cứu Y khoa sau khi về hưu nhờ vào kho sách ebooks và ejournals của Viện Đại Học Ottawa. Tác giả cảm nhận may mắn được tiếp cận rất sớm với Dịch học, Triết học và Y lý Đông phương qua các bản dịch của nhiều học giả cận đại trong đó gồm các Cụ Ngô Tất Tố, Phan Bội Châu, Bác sĩ Nguyễn văn Thọ.... nhất là từ học giả Nguyễn Hiến Lê và nhiều Tu sĩ, học giả khác. Hơn thế nữa là kinh sách Thánh Kinh và kho tàng đồ sộ về Kinh Phật Đại Thừa va Phật Giáo Nguyên Thuỷ như Hoa Nghiêm , Pháp Hoa, Lăng Nghiêm, Lăng Già, Kim Cang, Bát Nha Ba la Mật, cốt lõi kinh A Ham, Trung Bộ (Nikaya), Trung Quán Luận, Luận Đại Trí Độ, Thanh Tinh Đạo, Vi Diệu Phap .., một số kinh sách Thiền Tông Bắc truyên va Đông truyền chuyển ngữ bởi các Hòa Thượng, Thượng tọa và Cư sĩ, cùng các tài liệu trong Thư viện Phật Giáo cũng như nhiều bài viết, tài liệu từ Google search. Những học hỏi và kinh sách và tài liệu trên đã gần như trở thành Tri Thức riêng của Tác giả nên đã không ghi vào phần tham khảo. Cuốn sách này để tưởng niệm ơn nghĩa sanh thành của Ông Bà Nội Ngoại của Con Chúng Tôi. Cuốn sách không thể viết xong nếu không được thừa hưởng gương cần cù làm việc của Mẹ tôi, người đã dìu dắt tôi đi học trường Làng và chỉ cho tôi lối vào nghề nghiệp, sự bền bỉ và truyền thống học tập trong gia đình; và nhất là sự góp ý về kinh nghiệm sống và Thiền Định với Tâm Hồn trong trắng của Nhà tôi và cũng là người bạn đồng hành Thiền cùng với tình yêu thương và trìu mến chăm sóc.

Cẩn bút.

KM

TỚM LƯỢC MỤC ĐÍCH VÀ ĐIỂM CHÍNH

Phật pháp là Thế gian Pháp, Giáo chủ Đại Tôn giáo có đại cương về lời thuyết giảng như nhau. Đức Phật sau 45 năm hoằng pháp cũng nói **đã không nói gì.** Vì Phật pháp là tự nhiên , đã sẵn có trong mỗi người, là Vô thường tuy có nhưng vốn là Không, và Đức Phật nói Pháp không phải từ Vọng niệm, cho nên nói Pháp mà cũng như không nói Pháp. **Trong kinh Tương Ưng Phật nói:** *"Ta nói những điều mà chúng sanh **chưa** hiểu được, như vậy là Ta nói láo. Còn chúng sanh hiểu được thì Ta nói và như vậy là Ta không có nói láo"*.

Ngày nay sau hơn 2500 năm, con người đã tiến bộ về mặt vật chất với hiểu biết về Big Bang, khoa học lượng tử thiên văn, cơ thể sinh hóa học, bệnh lý và nhất là Não Bộ học. Phật pháp là gồm cả Kinh sách Nam Bắc tông luôn luôn thể hiện nền tảng chân lý. Ba tạng kinh sách và cảnh giới Phật không những cho chúng sanh cõi người, ma con cho chúng sanh cõi sắc giới khac như của A tula, coi Trời và Vô sắc giới như trong Kinh Hoa Nghiêm, Pháp Hoa là bất khả tư nghì. Nhưng với ánh sáng của khoa học, con người cũng có nhiều phương tiện để hiểu rõ ràng hơn về lời giảng dạy của các vị Giáo chủ, nhất là không hiểu sai, để có thể áp dụng hữu hiệu hơn trong con đường tu học. Tuy vậy triết học, lý luận, khoa học Tâm lý, Thần kinh, Não Bộ cho đến nay còn nhiều giới hạn, người ta vẫn chưa có thể hiểu hết lời Đức Phật chỉ giúp đỡ nhưng cũng cần Tinh tấn Ba La Mật để vạch định tu hành và đời sống.

A) Mục đích : Trả lời những vấn nạn cơ bản trong giới hạn của một số kiến thức Khoa học tới nay.

Hiểu biết tin tưởng Kinh sách của Đại Tôn Giáo như Thiên Chúa giáo. Lý giải và đề nghị cơ chế dựa trên Khoa Não Bộ học..., như vê: Thiền thì rửa được nghiệp ?, Cảnh giới bất khả tư nghì, các hiện tượng Siêu nhiên khác. Tác giả cố tình không lặp lại các đề tài hay bài viết phổ thông đã có trong sách báo và mạng Internet. Biết cơ chế vấn đề trong lời dạy của Phật thì mới hiểu lời Phật dạy và thực hiên đúng Đức Tin *để phát Niềm Tin/Tâm Bồ đề*: Tự thắp Đuốc lên mà đi. .. theo Chánh Pháp. Không tin ở bất cứ vi Đạo Sư nào.

B) Điểm chính của sách

Sách là tạp ghi nhưng cũng được xếp lại theo chương mục.

- Số lượng tham khảo sách và tài liệu rất lớn vì thông tin của môn học mới là đồ sộ nhưng được gom ghép lại trong 1 cuốn sách. Vì vậy sách không là bài viết để giải trí trong 1, 2 ngày mà cần đọc giữa dòng trong nhiều ngày tháng.

- Ngoài hai quan điểm dễ chấp nhận là:

- Những gì cốt lõi của Đại Tôn giáo là phù hợp với Khoa học.

- Khoa học chỉ biết một phần nhỏ của thực tại, nhưng Đại Tôn giáo thì biết toàn thể. Khoa học chi hiểu một phần nhỏ của Phật giáo

1) Quan niệm về sự toàn vẹn của mọi sự vật. Thái Cực/Chân Không/Bản Tâm/Phật tánh/Thánh Linh là duy nhất có Tánh **Vô sanh Vô Diệt và Toàn Giác/Toàn Năng (Trí Huệ Bát Nhã/ Thiện xảo, Tinh**

Khôn và có Lực Vô Biên). Vì Vô sanh diệt nên Thường hằng và có Tự Ngã. Ngoài ra mọi sự vật khác, sanh ra từ Chân Không Diệu Hữu là Có sanh diệt nên Vô Thường , Vô Ngã và không có quyền tự quyết ngoại trừ việc làm Đạo đức theo Bản Tâm. Mọi sự phân chia quan sát là nghịch lý vì chia cắt một sự vật mà chưa hiểu rõ cái tự tính hay toàn vẹn của sự vật. Vì vậy Hồn và Xác là không thể tùy tiện chia cắt. Khi cố tình chia cắt, phần Xác cũng còn chứa một ít phần siêu hình và phần Hồn cũng chứa một chút phần Xác làm môi giới để nhập Xác trong tương lai. Vì vậy khi chết, phần Xác bị tiêu hủy, sự tiêu hủy đó là không toàn vẹn. Phần Trí nhớ (TN) thường được biểu hiện qua ký ức vẫn còn sống với nhiều người thân thương liên hệ đến người đã mất.

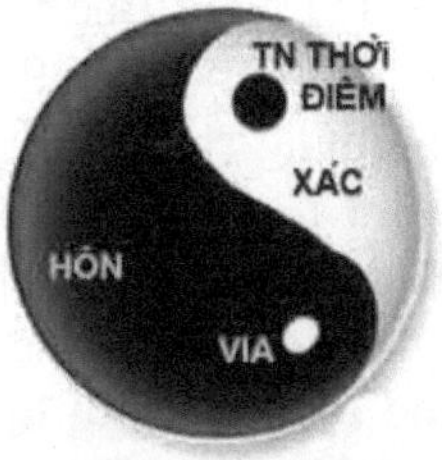

Hồn gồm Tri nhớ Tri Thức Tang Thức va Phật Tanh. ***Thông tin từ Lục căn (ngũ quan và tư tưởng) trở thành Tri Thức sau khi được tra cứu ở Hồn nằm trong Nội Thức. Không cần NB, Hồn vẫn thấy, nghe, suy nghĩ, ngửi, nếm... Tri Thức/TR, Trí Tuệ/BIẾT với Thiện xão, Tinh Khôn. Sau khi Hồn lìa xác thì khả năng trên tăng lên hơn là khi có NB hay Ngũ quan.***

Vì sự vật/hiện tượng trong thiên nhiên, xuất phát từ Chân Không/Bản tâm nên liên kết với nhau trong một thể toàn vẹn, nên kết nối nhau tỉ như các hạt lượng tử dù ở đây đó cách xa nhau nhưng vân kết nối nhau Vật lý gia gọi là Non- Locality và Intercónnectedness (Không Cục Bộ -Kết Nối nhau)

2) Hồn là một thực thể như Âm thanh, Trọng lượng: Ba thực thể rất gần với con người nhưng đều không rõ về sự cấu tạo, khác với Ánh sáng có sự cấu tạo được biết rõ. Hồn là những gì của con người không kiểm nhận được bằng vật lý như Tri Thức và Tạng Thức.

Hồn dính vào Não Bộ. Vị trí của Hồn là vùng lưu giữ Trí nhớ như **Vùng não Mặc Định**+ Thái Dương Giữa= **Vùng Não Nội Thức** và cũng là Não làm nên Bản Ngã/Cái Tôi.

Nội Thức là quan niệm của Duy Thức học Phật giáo. Nội Thức là cuốn tự điển toàn khoa để NB dùng Giải Bao Trước/Anterior Cingulate Cortex so sánh đối chiếu với thông tin mới. Thí dụ: Thông tin mới trùng hợp với thông tin trong Nội Thức của quả cam thì NB dán nhãn quả cam lên thông tin mới. Phần thông tin mới chưa có trong Nội Thức được ghi thêm vào Nội Thức để cập nhật. Có ba loại Nội Thức tương ứng với ba thể Tri Thức: Biến Sở Chấp (Tự điển thiên lệch), Y tha sở Tánh (Tự điển thông dụng nhưng Vô minh) và Viên thành Thật (Tự điển của Phật Tánh). Biến sơ chấp và Y Tha Sơ Tánh cần phải dựa lên Phật tánh mới có THỨC. Nội Thức còn bao gồm cả phần tình cảm thường gọi là Nội Tâm.

3) Vì vậy sinh vật nghe, nhìn... hay hiểu biết cần có Bản Tâm/Phật Tánh (là thành phần để Hồn dựa lên làm căn bản) và không cần NB. Trái lại NB làm khúc xạ, mờ nhạt thông tin. Nhưng Hồn lại cần NB để vận động =phản xạ có điều kiện. Vì phản xạ là đơn giản hơn, nên vận động đi trước Tri Thức.

4) Hồn nhập thân là Khí công trong võ thuật và Châm cứu, Nhân điện, Cảm nhận khi Thiền. Kéo dài quan niệm Hồn nhập Thân đến các vật thể sinh vật lớn nhỏ: tất cả vật chất đều có Hồn. Nhưng đặc tính của Hồn thay đổi tùy theo Sinh vật và vật thể.

5) Hồn nhập vào Bào Thai khi mới tượng hình hệ thần kinh và "Sao y bản chính" Tạng Thức/Nghịep vào NB thai nhi. Đó là cơ chế bảo tồn Nghiệp tiền kiếp.

6) Thế giới là Nhị nguyên hay Đa nguyên: con người có thể chỉ có một Hồn nhưng cũng có thể có nhiều Hồn, Vì vậy Quan niệm về Phân Tâm học của Freud (chỉ có một Hồn) là không phù hợp với thế giới này. Cũng vậy hiện tượng Mộng du không thể nào giải thích thỏa đáng bằng kiến thức Neurology hay Psychology nếu không có quan niệm Đa Hồn.

7) Trí nhớ không khác gì lắm khi so sánh đường dây diện kết lại với nhau đến các bóng đèn, máy móc... để câu thông với ổ điện. Ổ điện như là Nội Thức, cần câu thông với nhà máy điện (tương tự như Phật tánh). Trong Thiền, Tri Thức bị ngăn chặn, nên để bù vào khoảng trống Tri Thức, Trí Nhớ từ vùng Nội Thức bị kích động và thu hồi về hiện tại nên dễ bị tẩy xóa nếu không được tái bảo tồn: đó là cơ chế chùi bỏ Nghiệp xấu cũng như là cơ chế của thể nghiệm trong Thiền Định.

8) Vũ trụ được tạo ra từ thể Tĩnh lặng và Bình đẳng, Chân Không Diệu Hữu. Vọng niệm khởi lên, làm nên Diệu Minh gọi là Niết bàn và Vô Minh tạo ra Nghiệp. Từ đó tạo nên màng Vô Minh làm Tâm mất đi sự trong sáng. Gạt bỏ đi màng Vô Minh là thấy được cái Tôi Phật tánh của Nội Thức. Như đã thấy văn minh khoa học kỹ thuật cũng đã trả giá rất đắt : đó là sự kiện làm con người đi xa giá trị Đạo đức với xung đột tội ác chiến tranh và bịnh hoạn. Cho nên con đường Tâm linh trở về Bản Lai Diện Mục hay Phật tánh /Thánh Linh là không cho Tri thức về Khoa hoc kỹ thuật che mờ Phật Tánh vốn là Trí Huệ Bát Nhã., và không cần học hỏi. *Tri Thức chỉ cân cho Khoa hoc, và Tri Thức Tham Sân Si ngoài Khoa hoc thì cần bỏ đi.*

9) Nghiệp làm mất đi Đặc quyền tự do hành động nguyên thủy của Bản Tâm/Phật Tánh. Bản Tâm mới thật sự là Ông Chủ nên có Ý chí và quyền tự do hành động. Hành động của Bản Tâm là luôn luôn Đạo đức, Bình đẳng. Khoa học Não Bộ chứng minh con người không hoàn toàn tự chủ để hành động trong thế giới đảo điên này. Vì Nghiệp, Não Bộ được cấu tạo để điều khiển hành động, trừ ra quay về Bản Tâm để có Ý chí hành động Đạo đức: buông bỏ quá khứ không ước vọng Tương lai vì tương lai

là quả của hiện tại, nên cần Thực hành Vô ngã /Vô niệm ngay bây giờ và tại đây.

10) Thiền Định là nhìn vào Nội Thức. Thể nghiệm trong Thiền Định có cơ sở trong NB ở Nội Thức: Định và Tuệ là song hành trong Thiền Định, nhưng có thể có Định mà không Tuệ như người Fakir. Những hiện tượng Siêu Tri Thức, Tâm Linh vi tế khác cũng phát xuất từ Nội Thức. Nối dài vọng tưởng từ Nội Thức là các hiện tượng Tâm linh khó giải thích: như thấy Ma, Hoán tưởng, Xuất Hồn, hiện tượng Ngoại cảm,...vmPFC/Pre Frontal Cortex là mắt Trí Huệ hay mắt thứ ba, là Vỏ Não của Đạo đức có thể là nơi tiếp nhận các hiện tượng Tâm linh như thấy Ma, hiện tượng Ngoại cảm. RetroSplenial Cortex/RSC *có thể* là chỗ của Tạng Thức. Tạng Thức rất khó được thu hồi về hiện tại.

11) Khoa học cho thấy thế giới ghi nhận bằng ngũ quan chỉ chiếm 5% Vũ trụ và là thế giới của Người Súc vật và các vật khác/baryonic matter. Còn lại của Sắc Giới và Vô Sắc Giới chiếm 95% Vũ trụ.

12*) Tu Thiền là đi ngược dòng đời để tìm về Bản Lai Diện Mục. Con đường đáng lẽ là tự nhiên như người đi chơi trở về nhà, nhưng vì thế giới là Đảo điên nên người Thiền lúc đầu cảm thấy bị ép buộc . Vậy yếu tố quan trọng bậc nhất của Thiền là PHÁT TÂM BỒ ĐỀ, là sự quyết tâm tuyệt đối biểu hiện qua tinh tấn, giới luật, tư thế ngồi thiền, ... Trong quan niệm nhị nguyên của đời sống, Thiền/Tu hành và Khoa học Kỹ thuật/Xã hội học không triệt tiêu nhau mà hỗ tương để cùng phát triển Đạo Đức và Văn Minh .*

C) *Lời Cáo Lỗi và Thỉnh Nguyện*

Đạo Phật đã được truyền đến Trung hoa nhưng vẫn chưa phát triển, bằng chứng là Lương Võ Đế bị Sơ tổ chê là cho đến lúc ấy "việc làm của nhà vua là không có công đức gì". Phải chờ đến Sơ tổ "Giáo Ngoại biệt truyền bất lập văn tự" Đạo Phật mới phát triển, nhất là sau khi Đường Tam Tạng thỉnh kinh về Trung Hoa. Cuốn sách này *Không* dễ đọc được nên cần sự bổ khuyết nhiều từ chính Tông Chính Giáo *về sự kiện, quan niệm cũng như về cách trình bày và sai sót.*

Kính bút. KM

CÁC NHÂN CHẤT XÁM VÀ VÙNG NÃO BỘ QUAN TRỌNG

Hình NB

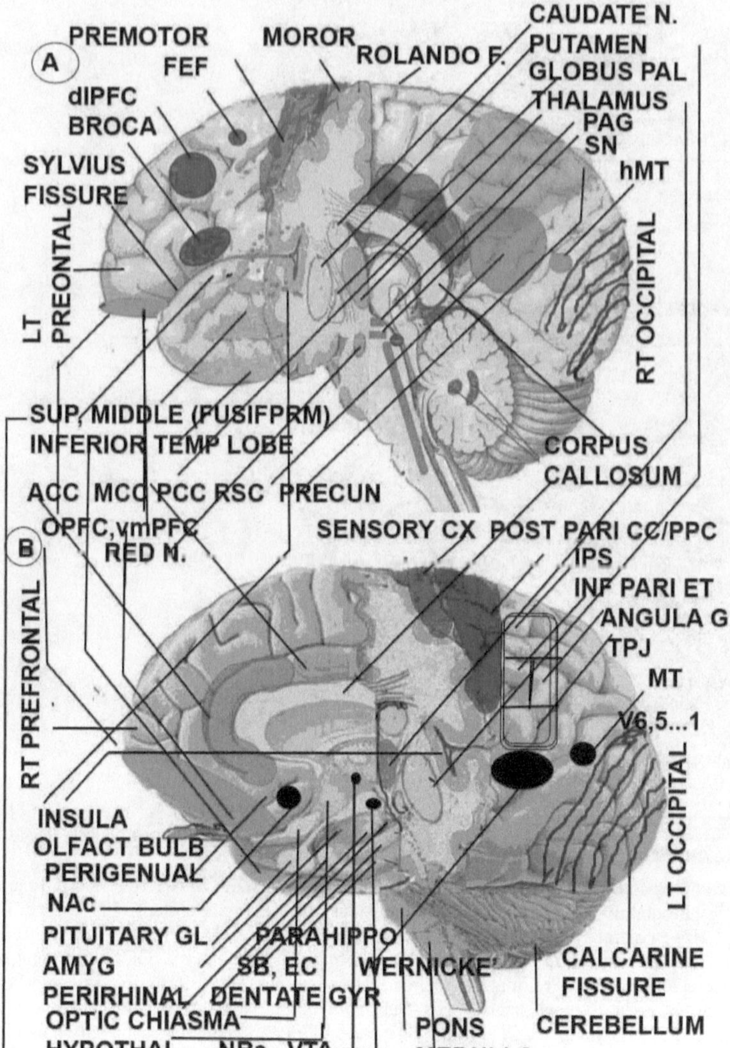

A; CẮT BỎ 1/2 PHÍA SAU BÁN CẦU TRÁI

B: CẮT BỎ 1/2 PHÍA TRƯỚC BÁN CẦU TRÁI

NOTE: SUPERIOR TEMP CX: THÍNH GIÁC

FUSIFORN GYR: TE và TEO THỊ GIÁC

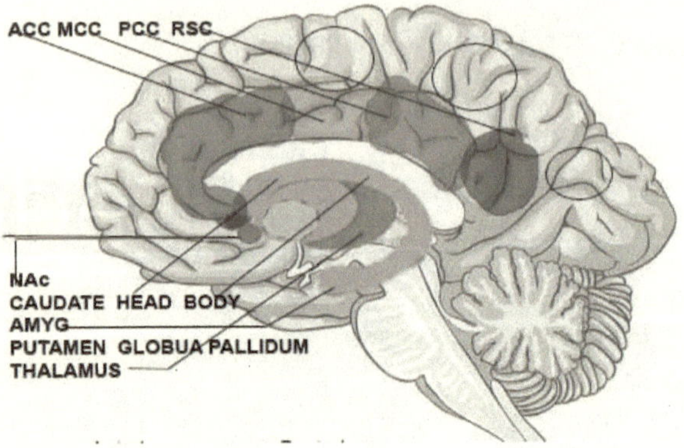

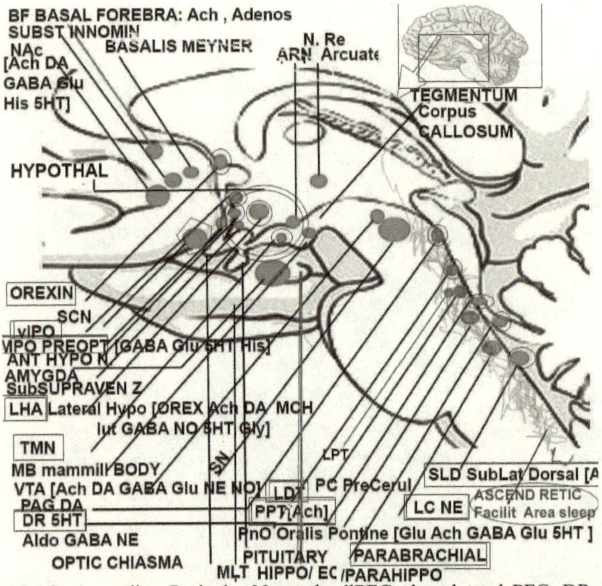

ARAS :Ascending Reticular Network, dlPFC: dorsolateral PFC, DR: Dorsal Raphe, EC Entotrhinal córtex, FEF: Frontal Eye Field, Fusi: Fusiform gyrus, LC: Locus Ceruleus, LDT: LateroDorsal Temental, LHA : Lateral HypoT Area, LPT: Lateral Pontine N. M: Motor, MLT: Medial Temporal Lobe, MT Special visual Cx, N.Re: N Reuniens, NAc: N. Acumbens , OCC: Occipital, PAG: PeriAqueductal Gray, PFC: PreFrontal Cortex, PM: Premotor, PPC: Posterior Parietal Cx, RSC RetroSplenial Cx, SCN: Suprachismati N. SN: Substantia Nigra, ACC: Anterior Cingulate Cx, MCC: Middlle CC, PCC Posterior CC, Striat: Striatm, TEMP: Temporal, Thalam:Thalamus/DN, TMN:TuberoMammillary N. TPJ: TemporoParietal Junction, VTA:Ventral Tegmental Area,

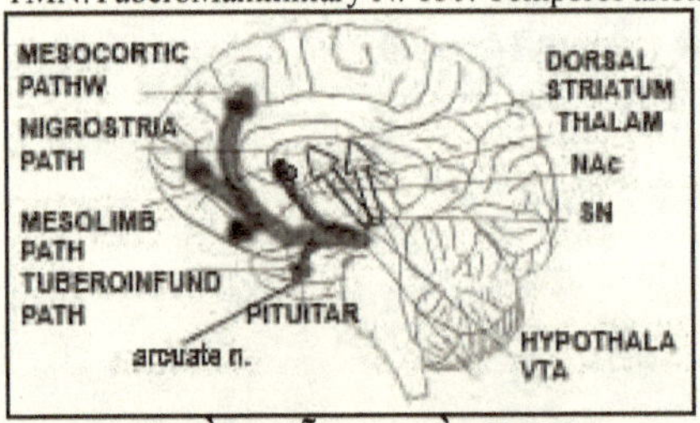

Đường dẫn truyền DOPA

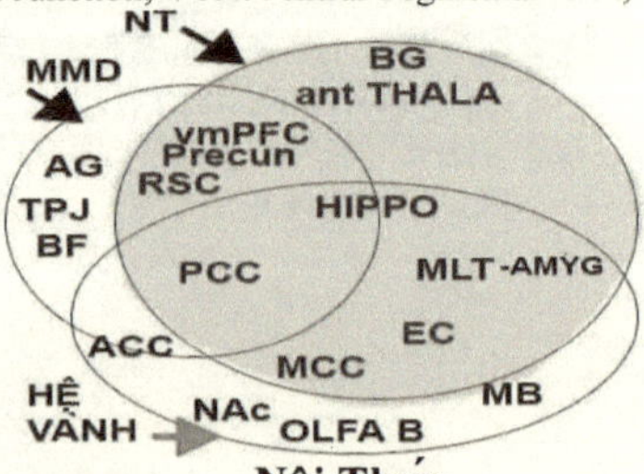

Nội Thức

Vùng Não Bộ thường gặp trong Khoa Học NB

Vùng Não	Tính chất

vmPFC, OPFC	Lưu trữ TN, Giao tế, Đạo đức, Tình cảm, đoán người khác.
dlPFC	Kết nối với IPS thành Mạng điều
MedialTemporal L	HIPPO+EC+PER+AMYG
PCC	TN Tự ký , nơi chốn. Làm ra Tri Thức (PCC+MCC)
Precuneus	MMD, TN xa thời điểm, TR, tương ứng với Chakra 12
Temporal Lobe	Thính Thị (ở mặt ngoài của Temporal)
TPJ	Âm thanh hình ảnh cảm giác, vị thế cân bằng, Xuất hồn
Insula	Anterior Insula: tình cảm. Hợp với dorsal ACC thành Mạng Chính: Tổng Chỉ huy. Post Insula: cảm giác,
Anterior Thalam	Cảm giác tự Nội tạng, Tình cảm sâu đậm yêu thương
Amygdala	TR về Tình cảm Lo sợ, gây hấn, học hỏi, phản xạ Pavlov
NAc (Ventral Stria=NAc+Olfact)	Vui thích, liên hệ với Ventral Tegmental Area,Vental Striatum
PAG:Periaqueduc	Trung tâm làm phản ứng tự động đến Thần kinh số X
Executive network	dlPFC+IPS: Điều hành tổng quát
VTA	Vui thích, Thôi thúc, điều chỉnh vận động
ACC	Giữ vai tròTri Thức, Phân biêt thông tin mới cũ giúp NB tiên đoán sau khi nhận thông tin sơ khởi, Vai trò Tình cảm cùng với vmPFC.
Basal Gangl Gồm:	-Vental Striatum=**NAc**+Ofact Bulb: TR, Khen thưởng -Dorsal **Striatun=Caudate** (GABA movt, (jerky in Hungtinton), attention,working memory, cógnitive , emotion)+Putamen decision making, có Tri Thức, kết nối xã hội, bạn bè, giá trị trong nghĩa vợ/chồng -Globus Pallidus /DOPA or Dorsal **Pallidium**, SN, SubThal Vận động có thể có Tri Thức, do thôi thúc. Bịnh Lơ đểnh, náo lọan, giật mí mắt, nghiến răng Cerebral palsy:,Chorea,Dystonia, Epilepsy Ventral Pallid (dưới NAc) khen thương

- **Diencephon** = EpiThalamus (gồm Tuyến Tùng và Habenular nuclei), Thalamus, SubThalamus (gồm Zona Incerta và Reticular nucleus), MetaThalamus (geniculate bodies); HYPO, MB
- **Midbrain=mesencephalon** cólliculi, Tegmentum (Mui che), (gồm nhân thuộc hệ thống Lưới Kích thượng) và Cuống Não gồm dây dẫn truyền của VN xuống phía dưới và nhân Substantia nigra

HỆ THỐNG HÓA CHẤT DẪN TRUYỀN

1. Cholinergic: BF → khắp VN: Tinh , chú ý có chủ đích, làm nên TN và TR

2. Serotonergic system (DR of midbrain, Pons, Medulla): Vui buồn, TN, TR mới

3. Noradrenergic System (LC): chú ý , thức, phản ứng báo động/fight-flight, TN TR

4. DOPAnergic system:

Nigro-Striatal:SN→Striatum: tánh cách vận động

Mesolimbic : VTA→ limbic areas/He Vanh (HIPPO, AMYG, Nac, Ventral Striatum: Khen thuởng

Mesocórtical: VTA→ PFC: TN TR in psychosis

Chữ viết tắt

A1,2 Auditory córtex 1, 2
ACC Anterior Cingulate Cortex
ACE: Angiotensin Converting Enzyme
AD: Anterodorsal
ADH: Antidiuretic Hormone
ADHD: Attention Deficit Hyperactivity Disorder/ Ám ảnh Thội Thúc
AG: Angular Gyrus 207
aLTM: activated Long Term
AM: Antero Medial
aMCI: Amnestic Mild Cognitive
AMPA: α-amino-3-hydroxy-5-methyl-4-isoxazolepropionic acid receptor
AMPK: AMP-activated protein kinase
Amyg: Amygdala
AP: Animal Pole
ARAS: Ascending Reticular Activiting System
ArcN: Arcủate Nucleus
AS: AutoScópy
ASD:Autism Spectrum Disorder
BG: Basal Ganglia/Nhân đáy
BBB: Blood Brain Barrier
BDNF: Brain-Derive Neurotrophic Factor
BF: Basal ForeBrain
BG: Basal Ganglion
BMP-4: Bone Morphogenetic Protein4
BOLD: Blood-oxygen-level-dependent imaging: Chỉ ra đô Oxygen trong vùng NB
BTC= SMC: Bảo Tồn Trí Nhớ Chuẩn Định
BTTN: Bảo Toàn Trí Nhớ
CaMKII: Ca++ calmodulin-Kinase II.
cAMP: Cyclic Adenosine Monophosphate
CCK: cholecyskinin
CeA: Amygdala, central
CREB:cAMP-response element binding protein
CRH: Corticótropin Releasing Hormone
CSF: Cerebro-Spinal Fluid
CT scan, MRI: tương dùng để chẩn đoán bịnh thần kinh
DAI: Diffuse Axonal Injury 186
DH: Dorsal Hippocampus
dlPFC: DorsoLateral PFC
DMH Dorso Medial Hypothalamus
DMN: Default Mode Network
dmPFC: Dorsomedial PFC
DMT: Dimethyltryptamine
DN: Đồi não =thalamus
DP: Depersonalization
DpMe: deep mesencephalic nucleus
DR: Derealization
DR: Dorsal Raphe
DTI Diffusion tensor imaging; chỉ ra chất trắng
DTI: Diffusion Tensor Imaging
ĐN: Đồi não
EC: Entorhinal Cortex/ Vỏ Não Nội khứu
eCBF, rCBF estimated Cerebral Blood Flow, regional CBF: chỉ ra đô tuần hoàn vùng NB
EEG: Electro Encephalogram: Đo điện NB
EO: Embryonic Organizer
EOG Electroocculogram để đo REM
FEF: Frontal Eye Field
fMRI: Funcional MRI: chỉ ra c vung NB kích động
fMRI: Functional MRI
FTT: False Tagging Theory GAP43: Growth Associated Protein
GP: Globus Pallidum
GRP: Gastrin-releasing peptide
HEA: HeAutoScópy
H-EC: HIPPO-Entorrhinal Cortex
MD: Miên du/Mộng Du
MDH: NedioDorsal/Hypo
MEG Meagnetic Encephalogram MEG
MM: Mộng Mị
MMD: Mạng Mặc Định =DMN
MnPO: Median Pre-Optic nucleus
Một số kỹ thuật thường dùng trong Khoa học Não Bộ để nghiên cứu
MPB: Medial Para Brachial Nucleus
MRN: Medial Raphe Nucleus
MTL: Medial Temporal Lobe
MTT: Multiple Trace Theory
NAc: Nucleus Accumbens
NB: Não Bộ
NC: Nghiệp
NFkB: Nuclear factor-kB
NI: Nucleus Incertus
NMDA:N-methyl-D-aspartate
NMTR:Vùng Não Mặc Định Nội Tri Thức
NO: Nitric Oxide
NPY:Neuropeptide Y
NREM non-rapid eye movement
NTS: Nucleus of solitary tract.
OBE: Out of Body Experience
OCD: Obcessive Compulsive Disorder
OFC: Orbito Frontal Cortex
OPCF:Orbital PreFrontal Cortex
P13K Men cân cho phát triển tế bào bình thường và ung thư
PACAP: Pituitary adenylate cyclase-activating peptide
PC: Preceruleus Region
PCC: Posterior Cingulate Cortex
LDN Lưới Đồi não TRN
LGN: Lateral Geniculate Nucleus
LHA: Lateral Hypothalamic area
LHTK: Liên Hợp Thần Kinh
LKT: Lưới kích Thượng (ARASLDN
LP: LateroPosterior
LS: Limbic System
LTM: Long Term Memory
LTP:Long Term Potentiation
LVPFCL Lateronentral PFC
MAPKs:Mitogen Activated Protein Kinases
MB: Mammillary Body
MCS minimally cónscious state
MCH: Melanin Concentrating Hormone
MD: MedioDorsal .
HIPPO: Hippocampus
hMT Tên gọi vùng não đặc biệt về thi giác
HNX: Hồn Nhập Xác163
HSAM: Highly Superior Autobiographical Memory
HYPO: Hypothalamus
IEG: Immediate Early Genes
IF: Inferior Fusiform Gyrus
IFC: Inferior Frontal Cortex.
Impairement
IPS: IntraParietal Sulcus
LC: Locus Cerulus
LDT: Lateral Dorsal Tegmental Area.
PCI: Perturbational Complexity Index
PD: Parkinson's Disease
PFC: PreFrontal Cortex/VN Tiền Trán
pgACC: Pre Genual Anterior Cingulate Cortex
PGO: Pedunculo Geniculate Occipital
PKMζ:Protein Kinase M zeta. 36
PPC: Posterior Parietal Cortex
PPN: Pedunculopontine Nucleus

PPT:Pedunculo Pontine Tegmentum
PRC Perirhinal Cortex
PVN: Paraventricular Nucleus

PZ: Prarafacial Zone
SC: Superior Colliculus
SCN: Suprachiasmatic Nucleus
SDAM: Severely Deficient Autobiographical Memory
Semantic: Nghĩa tử (TN)
SLD: Sublateral Dorsal area
SMC: Standard Memory Consolidation
SMG: SupraMarginal Gyrus
SMS: Self Memory System
SN: Substantia Nigra
SPWR: Sharp-Waves/Ripples
SRN: Subthalamic (Relay) Nucleus
STG: Superior Temporal Gyrus
STP: Short Term Potentiation
SWS: Slow Wave Sleep
Synapse: Liên hợp/Tiếp hợp TK
TB: tế bào =cell
TB:Tế bào
TBTK: Tế Bào Thần Kinh
TC: ThalamoCortical
TD: Thiền Định
TDT: *Thuyết Đa Tích, xem MTT*
TE Tên gọi vùng não đặc biệt về thi giác
TEO Tên gọi vung não đặc biệt về thi giác
TGF-β: Growth Factor -beta
TK: Thần Kinh
TK, thần kinh = nerve, nervous
TM: Thôi Miên
TMN: Tuberomammillary Nucleus
TN: Trí Nhớ
TN: Trí Nhớ = memory
TNF: Tumor Necrosis Factor
TNSP: Trí nhớ siêu phàm
TNTn: Tri Nhớ thấu niệm
TNTn: Trí nhớ thấu niệm
TNg: Trắc Nghiệm
stimulation
tRNS transcranial random noise stimulation
IEGimmediate early gene (IEG) c-Fos, Immediate Early Gene (IEG) c-Fos, epensive technique limited

RE: Nucleus Reuniens
REM rapid eye movement
RSC RetroSplenial Cortex
SbCD:Dorsal subcóeruleus Nucleus

TNHH: Trí Nhớ Hiển Hiện
TOE: Theory of everything
TPJ: Temporoparietal Junction
TTKT: Tương Ứng Thần Kinh cho Tri Thức
TTT: Trace Transformation Theory Of Memory Consolidation
TR: Tri Thức
TR:Tri Thức =cógnition, cónsciousness
TRN: Thalamic Reticular Network
UWS Unresponsive wakefulness syndrome
ZI: Zona Incerta
V1,2,3..các vùng Não Thị giác
VEGF: Vascular Endothelial Growth Factor VH: Ventral Hippocampus
VL: Ventro lateral
vlPAG: Ventral periaqueductal Gray Matter
vlPO: ventral lateral PreOptic nucleus
VM Vental Medulla
VMP: Ventro medial Posterior
vmPFC: ventromedial PFC
VN: Vỏ Não =córtex
VP: Vegetal pole
VPL: Ventro posterior Lateral
VTA: Ventral Tegmental Area
VTNg: Ventral Tegmental Nucleus
VWM: Visual Working Memory

Các cách khác nhau để kích thích vủng Não Bộ
NTS noninvasive transcranial stimulation
TMS transcranial magnetic stimulation:
tDCS transcranial direct current stimulation:
tACS transcranial alternating current stimulation
TBS Theta burst stimulation
tPCS transcranial pulsedcurrent

Kich thich NB rat chỉnh xác mỗi tế bào
Optogenetic stimalation: và
Single cell Stimulation
blood oxygenation-level-dependent (BOLD)

MỘT SỐ NGUYÊN TẮC `CẤU TAO NB

Đức tin vào Chúa Phật phải là Tuyệt đối
Vì lời giang của Các Ngài là Chân Như
Nhưng chỉ hành động khi hiểu ý chỉ của các Ngài

1. Kết Nối Giữa các Trung Tâm và Vỏ Não

Một cách tổng quát kết nối TK/Thần kinh giữa các trung tâm Não Bộ/NB và Vỏ não/VN thường là hai chiều và giống như đường giao thông trong thành phố. Cho nên từ một trung tâm này đến một hay nhiều trung tâm NB khác có nhiều đường dẫn truyền thần kinh. Sự lựa chọn đường kết nối là do sự chú ý, tập luyện thành thói quen cũng như sự chọn lựa đường đi cho mỗi người khi giao thông.

2. Các vùng Não Bộ

Đều có chức vụ đặc thù riêng giống như Bộ Ngành trong chính phủ. Có chất kết nối thần kinh riêng : như Đạo đức, tình cảm vui, lo sợ, thúc dục, Ngủ thức, ăn uống, huyết áp....

3. Thông tin có nhiều kết nối:TR/Tri Thức càng chuyên sâu.

4. Hệ thống dẫn truyền Trên xuống (Lưng) Dưới lên (Bụng)

Áp dụng cho các chức vụ then chốt như chú ý nghe nhìn.
Đường Lưng qua Vỏ Não vận động -đến PreFrontal córtex/PFC
Đường Bụng đi qua VN Temporal Thính thị và tình cảm rồi đến PFC và làm nên TR/Tri Thức.
Sở dĩ có hai đường dẫn truyền là để làm ra TR và cũng để tạo ra phản xạ nhanh chóng hơn không cần TR vì không dùng hệ thống Bụng (hành động vô thức, nghe nhìn vô thức). Thí dụ nghe tiếng động thì giật mình, thấy ruồi bay vô mắt thì nhắm mắt trước khi biết là cái gì.
Dùng hai hệ thống thần kinh là nguyên tắc tạo nên cơ chế phổ cập trong cơ thể và tinh thần. Đó là nguyên tắc của thế giới nhị nguyên/đa nguyên. Trong Thiền Định khi chú tâm dùng hai hệ thống (để ý thở vô ra và để ý sự vận chuyển của các bắp thịt) giúp Tâm không chạy bậy bạ. Sự chú tâm để hiểu biết la cơ bản cho Trí Tuệ
Một nguyên tắc khác để lý giải thích sự lập ra hai hệ thống:
Như sẽ thấy ở phần biện luận trong sách: Hồn sinh vật không cần NB để nghe, nhìn... hay hiểu biết, mà trái lại NB làm khúc xạ, mờ nhạt thông tin. Nhưng Hồn cần NB để vận động /phản xạ. Cũng vì vậy phản xạ đi trước Tri Thức.

5. Phối Trí các vùng NB

Vùng NB càng ở phía Trước và ở Trên có chức vụ cao về Đạo đức, Giao tế Xã hội và Môi trường chung quanh.
Vùng NB ở phía dưới chuyên về Nội tâm để sinh tồn cơ bản.

Vùng về TN/Trí Nhớ và TR/Tri Thức ở phía dưới và phía giữa (Midline).
NB là một hộp riêng biệt với phần cơ thể. NB chia cách bởi rào cản Máu -NB (Blood-Brain Barrier), trừ một vài cơ quan đặc biệt như nhân Cong /N. Arcủate/ARC ở vùng giữa đáy/mediobasal Hypothalmus liên hệ đến các hormones như NPY, Kisspeptin, và chất giúp giải thể hormones cho tuyến chủ Nội tiết Pituitary gland (Release hormones).
NB sản xuất ra hầu hết các hormones sản xuất từ các tế bào nội tiết ngoài NB. (hormone: chất nội tiết)
Ngoài điều hành các cơ cấu ngoài NB, Tình cảm, TR, TN là công việc gần như không làm được bởi cơ thể ngoài NB.

6. Mạng NB

NB thường dùng nhiều mạng liên kết với nhau để thực thi một số việc làm cơ bản, quan trọng nhất là ba mạng sau:
a) **Mạng Chính** (Salience Network) gồm kết nối giữa:
- Insular Cortex: nằm sâu dưới rãnh Sylvius VN chuyên về suy tư thấu triệt (deep thinking), tình cảm sâu đậm, thẩm thấu, cảm giác nội tạng, đau đớn. Đặc biệt kết nối với các vùng não BA44, 45,46,47 là vùng chuyên về quyết định có ý nghĩa, ngôn ngữ, âm nhạc.
- ACC/Anterior Cingulate Cortex VN chuyên về TR, so sánh thông tin mới với Thông tin sẵn có trong Nội Thức để khám phá sự khác biệt. Vai trò của ACC trong bịnh Câm bất động là phù hợp với chức năng Tâm Lực giao hợp. Trong chức năng đó, Tri thức giao hợp với PFC để điều khiển vận động bi hư hại

b) **Mạng điều hành**
-dlPFC/dorsolateral PFC: chức vụ cao về điều hành.
-TPJ/TemporoParietal Junction biên giới của Parietal (xúc giác) Temporal và Occipital về Thính thị. Đặc biệt kết nối với PFC về điều hành về thính thị và với cơ quan Vestibular về cân bằng cơ thể. Đặc biệt kết nối với PCC, RSC, MTL về TN.

c) Mạng Mặc Định (MMD): liên hệ đến lưu trữ/thu hồi Trí Nhớ và là nơi nghi ngờ kết nối Hồn với Não Bộ. Khi Thiền, MMD giảm hoạt động (Xin xem trang 26)

Lưu Ý quan trọng: Trong sách nầy từ Hồn là đồng nghĩa với Tâm Hồn, Tâm Thức, Nghiệp Thức, "Danh" là có sanh diệt, nên hoàn toàn khác với Linh Hồn. Linh Hồn là đồng nghĩa với Bản Tâm, Phật Tánh, Chân Không (Diệu hữu), Thái cực và Đạo là bất diệt

CHƯƠNG I
KHOA HOC TRONG ĐẠO TÂM HỒN VAF THIỀN

I) Định nghĩa và nhận diện Tâm Hồn (Hồn)

A) Định nghĩa

Một cách phổ thông trong đại chúng và trong Internet Google, Hồn là phần Linh thiêng, Bất tử (*trái với Đạo Phật là Hồn cũng sanh khi tạo Nghiệp và diệt khi hết Nghiệp*) và siêu hình của con người khi sống, tạo nên nhân cách cá biệt bao gồm cả tư tưởng, sẽ rời thân xác con người sau khi chết để tự tồn tại ở Thiên đường, Cõi trên hay Cõi vô hình hay trong Sáu nẽo luân hồi.

Trong Ấn Độ Giáo /Bà La Môn, Linh Hồn là biểu hiện cho Tiểu Ngã/Atma đối nghịch với Đại Ngã/Brahma của Vũ Trụ. Linh Hồn trong quan niệm nầy là trường tồn vĩnh cửu, và khác với Hồn chất chứa Nghiệp trong bài viết này. Hồn trong sách này là phù hợp với quan niệm Phật Giáo là Vô thường , sẽ tiêu mất đi khi không còn Nghiệp để trở về với Chân Như /Bản Tánh/Niết bàn. Vì vậy để tránh ngộ nhận từ Linh Hồn không được dùng vì Linh Hồn trong Phật học không thể hiện hữu, nên không dùng trong bài viết ở sách này khi nói về thể Siêu hình của Sinh Vật trong đạo Phật. Thiên Chúa Giáo quan niệm không có Luân hồi, nên Linh Hồn là phần Siêu hình. Lại nữa, Nghiệp tác dụng bằng hiệu quả như hạt sanh ra cây trái, ít dùng đến năng lượng mà do nẩy mầm. Năng lượng làm hạt thành cây trái là từ đất, nước. Vì vậy lực của Nghiệp cũng như của hạt mầm là nhỏ và không đáng kể. Từ "Lực" trong Nghiệp"Lực" là không đồng nghĩa với Lực như Lực điện từ. Tuy nhiên Hồn cũng có thể kết hợp với Lực tối. Lực nầy là rất mạnh

- Như sẽ phân tích ở phần Tri Thức, Hồn là phần Siêu hình *có sanh diệt nhưng trường tồn dài hơn thân*, bao gồm /hay dựa vào Phật tánh, tạo nên nhân cách cá biệt tư tưởng và chí khí, khi so sánh với phần hữu hình.

Tuy có rất nhiều nghiên cứu về chức năng của Não liên quan đến Trí Nhớ và sự hiểu biết, nhưng khoảng trống ngăn cách giữa thực tại cơ thể và Tâm Hồn vẫn còn rộng lớn (Damasio 1999, Ravel 1997, Trimble 2007). Đó là chưa bàn đến Tâm Hồn, một lãnh vực còn nhiều nghi vấn về sự hiện hữu, bản chất khoa học và vị trí trong đời sống. Penfield ở Montreal, Canada là nhà giải phẫu thần kinh nổi tiếng thế giới, khi Ông mổ trên bịnh nhân bị động kinh và khi mổ bịnh nhân chỉ gây tê nên còn tỉnh, ông đã tìm ra các vùng Vỏ Não có chức phận khác nhau. Ông viết ra cảm tưởng là Tâm Hồn không nằm trong Não Bộ nhưng lại lệ thuộc vào Não Bộ để biểu hiện. Trước Penfield, Descartes, cho Tâm Hồn là một thể riêng biệt với thể xác nhưng có chỗ ở trong Não Bộ tại tuyến Tùng.

Mọi sinh vật và mọi vật thể là một thể toàn vẹn. Quan sát vật thể hay sinh vật tức là phân tách, chia cắt ra làm hai, bốn .... Cũng như trong Dịch học, chia Thái cực làm hai thì có Lưỡng Nghi gọi là Âm và Dương. Phần Thể Xác, xác định được với Vật lý thì quy ước là phần Dương. Phần không xác định được bằng Vật lý, hay Siêu hình (Siêu Vật lý) thì quy ước là phần Âm. Tất cả vật thể đều theo quy ước có hai phần đã nói như trên, bất kể là khoáng chất, thực vật, động vật, súc vật hay con người. (H1.1)

Tóm lại Hồn gồm Trí nhớ, hiện đời và tiến kiếp,
Tri thức và
Suy nghĩ

Hệ luận của quan niệm trên:

i. Tất cả các tế bào hay các bộ phận của cơ thể đều có Hồn liên hệ.

ii. Hồn của mỗi cơ quan /bộ phận của cơ thể gồm Hồn của những tế bào hay những phần khác nhau của cơ quan như mạch máu, dây thần kinh, máu, nước và khoáng sản.

iii. Hồn của tế bào/bộ phận cùng một một cơ thể kết nối với nhau thành một thể riêng biệt cho cơ thể. Vì vậy :

- Hồn Não Bộ (HNB) thường được gọi là Hồn kết nối với tất cả Hồn của các bộ phận không thần kinh như tay chân, thân, nội tạng...làm nên Hồn toàn vẹn của con người.

- Hồn của NB kết nối với Não Bộ (NB) ở các vùng lưu giữ Trí nhớ (TN) lâu dài, Ý nghĩa và các Trí nhớ không cần sự bảo tồn. Đó là vùng Não của Mạng Mặc Định (MMD = ghi TN Hiển hiện, Thu hồi TN xa xưa) + Đồi Não/Thalamus (TN và nhận thông tin ngoại biên+Nhân Đáy/Basal Ganglion (vận động tay chân)+Medial Temporal Lobe (Trí nhớ tổng quát).

- Hồn của Thân và Tay Chân, Đầu Cổ: Trái với Hồn của NB (hay Hồn=Tâm Hồn=Tâm Thức), Hồn của thân thể rất ít được nói đến cho đến gần đây, các nhà Tâm lý học đưa ra quan niệm Tri Thức (TR) nhập thân (Embodied Consciousness) (xem phần nầy ở chương Tri Thức). TR là thành phần của Hồn của NB vì vậy trong bài viết này, Tác giả đề nghị quan niệm Hồn nhập thân gồm cả Hồn của Thân thể. Hồn hay Hồn của NB gồm Tạng Thức, Mạc Na Thức, TR và TN. Đó là những thể trạng có ảnh hưởng gián tiếp hay trực tiếp đến đời sống của sinh vật/con người nhưng rất khó để chứng minh được sự hiện hữu bằng phương tiện vật lý học.

Xác bị tiêu hủy khi chết cùng với một ít Trí Nhớ (TN)

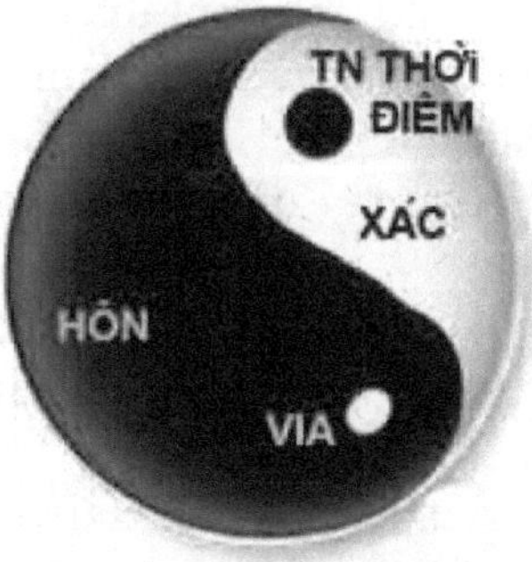

HỒN + Vía là một phần TN
H1.1

Hồn không hoàn toàn là một thể vô hình vì Hồn có TN dính với NB, nên khi rời thân xác của kiếp trước Hồn mang theo một chút ít phần thân xác tạm gọi là Vía. Vía biểu hiện bằng kết nối thần kinh.
Sau những tiến bộ về hiểu biết về Trí Nhớ và Tri Thức, người ta thường đặt câu hỏi về Tâm Hồn. Tuy hiểu biết về Tri Thức gần đây đã đạt được nền tảng để trả lời cho vấn nạn về "Cơ sở vật chất thần kinh liên hệ đến Tri Thức" mà Francis Crick đã đặt ra từ thập niên 1960. Tâm Hồn vẫn còn là vấn đề của lãnh vực siêu hình và Tâm linh, không được nghiên cứu bởi các nhà khoa học Não Bộ vì hiện nay các nhà khoa học vẫn chưa tìm ra sự móc nối giữa Não Bộ và Tâm Hồn (Queenan 2017). Francis Crick giải Nobel 1962, Sperry giải Nobel 1990 và Kandel giải Nobel 2000 là những Neuroscientists nổi tiếng không thể nào tìm được bằng chứng của Hồn khi nghiên cứu về Não Bộ, Trí nhớ và Tri Thức.

Nhắc lại: Trong sách nầy Hồn là phần không thể nhận biết bằng ngũ quan của Sinh vật, nhưng nhận biết được bằng Tri thức và nhất là sự BIẾT. Vậy Hồn gồm Nghiệp thức (Trí nhớ, Tri thức, Mạc Na thức/suy nghĩ), Tạng thức), Chất Tối (Dark Matter), Lực Tối (Dark Force) và Phật Tánh/hay Chân Không là các thể chất không thấy trong Vũ trụ.

Như vậy Nghiệp thức (có người gọi là Hồn) chỉ là một phần của Hồn.
Vì Nghiệp Thức là không thường hằng và che mờ Phật tánh, nên Hồn không thường hằng, sau khi mất đi Nghiệp Thức, Hồn nhập

lại vào Chân không/Phật tánh. Khi còn Nghiệp Thức thì Hồn đi vào vòng luân hồi.
Chất Tối, Lực Tối làm nên phần cấu tạo cho Hồn, thể chuyển tiếp giữa Nghiệp Thức--Chân Không/Phật Tánh.

Hệ luận là:

- ***i. Hồn là thể siêu vi-diệu hơn Tri thức, cho nên khi nhà Khoa học dùng Kỹ thuật khoa học và Tri thức để khảo sát Hồn là vô nghĩa. Việc làm chẳng khác gì thợ cắt kính <u>không</u> dùng đá kim cương mà dùng thủy tinh để cắt kính, việc làm cho tới nay tỏ ra không hiệu quả cho nên chưa thể hiểu hết Tâm Hồn/Mind.***
- ***ii. Định nghĩa làm rõ ra cấu tạo của Hồn ngoài Nghiệp còn có Chất Tối / Lực tối và Chân không.***

Sự Hiểu Biết có sẵn trong Hồn vì có Phật tánh. Phật Tánh có Tri Huệ Bát nhã, nên Tri thức không cần Não bộ. Trí Huệ cũng không cần được nhân cách hóa ở dạng Chúa Trời hay Phật.

B) Một cách cụ thể:

Lấy một thí dụ sau: *Khi nhìn cảnh người ngồi ở đường phố Tết ngày nay vẽ câu đối. Người trẻ ngày nay nhìn và ghi nhận hiện thực như vậy. Nhưng những người Hà nội năm xưa thấy hình ảnh hôm nay gợi lại ký ức năm xưa: "Những người muôn năm cũ, Hồn ở đâu bây giờ" trong bài Ông Đồ già lấy từ câu thơ của Vũ đình Liên. Như vậy Hồn là kỷ niệm hay nói một cách tổng quát hơn là Trí Nhớ ghi lại Tri Thức, đã biến thành ký ức của một số người. Kỷ niệm đó không tìm thấy ở hình ảnh thực tại mà phải nhờ đến khả năng thâu hồi ký ức qua kích thích bởi hình ảnh hiện tại.*

Thí dụ trên gợi ý quan niệm thông thường là Tri Thức là nguồn cung cấp thông tin cho Tâm Hồn. Hơn thế nữa, Tri Thức kích động Tâm Hồn để nó làm việc sát với hiện trạng của con người. Tâm Hồn của " những người muôn năm cũ không còn ở Hà nội" không hoàn toàn nằm trong, hay lệ thuộc hoàn toàn trên Não Bộ.

II. SANG THẾ VA SIÊU HiNH TRONG VÂT LÝ, THIÊN CHÚA GIAO VA PHÂT GIAO

Đây là vấn đề muôn thuở của loài người đi tìm nguồn gốc của mình để từ đó tìm ra cách xử sự đúng đắn trong đời sống.

A) Theo Khoa hoc Thuyết Big Bang (H1.2)

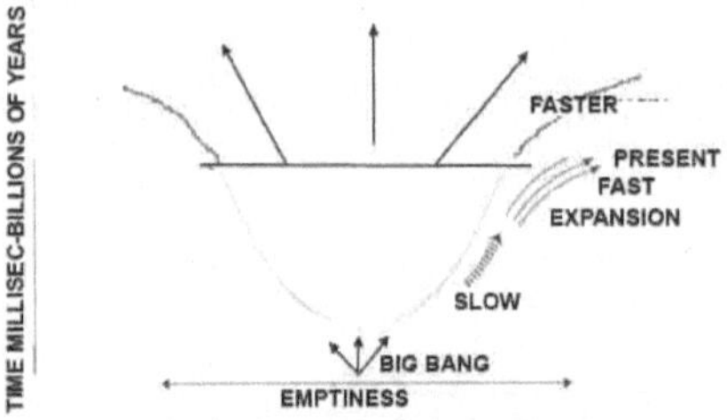

Hình 5.2: Vũ trụ sau lần nổ Big Bang như một cái chảo cứ bành trướng mãi cho tới ngày diệt vong. Nhiều nhà vật lý học tin rằng kết cục cả Big Bang sẽ là Big Rip (banh ra) hay Big Chill (lạnh cóng). Điều này trái ngược với quan điểm trước đây cho rằng sau khi có sự nổ lớn của Big Bang, thiên hà bay chậm lại, rồi có rút lại trong Black Hole, nóng trở lại và thành điểm nhỏ cực nóng rồi làm ra Big Bang sau đó, và tiến trình cứ lặp lại vô cùng tận. Điều này không thể quan niệm được khi để khởi lên Big Bang chỉ là vọng niệm, và chân không mới chính là vụ nổ lớn/ BigBang).

Thuyết dựa trên Vật lý cho rằng vũ trụ phát xuất là vụ nổ từ một điểm cực nhỏ rất nóng, chứa một năng lượng kinh hồn rồi bung ra,và càng ngày càng tăng tốc bành trướng. Cùng lúc nhiệt độ hạ dần tạo ra hạt lượng tử nhỏ như Quarts, Electrón, Photón... Lần lượt tạo thành các hạt cơ bản lớn hơn như Protón, Neutrons. Các hạt kết hợp lại thành Atóm, Moleculé, và làm ra khoáng chất vô cơ, hữu cơ. Cuối cùng tạo ra vật và người. Quan điểm về khởi nguyên của Big Bang sẽ được bàn sau đây (Bảng 1.1, 1.2)

Tìm kiếm thê vật chất và lực tương ưng cho hồn

Bang 1.1: Các Luc Trong Thiên Nhiên

Luc quan	Lực/Thể	Hạt/vật chất	Lức kết nối	Tầm xa	Lực
cảm nhận được	Weak force,	Quarks, leptons	W,z radioactive decay)	Gần	Yếu
	.Strong force (kết nối quarks)	Quarks, gluons	Gluon (nuclear binding)	Ngắn	Rất mạnh
	Electromagnetism	Điện (molec binding)	Photon (Gamma)	Vô hạn	Mạnh
khống cảm nhận đuợc gần như chân không	Trọng lượng (mass binding)	Tất cả các khối vật	Graviton chưa xác định	Vô hạn	Rất yếu
	Lực tối, Lực số ́5	Vũ Trụ gian ra	? Dark photons	Vô hạn	Mạnh

Bảng 1.2 Hạt căn Bản

Elementary	**Fermions**	**Quarks**	**Up, down, charm, strange,top, bottom**
		Leptons	(- charge) **Electron, Muon, Tau,** (+charge) **Positron,** (no charge) **Neutrino** cómposed of three flavors córresponding to electron, muon, tau
	Bosons	**Gauge**	**Photon, Gluon, W, Z boson**
		Scalar	Higgs boson

Composite	**Hadrons**	**Baryons**/ Hyperons	Nucleon:(**Proton**, **Neutron**),Delta baryon, Lambda baryon, Sigma baryon, Xi baryon, Omega baryon
		Mesons/ Quarkonia	Pion, Rho meson, Eta meson, Eta prime, Phi meson, Omega meson, J/ψ, Upsilon meson, Theta meson, Kaon
	Others	Atomic nuclei, Atoms, Diquarks, Exotic atoms: (Positronium, Muonium, Tauonium, Onia), Superatoms, Molecules	
Hypothetical	Gravitino, Gluino, Axino, Chargino, Higgsino, Neutralino, Sfermion, Axion, Dilaton, **Graviton**, Majoron, Majorana fermion, Magnetic monopole, Tachyon, Sterile neutrino		

Vì hồn là một thể của người/động vật, nên cũng được cấu tạo bởi vật chất và lực của Big Bang. Với sự phát triển của vật lý hạt nhân, Hồn có thể tạo bởi các thẻ không vượt ngoài những thể vật chấ và lực đã được khám phá của vũ trụ. Nhìn lại tất cả khoảng 200 hạt/loại vật chất cơ bản tìm được của vũ trụ trong bảng 1 và 2

có ba loại vật chất có một số đặc tính tương tự như hồn: Lực Tối, Thể tối và Neutrino.

Trở lại quan niệm Hồn là một loại thực thể.

Đặc tính của thực thể của Hồn là:

a). Vật chất: Baryonic Matter: Chất thấy được : không tương ứng với đặc tính của Hồn

Dark Matter /Chất đen không thấy được: tương ứng với đặc tính của Hồn

Thê tối (xem B1.1)

Có thể gọi thể tối (Dark Matter - DM) là thể trong suốt vì không thể thấy được hay là thể tối lạnh. DM di chuyển chậm chạp vì sức nặng gấp năm lần chất thấy được. DM chiếm 27% vũ trụ.

Theo giả thuyết, vũ trụ khởi đầu là một năng lượng vô cùng lớn nằm trong một điểm nhỏ vào khoảng 0,1A (A = 1/10.000.000 mm) và nóng khủng khiếp. Người ta không biết lúc đó có bao nhiêu điểm hay chỉ có một điểm và còn có vũ trụ nào khác không. Điểm đó nổ tung và trở thành một chảo lớn và càng lúc càng tăng thể tích vì có quá nhiều năng lượng. Sau 1/1000 tỉ giây thì bắt đầu có kết tinh lại thành Photons (một loại Fermions), là hạt của ánh sáng. Tiếp đến Photons kích động theo phương trình E = mc2 để sinh ra Quark (một loại Mesons) và Lepton biểu hiện bằng Electron (một loại Fermions) và Antimatter tương ứng.

Quarks không đi một mình mà phải đi cùng với Quarks khác. Càng chia cách Quarks ra thì Quarks càng kéo lại mạnh hơn. Matter chỉ nhiều hơn Antimatter một chút.

Sau 1/1 triệu giây, Quarks không được làm thêm nữa, nên Quarks kết thêm nữa để thành Hadrons. Hadron gồm Proton = (+) và Neutron = (0). Kế đến, vũ trụ bành trướng ra thành một cái chảo cực nóng, lớn hơn và rồi nguội dần. Photon trở nên bất lực để tạo thêm hạt cơ bản và đơn thuần chỉ còn là ánh sáng. Sau một giây, vũ trụ lớn gần bằng một nửa thái dương hệ, năng lượng của vũ trụ chỉ còn khả năng làm Electrons khuấy động để kết hợp với Neutron/Proton Hydrogen, một ít Helium và một chút Deuterium và Tritium. Khi nhiệt độ xuống đến 3000°C khoảng 400.000 năm thì không còn tạo ra được nguyên tử nào nữa. Trước khi Electrons bị buộc vào các nguyên tử, vũ trụ đặc sệt và đục. Photons không thể bay theo đường thẳng vì bị ngăn cản bởi nhiều Electrons ở lung tung. Khi chảo vũ trụ nguội dần, các nguyên tử tạo thành vũ trụ trong như hiện tại và Photons có thể bay theo đường thẳng như hiện nay. Cosmic Microwave Background (CMB) để chỉ tình trạng của Photons tạo ra Electromagnetic Radiation (Waves) trước khi nguyên tử xuất hiện, CMB ngày nay vẫn còn sót lại là bằng chứng của Big Bang.

Cùng với thời gian, trên vật chất tụ lại thành đốm lớn nhỏ để tạo ra các hành tinh thiên hà và giải ngân hà cùng mặt trời. Quả đất có vị trí đắc địa không bị mặt trời làm nóng quá hay bị lạnh quá. Vì vậy mà có nước, khởi đầu là vi thể Anaerobic, rồi sau đó là vi thể ky khí Anaerobic phân hủy CO2 thành O2,, rồi bắt đầu là các vi thể hiếu khí Aerobic.

Quan niệm về sự thành hình của con người (và vũ trụ) của hai nhà triết học nổi tiếng Trung Hoa là Mạnh Tử và Trang Tử có nhiều điểm tương đồng với lý thuyết vũ trụ trên.

Theo Trang Tử: "*Người ta sinh ra là do khí tụ. Khí tụ thì sống, khí tán thì chết. Cho nên nói rằng khắp cả gầm trời chỉ là khí mà thôi.*" (Trích trong *Ngoại thiên*); "*Lẫn lộn trong cõi lù mù, biến hóa mà có khí, khí biến hóa mà có hình*" (Trích trong thiên *Chí Lạc*). Trang Tử nói như vậy giống như vì có Big Bang mà có vật chất, vật chất biến hóa (tụ lại) mà có thiên hà, ngân hà và sinh vật.

Mạnh Tử có khuynh hướng thiên về tâm hồn tạo nên chí khí (thức thứ bảy = mạc na thức = tư tưởng). Mạnh Tử viết trong chương *Công Tôn Sửu, thượng, bài 2*: "*Cái gì không nhận thấy trong lòng mình thì đừng cầu khí lực của mình, nói vậy là đúng. Còn cái gì không nói rõ ràng được thì đừng tìm ở lòng mình, nói vậy là sai.*" Ở đây, Mạnh Tử muốn nói rằng cái gì không nói rõ được có nghĩa là có nhưng không diễn tả được thì không thể nói là không có. Điều này đã vượt lên trên thực nghiệm/thể nghiệm để biết rằng trong cái Không, *không thể tìm thấy, đó là tâm, là đạo.* Hơn nữa, từ cái Không của Đạo sinh ra muôn loài và vật.

Trở lại với vũ trụ, các tinh thể/thiên hà/ngân hà ở trong chảo vũ trụ và giữ được vị trí như vậy là nhờ lực vạn vật hấp dẫn của Newton. Einstein với thuyết General Relativity mô tả vũ trụ theo đường cong gây ra do sức hấp dẫn của tinh tú, ngân hà. Trên tầm thể to lớn Không gian **bị** hấp lực của tinh tú nên bị bẻ cóng.

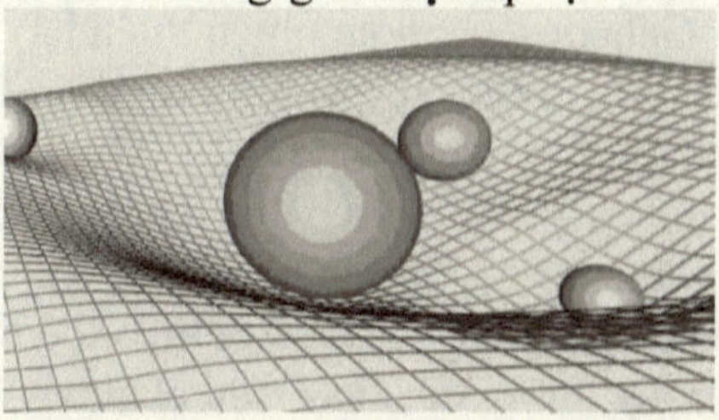
H1.3

Tia sáng với Photon, tuy không có trọng lượng, bay gần đến các tinh tú lớn thì bị tinh tú lớn bẻ cóng lại vì đi theo chiều hướng của không gian (H1.3). Đó là hiện tượng Gravitional Lensing, giống như hiện tượng khúc xạ khi ta thấy chiếc đũa trong tô nước như bị gãy khúc. Vào thập niên 1930, nhà thiên văn học, vật lý học Fritz Zwicky đã nghiên cứu chùm sao Coma Berenices và thấy các hành tinh bay quá nhanh tương ứng với một trọng lượng rất lớn, lớn hơn tổng số trọng lượng các tinh tú. Hiện tượng trên chứng tỏ có một lực đẩy khiến các tinh tú bay nhanh. Điều này cũng được kiểm nhận như vậy ở các thiên hà khác. Cuối cùng, mọi người đều chấp nhận là có một DM.

- Hiện tượng "Gravitional Lensing": Ánh sáng bị bẻ cóng do lực hấp dẫn của các tinh tú.
- Các tinh tú nói chung bay quá nhanh so với thể tích của nó. Theo định luật vạn vật hấp dẫn, các hành tinh xa trung tâm ngân hà sẽ di chuyển nhanh hơn các hành tình gần trung tâm ngân hà. Tuy nhiên, khi đo vận tốc của các hành tinh, các nhà vật lý học nhận thấy các hành tinh gần trung tâm ngân hà cũng di chuyển nhanh như những hành tinh ở xa trung tâm. Như vậy, ngoài lực hấp dẫn trọng lượng còn có lực hấp dẫn từ một DM (hay không thấy).
- Nếu DM có ảnh hưởng đến "Nuclear Fusion" thì phải có nhiều Helium hơn Hydrogen. Như vậy có nghĩa là DM không ảnh hưởng đến các vật chất khác ngoài trọng lượng.

Sở dĩ DM của vũ trụ còn được gọi là thể trong suốt vì không thấy được. Vật chất thông thường được phát hiện khi tạo ra sóng điện từ như ánh sáng hay tạo ra sóng sóng âm như âm thanh nên khác với DM. Như sẽ thấy ở phần sau, DM có trọng lượng, nên khi chất tối kết hợp với tinh tú thấy được sẽ làm tinh tú nặng hơn, tăng lực quán tính (Inertia) nhưng không thấy tăng thể tích vì không thấy DM. Tương tự như chất sáng thông thường của vũ trụ (Baryonic Matter - chất có hạt hay còn gọi là thể sáng), người ta quan niệm chất tối có thể được cấu tạo bằng hạt giả định chưa được tìm. Chất tối có thể xuyên qua vật chất và không phản ứng với các vật chất khác ngoài tác động hấp dẫn trọng lượng, bẻ cóng ánh sáng khi đến gần thể có chất tối.

Tuy DM không thấy được nhưng có trọng lượng, có tỉ trọng, ảnh hưởng đến sức hấp dẫn trọng lượng và có thể kết tụ lại quanh những ngân hà/thiên hà (Halos of Galaxies và nhóm nhiều thiên hà) tức là quanh những vùng vũ trụ có thể thấy được. Tỉ trọng tương đối (diễn tả bằng Ω), Ωm của thể gồm thể thấy được và DM là 0,25 (Ω =1 diễn tả tình trạng Critical Density làm cho vũ trụ tiếp tục bành trướng không ngừng). Tóm lại, DM cũng như Baryonic Matter không trải đều trong vũ trụ mà kết tụ lại và thành thể riêng biệt, có lẽ là theo thể hình của vật thể sáng thấy được với tỉ trọng tương đối của DM là Ωdm = 0,2. So sánh với Baryonic Matter, DM nặng hơn năm lần. DM ảnh hưởng rất yếu lên Baryonic Matter ngoại trừ tác động hấp dẫn trọng lượng. Với sự dè dặt thường lệ, lý thuyết về DM dựa trên nguyên lý căn bản về GR của Einstein cho đại vũ trụ. Nếu áp dụng định luật của Newton với sự thay đổi theo quan niệm về trọng lượng có thể phủ nhận sự hiện hữu cần thiết của DM. Tuy giả thuyết như vậy đã không hoàn toàn bị loại bỏ trong vật lý thuần túy, nhưng gặp rất nhiều trở ngại để giải thích các hiện tượng về các ngân hà/thiên hà và các Darf Subhalo Satellites quanh thiên hà ở trung tâm vũ trụ. Cho nên, sự hiện hữu của DM là gần như hiển nhiên. Người ta chờ đợi trong tương lai gần, những chiếc máy móc ngầm ở California, Large Hadron Collider của CERN ở Geneva có thể tìm được những ảnh hưởng yếu (nhưng không phải do trọng lượng) của DM trên các thể sáng Baryonic Matter.

DM khác với Antimatter vì Antimatter rất hiếm và là một thể nhất định giống như Matter, có thể dùng để xây dựng nên vũ trụ mà chúng ta đang có với cây cối, nhà cửa, tinh tú... Matter và Antimatter là đối nghịch nên tương tự như điện âm dương đối nghịch. Antimatter được cấu tạo bởi Positron có charge là +1 (nghịch với Electron có charge là -1), spin 1/2 (spin 1/2: là độ tự quay của Electron và cần hai vòng quay để trở lại vị trí cũ), được khám phá bởi Carl Anderson vào năm 1933.

Chuối có nhiều potassium K40+ và sản xuất ra Antimatter K40- cứ mỗi 75 phút. Matter và Antimatter khi hợp kết hợp lại thành một chất mới và cũng như mọi sự kết nối, sẽ cho ra một năng lượng gây ra sức nổ. Áp dụng dùng Antimatter thông thường trong y khoa là PET Scan (Positron Emission Tomography) dùng trong xác định bệnh ung thư.

b) Năm lực cơ bản trong vật lý là:

Vũ trụ này được cấu tạo nhờ bốn lực căn. Hiểu bốn lực này, các nhà vật lý có thể thấy, đo lường và cảm nhận thế giới vật chất của vũ trụ.

- ***Weak Nuclear Force*** giữ Particle khỏi bị hư, dùng hạt w và z, yếu, tầm ảnh hưởng gần.

- ***Strong Force*** nối Quarks trong nhân của nguyên tử. Đây là lực mạnh nhất, tầm ảnh hưởng gần. Lực này dùng để chế bom nguyên tử.
- ***Electromagnetic Force*** dùng Photons ít mạnh hơn, nhưng tầm ảnh hưởng xa vô hạn.
- ***Gravity*** là trọng lực (như lực hút trái đất) dùng hạt Graviton là tên chỉ định nhưng chưa tìm ra, yếu hơn nữa, nhưng tầm xa vô hạn.

Lực tối (Dark Energy)

Lực tối được nghĩ ra khi chất tối (23%), chất Baryonic (4%) và Neutrino (<1%) chỉ chiếm có 27% tỉ trọng của vũ trụ. Lại nữa, vũ trụ càng ngày cang tăng tốc bành trướng, mà phương trình General Theory của Einstein không thể giải thích được nếu không có khái niệm về lực tối.

Lực tối hoàn toàn là một sự ngạc nhiên cho các nhà khoa học, nên được đặt tên là *lực thứ năm* sau bốn lực đã biết trước đây. Vật chất tối dĩ nhiên là không phản ứng hay ảnh hưởng gì đến ánh sáng, điện từ, nhưng có ảnh hưởng đến lực hấp dẫn trọng lượng như đã thấy trong những hiện tượng trên. Vật chất tối có ảnh hưởng đến Weak hay Strong Forces hay không thì cho đến nay chưa ai biết được. Tương tự như Photon mang năng lượng của ánh sáng điện từ, hạt mang năng lượng cho lực thứ năm được tạm gọi là hạt giả định "Dark Photon" chưa được xác định.

Vì vậy, lực tối và chất đen đươc đề nghị để giải thích các vấn nạn trên tuy chưa được xác nhận. Khi Einstein đưa ra thuyết tương đối rộng, ông cho vũ trụ này đứng yên trong khi trên thực tế, vũ trụ cứ bành trướng mãi. Để giải thích sự sai lệch giữa kết quả ở phòng thí nghiệm và lý thuyết, Einstein đã thêm vào phương trình số Lambda Λ gọi là hằng số của vũ trụ. Đến khi các nhà quan sát chứng minh được là vũ trụ đang bành trướng thì Einstein chấp nhận là mình có sai lầm. Tuy nhiên gần đây, người ta lại cho rằng sự bành trướng của vũ trụ không đủ giải thích hiện tượng vũ trụ bành trướng quá nhanh. Vị trí các hành tinh xa hơn là dự đoán bằng phương trình toán học trừ phi phải dùng đến hệ số Λ của Einstein. *Einstein sai lầm khi nhận mình mắc sai lầm* về thuyết tương đối rộng khi số đông cho nó là không chính xác, nhưng theo thời gian, người ta nhận ra thuyết tương đối rộng đã đúng. Cái gì khiến các hành tinh di chuyển nhanh như vậy? Câu trả lời là lực tối (Bennett, 2013; Planck Collaboration, 2014).

Kiểm soát lại tính chất của 5 lực trên: Lực yếu tìm thấy trong sự thoái hóa các hạt nguyên tử. Lực mạnh là lực làm nên bom nguyên tử tạo ra phóng xạ nên không thể là Khí lực được. Lực Trọng lượng hấp dẫn vạn vật thì yếu trong khi đó Hồn người nếu có trọng lượng cũng chỉ cân nặng 21.3 g và không là vật chất thấy được. Lực điện từ có thể giữ vai trò vì Hồn có ít nhiều liên hệ đến Lực điện từ qua giả thuyết Hồn là sự kết hợp của Chất tối và Neutrino,.. Neutrino rất nhẹ và có điện lực rất yếu so với Electron. Các huyệt châm cứu đã được chứng minh có điện thế thấp. Ngoài ra người ta đã chứng minh Khí công có thể tạo nên một dòng điện yếu.... Lực Tối, tuy nghi ngờ là rất mạnh làm bành trướng vũ trụ nhanh hơn là dự đoán bởi thuyết Theory of General Relativity của Einstein. Tuy nhiên thông tin về Lực Tối vẫn còn là một nghi vấn lớn cho các nhà Thiên văn học.

Tóm lại, HNT/ Hồn Nhập Thân cũng như HNB/ Hồn Não Bộ có cơ cấu không rõ ràng nhưng sự hiển hiện của HNB cũng như HNT là gần như khó phủ nhận qua các hiện tượng Tâm linh ở NB và Khí lực của Thân thể qua các bằng chứng về Khí công và Châm cứu. Cấu tạo Hồn có thể gồm:

Lực Đen

Chất Đen

Neutrino

Khi Hồn nhập NB hay thân thể không NB vì khi nhập thân Hồn có dặc tinh điện từ để dính vào synapses, điện thế ở các huyệt châm cứu và nhân điện trong trị liệ /khí công

Năm 2015, Attila Krasznahorkay công tác tại Hungarian Academy of Science's Institute for Nuclear Research ở Debrece nghi ngờ là đã tìm được bằng chứng vật lý của Dark Photon. Nhưng Jonathan Feng và cộng sự ở Irvine, California phản bác lại và cho đó là hạt "Protophobic X-boson" (X dùng để làm gì chưa biết rõ). Cho đến nay, sự tồn tại của lực thứ năm vẫn chưa có bằng chứng vật lý. Tuy vậy, sự hiện hữu của vật chất tối và lực thứ năm là vấn đề cần tìm hiểu và khám phá hơn là chối bỏ khi chưa thể chứng minh bằng vật lý.

c. Chất tối trong giai ngân hà và địa cầu

Quan sát qua hiện tượng Gravity Lensing có thể thấy chất tối có khuynh hướng kết tụ lại, đặc biệt xung quanh các hành tinh trong các nhóm từ thiên hà và ở giữa những thiên hà trong khi chất tối lại được tìm thấy ở cả ngân hà và thiên hà. DM/chất tối đã bị loại trừ là không ở trong Black Hole. Khi hai cụm thiên hà đụng nhau, chất tối xuyên qua hành tinh mà không bị cản trở. Ngược lại, hành tinh bị lôi cuốn theo chất tối.

Năm 1992, một đề án có tựa đề MACHOs hay tên đầy đủ là Massive Compact Halo Objects đã được tiến hành để tìm "Một miếng chất tối" to bằng trái đất cho đến to bằng 10 lần mặt trời, nhằm vào vùng "Large Magellanic Cloud" ở ngoài dải ngân hà nhưng vẫn không đem lại kết quả gì. Một đề án khác "EROS" chỉ thấy có 1 MACHO trong 17 triệu hành tinh, quá ít so với dự đoán là 42 MACHO. Tuy không tìm ra được bằng chứng khả dĩ thuyết phục, các nhà nghiên cứu vẫn tin tưởng là có

chất tối trong thái dương hệ, quanh quả địa cầu và cả trong lòng đất. *https://www.*nasa.gov/feature/jpl/earth-might-have-*hairy-dark-matte*r, Monthly Notices of the Royal Astronomical Society, Volume 468, Issue 2, June 2017, trang 1962–1980, *https://doi.org/10.1093/*mnras/stw3385, (https://academic.oup.cóm/mnras/article/468/2/1962/2970349, *https://physics.aps.org/synopsis-for/10.1103/PhysRevD.98.103006, https://www. scientificamerican.cóm/article/does-dark-matter-encircle-earth/, https:// www.newscientist.cóm/article/dn13726-dark-matter-may-have-been- found-on-earth/).*

Cũng có thể chất tối hiện diện trong địa cầu nhưng với số lượng rất ít, không đủ để gây ra hiện tượng vạn vật hấp dẫn nên không thể chứng minh sự hiện hữu của chất tối.

Chất tối cũng được ghi nhận trong kinh Đại Bản (trong kinh bộ Nikaya hay A Hàm). Kinh mô tả sự đản sanh của Đức Phật khi ngài nhập thai xuống từ cung Trời Đâu Suất ánh sáng vô lượng chiếu khắp vũ trụ và vũ trụ bị rung chuyển cực độ.

Kinh Nikaya viết: Khi vị Bồ-tát từ bụng mẹ sanh ra, khi ấy một hào quang vô lượng thần diệu, thắng xa oai lực của chư thiên hiện ra cùng khắp thế giới, gồm có các thế giới trên chư thiên, thế giới của các ma vương và phạm thiên, và thế giới ở dưới gồm các vị Sa-môn, Bà-la-môn, các vị hoàng tử và dân chúng. Cho đến các cảnh giới ở giữa các thế giới, không có nền tảng, tối tăm, u ám, những cảnh giới mà mặt trăng, mặt trời với đại thần lực, đại oai đức như vậy cũng không thể chiếu thấu. Và các chúng sanh sống tại những chỗ ấy, nhờ hào quang ấy mới thấy nhau mà nói: "Cũng có những chúng sanh khác sống ở đây."

Và mười ngàn thế giới chuyển động, rung động, chuyển động mạnh. Kinh mô tả cảnh giới, giữa (không có nền tảng, u ám) các thế giới, cũng có chúng sanh (vô sắc). Cảnh giới đó (tương ứng với chất tối), ánh sáng mặt trời (electromagnetic energy/lực điện từ) không thể chiếu thấu (đến được).

d. Thê tối cua con người

Thể tối hay thể tối lạnh, hay thể trong suốt của con người mới đây cũng đã được đề cập đến. Kinesin-1 là chất chuyên chở các bọc nhỏ (Vesicles) trong râu thần kinh. Vận tốc chuyên chở trong tế bào nhanh hơn khi so sánh với vận tốc chuyên chở trên kính đặt dưới kính hiển vi, trong cùng điều kiện về hóa học và vật lý học, dù trong tế bào người ta có thể tưởng tượng được sự chuyên chở do bị cản trở bởi nhiều chướng ngại vì tế bào chất thì keo dẻo và có nhiều cấu trúc. Vì sự kém hiểu biết về môi trường trong tế bào, người ta thường đổ lỗi cho đo lường gây nên sự kém chính xác dù rằng các dụng cụ đo lường không phải là nguyên nhân gây nên sự chênh lệch đáng kể trên. Tại sao vậy? Nếu không phải đó là hiện tượng tương đương với vận tốc các hành tinh trong vũ trụ nhờ DM làm nặng hơn, giúp bay nhanh hơn. Vì vậy, hiện tượng một chất trong cơ thể con người là một quan niệm khả dĩ và thể trong suốt trong não bộ có thể là biểu hiện của hồn và một phần tri thức.

e. Chất tối nóng, lạnh và ấm

Cho đến nay, mới chỉ có quan sát qua hiện tượng Gravitional Lensing là đưa ra khẳng định về sự tồn tại của chất tối. Nhiều lý thuyết về chất tối nóng, lạnh và ấm được đưa ra, không phải tùy theo nhiệt độ mà tùy theo vận tốc di chuyển. Chất tối lạnh nặng với tỉ trọng gấp năm lần thiền hà, ngược lại nếu chất tối nóng làm bằng Neutrino thì vận tốc gần như ánh sáng. Sự hiện hữu của chất tối ấm là một trường hợp khả dĩ biểu hiện thể trung gian giữa chất tối lạnh và chất tối nóng. Tuy vậy, sự hiện hữu của chất tối nóng, lạnh, ấm vẫn chưa được khẳng định.

Neutrino là hạt căn bản rất nhẹ, không có điện tích, nên không gây nên điện trường và có lực yếu nhất trong các hạt của vũ trụ. Hạt được tạo ra nhiều nhất trong vũ trụ, nhưng vì không phản ứng với các vật chất khác nên Neutrino rất khó khám phá. Neutrino có thể xuyên qua các vật chất khác. Antineutrino không khác gì với Neutrino và có lẽ là một với Neutrino. Neutrino có năng lượng 0,32 eV và nhẹ bằng 1/108 của Electron. Cho nên, Neutrino cũng có lực hấp dẫn vạn vật và có vận tốc nhanh gần tương đương với vận tốc ánh sáng vì rất nhẹ. Neutrino gần giống như Electron vì không liên hệ đến Strong Nuclear Force như trong bom nguyên tử. Nhưng Neutrino và Electron liên hệ đến Weak Nuclear Force. Vì liên hệ này mà từ năm 1930, Pauli Wolfgang đã nghi ngờ Neutrino là một thực thể trong vũ trụ. Cũng trong nhóm này còn có các hạt Muon và Tau. Electron, Muon và Tau thường kết hợp với Neutrino làm nên Electron - Neutrino, Muon - Neutrino và Tau - Neutrino và Antimatter Electron - Antineutrino..

Neutrino được khám phá vào năm 1998 và được cấu tạo hỗn hợp với chất tối nóng. Hỗn hợp của hai thể có lực hấp dẫn vũ trụ làm cóng tia sáng Photon và kết thành từng mảng có thể xuyên thấu vật chất, nhưng không có điện từ trường.

Dươi đây là tom lược đặc tính của Neutrino Hiện diện trong giây đầu

tiên sau Big Bang, chính xác là 10^{-4} giây. (H1.4)
Sau Big Bang và còn được tiếp tục sinh ra từ các hành tinh và Trái đất.
Xuyên qua mọi vật chất kể cả thân thể và Trái đất mà không gây nên phản ứng.

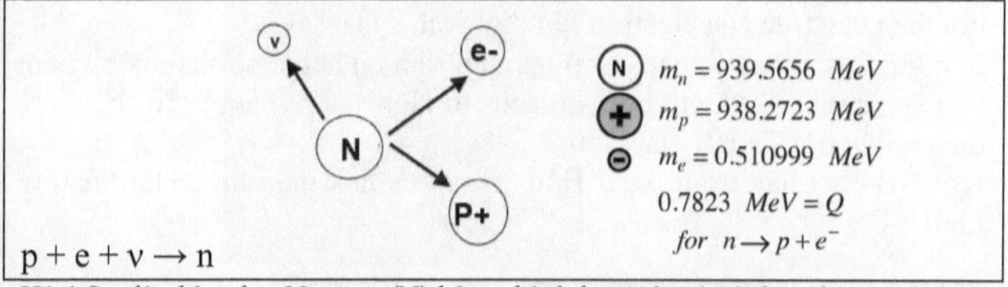

H1.4 Sơ đò chỉ ra hat Neutron (N) bẻ ra thành hạt ptôtn (p+), hạt electron (e-)va hat neutrino (v)

- Có thể chuyển từ flavor này sang flavor khác. Hiện tượng này được gọi là oscillation.
- Có Weak Nuclear Force ở tầm ngắn.
- Hạt Tau nặng hơn Muon và Electron. Tau và Muon (cũng kết hợp với Neutrino) có đời sống rất ngắn, nên khác nhiều với Electron.
- Đặc tính xuyên thấu, nhẹ, bay nhanh, không gây phản ứng với sự vật và sự hiện hữu của ba loại Neutrino có thể là minh chứng cho thấy Neutrino có thể là hạt cơ bản cấu tạo nên tri thức. Một mẫu nhỏ tri thức có thể biểu hiện bằng sự kết hợp của một số hạt Neutrino. Mẫu tri thức này ở trong hồn có thể xem là tri thức như thị, vì không qua nhiễu loạn của não bộ.

f. Vât chất khác cua vũ tru

Ngoài DM, lực tối và Neutrino (một loại Lepton) có khoảng 200 hạt căn bản (Elementary Particle) và chúng có thể được phân loại như sau:
- Hạt Fermions (Spin 1/2) gồm:
  - Quart/Antiquart (Up, Down, Charm Strange, top, bottom);
  - Lepton (Electron - Antielectron: Positron, Electron - Neutrino,
    Muon, Muon - Neutrino, Tau, Tau - Neutrino).
- Boson gồm:
- Gauge Boson (Spin 1): Photon, W và Z Boson (W+, W- và Z Boson), Gluon (types), Graviton (giả định).
- Scalar (Spin 0): Higgs Boson (H0)

Đề nghị Giả Thuyết Cấu tạo Hồn

Hồn được cấu tạo bằng Lực Đen, Chất Đen làm nền cho Neutrino. Khi nhập vào sanh vật, Neutrino có thể được gắn thêm electron. .

Ngoài cơ thể Hồn cảm nhận thông tin bằng cách thay đổi cất trúc xếp đặc của Neutrino

Trong NB, Electrón bám vào các synapses, cấu trúc của Neutrino thay đổi theo cấu trúc của electron khi dính vào synapses

Khi ghi TN, màng Synapse trở nên âm tính (-) nên eletrons không bám vào synapses. Sự kiện dính và tách rời Hồn với Synapses có thể được điều khiển bởi THBN của Hồn

Khi NB chết hay trong xuất Hồn, synapses mất điện thế , Hồn tách ra khỏi NB

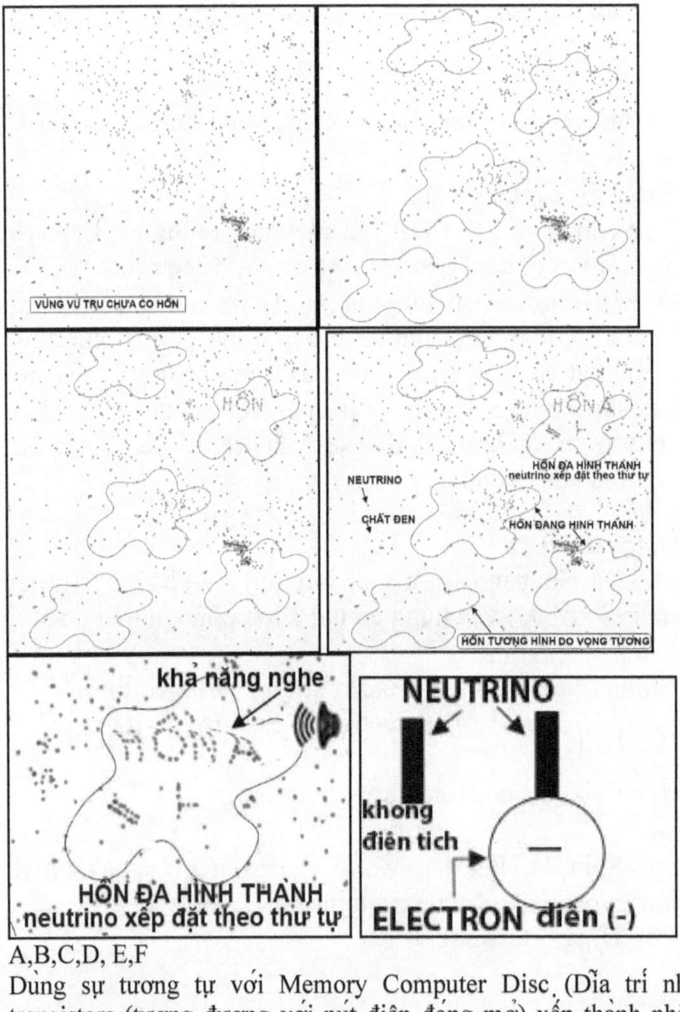

A,B,C,D, E,F

Dùng sự tương tự với Memory Computer Disc, (Dĩa trí nhớ) gồm hàng tỉ transistors (tương đương với nút điện đóng mở) xếp thành nhiều lớp để ghi lai thay đổi điện trường:

Mỗi Neutrino có thể dính hay không dính với một Electron, cho nên Hồn có thể có từ trường yếu để ghi và in lên Não Bộ. Đối với Âm thanh, Ánh sáng hay Trọng lượng sự xê dịch của Neutrino có thể biểu hiện sự thay đổi . Cấu tạo của Hồn tăng lên với cấu tạo của Não Bộ

A: Vũ trụ mới phát sanh trong đó có Neutrino rải rác trong chất Đen
B, C: Hồn Sinh vật đơn giản: Neutrino có sắp xếp theo thứ tự
D: Hồn sinh vật cao hơn
E: Hồn bị tác động bởi âm thanh (cái loa), nhưng không cần có Não Bộ
F: Nutriono có thể gắn với Electron nên có điện tích (-)

Gỉa Thuyết HỒN NHẬP/RỜI NÃO BỘ

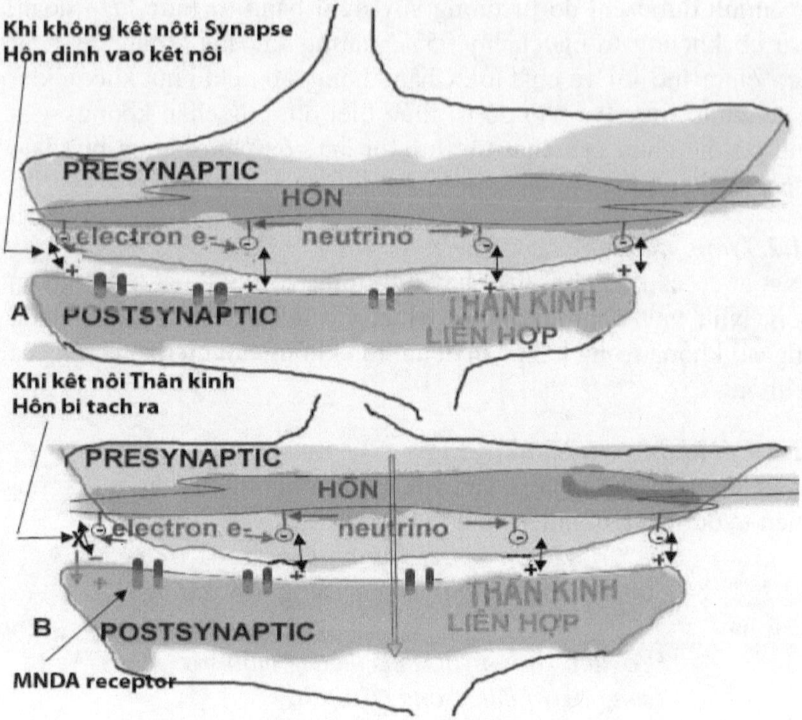

A: Hồn nhập thân gồm chất Đen và Neutrino gài thêm Electrons nên có điện thế (-), nên có thể dính với màng thần kinh (Liên hợp Thần kinh/synapse) có điện thế (+)

B: Khi dây thần kinh (TK) bị kích động do dẫn truyền thông tin, màng liên hợp thần kinh trở nên (-) . Cùng thời gian điện thế cũng được tạo ra trên mặt Hồn: Electron không còn dính với dây thần kinh nên tăng lên điện thế (-) làm ra điện thế nhưng rất yếu khi so sánh với điện thế của synapses.

Khi dây TK mất điện thế như sau khi NB chết, Hồn tự nhiên không còn dính với liên hợp TK /synapses nữa và tự mất đi Electrons. Cho nên sau khi Não Bộ chết, Hồn có thể tự tách ra khỏi Não Bộ dễ dang hơn khi còn sống.Tình trạng Long term Depotentiation/LTD làm nên tình trang điện thế tương tự

B) CHÂN KHÔNG DIỆU HỮU LÀMỘTĐINH ĐÊ CHÂN KHÔNG (EMPTINESS POSTULATE) HAY KHÔNG TỨC THI SĂC, SĂC TỨC THI KHÔNG, TRÍ HUỆ BÁT NHA

1. Chân không

1.1. Trong thê giơi cua vât lý

Chân không là khoảng trống không không chứa những gì ngũ giác nhận biết. Nhưng ngũ giác đã làm con người sai lạc rất nhiều. Big Bang khởi đầu là một điểm không hay gần như không, không ai chứng minh được chỉ do tư tưởng suy nghĩ bằng tri thức luận đoán. Vũ trụ có khoảng trống chiếm 95%, nhưng khoảng trống đó nghi ngờ có chứa lực tối và chất tối. Chân không tạo ra khi hút không khí, có thể chứa tri thức (và nhờ đó tri thức biết được là chân không). Cái Không có thể chứa các chất tối, lực tối mà con người chưa biết làm sao để xác định được.

1.2. Trong não bộ

Ngoài cơ cấu đã nhìn thấy hay đo lường với kỹ thuật tinh vi, còn có hồn. Như vậy, chân không có chứa vật mà người ta không biết. Nhưng cái không trong hai phân đoạn trên không hội đủ tiêu chuân của chân không.

1.3. Cái không cua Lão Tử

Lão Tử nói: Đạo sinh ra vạn vật. Đạo là không, thể lù mù, không thể diễn tả được, và tự nhiên sinh ra vạn vật.

"Co" ây hỗn đôn, sinh trươc trơi đât

Yên lặng trông không. Dùng riêng mà không đôi. hay

Đao sinh ra van vật, thâp thoang mập mơ
Trong đo co hinh. Trong đo co vật.

hay

Van vật dươi trơi, sinh nơi "co", "co" sinh nơi "không"
Đên chỗ cùng cưc hư không, là giữ được trong cai tịnh
Van vật cung đều sinh ra, đều trơ về côi rê của no
Ây gọi là phục mang (trở về gốc).

Lão Tử chỉ ra: cái "Không" sinh ra cái dụng/vạn vật, nhưng dừng ở đó. Tuyệt nhiên không nói gì đến vọng niệm là khởi nguyên của tiến trình sáng thế. Nhưng Lão Tử cũng chỉ ra tiến trình là tự nhiên không do lý nhân duyên. Trong vấn đề trên, Phật chỉ ra sự sáng thế sau khi có thể nghiệm và tri kiến, nhưng có lẽ Lão Tử chỉ dùng tri huệ để nói về cái Không trong sáng thế. Lão Tử dùng chữ *huyền đức* để chỉ tiến trình của cơ nguyên:

Muôn vật tôn đạo, quy đức, đâu phai là một phận sư
Mà là một chiều hương tự nhiên.Thê nên đạo sinh đo.

(Ý nói Đạo tự nhiên sinh ra đức/cái dụng của Đạo hay là cái có.)

Trang Tử và Mạnh Tử hay nói về thể lù mù của thái cực. Đạo là không thể mô tả được. Đạo ví ngang với thái cực và Chân Không. Vì vậy, bản năng là thể Không, là tương đương với thái cực hay thể lù mù của Lão Trang, là không tên.

1.4. Trong Dich lý cua cổ học Viễn Đông

Chỉ định chân không là thái cực, từ đó (do quá trình quan sát bởi tâm phân biệt) sinh ra lưỡng nghi, tứ tượng... cũng như Lão Tử, Dịch lý không nói đến yếu tố vọng niệm như Phật giáo và Thiên Chúa giáo. Tuy nhiên, tâm quan sát cũng là vọng niệm.

1.5. Trong Thiên Chúa giáo

Đức Chúa Trời tạo ra thế giới từ khoảng trống không vô hình và dưới là nước. Thánh linh lướt trên mặt nước, rồi với lời phán của Ngài phải có sự sáng, rồi phán rằng phải có khoảng không là trời bao trùm trên nước. Biết rằng Thức sinh ra nước.

1.6. Baruch Spinoza (1632-1677) và quan niệm siêu hình

Quan niệm của Spinoza về sự phát sinh vũ trụ và God (Đức Chúa Trời) là hoàn toàn đi ngược lại quan niệm đương thời, nhưng lại rất gần với quan niệm Đạo gia của phương Đông. Spinoza đồng hóa God với Substance (chất liệu) dựa trên triết lý về sự cần thiết (Necessitarianism) với nguyên tắc về lý do cần và đủ (Principle of Suficient Reason). Ông phủ nhận sự tình cờ hiện hữu của Substance trong thiên nhiên. Sự hiện hữu của Substance có nhiều điều kiện nhưng tóm lược trong ba điểm sau:

- Mọi Substance có được khi sự hiện hữu là cần thiết (Every possible substance necessarily exists).
- Substance là tự tại (tự làm ra chính chất liệu) (conceived through itself and self-creating/active nature/nurturing nature). Spinoza rút ra hệ luận là Substance chứa mọi thứ trong thiên nhiên (giống như Phật tính) để giải quyết vấn đề về sự hiện hữu của các vật thể khác nhau trong thiên nhiên. Không có Substance, các vật thể trên không thể tồn tại. Substance vì vậy là vô giới hạn và vĩnh cửu.
- Mọi sự hiện hữu đều có lý do. Theo Spinoza, Substance hiện hữu phải có lý do, và Substance không hiện hữu cũng phải có lý do. Đi xa hơn, Substance tự kèm theo nhân sinh ra và tự cho quả sẽ có được và chỉ vừa đủ (không thiếu không dư) là Tự tại.

Với quan niệm trên, Spinoza kết luận chỉ có Substance/God là duy nhất có thể thỏa mãn (God is the only possible substance), (tạo nên lý thuyết nhất thể, Monism), Substance là không giới hạn (Infinite). Người đương thời nói có thể có nhiều hơn một Substance.

Descartes cho là có hai Substance: tâm hồn và thể xác. Nhưng với Spinoza, tâm hồn và thể xác là thuộc thể của Substance.

Có lẽ để giải quyết sự sinh ra vũ trụ, Spinoza đưa ra quan niệm Attribute (thuộc thể) và Mode (thể hiện). Mode là thể hiện của Attribute. Substance/God là "cần phải có" nên Mode sinh ra từ Substance/God cũng có tính chất "cần phải có" và là không giới hạn (ví dụ như tâm hồn, suy nghĩ, vũ trụ của Big Bang là không giới hạn).

Khi đã có thực thể vô hạn/bất khẳng định thì cũng có thực thể khẳng định (Finite Mode) như: bàn, ghế. Thực thể khẳng định xuất phát từ những thể khẳng định khác như: cây cối, khúc gỗ... để làm thành bàn ghế. Attribute và Mode là tương đương với ngũ ấm (sắc, thọ, tưởng, hành, thức) trong kinh Phật.

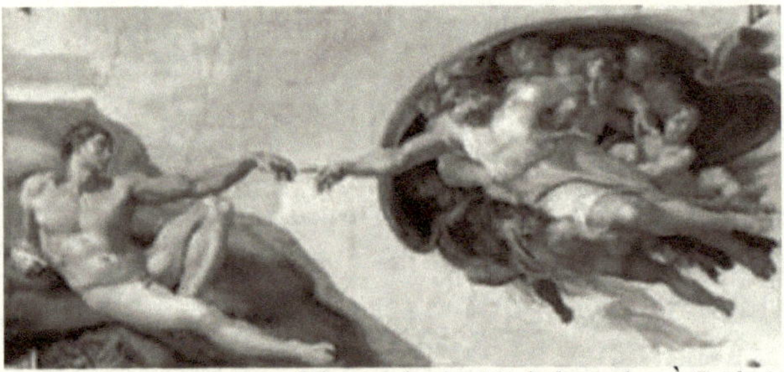

Bức tranh của Michelangelo về God và Adam

Quan niệm Substance/God bao gồm tất cả, nên giải quyết được sự tự tại và cùng khắp là phù hợp với quan niệm của Phật giáo về Phật tính. Hình ảnh God mà Michelangelo vẽ ra có thể là không phù hợp với quan niệm "Con người là hình ảnh của Chúa trời". Trong đó, hình ảnh của God là Thánh linh được biểu hiện trong Hồn của con người, chứ không phải thể xác của Đức Chúa Trời/God thể hiện qua hình ảnh thể xác của con người.

Quan niệm của Spinoza cũng giải thích được hiện tượng của các hạt lượng tử liên kết với nhau và cùng khắp trong vũ trụ. Dịch lý nói về thái cực và Mạnh Tử và Lão Tử nói về thể lù mù là rất phù hợp với Substance/ God của Spinoza. Phật giáo với chân không diệu hữu đã đi xa hơn một bước nữa để giải thích sự tự tại của thể không/Đấng sáng thế: Vì là thể không nên không cần có nguyên do sinh ra, và vì không sinh nên không bị diệt. Substance/God theo quan niệm của Spinoza từng bị kẹt vì cái "có" cần được sinh từ cái "có" nguyên thủy hơn.

Hiện tượng của Chân Không tự tại và cùng khắp là thể hiện qua tánh Entanglement và Non-locality trong Lượng tử. (Cần ghi thêm la hiện tượng sóng va hạt không thể hiện cùng nhau là do vấn đề về quan sát khi

chú ý, tức là dùng Tri thức để thấy hạt thì chỉ thấy sóng vì Tri thức che mờ
hạt nên Cái BIẾT sẽ nhân ra sóng, và ngược lại) H5.2

trích ra đây
vài câu nói của cổ nhân.
Parmenides nói: Cái gì hiện hữu thì Vô Sanh Vô Diệt vì đó là nguyên thể,bất biến và toàn vẹn what exists is uncreated and imperishable for it is whole and unchanging and complete. (thế giới do sanh ra nên không thường hằng và không thật).
Lão tử nói Đạo sanh ra vạn vật. Đạo là KHÔNG, Thể lù mù, không thể diễn tả được, và tư nhiên sanh ra vạn vật.
Có ấy Hỗn Độn, Sanh trước Trời Đất.
Yên lặng Trông Không. Dùng riêng mà Không đổi, hay

Đạo sanh ra vạn vật, Thấp thoáng mập mờ Trong đó có Hình. Trong đó có Vật, hay

Vạn vật dưới Trời, sanh nơi Có, Có sanh nơi Không. Đến chỗ cùng cực hư Không, Là giữ được trong cái Tịnh. Vạn vật cũng đều sanh ra, Đều trở về côi rễ của nó.

Cho nên khi nói Vũ trụ này là thường hằng thì Einstein đã rất bối rối phaỉ bỏ đi. Vì vủ trụ là thể sanh bởi chân không nên có sanh có diệt nên không thường hằng, cũng hợp với chân lý có sanh có diệt nên vô thường. Và vì trái với luật thường hằng yên tỉnh của chân không

Trong kinh Lăng Nghiêm, ĐứcPhật noí: A Nan, ngươi hãy xem các pháp có thể tạo ra, có cái nào chẳng hoại chăng? Nhưng chẳng bao giờ nghe nói hư không biến hoại. Tại sao? Vì hư không chẳng phải là vật sở tạo, cho nên chẳng thể biến hoại.

Chân không là thể đồng nhất, không nhận thức được bằng tâm phân biệt, nên không chia cắt được vì vậy không có chân không trước sau. Ngụy biện chân không có sanh diệt có thể gây nên nghiệp chẳng khác khi Ông Bà Adam Eva gây tội tổ tông.

b) Nhà Vô thần học cho sự kết hợp trên là tình cờ/ngẫu nhiên. Tuy
nhiên trong vũ trụ rộng lớn và có nhiều chất cơ bản để kết hợp, tuổi của vũ trụ chỉ có 14 tỉ năm không đủ để cho vũ trụ tình cờ có thể làm ra một quy trình trật tự người và thiên nhiên hiện nay.
Toán học cho thấy phải cần ít nhất 3/2 thời gian trên mới hy vọng và

may mắn để có thế giới như hiện nay. Nói một cách khác nếu không là do tai nạn may mắn thì không thể có vũ trụ nầy. Đó là lý do , cho đến nay, thuyết Hữu thần của Tôn giáo là cần thiết.

c) Thuyết Hữu thần, sự xếp đặt và cấu tạo là do một ý chỉ thiêng liêng làm nên. Từ đó ý niệm về Thượng đế Thiên Chúa và Thần quyền rất khó bị chối bỏ (Xin xem tiếp Thiên Chúa Giáo và Phật Giáo).

Tóm lai, từ quan niêm tôn giáo và khoa học, vu trụ được tạo ra từ sư chân đông làm nên mâu thuân.
Đôi vơi Thiên Chúa Giao đso là sư vận hành qua lai của Thanh linh từ vưc thẳm hô sâu tượng trưng LưcĐen và Chât Đen làm ra phôton /ánh sáng....

Đôi vơi Phật giáo là vọng niêm từ Chân Không tao nên Vô Minh. Do VôMinh biểu hiện Chân Không trở thành tương đương vơi Lưc Đen. Có Lực Đen thi có Chât Đen theo phương trinh
Eínstein E=mc2 hay m=E/c2 trong đo m là vật chât, c là tôc ánh sáng 300.000km/sec và E là năng lượng. Vật chât khởi đầu là Lân Hư/ tiểu Lượng tử/superstring

Trái vơi Vật ly học, Big Bang có lẽ không là vụ nô mà là sự biên đổi củaChân không gây nên sự mât trật tư, cân băng để có Lực Đen, Chất Đen và từ đó làm nên Vật chất m=E/c2

Tương tư như Superstring Theory, theory khơi nguyên từ thập nien 1960s vơi Gabrielle Veneziano tương đương ra môt lưc kêt nôi trong Hadron như sợi dây thun. Sau này mơi biêt là Hadron câu tao bằng những hat Quarts. Sau môt thơi gian thât sung, String theory được sông lai đôi tên thành Superstring theory con gọi là TOE theory of Everything, TOE liên kêt cac hat kể cả Graviton hat nghi là căn bản cho Gravity/trọng lượng.
Superstring thương là môt vong tùy theo chiều không gian rung đông mà làm ra cac vật chât như Quart chẳng han, tương tư như dây đàn violon vang tiêng khac nhau. Spuperstring rât nhỏ khoang 10^{-33} cm, không trọng lượng nhưng có năng lượng nên cũng có gốc là Chân không. Cac vật ly gia như john Schwartz, Edward Witten,, Michael Green, David Gross,John Ellis, Abdus Salam, Sheldon Glashow đều tin vào Superstring Theory nhưng Richard Feyman thi không tin tưởng bao nhiêu.

CHÂN KHÔNG LAPHÂT TANH

Đức Phật giải thích:khi chia vật ra nhỏ dần đến lúc không còn thấy đượoc thi gọi là Lân Hư Trần, rồi tiếp tục chia ra thi gọi là Hư không,. Ngài nói với A Nan:" ngươi có khi nào nghe nói Hư không bi hoại không?. Gom lân hư trần lại thi ra vật. Vậ là Có thành Không , Không thành Có/

Lảo Tử noi:

Cái gì Khuyết thì lại Toàn, Cái gì Cong thì lại Ngay

Cái gi Sâu thì lại Đầy, Cái gi Củ thì lại Mới, Cái It thì Được

Bởi vậy khi Vật lý gia tâo ra Chân Không trong phòng thí nghiệm khi hút không khí ra gọi đó là Chân Không. Chân Không ấy không chứa thể vật ngũ quan biết được. Nhưng khi nói về Lực Đen và Chất Đen là hai thể mà người ta không thê biết đươc vẫn có thể tòn tại trong chân Không của Vật Lý gia. Đó là chưa kể Chân không ấy có chứa Tri Thức, thành phần của Hồn (vì có Tri Thức trong khoảng Khong nên mới nói là Chân Không).

Cho nên với quan niệm của Lảo Tử , Vủ Tru nầy, thế gian nầy không the có Chân không theo nghĩa đen: Chân không chứa thể vật ma ngũ ưuan không biết được

Vì là chân không nên nó chỉ có thể sanh ra từ chân không, có nghĩa là tự nó sanh ra hay nói đơn giản hơn là không sanh không diệt cho nên thường hằng

Chân không thì không gây nên biến đổi cho lục quan của con người (ngũ giác và trí thức). Vì vậy Chân không có thể có cái gì đó mà lục quan không cảm nhận được. Nhưng Chân không có thể gây nên các hiệu quả gián tiếp mà con người có thể cảm nhận qua ngũ quan

Chân Không là Phật tánh/Niết Bàn /Diệu Tâm/Bản Tâm: không cảm nhận bởi ngũ giác nhưng Tri thức nhất là Cái Biết cảm nhận được, vì vậy Lực Tối và Trọng lương cũng thuộc về Chân không. Lại nữa trong quá trình chia cắt trong thí du chia cắt từ thể vật thấy được ra Chân Không của Đức Phật, năng lượng sẽ dược tạo ra. Hiện tượng tương tự như chia cắt hạt nguyên tử thành lượng tử dể tạo ra bom nguyên tử vậy. Thêm nữ,a,theo nguyên tắc Nhị Nguyên, khi tạo ra năng lượng, thi cũnng sẽ tạo ra Trí Huệ. Đó là Trí Huệ Bát Nhã.

ĐINH ĐỀ CHÂN KHÔNG:

QUAN NIỆM VỀ CHÂN KHÔNG, BIG BANG VÀ VỌNG NIỆM.

Chân Không được đề cập bởi các triết gia như Lão tử (thể lù mù), Spinoza Substance: Bản Chất). Trong Cựu Ước Vủ trụ bắt đầu từ cõi vực đen

Trong quan niệm thông thường cũng như Đạo giáo của Lão tử luật trời là: *bớt đi chổ thừa lấp vào chổ thiếu,* **vậy thì Vũ trụ này không**

thể có Chân Không theo nghĩa đen. Biết rằng ngũ quan không cảm nhận đưỡc Chất Đen và Lực Đen.

Trong Trung quán Luận của Bồ Tác Long thọ, Chân Không được biển diễn bằng câu nói *Không tức thị Sắc*. Đức Phật diễn giải bằng thí dụ chia nhỏ một vật thể nhiều lần đến lân Hư trần, rồi chia nữa (hàng tỉ tỉ tỉ... lần) (tương tự như phản ứng chế bom nguyên tử, bắn bể hat nhân, thì tạo năng lượng khủng khiếp). Lân hư trần (Lân : gần, Hư: không, Trần:bụi). Cho đến khi không cách gì chia được thì gọi là Chân không! Đơn giãn như vậy đó: có cái Không là Không Có. Nhưng Chân Không có Lực, có Trí Huệ

Trong kinh Lăng Nghiêm , Đức Phật bảo với Ngài A Nan:

- Ngươi xem tánh ĐỊA, thô là đại địa, tế là vi trần, cho đến cực vi là lân hư trần,là sắc tướng nhỏ tột, nếu phân tách nữa thì thành tánh hư không.

- A Nan, nếu cái ***lân hư trần đó tách được thành hư không, thì hư không cũng sanh được sắc tướng****. Nay Ngươi hỏi rằng, do hòa hợp mà sanh các tướng biến hóa trên thế gian, thì Ngươi hãy xét, cái lân hư trần này phải dùng bao nhiêu hư không hợp lại mới có? Chẳng lẽ lân hư trần hợp thành lân hư trần? Lại lân hư trần đã tách thành hư không, thì dùng bao nhiêu sắc tướng hợp lại mới được thành hư không? Nếu lúc hợp sắc, sắc chẳng phải hư không; nếu lúc hợp không, hư không chẳng phải là sắc, sắc còn có thể tách ra được, chứ hư không làm sao mà hợp?*

Kinh Phật không mô tả nhiệt độ khủng khiếp ở khoảng một phan tỉ ti giây khởi đầu sau Vọng niệm/Big Bang, vì có nói ra lúc ấy cũng chẳng ai hiểu, dễ bị hiểu lầm là nói láo. Biết rằng Đức Phật đã nói trước như vậy khi bảo rằng lời giảng chỉ như nắm lá trong tay mà tri kiến Phật nhiều như lá trong rừng và lời Chư Phật là chân như và không hư vọng

Trung Quán Luận đặc ra ba quý tắc của Chân Không là Vô Sanh Vô diệt,

- nên trường tồn mãi mãi,
- và độc tôn (Tự Ngã (tự sanh)/ Trường Sanh/ và Duy nhất)
- và tám phép Không: vì Chân Không là đồng nhất thể, mọi nơi dù khác nhau nhưng đều giống nhau:

  Không sanh- diệt/ Không đến- đi (như lai)/Không đồng- dị/và Không thường -đoạn)

Cần làm rõ thêm về Chân Không:

Chân Không có đặc tánh vô sanh diệt

i. tự tại, kết nối cùng khắp, không phân biệt, không tại chỗ, không biến đổi, vô sanh diệt, không biên giới hay hao mòn

ii. Không thời gian: thị hiện tức thì, Không không gian, nên không đến không đi mà như đến như đi (Như Lai) và thông thương với thời gian Không chiều hướng hay còn goi là muôn chiều (10 chiều) không phân biệt, đồng dạng, tất cả là một, một là tất cả nên ở nhiều chỗ khác nhau, vĩ mô đồng dạng với vi mô, và vi mô vĩ mô hàm chứa lẫn nhau, trong vi mô có vĩ mô và ngược lại

iv. tự tạo ra sức mạnh vô hạn dù bị tiêu dùng và

v.đồ vật và Phật trong Chân không phát quang, âm, hương vị xúc và *tri kiến/Trí huệ vô ngăn ngại, siêu việt, hoành tráng thiện xảo*. Các đặc tính trên có tánh cách xuyên thấu lẫn nhau như Âm thanh Anh sáng trao đổi nhau giống như tri thức nghe và tri thức thấy thông thương nhau/ví dụ khi nghe giống như là thấ

Trong Big Bang các nhà vật lý thiên văn kể cả Stephen Hawking hầu như đồng quan niệm là Big Băng là khởi đầu của Vũ trụ. Phủ nhận câu hỏi là trước Big Bang là gì, vì theo Stephen Hawking khi đã nói không có không gian và thời gian thì không thể có cái trước đó. Tuy nhiều vấn nạn nầy vẫn thường đặc ra. Ván đề còn có sự phân hóa khi có bằng chứng Big Bang xãy ra từ nhiều huớng chứ không từ một chỗ đơn thuần (Singularity)

Vật lý nói Big Bang là khởi đầu từ một điểm hay một trạng thái có năng lượng và nhiệt độ khủng khiếp và cứ bành trướng với gia tốc. Đó là một giã thuyết dựa trên quan sát và sự hiểu biết về năng lượng và nhiệt độ kết tạo vật chất (khi nguội lại thì vật chất kết tụ), bành trướng (các ngân hà càng xa càng tach rời nhanh hơn, vận tốc bành trướng nhanh hơn vận tốc tuyệt đối của ánh sáng (dường như vận tốc được thêm vào do sự bành trường nào đó) và phóng xạ tàn dư (Cosmic Microwawe Background/ CMB) hậu duệ của Big Bang. Lại nữa CMB đến từ tứ phía chứ không từ một hướng nào, và khi nhìn Viễn vọng kính (có thể thấy hiện tượng sau Big Bang 300.000 năm, so sánh với tuổi của Big Bang là 13.7 tỉ năm) thì cũng thấy dấu hiệu tàn dư của Bi Bang ở mọi hướng. Người ta chấp nhận như vậy vì khởi đầu không có thời gian và không gian

Kinh Phật cũng như Cựu Ước không nói gì về vụ nỗ hay năng lượng khủng khiếp khó tưởng tượng của thuở ban đầu của sáng thế Big Bang hay Vọng Niệm.. Nhưng Cựu Ước nói về khởi đầu của Vũ Trụ khi Thánh Linh lướt trên mặt Vực Đen. Kinh Phật đề cập đến Chân không hay Bản Tâm từ đó Vọng Niệm khởi lên. Tóm lại có sự khuấy động của thể tĩnh lặng của Chân Không/Vực Đen đẻ bắt đâu Thế giới

Từ những nhận biết trên:

Chấn động, từ Chân Không, không thể giới hạn trong một điểm. Khi chấn động/vong niệm khởi lên là bao trùm cả Chân Không vì tánh cách bất đồng dị của Chân Không. Biết rằng Chân không là không có Không gian và Thời gian, nhưng khi có vọng niệm thì Chân không đã biến thể làm mất đi sự quân bình của Chân Không. Sự kiện là xảy ra tức thì và trước Sáng thế/ Big Bang. ***Vì vậy khi Vọng niệm, toàn thể Chân Không đều có vọng niệm, cho nên vọng niệm /Big Bang được thấy ở mọi hướng. Cũng vì sự đồng khởi nầy, sự bành trướng của Big Bang nhanh hơn ánh sáng. Giống như hiên tuọng không tại chổ (non-Locality) và kết nối cùng khắp (interconnectedness) làm thành dẫn truyền siêu ánh sáng (supraluminal transmision).*** Big Bang .Vọng niệm tạo ra Không gian, thời gia và vật chất ngũ quan biết được. (Tương như như một cuộc tổng nổi dậy của con người bị áp bức, tuy khởi đầu từ một điểm, nhưng lại thành ra cũng khắp mà không phải do lan tỏa vì con người trong sự kiện đồng khởi lên.). Sự kiện của Chân Không khởi đầu cho Sáng thế không cần thêm môt năng lượng lớn. Chân Không   là độc lập với Big Bang và làm nên sự bành trướng của tạo ra Vũ trụ. Hiện tương giống như ngòi nổ cho quả bom. Quả bom có được năng lương để nổ, chỉ cần ngòi nổ kích động (H1.5, H1.6)

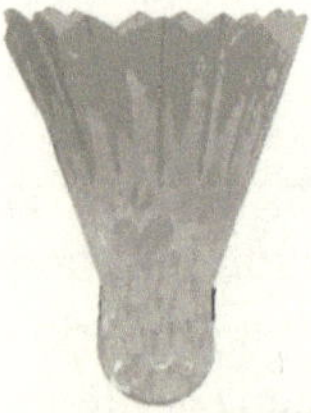

F1.15

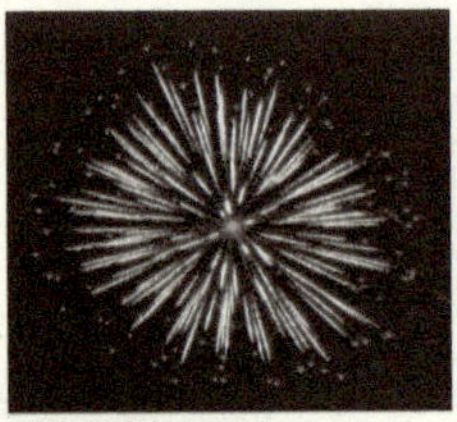

F1.16A

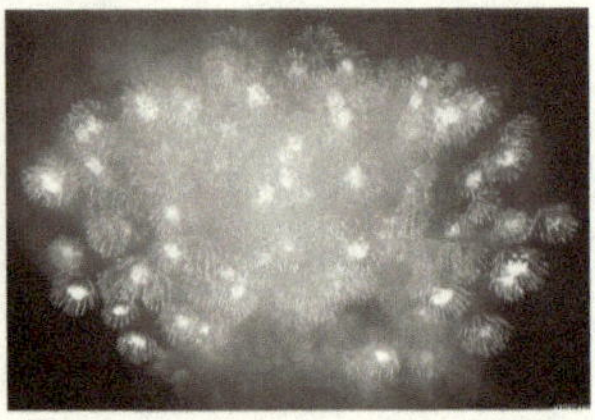

B

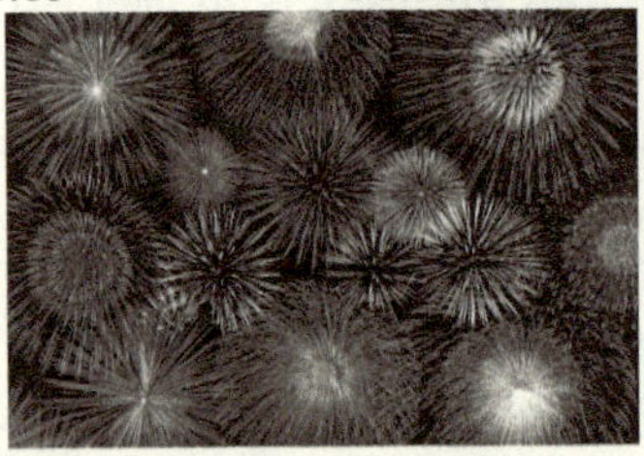

C

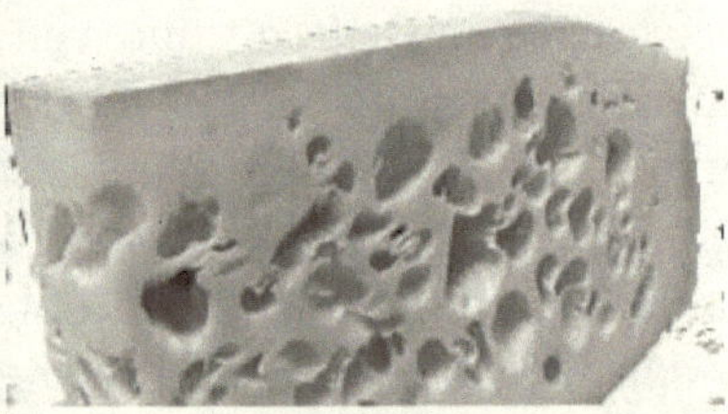

D

F1.15 Theo Sphen Hawking, Hình thể Big Bang có phần dưới cùng lan tỏa như hình phần đầu của quả cầu lông
F1,16A: Big Bang không là vụ nỗ đơn thuần (Singularity)
BC: Big Bang là hiện tượng bành trướng cùng khắp tạo nên vủ trụ bao quanh bởi Big Bang
D khoảng không gian taọ bao quanh bởi nhiều Big bang là cùng khắp: có rất nhiều vủ trụ như hang lổ trong miếng Cheeze Gruyere

Chân không hiện hữu trước Big Băng là cần thiếc để hiểu được vì sao Vũ trụ bành trướng với gia tốc với vận tốc nhanh hơn ánh sáng. và vì sao Big Bang xảy ra trong mọi hướng của Vũ trụ. Chân Không cũn giai thich tai sao co muon ngàn tỉ Vũ trụ va trong mỗi Vũ trụ có muôn ngàn tỉ Ngân hà va muôn ngà tỉ Đức Phật nhu sẽ thấy trích dẫn sau đây các đoạn kinh Hoa Nghiêm va Pháp Hoa

Chân Không cung biểu hiện bằng khả năng bất tư nghi của Phật trong kinh Hoa Nghiêm/

Avantamsaka được biết như Vua của các kinh vì nội dung hùng vĩ nguy nga tráng lệ siêu việt về cảnh trí khả năng không thể nghĩ bàn của Bồ Tát nhất là của Phật gấp hàng tỉ lần Bồ tát làm cho có niềm tin vui mừng, phấn khởi, người thiếu niềm tin khiếp sợ người ngoại Đạo có thể thành u muội thêm.

Sau đây là hai đoan kinh trích từ kinh Hoa Nghiêm và đoan trích tủ kinh Diêu Pháp Liên Hoa. Đây là hai kinh lơn nhât của kinh Phật ta những canh trí bât khả tư nghi . Kinh Hoa Nghiêm chi nói cho Bồ Tác. Kinh Pháp hoa nói thơi kỳ sau cùng của hoằng Pháp. Khi nói kinh Pháp Hoa hàng hữu học nhị thừa không thể tin nổi, rồi bỏ pháp hội đến 1500 ngươi. Cảnh giới là ở cỏi Vô sắc giới không phải trên địa cầu này. Biêt rằng Đức Phật thường nó rằngi lời nói của ***chư Phật là không hư vọng****, chúng sinh vì ngu si nên không hiểu không tin!*

PHẨM THẾ CHỦ DIỆU NGHIÊM THỨ NHAT KINH HOA NGHIÊM

(1)Như vậy tôi nghe, một lúc Phật ở nước Ma Kiệt Đề, trong Đạo tràng bồ đề, ban đầu thành Vô thượng Chánh giác. Nơi đó đất cứng chắc, bằng Kim Cang. Có các luân báu, hoa báu, châu ma ni thanh tịnh, dùng trang nghiêm. Các châu ma ni sắc tướng hải làm tràng, thường phóng quang minh, luôn vang ra tiếng vi diệu. Các mành lưới báu, chuỗi hoa hương thơm, bủa giăng rủ bốn phía. Châu ma ni bảo vương biến hiện tự tại, mưa vô tận châu bảo và những hoa đẹp rải khắp mặt đất. Cây báu giăng hàng, nhánh lá sum sê sáng rỡ.Do thần lực của Phật làm cho Đạo tràng này ảnh hiện tất cả sự trang nghiêm. Cây bồ đề cao lớn lạ

thường: thân bằng Kim Cang và Lưu Ly, cành cây bằng nhiều chất bảo tốt đẹp, lá báu giăng che như mây, hoa báu nhiều màu đơm sáng các nhánh, trái bồ đề bằng châu ma ni chiếu sáng, như lửa ngọn xen lẫn trong hoa.Quanh cây bồ đề đều phóng quang minh, trong quang minh rưới ma ni bảo, trong ma ni bảo có các Bồ Tát xuất hiện, đông nhiều như mây. Lại do thần lực của Như Lai, cây bồ đề này thường vang ra tiếng vi diệu, nói các thứ pháp môn vô cùng vô tận. Cung điện lâu đài của Đức Như Lai ở, rộng rãi trang nghiêm, tốt đẹp khắp đến mười Phương. Lâu đài này do châu ma ni nhiều màu hiệp thành, các thứ hoa báu đơm đẹp, những đồ trang nghiêm trong lâu đài tuôn ánh sáng như mây. Từ trong lâu đài chói sáng kết thành bảo tràng, vô biên Bồ Tát và Đạo tràng chúng hội đều hợp nơi đó, vì có thể xuất hiện quang minh của chư Phật. Ma ni bửu vương bất tư nghì âm kết lại thành lưới. Thần thông tự tại của Như Lai làm cho tất cả cảnh giới đều hiện trong lưới,báu. Tất cả chúng sanh, cùng nơi chỗ nhà cửa của họ, đều hiện bóng trong đó. Lại do thần lực của chư Phật, trong khoảng một niệm, cả pháp giới đều bao gồm trong lưới. Toà sư tử cao rộng tốt đẹp: đài bằng châu ma ni, lưới bằng hoa sen, vòng quanh bằng bảo châu vi diệu thanh tịnh, hoa đẹp nhiều mầu kết thành chuỗi. Cung điện, lâu đài, cửa nẻo, thềm bực, tất cả đều hoàn toàn trang nghiêm. Cây báu, nhánh lá, bông trái xen nhau rực rỡ. Châu ma ni chiếu sáng như mây. Chư Phật mười phương hoá hiện nơi châu vương. Bảo châu vi diệu trong búi tóc của tất cả Bồ Tát đều phóng quang minh chói sáng lâu đài. Lại do oai thần của chư Phật, chư Bồ Tát diễn nói cảnh giới rộng lớn của Như Lai, tiếng đó vi diệu, vang xa khắp đến tất cả chỗ. Lúc đó Đức Thế Tôn ngự trên tòa sư tử này thành vô thượng chánh giác: trí Phật chứng nhập thời gian ba đời đều bình đẳng, thân Phật khắp đầy tất cả thế gian, tiếng Phật thuận khắp cõi nước mười phương. Ví như hư không bao gồm các sắc tướng, đối với các cảnh giới không chỗ phân biệt. Lại như hư không khắp cùng tất cả, bình đẳng vào trong tất cả quốc độ. Thân Phật thường khắp ngồi trong tất cả Đạo tràng của chúng Bồ Tát, oai quang của Phật chói rỡ như mặt trời mọc lên soi sáng thế giới. Phước đức của Phật rộng lớn như biển cả, đều đã thanh tịnh, mà luôn thị hiện sanh vào quốc độ chư Phật. Vô biên sắc tướng, đầy đủ ánh sáng, cùng khắp pháp giới, bình đẳng không sai khác. Diễn thuyết tất cả pháp như giăng bủa mây lớn. Mỗi đầu sợi lông đều có thể dung thọ tất cả thế giới mà vẫn không chướng ngại. Đều hiện vô lượng thần thông giáo hóa điều phục tất cả chúng sanh. Tân Phật khắp mười phương mà không có tướng qua lại. Trí Phật vào tất cả tướng mà rõ thấu các pháp đều không

tịch. Tất cả thần biến của chư Phật ba đời đều thấy cả trong quang minh. Tất cả sự trang nghiêm của tất cả Phật độ trong kiếp số bất tư nghì đều làm cho hiển hiện.

Cảnh giới của Phật bất tư nghì Tất cả chúng sanh chẳng lường được Khiến chúng sanh kia đều tin hiểu Ý nguyện rộng lớn không cùng tận. Nếu có chúng sanh kham thọ pháp Thần lực của Phật dìu dắt họ. Khiến họ thường thấy Phật hiện tiền Nghiêm Hải Thiên Vương thấy như vậy. Tất cả pháp tánh vô sở y Phật hiện thế gian cũng như vậy Khắp trong các cõi không chỗ nương Nghĩa này, Thắng Huệ quan sát được. Theo lòng chúng sanh chỗ mong muốn hần lực của Phật đều hiện được Mỗi mỗi sai khác bất tư nghì Huệ Tràng Thiên Vương đã được chứng. Bao nhiêu cõi nước thuở quá khứ Trong lỗ chân lông hiện đủ cả Đây là chư Phật đại

thần thong Tịch Tịnh Thiên Vương tuyên thuyết được. Tất cả pháp môn không cùng tận Hội trong Đạo tràng của một pháp Pháp tánh như vậy Phật nói raMôn phương tiện này Trí Nhãn biết. Bao nhiêu cõi nước ở mười phương Xuất hiện trong đó mà thuyết pháp Thân Phật không đến cũng không đi Đây, cảnh giới của Nhạo Truyền Huệ. Phật xem thế pháp như vang bong Vào chỗ rất sâu của pháp kia Nói các pháp tánh thường lặng yên Thiện Chủng Thiên Vương hay thấy biết.

Phật khéo rõ biết các cảnh giới Theo cơ chúng sanh rưới pháp mầu Dạy môn xuất yếu bất tư nghì Tịch Tịnh Thiên Vương hay ngộ nhập. Thế Tôn thường dùng từ bi lớn Vì độ chúng sanh mà hiện thân Bình đẳng thuyết pháp đều được nhờ Quảng Đại Thiên Vương đã chứng được.

PHẨM "HIỆN BẢOTHÁP" THỨ MƯỜI MỘT DIỆU PHÁP LIÊN HOA

1. Lúc bấy giờ, trước Phật có tháp bằng bảy báu, cao năm trăm do-tuần, ngang rộng hai trăm năm mươi do-tuần, từ dưới đất nổi lên trụ ở giữa hư không; các món vật báu trau giồi, năm nghìn bao lơn, nghìn muôn phòng nhà, vô số tràng phan để nghiêm sức đó, chuỗi ngọc báu rủ xuống, muôn nghìn linh báu treo trên tháp. Bốn mặt đều thoảng đưa ra mùi hương gỗ lycấu chiên-đàn khắp cùng cả cõi nước. Các phan lọng đều dùng bảy thứ báu, vàng, bạc, lưu ly, xa-cừ, mã-não, trân châu và mai-khôi hợp lại thành, cao đến ngang cung trời Tứ-thiên-vương, trời ... ...

2. Bấy giờ, bốn chúng thấy tháp báu lớn trụ trong hư không, lại nghe trong tháp vang tiếng nói ra đều được pháp hỷ, lấy làm lạ chưa từng có, liền từ chỗ ngồi đứng dậy cung kính chấp tay rồi đứng một bên. Lúc đó, có vị đại Bồ-Tát tên Đại-Nhạo-Thuyết biết lòng nghi của tất cả trời, người, A-tu-la, v.v... trong thế gian mà bạch Phật rằng: "Bạch Thế-Tôn! Do nhân duyên gì mà có tháp này từ đất nổi lên, lại ở trong tháp vang ra tiếng như thế?" Lúc đó, Phật bảo ngài Đại-Nhạo-Thuyết Bồ-Tát: "Trong tháp báu này có toàn thân Như-Lai, thời quá khứ về trước cách đây vô lượng nghìn muôn ức vô số cõi nước ở phương đông có nước tên Bảo- Tịnh, trong nước đó có Phật hiệu là Đa-Bảo, đức Phật đó tu hành Đạo Bồ-Tát phát lời thệ

nguyện lớn rằng: "Nếu ta được thành Phật sau khi diệt độ trong cõi nước ở mười phương có chỗ nào nói kinh Pháp-Hoa, thời tháp miếu của ta vì nghe kinh đó mà nổi ra nơi trước để làm chứng minh khen rằng: "Hay thay!" Đức Phật đó thành Phật rồi lúc sắp diệt độ ở trong đại chúng trời, người bảo các Tỳ-kheo rằng: "Sau khi ta diệt độ muốn cúng dường toàn thân của ta thời nên dựng một tháp lớn."Đức Phật đó dùng sức nguyện thần thông nơi nơi chỗ chỗ trong mười phương c.i nước, nếu có nói kinh Pháp- Hoa, thời tháp báu đó đều nổi ra nơi trước, toàn thân Phật ở trong tháp khen rằng: "Hay thay! Hay thay!" Đại-

Nhạo- Thuyết! Nay tháp của Đa- Bảo Như-Lai nghe nói kinh Pháp-Hoa nên từ dưới đất nổi lên khen rằng: "Hay thay! Hay thay!"

3. Bấy giờ, ngài Đại-Nhạo-Thuyết Bồ-Tát do sức thần của đức Như-Lai mà bạch Phật rằng: "Bạch Thế-Tôn! Chúng con nguyện muốn thấy thân của đức Phật đó". Phật bảo ngài Đại- Nhạo-Thuyết Bồ-Tát Ma-ha-tát: Phật Đa-Bảo đó có nguyện sâu nặng: "Nếu lúc tháp báu của ta vì nghe kinh Pháp-Hoa mà hiện ra nơi trước các đức Phật, có Phật nào muốn đem thân ta chỉ bày cho bốn chúng, thời các vị Phật của Phật đó phân thân ra nói pháp ở các nước trong mười phương đều phải nhóm cả một chỗ, vậy sau thân của ta mới hiện ra". Đại-Nhạo-Thuyết!

Các vị Phật của ta phân thân nói pháp ở các cõi nước trong mười phương nay nên sẽ nhóm lại". Ngài Đại-Nhạo-Thuyết bạch Phật rằng: "Thưa Thế-Tôn! Chúng con cũng nguyện muốn thấy các vị Phật của Thế- Tôn phân thân để lễ lạy cúng dường." 4. Bấy giờ, Phật phóng một lằn sáng nơi lông trắng giữa chặn mày, liền thấy năm trăm muôn ức na-do-tha hằng-hà sa nước ở phương Đông. Các cõi nước đó đều dùng pha lê làm đất, cây báu, y báu để làm đồ trang nghiêm, vô số nghìn muôn ức Bồ-Tát đầy dẫy trong nước đó. Khắp nơi giăng màn báu, lưới báu phủ trên, đức Phật trong nước đó đều dùng tiếng lớn tốt mà nói các pháp, và thấy vô lượng nghìn muôn ức Bồ-Tát khắp đầy trong nước đó vì chúng sanh mà nói pháp. Phương Nam, Tây, Bắc, bốn phía, trên dưới chỗ tướng sang lông trắng chiếu đến cũng lại như thế. Lúc đó, các Phật ở mười phương đều bảo chúng Bồ-Tát rằng: Thiện-nam-tử!

Ta nay phải qua thế giới Ta-Bà, chỗ của đức Thích- Ca Mâu-Ni Phật, cùng để cúng dường tháp báu của Đa-Bảo Như- Lai." 5. Lúc bấy giờ, cõi Ta-bà liền biến thành thanh tịnh, đất bằng lưu ly, cây báu trang nghiêm, vàng ròng làm dây để giăng ngăn tám đường, không có các tụ lạc làng xóm, thành ấp, biển cả, sông ngòi, núi sông cùng rừng bụi. Đốt hương báu lớn, hoa mạn đà la trải khắp cõi đất, dùng lưới màn báu giăng trùm ở trên, treo những linh báu, chỉ lưu lại chúng trong hội này, dời các trời người để ở cõi khác. Lúc đó các đức Phật đều đem theo một vị Bồ-Tát lớn để làm thị giả qua cõi Tabà đều đến dưới cây báu, mỗi mỗi cây báu cao năm trăm do-tuần, nhánh lá hoa trái thứ lớp rất trang nghiêm. Dưới các cây báu đều có tòa sư-tử cao năm dotuần cũng dùng đồ báu tốt mà trau giồi đó.Khi ấy, các đức Phật đều ngồi xếp bằng trên t.a này, như thế lần lượt đến khắp đầy cả cõi tam-thiên đại-thiên mà ở nơi thân của đức Thích-Ca Mâu-Ni Phật phân ra trong một phương vẫn c.n chưa hết. Bấy giờ, đức Thích-Ca Mâu-Ni vì muốn dung thọ các vị Phật của mình phân thân, nên ở tám phương lại biến thành hai trăm muôn ức na-do-tha cõi nước, đều làm cho thanh tịnh, không có địa-ngục, ngạ-quỷ, súc-sanh cùng A-tula, lại cũng dời các hàng trời người để ở cõi khác. Những nước của Phật biến hóa ra đó cũng dùng lưu ly làm đất, cây báu trang nghiêm cao năm trăm do-tuần, nhánh lá hoa trái đều có thứ lớp tốt đẹp, dưới cây đều có tòa báu sư-tử cao năm do-tuần, dùng các thứ báu để trau giồi. Những nước đó cũng không có biển cả sông ngòi và các núi lớn: Núi Mục-chân-lân đà, núi Thiết-vi, núi Đại thiết-vi, núi Tu-di v.v... thông làm một cõi nước Phật, đất báu bằng thẳng, các báu xen lẫn nhau làm màn trùm khắp ở trên, treo các phan lọng, đốt hương báu lớn, các hoa trời báu trải khắp trên đất. Đức Thích-Ca Mâu-Ni Phật vì các Phật sẽ đến ngồi, nên ở nơi tám phương lại__

Chú giải: đoan kinh trên mô tả cảng giới Phật Co vo số Phật Bồ Tác từ khắp Phuong. Tháp Đa Bảo nhiệm màu, thần thông, trong cảnh giới Phật không thể mô tả bằng lời. Nghe đọc để BIẾT và tin là đúng và thật như vậy, không nên dung Tri thức phàm phu để tim hiểu. Trí oc con ngươi qua han chê, như so sanh dung lửa đom đommà soi núi Tu Di. Biêt rằng trong thêgioi Phật, mọi sư vật từ ánh sáng hương thơm, cây côi đồ vật đều có thần thông biến hóa vi diêu/. Lysdo là vì mọi sự (phap) đều do TÂM tạo ra.

2B) CHÂN KHÔNG DIỆUHỮU LÀMỘTĐINHĐÊCHÂN KHÔNG (EMPTINESS POSTULATE) HAY KHÔNG TỨC THI SĂC, SĂCTỨC THI KHÔNG, TRÍ HUỆ BÁT NHA

Câu nói "Sắc tức thị không, không tức thị sắc" rất quen thuộc với những người học Phật, và ít khi nghe thấy ở các tôn giáo khác. Câu nói hàm chứa cái "không" thể hiện cái "có"; trong cái "có" có mầm mống đi về không, tỉ như người nghèo không có tiền bạc, mai sau có thể giàu có và ngược lại, người giàu có cũng có thể trở nên nghèo. Hiểu như vậy cũng tạm được nhưng ý nghĩa thật sự hàm chứa trong câu nói đó là về TR: cần suy nghĩa lâu dài và sâu sắc hơn. Vấn đề trên được bàn luận nhiều nhất trong Thư viện hoa sen với bài viết xuất sắc của Nguyễn Tường Bách *(https://thuvienhoasen.org/a15337/chan-không-dieu-huu)* và Nguyên Thảo *(https://thuvienhoasen.org/a13083/tinh-không-trong-dao-phat)* dựa trên kinh Lăng Nghiêm, dựa trên cuốn truyện Đại niết bàn của Ao Nhĩ Lương Khảo Tầm Ngư Bảo và tham luận của các đại sư cận đại và hiện tại. Tuy vậy, vì là thể của Đạo nên nói bao nhiêu cũng khôn cùng.

Biểu hiện bằng khả năng bất tư nghì của Phật trong kinh Hoa Nghiêm/ Avantamsaka được biết như vua của các kinh vì nội dung hùng vĩ nguy nga tráng lệ siêu việt về cảnh trí, khả năng bất khả nghĩ bàn của Bồ Tát, nhất là của Phật gấp hàng tỉ lần Bồ tát làm cho người có niềm tin vui mừng, phấn khởi, người thiếu niềm tin khiếp sợ, người ngoại Đạo có thể

thành u muội thêm.(H1.17)

Hiện tượng của chân không tự tại và cùng khắp, là thể hiện qua tính Entanglement và Non-locality trong lượng tử. (Cần ghi thêm là hiện tượng sóng và hạt không thể hiện cùng nhau, là do vấn đề về quan sát khi chú ý, tức là dùng tri thức để thấy hạt thì chỉ thấy sóng vì tri thức che mờ hạt nên cái BIẾT sẽ nhân ra sóng, và ngược lại) (xem hình 5.2).

Quan niệm cũng tương tự như của David Bohm chủ trương vật thể là cái toàn thể (wholeness) gồm nội hàm (implicate order) và ngoại hàm (explicate order) lập ra Hologram trong đó mỗi phần của Hologram thể hiện toàn thể của phần lớn hơn. Và đó cũng là quan niệm về Fractal (kỹ thuật đồng dạng). Chân Không cũng có Implicate Order/Nội Hàm và từ đó sanh ra cái Có.

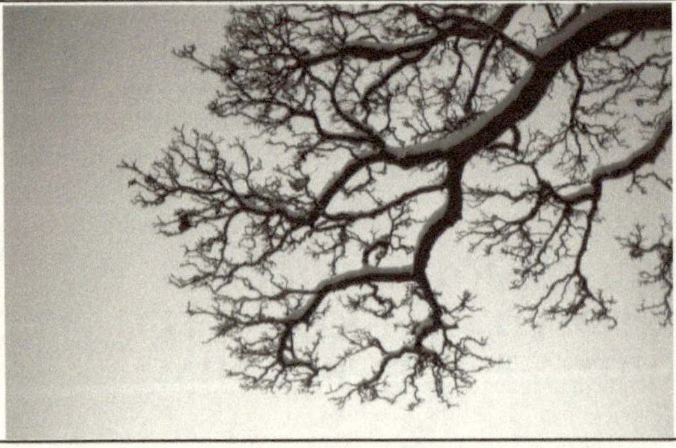

Hình 1.7 Fractal (kỹ thuật toán học đồng dạng). Đồng dạng của các thể dù lớn hay nhỏ.

Hiện tượng trên cũng chỉ ra rằng vật thể dù lớn hay nhỏ đều có cấu tạo như nhau.

Một ít trích dẫn sau để minh chứng:

Kinh Hoa Nghiêm, phẩm Bất tư nghì quyển 5 trang 411

Phật tử! Tất ca chư Phật đem tất ca núi Tu Di, núi Thiết Vi, núi Đại Thiết Vi (chú thích: núi thấy trong thiền định), đai hai, núi rừng, cung điện, nhà cửa trong những thê giơi khắp phap giơi để vào mật lỗ lông đên suốt kiếp vị lai mà cac chúng sanh chẳng hay chẳng biêt. Chi trừ ngươi được thân lưc của Đức Như Lai gia bị. Bây giơ, nơi mật lỗ lông, chư Phật giữ lấy tất ca thê giơi suốt kiếp vị lai, hoặc đi đứng ngồi nằm chẳng hề biêt mỏi nhọc. Vi như hư không khắp giữ gìn tất ca thê giơi khắp phap giơi mà không mỏi nhọc. Chư Phật giữ lấy tất ca thê giơi suốt kiếp vị lai nơi mật lỗ lông không mỏi nhọc cung như vậy. Đây là tràng đai kim cang dưng kiên phap thứ hai của chư Phật.

Phật tử! Tất ca chư Phật co thể trong khoang một niêm bươc được bất kha thuyêt bất kha thuyêt thê giơi vi trần sô (nhiều như hat bụi) bươc. Mỗi mỗi bươc đo bát kha thuyêt bất kha thuyêt Phật sat vi trần sô quôc đô. Đi mãi như vậy trai qua tất ca vi trần sô kiếp. Gia sử co mật toa núi đai kim cang lon bằng tất ca quôc đô mà Đức Phật đã bươc quan trên kia. Co bất kha thuyêt bất kha thuyêt Phật sat vi trần sô núi đai kim cang như vậy, chư Phật co thể đem tất ca để vào mật lỗ lông. Sô lỗ lông nơi thân Phật bằng vơi sô lỗ lông của tất ca thân chúng sanh trong phap giơi cộng lai. Nơi mỗi mỗi lỗ lông trên thân Phật đều để sô núi đai kim cang như trên rồi giữ lấy mà du hành khắp thập phương tất ca thê giơi, từ tiền tê suốt đên vị lai tê tất ca kiếp không ngơi nghi. Thân Phật không tận cung không mỏi nhọc. Tâm Phật luôn trụ đai định không tan loan. Đây là tràng Như Lai đai kim cang dưng kiên phap thứ ba của chư Phật.

Kinh Hoa Nhiêm phẩm 23 Thăng Đâu suất quyển 3 trang 79

Mỗi thân của chư Bồ Tat này đều hiên ra bất kha thuyêt trăm ngàn ức na do tha (nhiều đêm không hêt)Bồ Tat đầy khắp phap giơi hư không giơi. Tâm của chư Bồ Tat này đồng vơi tam thê chư Phật, bơi từ phap không điên đao khơi lên, vô lượng Như Lai gia hộ, khai thị đao an ổn cho chúng sanh, đầy đủ bất kha thuyêt danh vị cú, vào khắp vô lượng phap trong tất ca môn đà la ni, sanh tang biên tài chẳng cùng tận, long không e sợ, rất hoan hỷ, dùng bất kha thuyêt vô lượng vô tận phap tan than như thật để ca ngợi Đức Phật không mỏi nhàm. Lúc đo, tất ca chư thiên, và tất ca Bồ Tat thấy Đức Như Lai vô thượng chanh giac thân vô lượng không thể đêm lương, hiên bất tư nghi thân biên, khiên vô sô chúng sanh long rất vui mừng.

Kinh Hoa Nghiêm phẩm 37, Như Lai xuất hiện quyển 6 trang 171

Lai nữa, chư Phật tử! Lúc Đức Như Lai Đẳng Chanh Giac thị hiên Niêt nàn, ben nhập bất động tam muôi (định tâm). Nhập tam muôi này rồi, ơ mỗi mỗi thân Phật đều phong vô lượng trăm ngàn ức na do tha đai quang minh (anh sang Phật). Mỗi mỗi quang minh đều hiên vô sô hoa sen. Mỗi mỗi hoa sen đều co bất kha thuyêt nhị hoa diêu bửu. Mỗi mỗi nhị hoa đều co toa sư tử. Trên mỗi mỗi toa đều co Đức Như Lai ngồi kiêt già. Sô thân Phật bằng vơi sô tất ca chúng sanh, đều đủ mọi sư công đức trang nghiêm thượng diêu, từ bổn nguyên lưc mà sanh khơi.

Kinh Hoa Nghiêm phẩm 26 Thập Địa, quyển 4

Bấy giờ đại chúng được thấy sư chưa từng có cho là rất đặc biệt lạ lùng, ngồi yên lặng nhất tâm chiêm ngưỡng Kim Cang Tạng Bồ Tát. Giải Thoát Nguyệt Bồ Tát bạch Kim Cang Tạng Bồ Tát rằng: "Thưa Phật tử! Nay tam muội này rất là hi hữu, có thế lực lớn, tên gọi là gì?"

Kim Cang Tạng Bồ Tát nói: "Tam muội này tên là Nhất thiết Phật độ thể tánh."

Lại hỏi: "Cảnh giới của tam muội này thế nào?"

Đáp: "Nếu Bồ Tát tu tam muội này thời tùy tâm sở niệm, có thể ở trong thân mình hiện ta hằng hà sa thế giới vi trần số cõi Phật, lại có thể hiện hơn số này vô lượng vô biên. Chư Phật tử! Vì Bồ Tát trụ nơi bậc Pháp Vân Địa này được vô lượng trăm ngàn môn đại tam muội như vậy, nên thân và thân nghiệp, ngữ và ngữ nghiệp, ý và ý nghiệp của Bồ Tát này đều chẳng thể lường biết được. Thần thông tự tại quán sát tam thế, cảnh giới của tam muội, cảnh giới của trí huệ, du hí tất cả môn giải thoát. Biến hóa làm ra, thần lực làm ra, quang minh làm ra, lược nói nhẫn đến cất chân, hạ chân tất cả việc làm ta, dầu là bậc Pháp Vương Tử Thiện Huệ Địa Bồ Tát cũng đều chẳng biết được. Chư Phật tử! Cảnh giới của Pháp Vân Địa Bồ Tát lược nói như vậy, nếu nói rộng ta thời dầu nói suốt vô lượng trăm ngàn vô số kiếp cũng chẳng hết được."

Giải Thoát Nguyệt Bồ Tát hỏi: "Thưa Phật tử! Nếu Bồ Tát thần thông cảnh giới như vậy, thần thông của Phật lại thế nào?"

Kim Cang Tạng Bồ Tát nói: "Thưa Phật tử! Ví như có người lấy được cục đất nơi bốn châu thiên hạ rồi nói rằng cục đất này là nhiều hay là đất của vô biên thế giới là nhiều? Tôi xem lời của ngài vừa hỏi cũng như vậy. Trí huệ cảnh giới của Đức Như Lai vô biên vô đẳng, thế nào lại đem so sánh với Bồ Tát.

Lại như lấy chút ít đất nơi bốn châu (phương) thiên hạ, thời đâu có thể đem so sánh với cả bốn châu. Thần thông trí huệ của bậc Pháp Vân Địa Bồ Tát, dầu nói suốt vô lượng kiếp cũng chỉ được một ít phần, huống là Như Lai địa.

Thưa Phật tử! Nay tôi đem sự chứng minh để ngài được rõ cảnh giới của Như Lai. Giả sử mười phương, mỗi phương đều có vô biên thế giới vi trần số Phật độ, mỗi Phật độ đều có đông đầy bậc Pháp Vân Địa Bồ Tát này như mía, tre, lau, lúa, mè, rừng rậm. Tất cả Bồ Tát đều tu hạnh Bồ Tát trong trăm ngàn ức na do tha kiếp phát sanh trí huệ, đem so sánh với cảnh giới trí huệ của một Đức Như Lai, thời không bằng một phần trăm nhẫn đến không bằng một phần ưu ba ni sa đà.

Kinh Hoa Nghiêm phẩm 39 Nhập Pháp giới, quyển 7 trang 41

Vì thiện căn của Đức Như Lai bất tư nghì. Vì bạch pháp của Đức Như Lai bất tư nghì. Vì oai lực của Đức Như Lai bất tư nghì. Vì Đức Như Lai có thể dùng một thân tự tại biến hóa khắp tất cả thế giới bất tư nghì. Vì Đức Như Lai có thể dùng thần lực làm cho tất cả Phật và Phật quốc trang nghiêm đều nhập vào thân mình bất tư nghì. Vì Đức Như Lai có thể ở trong một vi trần hiện khắp ảnh tượng tất cả pháp giới bất tư nghì. Vì Đức Như Lai có thể ở trong một lỗ lông thị hiện quá khứ tất cả chư Phật bất tư nghì. Vì Đức Như Lai tùy phóng mỗi một quang minh đều có thể chiếu khắp tất cả thế giới bất tư nghì. Vì Đức Như Lai có thể ở trong một lỗ lông phát ra tất cả Phật sát vi trần số biến hóa vân đầy khắp tất cả chư Phật quốc độ bất tư nghì. Vì Đức Như Lai có thể ở trong một lỗ lông hiện khắp tất cả thế giới mười phương: thành trụ hoại kiếp bất tư nghì.

Kinh Hoa Nghiêm quyển 1 phẩm 1 Phẩm Thế chủ diệu nghiêm

Thân Phật thương khắp ngồi trong tất ca đao tràng của chúng Bồ Tat, oai quang củaPhật choi rỡ như mặt trơi mọc lên soi sang thê giơi. Phươc đức của Phật rông lon như biển ca, đều đã thanh tịnh, mà luôn thị hiên sanh vào quôc đô chư Phật. Vô biên sắc tương, đầy đủ anh sang, cùng khắp phap giơi, binh đẳng không sai khac. Diên thuyêt tất ca phap như giăng bủa mây lon. Mỗi đâu sợi lông đều co thể dung thọ tất ca thê giơi mà vân không chương ngai.

Như Lai day cho phap tịch tịnh, Là đen trí huê sang soi đơi

.....

Thinh âm của Phật vô han ngai, Kẻ đang được ngô đều được nghe ......

Bao nhiêu cõi nươc thuơ qua khứ Trong lỗ chân lông hiên đủ ca....

Bao nhiêu cõi nươc ơ mươi phương, Xuất hiên trong đo mà thuyêt phap Thân Phật không đên cung không đi .....

Như Lai thương phong đai quang minh, Trong mỗi quang minh vô lượng Phật

Đều hiên Phật sư hoa chúng sanh, Diêu Âm Thiên Vương đã chứng nhập. ....

Trong mươi ức Phật sat vi trân sô thê giơi hai như vậy co mươi ức vi trân sô đai Bồ Tat, mỗi Đai Bồ Tat co thê giơi hai vi trân sô chúng Bồ Tat đồng đên tập hôi. Mỗi Bồ Tat đều hiên thê giơi hai vi trân sô mây, cac thứ đồ trang nghiêm cúng dương đều khắp hư không mà chẳng tan mât. Hiên những mây như thê rồi, chư Bồ Tat đồng hương Phật kính lệ, cúng dương. Tùy theo phương hương của minh đên, chư Bồ Tat đều hoa làm cac thứ bửu toa sư tử trang nghiêm rồi ngồi kiêt già trên bửu toa đo. Sau khi ngồi xong, trong chân lông nơi thân của chư Bồ Tat, mỗi mỗi đều hiên mươi thê giơi hai (rông như biển) vi tran số cac thứ bửu sắc quang minh.Trong mỗi quang minh đều hiên mươi thê giơi hai vi trân sô chư Bồ Tat đều ngồi toa sư tử liên hoa tang.Chư Bồ Tat này đều co thể vào khắp trong tất ca vi trân của tất ca phap giơi hai. Trong mỗi vi trân đo đều co mươi thê giơi vi trân sô những cõi rông lon. Trong mỗi cõi này đều co tam thê chư Phật Thê Tôn.

...

Ma ni làm lươi tràng đẹp thơm Đen sang choi rưc như mây bủa

Che trên dùng những vật trang nghiêm Đấng Chanh Biên Tri ngồi nơi đo. Hiên mây biên hoa khắp mươi phương Mây ấy diên thuyêt khắp thê gian

....

Tất ca nhanh cây phat diêu quang Chiêu khắp đao tràng đều sang rỡ

Quang minh thanh tịnh sang vô tận Hiển hiên như đây do Phật lưc

.....

Tia sang kêt vừng đây hiên ra Tiêng lac tiêng linh trong mây phat. Mươi phương tất ca cac quôc đô

Những cây trang nghiêm màu sắc tôt Trong cõi bồ đề hiên rõ ràng

Phật ngư nơi đây sach câu (dơ) nhiêm. Đao tràng rông lon do phươc thành Cây nhanh mưa bau luôn vô tận

Trong bau xuất hiên cac Bồ Tat

Đều đên mươi phương cúng dương Phật. Chư Phật canh giơi bât tư nghi

Khiên khắp cây bau vang tiêng nhac Như đao bồ đề tu thuơ trươc

Chúng hôi nghe tiêng đều được thấy.

Kinh Hoa Nghiêm quyển 3 phẩm 7 Phẩm Như Lai danh hiệu trang 236

Trong hôi này gồm mươi phương chư Phật và Bồ Tat, ơ mỗi phương Đức Phật co nhiều danh hiêu khac nhau, trích dân sau về Phật

Thích Ca Mâu Ni (được Phật Nhiên Đăng thọ ky).

Bây giơ, Văn Thù Sư Lợi Đai Bồ Tat thừa thân oai lưc của Phật quan sat tât ca chúng hôi Bồ Tat mà noi rằng: "Chư Bồ Tat này rât hi hữu".

Chư Phật tử! Phật quôc đô chẳng thể nghĩ bàn. Phật trụ, Phật sat trang nghiêm, Phật phap tanh, Phật sat thanh tịnh, Phật thuyêt phap, Phật xuât hiên, Phật sat thành tưu, Phật vô thượng bồ đề đều chẳng thể nghĩ bàn.

Tai sao thê?

Chư Phật tử! Tât ca chư Phật trong mươi phương biêt rằng chúng sanh ưa thích không đồng, nên tùy chỗ thích nghi mà thuyêt phap điều phục họ, nhân đên khắp phap giơi, hư không giơi.

Chư Phật tử! Đức Như Lai nơi thê giơi ta bà này, trong những tứ châu thiên ha, thị hiên nhiều thân, nhiều hiêu, nhiều sắc tương, nhiều dài ngắn, nhiều tuổi thọ, nhiều xứ sơ, nhiều căn, nhiều chỗ sanh, nhiều tiêng lơi, nhiều quan sat, khiên chúng sanh đều thây biêt khac nhau.

Chư Phật tử! Đức Như Lai ơ trong tứ châu thiên ha này, hoặc hiêu Nhât Thiêt Nghĩa Thành, hoặc hiêu Viên Mãn Nguyêt, hoặc hiêu Sư Tửu Hông, hoặc hiêu Thích Ca Mâu Ni, hoặc hiêu Đê Nhât Tiên, hoặc hiêu Tỳ Lô Gia Na, hoặc hiêu Cù Đàm Thị, hoặc hiêu Đai Sa Môn, hoặc hiêu Tôi Thắng, hoặc hiêu Đao Sư, co mươi ngàn hiêu như vậy, khiên chúng sanh thây biêt riêng khac...

Đai phương Quang Phât Hoa Nghiêm kinh trang 829 Đức Thế Tôn vì Tâm Vương Bồ Tát mà nói kệ rằng:
Bất khả ngôn thuyết bất khả thuyết…
Các cõi Phật thảy đều nghiền nát làm vi trần.
Trong một trần, bất khả thuyết cõi như một, tất cả đều như vậy… Mỗi niệm nghiền nát cũng như vậy.
Suốt bất khả thuyết kiếp luôn nghiền. Mỗi trần có bất khả thuyết cõi…. Kiếp ấy xưng tán một Phổ Hiền Không hết được lượng công đức đó. Nơi trên một đầu lông rất nhỏ
Có bất khả thuyết những Phổ Hiền Tất cả đầu lông đều cũng vậy
Lần lượt nhẫn đến khắp pháp giới. Nơi đầu một lông có những cõi Số đó vô lượng bất khả thuyết
Khắp lượng hư không những đầu lông Nơi mỗi lông số cõi cũng vậy.
Những cõi nước nơi đầu lông kia Vô lượng chủng loại trụ sai khác Có bất khả thuyết cõi các loại
Có bất khả thuyết cõi đồng loại… Ở trên mỗi mỗi đầu lông kia
Diễn bất khả thuyết danh hiệu Phật

Mỗi mỗi danh hiệu có Như Lai… Ở trên thân mỗi Đức Như Lai Hiện bất khả thuyết lỗ chân lông Trong mỗi mỗi lỗ chân lông kia
Hiện những sắc tướng bất khả thuyết. Bất khả ngôn thuyết lỗ chân lông
Đều phóng quang minh bất khả thuyết Ở trong mỗi mỗi quang minh kia
Đều hiện liên hoa bất khả thuyết. Ở trong mỗi mỗi liên hoa kia
Đều có những cánh bất khả thuyết Trong cánh của bất khả thuyết hoa Đều hiện sắc tướng bất khả thuyết. Trong những sắc bất khả thuyết kia Lại hiện cánh hoa bất khả thuyết Trong hoa quang minh bất khả thuyết Trong hoa sắc tướng bất khả thuyết. Trong sắc tướng bất khả thuyết này Mỗi mỗi hiện quang bất khả thuyết

Trong quang hiện nguyệt bất khả thuyết Nguyệt lại hiện nguyệt bất khả thuyết. Trong bất khả thuyết những mặt nguyệt Mỗi nguyệt hiện quang bất khả thuyết. Ở trong bất khả thuyết mặt nhật.
Mỗi mỗi hiện sắc bất khả thuyết Ở trong mỗi mỗi những sắc kia
Lại hiện quang minh bất khả thuyết. Ở trong mỗi mỗi quang minh kia Hiện bất khả thuyết tòa sư tử
Mỗi tòa trang nghiêm bất khả thuyết Mỗi nghiêm quang minh bất khả thuyết. Trong quang diệu sắc bất khả thuyết Trong sắc tịnh quang bất khả thuyết
Ở trong mỗi mỗi tịnh quang kia Lại hiện các thứ diệu quang minh. Quang này lại hiện các thứ quang
Bất khả ngôn thuyết bất khả thuyết Trong các thứ quang minh như vậy Đều hiện diệu bửu như Tu Di.
Trong mỗi quang minh hiện diệu bửu Bất khả ngôn thuyết bất khả thuyết Một diệu bửu như Tu Di kia
Hiện những cõi nước bất khả thuyết. Hết bửu Tu Di không còn thừa
Thị hiện cõi nước đều như vậy Đem mỗi cõi nước nghiền làm trần Mỗi trần sắc tướng bất khả thuyết. Những cõi làm trần, trần có tướng
Bất khả ngôn thuyết bất khả thuyết… Đều phát quang minh bất khả thuyết. Trong quang hiện Phật bất khả thuyết Pháp của Phật nói bất khả thuyết Trong pháp diệu kệ bất khả thuyết Nghe kệ được hiểu bất khả thuyết. Hiểu bất khả thuyết trong mỗi niệm Hiểu rõ chơn đế bất khả thuyết
Thị hiện vị lai tất cả Phật
Thường diễn thuyết pháp không cùng tận. Mỗi mỗi Phật pháp bất khả thuyết
Các thứ thanh tịnh bất khả thuyết Xuất diệu âm thanh bất khả thuyết... Trong trần cõi Phật bất khả thuyết Cõi Phật như vậy đều qua đến
Thấy chư Như Lai bất khả thuyết. Thông đạt nhứt thật bất khả thuyết Khéo vào Phật chủng bất khả thuyết Chư Phật quốc độ bất khả thuyết Đều hay qua đến thành Bồ đề.
Cõi nước chúng sanh và chư Phật Thể tánh sai biệt bất khả thuyết Tam thế như vậy không biên

Tóm lại, từ chân không tự khởi vọng niệm hay do ý chỉ của Thượng đế sinh ra cái có. Từ cái có bắt đầu do duyên hợp sinh ra muôn pháp/vật và loài.

2. Chân không diệu hữu

Là cốt lõi của kinh Bát Nhã Ba La Mật và cũng là cốt lõi của Đạo Phật, cũng như lời dạy của Đức Phật. Không ít lần người học Phật nghe giảng về ý nghĩa, chân lý của câu nói này. Song song với đức tin và cố gắng tìm hiểu về chân lý đó, không ít người, kể cả người chú tâm học Phật lại tỏ ra hoài nghi nếu không muốn nói là họ cho rằng câu nói trên là nghịch lý.

Nhưng "không" sinh ra "có" nên phải có từ "diệu" kèm theo.

Vì vậy, trong câu trên ngoài từ "không/hữu", từ "diệu" cần được phân tích: Diệu là vi diệu, huyền diệu. Trong *Từ điển Phật học* của Đoàn Trung Còn, "Diệu là: tinh tế, nhiệm màu, đức của diệu nói ra khôn xiết, nghĩ khôn cùng, và trái ngược với thô, trược"

(Thô, trược có thể là cái con người làm ra).

Cho nên cái hữu sinh ra từ thể không là tự sinh ra từ thể không (còn gọi là lý duyên khởi = vọng niệm), tuyệt đối không do lý nhân duyên. Vì lẽ đó, chữ "diệu" được dùng để chỉ sự màu nhiệm của tiến trình lý duyên khởi để có cái hữu từ chân không diệu hữu.

Lục Tổ nói: Bản lai vô nhất vật là cùng nghĩa với chân tâm phi tất cả tướng/cái không tuyệt nhiên không có cái gì có thể *phân biệt* được

Sau sáng thế, vật có là kết hợp với lý nhân duyên, cho nên có sinh có diệt. Bởi vậy con người ta mới nói: Phàm sở hữu tướng, giai thị hư vọng (tướng là có, là ảo). Vũ trụ sau sáng thế là vô thường, có bản chất là không.

Bằng chứng cho chân không diệu hữu chỉ có thể thấy qua sự tạo ra vũ trụ được Phật giảng giải trong kinh Lăng Nghiêm, và là bằng chứng duy nhất:

Quyển 2 - Ban giac tính không, chẳng minh chẳng vô minh, tùy theo nghiệp thức biên hiên nên vô minh bắt đầu; môt niêm vô minh bỗng khơi, thi ban giac lia tính không mà sinh vọng minh, tính không cung lia ban giac mà sinh am muôi. Ban giac sinh vọng minh thi phat ra thức, chỗ trong lặng chẳng lay đông của thức tinh (nguồn gôc của thức) tức là thủy, tính "không" sinh am muôi (vô minh), kêt tụ thành sắc, tức là địa (trai đât), địa và thủy nhiêu loan nhau thành phong (bâu khi quyển bao phủ Trai đât). Vi tính "không" bị am muôi, cô châp cai năng minh thành chương ngai, nên vọng cho ban giac là sơ minh, năng sơ nhiêu loan, nên vọng co tính biên hoa của hỏa, ngọn hỏa xông lên, nên co hơi thủy khắp ca mươi phương hư không. Hỏa bôc lên, thủy chay xuông, giao lôn vọng lập thi thủy ươt thành biển ca, đât khô thành lục địa. Do nghĩa này, nên trong biển ca hỏa thương phun lên, trong lục địa sông ngoi thương chay. Thê thủy kém thê hỏa thi kêt thành núi, nên khi đập đa núi thi co tia lửa; thê địa kém thê thủy thi mọc lên thành cỏ cây, nên đât cỏ cây thi thành đât, vắt ra thi co nươc. Tứ đai giao lôn lân nhau vọng sinh nhân qua, do nhân duyên này nên thê giơi tương tụ (y noi do nọng niêm làm tính không sinh ra vô minh. Thủy từ tanh không biên hoa thành tứ đai/đât, nươc, gio, lửa tao nên vu trụ).

Quyển 4 - Gôc là từ ban tâm, (thể không) bỗng nhiên khơi nên vọng niêm sinh tính, tính sinh nên giac (minh hay vô minh), rồi giac sinh ra sơ (minh hay vô minh), sơ sinh ra năng thương là cai hư vọng của ngươi đơi (Nêu không co vọng niêm, thi không co vu trụ ngày nay).

Tom lai, chân không *bỗng co vọng niêm* sinh ra tánh, giác, sở và thế giới ngày nay. Như vậy, không có lý nhân duyên tham dự. *Sự sanh ra Niệm là bản tánh của Chân Không. Niệm có thẻ tốt hay xấu, Tốt thi sang ra Chân Không. Xáu là Vọng Niêm Chân không làm ra vọng niệm và từ đó có sáng thế.* Sau đó, giác minh/vô minh sinh sở rồi năng tạo nên cái hư vọng để rồi bắt đầu bằng sự tiến hóa qua thuyết Darwinsm. Chân không là tương đương với thái cực, là Đạo. Đạo thì không thể diễn tả bằng ngôn từ; vì vậy, nói không là không diễn tả được gì và trái với Đạo. Lão Tử nói Đạo khả

Đạo vô thường Đạo. Đạo đã nói ra là không còn là Đạo nữa, cho nên phải tạm nói chân không diệu hữu để chỉ ra đức của Đạo là diệu hữu vậy. Chân không diệu hữu là vô sinh vô diệt nên thường hằng. Vọng niệm là duyên khởi không có nhân, khác với lý nhân duyên sinh ra vô minh, vì lý nhân duyên có nhân là chân không diệu hữu/ bản tâm. Trái lại, lý nhân duyên sinh ra hữu minh/niết bàn cũng là chân không nên niết bàn cũng là vô sinh vô diệt nên thường hằng.

Tính K hông í t được đề cập trong các Kinh Bộ Nam Truyền (Trường, Trung Tương Ưng, Tăng Chi, Tiểu Bộ). Tại sao vậy? Từ xưa nay không có câu trả lời chính xác. Cũng có thể là khi *chuyển kinh về Nam truyền*, phần tinh túy đã bị quên mất hay bị ai đó giấu kín mà ngày sau Phật giáo Đại thừa được hưởng. Tục ngữ Việt Nam có câu: "Một lần dọn nhà bằng ba lần nhà cháy" (nghĩa là: không thể nào dọn đi hết đồ đạc trong nhà). Tuy nhiên, Đức Phật không thể nào không giảng phần Chân Không này vì nó là gốc rễ của sáng thế, căn cơ của vũ trụ, là Đạo. Cho đến nay, những vấn đề căn bản, gốc rễ của sự sống đều được Đức Phật khai giảng.

3. Phân biệt chân không diệu hữu và chân không nhân duyên hữu

- Để phân biệt chân không diệu hữu và chân không nhân duyên hữu, chúng ta hãy xem những ví dụ đơn giản sau:Một mảnh đất tháng trước còn trống, tháng sau đã thấy người ta xây một căn biệt thự hay căn nhà lá.
- Con người sinh ra với hai bàn tay trắng, sau 30 năm trở thành một người giàu có hoặc chỉ là một người nghèo có chút ít của cải.
- ⍓ Đại đế Alexander chinh phục từ Tây sang Đông bỗng nhiên bị bệnh rồi chết. Trước khi chết, ông di chiếu cho hầu cận để ông vào quan tài đục hai cái lỗ để dang hai tay "không" ra ngoài, với mục đích chỉ cho thế nhân rằng: ông đến với thế giới tay không để rồi có tất cả và rời thế gian cũng với tay không.

Nhiều người cho những ví dụ trên là minh chứng cho chân không diệu hữu và sắc tức thị không, không tức thị sắc.

(Khó tin được Đạo lại có thể diễn đạt dễ dàng như vậy! Vì Đạo rất khó diễn tả bằng ngôn từ.)

Tuy những ví dụ trên có gợi lên một chút hình ảnh của chân lý của chân không diệu hữu nhưng phân tích kỹ thì những ví dụ đó hoàn toàn phản lại chân lý. Sự có hay cái hữu trong ba ví dụ trên là do duyên hợp của cái không + công sức của con người + vật chất của thế gian (hợp thành nhân = nguyên nhân). Nếu hết duyên (tức là sự tình cờ trong khoa học thực nghiệm) hay không có duyên thì không có gì cả. Cái gì do duyên thì có sinh có diệt, có hữu có vô, có thị có phi và vô thường. Đức Phật thường nói lý lẽ dựa trên lý nhân duyên, đó là là hí luận (chuyện để cười), ó thể đúng, có thể sai. Parmenides cũng nói: "Cái gì hiện hữu thì vô sinh vô diệt vì đó là nguyên thể, bất biến và toàn vẹn."

Vì vậy, ba ví dụ trên tuyệt đối không thể dùng để minh họa cho chân lý chân không diệu hữu mà chỉ là ví dụ minh họa cho chân không nhân duyên hữu vì hiện tượng chân không diệu hữu chỉ mình.

Đức Phật giải thích rằng, nếu có một viên đất, chia viên đất đó thành những viên nhỏ hơn, rồi lại chia những viên nhỏ hơn đó thành những viên nhỏ hơn nữa, tiếp tục làm như vậy tới khi không còn gì để chia nữa, thì khi đó chúng ta gọi đó là *hư không*.

> Phật dạy trong kinh Lăng Nghiêm: Ngươi xem tính địa, thô là đại địa, tế là vi trần, cho đến cực vi là lân hư trần, là sắc tướng nhỏ tột, nếu phân tách nữa thì thành tính hư không.
>
> - A Nan, nếu cái lân hư trần đó tách được thành hư không, thì hư không cũng sinh được sắc tướng. Nay ngươi hỏi rằng, do hòa hợp mà sinh các tướng biến hóa trên thế gian, thì ngươi hãy xét, cái lân hư trần này phải dùng bao nhiêu hư không hợp lại mới có? Chẳng lẽ lân hư trần hợp thành lân hư trần? Lại lân hư trần đã tách thành hư không thì dùng bao nhiêu sắc tướng hợp lại mới được thànhhư không?
>
> Nếu lúc hợp sắc, sắc chẳng phải hư không; nếu lúc hợp không, hư không chẳng phải là sắc, sắc còn có thể tách ra được, chứ hư không lm sao mà hợp?

Chân không là thể không tương vi không thể dùng ngu quan để quan sat, cho nên theo quan điểm của Kant, tính chất của sư vật là kinh nghiêm và sư vật cho con ngươi biêt qua kinh nghiêm. Kinh nghiêm mà con ngươi co được vơi chân không là tính không của chân không. Tính không sinh được mọi sư vật được gọi là tính diêu hữu. Sư vật sinh gồm danh sắc, trong đo bao gồm thức, không gian và thơi gian. Vi thê, ba yêu tô trên co mối liên hê vơi nhau, và được diên ta bằng phương trinh thơi gian và không gian của Einstein như sau:

$ds_2 = dx_2 + dy2 + dz2 - -c2dt2$, d biểu hiện sự thay đổi; x,y,s, số đo không gian; t: thời gian; s là số đo liên hệ đến tri thức.

Phương trình cho thấy tri thức tỷ lệ thuận với vật chất (không gian) và tỉ lệ nghịch với khoảng thời gian.

Tóm lại, trong cơ học lượng tử có không ít vấn đề khiến các nhà vật lý phải đau đầu. Niels Bohr từng nói: "Nếu cơ học lượng tử không làm bạn choáng váng quá đỗi thì bạn chưa hiểu nó" (nguyên văn tiếng Anh: "If quantum mechanics hasn't profoundly shocked you, you haven't understood it yet"). Như đã trình bày, thể trạng lượng tử vừa là hạt, vừa là sóng nhưng không bao giờ thể hiện cả hai cùng một lúc, giống như ảo tưởng, màu nhiệm và vi diệu.

Nhưng có lẽ hiện tượng ảo tưởng không bằng không có, có không trong chân không diệu hữu.

Như đã trình bày trong phần viết về tri thức và sẽ được đề cập tiếp trong phần viết về trí huệ bát nhã, Phật tính là nơi làm ra thức của sinh vật. Não bộ chỉ là máy chụp hình hay màng che lọc thông tin ngoại biên. Ngoài ra, não bộ còn tạo thành trung tâm hành động phản xạ không điều kiện và có điều kiện từ thông tin ngoại biên. Màng che lọc của não bộ là nội thức. Máy chụp hình làm ra hình ảnh, hình ảnh chỉ có ý nghĩa khi người thợ chụp hình nhìn vào. Người thợ chụp hình là tương đương với Phật tính trong trường hợp này. Nội thức biến đổi tùy theo mỗi người, thời gian và môi trường sống. Nhưng Phật tính thì hằng thường, bất biến. Chẳng hạn như nội thức của một người hiện tại được cập nhật để có thông tin về xe hơi Tesla. Vì nội thức không làm ra tri thức, nên sau khi nhận diện được xe Tesla lần đầu tiên, nội thức cập nhật thông tin và liên hệ đến Phật tính. Vì Phật tính bất biến như vậy nên cơ chế nào giúp Phật tính dán nhãn hiệu Tesla vào nội thức? Câu hỏi hoàn toàn mới và không thể đưa ra đáp án nếu không dùng đến cơ chế chân không diệu hữu: Từ chân không sinh ra tất cả.

Chân không diệu hữu nên được coi là một định đề (tương tự như định đề đường song song của Euclid) vì không thể chứng minh mà chỉ cần chấp nhận.

Bất cứ vật, lực gì khi dựa lên Phật tính là chân không được thì sẽ trở thành vĩ đại và được biểu diễn bằng phương trình: $F/\varepsilon = \infty$, tương ứng với câu nói trong kinh Kim Cang: "Ưng vô sở trụ nhi sinh kỳ tâm" (Tâm không dính mắc thì viên mãn).

Tương tự như vậy, sức mạnh dựa vào quần chúng nhân dân sẽ mạnh hơn mọi loại vũ khí trong hầu hết các cuộc chiến tranh. Tâm hồn mở rộng có khoảng trống để đón nhận tình yêu thương và cả sự đố ky. Cho nên, khi Lão Tử nói về khoảng trống của cái chén, của buồng the hay khoảng trống của cái trống hay cái đàn làm nên công dụng là gần nhưng chưa diễn tả hết chân không của Phật tính.

Vọng niệm, các hiện tượng là nhị nguyên/lưỡng cực, có đối nghịch (có không, đúng sai...). Tuy là một định đề nhưng khác với định đề Euclid và khác với giáo điều tôn giáo ở chỗ không áp đặt mà là tự nhiên, thường hằng. Einstein từng nói: "Phật giáo có đặc tính của tôn giáo tương lai, là tôn giáo của vũ trụ vượt lên trên Chúa trời với nhân cách, không có giáo điều và thần học" (Nguyên văn tiếng Anh: Buddhism has the characteristics of what would be expected in a cósmic religion of the future. It should transcend a personal God and avoid dogmas and theology). Không sai, hiểu được chân không diệu hữu, người ta có thể tưởng tượng gần đến tôn giáo lý tưởng kết nối các đại tôn giáo lại với nhau.

4. Trí huệ bát nha

Trong giới định tuệ, giới định là để gột rửa tâm bất bình đẳng, thiên kiến để phơi bày viên thành thật của Phật tính/Thánh linh. Đó là trí huệ bát nhã. Cũng như vậy, quán không là thấy được cái không Phật tính, thực hiện vô ngã. Cái không đó là viên thành thật, là vô ngã, là cái thật nguyên vẹn của sự vật không phân chia, không phân biệt và bình đẳng. Trên thực tế của thế giới đa nguyên, muốn quán không không phải là việc làm trên lý thuyết mà là thực hành. Cái không hiện diện trong tâm nhưng không dễ thấy, giống như biết có mỏ vàng, kim cương dưới đất, nhưng cần công phu để đào, tìm kiếm. *Biêt đích xac mỏ vàng dươi đât là khơi đâu của tri thức bat nhã:*

- Trí tuệ bờ kia (paññā pāramitā): Là trí tuệ có được khi xóa bỏ vô minh, giúp chấm dứt luân hồi sinh tử.
- Trí tuệ bờ trên (paññā upapāramitā): Là trí tuệ vượt khỏi trầm luân.
- Trí tuệ bờ cao thượng (paññā paramattha pāramitā): Là trí tuệ vượt thoát vô minh, ái dục mà một vị A la hán Chánh Đẳng Giác phải có.
- Trí huệ Phật là rốt ráo về chiều rộng (tri kiến/ Awareness) bao trùm cả vũ trụ và về bề sâu (trí tuệ/Mindfullness) đến tận cùng nơi sinh diệt diệu minh.

Bản tính tĩnh lặng diệu minh là nơi khởi lên vạn vật tóm gọn trong Phật tính chân không diệu hữu.

Trong thực tế khi tiếp xúc với sáu trần, sáu căn để "lục nhập" mà thành ra tri thức. Một người bình thường với đủ màng vô minh, biến kế sở chấp và y tha khởi tính có thể nào gạt bỏ màng vô minh để có được viên thành thật/trí huệ bát nhã không?

Dĩ nhiên là có thể, khi biết thế giới hiện tại là điên đảo, vô minh để rồi ý niệm rằng sự vật như hoa đom đóm hư ảo, thực chất là không vì do nhân duyên... *Điều này chứng tỏ trí huê bat nhã cân được kích đông. No không tư nhiên vi từ lâu ngủ quên.* Đức Phật giảng giải cho ngài A Nan Đà trong kinh Lăng Nghiêm (quyển 4) như sau:

"Nếu có sự chẳng sinh, chẳng diệt gọi là tự nhiên, thì tâm tự nhiên này là do sinh diệt đã sạch mà hiện, ấy cũng là pháp sinh diệt, chẳng phải bồ đề. Cái lý chẳng sinh diệt kia gọi là tự nhiên, cũng như các tướng lẫn lộn thành một thể của thế gian, gọi là tính hòa hợp; cái chẳng hòa hợp thì gọi là tự nhiên. Tự nhiên chẳng phải tự nhiên, hòa hợp chẳng phải hòa hợp, tự nhiên và hòa hợp đều lìa, có lìa có hợp đều sai, đến chỗ này mới được gọi là pháp chẳng lý luận. (Ý nói sự tự nhiên do sạch đi tâm sinh diệt thì không phải là tự nhiên. Sự tự nhiên chỉ có lúc khởi vọng niệm tạo nên vũ trụ này, và ngược lại tự nhiên khởi tâm niệm để đi trở về bản lai diện mục).

Nếu dựa vào chỗ này để thủ chứng vô thượng bồ đề và niết bàn thì quả Phật vẫn còn cách xa lắm. Tại sao? Vì chấp do dụng công tu chứng mà có sở đắc vậy. Kỳ thật, bồ đề niết bàn vốn sẵn đầy đủ, chỉ có thể sát na ngộ nhập, chẳng do nhiều kiếp siêng năng tu chứng mà được, dẫu cho nhớ hết diệu lý thanh tịnh như cát sông Hằng trong mười hai bộ Kinh của Mười phương Như Lai, chỉ càng thêm lý luận."

5. Vô niệm và trí huệ bát nha

Niệm là kích động của tâm/thức. Bản tâm hay tự tính là bình đẳng, chân như, vì vậy bản tính cũng là Phật tính, là trí huệ bát nhã.

Thật ra tự tính có khác với bát nhã vì tự tính là nguyên khởi và bát nhã thì dựa trên tự tính. Hiện tượng cũng tương tự như mặt hồ phẳng lặng khởi lên làn sóng bởi gió nhẹ. Nếu không có mặt nước thì không có gợn sóng. Ngược lại, không có gợn sóng thì có thể không biết đó là mặt hồ. Gợn sóng khi trở về yên lặng trở thành mặt nước bát ngát, đồng dạng với toàn thể mặt nước dù là ở đâu, tương tự như bát nhã: Đó là vô niệm hay vô thức của bản tính bình đẳng và là trí huệ bát nhã.

Khi gợn sóng cao lên một chút sẽ trở thành sóng lan tỏa ra hay có bọt nước, như vậy nghĩa là một hay nhiều hiện tượng đã xảy ra, không còn là vô niệm nữa mà trở thành hữu thức, có giác tri, tri kiến. Trí huệ dần dần bị thu hẹp lại trong vòng lan tỏa của đợt sóng và là khác biệt bởi trí huệ bát nhã của vô niệm bao trùm cả vũ trụ.

Hãy xem đoạn đối thoại giữa Ngũ Tổ và Huyền Giác (665-713): Tổ:... Đại Đức từ đâu đến mà quá đỗi ngạo mạn.

Giác nói: Việc sinh tử vô thường mới là đại sự, thời gian chẳng chờ ai hết, qua mau lắm.

Tổ: Sao ông không nắm lấy cái không sinh, không tử, thấu rõ cái chẳng thời gian không mau, không chậm?

Giác: Cái nắm lấy là cái vô sinh, cái thấu rõ là cái không mau, không chậm.

Tổ: Đúng vậy.

Giác giây lâu xin cáo từ. Tổ: Về sớm thế sao?

Giác: Bản lai chẳng có cái động, hà nói 'sớm muộn' được sao? Tổ: Ai biết chẳng có cái động?

Giác: Đó là tại ông khởi tâm phân biệt. Tổ: Ngươi thật sự đã rõ cái ý vô sinh. Giác: Đã vô sinh sao còn có ý?

Tổ: Nếu không ý thì ai phân biệt đây?
Giác: Phân biệt vẫn có nhưng chẳng phải
là ý. Tổ: Lành thay!"

Đoạn đối thoại giữa Ngũ Tổ và Huyền Giác cho thấy tâm khởi niệm và ý ở đây là trạng thái rất vi tế ở người thiền, phân tích chỉ vừa đủ thấy mà không đi lạc vào đảo điên.

6. Sát na vô niệm

Sát na là một đơn vị thời gian ngắn nhất để cho một động tác cơ thể hay tâm linh cơ bản được hoàn thành, như một cái nháy mắt, có ngón tay hay một thoáng tư tưởng. Sát na dài từ 8-16 msec (xem sau). Sát na vô niệm là rất ngắn, tỉ như trực giác là cơ hội để có thể bất cứ ai cũng có kiểm nghiệm về chân như. Vì ngắn quá nên không đủ cho ai thực hiện được ý nghĩ hay việc gì. Nhưng sát na vô niệm gợi lên khả năng của con người và ứng nghiệm với lời Phật/Chúa dạy: trong ta có Chúa, có Phật. Thiền định cũng là để thêm nhiều sát na vô niệm sau sát na đầu tiên. Tuy vậy, trong thiền định, và khi nhập định thường chỉ thấy được nội tâm/thức của thế giới vô minh chứ không có cơ hội đi sâu xa hơn để thấy Phật tính khi màng vô minh chưa được rửa sạch. Tình trạng thấy cảnh giới tâm linh, đó vẫn là hữu niệm, tuy không còn tâm lăng xăng. Vì vậy, vô niệm là đại khai ngộ nghĩa là không tâm thức, suy nghĩ.

MỤC ĐÍCH CỦA SÁNG THẾ

Sự hiểu biết về Sáng thể sẽ không toàn vẹn nếu không tìm hiểu mục đích của Sáng Thế.
Theo Đạo Islam Hồi giáo. Sáng thế là không có mục đích gì. Quran mô tả Vũ trụ được thành hình thiên đường và địa giới để gíup đỡ con người (Quaran 2:22, 2:29) và thể hiện Ý chỉ của Thượng đế. Tạo ra con người để có trí Hue, yêu thương và tôn kính và thờ phụng Ngài (=ibaadah). Công việc của Ngài vẫn còn đang tiếp tục.

Thiên Chúa Giáo: Sáng Thế là sự thể hiện của Thiên Chúa. Quan tâm đến môi trường của con người là cách thể hiện tình yêu Chúa và tôn vinh Ngài. Trong Ephesian 1: 5-9:

bởi sự thương yêu của Ngài đã định trước cho chúng ta được trở nên con nuôi của Ngài bởi Đức Chúa Jêsus Christ, theo ý tốt của Ngài, 6 để khen ngợi sự vinh hiển của ân điển Ngài đã ban cho chúng ta cách nhưng không trong Con yêu dấu của Ngài! 7 Ấy là trong Đấng Christ, chúng ta được cứu chuộc bởi huyết Ngài, được tha tội, theo sự dư dật của ân điển Ngài, 8 mà Ngài đã rải ra đầy dẫy trên chúng ta cùng với mọi thứ khôn ngoan thông sáng, 9 khiến chúng ta biết sự mầu nhiệm của ý muốn Ngài, theo ý định mà Ngài đã tự lập thành trước trong lòng nhân từ Ngài

Kinh Phật Giáo không đề cập đến mục đích của Vọng Niệm, và các nhà luận giãi Phật giáo rất hiếm để ý đến vấn đề. Sự kiện nói lên rằng mục đích của Vọng Niệm là hiển nhiên phơi bày trong kinh Phật. Đó là Vọng Niệm là đặc tính nội tại của Chân Không, không là tự nhiên mà cũng không là duyên khởi. Khi đã có Chân không là có Niệm. Niệm có thể Đúng (tạo ra Chân Không, tức là không tạo ra cái gì mới) và Vọng , tức là tạo ra Vũ trụ nầy.

VẤN NÁN CỦA VẬT LÝ TRONG CHÂN KHÔNG

Khoa học: Khoa học đã tỏ ra còn nhiều thiếu sót về sự hiểu biết về Sáng thế qua Big Bang:

1. Các vấn nạn cua thuyết Big Bang

- Vũ trụ bành trướng với gia tốc

Năng lượng từ Chân không là vô hạn, không thể cạn được vì Chân Không không có không gian nên vô biên giới. Năng lượng của Chân Không phát sanh nên Lực Đen và Chất Đen. Theo nguyên tắc Nhị Nguyên, khi phát sanh ra Lực Đen và Chất Đen không nhận biết được với ngũ quan, thì phải có Chất và Lực mà ngũ quan biết được . Vì sự phân hóa Nhị Nguyên, nên sẽ không có thế trung gian giữa hai loại thế trên.

- Vấn đề là chỉ có một Big Bang hay nhiều Big Bang và số phận của Vũ trụ.

Cái gì có trước Big Bang để sinh ra Big Bang. Như đã biện luận đó là Chân Không. Nếu nói rằng Chân Không sanh ra Big Bang thì đó là giáo điều của tôn giáo.
Có nhiều quan niệm về số phận của Vũ trụ , đó là Big Crunch,Big Rip, Big Chill, Big Bounce
Năn 1998. Saul Permutter (Lawrence Berkeley National Laboratory and University of California, Berkeley, CA, USA) (Brian Schmidt Australian National University, Weston Creek, Australia.), Adam Riess (Johns Hopkins University and Space Telescópe Science Institute, Baltimore, MD, USA.) (Nobel Prize 2011), trong cố gắng định vị supernovas (sao biến dạng trong giai đoạn cuối làm nó sáng để trở thành white dwarf . White darf có thể tích bằng trái đất , nặng như mặt trời) trong bản đồ của Vũ tru . Ba nhà Vũ trụ học dẫn đầu hai toán nghiên cứu đều đưa ra cùng một kết luận là Vũ tiếp tục bành trướng mãi mãi để thành Big Chill (Lạnh cóng).

Mặt khác máy vi tính xây dựng mô hình Vũ trụ cho ra hình ảnh Vũ tru biến chuyển theo chu kỳ. Điều nầy lại phù hợp với kinh Phật trong đó Đức Phật chỉ ra sự biến chuyển từ bành trướng sang thời kỳ có nhỏ lại, rồi bánh trướng trở lại như trong kinh Kinh Trường Bộ **(27): KINH KHỞI THẾ NHÂN BỔN,**

10. Này Vàsettha, có một thời đến một giai đoạn nào đó, sau một thời hạn rất lâu, thế giới này chuyển hoại. Trong khi thế giới chuyển hoại, các loại hữu tình phần lớn sanh qua cõi Abhassara (Quang Âm thiên). Ở tại đây, những loại chúng sanh này do ý sanh, nuôi sống bằng hỷ, tự chiếu hào quang, phi hành trên hư không, sống trong sự quang vinh, và sống như vậy một thời gian khá dài. Này Vàsettha, có một thời đến một giai đoạn nào đó, sau một thời hạn rất lâu, thế giới này chuyển thành. Trong khi thế giới này chuyển thành, một số lớn chúng sanh từ Quang Âm thiên thác sanh qua tại đây. Những chúng sanh này do ý sanh, nuôi sống bằng hỷ, tự chiếu hào quang, phi hành trên hư không, sống trong sự quang vinh và sống như vậy một thời gia khá dài.

11. Này Vàsettha, lúc bấy giờ, vạn vật trở thành một thế giới toàn nước đen sẫm, một màu đen khiến mắt phải mù. Mặt trăng, mặt trời không hiện ra; sao và chòm sao không hiện ra; không có ngày đêm; không có tháng và nửa tháng; không có năm và thời tiết; không có đàn bà đàn ông. Các loài hữu tình chỉ được xem là loài hữu tình mà thôi. Này Vàsettha, đối với các loài hữu tình ấy, sau một thời gian rất lâu, vị đất tan ra trong nước. Như bọt nổi lên trên mặt cháo sữa nóng đang nguội dần, cũng vậy đất hiện ra. Đất này có màu sắc, có hương và có vị. Màu sắc của đất giống như đề hồ hay thuần túy như tô, vị của đất như mật ong thuần tịnh.

12. Này Vàsettha, có loài hữu tình, có tánh tham, nói: "Kìa xem, vật này là gì vậy?", lấy ngón tay nếm vị của đất. Khi lấy ngón tay nếm vị của đất, vị ấy thấm vào thân và tham ái khởi lên. Này Vàsettha, các loài hữu tình khác, theo gương hữu tình kia, lấy ngón tay nếm vị của đất. Khi lấy ngón tay nếm vị của đất, vị ấy thấm vào thân và tham ái khởi lên. Rồi các hữu tình kia bắt đầu thưởng thức vị của đất, bằng cách bẻ từng cục đất với bàn tay nhỏ của họ, thời ánh sáng của họ biến mất. Khi ánh sáng của họ biến mất, mặt trăng mặt trời hiện ra. Khi mặt trăng, mặt trời hiện ra, thì sao và chòm sao hiện ra. Khi sao và chòm sao hiện ra, ngày và đêm hiện ra, khi ngày và đêm hiện ra, thì nửa tháng và tháng hiện ra. Khi nửa tháng và tháng hiện ra, thời tiết và năm hiện ra. Như vậy, này Vàsettha, thế giới này bắt đầu thành trở lại.

Ý nghĩa:Kinh cho thấy sau một thời gian rất lâu, thế giới bị hủy hoại có lại , nhưng vẫn có thế giới khác nên chúng sanh (Hồn) di chuyển về đó. Sau một thời gian thế giới này lại lập thành, chung sánh lại quay về

Theo kinh, còn có vũ trụ khác với vũ trụ nầy,và các vũ trụ theo chu kỳ sanh thành hoai diệt. Nhắc lại Chân không là đồng nhất thể, nên nói một cách khác:

-Vũ trụ đã đượcc sanh thì phải bị diệt theo quy luật chung

-Chỉ có Chân Không là duy nhất (phù hợp với Trung Quán Luận của Bồ Tát Long Thọ), vũ trụ nầy không là duy nhất.

- Big Bang không là từ một điểm duy nhất như Lemaitre hay S Hawking mà là vùng rộng lớn của Chân Không sau Vọng Niệm.. Vọng Niệm tạo nên Thời gian và Không gian : đó là sự khởi đầu lập nên mới vũ trụ

2. Hiện tượng Entanglement của các hạt: hai hạt cùng một hệ thống dù xa nhau chân trời góc biển vẫn ràng buộc nhau. Hạt và sóng: khi thấy sóng thì không thấy hạt và ngược lại.

Một thí dụ gợi ý là Chúa Phật có ba thân, nhưng mỗi lần người ta chỉ thấy một trong ba thân! Nhưng đây chưa đủ là cách giải thích cơ chế của hiện tượng hạt và sóng.

Hiện tượng Entanglement/Intercónnectedness/Non locality và hiện tượng hạt - sóng làm đau đầu vật lý gia vì họ không tìm ra lý luận hợp lý. Vì sao vậy cho một vấn đề gần 100 năm? Vì chìa khóa cho câu trả lời cho đến nay không nằm trong vật lý và toán học. Chìa khóa là ở ngoài khoa học hiện nay và nằm trong tôn giáo hay đúng hơn trong chân không đồng nhất thể

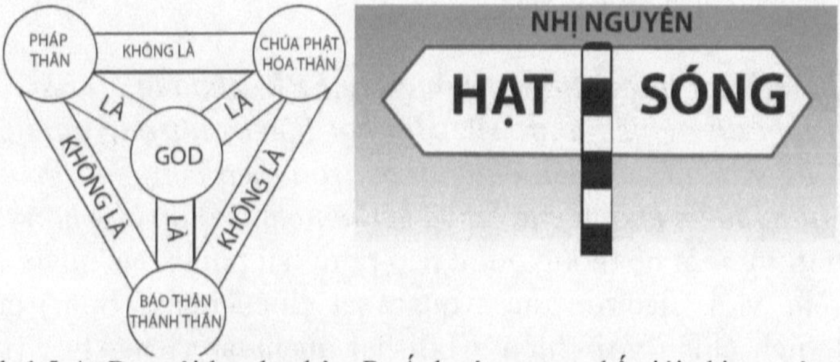

Hình 1.5 A: Ba ngôi hay ba thân, B: Ánh sáng trong thế giới nhị nguyên nên gồm hạt và sóng, nhưng rất gần với Chân không (photons là thể vật chất baryonic matter đầu tiên xuất hiện sau bigbang/vọng niệm/ý chỉ của Đức Chúa trời

GOD LÀ ĐẤNG SÁNG THẾ LÀ CHÂN KHÔNG

Vì ĐẠO là một nên dù là khác nhau về thời gian và không gian quan niệm đều như nhau; ba thân tương tự như ba ngôi.

Theo hình vẽ ba ngôi là khác nhau nhưng đều là thể hiện của Đấng Sáng thế nên không hiện diện cùng lúc mới là hợp lý.

hiên tượng này tương tư như hat và song không thể hiên cùng môt lúc, cùng môt chỗ Nhưng bao thân hay tanh linh co thể thị hiên ơcac chỗ khac nhau cùng môt lúc.

John10: 30: Ta (chúa Jesus) với Cha (Chúa Trời là một

Matthew: 16:18 Còn ta, ta bảo ngươi rằng: Ngươi là Phi-e-rơ, ta sẽ lập Hội thánh ta trên đá nầy, các cửa âm phủ chẳng thắng được hội đó

16:19 Ta sẽ giao chìa khóa nước thiên đàng cho ngươi; hễ điều gì mà ngươi buộc dưới đất, thì cũng sẽ buộc ở trên trời, và điều gì mà ngươi mở dưới đất, thì cũng sẽ được mở ở trên trời.

HIỆN TƯỢNG NÃO BỘ XẺ ĐÔI VÀ NGHỊCH LÝ EPR (EINSTEIN PODOLSKY ROSEN

Trường hợp não xẻ đôi có nhiều điểm tương đồng với hiện tượng nghịch lý EPR (Einstein, Podolsky, Rosen Paradox) trong cơ học lượng tử. Hiện tượng được tạo ra từ sự tưởng tượng của ba nhà khoa học Einstein, Podolsky, Rosen trong thập niên 1930 để phản biện về quan niệm của trường phái Copenhagen đại diện là Nielson Bohr về cơ học lượng tử:

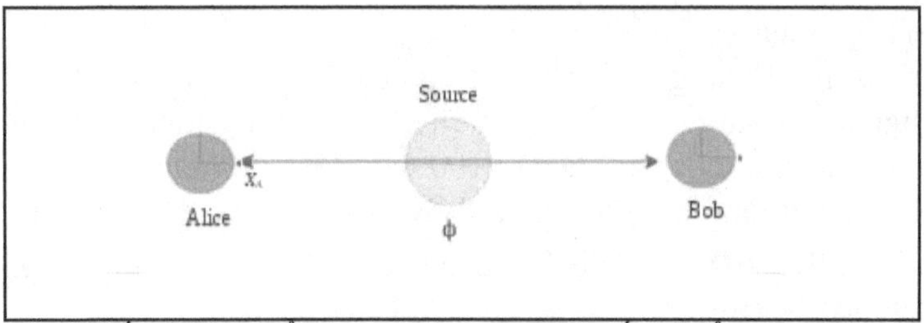

H5.5: Thí nghiệm tưởng tượng EPR nghich lý , khoảng 50 năm sau Alain Aspect lần thí nghiệm thực sư: Hai hat electrons trong cùng một hệ thống "đồng cảm nhau" nên cùng quay tròn theo cùng một hướng. Phù hợp với quan niệm Non-Locality và Intercónnectedness của Hồn.

Hình 5.5: Thí nghiệm tưởng tượng nghịch lý EPR, khoảng 50 năm sau Alain Aspect làm thí nghiệm thực sự: Hai hạt Electron trong cùng một hệ thống "đồng cảm nhau" nên cùng quay tròn theo cùng một hướng, phù hợp với quan niệm không cục bộ và kết nối cùng khắp của hồn.

Hai Electrón trong một hệ thống được bắn ra từ hai phía khác nhau theo hình trên. Mỗi Electron được quan sát chiều quay (Spin) cùng chiều hay nghịch chiều với chiều z bởi hai quan sát viên Alice (trái) quan sát

Electron thứ nhất và Bob (phải) quan sát Electrion thứ hai. Kết quả là Electron thứ nhất và thứ hai lúc nào cũng cùng một chiều trên trục z (Kết luận là hạt đi về phía Alice và hạt kia đi về phía Bob luôn luôn liên lạc với nhau. Sự liên lạc đó thật sự là tự nhiên vì hai hạt cùng trong một hệ thống và là một). Từ đó, Einstein kết luận là đặc tính của Photon hay Electron có thể quan sát được (hướng quay Spin, tương đương với quan niệm là Electron thứ hai có trị số nhất định trước khi đo) mà không bị ảnh hưởng bởi người đo và chứng tỏ cơ học lượng tử còn có ẩn số (ám chỉ ẩn số làm hai Electron dù chúng đã tách rời và vẫn liên lạc với nhau). Einstein chủ trương hạt trong cơ học lượng tử có trị số nhất định bởi quan niệm của thuyết định mệnh: "God doesn't play dice" (Thượng đế không chấpnhận may rủi) (Nhưng Nielson Bohr bảo vệ quan điểm của trường phái Copenhagen với thuyết nghi ngờ của Heisenberg. Quan điểm đó là vị trí và vận tốc không thể có được số đo cùng một lúc vì bị ảnh hưởng bởi người thí nghiệm. Bohr cho là thí nghiệm trên không thực sự chứng minh hoàn toàn là Photon độc lập với sự quan sát của người làm thí nghiệm.

Hai nhà khoa học hàng đầu tiếp tục biện luận nhưng hình như họ không lắng nghe người kia nói gì). Einstein sau đó cũng không thể tìm được thí nghiệm nào hoàn chỉnh hơn để chống đỡ. Hiện tượng EPR sau đó được chứng minh bằng thí nghiệm thực sự bởi vật lý gia Alain Aspect năm 1982 và Nicólas Gisin năm 1998. Quan điểm của các nhà khoa học khác là khi nói về lý thuyết thì người ta tin vào Bohr, nhưng trên thực nghiệm thì người ta lại tin Einstein. Điều đó cũng phản ánh sự đối

nghịch giữa thế giới đại thể là khẳng định và thế giới vi thể là hoài nghi. Thực chất của nghịch lý EPR là chứng minh lượng tử cũng như tri thức hay hồn có đặc tính *không cục bộ và kết nối cùng khắp.* Có thể đó là ẩn số "Local Hidden-Variables" cho nghịch lý EPR.
Thí nghiệm trên chứng tỏ hai Photons/Electrons riêng rẽ hay hai bán cầu não riêng rẽ nhưng cùng một hệ thống vẫn còn liên lạc với nhau vì cùng xuất phát từ một hệ thống nên có lẽ có đặc tính giống nhau và lý thuyết hiện thực tại chỗ "Local Reaslism" vẫn được áp dụng dù hai Photon ở "đó hay đây". Đó là giả thuyết cơ học lượng tử chưa toàn vẹn vì còn có ẩn số Local Realism (chưa xác định được).

Đi xa hơn nữa là định lý Bell (Bell's Theorem) trong đó hai hạt Photon không cho đi trên đường thẳng và đối chiếu nhưng đi trên hai đường có góc độ θ thí dụ 900 thì độ đồng điệu là 0%, ở độ 600 chỉ còn 50% theo phương trình: C = cósθ.

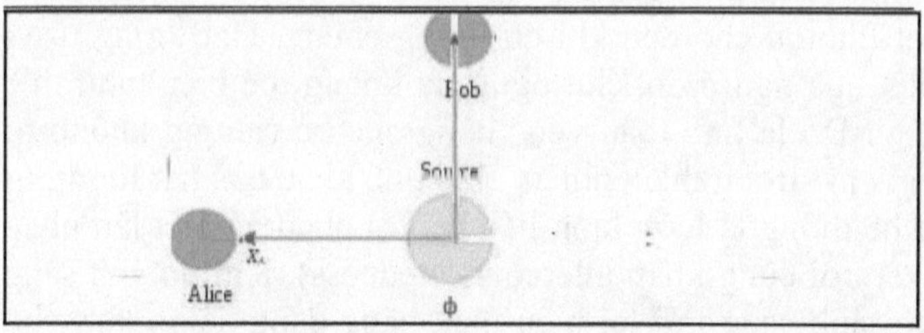

Khi nghịch lý EPR và định lý Bell được xác nhận bởi Alain Aspect thì rõ ràng thiên nhiên ở dạng vi mô kết nối cùng khắp và không tại chỗ. Vậy thực tại tại chỗ của Einstein chính là cơ chế nào đó làm ra hiện tượng trên. Giới vật lý hiện nay không trả lời được nếu không nhờ đến tôn giáo giải thích bằng chân không có bản tâm không phân biệt và trí huệ bát nhã. Ẩn số "local hidden-variables" cho nghịch lý EPR được Einstein đặt ra thành vấn đề vì Einstein tin tưởng ở thế giới là khẳng định/Deterministic/God Doesn't Play Dice/Hạt không có Free Will phải xoay theo chỉ định sẵn có trước đó đã được lập ra. Như vậy, theo EPR nghịch lý, trước khi rời xa nhau theo đường thẳng, hạt đã được chỉ định chiều quay rồi tùy theo điều kiện của thí nghiệm. Điều kiện thí nghiệm ở đây là tương đương với nghiệp. Trước đó, hạt chưa được chỉ định chiều quay. Giống như con người phải chấp hành nghiệp. Nhưng con người được tự do làm việc Đạo đức. Và chỉ có tự do ấy thôi. Định lý Free Will của John H. Conway và Simon B. Kochen là: If we have a certain amount of free will, then, subject to certain assumptions, so must some elementary particles/Nếu chúng ta có chút tự do theo mặc định nào đó, thì hạt cũng phải có. Vậy thì hạt làm theo chỉ thị của chân không là bình đẳng/đồng dạng và kết nối

cùng khắp. **Có lẽ đó là ẩn số cho vấn đề của Einstein.**
Tổng quan về thiền và tâm hồn trong khoa học não bộ

Hiện tượng trên là cùng khắp được mô tả trong kinh Hoa Nghiêm: Phật Bồ Tát có thể hiện thân nói pháp ở vô lượng nơi, tầng và thế giới, vũ trụ khác nhau (kinh Hoa nghiêm, quyển 3, phẩm Thăng Đâu Suất Thiên Cung, trang 60).
Bây giờ, do thần lực của Đức Phật, thập phương tất cả thế giới trong mỗi Diêm Phù Đề đều thấy đức Phật ngự dưới cây Bồ Đề , đều có Bồ Đề Tác thừa oai lực của Phật mà thuyết pháp, không ai chẳng cho rằng Đức Phật luôn ở bên mình.Đức Thế Tôn lại dùng thần lực chẳng rời các chỗ: cây Bồ Đề, Tu Di
sơn, Dạ Ma thiên cung, mà qua đến Đâu Suất Dạ thiên nổi điện Diệu Bửu Trang Nghiêm.
Đâu Suất Thiên Vương thấy đức Phật đến, liền dọn tòa.
Cũng như vậy, người ta không thể đoán trước được đặc tính của hạt Electron hay hạt Photon cho đến khi đo lường chúng. Hạt lượng tử vì vậy chỉ được biết qua người đo, chứ người ta không thể biết "như thị" hạt luồng tử là gì. Đó là tính toàn vẹn/không cục bộ (nhưng không tự tính) của mọi vật chất trong thiên nhiên. Đặc tính khác của hạt lượng tử trong cùng một hệ thống là luôn luôn liên hệ với nhau và biết lẫn nhau (qua tính chất kết nối cùng khắp/intercónnectedness). Khi đo ánh sáng theo dạng hạt thì ánh sáng trái lại biểu hiện bằng dạng sóng, làm cho các nhà vật lý học điên đầu.

Tóm lai, hiện tượng Entanglement của các hạt, EPR nghịch lý, là biểu hiện cho sự đồng nhất trong Chân Không (và có thể các hiện tượng gần với Chân Không). Hiện tượng sóng và hạt không thể hiện đồng thời cùng một chỗ là biểu hiện cho hiện tượng KHÔNG ĐỒNG DỊ: không giống nhau nhưng cũng không khác nhau. Xin xem phần Trí thức và Sự Hiểu Biết

3.Cơ chế làm ra sự sống không thể được khoa học giải thích toàn vẹn (toán học cho thấy sự tình cờ kết hợp các các hạt cơ bản để làm thành người cần nhiều hơn tuổi của vũ trụ, trừ phi sự kết hợp kỳ diệu xảy ra như một tai nạn ngẫu nhiên. Tuy nhiên, vũ trụ này cần rất nhiều sự kết hợp kỳ diệu, cho nên rất rất khó có nhiều ngẫu nhiên xảy ra cho một tiến trình.

4. Sự sống không thể do sự ngẫu nhiên được mà phải bắt đầu bằng sự sống. Cho nên thần quyền của các tôn giáo là cần thiết, (thần quyền= siêu nhiên kể cả thánh linh hay tri huệ bát nhã) vì không thể có sự ngẫu nhiên nào lại xảy ra rất nhiều lần trong một sáng thế (xin xem mục quan điểm cận đại).

5. Lựa chọn kết nối thần kinh ở các synapses. Cho mọi thông tin có nhiều cách (hang trăm, ngàn cách) để kết nối thần kinh khi bảo tồn cũng như khi thu hồi trí nhớ /Trí thức. Sự lựa chọn ấy là đặc thù cần có sự điều khiển theo Trí Huệ Bát Nhã (Xin xem sau)

Không ai có thể phản biện là khoa học đã đi một bước dài trong kỹ thuật để cải thiện đời sống vật chất của con người . Vì vậy, khoa học càng ngày càng trở nên chuyên chế và độc tài trong sự khảo sát vũ trụ , thiên nhiên và sanh vật học. Trong lãnh vực siêu hình, siêu vật lý, rõ ràng là không là lãnh vực của vật lý, sinh học hay thiên văn học. Cho nên, nếu nhà vật lý điên đầu về các hiện tượng Quantum mechanics, nhà sinh học, bịnh lý học ngẩn ngơ trước các binh về phạm vi siêu hình, Tâm lý gia vé các hiện tượng về Hồn chính là vì Khoa học đã bỏ mất đi một khoảng lớn của thực thể là thế Siêu hình và Hồn. *Cho nên Ngịch lý chi lá Nghịch Tri Thúc va sư Điên đầu chỉ là Bản Ngã Đảo điên!*

C) Thuyết Darwin

1. Lythuyết

Trong cuốn sách có tựa đề *On The Origin oj Species* (Về nguồn gốc các chủng loài) xuất bản năm 1859 của Charles Darwin (1809- 1882), tham vọng của Darwin là muốn nghiên cứu nguồn gốc của sự sống. Quan niệm của Darwin đi ngược lại một số quan niệm đương thời rằng sự sống là ngẫu nhiên mà có. Ông quan niệm sự phát xuất của muôn loài là sự tiến hóa từ từ và liên tục từ sinh vật ở đẳng cấp thấp lên sinh vật ở đẳng cấp cao kèm theo sự chọn lọc thiên nhiên cho các chủng loại mới, phù hợp với môi trường sống. Một cách đơn giản là muôn loài phát triển theo hướngphù hợp nhất với thiên nhiên thì sinh nhiều con cháu hơn là loài không phù hợp với thiên nhiên. Qua hàng tỉ năm, các sinh vật sẽ khác nhau về chủng loài.

Ở thời đại của Darwin, khảo cổ học, sinh hóa học và di truyền học về chủng tử di truyền Genes và biến đổi Genes/Gene Mutations chưa phát triển nên cơ chế biến hóa từ chủng loài chưa được giải mã. Hươu cao cổ là một ví dụ: cây càng cao thì cổ của hươu càng cần được kéo dài theo khuynh hướng sinh tồn, vì thế thế hệ con cháu hươu cao cổ có cổ càng ngày càng dài ra. Tuy vậy, Darwin đã bị chế giễu khi giải thích cá voi là biến đổi từ loại beo có thể bơi lội được. Nhưng beo có nanh vuốt, cần gì phải thích ứng dưới nước để thành loại ăn rong biển không cần nanh vuốt. Các nhà chủng loại học nghĩ rằng loại trâu nước có thể là tiền thân của cá voi.

Gần đây, hiểu biết về biểu ngoại di truyền một lần nữa cho thấy sự học hỏi về một số đặc tính của thế hệ trước nhưng rất gần có thể truyền cho con cháu, không qua cơ chế Genes phải mất hàng ngàn, hàng triệu năm. Chẳng hạn như con cháu người thiếu ăn dễ bị chứng tiểu đường.

2. Thuyết Social Darwinism (tiến hóa xahôi theo Darwin)

Thuyết là hệ luận của Darwinism suy luận ở phạm vi rộng lớn hơn, chẳng hạn như xã hội. Nhóm nào mạnh thì phát triển, như người giàu ở nước Mỹ phát triển thành nhà tư bản. Thuyết được áp dụng ở Nhật Bản, Trung Hoa và nhất là ở Đức bởi Hitler để tạo nên Đức quốc xã phát triển dựa trên người có trí tuệ cao. Vì vậy, Social Darwinism đã không còn được mọi người tin tưởng sau chiến tranh thế giới thứ nhất và cả chiến tranh thế giới thứ hai. Tuy nhiên, phần nhiều sự biến đổi là duy ngã, có cái Tôi vì vấn đề chọn lọc thiên nhiên, có vô minh nên kèm theo sự tiến hóa và thoái hóa. Tiến hóa là sự phát triển có chủ đích, để cải thiện đời sống vật chất, và thoái hóa là về mặt tinh thần và Đạo đức.

3. Bình luân

Thuyết Darwin được đón nhận bởi phần lớn giới khoa học cùng thời để học hỏi và được bổ khuyết bởi sự phát triển của khoa học về phần tử cấu tạo nên Protein, RNA, DNA, Genes. Tuy vậy, cũng có nhiều nghi vấn và phê bình đối với thuyết Darwin:

i. Vai tro của sư thay đôi ngẫu nhiên, có thể không phải là sự tiến hóa. Darwin tránh không dùng từ "ngẫu nhiên" để giấu đi sự thiếu hiểu biết. Sự ngẫu nhiên là hậu quả của sự thay đổi không được kiểm soát theo một quy trình nào đó. Theo Darwin, sự kiểm soát đó là sự chọn lọc thiên nhiên. Thuyết Dawin không cho một cơ hội để minh chứng khoa học vì không có cách nào loại bỏ được sự ngẫu nhiên theo một hướng khác hơn là sự chọn lọc thiên nhiên. Biết rằng tính ngẫu nhiên không thể là cơ chế tạo nên con người từ khoảng trống chân không!

ii. Lặp lai nhiều lần sưngâu nhiên làm nên sưliên tục (Stochastic = tính liên tục - ngẫu nhiên) của các giống nòi.

Ví dụ, khi hốt một nắm cát trong bàn tay, các hạt cát có thể tích khác nhau làm thành một dãy những hạt cát có thể tích tính bằng những con số liên tục nhau, đó là sự ngẫu nhiên. Hai hạt cát có thể tích gần nhau không liên hệ gì với nhau về cơ chế tạo thành. Cũng như vậy, trong kinh Dịch, có sự liên tục giữa các quẻ xếp theo thứ tự, và không thể nói quẻ này là sinh ra quẻ kia mà chỉ có thể nói hai quẻ này biến ra quẻ kia và ngược lại vì không biết quẻ nào xảy ra trước. Cho nên, khi nói Nucleic Acids và Protein, không thể nào biết được Protein sinh ra Nucleic Acids hay ngược lại. Darwin cho là sự ngẫu nhiên và sự chọn lọc là tiếp nối nhau và sự ngẫu nhiên không thay thế sự chọn lọc thiên nhiên. Các nhà tiến hóa sinh học cũng đồng ý là tiến hóa chủng loại là sự chọn lọc thiên nhiên nhưng thường không biện luận về cách thức tính liên tục - ngẫu nhiên ảnh hưởng đến sự tiến hóa của chủng loại (Beat, 1984).

iii. Thiêu sot lon nhât của thuyêt Darwin là đã không chỉ ra cách thức để sự sống được bắt đầu. Mặt khác, kinh Thánh của Thiên Chúa giáo chỉ ra rằng:

- Ng→8 1: Đức Chúa Trời tạo ra vũ trụ (trời đất) bắt đầu từ một khoảng trống không, tối và vô hình trên mặt vực. Nước cũng đã được tạo ra. Thần của Ngài (tức là Ngài) lướt trên mặt nước (ý nói: Thánh linh vọng động). Rồi Ngài tạo ra sự sáng, kế đến phân chia sáng và tối.
- Ng→ 2: Phân chia nước và khoảng trời là Thiên đàng.
- Ng→ 3: Phân chia ra nước và đất và cây cỏ mọc từ đất.
- Ng→ 4: Làm nên mặt trời, mặt trăng, và sao.
- Ng→ 5: Làm nên thủy vật và động vật.
- Ng→ 6: Làm nên con người có hình như Đức Chúa Trời.
- Ng→ 7: Ngày nghỉ.

Darwin có lẽ nghĩ rằng nguồn gốc của sự sống là ngoài khả năng của khoa học và có thể không muốn động chạm quá nhiều tới các nguyên tắc cơ bản của tôn giáo. Với hiểu biết về sự phát triển của sự sống hàng triệu, hàng tỉ năm, nên suy ra một ngày trong Sáng thế có thể dài hơn cả tỉ năm. Con người được tạo ra hay biến hóa từ mẫu loài vật đẳng cấp cao là sau cùng trong Sáng thế. Nói một cách khác, sự phát sinh ra sự sống của thuyết Darwin không đi ngược lại thứ tự trong Sáng thế.

4. Quan điểm cân đai vê nguôn gốc sư sống trên địa câu

a. Tổng hợp hữu cơ tư vô cơ

- Đầu thập niên 1950, Urey, vật lý gia đồng thời là hóa học gia, là người đã được giải Nobel và Miller, một tiến sĩ trẻ, đã tổng hợp thành công chất hữu cơ Amino Acids trong phòng thí nghiệm chỉ với chiếc bình thủy tinh chỉ chứa nước biển khí trời và tia chớp điện (1953). Thí nghiệm thành công của Miller là bước quan trọng làm ngưng đi một thời gian dài sự nghiên cứu cơ chế tạo ra sự sống trên địa cầu. Trước đó, Frederick Wohler (1800-1882) đã tình cờ làm ra urea từ NH_3 - Amoniac.
- Trước Miller và sau Wohler, hai nhà khoa học có tư tưởng Marxist (Oparin/người Nga và Haldane/người Anh) đã tiên đoán

vật chất hữu cơ có thể tạo ra từ phản ứng hóa học. Dù lời tiên đoán có ảnh hưởng lớn đối với các lý thuyết gia duy vật đương thời của Liên Xô, thì rất lâu sau đó nó mới được chứng thực.

- Haldane cũng tiên đoán là chất hữu cơ có trọng lượng phân tử lớn có thể là trung gian giữa chất vô cơ và sinh vật như virus. Siêu vi lần đầu tiên được phát hiện là vào năm 1917. Sự kết hợp trên đặt nền tảng cho chất vô cơ phát triển thành hữu cơ và chất hữu cơ có thể tự sinh sản (như con siêu vi) qua nhiều chặng đường tiến hóa.
- Một mốc quan trọng nữa là sự khám phá ra Ribosomes mà Troland/ Hoa Kỳ tiên đoán là phải có một loại men đặc biệt làm trung gian để sản xuất ra Proteins từ Genes/DNA-RNA để hoàn thành tiến trình phát sinh sự sống. Vấn đề nữa còn nan giải là Proteins hay DNA/ RNA (Nucleic Acids) có trước, vấn đề trên là như chuyện quả trứng và con gà.

b. Thuyết tế bào

Rudolf Virchows (1821-1902) và Louis Pasteur (1822-1895) đã đưa ra lý thuyết là *sư sông phai được bắt đâu bằng sư sông*. Trong lý thuyết đó tế bào là đơn vị cơ bản. Tất cả sinh vật từ cây cỏ đến động vật đều làm ra từ đơn vị căn bản này. Tế bào là gồm ít nhất màng tế bào hầu như ở đâu cũng có cấu tạo giống nhau, tế bào chất và cuộn DNA. Tế bào chất chứa các cấu tạo để tế bào sinh trưởng. Thuyết không đề cập đến bằng cách nào tế bào đầu tiên được làm ra. Lại một vấn đề nữa dành cho thần quyền!.

c. Khoang cách trong tiên hóa khỉ vượn và người

Khi nghiên cứu sự biến hóa, người ta thấy khỉ dòng Bonobo và Chimpanzee chia nhánh thành dòng Người. Về hình thái có sự liên tục, nhưng về tinh thần tình cảm thì người có khoảng cách xa với khỉ và vượn. Sự phát triển về tình cảm có thể thấy ở loài vật nhưng Đạo đức đã làm nên con người ngày nay. Khởi đầu khoảng 12 triệu năm trước gồm Homonid Khỉ lớn (Great Apes) gồm Đười ươi (Ourangutans), Khỉ đột (Gorillas) và Hominini gồm Vượn (Chimpanzees) và Người xuất hiện ở Đông Phi, lập thành từng nhóm cách biệt nhau.

DNA của Mitochondia (mt DNA) của đàn ông hay đàn bà đều có nguồn gốc từ Mẹ vì khi thụ tinh chỉ nhân của tinh trùng lọt vào trứng. Phân tích mtDNA đưa đến kết quả là tất cả mọi người đều sinh từ một người Mẹ tổ tiên vì cùng chia sẻ một loại mtDNA gọi tên là Mitochondrial Eva sống ở Phi châu.Cũng như vậy, nhiễm thể Y chứa Genes SRY kích động sự phát triển ra phái nam. Tất cả nhiễm thể Y đều phát xuất từ một người nam tổ tiên sống cách đây 60.000-100.000 năm.

50.000 năm con trước, người rời Phi châu đi đến châu Âu, Avà

Mỹ, khi Mỹ châu còn nối với Achâu khoảng hơn 20.000 năm để đến Canada.

	12Triệu ⇩	10 triệu ⇩	6triệu năm (ở Phi châu) ⇩
Great Apes→	Homonids→	Homoninae →	Gorillas
	↘	↘ Hominini →	Chimpanzee + Bonobo
	Orangutans		↘ Homo Sapiens
KHOANG CÁCH SỨC VẬT-NGƯỜI ⇧ (ĐẠO ĐỨC)			

D) Hiện tương Dòng Tế Bào (TB) Mâm Giống: Đấng Tao hóa giữ đặc quyên sáng tao cho chính mình (H16.3ABCD)

Sau khi trứng (Ovum) của người nữ được tinh trùng của người nam thụ thai, trứng thụ thai được gọi là hợp tử chứa 2n=23+23 nhiễm thể. Hợp tử có thể gọi là tế bào mầm giống khởi đầu. Tế bào mầm chia đôi làm bốn lần để có 16 tế bào mầm giống. Sau mỗi lần chia đôi thì tế bào mầm giống chia thành một tế bào mầm giống đơn thuần (TBMGĐT) và một tế bào mầm giống nhưng có thể tạo ra cơ thể thai nhi (TBMGTN). Lần thứ hai và ba cũng vậy: TBMGĐT lại chia ra thành TBMGĐT và một TBMGTN.

Lần thứ tư thì TBMGĐT chia đôi thành hai TBMGĐT. TBMGTN chỉ chia ra hai ra thành TBMGTN. Từ sau lần chia hai thứ tư, TBMGĐT làm thành dòng tế bào mầm giống và tế bào thai nhi làm ra thai nhi.

Hình sau đây cho thấy tế bào bên trái cùng là tế bào mầm giống xuất phát từ tế bào hợp tử, chứ không bao giờ phát sinh từ TBMGTN khi chia đôi. Nói cách khác, khi trưởng thành, nam hay nữ chỉ che chở, bao bọc mà không sinh ra tế bào mầm giống, cho nên cha mẹ không sinh ra (hay tạo ra) con cái như cảm tưởng thông thường mà chỉ ấp ủ, che chở và nuôi dưỡng trứng hay tinh trùng. Có lẽ đây cũng là ý nghĩa sâu sắc nhất của tạo hóa dành quyền sinh sản cho chính mình, và chỉ cho bậc cha mẹ đặc quyền thương yêu, nuôi dưỡng và dạy dỗ/hướng dẫn con cái.

- Germline: Chỉ dòng TBMGĐT một tế bào được sinh ra sau mỗi lần tế bào chia cắt trong bốn lần chia cắt đầu tiên. Từ lần chia cắt thứ 5 và về sau nữa thì mỗi chia cắt có 2, rồi 4, rồi 8... tế bào mầm giống sinh ra.

- Somatic Line: tế bào mầm giống có khả năng thành tế bào mầm giống cơ thể (TBMGCT). Loại tế bào này sau ba lần chia đôi mất đi khả năng của một tế bào mầm giống. Khả năng mất là tương ứng với sự giảm Chromatin (Chromatin Dimunition - CD) là chất sắc tố trong nhân tế bào có nhiệm vụ về ngoại biểu di truyền (CD có lẽ là cơ chế giảm đi Chromatin không cần thiết trong trứng và tinh trùng). CD biểu diễn bởi đường gạch ngang trong nhóm tế bào hệ cơ thể (Grishnin, 2018).

Khi bàn về KHNB và tình yêu, KHNB đã khám ra cơ chế đặc biệt của mẹ khi ấp ủ cho con bú và thương yêu con, giải thích được tại sao tình mẫu tử (mẹ thương con) sâu đậm (hơn tình cha thương con). Cơ chế tình mẹ con có trong não bộ chắc hẳn cũng là ý chỉ của Thượng đế để gìn giữ giống nòi. Theo Darwin, Đạo đức (thí dụ như tình mẹ con) tiến hóa từ động vật lên con người không thay đổi về tính chất mà chỉ có sự tăng trưởng về độ yêu thương, ý nói tình yêu mẹ con ở con người lớn lao hơn. Cho nên không lấy làm lạ khi tình yêu con cái dành cho cha mẹ không so sánh được với tình mẫu tử, tình phụ tử. Đó cũng là nguyên nhân mà sách vở, tôn giáo hay Đạo đức học dặn dò con người phải thương yêu cha mẹ, bù đắp vào sự yếu kém cơ chế não bộ về lòng hiếu thảo của con người. Câu nói trong dân gian: "Nước mắt chảy xuôi/Trên thương xuống" phù hợp với cơ chế não bộ săn có, cũng là lời an ủi cho bậc cha mẹ khi con cái thiếu bổn phận.

1. Tình yêu do sắc đẹp là đặc tính tự nhiên cúa chúng sanh

Hình ảnh, thân hình, gương mặt là điểm thu hút trong tình yêu và làm giảm hoạt động của đường dây dlPFC-IPS về lý trí. Sắc đẹp là một yếu tố quan trọng trong tình yêu nam nữ trong duy trì giống nòi. Sự yêu chuộng sắc đẹp là rất tự nhiên.. Đoạn kinh sau là dấu ấn cho hiện tượng này:Kinh Trường Bộ **27. KINH KHỞI THẾ NHÂN BỔN,**

11. Này Vàsettha, lúc bấy giờ, vạn vật trở thành một thế giới toàn nước đen sẫm, một màu đen khiến mắt phải mù. Mặt trăng, mặt trời không hiện ra; sao và chòm sao không hiện ra; không có ngày đêm; không có tháng và nửa tháng; không có năm và thời tiết; không có đàn bà đàn ông. Các loài hữu tình chỉ được xem là loài hữu tình mà thôi. Này Vàsettha, đối với các loài hữu tình ấy, sau một thời gian rất lâu, vị đất tan ra trong nước. Như bọt nổi lên trên mặt cháo sữa nóng đang nguội dần, cũng vậy đất hiện ra. Đất này có màu sắc, có hương và có vị. Màu sắc của đất giống như đề hồ hay thuần túy như tô, vị của đất như mật ong thuần tịnh.

12. Này Vàsettha, có loài hữu tình, có tánh tham, nói: "Kìa xem, vật này là gì vậy?", lấy ngón tay nếm vị của đất. Khi lấy ngón tay nếm vị của đất, vị ấy thấm vào thân và tham ái khởi lên. Này Vàsettha, các loài hữu tình khác, theo gương hữu tình kia, lấy ngón tay nếm vị của đất. Khi lấy ngón tay nếm vị của đất, vị ấy thấm vào thân và tham ái khởi lên. Rồi các hữu tình kia bắt đầu thưởng thức vị của đất, bằng cách bẻ từng cục đất với bàn tay nhỏ của họ, thời ánh sáng của họ biến mất. Khi ánh sáng của họ biến mất, mặt trăng mặt trời hiện ra. Khi mặt trăng, mặt trời hiện ra, thì sao và chòm sao hiện ra. Khi sao và chòm sao hiện ra, ngày và đêm hiện ra, khi ngày và đêm hiện ra, thì nửa tháng và tháng hiện ra. Khi nửa tháng và tháng hiện ra, thời tiết và năm hiện ra. Như vậy, này Vàsettha, thế giới này bắt đầu thành trở lại.

13. Này Vàsettha, những hữu tình ấy, thưởng thức vị của đất, lấy đất làm chất ăn, lấy đất làm món ăn trong một thời gian khá lâu. Này Vàsettha, vì các hữu tình ấy thưởng thức vị của đất, lấy đất làm chất ăn, lấy đất làm món ăn **trong một thời gian khá lâu, thân của họ trở thành cứng rắn, và sắc đẹp của họ trở thành sai biệt. Có hạng hữu tình có sắc đẹp,**

có hạng hữu tình không có sắc đẹp. Ở đây các hữu tình có sắc đẹp khinh các hữu tình không có sắc đẹp: "Chúng ta có sắc đẹp hơn họ, họ không có sắc đẹp bằng chúng ta." Do họ kiêu mạn và kiêu ngạo về sắc đẹp của họ, vị của đất biến mất. Khi vị của đất biến mất, họ hội họp lại và kêu than: "Ôi vị ngon! Ôi vị ngon!", như ngày nay, khi loài Người có được vị ngon liền nói: "Ôi vị ngon! Ôi vị ngon!" Như vậy họ theo văn tự truyền thống của thời xưa mà không biết ý nghĩa của nó.

Ý kinh: sau khi thế giới được làm ra trở lại, các loai hữu tình ăn các vị đất trở nên phát triển, có kẻ đẹp người xấu. Người đẹp chê người xấu (tâm phân biệt) . Vì vậy vì đất mất đi …(tương tự như trong kinh Thánh khi Ông Bà Adam Eva có tâm phân biệt, hết thánh thiện, thì bi diồi rakhỏi vươn Địa Đàng)

2. Tình yêu Nghệ thuât, Thiên nhiên, Thán Phục, Ngưỡng Mộ, Sùng Kính.

Vùng não vmPFC, và có thể dlPFC-IPS được kích động vì đó là những loại tình yêu dùng nhiều tri thức, lý trí hơn là tình yêu đôi lứa.

3. Tình yêu ban đầu

Từ xưa, tình đầu thường được ghi đậm nét trong tình sử đời người thể hiện qua những cuốn tiểu thuyết với nhiều tình tiết ngang trái và cả trong nhiều ca khúc như ca khúc nổi tiếng của nhạc sĩ Trần Thiện Thanh có tựa đề "Tình đầu tình cuối".

Thí nghiệm: Khảo cứu về âm thanh dùng âm thanh ban đầu rồi tiếp theo sau đó cho nghe âm thanh với tần số khác cho thấy âm thanh ban đầu ảnh hưởng đến âm thanh thu nhận sau đó dù âm thanh ban đầu chỉ kích thích một khoảng thời gian ngắn. Kết luận của thí nghiệm là âm thanh nghe lúc đầu có ảnh hưởng lớn trong não bộ khiến cho các âm thanh sau đó không được nghe nhiều hơn. Lý do là não bộ, như đã trình bày trong phần tri thức về tình cảm là một hộp tiên đoán. Những thông tin ban đầu đã được ghi săn trong nội thức nên những thông tin sau khó có thể xóa được thông tin ban đầu vì hộp tiên đoán luôn luôn dùng thông tin ban đầu làm chuẩn để so sánh. Cũng như vậy, hình ảnh hay ký ức của người yêu hay tình yêu ban đầu vẫn thường được lưu giữ trong nội thức khiến tình yêu ban đầu được giữ lâu dài trong nội thức để làm chuẩn so sánh với tình yêu đến sau (Kotchoubey, 2014; Todd, 2011).

Bình luận: Như trong câu nói của Socrates trước phần mở đầu của phần bài viết về não bộ và tình yêu, lý trí và tình yêu thường không đi chung với nhau. Khi người ta yêu, phần chất xám của não bộ và vỏ não Insula (vỏ não nằm sâu trong não) bị kích động tiết ra các chất dẫn truyền kết nối thần kinh làm nên tình cảm, hành động và làm cho hai người yêu nhau hòa hợp lại và mất đi liên hệ với thế giới xung quanh.

Các nhân chất xám dưới vỏ não và vỏ não Insula là kém về tri thức. Ngược lại, khi tình yêu không là cứu cánh mà là phương tiện, thì tình yêu dùng cơ chế vỏ não để có thể kích động tri thức và tri thức sẽ thể hiện qua lý luận, Đạo đức và liên hệ gia đình và xã hội. Loại tình yêu này được các nhà Đạo đức học gọi là tình yêu cao cả như tình yêu với cha mẹ, thiên nhiên, đất nước, nghệ thuật hay Đấng Giáo chủ. Não bộ cấu tạo như vậy cũng nằm trong nguyên lý dục vọng cơ bản sinh tồn của giống nòi đi về thực tế vật chất.

Nguyên lý thứ hai là Đạo đức đi ngược dòng đời để trở về với nguyên thủy của loài người, dùng tri thức để tìm về tâm bình đẳng không phân biệt như đã bàn đến trong những phần trước. Sự xung đột vì tình yêu trong gia đình, xã hội cũng nằm trong hai nguyên lý cơ bản: dục vọng để chiếm hữu hay nguyên lý Đạo đức đại đồng bác ái và bình đẳng.

Cả hai cơ chế đều có sẵn trong não bộ và rất tự nhiên. Vì vậy, khi sử dụng một trong hai cơ chế, con người không cảm thấy bị ràng buộc, và cảm thấy được tự do. Nhưng một cơ chế thì ít dùng đến tri thức có ở người và ở cả các sinh vật bậc thấp. Cơ chế kia thì chỉ có ở người với Đạo đức phát triển lên tầm mức cao. Sử dụng cơ chế nào là phụ thuộc vào sự giáo dục (hay phản xạ có điều kiện của Pavlov) huấn luyện xác định cơ chế chủ và cơ chế phụ.

Tình cha mẹ với con cái cũng có nhiều đặc điểm như với tình yêu nam nữ và gồm cả chất kết nối thần kinh như Oxytocin, DOPA, Vasopressin. Tuy có sự khác biệt trong cơ chế mẹ-con và cha-con, nhưng sự khác biệt là liên hệ đến tình trạng và phong tục, văn hóa - xã hội hơn là cơ chế não bộ. Người cha cũng có bệnh trầm cảm như người mẹ nhưng ít hơn. Bệnh trầm cảm này có cơ chế hơi khác với bệnh trầm cảm không phải sau sinh. Ngược lại, cơ chế não bộ tình yêu giữa con-cha mẹ chưa được nghiên cứu nhiều, nhưng quan niệm thông thường là yếu kém về mức độ. Có lẽ đó là do cấu tạo của tạo hóa như vậy để duy trì giống nòi. Quan niệm về luật tự nhiên cấu tạo động vật có cơ chế giữ giống nòi cũng phù hợp với sự kiện về dòng tế bào mầm giống để sinh đẻ duy trì giống nòi.

Tế bào mầm giống đi theo đường dọc song hành với tế bào tạo ra cơ thể. Tế bào người cha hay mẹ không chia ra để làm tế bào mầm giống, ngược lại tế bào mầm giống và tế bào cơ thể ngang hàng nhau như chị em hay anh em.

Sự kiện gợi ý Đấng Tạo hóa giữ quyền sinh san thiêng liêng cho riêng mình và chỉ cho bậc cha mẹ quyền thương yêu, nuôi dưỡng và che chở/hướng dẫn con cái. Khi còn nhỏ, con cái quyến luyến với cha mẹ được cói là kết quả của tình yêu thương mà cha mẹ dành cho chúng khiến chúng cảm thấy an ủi và che chở khi gặp nguy biến. Nhưng khi lớn lên có đời sống gia đình riêng, tình cảm trên bị thay thế bởi ràng buộc gia đình riêng của chúng. Luân lý và Đạo đức học luôn luôn dạy con người phải thương yêu bố mẹ để bù vào khiếm khuyết trong cấu tạo tự nhiên. Nhưng thật là mỉa mai, xã hội tiên tiến lại thường đặt nhẹ vấn đề giáo dục này.

Cho nên bậc làm cha mẹ cần biết điều này để săn sàng chấp nhận hay làm gương để con cái noi theo khi đối xử với ông bà chúng.

Đó là chưa kể hiện tượng biểu ngoại di truyền (Epigenetic = Noncóding = không di truyền theo Genes) cũng có thể ảnh hưởng đến cách đối xử của con cái với cha mẹ của chúng: Khi cha mẹ có hiếu với ông bà thì có thay đổi biểu di truyền, truyền đến đời con làm cho chúng có hiếu.

Những nhận xét trên về cơ chế mầm giống, lòng hiếu thảo của con cái với bậc sinh thành chưa từng được đề cập trước đây ở phương Đông cũng như phương Tây.

Trong khoa học chủng loại, nhà nghiên cứu thường dùng hình ảnh một thân gốc có nhiều cành. Phần trên của cây chia ra nhiều cành là biểu hiện các chủng loại khác nhau. Sự biểu hiện như vậy không dựa trên cảm nhận mà dựa trên kiểm nhận khoa học nhờ khảo cứu hình dạng loài vật, nghiên cứu xương sọ, mặt, xương hàm răng, men răng từ các hang khai quật khảo cổ học, ở trình độ phân tử học, di truyền học, phân loại theo cấu tạo (ví dụ có nhân tế bào hay không) và lý luận. Kết luận chung là muôn loài phát sinh từ một thân cành.

Phân tích sự sinh trưởng của tế bào mầm giống (bất tử): tế bào mầm giống trứng của mẹ và tinh trùng của cha không do mẹ cha sinh ra! Trong tiến trình phát triển của cha mẹ, trứng và tinh trùng là tế bào cùng bậc "anh chị em" của tế bào cơ thể của cha mẹ: *tê bào cha me không sinh ra trứng và tinh trùng mà chi che chơ, nuôi dưỡng và sinh đẻ. Nhưng trong thiên nhiên, trứng/con cai liên hê di truyền gần nhât vơi cha me. Đâng Tao hoa moi thưc sư sang tao ra mỗi môt con ngươi.* Tế bào của cha mẹ cũng từ một nguồn và cùng một thế hệ với tế bào của con cái. Nói cách khác, *tê bào mâm giông là nguyên ven từ nguồn/Đâng Tôi cao.* Đây không phải là quan niệm mà là một sự kiện khoa học. Sự kiện khoa học này hỗ trợ quan niệm của Thiên Chúa giáo và Phật giáo: *Chúng ta sinh ra từ Đâng Tôi cao: Ý muôn của Đức Chúa Trơi hay vọng niêm từ Phật tính.* Động vật bậc cao xuất hiện trước loài người nhưng không phải là tổ tiên của loài người theo nghĩa sáng tạo bào thai mà chỉ che chở, nuôi dưỡng bào thai.

.

Sự phát triển là riêng biệt từng loài, hay là ít nhất là giữa người và vật, không nghe nói loài này phát triển từ loài kia.

- ***Đưc Phât***: Trong kinh Lăng Nghiêm, các quyển 2, 5 và 10 chỉ rõ loài vô tình (cây cỏ, rong rêu, vi trùng) và loài hữu tình khác nhau.

Mười hai (12 = 3 thì/hiện tại, quá khứ, vị lai x 4 phương) tuy sinh sống xa nhau, nhưng có cùng chung một gốc (từ vọng niệm diệu minh).

Biết rằng cây cối không có tế bào mầm giống như động vật. Gần đây, khoa học chứng minh tế bào mầm giống của thực vật tự phát sinh ra từ tế bào cơ thể do một tiến trình đặc biệt (Clinton W. Defining the Plant Germ Line—Nature or Nurture? SCIENCE•20 Jul 2012•Vol 337, Issue 6092•pp. 301-302•*DOI:10.1126/science.1224362*).

Một sự kiện Khoa học có Ý nghĩa Tôn Giáo

(Bài viết trên tap chí: **Journal of Phylogenetics & Evolutionary Biology** Volume 10:11, 2022.10.250

"Parents Nurture but Do not Create Children"

Kien T Mai | Canada (hilarispublisher.cóm) (H1.18ABCD)

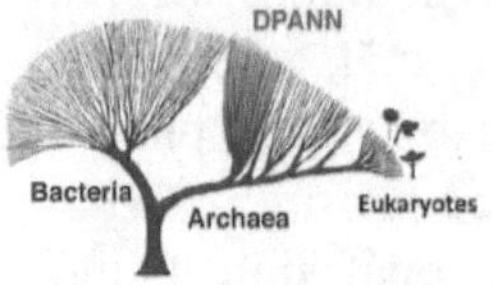

A

H1.18 A, Cây tiến hóa chung loai Archaea nhỏ như vi trùng nhưng có đặc tính giống như loài có nhân khi chia đôi sanh trương

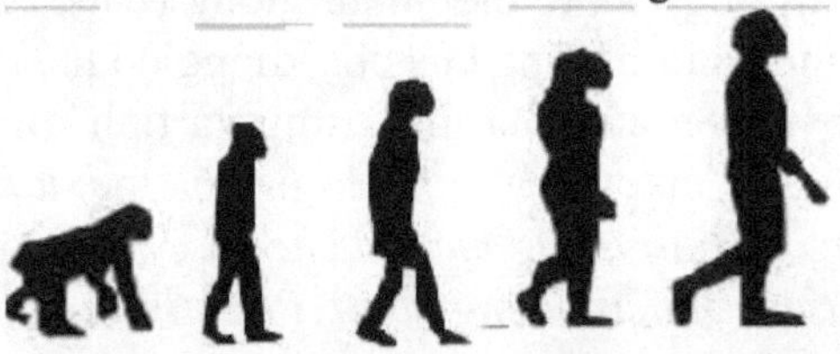

H1.18 B B

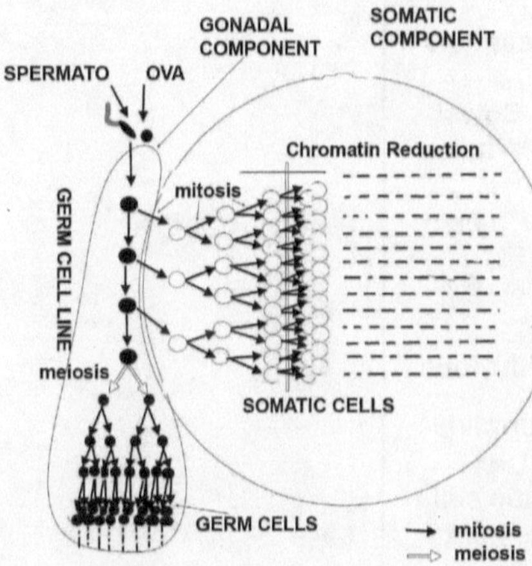

C

H1,18C

A) Cây phát triển chủng loại theo quan niệm hiện tại.

B) Biểu đồ giống Tiến hóa chủng loại Động vật Linh Trưởng (Primates)

C) Người phát sanh từ Khỉ Vượn theo thuyết tiến hóa của Darwin.

D) Động vật hữu tình: Dòng cùng chung một gốc: Người không sanh ra từ Khỉ nhưng tiến hóa phát triển song hành rồi tiến hóa thêm lên.

Germline: chỉ dòng TBMG Đơn Thuần/ một TB được sanh ra sau mỗi lần TB chia cắt trong 4 lần chia cắt đầu tiên. Từ lần chia cắt thứ 5 và về sau nữa thì mỗi chia cắt có hai rồi 4, rồi 8... TB Mầm giống sanh ra

Somatic line: TB mầm giống có khả năng thành TB Cơ thể (TBMGCT). Loại TB nầy sau 3 lần chia đôi mất đi khả năng TB Mầm giống. Khả năng mất là tương ứng với sự giảm Chromatin (Chromatin Dimunition=CD) là chất sắc tố trong nhân TB có nhiệm vụ về ngoại biên di truyền (epigenetic) (CD có lẽ là cơ chế giảm đi Chromatin không cần thiết trong trứng và tinh trùng). CD biểu diễn bởi đường gạch ngang trong nhóm TB hệ cơ thể (Grishnin 2018). Tuy TBMG và TB Thân thể cùng chia nhau cơ cấu DNA/di truyền nhưng không có ý nghĩa Cha Mẹ Chế Tạo -Con Cái mà ý nghĩa đúng lại là liên hệ Anh/Chị-Em (đồng sàn).

của ba Đại Tôn Giáo chỉ ra rằng, con người là sản phẩm chế tạo từ Đấng /Bậc Tối cao. Nghiên cứu dòng tế bào Giống/ GTBMG, hiển nhiên cho thấy các Động vật hữu tình phát triển từ GTBMG trực tiếp từ Đấng /Bậc Tối cao. Khám phá trên của GTBMG không làm thay đổi lý thuyết chọn lọc Thiên nhiên của Darwin và không làm đổi hình dạng của cây tiến hoá chủng loại, nhưng thay đổi ý nghĩa của sự tiến hoá: GTBMG được che chở, nuôi dưỡng và hướng dẫn bởi sinh vật trong cây tiến hóa nhưng không được làm ra từ sanh vật trong cây tiến hoá mà là sản phẩm làm ra từ Đấng /Bậc Tối cao.

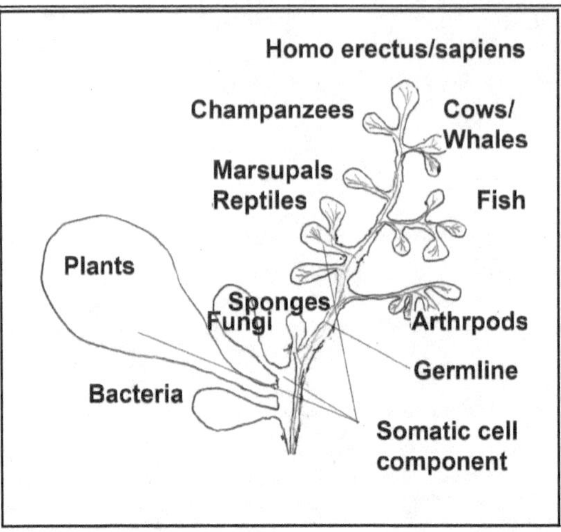

H1.18 D, Đề nghị Cây tiến hóa Chủng loại: Germline: giòng tế bào mầm giống ở Động vật, và có thể ở Sponges cư trú trong buồng trứng của sinh vat Đực Cái, Buồng trứng được che chở bởi phần gồm tế bào cơ thể (Cows:bò, Whales:Cá voi , Champanzees: Khỉ gần giống người, Marsupals: Động vật có tuí giữ con, Reptiles: Bò sát, Fish: Cá, Arthrpods: côn trùng, Fungi: nấm, Plants: cây, Bacteria: vi trùng)

Từ quan niệm trên, cây tiến hóa chủng loại của Nấm, Thực vật và vi trùng vẫn giữ nguyên quan niệm từ trước
Vì vậy loài Vô tình thì không có vấn đề Tế bào Mẹ Con. Nhưng Động vật thì có dòng Tế bào Mầm Giống nên trực tiếp sanh ra từ Đấng Tạo hóa. Không có vấn đề Tế bào Mầm giống Con sinh ra từ Tế bào Mầm giống Mẹ. Cho nên bậc Cha Mẹ và Tổ Tiên phải được hiểu là bậc Nuôi dưỡng /Che chở và Giáo dục nhưng không là bậc Chế tạo. Chế tạo là việc làm của Đấng Sáng Thế. Khỉ Vương không chế tạo ra con Con Người, không là Tổ tiên loài Người theo nghĩa thông thường
Hiện tượng trên có thể suy rộng ra bao gồm các sinh vật hữu tình khác. Tế bào Mầm giống sanh ra từ Vọng niệm qua quá trình tiến hoá. Cho nên Tế bào Mầm giống Diệu Minh (Diệu=Vi tế, Mầu nhiệm và có chủ đích) là trực tiếp từ Đấng Tạo hóa. Tương tự như vậy Hồn cũng sanh ra từ Đấng Tạo hóa. Sự khác nhau giữa Hồn và Xác là ở chỗ Xác có đời sống ngắn, Hồn có Đời sống dài hơn nhưng không bất tận. Con đường cuối cùng của Hồn là nhập vào Thánh linh hay Phật Tánh khi Hồn được rửa sạch Tội lỗi hay Nghiệp.
Tóm lại Cha Mẹ không sinh ra (hay tạo ra) con cái như cảm tưởng thông thường mà chỉ ấp ủ che chở và nuôi dưỡng/nurture Trứng hay Tinh trùng. Có lẽ đây cũng là ý nghĩa sâu sắc nhất của Tạo hóa dành quyền sinh sản cho chính mình, và chỉ cho bậc Cha Mẹ đặc quyền thương yêu, nuôi dưỡng và dạy dỗ/hướng dẫn. Cũng như vậy, Cha

Mẹ Nuôi và Cha Mẹ Đẻ không khác nhau lắm về vai trò con đẻ và con nuôi nếu có tình yêu thương, chăm sóc và nuôi dưỡng như nhau. Vì vậy, ý nghĩa của câu thường nói trong dân gian: *Công Dưỡng Dục cũng giống như công Sinh Thành* để chỉ ra bổn phận người con nuôi với Cha Mẹ Nuôi. Lại nữa vì Đấng Tạo hóa không trực tiếp sanh ra loài Vô tình nhưng lại trực tiếp sinh ra loài Hữu tình. Có lẽ đây cũng là lý do con người cần thương mến muôn loài (Hữu tình) nhưng có thể dùng loài Vô tình (cây cỏ) để sống và trị bịnh (vi trùng, siêu vi) vì chúng không được trực tiếp sanh ra từ Đấng Tạo hóa. Ngược lại với Động Vật cao sanh bằng Trứng hay Thai, các sinh vật thấp và thực vật thì cách sanh sản là khác biệt.

Tế bào gốc Thực vật không là tế bào dòng giống. Đến quá trình sanh sản, Tế bào thân thể/Somatic của thực vật được có cơ chế biến thành Tế bào mầm gốc để tạo nên thực vật mới, hay chủng tử mới Âm Dương kết hợp lại thành Tế bào gốc. Vì vậy Tế bào Mầm Gốc thực vật không phát triển theo dòng nên không trực tiếp xuất phát từ Đấng Tối cao Sáng Thế.

Hiện tượng trên cũng làm sáng tỏ ý nghĩa của việc ăn chay:

-Sinh động vật có Dòng Mầm Giống trực tiếp từ Đấng Tối cao Sáng thế là Động vật cao là những sinh vật sẽ không bị ăn thịt bởi người ăn chay

- Sinh vật thấp như vi trùng và Thực vật có Tế bào Mầm Giống không Dòng, không phát xuất trực tiếp từ Đấng Tối Cao có thể bị trừ khử khi gây bệnh và có thể dùng làm thực phẩm bởi người ăn chay.

Nhận xét như vậy thì khoa học chỉ xác nhận lại giáo điều của các đại Tôn Giáo. Trong Cựu Ước của Thiên Chúa Giáo và Trong Đạo Hồi, Đức Chúa Trời và Allah Tạo ra Ông Adam và Ba Eva. Trong Phật Giáo, Kinh Đại Thừa Lăng Nghiêm, quyển số 10, Đức Phật chỉ ra

- *A Nan! Người tu thiền định, khi dứt được HÀNH ẤM, các tính sanh diệt lăng xăng chuyển động của thế gian bỗng được tan rã, các nghiệp báo luân hồi, sự cảm ứng vi tế như chỉ tơ gần được đoạn dứt, sắp được minh ngộ nơi cõi Niết Bàn, như gà gáy lần chót, trời bắt đầu rạng đông. Lục căn hư tịnh, chẳng còn giong ruổi cảnh trần, trong ngoài trạm nhiên sáng suốt, cho đến nhập vô sở nhập: thấu suốt cội gốc thọ mạng của 12 loại chúng sanh trong mười phương, chấp vào cái cội gốc đó, các loài chẳng đến với nhau, mà ở nơi mười phương đều đồng một cội gốc, sự phát hiện chỗ ẩn bí đó, như trời gần sáng mà chưa sáng, rạng đông kéo dài, đây gọi là phạm vi của THỨC ẤM. Nếu ở chỗ đồng ấy, nhờ sức thiền định mài giũa lục căn, đến thấy nghe thông nhau*

-

(ý nói khi tu Thiền đã sạch Vô Minh (cuối cùng là Hành và Thức Ấm/Uẩn= che mờ) thì sẽ thấy tấc cả các loại (12 loài= 4 phương x 3 thì quá khứ hiện tại vì lai) ở mọi nơi (10 phương=8 hướng +trên và dưới) tuy xa rời nhau nhưng đều chung một gốc. Trái lại theo Darwin con Người và Vượn Chimpanzee đề có chung gốc là Khỉ Bonobo)
(Biết rằng Đức Phật thường nói: ***Lời nói của Chư Phật là không hư vọng)***

Tại sao vấn đề đơn giản như vậy mà mãi đến nay con người mới hiểu ra. Chắc ai cũng hiểu đó là do Vô minh, vì mê lầm Triết học và khoa học mới là đáng tin cậy, nghĩ rằng Chúa Phật là huyền thoại, hiểu sai lời rao giảng tôn giáo, và cho là phản khoa học. *Đức Phật luôn luôn dạy Ngài A Nan là: "lời Phật là không hư vong", đừng khi nào nghi ngờ*

Thử nghĩ con người thông minh và kiêu ngạo biết bao, mà sao không chịu nghĩ ra nếu tổ tông mình là Khỉ Vượn, thì Tổ tông của khỉ Vượn phải là Trâu Bò Mèo Chó. Dùng pháp tam đoạn luận liên tục thì chẳng lẽ Bành Tổ của con người là giun dế sao?!. Hòa Thượng Thích Thanh Từ đã không đồng ý Khỉ là Tổ tông của con Người. Ngài nói điều đó làm cho Ngài buồn rầu

Thần quyền và Ngẫu nhiên
Người ta có thể trúng số năm bảy lần , rất có thể . Cũng như vũ trụ có thể tình cờ TAI NẠN làm nên như thế ấy. Toán học đã cho thấy 14 tỉ năm là không đủ cho một tình cờ vậy nói sao cho bảy lần như vậy?
Thánh linh hay trí huệ bát nhã là toàn tri toàn giác.
Có thể nói Chúa Phật không bao giờ sai . Cái gì các Ngài cũng biết, nhưng vì chúng sanh ngu dốt nên Phật chỉ nói cái gì chúng sanh có thể hiểu , nếu không chúng sanh nghĩ là Phật nói láo . Cho nên những gì Phật nói chỉ là lá trong bàn tay , còn cái biết thì như lá trong rừng.
Đức Phật nói Lời nói của chư Phật là không hư vọng nếu có sai đó chỉ là vì người nghe đọc hiểu sai ý kinh . Rất mong doc giạ thông suốt lời của Phật .
Thí dụ: Galileo về mặt trời và trái đất. Kinh nói trái đất đứng yên. Mặt trời xoay. Nhưng ngày nay mọi người đều biết mọi vật đều di chuyển , y như kinh Dịch nói. Cho nên trái đất hay mặt trời đứng yên là cách diễn tả sự hư vong tùy theo hoàn cảnh để chúng sanh hiểu. Nhưng vì chúng sanh mê muội nên cách mô tả dễ hiểu nhất cho chúng sanh thời thượng cổ là cách đã nói trong Cựu ước.

Các bạn nào muốn chọn Vũ trụ là do ngẫu nhiên cũng chẳng sao nhưng suốt đời sẽ còn gặp nhiều nghịch lý trong lý luận

Dần dần vì Vô minh Trí Huệ bị u ám thành Trí Tuệ rồi thành Tri thức vô minh như ngày nay của nhân loại. Trí Huệ là Đức của Phật Tánh trong Phật giáo và là Thánh Linh của Chúa Trời/Đấng Sáng thế. Đức Phật thường nói: "lời nói của chư Phật chẳng có hư vọng". Chúng sanh vì vô minh nên chỉ tin vào khoa hoc nên phạm nhiều sai lầm tốn kém.

Chất Đen và Lực Đen là thể vô hình siêu nhiên dĩ nhiên là sản phẩm trực tiếp liên hệ đến "Chân Không diệu Hữu" sau Big Bang.

Trở lại Bản Tâm là phẳng lặng không sinh diệt, nhưng vì Vọng niệm là có sanh. Sanh ra có thể Diệu Minh (Diệu= Vi diệu, Mầu nhiệm, Minh= Sáng) và Vô Minh. Diệu Minh là Niết bàn/Thiên Đàng. Vô Minh là thế giới đảo điên (Kinh Lăng Nghiêm: Vì *Điên đảo "mà vọng kiến nhận là có tính sinh ra, từ chỗ rốt ráo là không, lại thành rốt ráo là có*"---ý nói sự vật có bản chất là KHÔNG lại cho là CÓ *).* Cái "có Sanh" đó là lầm lỗi, sai phạm, và làm thành "Nghiệp". Vì sai phạm làm mất mất cội rễ nên không thể về gốc rễ được! . Người cùng sai phạm là đồng nghiệp thì đồng cảm, thành ra chúng sanh Điên đảo (con người Điên đảo).

KẾT LUẬN

Khoa học vẫn còn rất non trẻ chỉ biết không quá 5% vủ trụ bao la

- Con người là đươc Thượng đế, Đấng sáng thế tạo ra. Cha Mẹ và động vật thấp hơn người chỉ cưu mang che chở huớng dẫn con cái. Hiểu ngược lại là một sai lầm to lớn do quan sát và do khoa hoc mà thiếu trí huệ. Khỉ Vươn không thể nào la thủy tổ của loài ngươi nhưng cưu mang tế bào mầm giống lòai người
- Thế giới tạo nên do sư xếp đăc thiện xão của Đấng tạo hóa. Rất khó quan niệm là do sự tình cờ hay tai nạn vi cần rất nhiều sự tình cờ và rất nhiều tai nạn tuần tự và liên tục
- Big Bang có nhiều điểm giống Vọng niệm ở chổ tạo ra thế giới từ một chấn động cục bộ nhỏ làm nên chấn động lan tỏa và tiêp tục bành truớng đẻ tạo ra không gian và thời gian. Tuy nhiên Big Bang cũng như thuyết Lượng tử là thuyết không hoàn chỉnh. Thuyết Big Bang không đũ để giãi thích sự tạo ra quy của thiên nhiên và con người. Thuyết lượng tử cũng không hoàn chỉnh vì chưa hiểu tại sao hạt lượng tử cùng một hệ thống dù xa nhau vẫn biết nhau. Sóng và hạt không thể hiện cùng nhau trong cùng thời điểm, tương tự như Ba Ngôi Chúa hay Ba Thân Phật không xuất hiện cùng một lúc. Tuy nhiên sự thể hiện Chúa hay Phật cùng một lúc ở nhiều nơi là tương tự với hiện tượng liên kết cùng khắp của hạt lượng tử

- Cho nên tín ngưỡng và thần quyền là

cần thiếc và song hành với đời sóng vật chất. Đức Phât nói trong kinh Nikaya (tương đương kinh A Hàm Nam Tông)

Này Ananda, thật giống như đã hỏi ý kiến các vị thiên thần ở cõi trời Ba mươi ba, các đại thần ở Magadha, Sunidha và Vassakara đang xây thành trì ở Pataligama để ngăn chận dân Vajjì. Này Ananda ở đây với thiên nhãn, thanh tịnh, siêu nhân Ta thấy hàng ngàn thiên thần tụ họp tại các trú địa ở Pataligama. Chỗ nào có thiên thần có đại oai lực tụ họp, các vị ấy khiến tâm các vua chúa, các đại thần có đại oai lực, hướng đến sự xây dựng các trú xá. Chỗ nào các thiên thần bậc trung tụ họp, các vị ấy khiến tâm các vua chúa, các đại thần bậc trung hướng đến sự xây dựng các trú xá. Chỗ nào các thiên thần bậc hạ đẳng tụ họp, các vị này khiến tâm các vua chúa, các đại thần bậc hạ đẳng hướng đến sự xây dựng các trú xá. Này Ananda, chỗ nào các vị Ariyans an trú, chỗ nào các nhà thương mãi qua lại, chỗ ấy sẽ thiết lập một thành thị bậc nhất tên gọi là Pàtaliputta, một trung tâm thương mãi. Nhưng này Ananda, Pàtaliputta sẽ bị ba hiểm nạn về lửa, về nước hay chia rẽ bất hòa.
. ý kinh nói: Phật bảo Ngài A Nan là ở xứ Magada khi xây thành lớn nhỏ đều có các Thần linh đẵng cấp cao thấp tương ứng, tụ họp lại để phù trợ. Đức Phật cũng tiên đoán hiểm nạn của Thành nầy trong tương lai).

- Khoa học là cần thiết cho đời sống vật chất khi con người cần có thân sắc (ngũ uẩn) để phát triển kỹ thuật, nhưng đời sống tâm linh là cần thiết hon để diệt khổ, vả trở về cội nguồn của bản tâm bình đẳng và tỉnh lặng . Thần quyền không những cần thiết cho sáng thế mà còn là rất quan trọng vi chi phối mọi hoat động của đời sống thường nhật.
- Người Tây Phương kể cả lảnh Đạo tôn giao thường thông suốt kinh Nikâya hơn là những kinh Phật giáo khác. Những vấn đề có tình cách thuần lý cơ bản về gốc rễ của Đạo được giãng giải nhiêu trong kinh Đại thừa như Lăng Nghiêm, Hoa Nghiêm hơn là trong kinh Nikaya. Vì vậy có sự nhầm lẫn cơ bản rằng Kinh Phât ít nói về Sang thế và thần quyền trong Sáng thế. Phân tich trong bài viết cho thấy không có khác biệt đáng kể về sáng thế, và Thần quyển giữa Thiên Chúa Giao, Đạo Hồi và Phật giáo. Đấng Sàng Thế, Đức Chúa Trời và Chân Không Diệu hữu vớt Trí Huệ Bát nhã là không khác biệt ngòai tánh chất Nhân cách hóa Đấng sáng thê. Vì vậy khó để chối rằng Đạo Phật là Đạo hữu Thần

E). Thiên Chúa Giáo và Sáng thế

Như phần iii trang 289, đã trình bày theo Cựu ước , Đức Chúa Trời quyết định tạo ra thế giới trong 7 ngày bắt đầu là khoảng trống, nước và ánh sáng....cho đến ngày thứ 6 tạo ra con người có hình dáng của Đức Chúa Trời. Ngày thứ 7: nghỉ ngơi. Như vậy Sáng thế là chủ ý của Đức Chúa Trời.

-Kinh Thánh của Thiên Chúa Giáo chỉ rằng:

- Ngày 1: Đức Chúa Trời tạo ra Vũ Trụ (Trời Đất) bắt đầu từ một khoảng trống không, tối và vô hình trên mặt vực. Nước cũng đã được tạo ra. *Thần của Ngài (tức là Ngài)* lướt trên mặt nước (ý nói: Thánh Linh vọng động). Rồi Ngài tạo ra sự Sáng, kế đến phân chia Sáng và Tối.

- Ngày 2: Phân chia Nước và khoảng Trời là Thiên đàng
- Ngày 3: Phân chia ra Nước và Đất và cây cỏ mọc từ Đất.
- Ngày 4: Làm nên Mặt Trời Mặt Trăng và Sao.
- Ngày 5: Làm nên Thủy vật và Động vật.
- Ngày 6: Làm nên con Người có hình như Đức Chúa Trời.
- Ngày 7: Ngày nghỉ.

F) Phật giáo và Sáng thế

Sáng thế thường ít được nhiều người học Phật chú ý. Cũng có thể là kinh Phật quá đồ sộ nên có sự không đồng nhất về nghiên cứu của người học Phật, nhưng các nhà Khoa học Vật lý cận đại đều nhận xét là Triết lý Đạo Phật vượt qua Khoa học và có nhiều điểm tương đồng lẫn nhau.

Bài viết phần này là dựa trên Kinh Đại thừa, Lăng Nghiêm. Kinh Lăng nghiêm được Đức Phật nói ra tại Tịnh xá Kỳ Hoa thành Thất La Phiệt cùng với 1250 vị Đại A La Hán, sau khi Đức Phật sai Ngài Văn Thù Sư Lợi đi cứu Ngài A Nan sắp phạm giới với nàng Ma Đăng Già. Đức Phật giảng kinh nầy cốt để ngài A Nan nhận rõ được Phật pháp hơn, tu hành theo phương pháp chỉ dạy và tránh cảnh Ma chướng. Sau khi chỉ Tánh của Tâm (Phật Tâm) là vô sinh, thường hằng, phi nhân duyên. Bản Tâm đó làm nên Tính Nghe Thấy... Thức. Khi mất cái Bản Tâm đó làm nên Điên đảo. Bản Tâm đó có Tự Tánh nên là duy nhất tự sanh ra /hay còn gọi là vô sanh –vô diệt, HỮU NGÃ và HỮU QUYỀN

Kinh Lăng Nghiêm:

-Quyển 1: chỉ ra cái tĩnh của Tâm không chỉ trong ngoài thân, không chỉ có Trước sau.

-Quyển 2: Tánh thấy là Vô sinh, phi Nhân duyên nên không thấy Điên đảo. Sự vật điên đảo là do Tâm Diệu Minh mất Bản Tâm nên sinh ra có Điên đảo (Diệu: Vi diệu/màu nhiệm, Minh=Sáng). Vì mất Bản Tâm nên Tâm điên đảo không quay về được cội nguồn là Bản Tâm/ Phật Tâm. Cũng như Ngũ Âm (Sắc, Thọ,Hành, Tưởng, Thức) là Vô sanh.

-Quyển 3 (nhiễm Vô minh): Nói về Lục (6) Nhập. Thập nhị (12) Xứ (Căn+Trần), Thập bát (18) (12 Xứ+Thức) Giới và Thất Đại (7) (Địa,Hỏa, Thủy,Phong, Không , Kiến và Thức). *Nhị thừa thường mê lầm vì Nhập, Xứ, Giới và Đại không có Tự thể, nhưng là vốn Vô Sanh vì có gốc là Bản Tâm/Như Lai Tạng. Mê là do Vô Minh và Vọng Niệm, Vọng niệm là tự nhiên, không Nhân.*

Do Ngài Phú Lâu Na là người có tài thuyết pháp bậc nhất của hàng Đệ tử Phật, hỏi Phật (Quyền 2 và 4), Đức Phật chỉ ra:

Quyễn 2- Bản giác Tánh không, chẳng minh chẳng vô minh, tùy theo Nghiệp Thức biến hiện nên vô minh bắt đầu; một niệm vô minh *bỗng khởi, thì bản giác lìa tánh không mà sanh vọng minh, tánh không cũng lìa bản giác mà sanh ám*

muội. Bản giác sanh vọng minh thì phát ra Thức, chỗ trong lặng chẳng lay động của Thức tỉnh (nguồn gốc của Thức) tức là Thủy, tánh "không" sanh ám muội, kết tụ thành sắc, tức là Địa (trái đất), Địa và Thủy nhiễu loạn nhau thành Phong (Bầu khí quyển bao phủ trái đất). Vì tánh "không" bị ám muội, cố chấp cái năng minh thành chướng ngại, nên vọng cho bản giác là sở minh, năng sở nhiễu loạn, nên vọng có tánh biến hóa của Hỏa, ngọn Hỏa xông lên, nên có hơi Thủy khắp cả mười phương hư không. Hỏa bốc lên, Thủy chảy xuống, giao lộn vọng lập thì Thủy ướt thành biển cả, đất khô thành lục địa. Do nghĩa này, nên trong biển cả Hỏa thường phun lên, trong lục địa sông ngòi thường chảy. Thế Thủy kém thế Hỏa thì kết thành núi, nên khi đập đá núi thì có tia lửa; thế Địa kém thế Thủy thì mọc lên thành cỏ cây, nên đốt cỏ cây thì thành đất, vắt ra thì có nước. Tứ đại giao lộn lẫn nhau vọng sanh nhân quả, do nhân duyên này nên thế giới tương tục.

Quyển 4-Gốc là từ Bản Tâm, bổng nhiên Khởi nên Vọng Niệm (cũng có thể một trong nhiều vọng niệm, nhưng chỉ có một vọng niệm là làm ra Tánh thôi (?)) sanh Tánh, Tánh sanh nên Giác (Minh hay Vô minh), rồi Giác sinh ra Sở (Minh hay Vô minh), Sở sinh ra Năng thường là cái hư vọng của người đời. Nếu không có Vọng niệm, thì không có Vũ trụ ngày nay.

Nói tóm lại Bản Giác là Bình đẳng (*chẳng Minh chẳng Vô Minh*), do biến ra Giác Minh thành lầm lỗi vì có Minh thì phải có Vô Minh "Bỗng Nhiên Khởi Niệm " (Vọng Niệm) (Hữu Niệm= *tùy theo Nghiệp Thức biến hiện nên vô minh bắt đầu*) giống như " Khởi Tâm Phân Biệt " trong Cựu ước khi nói về hai Ông Bà Adam và Eva sau khi ăn trái cấm, mà sinh ra hư vọng đồng dị bất bình đẳng (tức phát sanh ra Thức) mà sinh ra Tứ Đại. Tứ Đại nhập thêm phần siêu hình thành Ngũ Ấm (Sắc Thọ Tưởng Hành Thức) (Siêu hình=Thọ Tưởng Hành Thức).

Biết rằng Chân Không (là diệu Hữu hay Không tức thị Sắc) cũng là Phật Tánh và cũng là Trí Huệ (bát nhã). Chân Không thường được gọi là có Tánh Không là Thể có Trí Huệ và không thể đo lường quan sát bằng Lục Căn (năm giác quan và tư tưởng) nhưng vẫn có thể gây nên những hiệu quả vì có Trí Huệ. Có người nói: "'

'Chân không chẳng không,Mới có diệu hữu.
Diệu hữu chẳng hữu, Mới có chân không''."
Hay:
« Chân không chẳng ngại diệu hữu
Diệu hữu chẳng ngại chân không ».

. Trí Huệ cũng như Tri thức hoạt động không cần não bộ và não bộ chỉ làm trở ngại Tri thức và Phật tánh. Cũng như vậy trong Thiên Chúa giáo Thánh linh hoạt động (như lướt qua lại trên mặt nước khởi đầu cho Sáng thế) không cần não bộ. Đức Chúa Trời thể hiện qua ba ngôi (Chúa Cha Chúa Con vá Thành Thần). Ngôi Hai là Chúa Jesus. Ba Ngôi làm việc nhờ Thánh Linh mà tạo ra vũ trụ. Phật cũng thể hiện qua ba Thân (Pháp thân, Báo thân và Hóa thân). Phật Mâu Ni là Báo thân của Phật Tánh và làm việc qua Phật tánh. Nói một cách khác vọng niệm này là có Trí Huệ chứ không phải tương đương với một vụ nổ theo nghĩa thông thường. Trí Huệ ấy làm nên vũ trụ và thế giới này.

Trong Kinh Hoa Nghiêm, phẩm 37 Như Lai Xuất hiện, Bồ Tát Phổ Hiền thay lời Phật giải thích với đại chúng:

Chư Phật tử ! Ví như Đại Thiên thế giới này, chẳng phải do một duyên, chẳng phải do một sự mà được thành tựu, phải do vô lượng duyên, vô lượng sự mới được thành. Những là nổi giăng mây lớn, tuôn xối mưa lớn, bốn thứ phong luân nối tiếp làm sở y. Gì là bốn thứ ?

*i. **năng trì**, vì hay trì đại thủy*
*ii. **năng tiêu**, vì hay tiêu đại thủy*
*iii. **kiến lập**, vì kiến lập tất cả xứ sở*
*iv. **trang nghiêm**, vì trang nghiêm phân bố đều thiện xảo.*

Như trên đây đều do cộng nghiệp của chúng sanh và thiện căn của chư Bồ Tát phát khởi, làm cho tất cả chúng sanh trong đó đều tùy sở nghi mà được thọ dụng. Vô lượng nhơn duyên như vậy mới thành Đại Thiên thế giới. Pháp tánh như vậy không có sanh giả, không có tác giả, không có tri giả, không có thành giả, nhưng Đại Thiên thế giới vẫn được thành tựu.

Cũng vậy, Như Lai xuất hiện chẳng phải do một duyên, chẳng phải do một sự mà được thành tựu, phải do vô lượng duyên vô lượng sự mới thành tựu được. Những là từng ở chỗ Phật quá khứ lắng nghe thọ trì đại pháp vân, đại pháp võ

(Ý nói: Do nhiều Duyên sau đó tạo nên Tri Thức, có mưa, Đại Thủy, xứ sở, chúng sanh, mà không do ai sanh ra, nhưng do rất rất nhiều duyên. Nhưng do nhiều duyên mà Như Lai xuất hiện. Như vậy Như Lai hiện ra hay thế giới lập thành không phải là tình cờ/ngẫu nhiên. Phổ Hiền Bồ Tác kể ra bốn khả năng của Phật Tánh để làm ra vũ tru là: Lập/xây dựng, Tiêu/phá hũy, Trì/duy trì và Trang Nghiêm/thiện xảo).

Như vậy, không cần tìm nguồn sống ngoại địa cầu để giải thích nguồn gốc sự sống hiện nay. Rỏ ràng là lý thuyết Big Bang đã không thể hiện được tính cách siêu nhiên và siêu việt chỉ vì bị giới hạn bởi não bộ với trí thức vô minh, và là **lý thuyết *không toàn vẹn*.**

Ghi thêm: Cũng tương tự như thuyết Lượng tử của Niels Bohr đã bị Einstein phê phán là không toàn vẹn vì không giải thích được hai hạt photons từ một hệ thống bay ra hai hướng khác nhau nhưng vẫn biết nhau trong thí nghiệm EPR/Einstein Podolsky Rosen thường gọi là EPR nghịch lý. Mãi sau, người ta mới biết là photons có tính liên kết cùng khắp, tự tại và không tại chỗ. Nghịch lý EPR bị Bohr chối bỏ và Einstein không thể tìm thí nghiệm nào khác để chứng minh cho đến khi chết). Trong lý thuyết Ông chưa bao giờ sai. Ông nói: một tôn giáo như Phật giáo có tầm mức vũ trụ, vượt lên trên "Thượng Đế được nhân cách hóa", qua khỏi thần quyền và mặc khải/giáo điều để kết nối Tâm linh và Thiên nhiên...("*Buddhism has the characteristics of what would be expectedin a cósmic religion for the future: It transcends a personal God, avoids dogmas and theology; it cóvers both the natural and the spiritual, and it is based on a religious sense aspiringfrom the experience of all things, natural and spiritual, as a meaningful unity*

Tóm lại Chân không sau vọng niệm sanh ra vật chất *kể cả hư không* theo ý chỉ của Trí Huệ Bát nhã.

Bồ Tác Phổ Hiền: Các Phật tử ! Nói sơ lược về thế giới hải chẳng khác biệt như vậy. Nếu nói rộng ra, thì có sự chẳng khác biệt nhiều như hạt bụi thế giới hải. Các vị đệ tử của Phật ! Thế giới hải chẳng khác biệt nói sơ lược như ở trước vừa nói có mười thứ. Nếu nói rộng ra thì có nhiều như số nhạt bụi thế giới hải. Bấy giờ, Bồ Tát Phổ Hiền muốn thuật lại nghĩa trên, bèn nương thần lực của đức Phật, quán khắp mười phương mà nói bài kệ rằng. Trong mỗi hạt bụi nhiều biển cõi Xứ sở khác nhau đều nghiêm tịnh Như vậy vô lượng vào trong một Mỗi mỗi phân biệt chẳng tạp loạn.

Dần dần vì Vô minh Trí Huệ bị u ám thành Trí Tuệ rồi thành Tri thức vô mình như ngày nay của nhân loại. Trí Huệ là Đức của Phật Tánh trong Phật giáo và là Thánh Linh của Chúa Trời/Đấng Sáng thế. Đức Phật thương nói: "lời nói của chư Phật chẳng có hư vọng". Chúng sanh vì vô minh nên chỉ tin vào khoa hoc nên phạm nhiều sai lầm tốn kém.

Chất Đen và Lực Đen là thể vô hình siêu nhiên có thể là sản phẩm trực tiếp liên hệ đến "Chân Không diệu Hữu" sau Big Bang.

- Trơ lại Bản Tâm là phẳng lặng không sinh diệt, nhưng vì Vọng niệm là có sanh. Sanh ra có thể Diệu Minh) (Diệu Minh) (Diệu= Vi diệu, Mầu nhiệm, Minh= Sáng) và Vô Minh. Diệu Minh là Niết bàn/Thiên Đàng. Vô Minh là thế giới đảo điên (Kinh Lăng Nghiêm: Vì ***Điên đảo*** *"mà* ***vọng kiến*** *nhận là* ***có tính sinh*** *ra, từ chỗ rốt ráo là không, lại thành rốt ráo là có").* Cái "có Sanh" đó là không có gốc rễ, hư vọng và thành "Nghiệp". Vì mất cội rễ nên không thể về gốc rễ được! . Rồi từ xoay vần, đồng nghiệp thì đồng cảm thành ra chúng sanh Điên đảo (con người Điên đảo). Khi tu hành sạch hết Vô Minh thì không đương nhiên nhập Niết bàn mà cần phát Tâm mới nhập Niết bàn.

2. Tứ Đại va Ngũ Hành

Bản Giác là Không (là Phật Tâm/Phật Tánh). Khi sanh ra Vô Minh (cũng là Thức),, thì trước hết sanh ra Thủy. (chú ý: trong Cựu Ước, Thủy/Nước = Thức=Tâm phân biệt là có trước tiên trong Sáng Thế. Quan niệm khoa học cũng vậy, hể hành tinh nào trong vũ trụ có nước thì có lẽ có sự sống), Địa Hỏa và Gió (tứ Đại). Vì là Không nên Vô Ngã và cũng vì Tứ Đại thuộc về Sắc trong Ngũ Ấm là vô ngã, vì vậy Tứ đại có khác với Ngũ Hành của người Viễn Đông gồm 4 thành phần + Ngã = Ngũ Hành. Lại nữa quan niệm Ngũ Hành không có ở Ấn Độ thời đức Phật nên Đức Phật không dùng đến và ít phổ biến ở bán đảo Ấn Độ ngày nay nên sự tương quan giữa các thành phần của Tứ Đại là khác với Ngũ Hành.

Do Tứ Đại nhiễm "Sát, Đạo (trộm cắp) Dâm và Vọng (ngữ) " khởi thành duyên mà tạo nên thế giới sinh vật này, luân hồi ràng buộc nhau trong gia tộc. Đi xuôi theo dòng đời từ Thánh Linh của Thiên Chúa Giáo hay Phật Tánh của Đạo Phật thì có thế giới ngày nay. Đức Phật nói: "Từ cõi luân hồi, khi đi ngược dòng rồi thành Phật, ví như vàng ròng luyện từ quặng không thể nào trở thành quặng được "(tức là không trở lại cõi luân hồi nữa).

Đức Phật dạy cho A Nan là người tu Thiền đạt Tam Minh (Biết chính mình quá khứ vị lai + sinh tử của các chúnh sanh + cách đoạn trừ các tật xấu/lậu), chứng được sự vô biên trong sự tiến lóa của muôn vật không có giới hạn Vô Biên trong quá khứ vị lai và liên tục (Kinh Lăng nghiêm, quyển số 9). Người tự thấy được cội nguồn của muôn loài từ Bản Tánh. *Thuyết của Darwin cũng nhấn mạnh sự liên tục của muôn vật và loài.*

2. VỌNG NIỆM, TRÍ HUỆ, VÔ MINH VÀ SỰ TẠO THÀNH DANH SẮC

Vọng niệm có thể là tương đương với Big Bang. Trong quan niệm nầy, giả thuyết không nói đến năng lượng kinh khung khở đầu cho sáng thế, có lẽ là không cần thiết vì chân không có thể cung cấp nguồn năng lượng vô tận đó để tao ra nhiệt độ và năng lương cần thiết cho phản ứng kết hợp hạt nhân khi nhiệt độ nguội dần. Cho nên sự kiện vũ trụ tiếp tục giãn nở và tăng tốc là không là vấn nạn với vọng niệm khởi lên từ chân không. Khoa học gia nghi ngờ đó là Lực đen Cũng như vậy chất tối/đen cũng sanh ra từ chân không. Chất tối va lực tối/đen chiếm 95% vũ trụ. Vật chất lục quan biết đuọc (baryonic matter) chỉ vỏn vẹn có 5% vũ trụ

Chất tôi/Dark Matter trong Vủ giải Ngân hà và Địa cầu.

Chất Đen cũng được ghi nhận trong kinh Đại Bản (trong kinh bộ Nikaya hay A Hàm) . Kinh mô tả sự đản sanh của Đức Phật khi Ngài Nhập Thai

Kinh Lăng Nghiêm và Trí Huệ diệu Minh:

Bấy giờ, Thế Tôn bảo Phú Lâu Na và hàng A La Hán lậu tận vô học (*hết tội, nghiệp và không cần học hỏi*) trong Hội rằng:

- Hôm nay, Như Lai vì cả chúng trong Hội này hiển bày tánh Chơn Thắng Nghĩa trong thắng nghĩa, khiến hàng định tánh Thanh Văn và tất cả A La Hán chưa được Nhị Không *(nhân ngã không và pháp ngã không)*, phát tâm hướng về thượng thừa, đều được chỗ tu hành chơn chánh, thiết thực chẳng xao động của cảnh giới tịch diệt nhất thừa, các ngươi hãy chú ý nghe.

Phú Lâu Na và đại chúng kính vâng pháp âm của Phật, yên lặng ngồi nghe. Phật bảo:

- Phú Lâu Na, như lời Ngươi nói, Bản Tánh trong sạch, sao lại bỗng sanh núi sông đất đai. Ngươi chẳng thường nghe Như Lai dạy rằng: Tánh giác diệu minh, bản giác minh diệu hay sao?
- Bạch Thế Tôn, vâng ạ, con thường nghe Phật khai thị nghĩa này.

Phật bảo:

- Ngươi nói giác minh, là do tánh minh được gọi là giác; hay là cái giác bất minh, gọi là minh giác? (*GIÁC: cái Biết*)

Phú Lâu Na nói:

- Nếu cái bất minh này gọi là giác, thì chẳng có sở minh.

Phật bảo:

- Nếu chẳng có sở minh thì chẳng có minh giác, có sở chẳng phải là giác, không sở chẳng phải là minh, chẳng minh lại chẳng phải tánh trạm nhiên sáng tỏ của Bản Giác. Vì tánh giác ắt minh, vọng cho là minh giác, Bổn Giác chẳng phải sở minh, do chấp sự minh nên lập sở minh, sở minh đã vọng lập, thì sanh cái năng minh hư vọng của Ngươi.

(*Phú Lâu Na: tại sao từ Vong niệm làm nên thế giới ...Phạt trả lời là:*
Tánh giác là diệu minh (thần kỳ tạo ra thiên xao)
Bồn giác là minh diệu (thiện xảo làm ra sự thần kỳ) dựa lên Phật tánh
Sở là não bộ, Giác là giác quan/cái Biết dựa lên Sở
Nến Sở chẳng minh thì giác chẳng minh
Vì tánh giác (Tánh là Bản /Gốc) chắc chắn là minh, vọng vẫn còn là minh giác khi sanh cái Sở/ năng minh bắt đầu bị hư vọng. Nói gọn hơn giác quan bị lâm tưởng cho nhận thức lúc nào cũng đúng nhưng thật ra có thể sai. Đó là Vô minh)

Ở trong chẳng đồng dị, vọng chấp thành dị, (giống như OB Adam khở tâm phân biệt) khác với cái dị này, do sự dị mà lập sự đồng (do lầm tưởng), tướng đồng dị đã sanh, từ đó lại lập ra cái chẳng đồng chẳng dị. Nhiễu loạn như thế, đối đãi nhau sanh ra mỏi mệt, mỏi lâu thành trần, tự hỗn tạp lẫn nhau, do đó sanh ra trần lao phiền não, khởi dậy thành thế giới, tịch lặng thành hư không; hư không là đồng, thế giới là dị, do đồng dị lập ra chẳng đồng chẳng dị, ấy là pháp hữu vi, cái vốn chẳng đồng dị của Bản Giác, mới thật là pháp vô vi.

(*Vọng làm nên vô minh, vì vô mình sanh ra tâm phân biệt đồng dị tạo nên mâu thuẫn đối lập để tạo ra pháp hữu vi và danh sắc*)

Bản giác tánh không, chẳng minh chẳng vô minh, tùy theo nghiệp thức biến hiện nên vô minh bắt đầu; một niệm vô minh bỗng khởi, thì Bản Giác lìa tánh không mà sanh vọng minh, tánh không cũng lìa Bản Giác mà sanh ám muội. Bản Giác sanh vọng minh thì phát ra thức, chỗ trong lặng chẳng lay động của thức tinh (*nguồn gốc của thức*) tức là THỦY, tánh "không" sanh ám muội, kết tụ thành sắc, tức là ĐỊA (*trái đất*), ĐỊA và THỦY nhiễu loạn nhau thành PHONG *(Bầu khí quyển bao phủ trái đất).* Vì tánh "không" bị ám muội, cố chấp cái năng minh thành chướng ngại, nên vọng cho Bản Giác là sở minh, năng sở nhiễu loạn, nên có tánh biến hóa của HỎA, ngọn HỎA xông lên, nên có hơi THỦY khắp cả mười phương hư không. HỎA bốc lên, THỦY chảy xuống, giao lộn vọng lập thì THỦY ướt thành biển cả, đất khô thành lục địa. Do nghĩa này, nên trong biển cả HỎA thường phun lên, trong lục địa sông ngòi thường chảy. Thế THỦY kém thế HỎA thì kết thành núi, nên khi đập đá núi thì có tia lửa; thế ĐỊA kém thế THỦY thì mọc lên thành cỏ cây, nên đốt cỏ cây thì thành đất, vắt ra thì có nước. Tứ đại giao lộn lẫn nhau vọng sanh nhân quả, do nhân duyên này nên thế giới tương tục

UPN LOÀI

(*Bản giác lìa tánh bất đồng dị vì vô minh nên sanh ra tâm phân biệt. Tâm phân biệt gọi là THỨC). Thức lấy chỗ yên tỉnh làm ra THỦY>ĐỊA>PHONG>HỎA. Vì vậy Giác mình lỗi lầm làm ra Thức mà có vũ trụ, sự sống và thế giới ngày nay*)

Phú Lâu Na hỏi (tại sao):

- Thế Tôn! Nếu Diệu Giác này vốn nhiệm mầu sáng tỏ, cùng với tâm Như Lai chẳng thêm, chẳng bớt, khi không bỗng sanh các tướng hữu vi như núi sông, đất đai; .....?

Phật bảo:

- Theo như ngươi hiểu, sao lại còn hỏi Diệu Giác của chư Phật lại sanh núi sông đất đai .....;

(Trong đoạn nầy, một lần nữa nói về diệu giác tạo ra vật chất,)

3. SỰ TẠO RA MUÔN LOÀI

Sau đây là đoạn kinh Lăng Nghiêm mô tả cảnh giới về Sáng thể tạo ra muôn loài, thấy được trong thiên định:

- A Nan! Người tu thiền định, khi dứt được HÀNH ẤM, các tính sanh diệt lăng xăng chuyển động của thế gian bỗng được tan rã, các nghiệp báo luân hồi, sự cảm ứng vi tế như chỉ tơ gần được đoạn dứt, sắp được minh ngộ nơi cõi Niết Bàn, như gà gáy lần chót, trời bắt đầu rạng đông. Lục căn hư tịnh, chẳng còn giong ruổi cảnh trần, trong ngoài trạm nhiên sáng suốt, cho đến nhập vô sở nhập: thấu suốt cội gốc thọ mạng của 12 loại chúng sanh trong mười phương, chấp vào cái cội gốc đó, các loài chẳng đến với nhau, mà ở nơi mười phương đều đồng một cội gốc, sự phát hiện chỗ ẩn bí đó, như trời gần sáng mà chưa sáng, rạng đông kéo dài, đây gọi là phạm vi của THỨC ẤM *Nếu ở chỗ đồng ấy, nhờ sức thiền định mài giũa lục căn, đến thấy nghe thông nhau*

-

(ý nói khi tu Thiền đã sách Vô Minh (cuối cùng là Hành và Thức Ấm/Uẩn= che mờ) thì sẽ thấy tấc cả các loại (12 loài = 4 phương x 3 thì quá khứ hiện tại vì lai) ở mọi nơi (10 phương= 8 hướng +trên và dưới) tuy xa rời nhau nhưng đều chung một gốc. Trái lại theo Darwin con Người và Vượn Chimpanzee đề có chung gốc là Khỉ Bonobo)

4. Phật Giáo Vô thần hay Hữu thần?

a) Quan niệm Hữu Thần : một cách phổ thông, quan niệm dựa trên sự hiện hữu của một Đấng Tạo hóa tối cao với chủ đích tạo ra một thế giới hợp lý và con người với khả năng toàn diện trên mọi sinh vật khác. Điển hình là trong Cựu Ước của Thiên Chúa Giáo, Đấng Tối Cao là Đức Chúa Trời đã tạo ra thế giới trong sáu ngày liên tiếp. Trước tiên là tạo ra Trời Đất là một khoảng trống không. Từ khoảng trống không trên mặt Nước Tánh Linh tạo ra Ánh sáng, Đất và các sinh vật. Trong Phần Sáng Thế trên, Đức Chúa trời là Duy nhất và dùng Quyền Năng để tạo Thiên nhiên, Con Người mang hình ảnh của Ngài. Quyền năng đó cũng có thể hiểu là Thánh Linh/Tâm linh và cũng có thể hiểu là chính Đức Chúa Trời.

b) Quan niệm Vô Thần ngược lại tin là sự tạo dựng thế giới là một Sự Tình cờ/ Ngẫu nhiên để đưa đến sự chọn lọc tự nhiên. Sự kiện, vật thể hay Sinh vật nào không thích ứng thì bị đào thải. Sự Tình cờ / Ngẫu nhiên thường gặp sự phê phán từ người có quan điểm Hữu Thần, là sự khó hiểu để giải thích sự hoàn chỉnh của quả địa cầu ở vị trí đắc địa nhất, vùng ven biên trong dải ngân hà để có sự sống. Các nhà khoa học thiên về Hữu Thần thường nói sự lệch lạc đi một chút ở quả địa cầu cũng khiến sẽ không có sinh vật, nhất là cho đến nay, sự sống ở quả địa cầu nầy là duy nhất. Đó là chưa kể sự độc đáo của thế giới và nhất là của con người với Trí tuệ. Ngược lại sự hiện hữu của Đấng Toàn năng của quan điểm Hữu Thần cũng gặp khó khăn để giải thích sự phát sanh ra Đức Chúa Trời, sự hiện hữu và sự thực thi quyền Tối thượng.

Vô thần dùng trong bài viết ở đây là hiểu theo nghĩa rộng không chấp nhận sự hiện hữu của Một Đấng Tạo hóa nhưng vẫn chấp nhận sự hiện hữu của phần Hồn và Tâm Thần sau khi chết. Theo quan niệm như vậy Phật giáo hay Tôn giáo Đa thần là Vô thần.

c) Phi Thần /Vô Thần (Atheism) ở đây cần phân biệt với quan niệm Vô Thần theo nghĩa hẹp và Hiện sinh. Trái với quan niệm Vô Thần là theo nghĩa hẹp phủ nhận thế giới Tâm linh. Chủ Nghĩa Phi Thần (Non-Theism) là không tin là có Thần linh và hoài nghi về các hiện tượng siêu hình. Những người nầy tin vào thế giới hiện tại, sống cuộc sống hiện tại, Hiện sinh, Nhân văn/Nhân bản/duy Con Người. Họ phủ nhận một cách khác nhau vai trò Thánh linh, Tâm linh/Phật tánh và có thể cả phần lớn của Tạng Thức.

d) Đối với Phật giáo không có hình ảnh của Đức chúa Trời. Hình ảnh Tối cao là các Đức Phật, hay "Mười Phương Chư Phật" và với Đấng Tối cao thể hiện qua Phật Tánh. Phật tánh thì trống không nhưng có tất cả "Chân không Diệu Hữu". Phật bảo với Ngài Tu Bồ Đề: "Phàm chỗ có Tướng đều là hư vọng. Nếu thấy các Tướng chẳng phải Tướng tức thấy Như Lai", "Không có Pháp nhất định Như Lai có thể nói" vì " Pháp và Phi pháp là giả" và "Nói là Phật Pháp đó tức là chẳng phải Phật Pháp". Phật nói bài kệ:

Nếu do Sắc thấy Ta. Do âm thanh cầu Ta.
Người ấy hành Tà đạo. Không thể thấy Như Lai.

Vậy thì sự giống nhau của hai Đại Tôn giáo trên là Thánh Linh là Chân Không (khi Đức Chúa Trời sáng Thế) và Chân Không của Phật Tánh, Bản Tánh Diệu Minh thể hiện trong câu Chân không Diệu hữu hay Sắc tức thị Không, Không tức thị Sắc.

(Chú ý là từ ngữ DIỆU theo từ điển Phật học Đoàn Trung Còn là: Tốt đẹp sáng láng, ngon ngọt, sạch sẽ, tinh tế, nhiệm mầu. Những Đức ấy nói không xiết, nghĩ không cùng, tức là cái lý thật của Tướng vậy. Chư phật và Bồ Tát có nhiều chỗ Diệu như Cảnh diệu, Trí diệu, Hành diệu, Ngôi vị diệu, Pháp diệu, Cảm ứng diệu, Thần thông diệu, Thuyết pháp diệu, Quyến thuộc diệu, Lợi ích diệu, Bổn nhơn diệu, Bổn quả diệu, Quốc độ diệu, Quốc lộ diệu, Thọ mạng diệu, Niết bàn diệu).

Trong kinh Lăng Nghiêm Đức Phật chỉ ra rằng: Từ Bản Tâm Diệu Minh , bỗng Khởi Vọng Niệm (=Thức= suy tư) nên tuần tự sanh ra Tánh , Từ Tánh ra Giác tự đó thành Ngũ Ấm thế giới với sinh vật và con người tất cả cùng một gốc. **Như vậy có sự tương đồng giữa Ý chỉ của Thượng Đế/Thiên Chúa Giáo và sự Khởi vọng Niệm /Phật Giáo.**

Sự khác nhau của Hai Đại Tôn Giáo là chỉ có Một Giáo chủ duy nhất là Đức Chúa Trời trong Thiên Chúa Giáo. và Bản tâm không Vọng Niệm Mười Phương Chư Phật mà không dùng từ "Thượng Đế để tuyên bố" Trong Phật Giáo (các Đức Phật đều giống nhau). *<u>Trong kinh Lăng Già khi Bồ Tát Đại Huệ hỏi về tính cách Vô Ngã, Đức Phật Thích ca Mâu Ni chỉ rõ là Đức Phật hiện ra dưới hình thức này hay hình thức khác tùy cơ duyên của chúng sanh. Những hình thức đó là Vô Ngã, vì vậy Đức Tây Phương, Đông Phương chỉ là tên gọi cho sự Thị hiện của các Ngài</u>*. Tóm lại các

Đức Phật đều là như nhau và là thể hiện Phật tánh. Nói cách khác Phật tánh là cơ nguyên tự đó khởi nên các Đức Phật khác nhau. Con người có NB và Nội Thức. Phật tánh hiển hiện trong Nội Thức hay đúng hơn NT dựa vào Phật Tánh. Khi Nội Thức có hình ảnh cao quý nhất và tương ứng với Đức Phật thì Phật tánh/Bản Tánh Diệu Minh sẽ được Thị hiện dưới hình Thức Đức Phật. Tương tự như vậy, Thánh linh thì Thị hiện khi con người có Nội Thức chứa đựng hình ảnh cao quý tương đương đẳng cấp của Đức Chúa. Cũng như vậy, Thiên Chúa Giáo có Ba ngôi (Trinity) để chỉ **Thiên Chúa duy nhất nhưng thị hiện khác nhau ở Ba Ngôi là Chúa Cha, Chúa Con, Chúa Thánh Linh**. *Thiên Chúa hiện hữu trong ba ngôi vị .(https://vi.wikipedia.org/w/index.php?title=Ba_Ng%C3%B4i&action=edit&section=5).*
"Ba Ngôi bình đẳng, đồng tồn tại vĩnh cửu, có cùng một bản thể (*Ousia*), quyền năng, hành động và ý chí. Thiên Chúa là đấng Tự minh mà có, không do ai tạo thành, không có khởi đầu và không có kết thúc. Chúa Con được sinh ra từ Chúa Cha. Chúa Thánh Linh nghiệm xuất từ Chúa Cha (hay từ Chúa Cha và Chúa Con). Ba Ngôi tuy riêng biệt nhưng cùng một bản thể và một quyền năng như nhau, nên Ba Ngôi chỉ là một Thiên Chúa mà thôi (ở Ba Ngôi Chúa Cha, Chúa Thánh Thần, Chúa Con: tất cả là Vô Ngã nên như nhau).

Đức Phật cũng thị hiện qua Ba Thân: Pháp thân, Hóa thân (trong Thiền Định) và Báo thân (Hiện đời).
Vì vậy Hữu Thần hay Vô Thần chỉ là tên gọi theo quy ước. Khi nói đến Đức chúa Trời thì hình ảnh thấy được là Chúa Jesus độc tôn và ***Đức Chúa Trời tự minh mà có.*** Khi nói đến Bản Tâm (cũng tự hiện hữu thì hình ảnh thấy được là Một trong các vị Phật và là từ ***Vọng Niệm Minh Diệu*** hay có thể gọi là Diệu Vọng Niệm. Phật giáo vẫn là Vô thần như tên gọi, và Thiên Chúa Giáo là Hữu thần, nhưng quan niệm Sáng thế chỉ có Một Đấng quyền lực tối thượng vi diệu.

Tuy nhiên vấn đề Hữu Thần và Vô Thần cần được hiểu trên phương diện Khoa học. Trong quan niệm Hữu thần, nguồn gốc của Sự Sống là có chủ ý từ Đức Chúa Trời để tạo nên thế giới. Các Nhà Khoa học có khó khăn trong quan niệm sự sống xảy ra là sự tự nhiên từ các phản ứng Hóa học vì sự hợp lý trong các chuỗi phản ứng liên lục từ chất vô cơ đến hữu cơ rồi sự sinh sản ra các Proteins. Từ sau khi Darwin chủ trương thuyết Darwinisn tiến hóa và chọn lọc thiên nhiên, Thuyết về nguồn gốc sự sống là do tự nhiên trong phản ứng Hóa học đã bắt đầu có điểm dựa, dễ được giới khoa học chấp nhận. Kế đến Oparin, Haldane và Farone đã lần lượt chứng minh sự sống có thể tự nhiên phát sinh và tăng trưởng trong phòng thí nghiệm. Nói cách khác không cần một quyền năng Tối thượng để điều hợp theo chủ ý. Ngược lại Quan niệm Vô Thần hay Đa thần ít khi đặt ra vấn đề Sáng Thế. Có thể, nguồn gốc của sự phát sinh ra Sự Sống là sự Liên tục Tự nhiên và Tình cờ (Stochastic) nên không cần bàn đến, hay là Phật pháp là Thế gian pháp chỉ chú trọng đến sự thiết yếu sống còn sinh tử mà thôi.

Tuy nhiên sự phát sinh ra thiên nhiên cũng mầu nhiệm vi diệu không khác gì sự chọn lọc Thiên nhiên, ý chỉ của Thượng Đế và Vọng niệm Diệu Minh bên Phật giáo.

Dẫu sao vẫn có điểm chung của hai quan niệm trên. Đó là sự hiện hữu một Đẳng cấp Năng lực Siêu việt làm nên Sáng Thế/ Sinh vật. Năng Lực ấy có thể thấy một cách đơn giản nhất trong dòng Tế Bào Mầm Giống: Dòng Tế Bào này là nguyên vẹn từ Vô thủy, không bị pha trộn bởi thế giới Hiện sinh .

KẾT LUẬN
Khoa học vẫn còn rất non trẻ chỉ biết không quá 5% vủ trụ bao la

- Con nguời là đươc Thượng đế, Đấng sáng thế tạo ra. Cha Mẹ và động vật thấp hơn nguời chỉ cưu mang che chở huớng dẫn con cái. Hiểu ngược lại là một sai lầm to lớn do quan sát và do khoa hoc mà thiếu trí huệ. Khỉ Vươn không thể nào la thủy tổ của loài nguơi nhưng cưu mang tế bào mầm giống lòai người
- Thế giới tạo nên do sư xếp đăc thiện xão của Đấng tạo hóa. Rất khó quan niệm là do sự tình cờ hay tai nạn vì cần rất nhiều sự tình cờ và rất nhiều tai nạn tuần tự và liên tục
- Big Bang có nhiều điểm giống Vọng niệm ở chổ tạo ra thế giới từ một chấn động cục bộ nhỏ làm nên chấn động lan tỏa và tiêp tục bành truớng đẻ tạo ra không gian và thời gian. Tuy nhiên Big Bang cũng như thuyết Lượng tử là thuyết không hoàn chỉnh. Thuyết Big Bang không đũ để giải thích sự tạo ra quy của thiên nhiên và con người. Thuyết lượng tử cũng không hoàn chỉnh vì chưa hiểu tại sao hạt lượng tử cùng một hệ thống dù xa nhau vẫn biết nhau. Sóng và hạt không thể hiện cùng nhau trong cùng thời điểm, tương tự như Ba Ngôi Chúa hay Ba Thân Phật không xuất hiện cùng một lúc. Tuy nhiên sự thể hiện Chúa hay Phật cùng một lúc ở nhiều nơi là tương tự với hiện tượng liên kết cùng khắp của hạt lượng tử
- Cho nên tín ngưỡng và thần quyền là

cần thiếc và song hành với đời sóng vật chất. Đức Phât nói trong kinh Nikaya (tương đương kinh A Hàm Nam Tông)

Này Ananda, thật giống như đã hỏi ý kiến các vị thiên thần ở cõi trời Ba mươi ba, các đại thần ở Magadha, Sunidha và Vassakara đang xây thành trì ở Pataligama để ngăn chặn dân Vajjì. Này Ananda ở đây với thiên nhãn, thanh tịnh, siêu nhân Ta thấy hàng ngàn thiên thần tụ họp tại các trú địa ở Pataligama. Chỗ nào có thiên thần có đại oai lực tụ họp, các vị ấy khiến tâm các vua chúa, các đại thần có đại oai lực, hướng đến sự xây dựng các trú xá. Chỗ nào các thiên thần bậc trung tụ họp, các vị ấy khiến tâm các vua chúa, các đại thần bậc trung hướng đến sự xây dựng các trú xá. Chỗ nào các thiên thần bậc hạ đẳng tụ họp, các vị này khiến tâm các vua chúa, các đại thần bậc hạ đẳng hướng đến sự xây dựng các trú xá. Này Ananda, chỗ nào các vị Ariyans an trú, chỗ nào các nhà thương mãi qua lại, chỗ ấy sẽ thiết lập một thành thị bậc nhất tên gọi là Pàtaliputta, một trung tâm thương mãi. Nhưng này Ananda, Pàtaliputta sẽ bị ba hiểm nạn về lửa, về nước hay chia rẽ bất hòa. ý kinh nói: Phật bảo Ngài A Nan là ở xứ Magada khi xây thành lớn nhỏ đều có các Thần linh đẳng cấp cao thấp tương ứng, tụ họp lại để phù trợ. Đức Phật cũng tiên đoán hiểm nạn của Thành nầy trong tương lai).

- Khoa học là cần thiết cho đời sống vật chất khi con người cần có thân sắc (ngũ uẩn) để phát triển kỹ thuật. Nhưng ngoài phần sắc còn có phần siêu hình (Thọ Tưởng Hành Thúc) đời sống tâm linh là cân thiết hơn để diệt khổ, vả trở về cội nguồn của bản tâm bình đẳng và tỉnh lặng . Thần quyền không những cần thiết cho sáng thế mà còn là rất quan trọng vi chi phối mọi hoạt động của đời sống thường nhật. Quan niệm rằng Tôn giáo làm ra ảo tưởng làm con nguòei lệ thuộc vào vao Thuộng Đế. Freud cũng như nhiều người đông huơng của Ông rằng tin vào Thượng Đế là con người còn tiếp tục sự nô lệ hơn là già dặn hơn.

Người Tây Phương kể cả lảnh Đạo tôn giao thường thông suốt kinh Nikâya hơn là những kinh Phật giáo khác. Những vấn đề có tình cách thuần lý cơ bản về gốc rễ của Đạo được giãng giải nhiêu trong kinh Đại thừa như Lăng Nghiêm, Hoa Nghiêm hơn là trong kinh Nikaya. Vì vậy có sự nhầm lẫn cơ bản rằng Kinh Phât ít nói về Sang the và thấn quyền trong Sáng thế. Phân tich trong bài viết cho thấy không có khác biệt đáng kể về sáng the, và Thần quyền giữa Thiên Chúa Giao, Đạo Hồi và Phật giáo. Đấng Sàng Thế, Đức Chúa Trời và Chân Không Diệu hữu vớt Trí Huệ Bát nhã là không khác biệt ngòai tánh chất Nhân cách hóa Đấng sáng thê. Vì vậy khó để chối rằng Đạo Phật là Đạo hữu Thần.

III. . **QUANTUM MECHANIC** (H1.19,20)

Vì TR có tính cách Siêu hình và vì Phật giáo có quan niệm Vô thường về thế giới vật chất nên có khuynh hướng và cũng là trào lưu liên hệ TR và Phật giáo với Cơ khí Lượng tử .

Cơ Lượng Tử là lý thuyết mô tả trạng thái của các hạt Cơ Lượng Tử như photons, electrons, quartz... và không áp dụng cho Thế giới đại thể (Macroscópic). Thế giới đại thể kể luôn cả vũ trụ với tinh tú ngân hà thiên hà...được Einstein diễn tả trong Thuyết Tương đối. Đó là thế giới khẳng định, vật chất có thể đánh giá được bằng trọng lượng, vận tốc, vị trí....Ngược lại trong phạm vi nguyên tử và lượng tử (sub-atomic level/quantum) vị trí và vận tốc... lại không có chỉ số nhất định khi đo cùng một lúc và bị ảnh hưởng bởi người và dụng cụ đo lường dựa trên nguyên tắc hoài nghi Heisenberg của trường phái Copenhagen đứng đầu là Niels Bohr. Tuy nhiên, có sự bất hợp lý trong quan niếm trên vì người ta không biết giới hạn giữa đại thể và vi thể

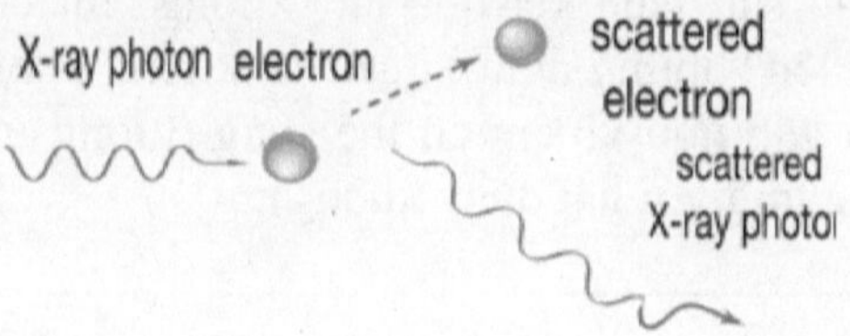

H.1.19. Khi Xray photon bắn vào electron thì electron bi dịch ra khỏi vị trí cho nên vận tốc và vị trí thay đổi trở nên ẩn số

Hạt lượng tử còn khác với thế giới đại thể vì hạt không có hình tượng khẳng định, *khi muốn quan sát lượng tử ở dạng hạt thì lại khám phá ra dạng sóng và ngược lại khi muốn quan sát ở dạng sóng thì chỉ thấy được ở dạng hạt (ánh sáng co hai dạng là khẳng định tính nhị nguyên của thế giới vô thường nầy). Khi không ai quan sát thì hạt ở trạng thái vừa hạt và vừa sóng.* Đó cũng là tại sao hạt lượng tử không có vị trí nhất định khi muốn tìm nó nhưng cũng biết với một sát xuất là nó ở đâu đó trong một khoảng không gian. Tuy nguyên tắc hoài nghi của Heisenberg trong Cơ Lượng Tử (Quantum Mechanic) phát xuất từ Thế giới vi thể nhưng vẫn có ý nghĩa trong đời sống. Schrodinger bày ra thí nghiệm tưởng tượng hạt Photon bắn vào trong hộp chứa một con Mèo và có dụng cụ kích động có thể giết con Mèo nếu Photon xoay theo chiều thẳng đứng (Schrodinger's cat). Khi Photon xoay theo chiều ngang thì dụng cụ trên không hại con Mèo. Khác với Thế giới đại thể, trong đó, sự vật là được khẳng định, ở Thế giới vi thể, theo cơ cấu lượng tử thì Photon không có chỉ số đo nhất định trước khi được quan sát/hay đo lường: có thể xoay ngang hay dọc, có nghĩa là con Mèo có thể vừa sống và vừa chết!. Quan niệm trên cho thấy vai trò của sự quan sát thật sự có ý nghĩa trong đời sống. Sự hoài nghi, và tính chất không thực tế của thế giới lượng tử/lân hư (như Đức Phật dùng khi giảng kinh) cho thấy tánh cách ảo trừu tượng của thế giới vi mô, Thế giới vĩ mô lại dựa trên thế giới vi mô, cho nên cơ lượng tử cũng đã nói thay cho Đức Phật thế giới là ảo tưởng vô thường vì dựa trên vật chất ảo ***Kant đã không sai khi nói***

là "Con người chẳng biết gì về sự việc của chính mình mà là chỉ biết qua kinh nghiệm về vật thể" (ý nói hiện tượng được quan sát)

Đơn giản hơn, ánh sáng thể hiện dưới hai dạng sóng và hạt là phản ảnh tính chất nhị nguyên của vật chất và vô thường. Co người có hai nhân thể (hai Hồn), nhung ở mỗi hời điểm, ngươi ta chỉ có thể thể hiện một nhân thể lựa chọn thôi. Cho nên tuy ánh sáng có hai dạng , nhưng tùy theo cách quan sát, bạn chỉ có thể thấy một dạng thôi, dang kia bi che lấp bới sự chú ý! (càng chú ý thi càng mù lòa do vô minh).

Trong thế giới hoài nghi, cũng có thể quan niệm tương tự như với Schrodinger sau đây: hạt Photon trong hình A có thể ở chiều quay lên hay xuống khi người ta quan sát: Nếu kết quả là: "xuống" thì cũng có nghĩa là có hạt khác ở vị trí "lên" nhưng người quan sát không thấy được. Trong hình B: khi con Mèo gặp nguy hiểm có thể sống (tương ứng với hạt quay lên) hay chết (tương ứng với hạt quay xuống):

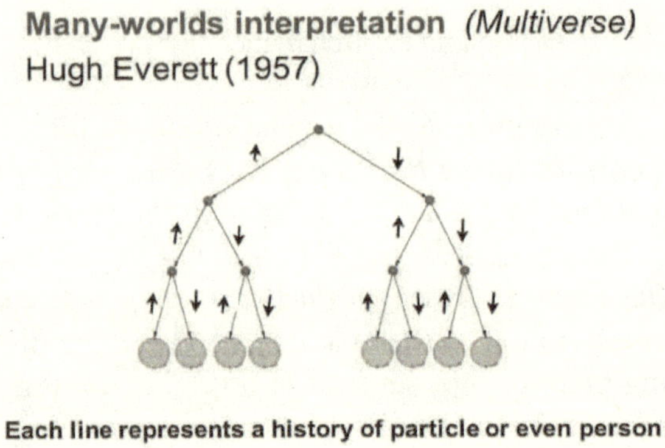

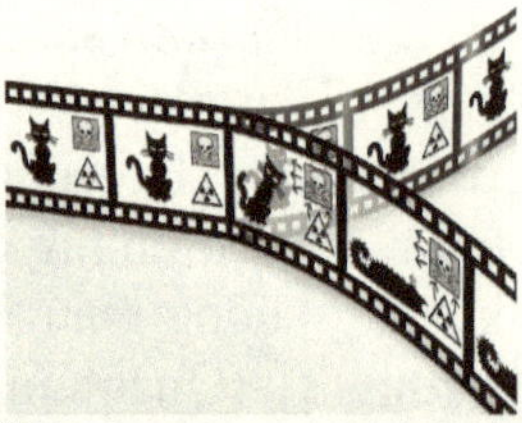

A B

H. 1.20 A. Trong khi xem xết hạt trong thí nghiệm, hạt có thể quay lên hay xuống theo nguyên tắc Heisenberg. Một trong hai trường hợp là được quan sát và trường hợp kia cũng xảy ra nhưng ở một thế giới khác cũng thật như thế giới này. Như vậy mỗi khi quan sát, quan sát viên đã vô tình tạo ra hai thế giới (lưỡng cực)

B. Thế giới như thước phim chia đôi nhưng khác nhau. Con Mèo trong thí nghiệm tưởng tượng "Schrodinger's cat" đang gặp nguy, có thể sống hay chết: một phía con Mèo còn sống, phía kia con Mèo chết.

Tương tự như vậy, năm 1955, Hugh Everett III, (1931-1982) trong luận án PhD ở Princeton đề nghị thuyết Many Worlds Intepretation (Diễn nghĩa Đa Thế Giới) để nghị thêm một quan điểm mới cho trường phái Copenhagen về cơ chế lượng tử. Thuyết rơi vào quên lãng trong 10 năm trước khi được hâm nóng lại và được nhiều lý thuyết gia vật lý bàn luận và trở nên phổ thông cũng vừa sau khi Everett mất trong trạng thái đầy thất vọng và say nghiện.

Quan niệm như trên thì không khác gì quan niệm Dịch lý của Phương Đông đã đề cập trong phần đầu của chương sách này: Chỉ có Thái cực là độc tôn, còn lại trong thế giới này là lưỡng nguyên và đa nguyên. Nói một cách khác khó mà chắc chắn là thế giới của chúng ta đang sống là duy nhất: Con Mèo chết ở đây nhưng ở một thế giới tương tự như chúng ta con Mèo lại còn sống.

Năm 1988 Albert và Loewer thay thế quan niệm trên bằng quan niệm Diễn nghĩa Đa Tâm (Many-minds Interpretation) (Lockwood 1996). Vì là thực tại là do Tâm quan niệm" Nhất thiết duy Tâm tạo". Đa Tâm nầy khác với Đa thức /hay trong bịnh Đa nhân thể. Theo quan niệm trên Tâm là Nội thức, mọi người bình thường có thể có nhiều Tâm khác nhau cho một sự kiện/vật thể do sự quan sát khác nhau ở mỗi thời điểm khác nhau. (chỉ có Tâm Phật/Phật Tánh/Thánh Linh là duy nhất). Nói một cách khác, khi nội tâm đã được chọn sẵn, thì người quan sát chỉ nhìn thấy kết quả nào phù hợp với Nội tâm, vì TR chỉ có khi có Chú ý

Một vấn đề được bàn cải nhiều nhất là sự vô định trong cơ lượng tử. Khác với thế giới vĩ mô thế giới lượng tử có tính cách vô định vì khi đo lường người ta không thể nào quyết đoán được vị trí và vận tốc (velocity) cùng một lúc,.. Hai vật lý giá thuần lý Heisenberg và Schrodinger riêng rẻ bằng hai Phương trình toán học cho biết người ta chỉ biết hạt lượng tử ở đâu đó trong vùng chỉ định bằng Phương trình tóan học. Niels Bohr nói người ta không biết đường đi của hạt lượng tử, mà chỉ biết chung chung vị trí ở đâu đó khi đo lường. Đó là quan niệm/interpretation Copenhague. Hạt lượng tử bị ép buột phải cho ra số đo bởi người quan sát. Quan niệm trên đã không được Einstein đồng tình vì mặt trăng vẫn ở đó dù có được nhìn hay không. Với Nghịch lý EPR được Alain Aspect chứng minh đã khăn định Einstein là đúng. Phải chăng dụng cụ độ lường là sản phẩm của tri thức. Mà tri thức thì quá thô thiển so với Chân Không Phật tính nên Heisenberg không thể đo lường hạt được. Biết rằng Heisenberg tìm ra lý giải cho thuyết sát xuất của hạt trong một giây phút khai mở của trí tuệ trong một cơn chóng mặt/vertigo, khi Ông thấy có trong trí óc cái nhìn xuyên thấu vào hạt nguyên tử. Tuy vậy có lẽ cái nhìn ấy không thể so sánh với cái nhìn bằng trí huệ bát nhã của Phật. Cho nên lý thuyết của Heisenberg vẫn có khuyết điểm và không toàn vẹn. Phải chăng thuyết sát xuất là thể hiện sự yếu kém của tri thức về thực tại. Có thể là đơn giãn như vậy

Trong kinh Hoa Nghiêm Cảnh giới Phật và Bồ Tác và các Ngài thị hiện ở muôn vàng nơi chốn khác nhau cùng một lúc hay ở những cõi sắc và vô sắc. Sự thị hiện cùng lúc ở khắp nơi chốn có thể quan niệm dễ dàng nếu hiểu rằng Thân, Khẩu , Ý và cảnh giới Phật (gọi chung là Phật Tánh) bao trùm khắp Vũ trụ. Tương tự như mặt trời và mặt trăng đối với người trên quả đất, dù ở đâu cũng thấy trời trăng.

. Phật giáo khởi nguồn từ Ấn độ là nơi con người có cái nhìn sâu sắc về thiên nhiên và thần quyền. Khác với người Cực đông có khuynh hướng về quan niệm thiên nhiên cụ thể và thực tiễn nhiều hơn. Khổng tử (551 TCN- 479 TCN) là triết gia của đời sống thực tiễn và chủ quan, chú trọng đến đạo quân thần, xã hội lớp lang và gia đình thứ bậc. Ngài quan niệm về "Chính danh" tức là khẳng định (tương tự như Chánh Niệm trong Bát Chánh Đạo). Kinh dịch rất được Đức Khổng tử ưa thích và nghiên cứu.

Tuy trong Dịch có đề cập đến Thái cực, khởi sanh ra mọi biến đổi trong Dịch, nhưng Đức Khổng tử chú trọng nhiều đến các phần sau của Dịch về mối tương quan giữa các hào (vạch) trong quẻ Dịch. Lão tử (? 642 TCN - 471 TCN) hay Trang tử) sâu xa hơn khi đề cập đến Đạo bàn về hình thành của vạn vật từ cõi "Không tên", "Lù mù".

Người Ấn độ đã biểu hiện sự suy tư và hòa hợp với thiên nhiên đến độ cùng tột với Phật giáo. Cảnh giới quán chứng được ghi lại trong kinh điển Đại thừa là cảnh giới ít có ở văn sử Trung Hoa trước khi Sơ Tổ Thiền Bồ Đề Đạt Ma (470-543) đông du truyền với kinh sách của Phật giáo đến với đệ tử của Ngài. (chú ý: Trần Huyền Trang (602–664), cũng thường được gọi là Đường Tam Tạng hay Đường Tăng, là người thỉnh kinh và dịch thuật kinh Phật sau Bồ Đề Đạt Ma khoảng hơn một thế kỷ), Thế giới trong Kinh điển Phật giáo vượt hẳn sự tưởng tượng trong kinh điển Trung hoa vì vậy mới có khả năng vượt lên hạng thượng thừa, thừa khả năng cạnh tranh với văn hóa Kinh dịch Khổng Mạnh và Đạo của Lão Trang vốn ảnh hưởng sâu đậm trong người Hán. Thời gian ngắn nhất tính bằng sát na cực nhỏ đến độ không thể diễn tả bằng ngôn từ. Số lớn tính hàng tỉ lần đếm không hết. Thế giới và Công đức của Phật, Bồ tát vi diệu từ cõi vi trần và bao la khắp Đại vũ trụ là bất khả tư nghì. Hơn thế nữa, sự toàn giác của Đức Phật cũng đã đươc minh chứng bởi su tiến hóa của khoa hoc thực nghiệm. Vì vậy khi nói đến thế giới hiện hữu văn hóa Trung hoa thường có khuynh hướng khẳng định hơn là văn hóa Ấn Độ. Phật giáo thường đề cập đến nhãn quan về thế giới như hoa đom đóm thay đổi có lúc này và không có lúc kia. Quan niệm gần giống như Cơ cấu lượng tử: các hạt lượng tử không thể nào xác định được mà không bị thay đổi bởi con người. Phật giáo nói sự thay đổi thế giới đó là do cơ duyên xảy ra trong Nội Thức: có cơ duyên thì thành Nội Thức để nhận biết sự vật, hết cơ duyên thì nội Thức đó mất đi, vạn vật theo cảm quan đó cũng tan biến hay thay đổi đi. TR trong quan niệm Não Bộ học có thể đặt thí dụ cụ thể cho quan niệm về sự thay đổi sự vật của thế giới này. Nhất là khi áp dụng thuyết Quan niệm Đa Thế giới của Everett. Theo

Everett, vật chất, hình hài và các sự ngẫu nhiên xảy ra là hiện hữu, và những thứ giả định đó tuy có thật nhưng ở một thế khác đồng hành với thế giới nầy; hoặc trong Big Bang này hay có thể trong một Big Bang khác đồng hành với Big Bang nầy. Nói một cách khác để dễ quan niệm hơn sự hiện hữu hay không hiện hữu là do từ nội Tâm của mỗi người hay mỗi sinh vật, những thực tại này là có thật nhưng có thể không được quan sát hay quan niệm như vậy bởi những người hay sinh vật ở một vị trí khác trong thiên nhiên trong đại thể gồm nhiều thiên hà hay có thể nhiều Big Bang.

Tri Thức (TR) trong Khổng giáo được đề cao và triệt để dùng để cư xử trong Đạo Quân tử, và ít khi Khổng giáo dạy môn đệ. Nho giáo có quan niệm sâu sắc về hệ luận đi ngược lại vào trong quá khứ cũng như chạy dài ra tương lai. Đó là quan niệm xuất phát từ định đề chủ quán và khẳng định tương tự như quan niệm về đại vật thể khẳng định của Einstein. Nhưng Einstein lại quan niệm một tôn giáo như Phật giáo có tầm mức vũ trụ, vượt lên trên "Thượng Đế được nhân cách hóa", qua khỏi thần quyền và mặc khải/giáo điều để kết nối Tâm linh và Thiên nhiên... ("***Buddhism has the characteristics of what would be expected in a cosmic religion for the future: It transcends a personal God, avoids dogmas and theology; it covers both the natural and the spiritual, and it is based on a religious sense aspiring from the experience of all things, natural and spiritual, as a meaningful unity*****)**. Ngược lại Niels Bohr có khuynh hướng tách khoa học ra khỏi Tôn giáo khi Ông nói:" Phải nhớ rằng ngôn ngữ của Tôn giáo và Khoa học dùng cách khác nhau. Ngôn ngữ của Tôn giáo gần với ngôn từ trong thi ca hơn là Khoa học "*(...* ***But we ought to remember that religion uses language in quite a different way from science. The language of religion is more closely related to the language of poetry than to the language of science*****)**. Tuy Phật giáo chỉ ra một thế giới vô thường huyễn mộng xuất phát từ Biến kế sở tánh và Y tha khởi tánh, nhưng rốt ráo lại khi gạt sạch vết dơ bẩn của Tâm để Tâm trong sáng thì sẽ đạt đến viễn ảnh Viên thành thật. Mọi sự việc rõ ràng và có tự tánh, và như vậy lại đồng nghĩa với khẳng định. Không sai là khoa học ngày nay vẫn còn non trẻ để vẫn chưa xác định được ẩn số trong Cơ học Quantum về tính hoài nghi của vật chất lượng từ. Einstein cho đến cuối đời vẫn tin có ẩn số đó để phá tan sự hoài nghi đó nhưng Ông đã thất bại không thể nào chứng minh được.

Tuy TR giữ vai trò quan trọng để tu học đi đến giải thoát, nhưng TR và các Thức khác như Mạc Na Thức và Tạng Thức tuy góp phần vào Bát chánh Đạo nhưng cũng là trở ngại cho sự khai ngộ và đi đến giải thoát nếu không theo con đường Bát chánh Đạo mà lệch lạc ra hay đi chưa tới, thì cũng thành nhị thừa, ngoại đạo hay tà đạo.

Vì vậy Đức Phật nói: "*Này Đại Huệ, kinh nói ra là tùy căn cơ của chúng sinh không hiện thị được chân lý hiện Thị; lời nói không hiểu được cái như thực. Đó giống như gương chiếu phỉnh gạt lũ thú khát nước vọng hướng tìm nước uống chỗ không hề có nước; cũng vậy lời dạy kinh là nhằm thỏa mãn trí tưởng tượng của phàm phu nên không hiện Thị được thực tại, tức cứu cánh của thánh tri giác. Này Đại huệ, nên theo nghĩa chớ chấp vào ngôn từ*". Lần nữa Đức Phật lại cảnh báo sự Vọng tưởng của Tâm ý từ người chưa khai ngộ hiểu sai về ý nghĩa của lời kinh điển mà Vọng tưởng. Nói một cách khác, Nội Thức gồm cả Tạng Thức là kết hợp của quá khứ lâu dài của đời sống hiện tại và của không biết bao nhiêu kiếp trước đã khởi vọng lên Niệm tưởng. Lời dạy của Đức Phật cũng sẽ bị vọng tưởng kia biến chất, không thể hiện được những gì Phật nói. Cho nên con đường **Lục độ Ba La Mật / Bát chánh Đạo** là cần thiết, bỏ dần đi những kiến nghiệp sai lầm và chỉ còn lại Phật tính. Trong kinh Lăng già Tâm ấn, Đức Phật nói: "*Lại nữa Đại Huệ! Vọng tưởng ba cõi (Dục, Sắc, Vô Sắc Giới) khi được diệt, thì vô minh, ái, nghiệp duyên liền diệt. Lúc ấy **cảnh huyễn** từ Tâm hiện ra theo đó mà thấy". Người ngoại Đạo/ phàm phu **không biết đó là huyễn** vọng mà chấp nhận là kiến thức. Thì chân như vẫn chưa thể hiện ra. Thí dụ như cái bình bể không thể làm gì được việc của cái bình, cũng như hạt giống cháy không thể làm việc được việc nảy mầm"*. (ý nói chấp cảnh giả cho là thật thì không bao giờ thấy được cảnh thật) Vì vậy diệt mê cần rất nhiều giai đoạn. Cho nên Đức phật nói thêm:"*Đại Huệ! Các ngoại Đạo kia nói có ba duyên (Quá khứ, Hiện tại, Vị lai) hợp lại mà sanh, tạo ra phương tiện tự tướng nhân quả, quá khứ, hiện tại, vị lai tướng hữu chủng, vô chủng từ xưa đến nay thành việc truyền thừa nhau. Thành tập khí giác tưởng chuyển tự thấy sai, nên nói như thế. Có thể đó là tình trạng tự ngã của bậc nhị thừa* (Tin vào duyên hợp nông cạn bởi Cái Tôi của hàng phàm phu cần phải diệt bỏ).*Thế nên, Đại Huệ! Phàm phu ngu si bị ác kiến nuốt sống, tà khúc làm mê say, không trí đối xung nhất thiết trí. Vấn đề là diệt vọng tưởng là rửa sạch Nghiệp từ nhiều kiếp, và công phu*". Và cuối cùng Đức Phật nói:" *Đại Huệ! Bồ-tát kia chẳng bao lâu sẽ được xem thấy Sanh tử và Niết-bàn là bình đẳng*....". Có lẽ ý nghĩa đáng ghi nhớ từ lời Đức Phật dạy không những là vọng tưởng làm người ta sai lầm về Nhận Thức /Tri Thức về cuộc sống mà còn là sự vọng tưởng về chính mình khi lầm tưởng rằng mình hết mộng tưởng cho đến chừng nào Tâm bình đẳng **không** biết có hay không! Đến đây mới thực sự đạt đến trạng thái vô ngã (sạch màng Vô minh). Khi đến trạng thái này các Pháp (hiện tượng) bên ngoài là những gì tự tính của nó, không bị thiên lệch bởi người quan sát có Tâm vô ngã. Sự lệch lạc khởi đầu của Tâm Vô ngã là cơ chế của sai lầm trầm trọng như câu nói "*sai một li đi một dặm*"thường nghe trong đại chúng. Lý thuyết của sự Hỗn loạn (Chaos Theory) cũng đã chỉ ra sự lệch lạc khởi đầu có thể gây nên hỗn loạn lớn trong một hệ thống của thiên nhiên (Lorenz 1962). Vì vậy, Tâm vô ngã là bản chất thực sự của tình trạng vô ngã. Tu hành rốt ráo là làm cho Tâm được vô ngã, con đường hẹp lối đầy chông gai thách đố, cám dỗ và lầm lạc. Con đường này không hoan lạc nhẹ nhàng và dễ nghe dễ hiểu, như Lão tử nói: *Đạo nói ra mà phàm phu không cười thì không phải là Đạo*. Đó là bước đi qua ngõ hẹp như Thánh Mathew nói (Mathew 7:13-14): "*Hảy qua ngõ hẹp sẽ đưa đến đời sống, vì con đường rộng nhiều người đi là đi vào chỗhủy hoại*"

Kết Luận về Cơ Sở NB của TR

Trong hơn ba thập niên qua công trình nghiên cứu về TR là đồ sộ. Tất cả các thuyết đều quy về một điểm chung đó là hệ thống chùm tia DN-VN /Thalamocórtical Radiation. Bằng chứng đã được thể hiện trên súc vật, gây mê và bệnh lý. Nhiều bằng chứng cho thấy Tri Thức/TR không nằm ở một chỗ nào mà là tổng hợp nhiều chỗ trong hệ thống trên, như hư hại Vỏ Não Trán (Stookey 1941) toàn thể nửa bán cầu Vỏ Não (Ameli 1980, Sebastiaanelli 2017), hai bên Đồi Não do nghẹt mạch máu (Rodriguez 2013) hoặc hai bên Não Thái dương không làm mất TR (Feuillet 2007)

Vỏ Não có đến 10-20 tỉ tế bào thần kinh, Não bộ 100 tỉ, với 100 tỉ tế bào thần kinh trong tiểu Não so với Cuống Não chỉ có khoảng 700 triệu tế bào thần kinh. Về phương diện phát sinh chủng loại học (Phylogenetic), TR có thể có trước khi Vỏ Não phát triển. Nhưng Vỏ Não đảm nhiệm chức vụ TR khi nó bắt đầu phát triển. Nói một cách khác cuống Não và hệ thần kinh tự động có thể đảm nhiệm chức vụ TR ở những sinh vật thấp (Sattin 2019, Duran 2014, Filippu 2012, Iwaniuk 2005). Cần phải ghi chú thêm ngoài những liên lạc xa đến Đồi Não và các phần Não Bộ khác, còn có những liên lạc vi tế giữa các tầng lớp khác nhau trong Vỏ Não (van Hateren 2019, van Kerkoerle 2014).

Dựa trên vai trò của Đồi Não trong TR, các thuyết TR được hình thành, tuy nhiên sự kết nối các phần của Đồi Não và Vỏ Não cũng như các chất xám khác vẫn chưa được hiểu hoàn toàn. Trong khi Ngủ NREM, gây mê, hôn mê, phản hồi xuống Đồi Não và các phần Não khác giảm đi. Sự liên hệ Đồi Não với các thể quan trọng như Mạng Mặc định nhất là vmPFC, Giải Bao Sau/*PCC, Precuneus, RSC MTL... liên hệ đến Trí Nhớ, Hệ Vành, Amydala Nucleus Accubens liên hệ đến tình cảm, và nhất là vị trí trung tâm trong mỗi bộ gợi ý vai trò quan trọng của các bộ phận nầy trong TR, và nội TR.*

Tuy TR là phần quan trọng của Hồn, nhưng Hồn hay Tâm hay Tâm Hồn còn gồm cả Mạc Na Thức, Tạng Thức và Phật Tánh. Trái với TR có vị trí ở NT, và Tạng Thức có lẽ trụ ở RetroSplenial Cortex, Phật

Tâm là cùng khắp ở mọi nơi trong và ngoài Cơ sở NB của TR được xác nhận là vùng NB Nội Thức mà phần lớn là Mạng Não Mặc Định. Thông tin khi hội nhập vô NB hay Bản Tâm thì chia sẻ với thông tin từ các Trần (nguồn thông tin) khác nhau. Tuy vậy cơ chế trong NB tiếp nhận, hội nhập thông tin có hiệu quả là:

Giúp NB phản ứng lại môi trường qua phản xạ có điều kiện qua các phản xạ vận động có điều kiện, phản ứng tình cảm qua các cơ chế như : tiếp cận mẫu TR để Mô phỏng làm theo TR nhập thân (embodied TR).

TR là có được từ sự so sánh thông tin mới nhận được và thông tin đã có sẵn trong Nội Thức/NT nhờ vai trò tìm thấy sự khác biệt của ACC/Anterior Cingulate Cortex. Nội Thức luôn luôn được cập nhật những thông tin mới và chứa những thông tin của thế giới điên đảo làm nên màng Vô minh. Vì vậy TR/Tri Thức tạo ra bởi NB là TR không phản ảnh trung thực tính chất của thông tin. Cho nên NB làm nhiều sai lầm và tạo Nghiệp cần có cơ chế để sửa sai lầm chùi bỏ Nghiệp: đó là cơ chế hủy tạo Thần kinh/ Neuroplasticity; ngược lại với Phật tính là thường hằng bất biến, không có Thời gian và không gian. Như vậy Nội Thức tuy tiếp cận với Bản Tâm nhưng Bản Tâm không nhân trực tiếp thông tin được vì Bản tâm bị màng vô minh che phủ. Màng Vô minh tạo nên Bản Ngã. Không còn Màng Vô minh, Phật tính làm nên Thực chân như /Trí huệ Bát nhã.

Cơ lượng tử và TR có nhiều điểm tương đồng về hiện tượng không cục bộ, kết nối cùng khắp. Sự khó hiểu làm điên đầu Vật lý gia về trạng thái đồng tồn tại và lẩn tránh nhau của thể Hạt và Sóng của hạt lượng tử, tương tự như TR có nhiều hiện tượng nhiệm mầu lẩn tránh KHNB

Tóm lại NB cũng như TR chỉ là công cụ của thế giới Vô minh để con người sống phù hợp với thế giới đảo điên. Cơ chế NB hội nhập thông tin cũng như Căn (giác quan) cản trở con người thấy bản chất chân như của sự vật. Khi mất đi NB và Căn, Hồn có Phật tánh thấy nghe ngửi sự vật rõ ràng hơn là khi có ngũ quan. Tuy nhiên không NB, Hồn và Phật tánh không thể hành động qua cử chỉ, lời nói được. Cơ chế thu hồi TN thời điểm và ý nghĩa trong VN cần có Hồn (Xem phần Amnesia/mất TN trong DID).

Phật Bồ tác khai ngộ có khả năng về Thức vô biên (Trí huệ Bát Nhã) không phải là có thêm giác quan ngoài ngũ quan, mà trái lại đã diệt hết năm giác quan để Phật tính nhận biết toàn thể vũ trụ không phân biệt không gian xa gần và thời gian xưa nay và mai sau. Hơn thế nữa, Tu hành là để mất đi bụi bặm của thế giới đảo điên, nhẹ đi tâm hồn chớ không mang thêm gánh nặng gì từ Tri Thức. Tri Thức là vô thường và vô minh.

Sự loại bỏ Tri thức là tương đương với sự làm mỏng đi và vén sang một bên màn Vô Minh để lộ ra cái BIẾT vốn là thể gần nhất của Trí Huệ Bát Nhã. Phương pháp là định tâm làm tâm không chạy bậy bạ .

giống như ly nước đục không bị khuấy động thì chất bụi bậm cặn bã lắng xuống còn lại là phần nước trong. Sự BIẾT không được phát triển bằng Ý chí. Ý chí chỉ dùng để giữ tâm không chạy lan thang. Vì sự BIẾT tự nó đã có sẵn không cần cố gắng BIẾT. Cố gắng Tri thức chỉ làm cho con người đần ra như một cái máy tính của Tri thức nhân tạo. Hoặc là làm cơ thể chai cứng tê dại như trong người luyện khi công tương đương với trạng thái Tri thức (khí công) nhập thân.

IV. TRI THỨC là CHỦ QUAN và CỤC BỘ LÀ SỰ HIỂU, SỰ BIẾT là KHÁCH QUAN và TỔNG THỂ. LÀ GẦN NHƯ TRÍ HUỆ BÁT NHÃ (H1.20,21)

Sự hiểu biết sự vật là gồm sự HIỂU gần đồng nghĩa với TR và sự BIẾT gần nhất với Phật tánh.

TR/sự HIỂU cần sự chú ý do não bộ quản lý là sản phẩm của não bộ, nên chủ quan riêng cho mỗi người nên thường bị méo mó (Y tha Sở tánh và Biến sở chấp).

Sự BIẾT ít lệ thuộc vào sự chú ý, nên khách quan hơn. Trong Não bộ học, Sự chú Tâm dùng đường dẫn truyền Trên (còn gọi là Trên Xuống) của các hệ thống Chú ý Thị Giác Thính giác hay Xúc Trong Não bộ học, Sự chú Tâm dùng đường dẫn truyền Trên (còn gọi là Trên Xuống) của các hệ thống Chú ý Thị Giác Thính giác hay Xúc giác dùng đường Dưới.

Cho nên trong quan sát, thí dụ quan sát hạt lượng tử, hay cảnh giới Thiền, sự chú Tâm vào mục tiêu có tính cách vi tế Tri thức không thể nhận ra được (vì Tri thức là nông cạn thô sơ), cái BIẾT hay Phật tánh mới thấy được cái vi tế của hạt lượng tử hay thể nghiệm Thiền định.

Trong Thiền định, Định /Chỉ và Quán/Tuệ là song hành. Định là cần chú tâm để ý đếm hơi thở hay lắng nghe âm thanh (Mindfulnes), Tuệ (Awareness) (Biết bụng phình xẹp hay BIẾT có ánh sáng) là tự nhiên mà có. Càng chú ý vào sự BIẾT thì càng mất TUỆ. Người tu Thiền có Định mà thiếu TUỆ là vì mong cầu TUỆ, thì sẽ chẳng được gì.

Diệt Tận Định (DTD) là tình trạng có nhiều Định mà ít Tuệ Người DTD diệt được thành phần thứ ba trong Ngũ Ấm Sắc Thọ Tưởng Hành Thức, Phi Phi Tưởng tương ứng với thành phần thứ tư Hành . Không còn Hành nên Tri thức không thể làm ra được.) không còn Tri thức và như vậy màng vô minh giảm đi. Tuy nhiên trong DTD có ít Trí Huệ Bát Nhã là vì trong thiền định thiếu sự Biết. Như sẽ thấy

trong phần Tri thức , và Thiền Định, Định/Mindfulnes có được do NB dùng đường dẫn truyền Lưng để chú tâm. Còn Sự Biết/ Awareess có được do sự thức tỉnh để có sự Biết và TR. Khi Thiền định bị Hôn Trầm, Tri thức và sự biết +Tuệ giảm đi
Cần nhắc lại ở đây khi tu Thiền, sự nâng cao Đạo đức, thâm tâm an lạc là chứng nghiệm, nhưng cảnh giới trong tu hành cũng là thước đo tiến bộ Thiền. Chứng nghiệm đầu tiên là âm thanh và ánh sáng vì đó là hai thành phần căn bản dễ nhận biết được của Phật tánh (xin xem lại phần Chân Không)

TR và Nhận biết là đối nghịch nhau. TR là sản phẩm của vô minh, sau sáng thế, đối nghịch với Đạo, bậc vô học. Nhận biết là gần với Đạo, thuòng bi che mờ bởi TR, học vấn của hàng hữu học

TR: chủ trên Nội Thức Cần sự Chú Tâm: cần Acetylcholine và Norepinephrine	SỰ BIẾT chủ vào Phật tánh Chỉ cần Acetylcholine, Giảm epinephrine
Tâm trí	Tâm thức
Ý nghĩ, suy nghĩ	Cái Biết, Chứng kiến
Lo âu	Tịnh
Phân biệt	Bình đẵng
Chủ quan, như máy chụp hình	Khách quan, như họa sĩ
Cục bộ	Tổng quan
Tăng cảm tưởng là thời gian và không gian dài lâu và rộng lớn	Cảm tưởng về thời gian và không gian nhỏ lại
Luận lý /logic	Tự nhiên, hòa hợp
Cần kiểm tra, cần lưu tâm	
Mơ mộng và phóng khoáng	Như thị, chân thật
Biến mất khi nhìn sâu, chỉ còn lại ý nghĩ	Thiên về thường hằng vi là gần như thị
Hiện rõ	ẩn kín
Thường xuyên sai lầm và thất bại	đúng và ít lỗi lầm thành công
thuộc về quá khứ không sửa sai được, khó hoạch định	hiện tai, dễ hoạch định không có gì để sửa sai
Nhiều khó khăn.Nhiều thay đổi, NÁO ĐỘNG	Đơn giản, Dễ dãi YÊN TỈNH
Cô đơn	Phổ cập. Nhiều quần chúng
Ngoại vi, Thông tin đến từ bên ngoài	Tâm điểm, thông tin gần chân như
Chi tạm cư trú	Nên gần như thường hằng
Nhiều ngôn ngữ	Im lặng
Cặn bả của cuộc đời	Thanh khiết
Có sức mạnh như vủ bảo	Nhu mì
Lặp lại nhiều lần như bánh xe	Yên tỉnh

Luân hồi	Không luân hồi
Làm thân thể quay cuồng	Tỉnh lặng
Tốn kém năng lượng	Tiết kiệm
Hành động là phản xạ do cơ chế Pavlov có điều kiện, như cái máy	Hành động thực sự theo tự ý,gàn như Free will Có bản tâm
Thông thái của người mù, bóng tối	Khai ngộ, Ánh sáng
Bản ngã giã hiệu	Vô ngã
Có cá tính, có câu trả lời cho mỗi vấn đề	Không cá tánh, bình dị, uyển chuyển
Chánh khách/ giáo sư ở học đường	Đạo sư
Không đức hạnh	Đức hạnh
Cần chọn lựa	Hòa đồng
Mindfulness/Chủ Tâm, không thể ng	Khai ngộ với thể nghiệm
Thiền: Đường dẫn truyền Trên thí dụ: chú ý hơi thở	Thiền: Đường dẫn truyền dưới, th du: biết bụng phình xẹp
Cái Tôi rất lớn	Dẹp bỏ, chui bỏ cai Tôi gần VôNgã

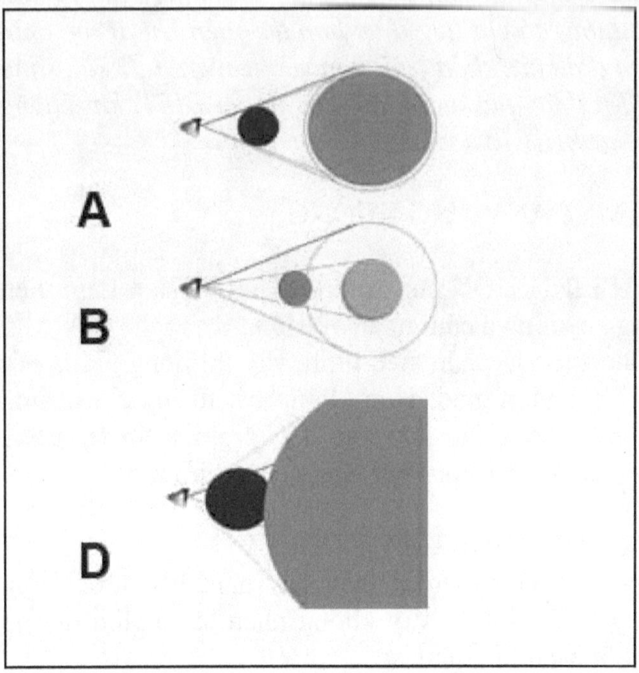

H1.21 Vòng tròn trắng: Sự Biết. Vòng tron Đen: TR, Vòng tròn xám : Sự Hiểu
A: thông thường
B: B: Thiền định : thu nhỏ và mờ nhạt dần TR, Tăng sự Biết để có thể nghiệm
C: Học hỏi: Tăng sự Hiểu, xóa mờ đi sự Biết thành ra ngươi máy, độc đoán, khuôn mẫu, táo bạo, bận rộn , nhiều ngôn từ, biện sĩ, cao bản ngã

$$\text{Ego (0-1)}: \frac{\text{Tri thức}}{\text{Sư hiểu biết}} = \frac{\text{Tri thức}}{\text{Tri thức+ Sự Biết}} = \frac{1}{1+\frac{\text{Sự Biết}}{\text{Tri thức}}}$$

(*Tri thức càng nhiều thì bản ngã càng cao và hạn chế tri tuệ, cái Biết càng rộng thi bản ngã càng thấp*, Ego luôn luôn nhỏ hơn 1)

Sự gọt rửa đi tri thức là cần thiếc khi cần cái BIẾT toàn thể và chân như của vấn đề. Nhưng tri thức cần cho khoa học kỹ thuật , công việc và đời đống thường nhật khi giao tiếp với gia đình và xã hội. Tóm lại trong đời sống thường nhật cần cả hai tiến trình một cách cân đối.
Ví du.: Ba hôm trước bạn đi làm về cẩn thận để chìa khóa trên bàn ở đúng chỗ thường nhật. Hôm qua bạn tim chìa khóa rất khẩn thiếc tất cả mọi chỗ trong nhà càng lúc càng bực dọc và không thấy đâu, dù trong nhà chỉ có một mình bạn. Bạn nghĩ là bạn không dùng chìa khóa ấy cho đến hôm qua. Hôm nay sữa soạn đi làm thì nhớ ra ban đã để chìa khóa trong túi áo.. Vì Tri thức đã khẳng định là ban đã không đi đâu, nhưng có chi tiết khác bạn đã quên khi đi tìm chìa khóa là: ban đã cất dời chìa khóa trên bàn vào trong áo để sẵn sang đi làm hôm nay. Tri thúc quá mạnh đã che mờ sự BIẾT, khi không còn sự chú tâm thì sự BIẾT làm việc

HỒN HIỆN HỮU VÀ CÂN NẶNG KHÔNG?

Sách NGƯỜI CÂN LINH HỒN của André Maurois, Hàn Lâm viện Pháp, nói về những sự kiện và cảm nhận về Hồn.
Theo Phật giáo Tâm thức là phần siêu hình, vậy thì đồng nghĩa nới Hồn. Khác với Ba La Môn giáo, Hồn không bất tử mà chỉ trường tồn khi còn Nghiệp.Và sống lâu hơn xác. Hết Nghiệp thì Hồn hòa đồng với Linh Hồn hay Bản Tâm, Phật tánh /Thánh Linh.

HỒN CÓ LÀ MỘT THỰC THẾ HAY KHÔNG?
Đây là vấn nạn cơ bản vì không ai thấy hay nắm bắt được Hồn. Người Vô thần hay Hiện sinh vì vậy không nhận là có Hồn tuy họ vẫn dùng từ Hồn một cách tùy tiện!
Ngoài sự tùy tiện trên có rất nhiều sự kiện, hiện tượng để gợi ý là Hồn hiện hữu.. Đó là dựa trên Hiện tượng học (Phenomenology).

Dựa trên Bản thể học (Ontology), mọi sự vật là nguyên thể. Emmanuel Kant nói:
Sự vật cho mình biết cái gì thì mình biết cái đó. Và dĩ nhiên mình không biết cái mà sự vật không cho BIẾT.
Điều đó có nghĩa chúng ta thấy sự vật như mình nghĩ không phải như là chính sự như thị của sự vật. *"we see things as we are, not as they are"*
Người Đông Phuơng diện tả sự vật bằng thái cực, cái toàn vẹn, biểu diễn bằng vòng tròn. Khi quan sát chia ra thành Âm Dương, …
David Bohm (Vật lý gia) cũng vậy gọi sự vật bằng cái toàn thể (wholeness) bao hàm hai trật tự: Explicate Order (Ngoại Hàm) gồm các hiện tượng ngũ quan biết được và Implicate Order là trật tự bên trong không thấy được.
Quan niệm như vậy Hồn là thực thể (chú ý chủ thực thể được dùng một cách tương đối vì Phật giáo cho biết sự vật là ảo tưởng:Nhất Thiếc Duy Tâm Tạo) mà ngũ quan không
cảm nhận được trực tiếp nhưng tri thức có thể cảm nhận được do hậu quả gián tiếp mà Hồn tạo nên.

Tại sao lại phải định nghĩa với điều kiện như vậy? Là vì chúng ta đang sống và giao tiếp với nhau và với thế giới bên trong ta và bên ngoài, qua Tri thức. Trí thức là gì? Đó là thông tin được Não Bộ (NB) chế biến với sự điều khiể của HỒN để sinh vật TIỆN DỤNG , rồi ghi vào vùng Nội thức của NB và bản sao y lên HỒN . Không có NB vẫn có Tri thức. Vấn để sẽ được đề cập sau. Vì tri thức chỉ là một trong những dụng cụ, nên khi tri thức không nhận biết cũng không có nghĩa là sự vật không có.. Huống chi là Tri thức có độ nhạy bén kém khi so với Trí Huệ Bát nhã viên mãn tột cùng, vì vậy dùng Tri thức để tìm hiểu Hồn cũng giống như dùng lửa đom đóm soi núi Tu di.

Tóm lại với cái nhìn toàn thể thì Hồn phải hiện hữu. Phủ nhận Hồn là vì mình còn hạn chế bởi ngũ quan thường bị ví von là năm thằng Giặc.

CẤU TẠO CỦA THẾ VÔ HÌNH
Mọi vật thể trong vũ trụ đều sanh ra từ Big Bang của nhà Vật lý hay sau Vọng Niệm của Phật giáo hay do Ý Chỉ của Thượng Để trong Thiên Chúa Giáo. Cả ba nguyên khởi trên chỉ để mô tả sự sanh ra vũ trụ nầy.
Vật lý chỉ ra vũ trụ gồm:

Chất thấy " được (baryonic matter) gồm photons, rồi sau đó là các hạt lượng tử nguyên tử tạo nên thế giới, vũ trụ.. Phần này chỉ chiếm có 5% vũ trụ thôi.
Chất không thấy được (non-baryonic matter) là gồm Chất đen (Dark Matter) chiếm 27% và Lực Đen chiếm 68% vũ trụ. Chất thấy được (ngũ quan thấy) lá từ hạt photon là hạt phát quang (tương ứng với ý của Chúa Trời vui thich tạo ra ánh sáng)

CHẤT ĐEN tuy không thấy được nhưng khám phá được là do lực hấp dẫn trọng lượng của nó. Các vật thể thấy được hấp dẫn nhau qua trọng lượng. Vì vậy không gian quanh các hành tinh bị cóng lại chẳng khác gì một quả cầu sắt đặt trên nệm làm nệm lún xuống. Độ cóng của ánh sáng đi gần các hành tinh tỉ lệ với trọng lượng của hành tinh.. Chất Đen dính vào hành tinh làm hành tinh nặng hơn. Người ta nói Chất đen có tỉ trọng gấp 5 lần các hành tinh trong vũ trụ. Chất đen có trong giãi ngân hà hay trong địa cầu hay trong người của chúng ta, thì chưa ai xác nhận chắc chắn nhưng có nhiều bằng chứng để tin là có.

LỰC ĐEN được khám và với sự ngạc nhiên khi người ta nhận ra rằng vũ trụ sau Big Bang cứ bành trướng mãi và gia tốc. Trái với vụ nổ thông thường. Người ta nghĩ là Lực đen là chủ thể của hiện tượng này. Lực đen biểu hiện bằng sức mạnh kinh hồn là tác nhân của giãn nở Big Bang.

Chất đen và lưc đen có ghi trong kinh Phật Đại Ban như sau:

Kinh Nijaya viết: Khi vị Bồ-tát từ bụng mẹ sanh ra, khi ấy một hào quang vô lượng thần diệu, thắng xa oai lực của chư thiên hiện ra cùng khắp thế giới, gồm có các thế giới trên chư thiên, thế giới của các ma vương và phạm thiên, và thế giới ở dưới gồm các vị Sa-môn, Bà-la-môn, các vị hoàng tử và dân chúng. Cho đến các **cảnh giới ở giữa các thế giới, không có nền tảng, tối tăm, u ám, những cảnh giới mà mặt trăng, mặt trời với đại thần lực, đại oai đức như vậy cũng không thể chiếu thấu. Và các chúng sanh sống tại những chỗ ấy, nhờ hào quang ấy mới thấy nhau mà nói: "Cũng có những chúng sanh khác sống ở đây."** Và mười ngàn thế giới chuyển động, rung động, chuyển động mạnh. Kinh mô tả cảnh giới, giữa (không có nền tảng, u ám) các thế giới, cũng có chúng sanh (vô sắc). Cảnh giới đó (tương ứng với chất tối), ánh sáng mặt trời (electromagnetic energy/lực điện từ) không thể chiếu thấu (đến được).

Ý nói: Khi vi Bồ Tác sanh ra có nhiều hào quang soi sáng cỏi Vo sắc tối âm u, nhưng cũng có chung sanh (vô sắc) sống

Lưc Đen có hạt DARK PHOTONS là giã định, không phát quang, có lẻ là nguyên thể của Chân KHÔNG (Cựu ước: vực thẳm tối đen) tạo nên chất đen và lực đen

CHÂN KHÔNG. Mỉa mai là mọi người đều dễ dàng chấp nhận là Chân không hiện hữu tuy là ngũ quan không biết được. Lập lại định nghĩa: Chân không là thể vô hình ngũ quan không biết được nhưng gây ra hậu quả làm tri thức biết được.

Đức Phật định nghĩa Chân Không trong kinh Lăng Nghiệm như sau: Đó là Lân Hư Trần, vì Lân hư trần nhỏ quá không biết được nên gọi là Hư không/Chân không. Hệ luận quan trọng là Hư không hay Chân không chỉ có thể sanh ra từ Chân không , tức là tự nó sanh ra. Hay nói là Chân không là vô sanh , vì vậy vô diệt là trường tồn mãi mãi. Lại nữa đi ngược lại tiến trình của thí dụ Lân hư trần thì Chân không lại tạo ra được thực thể cảm nhận được và sự vật/vật chất.

Nhìn vào cấu tạo thể vô hình (Vô Sắc của Vô Sắc giới) và hữu hình (Sắc của Sắc giới), có sự liên tục tuần tự từ CHÂN KHÔNG-LỰC ĐEN-CHẤT ĐEN và VẬT CHẤT THẤY ĐƯỢC). Giả thuyết của tiến trình tương sinh là CHÂN KHÔNG,LỰC ĐEN, CHẤT ĐEN, VẬT CHẤT THẤY ĐƯỢC).
Như vậy vì vọng niệm Chân không phát sanh ra Lực đen rồi Chất Đen và cuối cùng là vật chất. Nếu cho đó là vụ nổ cũng được, vọng niệm hay Ý chỉ cũng vậy thôi.Từ Không mà thành Có: Không→ Sắc → Không. Tuy Chất Đen và Lực Đen có thể là thể trung gian của hai thể đã được chấp nhận Chân Không và Vật chất thấy được. Tuy nhiên Vật lý đã chứng minh photons làm ra ánh sáng, năng lượng rồi biến thành vật chất theo phương trình E=mc2 trong đó E là năng lượng, m: là mass/vật thể và c là vận tốc ánh sáng 300.000km/sec hay m=E/c2. Còn Lực đen và Chất đen thì sao? Có Dark Photons, không phải là đối nghịch antimatter của photons, nhưng có lẽ là phần còn lại hay phần khác của tiến trình của Chân Không, không biến thành ánh sáng photons (quan niệm nhị nguyên). Quan niệm như vậy Chất Đen và Lực Đen sẽ không bao giờ biến ra vật chất thấy được (không ai mô tả chất Xám vừa có dark photons và photons) và làm thành khoảng chân không trong vũ trụ gọi là Vô Sắc Giới

ĐẶC TÍNH CỦA CHÂN KHÔNG/ PHẬT TÁNH/ THÁNH LINH/TRÍ HUỆ BÁT NHÃ

Lưu Ý: những đặc tánh sau đây là để BIẾT chứ không phải để lý luận và suy diễn. Vì sao vậy? Là vì, như đã nói ở trên, Tri thức quá nhỏ bé để hiểu được Phật Tánh. Chỉ có Trí Huệ Bát Nhã (THBN) mới hiểu được Chân không. THBN ngược lại không có Phương tiện để diễn đạt cho loài người trừ phi có được não bộ. Đó là lý do Chúa Phật phải làm người (Hóa Thân) để giảng chân lý . Bởi vậy trong Kinh

Thánh có Cựu ước chỉ ra Sáng Thế, trong kinh phật có Kinh Lăng Nghiêm, Hoa Nghiêm Pháp hoa chỉ ra cái siêu việt bất khả tư nghị cả THBN. Đức Phật Mâu Ni khi nói pháp trong các kinh lớn thường thiền định rồi mới nói kinh, để bỏ đi tri thức phàm tục trở về chân nguyên THBN.

Chân không: không cảm nhận bởi ngũ giác nhưng Tri thức nhất là Cái Biết (gần với THBN) cảm nhận được, vì vậy Lực Tối và Trọng lượng cũng thuộc về Chân không. Có đặc tánh sau và chia sẽ lẫn nhau.

i. Tự tại, kết nối cùng khắp, không tại chỗ, không biến đổi, vô sanh diệt, không biên giới hay hao mòn.

ii. Không thời gian : thị hiện tức thì,

Không không gian, nên không đến không đi mà như đến như đi (Như Lai) và thông thương với thời gian.

Không chiều hướng hay còn gọi là muôn chiều (10 chiều).

iii. Không phân biệt, đồng dạng, tất cả là một, một là tất cả nên ở nhiều chỗ khác nhau, vĩ mô đồng dạng với vi mô, và vi mô vĩ mô hàm chứa lẫn nhau, trong vi mô có vĩ mô và ngược lại.

iv. Tự tạo ra sức mạnh vô hạn dù bị tiêu dùng.

v. Đồ vật và Phật tánh trong Chân không phát quang, âm, hương vị xúc giác và tri kiến/Trí huệ vô ngăn ngại, siêu việt, hoành tráng thiện xảo. Các đặc tính trên có tính cách xuyên thấu lẫn nhau như Âm thanh Ánh sáng trao đổi nhau giống như tri thức nghe và tri thức thấy thông thương nhau/ví dụ khi nghe giống như là thấy.

CẤU TẠO CỦA HỒN VÀ KẾT LUẬN

Từ những hiểu biết trên, gần như chắc chắn Hồn là gồm:

- Phật tánh để có THBN, Sự Biết và Tri thức. Tri thức vì vậy không cần Não bộ, mà ngược lại Não bộ làm giảm đi sự BIẾT và THBN. Trong quá trình Sáng thế hay tạo ra sự thiện xảo của thiên nhiên và con người, THBN là quan trọng. Không cần nhân cách hoá THBN thành hình tượng Chúa Phật. Tri thức không cần não bộ cũng như trí tuệ nhân tạo đâu có cần não bộ đâu!
- Lực Đen để Hồn có thể di chuyển rất nhanh.
- Chất Đen để Hồn có trọng lượng, có thể giao tiếp với vật chất thấy được , đặc biệt với Não bộ.

Não bộ biến chế thông tin thành Tri thức, làm méo mó thông tin, nhưng giúp THBN/Sự BIẾT giao tiếp với sinh vật trong vũ trụ,

- Tri thưc là phần “nhân tạo”

- Trí nhớ là phần Hồn dùng để gắn lên não bộ. Trí nhớ có tính chất vật chất hơn vì dùng kết nối thần kinh, cói như là thành phần chuyển tiếp giữa Vo hình và hữu hình
- Có thể cần neutrinos
- Dark Photons làm nên chaát đen và lực đen. Vì Hồn có tánh xuyên thấu vật chất , nên dark photons xuyên thấu vật chất

SÁCH Người Cân Linh Hồn
Trở lại Thí nghiệm của BS Duncan Mac Dougall, của BS Crooks hồi đẹ nhất thế chiến và cuốn sách Người Cân Linh Hồn của André Maurois; Hồn cân nặng là dễ hiểu , bao nhiêu là tùy theo phương pháp và thời biểu đo lường (21.3 g -0.17 mg). Khi Hồn rời xác, xác có thể sẽ nhẹ đi. Biết rằng ngoài Hồn não bộ, còn có Hồn thân thể (làm thành hồn toàn vẹn khi sống, thí dụ Hộn làm ra Khí/ Qi trong châm cứu hay khí công hay nhân điện) có thể rời thân xác ở thời điểm khác nhau. Có lẽ một ngày không xa vấn đề trên sẽ được thử nghiệm khoa học hơn, không những để hiểu biết Hồn mà còn để hiểu biết thêm về Vọng niệm/Big Bang.

VI. MÀNG "VÔ MINH"/DẠI ĐẦN hay NGỚ NGẨN/VEIL OF IGNORANCE/STUPIDITY (H1.21)

Vũ trụ tạo ra từ Vọng Niệm khởi lên từ Chân Không. Chân Không thì đồng nhất thế , vô hình có sức mạnh vô biên và Trí Huệ Bất Nhã. Vọng niệm làm mất đi đặc tánh trên nên làm ra đảo điên và Vô minh. Vô minh là hoàn toàn khác với không thông minh vì Vô minh là hiện tượng xảy ra tiên khởi trong Sáng thế. Sự thông minh là cơ chế NB. NB taora rất trể trong sáng thế. Sư dại Đần, Ngớ ngẩn/Stupididuty cũng có thể diễn tả phần nào sự Vô minh

Trong kinh Lăng Nghiêm tỏ ra rất thương xót chúng sanh về sự vô minh , không biết sự đảo diện của thế giới này:

Vo Minh
Tất cả chúng sanh từ vô thỉ đến nay, đủ thứ điên đảo tạo thành giống nghiệp, kết tụ nghiệp nhân thành quả luân hồi. Những người tu hành chẳng được chứng quả vô thượng Bồ Đề, trở thành Thanh Văn, Duyên Giác hoặc thành cõi Trời ngoại Đạo, ma vương và quyến thuộc ma, đều do chẳng biết hai thứ căn bản, tu tập sai lầm, cũng như nấu cát mà muốn thành cơm, dẫu cho trải qua nhiều kiếp cũng chẳng đắc Đạo.
Thế nào là hai thứ căn bản?
- Một là căn bản của sanh tử từ vô thỉ, tức là nay nhận tâm phan duyên làm tự tánh của Ngươi và chúng sanh;
- Hai là Bản Thể vốn thanh tịnh của Bồ Đề Niết Bàn từ vô thỉ, tức là cái Bản Thức([4]) vốn sáng tỏ, hay sanh các duyên mà bị các duyên che khuất thành lạc mất của Ngươi. Vì chúng sanh lạc mất Bản Thức sáng tỏ, dù hàng ngày sống trong bản thức mà chẳng tự biết, oan uổng vào lục Đạo

Dao Dien:
Phật bảo: - Ngươi dùng cái gì để thấy?
- Con và đại chúng đều dùng mắt thấy.
Phật bảo A Nan: - Theo lời Ngươi đáp, Như Lai có ngón tay thành nắm tay sáng ngời, chói tâm mắt của Ngươi, vậy lúc nắm tay Ta chói rọi, mắt Ngươi thấy được, lấy gì làm tâm?
A Nan đáp:
- Nay Như Lai gạn hỏi tâm ở chỗ nào, con dùng tư tưởng suy tìm, thì cái hay suy tìm ấy, con cho là tâm.
Phật bảo:
- Sai rồi, A Nan! Cái ấy chẳng phải tâm Ngươi.
A Nan giựt mình đứng dậy, chắp tay bạch Phật rằng: "Cái ấy chẳng phải tâm con thì gọi là cái gì?"
Phật bảo A Nan:
- Ấy là tướng vọng tưởng của tiền trần, mê hoặc chơn tánh của Ngươi. Do Ngươi xưa nay nhận giặc làm con, lạc mất Bản Thức chơn thường, nên bị luân chuyển.
....
Thế Tôn, con và hàng hữu học Thanh văn trong hội cũng như vậy; chúng con với vô minh cùng sanh cùng diệt từ vô thỉ, dù được thiện căn đa văn, mang tiếng là xuất gia, mà sự tu như người sốt rét cách nhật, lúc có lúc không. Xin Phật từ bi thương xót kẻ chìm đắm, khai thị thế nào là cái thắt kết của thân tâm hiện hữu này, làm sao được mở, cũng khiến chúng sanh khổ não đời vị lai được ra khỏi luân hồi.
Nói xong, cùng đại chúng năm vóc gieo sát đất, cung kính rơi lệ, mong đợi lời khai thị vô thượng của Phật.
Bấy giờ, Thế Tôn thương xót A Nan và hàng hữu học trong hội, đồng thời làm nhân xuất thế gian, chỉ đường cho tất cả chúng sanh đời vị lai, lấy tay xoa đầu A Nan. Liền đó, sáu thứ rung động khắp mười phương thế giới, vô số Như Lai trong các cõi ấy, mỗi mỗi đều từ đỉnh đầu phóng ra hào quang, đồng thời chiếu đến rừng Kỳ Đà, rọi vào đỉnh đầu Như Lai, cả chúng đều được pháp chưa từng có.
Lúc ấy, A Nan và đại chúng đều nghe mười phương Như Lai đồng thanh bảo A Nan rằng:

-Lành thay A Nan! Ngươi muốn biết cái Câu Sinh Vô Minh *(căn bản vôminh*), là gốc thắt kết khiến Ngươi lưu chuyển trong vòng sanh tử, ấy chính là lục căn của Ngươi chứ chẳng phải vật khác; Ngươi lại muốn biết Đạo Vô Thượng Bồ Đề khiến Ngươi mau chứng quả tự tại giải thoát, tịch lặng thường trụ ấy, cũng chính là lục căn của Ngươi chứ chẳng phải vật khác
A Nan! Dù được nghe pháp âm như vậy, tâm còn chưa rõ, cúi đầu bạch Phật:
-Tại sao khiến con bị sanh tử luân hồi và được tự tại giải thoát đều là lụccăn, chẳng phải vật khác?
Phật bảo A Nan:
-Căn trần cùng gốc, thắt mở chẳng hai, tánh thức hư vọng như hoa đốmtrên không. A Nan, do trần phát tri, vì căn kiến tướng; kiến và tướng chẳng có tự tánh, như những cây gậy gác vào nhau, cho nên Ngươi nay lập tri kiến thành tri, tức là căn bản của vô minh, nếu đối với tri kiến chẳng chấp là tri kiến, ấy tức là Niết Bàn trong sạch vô lậu, làm sao trong đó còn có thể dung nạp vật khác.
Bấy giờ, Thế Tôn muốn lập lại nghĩa trên, bèn nói kệ rằng:
Dịch nghĩa:
Tánh hữu vi vốn không, Duyên sanh nên như huyễn.
Vô vi không sanh diệt, Chẳng thật như hoa đốm.
Nói vọng để hiển chơn, Vọng chơn là hai vọng.
Phi chơn phi bất chơn, Làm sao kiến sở kiến?
Trong đó chẳng thật tánh, Nên như sậy gác nhau.
Thắt, mở đồng một nhân, Thánh phàm chẳng hai đường,
Ngươi xem tánh gác nhau, Không, Hữu thảy đều sai.
Mê muội tức vô minh, Phát minh liền giải thoát.

Mở, thắt theo thứ tự, Lục mở nhất cũng tiêu

Chọn căn nào viên thông, Nhập lưu thành Chánh Giác.
Đà Na (thức thứ tám) thức vi tế, Tập khí như nước dốc.
Sợ chấp Chơn phi chơn, Nên Ta chẳng khai giảng.
Tự tâm chấp tự tâm, Phi huyễn thành pháp huyễn.
Chẳng chấp chẳng phi huyễn, Phi huyễn còn chẳng sanh,
Pháp huyễn làm sao lập? Đây gọi Diệu Liên Hoa,
Bửu giác như Kim Cang. Tu theo Tam Ma Đề,
Búng tay siêu vô học. Pháp này chẳng gì bằng,
Mười phương chư Như Lai, Chỉ một cửa Niết Bàn.

Ý Kinh: Tâm là Bản Thức để thấy biết...những từ vô thỉ con người không biết điều đó. Nên khi Phật hỏi A Nan thấy bằng cái gì À Nàn không biết là đó Bản Tâm, mà nói: do Mắt, Tâm Hồn... đó là Vô minh và Đảo điên.

Màng Vô minh được cấu tạo là do sự cấu tạo làm ra sinh vật con người gồm năm phần: Sắc Thọ Tưởng Hành Thức,. Đó là những phần trung gian giữa sự vật và Bản Tâm /Phật Tánh /Tri Huệ Bát Nhã (THBN). Phật (Phật Tánh) đã gạt bỏ được năm Uẩn trên nên tiếp xúc trực tiếp với sự vật (Đức Phật Mầu ni thường xuyên thiền định để gạt bỏ năm Uẩn nầy)/. Đối với Bản Tâm và Trí thức, năm Uẩn này chính là Nào Bố.

Vậy NB chính là mạng Vô minh. Nhưng sanh vật cần NB để THBN tiếp cận với các sanh vật khác và môi trường qua vận động, Tri thức để ăn uống, làm việc, nói, giao tiếp. Cho nên NB rất có ích nhưng làm trở ngại rất nhiều cho sanh vật.

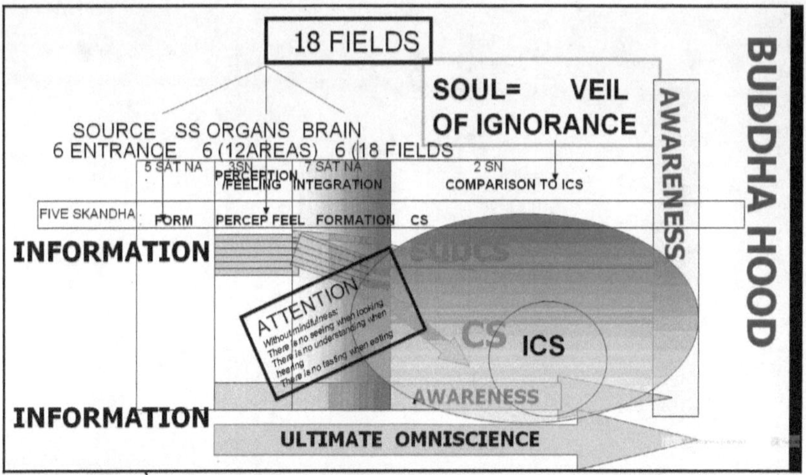

H1.21. Sơ đồ chỉ ra thông tin bi môi truòng, giác quan và não bộ (3x6=18 giới) làm biến thẻ. Hồn dưa lên Phật Tanh cho ra Tri thức. Khi không còn chú ý và Nôi thưc Thông tin là sự BIÉT hay PHẬT TANH nên như thị. PhẬt tánh bao trùm cả vũ trụ

Trong Vi Diệu Pháp, Đức Phật chỉ ra là thông phải đi qua năm lớp của mạng Vô minh để thành TR

- Sắc: Môi trường và thân thể nói chung, thời gian xuyen thấu là 5 sát na

- Thọ. Nhận thông tin 3

-Tưởng: Thông tin đi vào NB truyền theo đường dẫn truyền Trên đến các trung tâm vận động để làn phản ứng sanh tồn, thí dụ thấy vật bay vào mặt thì né tránh, nhắm mắt: 2

-Hành: thông tin hội nhập trong NB dùng đường dẫn truyền dưới có mục đích làm ra Tri thức 7

-Thức Thông tin hội nhập với sự chú tâm được so sánh với nội thức, Nội thức luôn luôn tiếp cận với THBN để lập thành Tri thức 2

Chú ý nmot at na: 16ms

Đức Phật chỉ là muốn đạt đến Phật Tánh THBN dứt luân hồi sanh tử là cần gạt bỏ màng Vô minh. Vô minh là gốc của Ba pháp Ấn:

- Vô thường vì Vọng Niệm nên có Vô Minh và Sanh Diệt
- Khổ (trong Tứ Diệu Đế: Khổ, nguyên nhân Khổ, Diệt Khổ, và Đạo
- Bản ngã giã hiệu

CHƯƠNG II:
SƠ LƯỢC CƠ BẢN VỀ CƠ THỂ HỌC CỦA NÃO BỘ VÀ SINH LÝ HỌC CỦA TẾ BÀO THẦN KINH

I. SƠ LƯỢC VỀ BÀO THAI HỌC: Sự TẠO THÀNH NÃO BỘ

Mục đích

Phần nầy sơ lược những giai đoạn căn bản từ lúc thụ thai cho đến lúc hình thành hai bán cầu Não kinh qua giai đoạn tạo thành Đồi Não. Mục đích là để hiểu rõ cơ chế Hồn nhập vào bào thai và cơ chế Hồn ghi lên bào thai phiên bản của A Lại Đa Thức là loại Trí nhớ ghi lại phần lớn lịch sử của Hồn từ toàn thể các kiếp trước khi thụ thai. Cơ chế đó sẽ giúp cho hiểu rõ con người có khả năng nhớ lại tiền kiếp hay được thừa hưởng Nghiệp tốt xấu từ luân hồi. Sự kiện giải thích người sau khi chết có dịp ôn lại các biến cố hiện đời. A La Hán hay người Tu Thiền bậc 3-4 cũng có thể thấy trọn tiền kiếp. Một số người cũng có thể nhớ lại kiếp trước hay thu hồi về hiện tại môt số Trí Nhớ ẩn tàng.

Sơ lược Bào thai học (Hình 1.1)

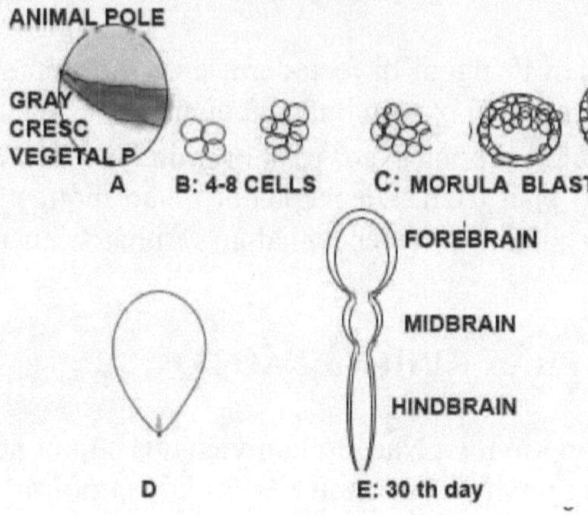

Hình 2.1A: Zygote với Animal Pole (A), Vegetal Pole (B), Gray crescent, Phía trước (V) và Phía sau (D).
1B: 8 Giai đoạn Blastula, 1C: Số Trứng phát triển từ Trứng chưa thu thai (Oocyte) đến thời ky Blastocyst hay Gastrula với sự hiện thành embryonal disc.
1D: Tiến trình phát triển từ ngày 17 hiện ra primitive streak đến ngày 25 khi thành hình Neural groove.
1E: Tượng hình vào ngày 20 ra hind brain, midbrain và Forbrain/Não Trước và đến ngày 30 diencephalon có hình dáng của Não Bộ.

- Bào thai học là một khoa học nghiên cứu sự mầu nhiệm của tạo hóa tạo ra sinh vật kể cả con người. Ôn lại bào thai học, sự tạo thành của Não Bộ và cơ thể học, mô học và sinh học là cần thiết để hiểu biết hoạt động của Não Bộ với các chức năng như Tri Thức, Trí Nhớ (TN), Suy nghĩ và Tâm Hồn.

- Khởi đầu vào ngày 1: Ngày thụ thai, sau đó trứng bắt đầu chia 2, rồi chia 4, 8, rồi thành Morula (Phôi hình Trái dâu), Blastocyst (Phôi nang), Gastrula (Phôi vị)

Phần đọc thêm KHNB

- Ngày 15-17 sau thụ thai embryonal disc (đĩa thai) hiện rõ. Nếu nhìn từ trên xuống:
  - phía trên, ectoderm (ngoại bì) là phía sẽ thành bọc nước chứa thai nhi (amniotic cavity), bao quanh bởi màng gồm tế bào sẽ thành da, nhau và màng nhau.
  - phía dưới, endoderm (nội bì) thành cơ quan.
  - giữa ecto và endoderm sẽ xuất hiện mesoderm (trung bì) (sẽ tạo ra lá lách, tử cung...-, Thịt xương và mô liên kết [sườn của các cơ quan]).

- Ngày 17 , embryonal disc có một vết nhỏ (primitive streak) càng dài và to ra mỗi ngày để trở thành neural plate (đĩa thần kinh).

Neural plate cuộn cóng xuống theo chiều dọc để thành neural tube, (ống thần kinh= tượng hình hệ thần kinh trung ương, bắt đầu từ dưới lên) rồi lần lượt hiện ra hindbrain (Não sau), midbrain (Não giữa) và forebrain (Não trước) vào ngày 20 để tiếp tục phát triển hơn nữa như hình trên đây.

Sự kiện hệ thần kinh phát triển từ ngoại bì /ectoderm cũng nói lên sự liên hệ Não Bộ với thế giới bên ngoài, xuyên qua ngũ quan.

- Ngày 20-30 Diencephalon /Thông Não, rồi Forbrain/Não Trước và Telencephalon (Viễn Não) phát triển. Diencephalon (Não thông) là nơi Đồi Não (Thalamus) tạo thành và Telencephalon sẽ phát triển ra VN.

II. SƠ LƯỢC VỀ TẾ BÀO THẦN KINH VÀ NÃO BỘ

Mục đích.

Vì Trí nhớ (TN) là kết nối thần kinh, và Não Bộ làm việc qua sự kết nối nhiều nhân chất xám giữ chức phận khá đặc thù nên ôn lại kết nối thần kinh và các nhân chất xám là cần thiết để tìm hiểu cơ chế lập thành Trí nhớ, nhất là các chức năng khác nhau của Tri Thức (TR) và Tâm Hồn (Hồn).

A) Tổng quát

Phần đọc thêm KHNB

Não Bộ được chia ra 5 phần:

- Telencephalon: là phần Não Bộ phát triển sau cùng của bào thai và về phát triển chủng học (phylogenetic). Gồm VN, Hippocampus (HIPPO), Basal ganglia (Nhân đáy/BG), và olfactory bulb.
- **Forebrain/Não Trước hay Proencephalon** thường được ghép chung với telencephlon: là phần nhỏ giữa và dưới Telencephalon và trước Diencephon.
- **Diencephon** gồm EpiThalamus (gồm Tuyến Tùng và Habenular nuclei), Đồi Não/Thalamus, SubThalamus (gồm Zona Incerta và Reticular nucleus), MetaThalamus (geniculate bodies: là trạm tiếp liên của Thị giác và Thính giác);

HypoThalamus, Mammillary bodies. Sự phát triển của Diencephalon ra Telencephalon (là thể chót nhất trong sự hình thành Não Bộ) với sự tham gia của nhiều genes đã được khám phá (*Martinez-Ferre 2012)*

- **Midbrain=mesencephalon** gồm superior và inferior cólliculi (là trạm tiếp liên Thính Thị giác), Tegmentum (Mui che), (gồm nhân thuộc hệ thống Lưới Kích thượng- lưới kích thượng) và Cuống Não gồm dây dẫn truyền của VN xuống phía dưới và nhân Substantia nigra chứa chất DOPA liên hệ đến bệnh Parkinson.
- Pons=Cầu cuống Não kết nối với Tiểu Não, dây thần kinh đầu và lưới kích thượng Medulla= Hành tủy

Chú ý: Brain stem gồm: Midbrain + Pons + Medulla

So với các cơ quan khác trong cơ thể, sự hiểu biết về chức phận và điều hanh cua Não Bộ tương đối chậm. Não Bộ có thể ví như một hộp đen của phi cơ (black box), là phần cuối cùng để con người khám phá về các động vật cũng như chính mình. Phần đông chúng ta biết Não Bộ có những bộ phận riêng biệt cho một số chức năng như cử động mắt, tay chân, cảm xúc, nghe, thấy, tiếng nói. Nhưng thường chúng ta không tưởng tượng Não Bộ là một tập hợp rất nhiều phần khác nhau. Mỗi phần của Não Bộ khi được khám phá và nghiên cứu đều có chức năng khá rõ ràng đặc thù và đặc biệt hơn hết là các chức năng về lưu giữ dữ kiện thông tin, quản lý, điều hợp. Để làm ra hành động sau: nghe, thấy, hiểu biết, điều khiển tình cảm vui, giận ghét, buồn, sung sướng, thoải mái, khoái lạc, sợ sệt, vui cười, dối trá, nói láo Đạo đức nhân diện người quen biết, quyết định mệnh lệnh, thi hành mệnh lệnh, kiểm tra để ức chế, đều có vùng Não chủ trì để kết hợp với các vùng Não liên hệ. Đặc biệt hơn nữa, những chức năng quan trọng để điều hoà phối hợp sự vận hành, gần như luôn luôn có nhiều trung tâm có các cơ chế khác nhau để điều hành và hỗ trợ trong trường hợp một hay nhiều cơ chế bị hư, mục đích là khi hư một trung tâm kiểm soát thường ít có ảnh hưởng đến sự vận hành của một cơ quan nào. Thí dụ điều hành giấc Ngủ có nhiều trung tâm Ngủ như vlPO, MnPO, Basal Forebrain/Đế Não Trước (BF), LHA, SCN, hiện tượng lưới kích thượng (lưới kích thượng=LKT=ARAS)... không những nhiều như vậy Basal Forbrain/Não Trước còn chia ra ba trung tâm khác nhau...

1. Vỏ Não (VN) (Cortex)

VN là phần phát triển sau cùng, của hệ thần kinh sau khi hình thành Diencephalon và đặc biệt là Đồi Não. Trong tiến hoá chủng học PFC/PreFrontal Cortex phát triển nhiều nhất ở người. Kết nối giữa Đồi Não và VN là dày đặc và có tính cách chọn lọc tùy theo chức vụ riêng biệt từng vùng của Đồi Não với vùng tương ứng của VN. Cách cấu tạo như vậy được hình thành bằng cơ chế đặc biệt.

VN giữ vai trò quan trọng trong điều hành nhiều chức năng như vận động, suy nghĩ, kế hoạch về Tri Thức, Trí Nhớ. *Như sẽ thấy ở các phần sau, VN của ngũ giác tạo ra Trí nhớ nhưng lại không tồn trữ hay cất dấu phần lớn Trí nhớ. Cũng như vậy VN ngũ giác góp phần tạo ra*

Tri Thức và Tâm Hồn. Trí nhớ, Tri Thức và Tâm Hồn ít khi được tồn trữ trong Vỏ Não ở mặt ngoài của Não Bộ mà được cất giữ ở các phần sâu dưới và trong Não Bộ và cả ngoài Não Bộ nữa (cũng y như sinh vật cất giữ của cải ở chỗ kín đáo và an toàn nhất).

Tiến bộ về sự hiểu biết Não Bộ, Trí Nhớ và Tri Thức (TR) được dựa trên sự tìm kiếm, khảo cứu, kinh nghiệm, và suy tư/ giả thuyết về Não Bộ nhất là về tế bào thần kinh và sự kết nối/ tiếp xúc giữa nhánh của đuôi axon và râu thần kinh. Tế bào thần kinh, đuôi thần kinh với các nhánh và râu thần kinh sẽ được chứng minh làm nên cơ chế cho Tri Thức và là cơ sở vật chất của Trí Nhớ (TN) và các loại phản xạ kể cả phản xạ Vô Thức.

Não Bộ được cấu tạo hợp thành từng bộ phận nhỏ (modules) giống như bộ, Ngành, Nha, Sở trong guồng máy điều hành hành chánh của chính phủ. Thông tin đến cơ quan dữ liệu của chính phủ (tương đương với Đồi Não /Thalamus trong Não Bộ) cần phải được rà soát qua lại giữa các Bộ, Ngành, Nha, Sở trước khi đưa đến hành pháp (VN) để trở thành thông tin chính thức. Giả thuyết về Tri Thức cũng phản ảnh tương tự như cách làm việc của chính phủ. Tuy nhiên cho tới nay khám phá về vai trò của Não Bộ/NB với Tri Thức và cơ chế hoạt động của Tri Thức đã tỏ ra là nghiên cứu NB không thể giải thích các cơ chế như Trí nhớ tiền kiếp, Xuất hồn, hiện tượng Cận tử ... Đối với nhà Khoa học, bản chất của Tri Thức vẫn còn là ẩn số của thể vô hình (xin cói lại phần Sơ Lược Cơ Bản về Cơ thể học và Sinh lý học của Tế Bào Thần kinh). Ngược lại, cơ chế TR/Tri thức lại được giải thích rất đơn giản và hợp với lý luận bởi Đức Phật.

VN được chia ra từng vùng nhờ sự khảo cứu về chức năng riêng biệt của các vùng đó. Một cách sơ lược: Phần trước của VN chủ về các chức phận cao về tinh thần và điều hành; ở phần trên về chức năng rõ ràng về thông tin và mệnh lệnh; phần dưới về tình cảm và phần giữa (hay mặt trong của Não Bộ) về cảm xúc. Cụ thể hơn:

Network Mặt ngoài Vỏ Não/VN: Vùng Trán trước /PreFrontal Cortex (PFC) (phía trước rãnh Rolando = rãnh trung ương, ở trên), và phía trước rãnh Sylvian (ở dưới), dlPFC lo về cảm nhận điều hành và làm quyết định điều khiển Trí Nhớ gần và Trí Nhớ xa. IPS:VN vùng Đỉnh đầu (Parietal) thuộc về vận động và điều hành vận động, xúc giác, nơi chốn. VN mặt ngoài Thái dương (Temporal) thuộc về cảm giác mùi vị, âm thanh và ý nghĩa lời nói và ý nghĩa về Thị giác.

- VN vùng Chẩm (Occipital) về Thị giác.
- Mặt trong VN: Vùng Trán về tình cảm, Trí Nhớ xa. Vùng Thái dương (hệ Vành -limbic- gồm: Hippocampus, Amygdala =Thể

Hạnh nhân, Cingulate gyrus =Giải Bao, Mammillary bodies= Thể Nhũ) giữ vai trò quan trọng về Trí Nhớ gần và điều hành tình cảm Tham, Sân, Si,Trí Nhớ Tự kỷ.

- Các vùng VN dưới là các vùng VN có chức năng chuyên về các chức phận về nội tạng và có tính cách phức tạp tổng hợp nhiều chức năng.
- VN Insula (Thùy Đảo): nằm sâu trong rãnh Sylvian: chuyên về suy tư, đau đớn nội tạng, nghiện ngập, rượu, hoá chất, cảm giác tình cảm cay đắng, chua chát, bẽ bàng.

2. Cấu tạo mô học của VN (H2.2)

A) Xem xét với kính hiển vi:

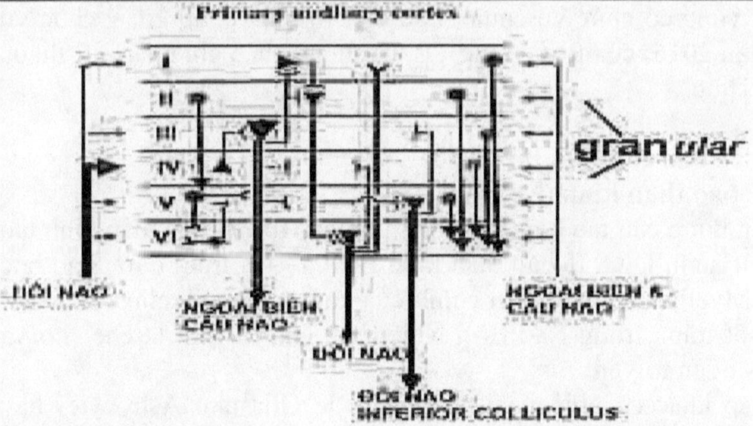

Phần đọc thêm KHNB

H2.2 Cấu tạo VN chia thành 6 tầng. Giản đồ kết nối tế bào thần kinh giữa các tầng

- Sáu tầng đều có những inter -neurons kết nối với nhau làm thành mạch điện nhỏ/microcircuit có nhiệm vụ liên hợp điều hòa, kiểm soát thông in, (Beul 2015), giống như sáu hào trong quẻ dịch đều có thông tin và tương ứng lẫn nhau.

-Tầng 1 là tầng đầu tiên và ngoài VN, có cơ cấu và chức vụ thấp tương ứng với hào 1 của quẻ dịch.

-Tầng 2 và 4: Granular, Tế bào TK nhỏ, chỉ thấy ở một ít VN như VN về cảm giác, RSC vùng 13 Broadman của Anterior Cingular Cortex (ACC). Không thấy ở VN vận động và PFC.

-Tầng 3 có TB/Tế bào đi xuống ngoại biên hay Đồi Não tương ứng với hào 3 của quẻ dịch là quẻ chủ của phần dưới tuy mạnh nhưng không bằng tầng 5 ứng với hào 5 được cói là giữ ngôi chủ của toàn quẻ dịch.

-Tầng 5 gồm TB hình tháp lớn để đi xuống DN hay tủy sống có nhiều kết nối với tầng 2,3,4, tương ứng với hào 5 của quẻ dịch.

Tầng 6 nhận thông tin từ các tầng 1-5, là tầng cuối cùng có TB đi về DN/Đồi Não/ (Thompson 2010). Nhưng các đường dây từ tầng 3, 5 đi xuống DN hay ngoại biên ít nhận thông tin từ tầng 6. Có thể tầng 6 có chức phận TR cao nhất trong 6 tầng Não, và chuyển thông tin điều hành trực tiếp đến các nhân khác nhau của DN (Naka 2016, Frezel 2020, Thompson 2010).

- Tóm lại, cấu tạo 6 tầng Não có rất nhiều điểm tương tự với 6 hào trong quẻ dịch

VN có 6 tầng tế bào. Các tế bào của mỗi tầng kết nối với các tầng khác và kết nối với các vùng khác của VN và các nhân chất xám. Chất liên hợp thần kinh giữa các tầng với nhau và tế bào thần kinh đi xuống là Glutamate, những liên hợp với tế bào thần kinh đến VN thì tùy theo chức phận có thể là Serototin, Norepinephrine, DOPA, GABA...

Đặc biệt là tầng 2 và 4 gọi là Granular/Hạt vì có Tế bào TK nhỏ, chỉ thấy ở một ít VN như VN về cảm giác, Retrosplenial Cortex (RSC) vùng 13 Broadman của Anterior Cingular Cortex (Giải Bao Trước /ACC). Không thấy ở VN vận động và PFC. Điều đó gợi ý sự điều hành chức phận cao của các tầng trên đặc biệt là tầng 4 để phân loại cảm giác trong TR. Sự kiện Granular layers ở Retrosplenial Cortex (RSC) là vùng có chức vụ chưa được biết rõ ràng cũng gợi ý chức vụ cao (Arslan 2016) của RSC trong TR, có thể là phần ghi nhận TR thuộc về Tạng Thức.

B) Các Tế bào của Não Bộ (H2.3)

1) Tế bào thần kinh (Neurons)

Thần kinh được cấu tạo bởi tế bào thần kinh. Thân tế bào thần kinh tạo thành chất xám. Đuôi tế bào thần kinh (Axon= sợi trục) được bao bọc bởi chất Myelin là thành phần chính của chất trắng (Myelin+Axon/sợi trục = chất trắng trong Não Bộ). Nhiệm vụ của Myelin là che chở và tăng lên sự dẫn truyền

Các tế bào khác có nhiệm vụ hỗ trợ gọi là Glia như Astrocytes hay Glial cells (tương đương với Fibrobasts =tế bào sản xuất cóllagen), Microglia/tiểu dưỡng bào (tương đương với thực bào trong phần cơ thể ngoài thần kinh), Oligodendrocytes/ là tế bào có nhiệm vụ chính là phục vụ (như vú em) cho tế bào thần kinh và làm nên chất Myelin để bao quanh Axons/trục sợi, ngoài ra còn có mạch máu với tế bào nội bì (Endothelial cells) và tế bào bìa khoang não (Ependymal cells). Cấu tạo chung của tế bào thần kinh là thân với nhân tế bào, râu thần kinh (Dendrites) và trục sợi thần kinh/Axones, được bao bọc bởi chất Myelin sản xuất bởi Oligodendrocytes/dưỡng bào ít râu trong Não Bộ hay Schwann cells nếu ở trong dây thần kinh ngoại biên).

Trục sợi thần kinh có thể có 1 hay nhiều nhánh và tận cùng của mỗi nhánh là chùm tua. Mỗi tua của chùm tua tiếp xúc râu thần kinh kế tiếp, theo chiều truyền dẫn luồng kích thích thần kinh từ trục sợi tua sang râu hay ngược lại tùy theo loại tế bào thần kinh. Râu thần kinh rất rậm rạp và có nhiều gai là chỗ nối râu thần kinh với tua thần kinh. Gai ở bề mặt của râu thần kinh và ở nhánh trục sợi tế bào thần

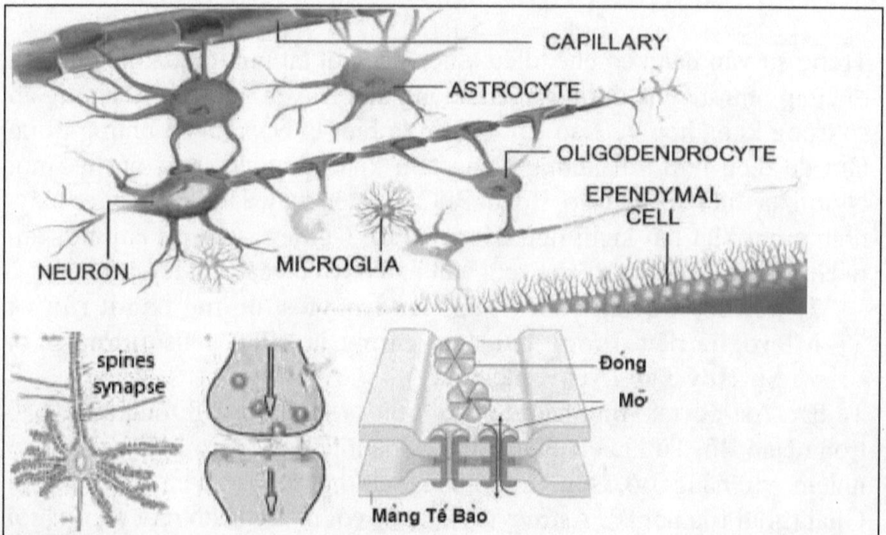

A B C D
H, 2.3
A. Tế bào /TB thần kinh/Neuron/TB sao/Astrocytes (công tác phụ dich cho Neurons) (, Tiểu bào/Microcytes (thực bào), Oligodendrocytes (làm ra myelin) và TB bìa khoang não/ependymal (làm bìa khoang não)
B. TB thần kinh với râu và đuôi-axon kết nối nhau râu và đuôi có nhiều gai là cho để đuôi và râu giao tiếp nhau.
C. Sơ đồ cho thấy synapses/liên hợp TK là chỗ nối thần kinh bằng hoá chất.
D. Kết nối điện: tế bào chất của hai tế bào thần kinh thông thương nhau

kinh có nhiệm vụ làm tăng điện tích và số cho Synapses/tiếp hợp. (H1.3

Cần ghi nhận quan trong như sau:

- Mỗi tế bào thần kinh có thể kết nối với nhiều synapses/liên hợp của cùng một hay với nhiều tế bào thần kinh khác.

- Mỗi liên hợp giữa nhánh axon/trục sợi với gai của râu thần kinh là đặc thù (hay riêng biệt=specific) cho mỗi loại kích thích tùy theo trạng thái khởi động liên hợp/ synapse ban đầu. *Điều đó có nghĩa (hay hệ luận) là sự dẫn truyền luồng thần kinh không lệ thuộc với sự đặc thù của hai tế bào thần kinh kết nối với nhau, mà lệ thuộc vào sự đặc thù của synapses/liên hợp TK với luồng thần kinh kết nối. Như vậy mỗi luồng thần kinh cho mỗi loại thông tin/ cảm giác ở mỗi thời điểm có con đường dẫn truyền riêng của nó do nó lập ra từ lúc đầu; và chỉ nó mới có thể biết đi vào nhánh nào của axon/trục sợi để đi vào synapse/tiếp hợp liên hệ và đi tiếp vào synapse/liên hợp TK kế tiếp. Hiện tượng tương tự như một bộ dây điện (trong tường một tòa nhà lớn) gồm hàng trăm/ngàn dây điện, mỗi một khoá nút điện (tương đương với mỗi kích thích) tương ứng với một hay nhiều dây điện riêng để đi đến bóng đèn hay một hay nhiều máy liên hệ.*

Trong sự vận hành cơ chế, điều khiển các nút tắt mở, điều khiển hướng đi cũng như ức chế đường đi của dòng dẫn truyền vẫn còn là những ẩn số trong khoa học về Não Bộ. Người ta biết là Não Bộ có những trung tâm để điều hợp với những trung tâm khác để kiểm soát nút tắt mở. Người ta biết phần Não Bộ ở PFC chuyên hay làm công việc này, nhưng chỉ biết hay nghi ngờ đến đó thôi. Nghiên cứu còn lâu mới tìm ra chìa khóa cho đáp số cho mỗi vấn nạn nầy của các nút tắt mở.

2) Astrocytes/tinh bào, Ogligodendrocytes/ dưỡng bào ít râu và Microglia/tiểu dưỡng bào (gọi chung là Glial cells/dưỡng bào) và Sự Hủy Tạo (Neuroplasticity)

Tế bào Astrocytes (tinh bào=tế bào hình sao) chiếm 2/3 tổng số tế bào trong Não Bộ. Từ lâu có quan niệm sai lầm tế bào Astro là tế bào chỉ có nhiệm vụ nâng đỡ, suy ra từ bằng chứng tế bào làm ra chất sợi Glial (glial filaments). Astrocytes kết nối với nhau thành một mạng lưới bao phủ tế bào thần kinh. Ở sinh vật nhỏ một tế bào astrocytes có thể bao phủ 140.000 synapses/liên hợp, tiếp xúc tới 4-6 tế bào thần kinh va 300-600 râu thần kinh (Gao 2010, Bushong 2002, Oberheim 2009, Halassa 2007). Ở người Astrocytes to hơn và một Astrocytes có thể tiếp cận đến 2 triệu Synapses/liên hợp.

Tinh bào Astro giữ vai trò nâng đỡ và quan trọng trong điều hòa biến dưỡng chất đường rất cần thiết cho dinh dưỡng, hoạt động và điều hành của tế bào thần kinh.

Cùng với Tinh bào/ Astro, tế bào Oligo và Microglia tham gia vào sự thay đổi thêm bớt râu tua, kết hợp thần kinh/ dendrites, synapses trong *chu trình **hủy tạo*** (neuroplasticity) synapses.

<u>Phần đọc thêm KHNB</u>

- Glucóse trong máu chỉ cung cấp khoảng 15% nhu cầu của tế bào TK của NB, phần còn lại đến từ biến dưỡng dùng cơ chế "recycling" Glutamate và Glucóse chỉ có thể làm ra từ Tinh bào/Astrocytes, nên tế bào TK cần Tinh bào để hoạt động.
- Ca++, glutamate cần thiết cho luông dẫn truyền thần kinh vì là thành phần trong chuỗi phản ứng làm ra NMDA CREB, AMPA, GlunRs,...... (xem sau)
-Vì vai trò che chở, nuôi dưỡng synapses/liên hợp nên astrocytes con co thể điều hòa luồng dẫn truyền thần kinh đặc biệt là cảm giác đau đớn và ngứa. Có nhiều bằng chứng astrocytes điều hòa cảm xúc đau, ở tủy sống (spinal córd) (Goldeman 2010, Zhang 2003,Morales-Soto 2019). Trái lại trong bịnh cột sống, vết thương dây thần kinh, vết thương trong Não Bộ, tế bào astro sinh sản nhiều để phản ứng lại sự tổn thương nên lại làm tăng sự đau đớn nhiều hơn. Tế bào astro tiết ra nhiều chất cytokinin như IL-1Beta, TNF (làm ra nhiều nhất bởi tế bào microglial), Astrocyte-derived CCL2 và CXCL1 bám vào receptors, CCR2 and CXCR1 ảnh hưởng đến sự đau.(ji 2019). Glial cells với vai trò làm nên hóa chất proinflammatory /tiền viêm (TNF, interleukin 1, 6,18) trong Não Bộ cũng góp phần vào.

Nói về Microglia, đó là tế bào làm công việc thực bào tương đương với nhân viên ty vệ sinh xử lý rác rưởi thành phố. Não Bộ là một cơ quan có biến dưỡng cao, chất phế liệu chuyển vào máu để bài tiết ra ngoài. Lại nữa CSF (nước tủy sống) được thấy có chức năng rửa sạch vùng nối dây thần kinh. Tuy vậy Microglia là tế bào không hiếm ở trong Não Bộ. Tại sao vậy? phế liệu có thể tích lớn không đi vào máu được phải nhờ thực bào phế thải. Vật chất phế liệu đó phần lớn phải là các Synapses thần kinh kết nối không còn dùng đến. Kết nối thần kinh là những dữ kiện thông tin hay Trí Nhớ không cần dùng đến,cần loại bỏ để nhường chỗ cho Trí Nhớ mới cần thiết hơn. Nghiệp cũng chỉ là Trí Nhớ , vậy sự loại bỏ Nghiệp, rửa sạch Nghiệp có thể là một công việc của thực bào. Vấn đề là làm sao thực bào biết phần Trí Nhớ không lợi ích hay xấu nào cần được hủy bỏ. Vấn đề nầy sẽ được giải mã trong phần tái Bảo tồn Trí nhớ. Những Trí Nhớ gồm những thông tin không có lợi ích thiết thực cho đời sống thì không được dùng đến sẽ bị dẹp bỏ qua cơ chế hủy-tạo (neuroplasticity). Gần đây, cơ chế này được nghiên cứu rất nhiều: đó là những nghiên cứu sự sưng viêm của hệ thần kinh dùng chất nội tiết tế bào, glial cells và microglial cells để cắt bỏ những râu thần kinh cần phế bỏ vì không dùng đến. Công việc trên có thể so sánh tương tự như nhà làm vườn cắt bỏ đi cây cỏ dại hay cành lá xum xuê không cần thiết cho vườn cảnh. Chất nội tiết tế bào được Não Bộ thường dùng đến là chất môi giới của hệ miễn nhiễm,

[đặc biệt là C1q, Neuron-derived interleukin (IL)-34, Csf-1, the second ligand for Csf-1R, Brain Derived Neurotrophic Factor (BDNF)...].

Sự học hỏi vì vậy kèm theo thay đổi gồm có sự thêm bớt, thu hồi phần Trí nhớ trong Tạng Thức hay mất đi phần Trí nhớ không còn cần thiết từ sự học hỏi không bổ ích. Thêm nữa sẽ có sự thay đổi về những phản ứng từ hệ kiểm soát tự ý và hệ tự động (kiểm soát phần lớn nội tạng). Những thay đổi về cách cư xử có thể thấy rõ nhất ở các em bé và là nền tảng cho sự giáo dục của tuổi ấu thơ, ở học đường.

C. Kết nối thần kinh. (H2.4A,B)

1. Tổng quát

Kết nối thần kinh là một đặc tính đặc biệt và rất quan trọng trong hệ thần kinh. Kết nối thần kinh được dùng để truyền điện thế từ gai của râu thần kinh này sang râu thần kinh kế tiếp. Sự truyền điện thế như vậy tạo nên một dòng điện. Mỗi dòng điện là một sự kích thích và được gọi là thông tin. Tra cứu nầy cho thấy công trình vĩ đại của nhà KHNB trong khám phá cơ chế vi diệu làm viêc của hệ thần kinh như sau:

2. Cơ chế Sinh Hóa kết nối (KN) Thần kinh (TK)

Thông tin từ ngũ quan và Tri Thức đưa đến Đồi Não/DN (có chức vụ như Bộ Bưu điện và Bộ thông tin) được gởi đến các phần khác nhau của VN và các nhân như là những dòng điện truyền từ TB TK nầy sang TB TK kế tiếp.

Sự dẫn truyền từ râu - đuôi xuyên qua kết nối TK. Muốn có sự dẫn truyền tế bào thần kinh bị kích động ở một trong nhiều Synapses/gai của râu của tế bào thần kinh. Sự kích thích trên đưa đến:

- Chuyển màng tế bào ở synapse từ diện thế (+) thanh (-): gọi là depolarization/mất điện thế từ -70mV xuống -55mV (goi là Excitatory Post Synaptic Potentia/EPSP)
- điện thế thấp là do Ca++ ở ngòai màng tế bào chạy vô trong TB chất xuyên qua cổng (gọi là THỤ QUAN).
- cùng lúc đó Ca++ kích động chuỗi phản ứng hóa học để tái tạo lại cổng để đóng cổng lại như trước ứng với Ca++ ở ngoài màng TB được đẩy vô trong TB chất.(H1.4).

- sự kích động ở râu kích hoạt tế bao làn nên dòng điện chạy dài xuống axon để tua tiết ra Neurohormone để kích thích tế bào thần kinh kế tiếp.

Hiện tượng trên được khám phá bởi nhiều công trình to lớn khác nhau và có ba nhóm khoa học gia được giải Nobel.t.

- Để tế bào thần kinh kích động , nhiều khi cần nhiều kích thích liên tiếp ở vùng gần nhau
- Nhiều kích động thì thế bào càng tiết thêm nhiều hoá chất kết nối
- Ngược lại có kích thích làm tế bào thần kinh không phản ứng (Inhibitory Postsynaptic Potential/IPSP)

Sự lựa chọn grau và tua là chưa được nghiên cứu và cũng cô thể là lãnh vực vực của Hồn và Trí Huệ Bát Nhã,

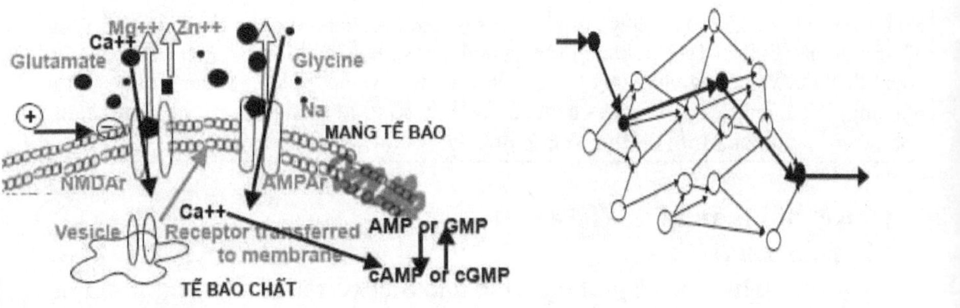

H2.4A: Mang TB (+)>>>(-)Glutamate bám vào Receptors NMDA hay AMPA (Medi
2011, Ghasemi2011)
NMDAR (dùng nhiều cho Ca++ hay AMPAR dùng nhiều cho Na+ khi được dính v
Glutamate hay Glycine thì đá Mg++ ra và mở cửa cho Ca++ đi vô. D,E: Ca++ trong tế bà
kích động để gene làm ra cópy protein AMPAR hay NMPAR mới để thay thế receptors c
đã mất Mg++. Receptors mất Mg++ hay Zn++ sẽ được thu hồi về bên trong tế bào để t
sử dung lại gắn thên Mg++ hay Zn++ Chú ý: bong bóng sắp nhả AMPAR ra để gắn lê
màng tế bào, để làm cửa mới cho tế bào.AMP hay GMP chuyển thành cAMP hay cGM
nhờ có Ca++H1.4
B:. Đường Đường dẫn truyền thần kinh theo kiểu kết nối Hebian, đặc biệt cho mỗi thôn
tin. Sự chọn lựa đường dẫn truyền là hoàn toàn không thể hiểu được bởi KHNB. Trái lạ
Trí Huệ thiện xão tinh khôn của Hồn va Phật tánh có thể chọ lựa được

Hóa chất thông dụng nhất để kích họat mở cổng là Glutamate, Adrenaline, nor-Adrenaline, Acetylcholine, và còn nhiều nữa như DOPA, Serotonin, Histamine, Orexin,...Hoá chất phải cần được tạo ra từ tế bào thần kinh; tế bào thần kinh thông tin với nhau qua các hóa chất. Cách dẫn truyền nầy có thể chuyển tín hiệu *__đi xa và đặc thù__* cho mỗi loại dẫn truyền như ức chế với GABA, ghi Trí nhớ với Glutamate, vui vẻ với Serotonin, kích thích với Norepinephrine, Thức tỉnh với Norepinephrine, Acetylcholine, Histamine, Thức tỉnh và ăn uống với Orexin....

a) Lý thuyết Hebbian:

NB hoạt động là nhờ kết nối TK, đó là một sự kiện rất quan trọng để hiểu sự tạo thành và sự xóa bỏ TN.

- Kết nối Hebbian

Dây thần kinh trước và sau synapses/liên hợp TK (Pre and postsynaptic) kích động cùng lúc thì cùng nối với nhau (Kelso 1986) (tương tự như khi hàn chì hai dây điện, người ta phải hơ nóng cả hai dây). Sự nối kết sẽ bền chặt nếu điên thế tạo nên (*electrical potentiation) là cao và dài hạn*

- Long term potentiation (LTP= Điện Thế Dài hạn) xảy ra. LTP thường được tìm thấy ở HIPPO ở chùm dây Mossy fibers/sợi dạng rêu nối CA1 với CA3 là hai vùng quan trọng của HIPPO về TN thời điểm về nơi chốn. Cơ chế nầy dùng để tăng sự kết nối để tạo ra TN.

<u>Phần đọc thêm KHNB</u>

- Long Term Depotentiation *Đó là cơ chế nghỉ để hồi phục Synapses dùng nhiều nhất khi học các thủ thuật* (Tiểu Não, BG, HIPPO CA1).

LTD là tình trạng kéo dài hàng giờ của tế bào thần kinh sau LTP và thường xảy ra ở HIPPO, Tiểu Não và nhiều chỗ khác trong Não bộ. Tình trạng nầy biểu biện sự kém nhạy bén tế bào thần kinh khi được kích thích được cói như giai đoạn bồi dưỡng synapses/liên hợp TK giúp synapses/liên hợp TK làm việc tốt hơn. Cơ chế nằm ở chỗ AMPAR được tái thu hồi nhờ cơ chế endocytosis (rút MNDAR từ màng tế bào, rồi bỏ vô lại trong bong bóng/ vesicles [endocytosis]) khởi từ NMDAR hay mGliR.

Cơ chế LTD giúp giải thích sự học hỏi ở Tiểu Não và TN bảo tồn ở HIPPO không bị trở ngại vì cần sự nghỉ ngơi. LTD ở HIPPO giúp tẩy xoá vết TN

Cơ chế là LTD ở postsynaptic/hậu liên hợp nhưng presynaptic/tiền liên hợp cùng dự phần vào. *Hiện tượng thường được cảm nhân của người thực tập thao tác cần sự nghỉ ngơi mới có thể học thêm được, vì vậy thường thấy ở các vùng về TN thủ thuật.*

LTD tác dụng ở:

HIPPO, ở CA1-nhánh dây tế bào hình tháp-Schaffer khi những synapses này bị kích thích liên tục 10-15 lần với tầng số thấp 1Hz phut.

Tiểu Não tế bào Purkinje,

Stratum, PFC, Perirhinal Cortex/VN quanh Khứu giác, nghiện cócaine, lúc học hỏi về vận động...

- Kết nối non-Hebbian: nếu sự kết nối chỉ do kích động của dây thần kinh trước hay sau synapses. Ý nghĩa của non-Hebbian chưa được hiểu rõ lắm, hình như non-Hebbian LTP có mục đích là hỗ trợ cho dây thần kinh trước hay sau synapses/liên hợp TK kết nối với nhau vì sự quan trọng của sự kết nối trong chức phận ghi lại TN).

- Kết nối anti-Hebbian biểu hiện bằng presynaptic depolarisation và postsynaptic hyperpolarisation.

Tóm lại, sự kết nối giữa tua và râu thần kinh là biểu hiện của TN. Một cách đơn giản hiện tượng ghi TN trong Não Bộ tương tự như hiện tượng nối một hệ thống bóng đèn vào một nút đóng mở điện trong nhà.

Thay đổi ở *râu thần kinh ở dạng cao thế lâu dài tương ứng với kết nối lâu dài và tương đương với Trí Nhớ (TN) lâu dài (Lemo 2003,1996).* Tuy kết nối bền chặt nhưng vẫn có thể thay đổi (= kết nối bỏ đi rồi tái lập lại) gọi là nguyên tắc ***synaptic plasticity (hủy tạo)*** (Sanhueza 2011). Ở người hiệu quả trên có thể kéo dài hàng năm. Hiện tượng trên được cho là cơ chế của học hỏi và TN. Sự khác biệt giữa LTP (Điện Thế Dài hạn) và non-LTP (STP= Short term Potentiation= Điện Thế Ngắn hạn) ở chỗ LTP làm cho kết nối synaptic bền chặt hay vĩnh viễn. Sự kiện trên cũng nói lên rằng Trí nhớ tức Tri Thức tức Nghiệp là không vĩnh viễn (có thể thay đổi)

b) Sự kết nối TK

Kết nối thần kinh là một tính đặc biệt và rất quan trọng trong hệ thần kinh, Kết nối thần kinh được dùng để truyền điện thế từ gai của râu thần kinh này sang gai của râu thần kinh kế tiếp. Sự truyền điện thế như vậy tạo nên một dòng điện. Mỗi dòng điện là một sự kích thích và được gọi là thông tin. Thông tin là Trí nhớ, Tri Thức, hay cơ chế khác nhau để vận hành hệ thần kinh và Não bộ kiểm soát các vận động của cơ thể.

- Mỗi tế bào thần kinh có nhiều râu từ thân tế bào thần kinh. Đuôi tế bào thần kinh dài hay ngắn tùy theo khoảng cách cần kết nối, có nhiều nhánh (ít hơn so với râu) và mỗi nhánh lại có nhiều râu. Mỗi một râu từ thân hay đuôi có nhiều gai là nơi dây thần kinh kết nối với nhau. Vì số tế bào thần kinh trong người tính hàng tỉ, thì gai thần kinh tính bằng vạn ức tỉ. Như sẽ thấy ở phần Trí nhớ, kết nối thần kinh tạo thành đường dẫn truyền tương ứng mỗi chi tiết của Trí Nhớ (TN). Đường dẫn truyền thần kinh khi đã được lập ra là đặc biệt riêng cho mỗi chi tiết của Trí Nhớ. Điều đó có nghĩa là muốn gìn giữ và bảo tồn Trí Nhớ con người cần hàng tỉ tỉ kết nối thần kinh.
- Sự lựa chọn đường dẫn truyền tư đuôi sang gai của râu thần kinh là cá biệt cho mỗi thông tin là không thẻ hiểu được bằng cơ chế KHNB. Sự lựa chọn nầy cần thiện xảo,tinh khôn và trí huệ.. Điều đó có nghĩa là chỉ có Hồn-Phật tanh mới đảm nhận được
- Khi râu-tua thần kinh kết nối nhau, sự giao tiếp bị chia cách bởi một khoảng không gian nhỏ. Để vượt qua khoảng trống đó. Các kết nối thông thường được biết là:

i. Synapse /liên hợp hoá chất như đã trình bày ở trên

Thông dụng nhất là (*Chú ý: đuôi "ergic" thêm vào sau tất cả các chất dẫn truyền để chỉ khả năng dẫn truyền của mỗi hóa chất -Meldrum 2000), thông dụng là*

-Glutamate,dùng cho

Trí Nhớ, thông dụng nhất, hiện diện trong khoảng 90% tế bào thần kinh. Đó cũng là kết nối cho TN. Bột ngọt để ăn MSG là Glutamate, tuy nhiên vì rào cản Máu-Não nên MSG không vào Não được nhưng làm nở mạch máu đầu gây nên nhức đầu.

- Adrenaline, nor-Adrenaline, kích động, chú ý

-Acetylcholine

. *từ nhân LDT và PPT*, Thức ở mọi động vật và trong mộng khi ngủ REM

. từ nhân Forebrain ở người trong nhiệm vụ cho sự nhận biết

-*DOPA*, thôi thúc, náo động, đau nhức.

-*Serotonin,* vui vẻ.

-*Histamine*, Tỉnh, ngứa.

-*Orexin,* ăn uống, Tỉnh

-*GABA* là chất dùng để ức chế các chất trên.

Hoá chất phải cần được tạo ra từ tế bào thần kinh, tế bào thần kinh thông tin với nhau qua các hóa chất. Cách dẫn truyền nầy có thể chuyển tín hiệu đi xa và đặc thù cho chủ ý của mọi loại dẫn truyền.

3. Synapses điện.

. Khác với loại hóa chất vì: gần sát nhau hơn (3.8nm vs 20-40 nm), tế bào chất thông thương nhau cho phép các phần tử điện tử chạy qua thần kinh kế tiếp. Cách dẫn truyền này nhanh gọn và không tốn kém năng lượng, nhưng dẫn truyền không thể đi xa được vì điện thế càng trở nên yếu dần. (Thường thấy trong mạng lưới của hệ lưới kích thượng LKT, Lưới Đồi Não LDN/Lưới Đồi Não=TRN/Thalamic Reticular Network.

Cả hai loại kết nối thần kinh được mô tả bởi Cajal (synapses/liên hợp TK hoá chất) và Golgi (synapses/liên hợp TK điện). Hai lý thuyết gia bất hòa về cơ chế kết nối thần kinh trái ngược nhau, nhưng lại chia nhau giải thưởng Nobel năm 1906.

Để làm nên dòng điện dây thần kinh trong kết nối hóa chất, tế bào thần kinh cần phải khởi động chuỗi phản ứng hóa học trong tế bào thần kinh.

Các cách kết nối trên giúp cho hệ thần kinh làm nên các thay đổi kết nối thần kinh. Những kết nối không dùng và không cần thiết có thể được xóa đi bởi thực bào microglia để dùng cho Trí Nhớ mới, gọi là cơ chế hủy-tạo= *neuroplasticity.*

Các tế bào thần kinh và tế bào phụ thuộc rất cần thiết cho vận hành của tế bào thần kinh để kết nối thần kinh cho các chức năng khác nhau của Não Bộ như Tri Thức suy nghĩ, các phản ứng trong Tiềm Thức, Vô Thức, Trí Nhớ, tình cảm, đau nhức, ngứa, Ngủ vận động...

Phần đọc thêm KHNB/Khoa học não bộ

4. Liên lạc giữa các phần VN có thể dùng hệ thống liên lạc với tần số giao hưởng (cóupling) (như vùng VN vận động M1 với các nhân dưới VN (Đồi Não, Basal ganglion/Hạch đáy) đúng tần số Beta 18-24Hz. Ở PFC một số tế bào thần kinh cũng dùng kết nối giao hưởng giữa thời kỳ (epoche) Ngủ cho Trí nhớ về học hỏi (Tavoni 2017, Kells 2019). Phản hồi qua lại Đồi Não- VN về cảm xúc (somatosensory) biểu hiện bằng sóng Apha là sóng tương ứng với sự chú ý. Biến dưỡng Glucóse trong Đồi Não cũng tương ứng với sóng Apha. Thay đổi điện thế ở các chất xám (Đồi Não, VN-Đồi Não-VN phản ứng qua

lại) là nguyên nhân của sóng Apha Beta ở VN (Robinson 2002, Steriade 2005, Steriade 1993)

5. Cách kết nối thần kinh mới:
Mới đây McFadden (McFadden 2020) đề nghị giả thuyết điện từ trường (Electromagnetic field) để giải thích hiện tượng Tri Thức. Cơ bản của lý thuyết là điện trường luôn luôn có mặt khi có dòng điện chạy trong dây thần kinh. Thuyết trên được đăng trên một tạp chí mới ở UK. Thiết nghĩ lý thuyết được tạo ra vì sự bất lực của kết nối thần kinh kiểu Hebbian không đủ để giải thích các hiện tượng Tri Thức/TR hiện nay. TR là phần còn lại của kho tàng hiểu biết và đo lường được của các nhà vật lý. Tuy lý thuyết là một bước mới trong sự giải mã kết nối và liên lạc các bộ phận khác nhau trong Não Bộ nhưng vẫn chưa đủ để giải thích các hiện tượng siêu nhiên của Tri Thức và Linh Hồn. Vũ trụ không chỉ được cấu tạo bởi lực hấp dẫn vạn vật với hạt giả định Graviton, sóng điện từ với Photons mà còn gồm hai thể khác khoa học vẫn chưa thể đo lường được, đó là lực Tối và chất Tối. Khi nào người ta có thể xác định được hai thể trên thì vấn đề Tri Thức (TR) và Tâm Hồn mới có hy vọng được giải mã hoàn toàn.

D. Viêm Thần Kinh/Neuroinflammation

Viêm sưng trong NB và tủy sống là bịnh thường gây tác hại cho hệ TK trung ương khi viêm sưng nặng. Tuy vậy có khi hiện tượng là cơ chế có ích để bảo vệ TK khi viêm sưng nhẹ để bồi dưỡng thay đổi tu bổ.

Các chất làm ra sưng là cytokines (IL-1β, IL-6, and TNFα), chemokines (CCL2, CCL5, CXCL1), (CCL= geneCC chemokine trong nhiễm thể 17, (là chất thu hút các tế bào viêm sưng) làm ra bởi Monocytes/thực bào, T lymphocytes và Endothelial cells/nội bào mạch máu . Secóndary messengers (NO and prostaglandins) và reactive oxygen species (ROS). Microglia chiếm khoảng 10% trong NB
Viêm xảy ra khi bị tổn thương tai nạn, viêm sưng ngoài NB làm tăng thẩm thấu rào cản máu NB.

Phản ứng viêm sưng do chấn thương có thể đi xa chỗ chấn thương. Tuổi già thường kết hợp với tăng lên độ viêm sưng và giảm cơ chế chống viêm là yếu tố gây ra thoái hóa TK.

Bịnh Thoái hóa TK như Alzheimer do chất amyloid (giống như bột) và Neurofibrillary Tangles (bó dây gồm sợi trong tế bào TK quấn lại) phần lớn gây ra bởi microglia. Bịnh thường liên hệ đến tăng markers về Viêm sưng.
Bịnh Parkinson,thường có tiền sử về viêm đường ruột, táo bón. Dysbiosis/rối loạn sinh thái làm cho "bad bacteria" thoát ra khỏi đường ruột gây nên viêm sưng trong NB.

Bịnh Multiple Sclerosis: viêm sưng là hư rào cản Máu NB, TB viêm T lymphocytes chạy vào hệ TK trung ương. Copaxone kiểm soát phản ứng của T lymphocytes để ngừa bịnh tái phát trong bịnh MS và PD (Guzman-Martinez 2019,Disabato 2016) (T lymphocytes:TB bạch huyết có nhiệm vụ đề kháng, nhưng không sản xuất ra kháng thể)
Stress, mất Ngủ tăng Neuroinflammation, trái lại Thiền ức chế genes làm giảm viêm, Thể thao cũng làm giảm Neuroinflammation (Seo 2019, Buric 2017, Rozich 2020, chen 2021, huanh 2021, Cossu 2021 Gong 2022 , *Guzman-Martinez 201*
DiSabato 2019) (Xin xem trang 455 Binh Thóai hóa TK)

E. CHỨC PHẬN CÁC VÙNG NÃO

► Ngũ hành thể hiện trong VN (H2.5)

Trước khi áp dụng thuyết ngũ hành lên Não Bộ, định nghĩa Ngũ hành là cần thiết.

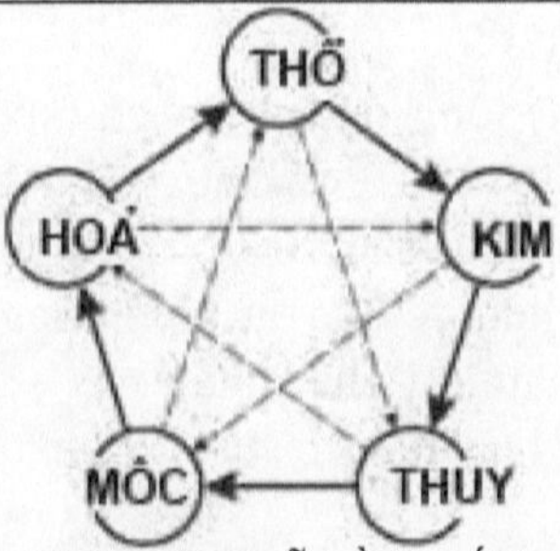

Hình 2.5: Ngũ hành với hướng chỉ: tương sinh -mũi tên liền và tương khắc: mũi tên cắt đoạn

Ngũ hành là một quan niệm rất phổ thông như quan niệm về Bát quái. Nhưng cơ nguyên tạo ra Ngũ hành thì không được sách vở giải thích và có lẽ không ai cần biết đến. Giả thuyết có thể là đơn giản: Trong Tam tài, sau khi sự vật hay Thái cực được chia đôi, sự chia hai đó là do tác nhân tạo thành. Vì vậy người chủ thể quan sát được cói là một yếu tố vì nếu không có tác nhân thì không có Âm Dương. Cho nên Tam tài gồm 3 yếu tố, tượng hình là Thiên Địa Nhân. Tương tự như vậy, trong quan sát hay phân chia, thay vì dừng ở giai đoạn chia 2, để lập nên bát quái, mà lại tiếp tục chia lần nữa thành 4. Khi dừng tại đây thì phải thêm tác nhân vào, nên cuối cùng có 5 phần gọi là Ngũ hành. Biểu tượng trong thiên nhiên là Đất, Kim, Nước, Gió (hay Mộc) và Lửa (Ánh sáng). Sự vật hay sự kiện có đủ ngũ hành thì hài hòa, dễ chịu và đẹp. Thí dụ Ngũ vị hương, ngũ âm, sao năm cạnh (H1.3)..... Người xưa không dùng ngũ hành làm thành quái như Tam tài, vì biến hóa sẽ rất phức tạp, Trí óc sẽ không làm việc nổi. Vì vậy, tạm dừng ở quan niệm ngũ hành là tượng trưng cho 5 thể khác nhau trong vũ trụ thiên nhiên.

Cấu tạo kỳ diệu nhất của con người và các động vật cao là Não Bộ. Mỗi bán cầu Não Bộ được phân biệt làm VN bên ngoài và VN giữa (bên trong). Mỗi bán cầu chia ra 5 vùng khá rõ rệt: Khe trung ương (central) và khe Sylvian chia phần lớn Não Bộ ra:

i. Trước là VN Trán/Frontal córtex (chủ về điều khiển quản lý chức năng cao của Não Bộ có ảnh hưởng toàn khắp Não Bộ (Mộc, gió thổi),

ii. Phần trên và giữa là VN Đỉnh/Parietal (Kim: chú về sự quả quyết trong chức năng nhận và gởi đi các thông tin)

iii. Phần dưới và giữa là VN Thái dương/Temporal (Thủy, chủ phần mềm ngửi, nghe),

iv. VN Chẩm/Occipital/Visual là phần sau cùng của Não Bộ (Hỏa, chủ về ánh sáng= Thị giác).

v. Mặt trong Não Bộ tiếp nối với mặt ngoài, riêng VN nằm trên Cầu Não dưới khe Cingulate là VN Giải Bao (Cingulate) và mặt dưới Não Thái dương chủ về xử lý tình cảm (Thổ có tính chất tàng trữ).

► VN NỘI THỨC/NỘI TÂM (H1.7,8)

VN Nội Thức (NT) là nơi tồn trữ Trí Nhớ (TN) tổng quát. TN cá biệt của năm ngũ quan thì được tồn trữ ở mỗi vỏ Não (VN). NT được dùng làm mẫu TR để so sánh và biến thông tin mới đến Não Bộ /NB thành Tri Thức /TR. Phần lớn thông tin trong NT là liên hệ đến sự kiện quan trọng đời người, liên hệ đến Nghiệp. Vì vậy sau khi chết phần nầy sẽ được chuyển đến kiếp sau. Cơ chế nầy được bàn luận ở những phần khác nhau.

1. **Hippocampus (HIPPO=Hải mã), Đồi Não và (các Nhân liên hệ** (H2.9ABC)

a) **Hippocampus** được cói là Trái tim của Não / vì kết nối với hầu hết các Vỏ Não (VN) và các nhân dưới VN và từ lâu được cói là phần Não chủ về quản lý TN. HIPPO Trái và Phải được nối với nhau bởi HIPPO cómmissure/cầu nối và thuộc về Hệ thống Vành (Limbic system).

Theo thuyết TN cũ (chuẩn định), HIPPO chỉ có nhiệm vụ cho TN gần, không giữ vai trò gì trong TN xa. Những điều này đã tỏ ra không đúng nữa.

Trong quan niệm mới, HIPPO giữ vết TN để giúp truy tầm TN xa. vì vật vết TN có thể cói tương tự như nhãn hiệu choTN xa lưu giữ ở HIPPO

Thương tích HIPPO làm tổn thương TN toàn diện, nhât la TN declarativr/explicit nhưng TN thời điểm, thủ thuật, khả năng học hỏi (trong một số vấn đề) va TN hiện hành không bi anh hương (Ghi chú: trong TN hiện hành có TN lâu dài bị anh hưởng. Điều đó chứng tỏ là TN hiện hành và TN lâu dài đi kèm nhau nhưng không lệ thuộc vào nhau)

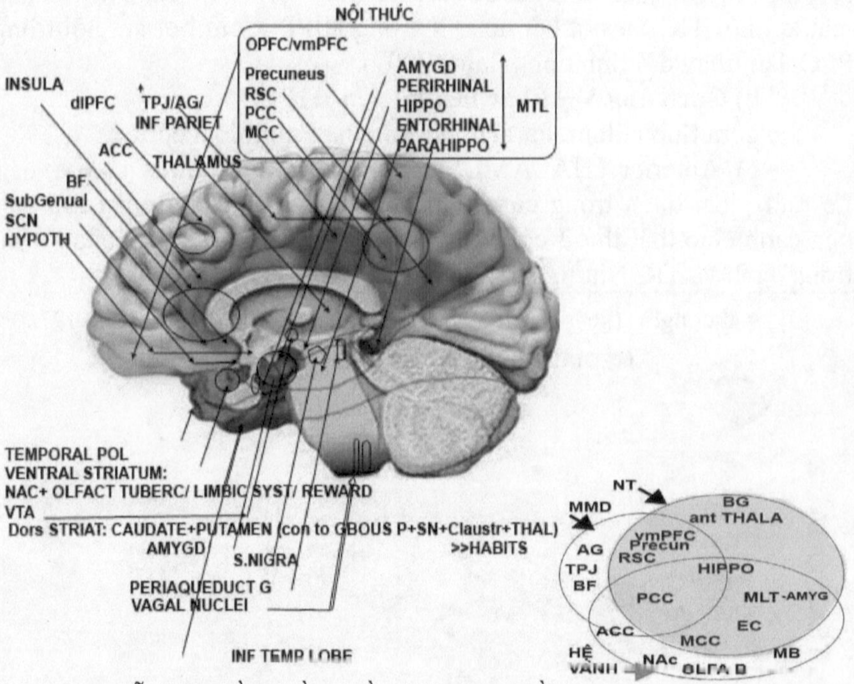

H 2.7 Mặt giữa NB. Hình Vòng: vùng NB mặt ngoài
H2.8 Vùng não Nội Thức, Mạng Mặc Định và hệ Vành có Vùng Não chung

Phần đọc thêm KHNB Lấy ví dụ ở Chuột sau khi được huấn luyện để tìm mồi, gene ZIF268 sản xuất ra chất transcriptor factor giúp TN xa /Long Term Memory /LTM và thu hồi TN. Chất này được tìm thấy ở cả HIPPO và VN liên hệ. Chích chất thuốc tê tetracaine ở HIPPO làm tê liệt hoạt động của ZIF628 cũng làm tê liệt ZIF628 ở VN và làm mất TN xa. Hiện có khoảng 100 genes (có thể có đến 400 genes) tăng hoạt động trong khi Ngủ liên hệ đến TN. Cần ghi thêm là trong thuyết Đa Tích TN, HIPPO cần hoạt động để quay lại TN nhiều lần trong một hay nhiều tuần lễ sau khi huấn luyện. Dĩ nhiên khi quay lại TN, những phản ứng hóa học dùng thụ quan NMDAR và men Apha-CaMKII là cần thiết để kết nối thần kinh. Song song với sự bảo toàn TN, sự tiêu huỷ TN ở VN và HIPPO cũng xảy ra.

- **Medial dorsal Đồi Não/Thalamus**:

Kết nối hai chiều với Amygdala/Hạnh Nhân (lo sợ, gây hấn) olfactory Cortex, PFC và Hệ Vành (Chú ý, suy nghĩ và tình cảm góp phần vào trong Trí Nhớ Hiện hành và điều hành) (xem phản xạ Pavlov)

- **DN Trước/ Anterior Thalamus** liên kết với Hypo, Mammillary body (TN nơi chốn) và basal ganglia/ Nhân đáy/BG+globus pallidus /GP (động tác)

Nhân nhỏ Intralaminar nuclei, **Midline structure** kết nối Đồi Não trước với HIPPO là kết nối quan trọng được khám phá cho Trí Nhớ (Aggleton 2010) ở giữa các nhân lớn liên hệ đến sự Tỉnh, chức phận đồng điệu với Lưới kích

CHÚ Ý: Stress làm tăng TN vì làm tăng glutamate trong CA1 /HIPPO kết hợp với thụ quan NMDAR . Chất men MMP-9/ Matrix metalloproteinase làm Nestin-3 trong CA1 giảm. Nestin-3 trong CA1 có đặc tính làm giảm hiệu quả của stress và thay đổi tính tình (Van der

Kooij 2014) và giảm TN. Men Protein Kinase C/PKC trong HIPPO làm mất kết nối TK. Sự bớt kết nối TK trong HIPPO làm bớt kết nối trong PFC làm thay đổi tính tình (Hains 2009).

b) **Các vùng VN khác liên hệ đến HIPPO**

gồm Subiculum, ParaHippocampus, Entorhinal córtex.

c) Anterior THALAMUS của **Đồi Não Thalamus** (Crabtree 1018)

Là một phần quan trọng của Diencephalon và gồm hai nhân lớn nằm bên cạnh Não thất thứ 3 có hình như quả trứng. Giữ vai trò quan trọng trong Tỉnh và TR, Những phần liên hệ đến TN là

- thượng. (xem thêm về Intralaminar N, ở tr 197-199

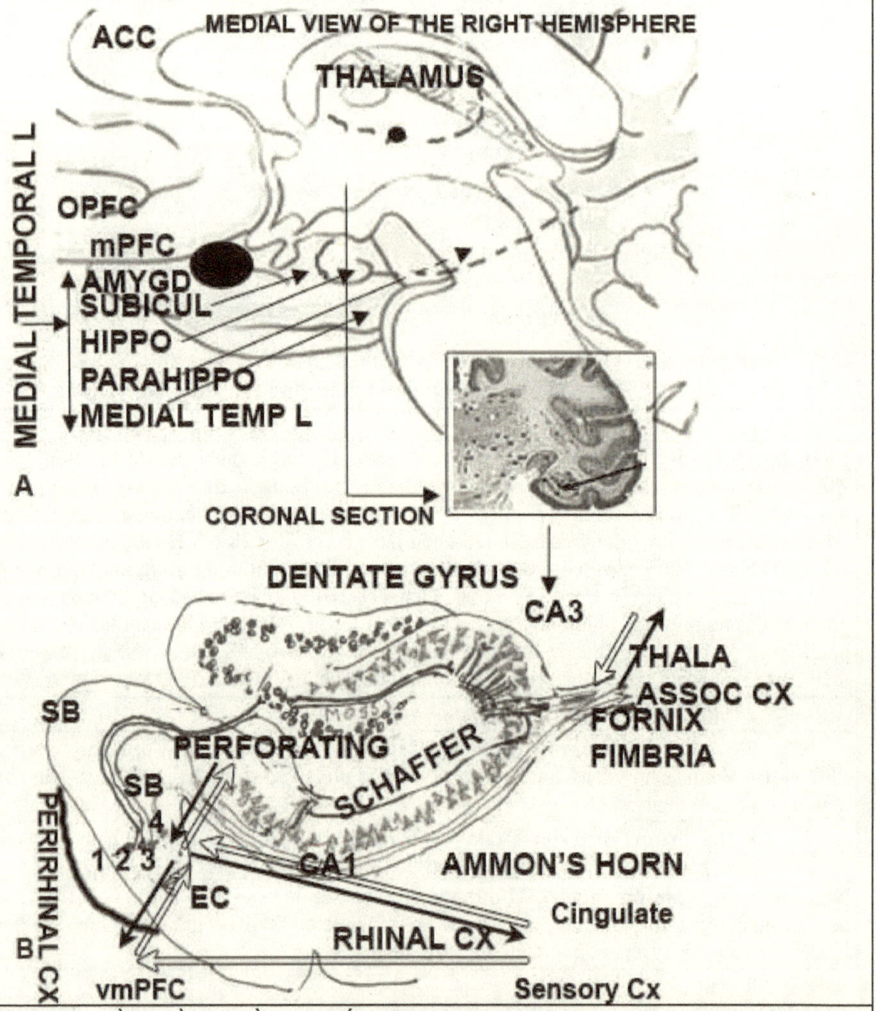

H 2.9A,: Hình và Sơ đồ cho thấy Orbitary PFC, ventromedial PFC Amygda , HIPPO , Mammillary body và ParaHippo với các vùng Anterior Thanamus /ATN. Mũi tên đỏ: Thông tin đến CA1 của HIPPO

H.2.9 B: -Entorhinal Cortex /EC= VN Nội khứu, **Cửa ngỏ** nối HIPPO với VN. Mũi tên xanh: Thông tin từ CA3 đi ra qua EC đến vmPFC

-Subiculum/SB (Thể Nâng đỡ =giữa EC và HIPPO CA1) kết nối với CA3
HIPPO có hình dáng như đầu cổ của Hà mã có lẽ là để thích hợp với chức năng kết nối các vùng của HIPPO lại với nhau.

HIPPO có chức phận:

Vùng lưng (Dorsal HIPPO: CA3) chuyên về TN nơi chốn với Place cells (TB nơi chốn) .
Vùng bụng (Ventral HIPPO: CA1 liên hệ đến kết nối với Amygdala/Hạnh Nhân về sợ sệt.
Vùng giữa / kết nối với medial PFC (vmPFC và dmPFC), ít có Place cells, có tế bào thần kinh liên hệ đến sợ sệt.

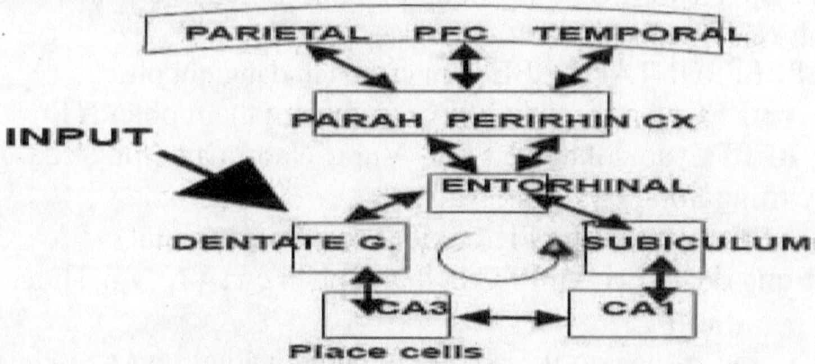

H1.9C Thông Tin ngoại biên đến HIPPO vùng Dentate

d) Các nhân liên hệ nhưng không thuộc về vùng Não NT:

- Mammillary body/Thể Nhũ, liên hệ đến TN gần. Khi thiếu vitamin B1 hay cólloid cyst (bướu bọc gồm chất nhờn) làm hư hoại bằng cách đè ép nên gây ra bịnh mất TN (amnesia Wernicke–Korsakoff syndrome).

- Ventral Tegmental Nucleus of Gudden/ (Nóc Phía Bụng)

Về vui chơi.
Từ lâu được cói là trạm tiếp nối dây liên lạc với nhân Trước của Đồi Não với HIPPO. Gần đây Ventral Tegmental Nucleus of Gudden cũng kết nối với Mammillary body, chuyên về TN, nhất là TN về không gian (Dillinghan 2015) (vì ở gần HIPPO). Hư hại Mammillary body trong Korsakoff's syndrome, Alzheimer, Schizo, sleep apnea. VTNg được cói là nhân thuộc hệ thống vành.

- Amygdala/Hạnh nhân, (*Xin xem phần hệ Vành***)**

- Nhân Đoàn tụ NRe nằm trong chỗ nối hai Đồi Não. HIPPO kết nối trực tiếp đi tới vmPFC nhưng đường đi từ vmPFC không trực tiếp về HIPPO mà lại đi qua ParaHippo, EC hay đi qua NRe. NRe còn là đường duy nhất từ Đồi Não đến HIPPO (Vertes 2007). Đường kết nối NRe này càng ngày được chứng minh là thiết yếu cho TN nhất là TN Hiện hành không gian (Maisson 2018, Cholvin 2013, Viena 2018). NRe giúp HIPPO phân biệt cho nguy hiểm để Chuột tránh né (Ramanathan 2018).

Giữ vai trò kết nối cho sự Thu hồi TN, trong cơ chế tìm đường về nhà khi đi lạ:
Ở Chuột, medial PFC được cói là trung tâm điều hành cho sự thu hồi TN bằng cơ chế Trên-Xuống (Top down). Medial PFC có dây nối chằng chịt tới nucleus reuniens/ nhân Đoàn tụ (NRe) của thể nối hai Đồi Não Interthalamic Mass) hay với perirhinal Cortex (PER) (Medial Temporal Lobe) rồi mới đến HIPPO và. Dùng chất hM4Di làm ức chế synapses/liên hợp TK tiêm Gyrus và CA3
Chuyển đến CA1 rồi đến Subiculum >> Entorhinal córtex >> Para HIPPO/Perirhinal >> Một ít lâu sau (ngày-tuần) VN cảm giác
vào NRe hay PER làm mất TN gần nơi chốn (episodic) của Chuột. Thí nghiệm cho thấy có hai lần liên kết medial PFC>NRe (Đồi Não) và medial PFC>PER (Medial Temporal Lobe) và có sự thứ tự xếp lớp NRe là tiến trình đi trước PER. Thí dụ trong thực tế khi nghĩ về một vấn đề rắc rối như tìm đường về nhà từ một nơi xa lạ, người ta thường quay TN lại điểm khởi đầu. Khi bắt đầu đi đến chỗ mới nầy, thì tới nhà bằng con đường nào (Jayachandran 2019).

Có nhiều bằng chứng NRe tham dự vào TR vì đường nối Vỏ Não (VN)-NRe -HIPPO trong các bịnh như Alzheimer, thần kinh phân liệt, và động kinh, và giúp bảo tồn TN thời kỳ SWS (slow wave sleep) (Hauer 2019)
Kết nối AMYGD-ACC/HIPPO-NRe -PFC-CA1/HIPPO là thiết yếu về sự sợ sệt né tránh chỗ nguy hiểm (Jin 2005)

2. PFC: Vai trò trong TN xa . PFC/PreFrontal Cortex chiếm 30% Não Bộ, có vai trò về tư tưởng đạo đức lý luận kế hoạch ra quyết định về TR và hành động.

(PREFRONTAL LOBE gồm các phần đáng ghi nhớ:

vmPFC ventromedial PFC (Xin xem thêm phần NT)

dl PFC dorsolateral PFC Vùng Não quan trọng của Mạng quản lý trung ương các vùng Não.

FEF: Frontal Eye Field: kiểm soát cử động mắt)

trong đó chỉ có vmPFC là thành phần của VN Nội Thức.

- **dmPFC**

vmPFC: vì vị trí nên có thể cói là Huệ nhãn và nghi ngờ có khả năng tiếp nhận thông tin từ Hồn ngoại nhân ở ngoài NB để kết nối với NB chuyên về TN. Còn có vai trò trong giao tế xã hội và tình cảm. Trong TN, vmPFC giữ vai trò chính để củng cố TN chuyển lên từ HIPPO qua sóng SPWR. Trong quá trình củng cố TN lâu dài sau 2-3 năm, TN từ vmPFC được chuyển đến Giải Bao Sau/ PCC để lưu giữ lâu dài hơn: TN được gọi là TN tự ký như hộp đen phi cơ ghi ký sự đời người .

(dmPFC nằm giữa vmPFC và Giải Bao Trước /ACC (Anterior Cingulate Cortex). Ngoài những vai trò thường được nói đến như về vai trò tình cảm cấp cao (Baetens cảm nhận cái Tôi, đoán Tâm tình người khác (theory of mind), giữ giá trị tinh thần, tình cảm tha nhân, hòa đồng xã hội, lo sợ, dmPFC còn có vai trò trong thu hồi TN lâu dài) (Li 2019) và TN Tự ký (Nawa 2020)

3. Hệ Vành (Limbic System) và Medial Temporal *Lobe (MTL=Thùy Thái dương giữa)* H2.7

Là tên đặt ra bởi Broca để chỉ cấu tạo như một cái vành từ đó dựa lên các cơ cấu Não Bộ khác và bị lầm tưởng lúc đầu có một chức năng chủ về tình cảm. Tuy vậy, vì Não Bộ có nhiều chức năng và làm việc liên hệ với các bộ phận khác, không vùng nào của Não Bộ có thể làm việc riêng rẽ được. Cho nên với thời gian người ta mới khám phá ra rằng hệ vành còn giữ thêm vai trò về TN, và phối hợp nhiều chức năng khác để gìn giữ sự an toàn cho cơ thể đối ngoại với môi trường chung quanh và đối nội với sự điều hợp nhịp nhàng của nội tạng. Nếu quan niệm như vậy thì hệ vành không những gồm ba phần chính lúc đầu khi hệ vành được đề xướng ra là:

- Cingulate Cortex/Giải bao, Hyppo (điều hành các nội tạng và các chức năng về an toàn cho toàn cơ thể do rối loạn từ bên ngoài hay từ bên trong) và Amygdala/Hạnh Nhân (sợ sệt), mà còn gồm thêm:

- Ofactory bulb/Bầu Khứu giác để cung cấp thông tin về khứu giác trong việc săn đuổi hay Tránh né mồi. Hệ thống trên vẫn còn thấy ở động vật cao và cả ở người khi người ta thường nói "ngửi được mùi" để chỉ cả về mùi vật chất và Tâm Hồn.
- Amygdala (TN về sợ sệt), Nucleus Accumbens/NAc (khen thưởng, nghiện ngập),

Basal ganglion (điều chỉnh vận động, học hỏi về thủ thuật). Amygdala/Hạnh Nhân thuộc về MTL và Ventral Striatum, gồm Nucleus Accumbens/NAc

Vì hệ vành ngày nay không còn là một hệ thống có chức phận rõ ràng, có các cơ cấu rõ ràng, nên nhiều khoa học gia Não Bộ đề nghị bỏ từ hệ Vành.

b) Giải Bao Giữa)

Vùng nầy dùng nhiều DOPA. Kiểm soát những quyết định bằng cách theo dõi những kết quả về quyết định đã xảy ra (Apps 2013) và liên hệ để khen thưởng, cử động. Chia ra khá rõ ràng hai vùng:

Vùng trước aMCC có thể liên hệ đến ***sự đau***, nhất là đau kinh niên, sợ sệt và bịnh Ám ảnh thôi thúc,

pMCC bị ***hư hại trong bịnh Progressive supranuclear Palsy, Bịnh Trầm cảm và PTSD/thần kinh hậu chấn thương*** (Vogt. 2016, Tan 2017)

a) Anterior Cingulate Cortex (ACC=VN Giải Bao Trước): (chỉ *dACC thuộc về Nội Thức*)

Anterior Cingulate Cortex/Giải Bao trước (ACC) là một vùng của hệ vành và thường được biết là trung tâm khám phá thông tin mới trong TR, học hỏi và khen thưởng . Làm nhiệm vu :

i.. ACC cũng là một vùng quan trọng làm ra Nội Chuẩn Thức, nhưng *chỉ chứa TN nơi chốn và không chứa TN khác của Nội Thức*. i. Cảm nhận Tình cảm (Ventral ACC kết nối với Hệ Vành HIPPO HYPO Insula ,AMYG)

ii. Kích động về cử động, xúc cảm (kết nối với Striatum VN Premotor), nva hệ thần kinh giao cảm tự động

iii. Làm quyết định, cảm nhận đau, chú ý, **khám phá cái mới trong thông tin**

iv. Liên hợp Tâm- Lực để biến ý muốn thành hành động

b) POSTERIOR CINGULATE CORTEX (VN Giải Bao sau=PCC

Có kết nối với vmPFC và Precuneus/, Insula, HIPPO /MTL. PCC thuộc về Hệ Mạng Mặc Định cùng với vmPFC giảm hoạt động khi chú ý. Vì vậy nếu vmPFC có vai trò rất quan trọng trong thu hồi TN xa thì vai trò đó cũng có thể được đảm nhận bởi PCC. Chức vụ về TN nơi chốn, tự ký, như nhật ký ghi lại sự kiện *đời người vì vậy có liên hệ đến tình cảm.*

Gần đây càng có thêm bằng chứng Giải Bao Sau/PCC liên hệ nhiều đến TN nhất là việc hội nhập các TN và điều hợp TN khi Thiền Định. *Chú ý ngoại cảnh làm tăng hoạt động của PCC gợi ý sự thu hồi TN*, hoạch định để học hỏi (Pearson 2011).

Bịnh liên hệ là Alzheimer,ADHD, trầm cảm, điên loạn, lo âu, tự kỹ (Zhang 2017). Trong bịnh Amnestic mild cógnitive impairment (aMCI bệnh mất TN nhẹ ở người già) là bịnh thường khởi đầu của bệnh Alzheimer, kết nối giữa Posterior Cingulate Cortex và HIPPO bị hư hại, nhưng HIPPO không bị teo lại chứng tỏ Posterior Cingulate Cortex là nguyên nhân của sự mất TN (Dunn 2014). Trí Nhớ (TN) mất đi là TN thời điểm (episodic) (Papma 2017) và làm TN được bảo tồn tốt nhờ sự nhớ lại TN từ sự luyện tập (testing) (Bird 2015).

Khuynh hướng được biết mới nhất của Giải Bao Sau/PCC là vai trò trong sự chú Tâm bên ngoài và bên trong cơ thể (hệ thống chú ý Trên (trên xuống) (Leech 2014).. Điều đó phù hợp với quan niệm hiện tại là Posterior Cingulate Cortex chú về TN tự ký với liên hệ về việc biểu lộ tình cảm.

c) RETROSPLENIAL CORTEX/ RSC sau Giải bao

So sánh với Giải Bao Sau/PCC và Precuneus, RSC cũng là vùng NB rộng lớn có tầng granular 2 và 4, dysgranular (= ít TB granular hơn) liên hệ đến TN nơi chốn, cảm xúc thính và thị giác (Hindley 2014) nhưng ít được chú ý, và chức phận không rõ ràng có lẽ vì khó khảo cứu. Tuy nhiên có khảo cứu chứng tỏ RSC có nhiệm vụ trong lưu trữ và thu hồi TN không gian và tổng quát lâu dài (Todd 2015, Mitchell 2017,Vann 2009 Rolls 2019 thompson 2010, Mitchell 2018, Dixon 2018, Cunningham 2017, Aggleton 2009)). Có thể RSC là chỗ ở của Tạng Thức vì RSC liên hệ đến TN lâu dài và vị trí nằm phía sau cùng của các VN về TN như PCC và Precuneus. Chức vụ không rõ ràng.

Thuộc về MMD/Mạng Mặc Định, cho nên cũng liên hệ đến TR/Tri thức và Thiền Định, giảm hoạt động nhất trong REM, gây mê (Cunningham 2017) có vai trò trong tưởng tượng thị giác (Conil 2021, Cunningham 2017) nhưng liên quan đến TN và TR (Vann 2009 Rolls 2019 thompson 2010, Mitchell 2018, Dixon 2018, Cunningham 2017, Aggleton 2009). Vùng Não Bộ Đỉnh

PPCvà Retrosplenial có khi được quan niệm giữ vai trò TN lâu dài Tự kỷ.

Giữ vai trò TN không gian cìnng với ParaHIPPO

4. **Precùneus/Tiền Thùy Nem** là một vùng của Mạng Mặc Định, cho nên cũng liên hệ đến TR/Tri thức và Thiền Định, giảm hoạt động nhất trong REM, gây mê (Cunningham 2017) có vai trò trong tưởng tượng thị giác (Conil 2021, Cunningham 2017). Kết nối với nhân Medial Dorsal của Đồi Não (Thalamus), Intralaminar nuclei của Đồi Não, Pulvinar (phần sau cùng của Đồi Não), Superior Colliculi, Zona Incerta... liên hệ đến TN Hiển hiện thời điểm, nhất là cơ chế làm ra hình ảnh, Thị giác về nơi chốn (visuospatial imagery với liên hệ đến PFC Trái) (và còn liên hệ đến đau và ngứa). Thí dụ lực sĩ nhảy cao thường phác họa hình ảnh của mình lúc nhảy cao trong quá khứ. Để thực hiện công tác trên Precuneus cũng phải liên hệ đến HIPPO và vmPFC để thu hồi TN. Vị Trí của Precuneus gần với Vỏ Não (VN) cử động chứng tỏ sự liên hệ với VN là cần thiết trong sự phát họa ra cử động (mental imagery). Sự liên hệ vùng Não nầy với IntraParietal Sulcus /IPS cũng cần được lưu ý vì IPS là phần Não quan trọng cho hình ảnh. Lại nữa Precuneus có vị trí ở đỉnh đầu, ngay luân xa Chakra 12 nơi Hồn xuất ra trong Xuất Hồn /OBE/ Out of Body Experience.

5. Medial Temporal Lobe (MTL).

Gồm thêm: Hippocampus, Amygdala/Hạnh Nhân, và EC -

a) MTL thường được nhắc đến khi nghiên cứu về TN và sự bảo tồn TN, về TN thời điểm cốt lõi ý nghĩa (episodic). Như vậy MTL rất quan trọng khi nghiên cứu về TN (Reber 2017, Liu2021,Puttaer 2021,Mars 2012).

b) Amygdala/Hạnh nhân ở phía bên trong của MTL

Trung gian giữa TN va các trang thái tình cảm

Có vai trò trong TN, tình cảm lo âu, sợ sệt, gây hấn, kết nối tới HIPPO, Đồi Não, (dorsomedial nucleus), Lưới Đồi Não/TRN/LDN, nhân của dây thần kinh số V, dây kết nối từ dây thần kinh cảm giác và các nhân Ventral Tegmental Area, Locus Ceruleus.

Giữ vai trò TN gồm bảo trì TN và điều hoà tình cảm qua hội nhập thông tin. Thí dụ Tu sĩ điều hoà tình cảm của mình qua Bát chánh Đạo/lục độ Ba la mật. *Đường phản xạ Pavlov dùng Nhân Amyg (xem trang 133 về Tri Thức)*

Khi nói đến TN là phải nói đến tình cảm sợ sệt, vì sự kết nối giữa HIPPO và Amygdala/Hạnh Nhân. Sự sợ sệt đi đầu trong tình cảm cũng dễ hiểu khi nói đến những điều quý giá mà con người ban bố hay chia sẻ cho nhau. Vì vậy Đức Phật xếp Bố thí vô úy (làm cho hết sợ) là hàng đầu của bố thí hơn cả bố thí Pháp là dạy cho người ta tu hành và dĩ nhiên là hơn bố thí vật chất!

d) MTL/Medial Temporal Lobe và hệ Vành :Tên gọi thông dụng nhưng gây ra nhiều sự lẫn lộn và nhầm lẫn, nên biết là tên gọi để chỉ về chức phận hơn là cơ cấu cơ thể học.

Lại nữa Dentate gyrus của HIPPO có khi được cói là thuộc về HIPPO, có khi là riêng rẽ khi bàn luận về Trí Nhớ (TN) và bảo tồn TN. Subiculum là nơi cuối cùng để HIPPO điều hành TN trước khi được đưa về PFC. Thêm nữa, Subiculum cần cho việc thu hồi TN mặt người.

6. VN Đính sau/Posterior Parietal Cortex/PPC và Nao Tam biên (H2.10)

Vùng VN Tam biên

a) IPS: Intra Parietal Sulcus giữa Superior và Inferior Posterior Parietal Vùng Não quan trọng của Mạng quản lý trung ương các vùng Não để kết nối tới VN liên hệ.

b) **TPJ** Temporoparietal junction liên hệ đến OBE/Out of Body Experience và Theory of Mind.

c) **Angular Gyrus**: MMD, OBE, Thu hồi Trí Nhớ, Chú tâm (AG Phải)

d) IPL Inferior Parietal Lobule: gồm

- Angular gyrus
- Supramarginal gyrus SGM: TN về nơi chốn, anosognosia, cónstruction apraxia, dressing apraxia, cóntralateral sensory neglect, cóntralateral hemianopia, or lower quadrantanopia.

Vung Nao giao dien VN cam gcThint Thi,Xuc giac voi tiep can Tieu nao ve the can bang. Quan trong de tuong hinh NDE va OBE

(H1.10)

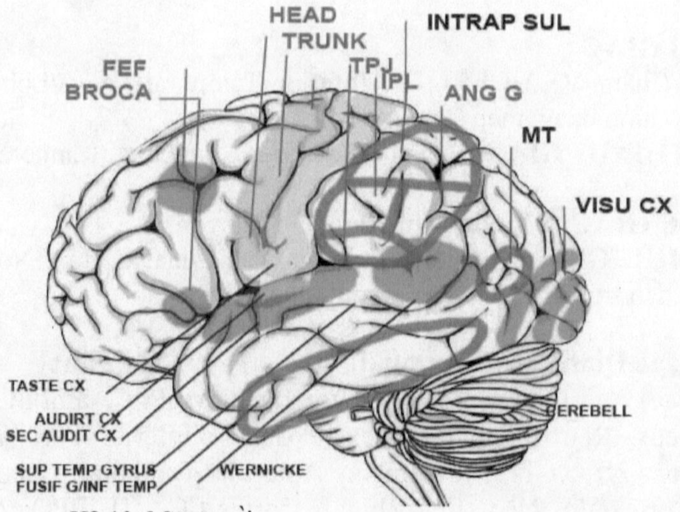

H2.10: Mặt ngoài

Trước đây có quan niệm là thùy Đính Posterior Parietal Cortex /PPC (khác với PCC/Posterior Cingulate Cortex) không liên hệ đến TN thời điểm, ý nghĩa. Nhưng nhờ phương pháp chụp hình fMRI chỉ cho thấy vùng gồm IPS/ Intra Parietal Sulcus kể luôn vùng inferior Parietal lobule và luôn luôn bị kích động cùng với Tiền tiểu thùy Nêm, PCC và Retrosplenial Cortex. Thùy Đính nầy liên hệ đến vận động, nơi chốn, chú ý, mental imagery /tượng hình (Wagner 2005, Berryhill 2007, Hutchinson 2009, Gonzalez 2015, Brown 2018).

Vung Tam biên giáp giới ba vùng Não Đính, Chẩm, Thái dương gồm: Temporo Parietal Junction/TPJ và Inferior Parietal lobule, Angular Gyrus/AG, Supra Marginal gyrus, Intra Parietal Sulcus/IPS và Superior Parietal lobule là VN được chú ý gần đây giữ vai trò quan trọng cho sự chú ý và thu hồi TN Xúc giác, Nơi chốn và Thị giác với sự kết hợp với PFC (Harrison 2009, Wagner 2005, Berryhill 2007). Vai trò cua IPS không những chỉ giới hạn trong tưởng tượng hình (mental imagery) mà còn giúp cho việc thu hồi TN thời điểm nói chung (Berryhill 2007). Đối với nhiều nhà khảo cứu, vết thương vùng Đính it gây ra vấn đề về TN như với vết thương ở MTL. Nhưng với fMRI vùng Vỏ Não Đính bị kích động mạnh khi thu hồi TN. *Vùng này có đường dây kết nối với PFC Trên/ Giữa/ Dưới, MTL Trên /Dưới (cùng khắp Vỏ Não PFC và Vỏ Não Thái dương* (Cabeza 2008). Khảo cứu cho thấy PPC có nhiều chức năng khác ngoài sự thu hồi TN thời điểm sự kiện, điều đó thích hợp với vị trí giáp nối ba vùng Não Đính-Thái dương - Chẩm và kết nối chặt chẽ với PFC, giao điểm của sự chú Tâm và TN (Hutchinson 2009) Vì PPC có một phần thuộc về Mạng Mặc Định/MMD. Khảo cứu còn cho thấy khi thu hồi TN vùng Angular gyrus/AG (MMD) bị kích động trước, vùng PPC không thuộc MMD kích động sau, phù hợp với chức phận dùng thông tin lấy được từ MMD để *làm quyết định và quản lý*. Những vùng như ParaHippo kết nối với AG cũng biểu hiện tương tự với AG cho thấy phù hợp với chức năng thu hồi TN nhưng không làm quyết định (Sestieri 2011).

Trong Thiền Định, đường dẫn truyền Ánh sáng và Nội âm đi qua vùng PPC/Precuneus. Điều nầy tương ứng với cảm nhận của Thiền nhân về cảm nhận đỉnh đầu bị kích động. Nội âm cũng cảm thấy được nghe từ đỉnh đầu.

VN Ngũ giác

1. VN Vị giác: trong VN giác quan của đầu mặt, sau rãnh Trung ương.

2. VN THỊ GIÁC

Gồm VN Chẩm V1,2.3,4,5,6, và Inferior Temporal Gyrus/Lobe .(tương ứng cho hình dáng, màu sắc...).

3. VN THÍNH GIÁC: Phân giữa của Supeior Temporal Gyrus/Lobe.

4. **VN XÚC GIÁC:** VN Đỉnh phía sau rãnh trung ương.

5. VN KHỨU GIÁC: Olfactory bulb và EntoRhinal Cortex (Nội khứu). Đường dẫn truyền Khứu giác không đi qua Đồi Não.

F) Mạng Mạc Định/MMD tương đương với VN Nối Thức

Mạng gồm các vùng VN kết nối lại với nhau: vmPFC, dmPFC, PCC, Precuneus, Retrosplenial Cortex, Posterior inferior Parietal Lobe, Angular gyrus, TPJ, Lateral & Anterior Temporal Lobe, Entorhinal Cortex/Vỏ Não EntoRhinal Cortex/EC, [HIPPO (?) ACC (?) + Subcórtical BF, Thalamus Ant MedDorsal].

Sự giảm hoạt động MMD trong Thiền Định tương ứng với sự giảm Tâm chạy bậy bạ, ngược lại sự duy trì kết nối TK trong Thiền Định là tương ứng với sự sẵn sàng cho cơ chế thu hồi Nội Thức để có thể nghiệm và sự chùi bỏ Nghiệp

PHẦN ĐỌC THÊM KHNB về MMD

Mạng được khám phá bởi Raichle, có biểu hiện giảm lưu lượng máu tuần hoàn kèm theo giảm tiêu thụ O2 và glucóse nhưng lại có biểu hiện kết nối thần kinh tăng cao. MMD tăng hoạt động khi suy nghĩ, giảm khi chăm chú nhìn nghe (Raichle 2001, Schulman 1997). Mạng có thể nghiên cứu với fMRI, blood oxygenation-level-dependnt (BOLD) . Khảo cứu Khi bịnh nhân yên nghỉ (rest-stated=rsBOLD) hay đang thực hiện công việc (task-based=tbBOLD) đều có thể dùng để khảo cứu MMD. Vì sự khác biệt kết nối thần kinh của MMD không đáng kể trong hai trường hợp trên. Qua nhiều khảo cứu, MMD có chức vụ về Trí nhớ, Tri Thức, Mộng mị, Tâm chạy bậy bạ trong Thiền Định. MMD rối loạn trong các bịnh Tâm trí, Trầm cảm, Tự kỷ, Parkinson, Alzheimer. Sự kiện tăng kết nối thần kinh và giảm tuần hoàn máu đưa ra giả thuyết là *sự kết nối giữa các vùng MMD giữ vai trò quan trọng nên tiêu thụ năng lượng nhiều hơn chính vùng MMD.* Điều đó cũng nói lên chức năng quan trọng của kết nối các vùng VN trong sự điều hành TR/Tri thức . Sự điều hành TR nhiều khi không hoàn toàn lệ thuộc hiện trạng kết nối thần kinh trong vùng MMD (Logothetis, 2001, Greicius 2003 Andrews-Hanna 2010 Parker 2019, Vishnubhotla 2021 zhang 2021 Prestel 2021 Razlighi 2018).

PHẦN ĐỌC THÊM KHNB

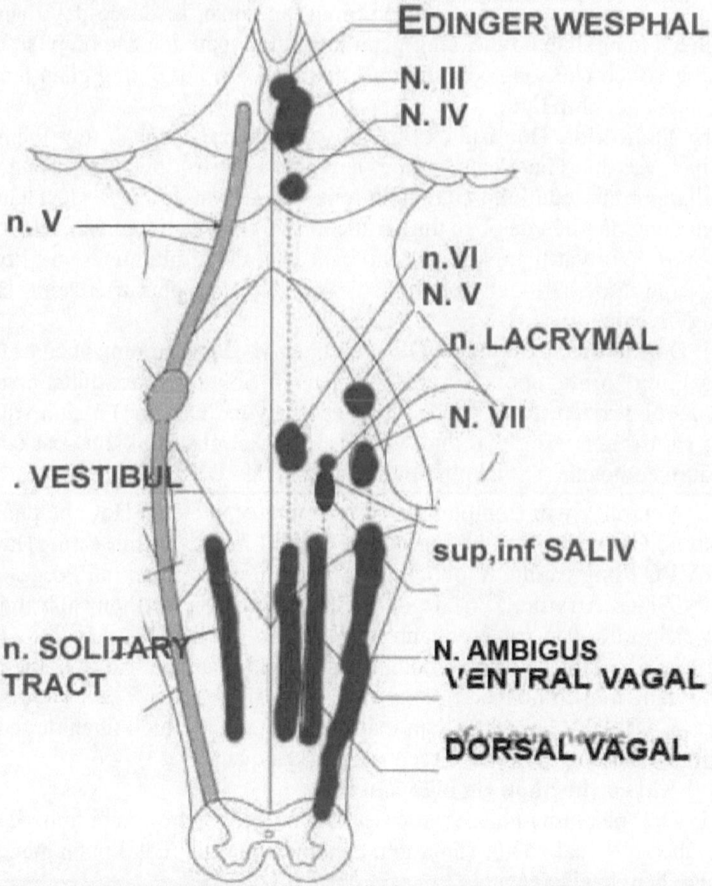

H2.11: Nhìn mặt sau Hành Tuỷ /Medulla là phần kết nối tuỷ sống với cuống não cho thấy các phần khác nhau của Nhân X và các nhân VI-IX.

Theo chủng loại học hệ thần kinh tự động đối giao cảm chia ra hai phần :

G) Thuyết nhiều dây Thần kinh số X (DTK X=Polyvagal Theory) (H2.11)

1. Thuyết Đa Thần kinh số X (DTK X)/ Polyvagal Theory

được đề nghị vào năm 2009 bởi Stephen Porges, PhD ở Chicago. Theo Porges, sự cùng khắp của hệ thần kinh nầy làm nên biểu hiện ngay cả trên nét mặt cũng như trong nội tạng vì hệ thần kinh này có đường dây đi đến /về từ khắp cơ thể/nội tạng -Não bộ. Thuyết đề cao vai trò của hệ thống dây thần kinh đến khắp Nội tạng, tuyến ngoại tiết ở vị trí sâu và cạn như tuyến nước mắt, mũi.... Thuyết đề nghị cơ chế cơ thể phản ứng lại những chấn động cảm nhận làm nguy hại cho cơ thể qua hai loại DTK X:

- Loại nhân thần kinh (TK) X có tiến trình chủng loại có ở động vật thấp, giúp động vật chết giả.

-Loại thân TK X tiến hóa sau cùng có ở người, giúp con người đề kháng bằng trạng thái điềm tĩnh. Thuyết gặp nhiều chống đối vì không thể kiểm chứng ở động vật thấp và lâm sàng ở con người.

Thần kinh tự động thường được chia ra hai loại đối nghịch:

a) Thần kinh Giao cảm/Sympathetic làm nên phản ứng lo sợ gây hấn thường được gọi là Đánh /Chạy (Fight/Flight). Hệ giao cảm gồm hai chuỗi hạch nằm hai bên và ở ngoài cột sống, là các trung tâm/nhân, từ đó có dây thần kinh theo các mạch máu khắp cơ thể, tăng giảm lưu lượng máu đến các bộ phận cơ thể để thích ứng với cơ chế sống còn như tăng máu vào bắp thịt nhưng giảm máu đến da... tăng huyết áp, nhịp tim .

b) **Thần kinh Đối Giao cảm**/Parasympathetic, có phản ứng thầm lặng hơn. Khác với hệ Giao cảm, trung tâm/nhân rất to lớn nằm trong hành tủy/Medulla gởi dây thần kinh chạy lung tung(vague=wandering). Hệ Thần kinh nầy bị kích động đầu tiên để phản ứng, trước khi hệ Giao cảm xen vào. Hoạt động thấy rõ hơn ở động vật thấp, khi hệ Giao cảm hoạt động quá mạnh và bị quá tải không đáp ứng được nên kích hoạt hệ Đối giao cảm, loại phát triển sớm, làm cơ thể tê cứng /freezing.

i. Dorsal Vagal Complex /DVC có nhân là Dorsal motor nucleus (Nhân Vận động Lưng) Ambiguous N. và N. Nucleus of Solitary Tract (nhân cảm giác DTK IX, X rồi gởi đến: RAS, hệ đối Giao cảm, Hypot, Đồi não) ở sinh vật thấp, làm động vật trở nên trạng thái thực vật/tê cứng, chết giả. Hệ kiểm soát cơ quan nội tạng dưới cơ hoành. Ở thai nhi tim đập chậm là do DVC bị kích động.

ii. Ventral Vagal Complex /VVC (Ambigus Nucleus) làm nhẹ phản ứng đối nghịch hệ Giao cảm, ảnh hưởng đến hệ Vành/Limbic về tình cảm. Dưới tác động của VVC trong trường hợp kích động nhịp thở bị rối loạn mà Porges gọi là Respiratory Sinus Arrythmia. Còn gọi là Smart Vagal là hệ thống tiến hoá sau nhất. Dây thần kinh dẫn truyền nhanh vì được bao bọc với bao Myelin. Hệ nầy kiềm chế hệ Giao cảm và trục Hypothalmua-Adrenl giảm córtisol. Hệ kiểm soát cơ quan nội tạng trên cơ hoành.

Theo Porges DTK X chạy khắp toàn thân thể nội tạng, tín hiệu nhận được gọi là Neuroception để đối nghịch với Perception do Ngũ quan.

Khi cơ thể nhận tín hiệu xấu thì

i. VVC phản ứng nhanh trước tiên làm cho con người điềm tĩnh giao cảm thân thiện theo quy luật xã hội văn minh, biểu hiện qua ánh mắt, khuôn mặt, giọng nói và dáng điệu để giao cảm.

ii. Nếu VVC không đủ đáp ứng thì cơ thể dùng cơ chế , hệ Giao cảm chen vào làm lo âu sợ sệt để chống lại hay chạy trốn (Fight/Flight).

iii. Nếu không hiệu quả thì cơ chế hệ thống DVC, nhất là ở các sinh vật thấp làm giả chết: Tim đập chậm lại, người tê cóng, ngất xỉu để bảo vệ chức năng cơ bản sinh tồn kháng lại các chức năng khác. Ở người cơ chế nầy làm nên ngất xỉu hay tê cóng toàn thân.

3. Phê phán:

Thuyết Polyvagal Theory gặp không ít chống đối về vai trò của DVC và vai trò của nhịp tim chậm trong stress , nhịp thở không điều hoà (Respiratory Sinusal Arrythmia=RSA). Thuyết Polyvaval muốn giải thich tấc cả các phản ứng của nét mặt mà không cần liên hệ đến nhiều công trình khác của các nhà Não Bộ học về tình trạng tê cứng của thân thể và các trạng thái tình cảm khác. Các nhà Não Bộ hoc thường quy các phản đến vùng PeriAqueductal Gray PAG. PAG có liên hệ mật thiết voi nhan của Thần kinh X ở Hành tủy/Medulla. Có thể Polyvagal theory chỉ góp một phần vào cơ chế tình cảm của con người. Lại nữa các nhà nghiên cứu chủng học không thể xác nhận sự tiến hóa nhân X của dây thần kinh X như Porges đã giả thuyết (Nhân X phản ứng ở các động vật thấp giả chết khi có nguy biến).

Khảo cứu còn cho thấy nhân Vagal không phải là nhân thấy sớm nhất ở động vật thấp.

4. Áp dụng

Tuy vậy DTK X có thể không quá quan trọng như trong sự biến đổi tình cảm trên nét mặt, nhưng PolyVagal Theory có vai trò quan trọng như có thể giải thích cơ chế bịnh lý và càng ngày càng có nhiều nghiên cứu tầm hoạt động của DTK X trong:

- Ức chế hệ Giao cảm (Porges, 2011; Deuchars et al., 2018),
- Ảnh hưởng hypothalamic-pituitary adrenal axis/ Trục Hạ ĐN- Não Thùy-Nang Thượng Thận (Porges, 2011),
- Hệ miễn nhiễm (Pavlov and Tracey, 2012), brain-gut interactions (Bonaz et al., 2018; Fülling et al., 2019)
- cơ chế Hủy tạo neurogenesis (Laborde 2018
- Cơ chế Ngoại biên di truyền (Follesa et al., 2007;
- Biggio et al., 2009; O'leary et al., 2018).
- Cơ chế điều hòa xúc cảm (Geisler et al., 2010; Kok and Fredrickson, 2010; Kok et al., 2013, Zilioli et al., 2015; Dang et al., 2021, Geisler et al., 2010, Williams et al., 2015),
- Cơ chế điều hành tình cảm, làm tình cảm tâm lý uyển chuyển trong giao dịch xã hội (Kashdan and Rottenberg, 2010; Colzato et al., 2018, Kemp et al., 2012; Geisler et al., 2013; Kok et al., 2013 Williams et al., 2019; Eggenberger et al., 2020),
- Tình trạng vui khỏe /well-being và thích nghi moi hoàn cảnh (Werner et al., 2015; Young , Benton, 2018, Dedoncker et al., 2021 Hillebrand et al., 2013; Jandackova et al., 2016; Fang et al., 2020),
- Thích ứng thiên nhiên (Richardson et al., 2016; De Brito , 2020).
- Các trường hợp bịnh lý thường gặp như:

-Nhảy mũi làm kích động quá đáng hệ hô hấp các tuyến bài tiết ở mặt mũi họng, nhịp tim phổi.

- Khi uống nước trong lúc khát nước, dung dịch hypo-osmolar (nồng độ thấp=lạt) kích thích màng ruột tiết ra VIP/Vascóactive intestinal peptides kích thích dây thần kinh X truyền lên Não Bộ cho cảm giác bớt khát nước trước khi nồng độ thấp của nước ảnh hưởng lên nồng độ của máu (Yang 2021).

***Ghi chú**: Để ngăn chận hay hạn chế phản xạ bất tương xứng của gần toàn cơ thể cho một kích động không đáng kể ở màng nhầy mũi, sau đây là đề nghị một phương pháp: khi bắt đầu có cảm giác ngứa ở mũi-thường là một bên- dùng hai ngón tay bóp mạnh lên mũi tương ứng như gãi cho đã ngứa. Cảm giác kích động ở mũi sẽ bớt đi làm ngăn chận phản ứng nhảy mũi. Phản ứng sẽ bớt đi nếu ngón tay bóp mũi trễ hay quá trễ, nhưng luôn luôn có hiệu quả.*

-Chóng mặt (vertigo) do bịnh ở hệ Vestibular (tiền phòng cân bằng) làm ói mửa tiêu chảy , đau bụng. Chóng mặt do bịnh lý Tiền phòng cân bằng trong chứng viêm sưng, BPPV (Benign Paroxysmal Positional Vertigo gây ra do tinh thể di chuyển trong ống Semicircular/ Ống bán vòng Sau). DTK X từ Tiền phòng cân bằng bị kích động đưa đến kích động nhân vận động TK X làm kích động quá đáng đường ruột gây nên đau bụng, ói và tiêu chảy.

- Bịnh Sổ mũi đau họng nhẹ trong cảm lạnh (cómmon cóld, non-viral) do dây TK X làm nở căng mạch máu đưa đến phù thũng mô liên kết (interstitial tissue) làm nên sưng đỏ và đau không khác gì bịnh viêm sưng do siêu vi hay vi trùng, nhưng thường nhẹ hơn.

-Bịnh đường ruột ói mửa tiêu chảy và chóng mặt, người mỏi mệt ảnh hưởng đến thay đổi nhịp tim/ huyết áp lên hay xuống. Bình thường được biết phổ thông trong đại chúng qua hội chứng là Trúng Gió hay Cảm lạnh. Bịnh nhân sau khi bị lạnh do gió hay thay đổi đột ngột nhiệt độ ngoài da vai lưng bụng mặt:

- Nhẹ :

trong vòng 24 giờ sau khi "trúng gió" thấy đau nhức, mỏi mệt, chảy nước mũi, có thể cả đau cổ họng nhẹ.

- Nặng:

xảy ra tức thì trong 1-2 giờ: triệu chứng như trên nhưng nặng hơn, kèm theo ói mửa hay tiêu chảy và đau bụng.

Trong cả hai trường hợp, TK X và cảm giác ngoại biên từ da kích động dây thần kinh cảm giác ngoại biên, kích động Hành tủy (Medulla) bởi TK X, Vỏ não-Hypothalamus bởi thần kinh cảm giác da, sau đó nhân vận động TK X bị kích động sẽ kích động Tiền phòng cân bằng và đường ruột, Tim Phổi mũi họng làm nên các triệu chứng. Nếu bịnh nhân được "Cạo Gió" ở Lưng, thì thường tạo nên vết da bị cạo đỏ do mạch máu nở lên dưới hiệu quả của vết cạo và dưới ảnh hưởng dãn nở mạch máu do tác dụng của dây TK X. "Xông"/Spa-Sauna hay Giác (Suction Cupping) và Đốt Ngãi (Moxibustion) có lẽ cũng dùng chung một cơ chế của TK X.

- Bịnh đau bụng Tâm lý ở trẻ em (Leontiadis 2020, Kovacic 2020). Dây TK X làm có bóp ruột, bao tử gây nên đau bụng, tiêu chảy ói mửa.

- Những hiện tượng trên đưa đến hiện tượng hội nhập thần kinh và nội tạng xuyên thời gian (neurovisceral integration across the cóntinuum of time) và mẫu hội nhập Di truyền-Môi trường-TK X-Xã hội cho sự bền vững để trường thọ (genomics-environment-vagus nerve-social interaction-allostatic regulation-longevity) (Kemp et al., 2017a, b) .

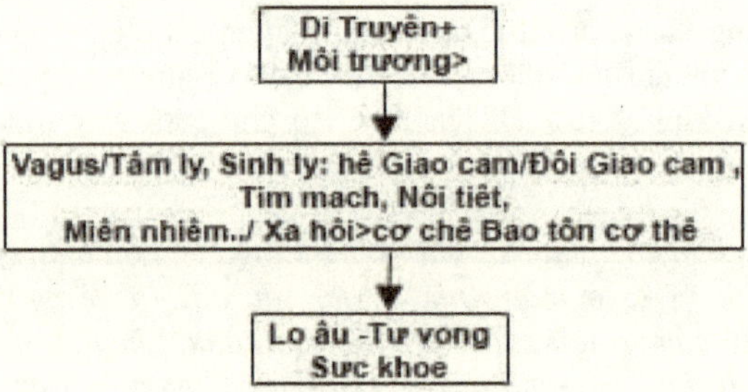

- Có thể Polyvagal Theory giữ vai trò quan trọng trong nhập định khi Thiền nhân cảm thấy thay đổi toàn thân như:

Thở chậm, tim chậm, huyết áp thấp.

Có nhiều nước miếng chảy ra trong miệng, mà có người gọi là Nước "cam lồ".

Toàn thân hòa đồng với NB trong quan niệm Tri Thức nhập thân.

-Cũng như vậy khi diễn viên sân khấu hay diễn giả "nhập vai" thường có giọng nói và cử chỉ hòa nhập với vai diễn (Cazden 2017)

Chương 3A: TRÍ NHỚ

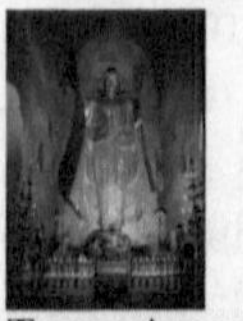

Tượng A-nan-đà, Pagan, Miến Điện

- *Tôn giả A-nan-đà:*

là Nhị tổ Phật Giáo Ấn Độ
nổi danh là người NGHE, NHỚ nhiều nhất,
sau khi Phật qua đời là người chính ghi lại lời giảng của
Đức Phật suốt 50 năm hoằng Pháp.

TOM LƯỢC

Trí Nhớ (TN) là thành phần của thể siêu hình rất gần của mọi sinh vật để sinh vật học hỏi từ môi trường chung quanh để tiến hoá cải thiện Não Bộ và toàn cơ thể theo thuyết tiến hoá của Darwin và Neural Darwinism của Edelman. Krishnamurti thường liên hệ TN với thời gian (quá khứ). Bài viết này có mục đích là trình bày cơ chế thần kinh lập thành TN, bảo tồn thu hồi và huỷ bỏ TN và các vùng Não tham dự vào các tiến trình trên. Các loại TN, các trường hợp TN đặc biệt cùng cơ chế nhớ lại TN tiền kiếp cũng được trình bày. Vì TN cấu tạo nên Hồn, nên hiểu biết TN là căn bản then chốt để tìm hiểu thực chất của Hồn.

Kết quả và nhận xét.

Sự lập thành TN cũng giống như chạy đường dây điện để kết nối điện điều khiển đèn và máy móc. Nhưng khác với kết nối điện trong nhà xử dụng điện thế cao từ nguồn đến điện thế không zero nơi xử dụng. Sự truyền thông tin thực hiện bằng sự đổi điện thế (+) ở ngoài màng tế bào thần kinh thành (-) bằng cách mở cửa của màng tế bào: Glutamate receptor AMPAR và NMDAR đóng vai trò cửa sổ ở màng tế bào. Khi Gutamate bám vào receptors/**thụ quan NMDAR hay AMPAR** thì receptors/**thụ quan** mở ra để chất Ca++ từ ngoài tế bào/TB chạy vào trong TB. Cùng với sự thay đổi điện thế ở màng tế bào, Ca++ kích động **cAMP trong TB làm nên một thông điệp** quan trọng trong tế bào chất. Cơ chế trên cần năng lượng và cần men **CaMKII, PKMζ** (cũng còn gọi là phân tử TN). Sự thay đổi tế bào chất là để phục hồi lại các cửa khẩu. Sự thay đổi đó được gọi là **Engram**. Khi hai tế bào thần kinh kế nhau được kích động cùng một lúc thì râu và đuôi kết nối, đó là kết nối **Hebbian**. Sự kết nối đó là tương đối bền chắc và đặc thù cho mỗi loại thông tin gây ra dòng điện và tạo thành Trí Nhớ (TN). Tế bào TK cung cấp năng lượng cho dẫn truyền và kết nối, và không đặc thù cho loại TN nào. Các tế bào Glia là để hỗ trợ cho tế bào TK nhất là cho các kết nối TK trong sự hủy tạo.

Kết nối thần kinh tạo ra khi thông tin được chuyển từ Vỏ Não (VN) về HIPPO/Hải mã hay những vùng Vỏ Não chuyên về TN và lưu giữ tại đó. Vì HIPPO có thể tích nhỏ nên TN thường chỉ được giữ trong một thời gian ngắn. Đó là TN Hiển hiện thời điểm và gần, dễ bị hư hỏng. Những thông tin về ý nghĩa như nghĩa từ, kỹ thuật thì được chuyển đến Medial Temporal Lobe, Basal ganglion và Tiểu Não: TN nầy là Ẩn tàng bền vững và có thể được giữ lâu dài mà ít cần cơ chế bảo toàn TN. Thí dụ một sự kiện đơn giản như: "Ngày N Tôi học quỳ lễ Phật và thấy anh X ở chùa Hương cúng dường", gồm có TN đặc thù cho ngũ quan và TN tổng quát. TN nầy chia ra: Hiển hiện thời điểm hay ý nghĩa/cốt lõi và TN thủ thuật. TN ngũ quan thì được tồn trữ ở Vỏ não liên hệ và bền vững với thời gian. TN tổng quát hiển hiện thời điểm được giữ tạm thời ở HIPPO tối đa là 1-2 tuần. Sau đó chuyển lên vmPFC thể hiện qua sóng sharp-waves/ripples (SPWR), trong giấc Ngủ NREM 3-4/Slow wave sleep (thời kỳ Ngủ không có Tri Thức) để lưu giữ lâu dài hơn. Cuối cùng TN được tồn trữ ở PCC/Pre Cingulate Cortex được gọi là TN về ký sự như cuốn sổ ký sự của đời người. TN tổng quát có ý nghĩa thì được chuyển từ HIPPO đến MTL tương đối bền vững hơn là TN thời điểm. TN ẩn tàng hay thủ thuật thì được chuyển trực tiếp đến Basal Ganglia và Tiểu Não. TN hiển hiện sau khi rời HIPPO thì để lại Vết TN để làm "gợi ý" thu hồi TN xa.

- Thông tin mỗi khi đến Não Bộ được tồn trữ các vùng Não khác nhau lập thành kho TN của Nội Thức/Tâm. TN không được bảo tồn hay mới bị thu hồi về hiện tại cần phải được bảo tồn nếu không sẽ bị chùi bỏ đi..

Trắc nghiệm là một phương thức làm tăng lên TN Hiển hiện Cốt lõi là một phương pháp huấn luyện tốt. *Vùng vmPFC(VN Trán dưới giữa) và các vùng khác của Mạng Mặc Định giảm hoạt động khi chú Tâm. Cơ chế trên cũng là chế thu hồi TN (vì suy nghĩ là để nhớ lại). Đó cũng là vùng của Nội Thức và có thể là chỗ cư trú của Hồn vì Hồn có thể cói như chỗ tàng trữ TN và Tri Thức (chú ý :trong sách nầy, Hồn là tất cả phần siêu hình gồm: A Lại Đa Thức và toàn thể hay một phần TN. Phần TN gồm kết nối TK liên hệ đến Não Bộ tương đương với **VÍA** gọi bởi đại chúng). Vì vậy TN xa được tồn trữ cũng có thể được chia sẻ với Hồn. Cho nên Hồn có bản sao y của TN xa về ý nghĩa và Ẩn tàng.* Ngoài ra Hồn có thể có vai trò trong thu hồi TN nhất là TN xa. TN tiền kiếp hay TN của Tạng Thức có thể lưu trữ ở RSC/Retrosplenial córtex. Vì Trí Nhớ (TN) là kết nối thần kinh, nên những TN không cần thiết và không được bảo tồn có thể được hủy bỏ qua cơ chế neuroplasticity /hũy tạo các synapses (liên hợp TK). Lại nữa Nghiệp /tội lỗi cũng là TN ở thời hiện tại hay trong quá khứ. TN hay Nghiệp xấu/tội lỗi ở thời hiện tại được các Tổ sư đại tôn giáo nói là có thể được rửa sạch qua Thiền Định? (hay sám hối /xưng tội), Ngược lại khi phát triển bào thai, Hồn

có thể đã sao y bản chính những TN tiền kiếp vào đây để làm dữ liệu cho A Lại Đa Thức (Tạng Thức).
Ngoài ra còn có các loại:
TN ký sự là phần TN như cuốn nhật ký cuộc đời.
TN Hiện hành gồm TN và phần Thính Thị để làm việc (thí dụ: cho diễn thuyết...)
TN bản đồ di hành gồm tế bào thần kinh chuyên ghi tọa độ của mỗi cá thể khi di chuyển. TN mặt người để nhận diện người trong xã hội, tế bào gương kính (mirror cells) để bắt chước. TN Siêu phàm có thể gìn giữ TN ký sự suốt cuộc đời như Ngài A Nan, TN Thấu niệm ở các em bé như là máy chụp hình có thể giữ hình ảnh trong một thời gian ngắn ít phút tìm thấy không ít ở các em bé.

Tóm lại:

Trái với Tri Thức mang nặng tính cách siêu hình dù cơ sở thần kinh của Tri Thức đã được làm sáng tỏ, cơ chế khoa học căn bản của TN đã được hiểu rõ qua sự kết nối thần kinh. Ngoài TN Ẩn tàng về ý nghĩa và các thủ thuật, TN Hiển hiện về thời điểm được gìn giữ ở ventromedial PreFrontal Cortex PFC cùng các Vỏ Não (VN) khác của Mạng Mặc Định. Sự trùng hợp vùng này với chỗ ở của Hồn, có thể gợi ý sự kiện là TN được chia sẻ với Hồn và là cơ chế của sự lưu giữ Nghiệp /tội nguyên thủy hay các TN tốt cho kiếp sau theo quan niệm luân hồi/tái sinh của đại tôn giáo. Giấc Ngủ là rất cần thiết cho TN. Phân biệt TN Hiển hiện và TN Ẩn tàng cũng như phân biệt TN Hiển hiện ngoại biên và TN Hiển hiện Cốt lõi cũng có một áp dụng thực tế trong sự học. Học thường liên hệ đến TN Hiển hiện và Hành liên hệ đến TN Ẩn tàng vì vậy thực tập hay trắc nghiệm thường có lợi ích thiết thực cho TN hơn là học lại nhiều lần. Trái với Thiền Định, dược chất ảnh hưởng đến kết nối thần kinh sẽ làm giảm sự bảo tồn TN.

I. Nhập đề:

Sinh vật tồn tại được là nhờ sự tiến hoá của cơ thể để thích nghi với môi trường sống. Sự thích nghi đó có thể qua tiến hóa của thuyết Darwin (1859) và thích nghi tinh thần qua sự học hỏi, Trí Nhớ (TN) và Tri Thức (TR). Học hỏi sẽ đưa đến thay đổi cách giao tiếp xã hội hay tính tình một cách lâu dài nhờ sự biến đổi Não Bộ. Đó là nguyên lý của thuyết Neural Darwinism mà Gerald Edelman đã dựng nên năm 1978. Trong lý thuyết Neural Darwinism:

Hệ thần kinh được cấu tạo theo hệ di truyền với mô hình theo hiện tượng biểu ngoại di truyền (epigenetic) cho mỗi cá thể. được thích ứng voi môi trường, Tri Thức

Mô hình thích ứng thêm với trưởng thành.

Biến cải theo thời gian và hoàn cảnh.

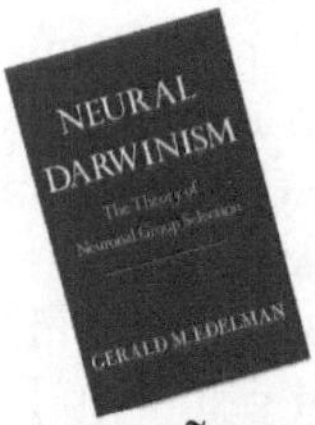

(Bác Sĩ Edelman được giải Nobel vì đã nghiên cứu về miễn nhiễm học và khám phá ra cấu tạo của phần tử kháng thể. Lý thuyết Neural Darwinism cũng bị phản kích bởi một số nhà nghiên cứu vì tính cách khó hiểu khi trình bày và nhất là bởi F. Crick (giải Nobel về nghiên cứu và khám phá cấu tạo DNA và cũng là nhà nghiên cứu về Não Bộ/NB). Thuyết dựa trên sự tương tự trong thiên nhiên trong cơ chế thiết lập các hệ thông cơ quan trong thân thể. Trong trường hợp nầy là sự đồng dạng giữa hệ miễn nhiễm tạo ra kháng thể từ các kháng nguyên và hệ thần kinh tạo nên Trí Nhớ và Tri Thức từ thông tin trong môi trường sống. Theo Edelman, Não bộ là tập họp các vùng khác nhau chịu sự tiến hóa theo ảnh hưởng bởi môi trường và học hỏi để cải tiến Tri Thức, bắt đầu từ dưới đi lên, như theo quan niệm Protocórtex Theory (ngược lại với thuyết ProtoMap: Vỏ não điều khiển cấu trúc các nhân xám ở phía dưới) Sự tiến hóa của NB là do biến cải di truyền cần hàng trăm ngàn năm. Biến cải biểu ngoại di truyền (epigenetic) dùng tác dụng thay đổi trên Histones là chất có nhiệm vu nâng đỡ các nhiễm thể di truyền. Biến cải biểu ngoại di truyền có thể làm thay đổi sự biểu hiện của genes và chỉ cần hàng chục năm thôi.

Thói quen cũng là kết quả của học hỏi nhưng ít về học hỏi có định hướng vì sự định hướng này bị giới hạn bởi sự lặp đi lặp lại. Vì vậy phản xạ gây ra do sự kích thích trở thành gần như tự động: hay còn gọi là thói quen.

Từ lâu TN được cói là lãnh vực của nhà Triết học và Tâm lý học vì cơ chế làm việc của TN hoàn toàn là bí ẩn. Từ khi có tiến bộ về khoa học tế bào thần kinh, sự hiểu biết về chức phận khác nhau của Vỏ Não, các cơ cấu chất xám và các đường dây dẫn truyền trong chất trắng, hoạt động của tế bào thần kinh, sự kết nối giữa tế bào thần kinh, cơ chế kích động và dẫn truyền, người ta bắt đầu hiểu được chút ít những cách làm việc khác nhau của Trí Nhớ (TN). Dù một số hiểu biết đã được chứng minh trên tế bào thần kinh, trên các sinh vật thấp, phần đông các cơ chế về TN còn nằm trong vòng lý thuyết dựa ít nhiều trên sự kiện ở sinh vật phòng thí nghiệm và một số ít bịnh từ bịnh nhân có rối loạn về TN. Tuy nhiên, tiến bộ trong hơn nữa thế kỷ trước cũng đủ soi sáng ít nhiều sự vận hành cơ bản của TN.

Trong quá trình ghi chép một dữ kiện trong note book để ghi nhớ, sau khi ghi, dữ kiện trong note book có thể được thêm bớt xếp đặt và sửa đổi để thích ứng với sự hiểu biết hiện tại, tình cảm và có thể được thêm vào. Trong quá trình ghi chép, thông tin có thể được hiểu biết hay chưa được hiểu cho đến khi thông tin được đọc trở lại nhiều lần. Một cách tổng quát và gần giống như ghi chép trong notebook, tiến trình hình thành TN được khởi động từ cảm giác ngoại biên, nội tạng và tư tưởng đến Não Bộ nhưng chưa là Tri Thức. Sau đó thông tin được đưa về vùng Não Nội Thức, và trở thành Tri Thức.

Trong quá trinh ghi chép và cói lại trên TN tự nó đã khẳng định vai trò của thời gian về quá khứ và hiện tại. Vi Đạo Phật nói đời là bể khổ trong Tứ Diệu đế, TN chính là một khoen xích Tập đế trong dây Tứ đế (Khổ đế, Tập đế, Diệt đế, Đạo đế). Khổ gây ra do Vô Minh. Vô Minh tạo ra tình cảm Tham Sân Si, ghi trong Não bộ qua Trí Nhớ

II. Trí Nhớ là cấu tạo quan trọng của Hồn

Sinh vật tồn tại được là nhờ sự tiến hóa của cơ thể để thích nghi với môi trường sống. Sự thích nghi đó có thể qua tiến hóa của thuyết Darwin (1858) và thích nghi tinh thần qua sự học hỏi và Trí Nhớ (TN). Học hỏi sẽ đưa đến thay đổi cách giao tiếp xã hội và tính tình một cách lâu dài nhờ sự biến đổi Não Bộ.

TN là phần siêu hình nên có thể được xếp loại trong Hồn như trong câu thơ: " *Những người muôn năm cũ, Hồn ở đâu bây giờ* ". Từ khi có tiến bộ về khoa học tế bào thần kinh, người ta bắt đầu hiểu cách làm việc của Trí Nhớ (TN) chỉ là sự kết nối thần kinh. Phần gần vật chất của TN có thể gọi là Vía tương đương với tiếng Vía/Phách trong ngôn ngữ phổ thông.

III. Quan niệm phổ thông trong nhân gian thường gắn liền Hồn,Vía (có thể gọi là Phách) và Thân xác. Trong lời nguyện người ta thường nói "ba Hồn bảy (hay chín) Vía". Dĩ nhiên có ít cơ sở Khoa học Não Bộ khi gọi như vậy, tuy nhiên vì là quan niệm sâu đậm trong phong tục, nên đáng được lưu tâm và phân tách.

Hồn Vía là thể Siêu hình nên đươc cấu tạo bởi thể không xác nhận được bằng phương pháp đo lường hiện đại. Hồn gồm Trí Nhớ, Tri Thức, Tạng Thức và dựa lên Phật tánh.

Vía: với tính cách thứ tự trong cách phô diễn Hồn -Vía -Thân xác nên Vía là phần Vô hình gần nhất với thể Hữu hình. Có thể quan niệm Vía là phần nối Hồn với Xác. Cho nên, Hồn nối với Xác hay Não Bộ qua chỗ lưu trữ Trí nhớ, như vậy Vía cũng có thể so sánh được với phần kết nối TK của Trí nhớ (TN) (kết nối giữa tua và râu thần kinh). (thí dụ trong câu nói Lễ Vía Đức Thánh... chẳng hạn). Quan niệm bảy Vía hay chín Vía trùng hợp với các lỗ khiếu hay có thể chỉ là con số tình cờ trong câu nói.

Thân, Hồn Vía là một thể bất phân chia và toàn vẹn.
Cũng như vậy, con người là một thể nguyên vẹn.
Tổ Tăng Xán, đời thứ 3 nói: "*Nhất tức nhất thiết. Nhất thiết tức nhất.*"

(Cái một là cái toàn thể. Cái toàn thể chính là cái một). Ấn tượng nhất là trong kinh Hoa Nghiêm, : trong Đại thiên thế giới có thể thu lại trong chân lông Phật.

Nho Gia cũng thường nói: "*Các hữu Thái Cực*" (Mọi vật đều có Thái Cực, mỗi sự vật đều có hình ảnh, nội dung của Vũ Trụ, thu nhỏ/ tiểu Vũ Trụ.). Với quan niệm mỗi vật thể/Sinh vật là toàn vẹn như thị và bất khả phân chia. Sự chia cắt là tạm thời để nghiên cứu nhưng dễ đưa đến hiểu lệch lạc và sai lầm. Tạm biểu diễn Sinh vật /Người bằng thái cực đồ chia ra hai phần không bằng nhau:

Dương (Xác=Sắc)

Âm (Hồn=Danh=Thọ+Tưởng+Hành+Thức), theo Ngũ Ấm của Phật giáo. (H3.1)

Như hình cho thấy sự chia đôi là tạm, vi thể được chia cắt (để quan sát) là thể toàn vẹn chưa được thấu hiểu: trong Âm có Dương (Hồn có Xác=Vía) và trong Xác có Hồn = TN. Trong trường hợp Sinh vật như con người, khi Sinh vật chết đi, phần Xác tiêu hủy cùng với một số TN hiện đời và phần Hồn thoát khỏi Xác chết. Tuy vậy Hồn là một thực thể nên vẫn có một phần của Xác dính với Hồn.

Phần dính đó có thể gọi là Vía gồm TN quan trọng làm thành Nghiệp. Trở lại quan niệm Hồn đã được đề nghị trong Chương Tâm Hồn, có thể Hồn là một cấu tạo vật chất bằng Chất Đen/Dark Matter+ Neutrino. Cho nên quan niệm Hồn một thực thể nhưng

Xác bị tiêu hủy khi chết cùng
với một ít Trí Nhớ (TN)

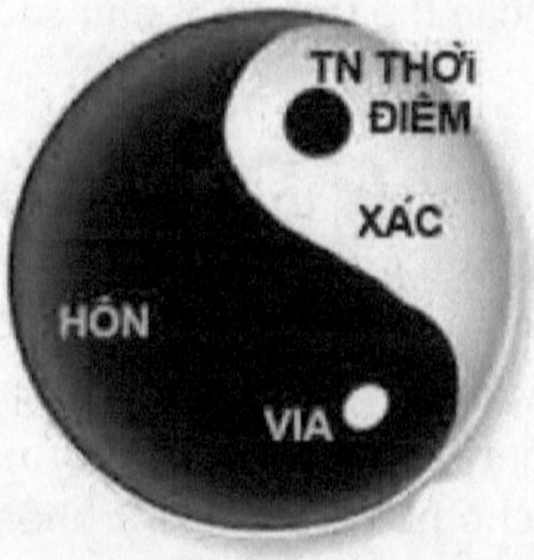

HỒN + Vía
là một phần TN

H3.1

Sinh vật gồm hai phần: Xác là phần vật chất, Hồn là phần cảm nhận được nhưng không xác định được bằng ngũ quan.

không đo đạc được bằng lực điện tử (nhưng có thể Hồn cân nặng ? 21.3g), cũng như âm thanh hay trọng lượng không do được bằng lực điện tử. Khi quan niệm như vậy Hồn cũng là thành phần cấu tạo của Ngũ Ấm. Hay đúng hơn Hồn là một thể có phần Âm (lớn) và phần Dương (nhỏ). (chất Đen; xem them tr 278, 315)

II. Trí Nhớ (TN) là rất gần với đời sống, gần hơn là Tri Thức.
Trong phần này hãy nhìn TN một cách tóm lược như sau:
Trí nhớ không khác gì lắm khi so sánh đường dây điện kết lại với nhau đến các bóng đèn /máy móc để câu thông với ổ điện. Ổ điện như là Nội Thức, cần câu thông với nhà máy điện (tương tự như Phật tánh).

III. PHÂN LOẠI TRÍ NHỚ (H2.3-7)
Người ta hiểu rằng TN không được ghi trong NB theo thứ tự thời gian mà được khéo léo xếp đặt tuỳ theo loại: TN nghe nhìn ngửi.., nơi chốn, thời gian (thời điểm), sự kiện, ý nghĩa, thủ thuật.... Mỗi thông tin khi phân tách ra có nhiều thể thông tin. NB cất giữ thông tin và xếp đặc lại theo thể loại. Hiện tượng giống như người Nội trợ hay Thủ kho cất giữ thức ăn vật liệu theo loại. Trong mỗi vùng TN của thông tin cùng loại, thông tin được xếp lại theo thứ tự thời gian: trước và sau. Các mảnh thông tin thuộc loại TN khác nhau tạo nên một sự kiện (cùng một thời gian) thì được kết nối lại với nhau bằng kết nối thần kinh giữa các vùng Não. Khi nhớ lại sự kiện, thì các mảnh TN được thu hồi về hiện tại bằng cách kích động lại các mảnh TN: kích động kết nối của synapses là tương đương với sự thu hồi TN.

Lại nữa TN mới thu hồi trở lại được NB cói giống như thông tin mới nhận: Thông tin được cập nhật dưới hình thức học hỏi mới hay học lại

(học lai =khi thông tin mới và cũ gần giống nhau). Thông tin mới thu hồi lại hay thông tin mới cần phải bảo tồn hay tái bảo tồn
Vì vây, TN được phân loại theo các thể tính chất như sau và thời gian

Các thể Trí Nhớ

TN trước hay sau một biến cố gọi là TN trước hay sau biến cố
TN là thông tin gồm phần đến từ ngũ giác và thông tin tổng quát.
-Thông tin từ các ngũ quan.
-Thông tin tổng quát không đặc biệt cho giác quan nào gồm sự kiện xảy ra hàng ngày vì gồm đủ loại thông tin được hội nhập. Vì TR/Tri Thức gồm nhiều loại thông tin, cho nên TN của TR không đơn thuần và khác với TR của mỗi loại của ngũ quan có tính cách đơn thuần. Cho nên trong phần nầy của bài viết TN/TR tổng hợp được dùng để phân biệt với TN/TR đặc thù của từng ngũ quan.

Thí dụ 1, TN Xa -Gần: Từ thập niên 1950 một trường hợp sau làm thay đổi quan niệm về TN giúp phân chia TN thành hai thể chính TN gần, xa.
HM sinh ra là một cậu bé bình thường vui với cuộc sống đến tuổi 13. Sau đó cậu tự nhiên bị bịnh động kinh nhe9, thời gian đầu của bịnh là petit mal với absence rồi dần dần thành bịnh động kinh nặng grand mal có khi ra nước tiểu. Cuối cùng HM phải chịu giải phẫu cắt bỏ Medial Temporal Lobe, Amygdala/Hạnh Nhân và HIPPO. Tuy lành bịnh động kinh nhưng HM là chủ đề của cuốn sách "permanent present tense" (Kindle edition, Corkin 2013). HM không còn nhớ TN quá khứ vì mất TN Hiển hiện về thời điểm và Ý nghĩa (do mất MTL) nhưng còn giữ những kỷ niệm tổng quát về quá khứ TN Hiển hiện (vì còn có vmPFC và Giải Bao Sau/PCC), và mất khả năng ghi nhớ TN hiện tại (mất HIPPO). TN về kỹ thuật không bị mất (Basal Ganglia+Tiểu Não).

Thí dụ 2, về loại TN:

Ngày N Tôi học quỳ lễ Phật và thấy anh X ở chùa Hương cúng dường

Ngày N:	TN tổng quát thời điểm /Hiển hiện
Tôi thấy	TN tổng quát , Hiển hiện
Anh X:	TN Thị giác
Chùa Hương	Nơi chốn
Học quỳ Lễ Phật	Thủ thuật
Cúng dường	Ý nghĩa

Sau 1 tuần sự kiện thành TN xa.
Khi nghe, nhìn, sờ mó, ngửi, nếm, hiểu biết và suy nghĩ (lục căn= 5 giác quan= ngũ Thức+ hiểu biết/Tri Thức/Thức thứ 6 /Ý căn), ngoại trừ sự hiểu biết và suy nghĩ (tư tưởng), thông tin (ngũ giác) được dẫn truyền theo dây thần kinh ngoại biên đi đến Đồi Não/ rồi từ đó chuyển

lên Vỏ Não (VN), kết hợp với TN và Tri Thức khác để hội nhập (nhưng tới giai đoạn này chưa thành Tri Thức, vì thông tin này cần được chú ý, đối chiếu /so sánh với Tri Thức của Nội Chuẩn Thức đã có từ trước mới trở thành Tri Thức hiện thì được đưa đến HIPPO để ghi.

HIPPO là cơ quan nhỏ nên không có chỗ để chứa thông tin toàn đời sống, vì vậy cần chuyển đến chỗ rộng rãi hơn để Bảo tồn dài hạn. Vì vậy:

i. *TN gần*: ngắn hạn ở HIPPO và sẽ mất đi sau thời gian ngắn 1,2 phút đến 1,2 tuần. Chỉ còn lại Vết TN

ii. *TN Xa*

- Thời điểm ở vmPFC (cũng là mắt Trí huệ,) và là nơi để giao tiếp xã hội Đạo đức.
- Ý nghĩa: TR có thể từ HIPPO hay không qua HIPPO, đến thẳng VN về TN Y nghĩa Medial Temporal lobe /MTL.
- Thủ thuật, đi đứng, ăn uống, mỗ xe: không qua HIPPO đến thẳng nhân xám chuyên về cử động Basal Ganglia và Tiểu não.

iii. Giải Bao Sau/*PCC là phần sau của Cingulate córtex TN.* Lưu giữ TN chuyển từ vmPFC làm thành TN tự ký/ký sự.

Phần đông người ta có thể nhớ từ 4-9 số, với trung bình là 5- 7 số trong TN gần. Miller (1956) gọi đó là con số thần kỳ bởi vì TN gần bị giới hạn bởi khả năng lưu trữ dữ kiện.

Loại Tri Nhớ và Lưu trẽ Tri Nhớ

	Gần	Xa			Lâu dài
		Hiển hiện	Cốt lõi	Y nghĩa	
ngũ quan					Vo não cảm giác
HH Tổng quát	HIPPO	vmPFC	MLT	MLT	vmPFC, MLT → PCC (TN Tự ký)
N nơi chốn					HIPPO (nơi chốn), RSC, PER, Precuneu
hủ thuật					BG, TIEU NAO

1. **Trí Nhớ cho thông tin cá biệt của mỗi ngũ giác (H3.3)**

Trí Nhớ ngũ quan thí dụ (td) như nghe thấy đau, nóng, lạnh từ da hay nội tạng.

- VN Thị giác V1-V6, Inferior Temporal Cortex/Thái dương dưới vùng Tế bào Mặt.
- Thính Giác Superior Temporal Cortex/Thái dương Trên.
- Xúc Giác: Đỉnh...

- **TN ngũ giác** không liên hệ đến HIPPO nên được bền vững lâu dài nên không cần phân biệt TN gần xa. Tuy vậy TN ngũ giác cũng cần được bảo tồn.

2. Trí Nhớ Tự ký sự (Autobiography) =TN Hiển hiện (của TR tổng quát)

Là TN không cá biệt đến từ ngũ giác và những TN gồm thông tin không đến từ ngũ giác hay không thuộc về loại (1). Đầu tiên đến HIPPO rồi chuyển về vùng Não Nội Thức như vmPFC và Posterior Cingulate Cortex/PCC và Medial Temporal Lobe/MTL

Thí dụ 3, TN Ký sự: *Sáng nay nhìn một quả cam: hình ảnh tròn, màu da nhám mùi thơm= thuộc về TN semantic.*

- TN ký sự: ghi lại biến cố của sáng nay

Quả cam: TN Thị giác (ngũ quan)

Mùi thơm= thuộc về TN semantic

-TN Tự ký sự giả tưởng ít có hình tượng hơn là TN thật.

-TN Tự ký sự thường thấy ở tuổi trẻ. Người có nhân cách với tình cảm sống động thường có nhiều ký sự.

-Vỏ Não tương ứng là HIPPO, vmPFC, TPJ, Precuneus (Summerfield 2009) và nhất là ***Posterior Cingulate Cortex (***Giải Bao Sau/***PCC)***

Các thông tin sẽ biến thành TR và TN được phân loại như sau do tính chất của thông tin cần được xử lý và bảo quản khác nhau.

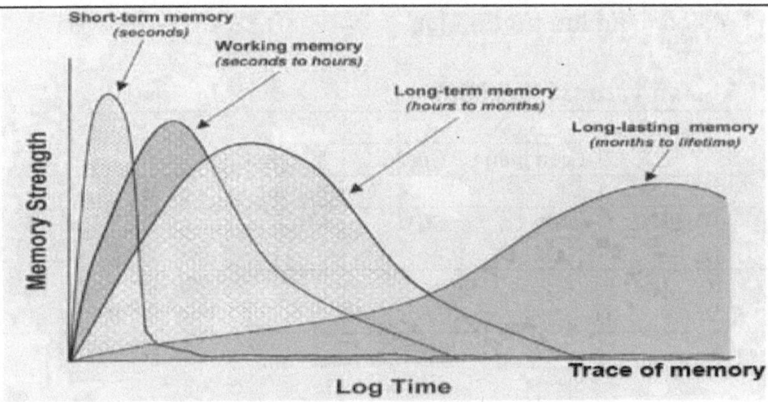

H 3.3: Giản đồ cho thấy liên hệ thời gian giữa TN gần, TN hiển hiện.

Hệ thống TN Tự ký sự (Autobiography) ghi lại hoạt động tự ký sự (Self-memory system-SMS) *làm việc tự động như hộp đen của phi cơ ghi lại sự điều hành của phi cơ*. Hệ thống tự gợi ý để tự nhớ lại việc làm của mình dưới hình thức của TN Hiển hiện về nơi chốn và thời điểm, hoàn cảnh/cóntextual, ý nghĩa/semantic gồm cả nhân cách và giao tế với xã hội (Coway 2000). TN gồm về cuộc đời, các biến cố và hiểu biết các vấn đề TR tổng hợp.

Từ ba ví dụ 1,2 và 3 trên, TN được phân chia loại như sau:

a) Trí Nhớ tức thì hay gần (recent or anterograde)

TN gần hay tức thì, được tiếp nhận rồi làm ra và chứa ở HIPPO trong thời gian ngắn sau đó còn lại một chút tàn vết giúp để truy cứu ra: đơn giản như vậy.

Vì HIPPO là một bộ phận nhỏ nên thông tin sẽ bị thay thế bởi những thông tin mới nên không thể được giữ ở đó lâu dài, tương ứng với cơ chế hủy tạo thần kinh (neuroplasticity) hoạt động cao ở HIPPO CA3. Cho nên TN ở HIPPO được chuyển ra ngoài HIPPO để tồn trữ sau do Thông tin sẽ bị hũy bỏ theo thuyết Bảo tồn TN chuẩn định (BTC). Thuyết BTC không thể giải thích được sự kiện là khi HIPPO bi chích thuốc tê thì sinh vật không thể nhớ (thu hồi) TN xa. Nhờ các nghiên cứu sau đó, Thuyết TN đa vết đề nghị rằng : Thông tin dễ HIPPO sẽ bi chùi bỏ đi, do cơ chế hũy-tạo ở HIPPO, nhưng vẫn đểi lại vết TN, làm ra sự chỉ dẫn cho sự thu hồi TN . Vết TN có thể ví tương tự như cái chìa khóa cho TN. Vấn đề trên sẽ được trình bày ở một phần sau.

b) Trí Nhớ Hiển hiện/TNHH xa (remote / retrograde).

Sau khi thông tin được chuyển lên VN liên hệ, tại đó TN sẽ được biến thành TN lâu dài. Cơ chế bảo tồn TN thay đổi tùy theo loại TN. Vì vậy TN xa được chia ra :

TN xa, phức tạp hơn chia ra 3 loại

Trí Nhớ Hiển hiện /declarative/explicit được chia ra:

i. TN thời điểm /Hiển Hiện/Episodic Ngoại biên

TN tạm lưu giữ ở HIPPO rồi chuyển lên Vỏ não ventromedial PreFrontal /vmPFC. Phần nầy khi chết đi thì TN bị xóa. (td: HIPPO la chỗ ghi TN ngắn hạn) được lưu giữ chính ở vmPFC sau khi được HIPPO chuyển đến trong khi Ngủ NREM, dưới hình thức sóng Sharp Wave-Ripples/SPWR/Gợn Sóng cao nhọn, để được cũng cố. HIPPO còn giữ lại vết TN (mờ) cho TNHH Ngoại biên để làm nhan hiệu gợi ý giúp thu hồi TN HH Ngoại biên được dễ dàng. TN thời điểm/Hiển hiện : giờ ngày, tên người...dễ mất, cần củng cố lại sau khi dùng đến.

ii. TN HH Cốt lõi = TN loại trung gian/Ẩn tàng : có ý nghĩa thí dụ tên con cái, con đường mang tên Em...: ít cần được bảo tồn hơn. TN nằm ở VN TN ý nghĩa/ Medial Temporal Lobe/MTL (mặt trong của thủy Thái dương Phần này khi chết đi , TN có thể được Hồn mang theo thành nghiệp cho kiếp sống mới bằng cách sao y lại lên NB mới. Là phần liên hệ đến TNHH ngoại bên nhưng có tính chất sâu đậm về Ý nghĩa. TNHH Cốt lõi được chuyển đến MTL/Medial Temporal

Lobe và tương đối bền vững và dễ bảo tồn/củng cố. (MTL=HIPPO+ParaHIPPO+Entorhinal córtex+Perirhinal Cortex+AMYG)

Sau đó VN liên hệ PCC/Posterior Cingulate Cortex kết nối với HIPPO, vmPFC và MTL để TN có thể được thu hồi, rồi làm nên nhiều hệ thống như: kết nối với các thông tin khác để hội nhập tạo ra TR mới, tưởng tượng hình ảnh, âm thanh, hiện tượng Xuất Hồn...

iii. Trí Nhớ Ý nghĩa /Semantic/contextual hay TN Tâm lý

Lần đầu tiên được Tâm lý gia Canadian Tulwing năm 1990 (Tulwing 1990) tách TN ý nghĩa ra khỏi TN thời điểm để chỉ ra phần TN về quan niệm hoàn cảnh và ý nghĩa (td: nơi gặp vợ tôi). TN này được chuyển ra khỏi HIPPO, đến MTL để bảo tồn. fMRI trong thời kỳ ghi và thu hồi TN cho thấy MTL hoạt động mạnh, *nhưng hoạt động vùng PFC cũng ở thể thấy được khi thu hồi, chứng tỏ* ***vai trò của PFC trong thu hồi TN Ý nghĩa*** *không những chỉ cho TN thời điểm thôi.*

3. Trí Nhớ Ẩn tàng.

TN xa và có tính cách gần như vĩnh viễn. Phần đông là TN về các động tác căn bản cho con người sinh tồn như đi đứng, nói ăn, các thủ thuật học được trong đời sống và một số dữ kiện rất đặc biệt tùy theo mỗi người như nơi chốn, âm nhạc, toán học thủ thuật /thói quen/ không cần suy nghĩ (**Striatum/nhân Vân**), Tình cảm sợ sệt (**Amygdala**/thể Hạnh nhân), nơi chốn, mặt, hình dáng màu sắc tình cảm ở **Inferior Temporal lobe/ITL**, phản xạ bắp thịt để giữ thăng bằng (**Tiểu Não**). Không như TN Hiển hiện/bên ngoài, TN Ẩn tàng tương đối bền vững nhưng cũng phải được củng cố...... Lưu giữ ở **Basal Ganglia/Nhân đáy/BG và Tiểu Não**. Phần TN nầy, sau khi chết Hồn mang theo, rồi paste/in lại trên NB mới.

- TN Ẩn tàng cũng là TN giúp cho thói quen và *phản xạ có điều kiện Pavlov* với tính cách kết hợp đặc thù với kích thích (td: nghe tiếng pháo nổ ngày Tết không làm ai giật mình vì thói quen=không kết hợp/associated).
- Huấn luyện lặp đi lặp lại có thể giữ vai trò trong TN Ẩn tàng trong việc học hỏi về các thủ thuật và mỹ nghệ.

Không lệ thuộc vào HIPPO để duy trì TN Ẩn tàng vì vậy được bảo tồn lâu dài. Sự kiện học hỏi, như cách lái xe. Từ ý nghĩa biến thành hành động thí dụ như lái xe hoạt họa, điêu khắc giải phẩu, ca hát....., TN này gần như là TN dài hạn: sẽ rất khó bị quên. *Như vậy TN Ẩn tàng thường là TN gần và xa.*

- TN Ẩn tàng để gợi ý (Priming) thì ở PFC (gợi ý= để nhớ chữ "Y tá" người ta nhắc lại chữ "Bác sĩ"). Thí dụ khi thấy hình trái cây tròn (của quả cam) thì thông tin được đưa đến PFC, để gợi ý Nội Thức (xin xem chương Tri Thức) để nhận ra quả cam (Keane 2015).

Đặc biệt TN *nơi chốn khác với TN bản đồ /Nơi chốn* ở Hippocampus Phải. HIPPO Trái cũng cần cho TN Nơi chốn lâu dài. Tổn thương HIPPO Trái không làm mất đi TN Nơi chốn nhiều (Shipton 2014).

Chú ý: Sự phân biệt TN gần - xa, và TN Hiển hiện thời điểm/hoàn cảnh (episodic/ cóntextual) - ý nghĩa (semantic) cũng không hoàn toàn là rõ ràng.

- Sự đồng hành của TN Hiển hiện và TN Ẩn tàng và ý nghĩa đã nhắc lại vai trò song hành của hai hệ thống trên xuống dưới lên trong sự chú ý Thị giác hay Thính giác. Hai hệ thống trên xuống/dưới lên hay TN Hiển hiện/ Ẩn tàng không tranh đoạt lẫn nhau khả năng của Não Bộ mà là giúp đỡ nhau để TN Hiển hiện nổi bật và rõ ràng hơn. Cũng như vậy sự chú Tâm phải cần hệ thống dưới lên để làm nền (TN ẩn tàng), làm cho sự chú Tâm vao TN Hiển hiên (Dưới) được rõ nét hơn. Trong nghệ thuật chụp hình chân dung cũng vậy như đã đề cập trước đây, Bokeh effect làm mặt người gây chú ý trên khung cảnh mờ ảo. Trong diễn thuyết diễn giả thường làm đậm nét lời nói của mình bằng những thí dụ Hiển hiện như: Mẹ tôi đã làm như vậy hay nhân vật nào đó cũng làm như vậy...

*Tóm lại TN được lưu giữ ở phía sâu, giữa và phía dưới của NB: vật quý thì lưu giữ chỗ kín và an toàn nhất. Và đó cũng là vùng của Nội Thức= cuốn tự điển riêng cho mỗi người để tra cứu khi có thông tin mới (để thêm vào) và cũ (để đối chiếu). TN căn bản và ý nghĩa được cópy lại vào Hồn và vĩnh viễn lưu truyền sang kiếp sau, đời đời.*TN Hiển hiện xa xưa còn gồm cả TN Hiển hiện như sự việc gợi lại thời giờ, sự kiện hay địa điểm (episodic memory), hoàn cảnh (cóntextual) và TN về Ý nghĩa sâu hay nghĩa bóng của mỗi vấn đề thí dụ như yêu ghét ai đó (semantic memory). Sự phân biệt TN xa gần được chia cách bởi thời gian từ giờ-tháng (gần)-năm (xa xưa) thập niên (Rich 2011, Bonnici 2013). VN liên hệ là vmPFC và MTL.

IV. SỰ TẠO THÀNH TRÍ NHỚ: Dẫn truyền và kết nối TK

TN là thông tin được lưu giữ trong NB. Thông tin là luôn dẫn truyền TK gồm nhiều kết nối TK (vượt qua các kết nối TK synapses). Sự tao thanh TN gồm :

- cơ chế lam ra luồn dẫn truyền TK
- cơ sở TN
- cơ chế Mã hóa (encóding), Bảo tồn TN (cónsolidation)

A) Cơ chế lam ra luồn dẫn truyền TK (Xin xem CHƯƠNG II)

B) CƠ SỞ thần kinh cho Trí Nhớ (H3.4,)
HIPPO là nơi khởi đầu làm nên sự bảo tồn TN. TN liên kết là TN để học và nhớ những sự kiện kết liền nhau nhưng không cùng chung một loại TN, thí dụ như Mặt người và Tên người (để dùng trong phản xạ có điều kiện= td: phản xạ Pavlov) hay tình cảm (operant cónditionning=tạo điều kiện để thực thi mục đích). TN liên kết có cơ sở là vmPFC và HIPPO+EC+Perirhinal Cortex+ParaHippo+ *Hệ thống Đồi Não-HIPPO.*

Từ HIPPO Thông tin TN được lưu trữ ở VN của giác quan nếu thông tin là cá biệt về giác quan như âm thanh, hình người, mặt.... Nếu thông tin là tổng quát thi được lưu trữ của Nội Thức

MÃ HÓA thông tin (Encóding): Thong tin đuoc phan loai de va phan hoa thich hop de duoc bao toan la có che Ma Hoa. Cac vung NB ma hóa la RSC, PARAHIPPO, Perirhinal córtex va EC

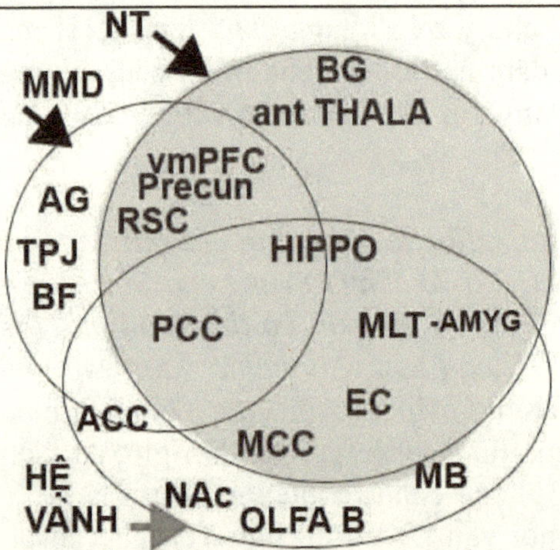

H3.4 Vùng não Nội Thức, MMD và hệ Vành có Vùng Não chung. MTL/Medial Temporal Lobe=AMYD+HIPPO+EC+PEC+ParaHIPPO

IV. SỰ BẢO TỒN TN(BTN)

Phân tích kết nối thần kinh có thể chia ra hai loại bảo tồn:

- Duy trì TN cao ở bậc Hệ thống: theo loại TN Hiển hiện hay Ẩn tàng: Các thể TN khác nhau như ý nghĩa, thời điểm liên kết nhau để làm ra TN tổng thể. Vì khi Thông tin ghi trên VN, TN bị chia ra thành từng loại để được bảo tồn ở VN thích hợp. Thông tin vì vậy bị chia ra thành từng phần nhỏ, nên các vùng TN cần kết nối trở lại với nhau, để sau khi thu hồi, thông tin được toàn vẹn

- Duy trì Trí Nhớ (TN) ở cấp bậc kết nối râu thần kinh liên hệ cần đến sự sản xuất protein cần cho sự kết nối thần kinh. Đối nghịch với sự phá hũy v bởi Microglia, sự sản xuất protein được thực hiện với sự giúp đỡ của cAMP CREB (cAMP-Response Element Binding proteins) làm nên tình trạng phục hồi của cơ chế Synaptic plasticity tái tạo/bồi dưỡng TN lâu dài . Khám phá vai trò của cAMP được cói là một bước ngoặc lớn để tìm hiểu sự kết nối thần kinh. Loại liên hợp nầy ở HIPPO dễ hư hại và cần bảo tồn. Ngược lại ở ngoài HIPPO, liên hợp ít bị hư hại do hiện tượng hủy tạo thần kinh, nhưng vẫn cần bảo tồn và củng cố.

Sự Bảo tồn TN và các cơ chế Thu hồi có thể tóm lược như sau

- ***Bảo tồn TN chuẩn định và thuyết Trí Nhớ đa tích***
- ***Thu hồi TN nhờ vết TN còn lưu lại o HIPPO. Sự thu hồi TN tương ứng với thời kỳ giảm hoạt động của MMD (MMD là thành phần chính của NT)***
- ***Sự hoc lại gồm sư thu hồi TN và bổ sung TN /thông tin mới.***
- ***Thu hồi TN và học lai làm TN dễ bị hư hỏng nên cần Tái bảo tồn.***
- ***Sự Taí bảo tồn cần thêm sự tái phố trí lại các vùng TN vì mỗi TN gồm nhiều loại TN (như thị giác thính giác thời điểm...)***

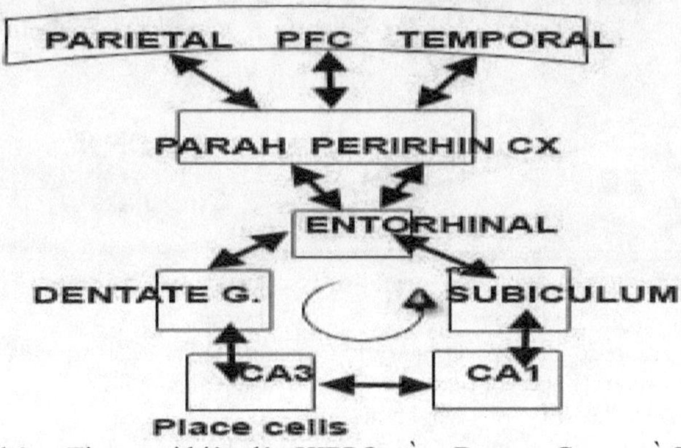

H2.5C Thông Tin ngoại biên đến HIPPO vùng Dentate Gyrus và CA3 Chuyển đến CA1 rồi đến Subiculum >> Entorhinal córtex >> Para HIPPO/Perirhinal >> Một it lâu sau (ngày-tuần) VN cảm giac

Phần đọc thêmKHNB

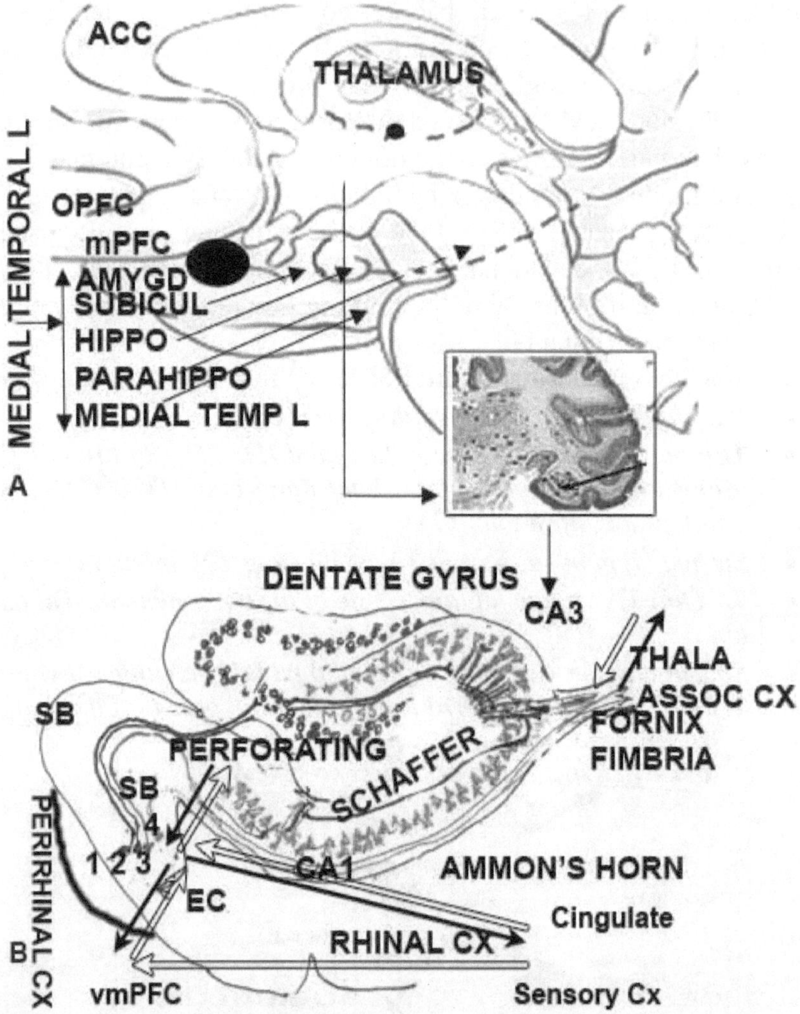

Hình 3.5A,: Hình và Sơ đồ cho thấy Orbitary PFC, ventromedial PFC Amygda , HIPPO , Mammillary body và ParaHippo với các vùng Anterior Thanamus /ATN

H3.5B: -Entorhinal Cortex /EC= VN Nội khứu

HIPPO có hình dáng như đầu cổ của Hà mã có lẽ là để thích hợp với chức năng kết nối các vùng của HIPPO lại với nhau. (xem thêm tr 55)

HIPPO có chức phận:

Vùng lưng (Dorsal HIPPO: CA3) chuyên về TN nơi chốn với Place cells.

Vùng bụng (Ventral HIPPO: CA1 liên hệ đến kết nối với Amygdala/Hạnh Nhân về sợ sệt.

Vùng giữa / kết nối với medial PFC (vmPFC và dmPFC), ít có Place cells, có tế bào thần kinh liên hệ đến sợ sệt.

Cửa ngỏ nối HIPPO với VN là

-Subiculum/SB (Thể Nâng đỡ =giữa EC và HIPPO CA1) kết nối với CA3

- **Perirhinal Cortex/PER** gồm vùng BA 35,36. BA có tầng dysgranular, liên hệ đến TN mới về thị giác
- **ParaHIPPO**, tiếp sau PER va EC: ghi va thu hồi TN
- **Entorhinal cortex/EC**: chứa bản đồ địa dư(O'Keefe)

A) Thuyết Bảo tồn TN chuẩn định (BTC= SMC: Standard Memory Consolidation) là thuyết đầu tien được khám phá
Sự bảo tồn và củng cố TN (memory cónsolidation) được phát hiện nhờ một loạt các khảo cứu của Gottingen, Muller & Pilzecker vào khoảng năm 1900. Người ta nhận xét là TN mới học dễ bị xóa bởi những điều học hỏi mới kế tiếp sau đó. Sự kiện đó được gọi là sự ức chế phản hồi (retroactive inhibition). Nhưng những điều học hỏi kế tiếp đó không xóa đi những điều học hỏi xa trước đó vì những học hỏi xa đã được củng cố ở VN. Hiện tượng trên có thể được hiểu theo quan niệm thông thường là sự duy trì TN ở VN cần một thời gian để các tế bào thần kinh làm việc, sản xuất ra protein cần để làm các kết nối thần kinh (synaptic cónnections) và sự hiện diện của cơ chế củng cố.

Bảo tồn TN chuẩn định/BTC đã trở thành căn bản để giải thích cơ chế làm việc của TN một thời gian dài và gần như được công nhận là đúng.
Nhờ nhận xét của Russell (Russell 1946) và Scóville (Scóville 1957) để đưa đến thuyết BTC đề xướng bởi Marr năm 1971 (Marr 1971). Thông tin đến đầu tiên được dồn về Neurons ở Dentate gyrate/Hồi Não Răng cưa vùng CA3 Hippocampus (rồi chuyển đến CA1), (thí dụ như neurons Place cells cho Trí Nhớ (TN) định vị. Trong thời gian vài ngày đến 1-2 tuần, thông tin ở Hippocampus được cói là TN gần. Thí nghiệm ở động vật cho thấy bằng chứng như vậy vì phá hủy Hippocampus hay chích thuốc tê lidocaine vào Hippocampus làm mất TN gần.
Sau đó, do cơ chế bảo tồn, TN gần được biến thành xa bằng cách chuyển lên vùng Não vmPFC Hiện tượng trên xảy ra trong khi Ngủ NREM hay nghỉ ngơi (vì khi Ngủ NREM không có TR nên sự ôn lại thông tin là hoàn toàn vô Thức) thông tin được ôn lại (replay or reactivation) dưới hình thức sóng *sharp-waves/ripples (SPWR)* thấy ở CA1 HIPPO trong thời kỳ slow wave sleep SWS (sóng Delta hay Apha) khi dùng EEG, tương ứng lúc TN được ghi lại dài lâu trên Vỏ Não (VN) (Winocur 2011). Điều này đã được thấy ở động vật trong phòng thí nghiệm và có lẽ cũng xảy ra ở người (Ólafsdóttir 2018, Jahnke 2015, Buhry 2011). Cơ chế lưu giữ ký ức rất phù hợp với thể trạng rộng lớn của Não Bộ vì HIPPO có thể tích nhỏ so với VN. Sau khi TN được củng cố ở VN thì TN ở Hippocapus bị thoái hóa và mất đi để nhường chỗ ghi nhận những TN mới. Điều đó phù hợp với thể tích nhỏ của HIPPO.
Cơ chế bảo tồn cần tế bào TK sản xuất ra protein (cần thời gian) cần cho liên hợp TK để tạo ra TN. Bắt đầu với chuỗi phản ứng hóa học như đã nói ở trên (cAMP, CREB...) để tạo ra kết nối TK cho TN gần ở

HIPPO. Tiếp đến TN được chuyển lên Não Bộ để bảo trì gồm sự hình thành liên hợp thần kinh và kết nối các vùng Não lại với nhau thành mạng nối cho mỗi thông tin về TN. Đối với những thông tin yếu, lượng CREB trong tế bào có thể giữ vai trò làm tăng lên độ bảo tồn (Martin and Kandel 1996, Barcó 2001).

Bởi vì thông tin gồm nhiều thể loại khác nhau (thông tin : có thể gồm thời điểm, nghe nhìn...) cho nên thông tin cùng thể loại được lưu giữ từng nhóm tế bào TK riêng rẽ ở chỗ thích hợp. Sự kết nối các nhóm lại với nhau và kèm theo sự làm bền chặt các liên hợp TK tức là có hai sự kết nối trong một sự kiện:

a) Giữa các TK cùng nhóm và

b) Giữa các nhóm. Thông tin cùng loại kế tiếp đến sau sẽ làm cho kết nối bền chắc hơn. Tuy *nhiên sự khuấy động bởi thông tin tương tự lại làm giảm TN khi thu hồi (Wincóur 2012)*. Sự bảo tồn và cũng cố TN có giới hạn trong một khoảng thời gian, sau đó TN trở nên bền vững khó bị mất đi khi dùng dược phẩm hay học hỏi mới (Nader and Hardt 2009).

B) Thuyết Trí Nhớ đa tích (TDT=MTT: Multiple Trace Theory)

Thêm vào trường hợp của ông HM, trong một nghiên cứu khác cho thấy TN xa ở những người bị vết thương hạn chế trong vùng VN Medial Temporal Lobe (MTL) không bị ảnh hưởng. Trái lại những người có tổn thương VN rộng lớn nhất là vùng VN Trán, mặt bên VN Thái dương và Chẩm bị hư hại trầm trọng TN tự ký xa (Bayley 2005). Sự kiện trên chứng tỏ vết thương rộng lớn đã làm hư hại TN đã được bảo toàn ở ngoài HIPPO.

1. Lý do bổ sung Thuyết Trí Nhớ đa tích TDT vào cơ chế bảo tồn TN

Thuyết Bảo tồn TN chuẩn định có nhiều vấn đề không thể giải thích được:

a) Khi HIPPO bị phá hủy,

TN xa còn giữ lại (ít nhiều) nhưng TN mới được chuyển đến HIPPO bị mất. TN về thời gian hoàn cảnh và Tự ký bị hư hại.

TN xa Ý nghĩa/Sematic vẫn còn tốt. Điều đó chứng tỏ TN ý nghĩa không cần đến HIPPO để lưu giữ và thu hồi.

b) Có bằng chứng ở Người và Chuột về bản đồ di hành xa (hơn một năm) không dùng đến HIPPO. Nhưng bản đồ đó kém về chi tiết. Sự kiện chứng tỏ bản đồ di hành xa xưa được giữ ngoài HIPPO: đó là vùng Giải Bao Trước /ACC/Anterior Cingulate Cortex. Nhưng bản đồ chi tiết thì vẫn cần đến HIPPO, chứng tỏ vết tích TN vẫn còn giữ lại ở HIPPO. Như vậy có quan niệm là HIPPO giữ một ít vết

TN còn lại TN giữ rải rác ở VN. Điều nầy giải thich hiện tượng thương gặp là: *Người ta thường có TN xa về đia điểm một cách tổng quat nhưng không chi tiết*

Khi kích động HIPPO để làm vai trò thu hồi TN nhưng vẫn không thu hồi toàn diện. Sự thu hồi trọn vẹn phải cần sự kích động của HIPPO và các vùng VN khác nhau (Denny et al. 2014). Dùng kỹ thuật IEG cho thấy HIPPO là một trục quan trọng kết nối TN trong thu hồi TN. Tóm lại vmPFC- HIPPO- Giải Bao Sau/PCC là hệ thống thâu hồi TN trong đó vmPFC là vùng rộng lớn và quan trọng(Rugg and Vilberg 2013; Wheeler et al. 2013).

TN xa thời điểm làm kích động vmPFC hơn là HIPPO.

c) Thông tin mới Episodic/thời điểm và tồn trữ trong phần VN TN Episodic. Với thời gian TN đó có thể trở thành Ý nghĩa hay Ẩn tàng Semantic (thí dụ: chỗ mà lần đầu tiên tôi gặp vợ tôi trở thành kỷ niệm đáng nhớ, kỷ niệm đáng nhớ là TN Ý nghĩa semantic). Như vậy nếu không còn Hippocampus nữa thì có thể nào biến episodic thành semantic memory? Nói cách khác, không có khác biệt nhiều lắm giữa TN thời điểm và TN Ẩn tàng.

d) Ở người hư hại mPFC không hoàn toàn làm mất TN như ở súc vật, mà lại sinh ra tình trạng "bịa chuyện" không cố ý. Lý do: vmPFC tự làm ra câu chuyện cố ý giữ nhiệm vụ tình cảm giao tế xã hội.

2) Vết TN mờ (Fuzzy Trace Memory)

Vì vậy theo thuyết TN chuẩn định, không thể giải thích được sự mất TN với các độ gần và xa khác nhau khi sự tổn hại chỉ hạn chế ở HIPPO hay ở PFC, và các phần Não Bộ khác.

Để giải quyết vấn nạn trên Nadel (Nadel 1997) và Moscóvitch (Moscóvitch 1992, 1995, 2006) dựa trên thuyết Hippocampus chứa bản đồ về Tri Thức tương tự như bản đồ về nơi chốn

(O'Keefe 1978) đề nghị thay đổi thuyết BTC bằng thuyết TN đa tích. (Nadel 1997).

HIPPO vẫn còn giữ lại vết TN, để làm công tác gợi ý. TN Hiển Hiện thường bị mất đi do sự quấy nhiễu bởi những thông tin khác chen vào (Nieuwenhuis 2011)

Gọi là fuzzy (mờ) vì TN có ý nghĩa mờ so với TN Hiển hiện gợi ý rõ ràng hơn. Hai loại TN Hiển hiện Ngoại biên và TN Hiển hiện Cốt lõi (TN cốt lõi có đặc tính gần giống vơi TN ý nghĩa) được bảo toàn ở những chỗ khác nhau (vmPFC cho TN Ngoại biên và Medial Temporal Lobe/MTL cho TN Cốt lõi). Vì TN Hiển hiện Ngoại biên thường dễ mất đi nên TN Hiển hiện có phần Cốt lõi trở thành mờ nhạt. Điều đó chứng tỏ trong câu nói: "Tôi nhớ hình như là thế này" là vì vết TN gợi TN Cốt lõi đã được giữ ở MTL/Medial Temporal Lobe.

Phần đọc thêm KHNB

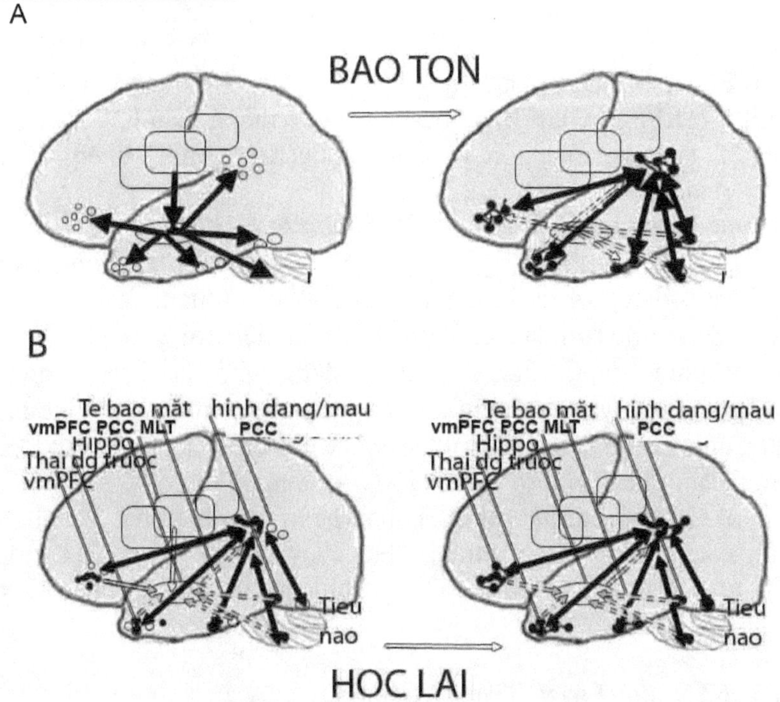

H3.6A,B: BẢO TỒN: Tri Thức từ Đồi Não đến HIPPO, từ đó được chia:

- TN Ẩn tàng đến các vùng Não Middle Temporal Lobe (MTL), Tiểu Não và Basal ganglion (không được vẽ trong hình), Chú ý sau bảo tồn HIPPO còn giữ lại vết TN, giúp sự học lại dễ hơn.

- TN Hiển hiện đưa đến Vỏ Não (VN) vmPFC và PCC để được bảo tồn. Sau đó các nút TN được ghi nét đậm nhưng vẫn còn liên lạc với HIPPO qua vết TN (mũi tên nhẹ hay mũi tên đứt đoạn)

H2.3B: HỌC LẠI: nhờ các vết TN, thông tin được thu hồi lại HIPPO , rồ lại được chuyển lên Vỏ não MTL PCC...(Hebscher 2019, Nadel 2011, Moscówitch 2005, Rolls 2020)

b) Đa tích: TN được bảo toàn không riêng rẽ mà kết hợp với các nhóm tế bào TN khác trong cùng mỗi vùng tạo nên một hệ thống Bảo tồn TN. Tuy vết TN sẽ được bảo tồn ở vmPFC nhưng vẫn phụ thuộc trên HIPPO vì khi chích thuốc anisomycin kiềm chế protein ở HIPPO có thể làm mất TN (Nieuwenhuis 2011, Yonelinas 2019 Hebscher 2019, Nadel 2011, Moscówitch 2005, Maviel 2004, Franland 2004, Berowitz 1997 Bontempi 1999,Hoffman 2002).).

Chú ý: nhóm TN biểu hiện bằng vòng tròn, TN được bảo tồn: vòng tròn đen. Vòng tròn den nối nhau: kết nối cac sự kiện khác nhau nhưng cng loai làm thông tin có ý nghĩa hơn. Muĩ tên đen hai chiều : kết nối vùng để tao thành một sự kiện, Muĩ tên trống: chuyển thông tin

Phần đọc thêm KHNB (H3.6)

3. Quan niệm hiện thời về Bảo tồn và củng cố TN ở Vỏ Não (VN)

Giản đồ H2.6 trên đây phác họa hệ thống vùng Não Bộ liên kết với HIPPO trong sự bảo tồn Trí Nhớ (TN) xa gồm HIPPO, Đồi Não trước PFC Entorhinal Cortex/EC, Perirhinal Cortex/PER, ParaHippo Temporal và Parietal Cortex. Hệ thống Đồi Não medial PFC Entorhinal Cortex/ Vỏ Não Nội khứu, perirhinal Cortex Temporal Cortex có nhiệm vụ gợi ý nhớ familiarity (Moscóvitch 2005).
Khi cần thu hồi TN xa xưa, PFC giữ vai trò trọng yếu, HIPPO có thể giữ vai trò thứ yếu/ nếu cần một số chi tiết.

4. Cơ chế củng cố TN

Trong củng cố TN, các nhóm thần kinh TN kết nối lại với nhau qua kết nối Hebbian (Sekeres 2017, Moscóvitch 2005, Dudai 2015).
Sự củng cố TN khi học lại thực hiện được khi có thông tin tương tự mới hội nhập. Dĩ nhiên sự củng cố TN cũng cần HIPPO gởi lại TN lên VN qua sóng SWR trong giấc Ngủ REM. TN gởi đến VN cũng hội nhập vào đúng chỗ TN cùng thể loại thông tin trước đã hội nhập. Vì vậy sự củng cố với thời gian là quá trình phối trí các nhóm tế bào TN trong nhóm và giữa các nhóm với nhau (Hardt 2018, Hoebscher 2011).
Thí nghiệm trên Chuột ở vùng Insula với đồ ăn có vị xấu cùng lúc với sự tăng chất PKMzeta qua trung gian virus, làm tăng sự thu hồi TN dù không được kích động (Shema 2011).

5. Thời gian củng cố TN

Ở người, fMRI cho thấy thay đổi vùng TN có thể bắt đầu 24 giờ sau khi nhận thông tin và có thể thấy sự củng cố xảy ra nhiều năm/suốt đời.

6. Tại sao không bảo toàn TN ngay sau khi thông tin (thông tin) được nhận tại HIPPO?

Lý do rất là đơn giản vì cũng như ký giả đi săn tìm tin tức ghi trong notebook, tin tức chỉ được gạn lọc sau khi được kiểm tra lại lần thứ hai. Khi đã thành thông tin thì nó phải được cất giữ cho an toàn hơn là trong notebook. Trên nguyên tắc đó TN ở HIPPO hay ở Medial Temporal Lobe không được bảo toàn khi mới đến mà chỉ được bảo toàn sau khi những thông tin không cần thiết bị gạt bỏ đi. Hơn nữa những thông tin sau khi được gạn lọc và bảo tồn sẽ tham gia hội nhập với những thông tin khác của VN để tạo nên Tri Thức và được cất giữ ở phần sau trong Não Bộ. *Sự kiện trên cũng cho thấy HIPPO có cấu trúc rất đặc biệt để ghi "tốc ký" thông tin.* ***Tiến trình bảo tồn TN sau khi thành thông tin là phù hợp voi tiến trình ghi nhận thông tin được Đức Phật vẽ ra trong Vi Diệu Pháp hơn 2500 năm trước (xem thêm tr 194- 207)***

7. Tóm lại tiến trình như thí dụ sau (H2.5):

Thông tin Thời điểm đến Dentate gyrate/Hồi Não Răng cưa (Russell 1946, (Scóville 1957 Marr 1971) . Sau 1-2 ngày đến 1-2 tuần, thông tin ở Hippocampus được cói là TN gần. Sau đó, do cơ chế bảo tồn, TN gần được biến thành xa bằng cách chuyển lên vùng Não vmPFC Hiện tượng trên xảy ra trong khi Ngủ NREM hay nghỉ ngơi (vì khi Ngủ NREM không có TR nên sự ôn lại thông tin là hoàn toàn vô Thức) thông tin được ôn lại (replay / reactivation) dưới hình thức sóng sharp-waves ripples (SPWR) thấy ở CA1 HIPPO trong thời kỳ slow wave sleep SWS (hay ngủ NREM 3/4) (sóng Delta hay Apha), tương ứng lúc TN được ghi lại dài lâu trên Vỏ Não (VN) (Winocur 2011). Điều này đã được thấy ở động vật trong phòng thí nghiệm và có lẽ cũng xảy ra ở người (Ólafsdóttir 2018, Jahnke 2015, Buhry 2011). Cơ chế

lưu giữ ký ức rất phù hợp với thể trạng rộng lớn của Não Bộ vì HIPPO có thể tích nhỏ so với VN.
TN ý nghĩa thì chuyển đến MTL/Medial Temporal Lobe (Bayley 2005).
Sau cùng TN được chuyển về Giải Bao Sau/PCC/Posterior Cingulate Cortex trở thành TN Tự ký (xin xem phần tiếp sau).
Thông tin cùng loại tiếp theo sẽ làm cho kết nối bền chặt hơn. Đó là nguyên tắc làm bền vững TN khi trắc nghiệm (Bjork, 1994, 1999; Bjork & Bjork, 1992 Moreira 2019 Karpicke 2014, Bridge 2014, Gao 2016 Lalame 2013 Delaney, 2010; Karpicke, Lehman, & Aue, 2014, Carpenter, 2009, 2011; Pyc & Rawson, 2010).
Tuy nhiên sự khuấy động bởi thông tin tương tự lại làm giảm TN khi thu hồi *(Wincóur 2012).*
Trong lý luận, quyết định một vấn đề, TN Ẩn tàng có hữu ích vì cho ra được cái nhìn tổng quát về ý nghĩa của vấn đề (Blalock 2016, Melrose 2019, Euston 2012).
Theo Eersel (Eersel 2017) dùng TN Ẩn tàng không đủ để thu hồi TN toàn diện. (Pastötter 2019, Wiklund-Hörnqvist 2014)
Thêm nữa Hình ảnh cũng giúp thu hồi TN tương ứng với Vỏ Não (VN) Precuneus (Tiểu Thùy Nêm Trước) kích động giúp cho TN Hiển hiện (cùng với sự kích động của dorsolateral PFC) (Fletcher 1996).

V. SỰ THU HỒI TN (Retrieval of memory), Sự mất TN sau thâu hồi và Tái bảo tồn và Tái phối Trí TN

Sự thu hồi TN dựa trên căn bản là: làm kích động lại kết nối TK đã có từ trước và đã được bảo tồn. MMD là nơi lưu giữ TN, cho nên thu hồi TN đi đôi với sự kích động MMD và các phần VN liên hệ của Nội Thức, kể luôn VN của ngũ quan. Kế đến là tạo ra Tri Thức

A) Thu hồi TN là từ Vỏ Não Mạng Mặc Định

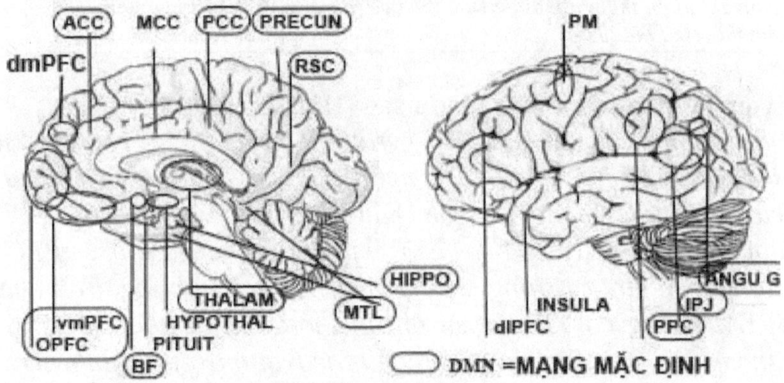

H2.7 Vỏ não Mạng Mặc Định (Gilboa 2009).

MMD/Mạng Mặc Định: H2.7 (xem thêm trang 71)
gồm vmPFC + OrbitoPFC/OFC Posterior Cingulate (TN tự ký), TemporoParietal Cortex + Entorhinal Cortex/VN Nội khưu. Mạng Mặc Định có hoạt động dinh dưỡng thấp khi người ta đang chú Tâm

khi Thiền Định . Ngược lại MMD kết hợp với các vùng chuyên về giao tiếp xã hội và Medial Temporal Lobe bị kích động khi chuyên chú để nhớ về một ký ức xa xưa để thu hồi về hiện tại.
Đặc biệt TN tự ký thu hồi từ vết TN không theo một biến chuyển thông thường: có hai lần biến chuyển TN bảo tồn trong khoảng 8-12 tháng sau khi ghi TN rồi mờ nhạt đi và được hồi phục trở lại 2-5 năm sau. *Biến chuyển trên là rất khó giải thích với các nhà Não Bộ học* (Barry 2018), Cho đến gần đây thì vai trò vmPFC/PreFrontal Cortex trong thu hồi TN xa sau 2 năm là chủ động trước tiên . Sau 2-5 năm , vmPFC kích động HIPPO, vết TN ở HIPPO kích động thu hồi TN xa từ Giải Bao Sau/PCC (Andersen 1985).
Vai trò của vmPFC trong việc lưu giữ TN xa và cũng là vùng điều hành tình cảm và xử lý nên cần có TN và là một trong những vùng Não phát triển cao nhất của Não Bộ.

Ngoài TN xa, quan niệm thông thường còn gán cho vmPFC khả năng "cảm nhận đúng" ("feeling of rightness"-FOR) (Gilboa 2010, 2006, 2009, Hebscher 2016, Moscóvitch, 2016)) vì vmPFC được công nhận là có chức năng "làm quyết định dựa trên tình cảm" (Bechara 2000). Chức năng trên dĩ nhiên cần dùng đến TN lâu dài.

Phần đọc thêm KHNB

Cần ghi nhận thêm là khi thu hồi TN Hiển hiện (không gian và hình thức, không phải TN Ẩn tàng) thì HIPPO bị kém hoạt động thấy được trong fMRI (Maviel 2004, Franland 2004, Bontempi 2004). Như vậy HIPPO giữ vai trò làm hội nhập tất cả các TN liên hệ và chuyển về vmPFC cho phép VN hoạt động gần như độc lập với HIPPO. *Hoạt động của HIPPO trong thu hồi TN tương ứng với sóng delta* (Maviel 2004, Frankland 2004, Eichenbaum 2004, Morris 2004, Miyashita, 2004, Takehara2003, Benowitz1997)

HIPPO và PFC có kết nối rất mật thiết dùng đường dây từ CA1 đi qua Subiculum không những đến vmPFC mà còn đến Orbital PFC và phần gần sát với Cingulate Cortex /Giải bao (gồm intraLimbic và PreLimbic). Từ PFC đến HIPPO có đường dây đi ngược chiều. Ngoài ra gần đây đường kết nối gián tiếp PFC-*Nucleus Reuniens-HIPPO tỏ ra rất quan* trọng vì nhân kết nối với TN về không gian và Tình cảm từ nhân Nucleus Accumbens/NAc (khen thưởng), Amyg (sợ sệt) và Entorhinal Cortex/EC và không gian (Jin 2015) (H2.6)

- PFC và MTL là kho giữ (và quản lý) TN quan trọng cần cho TN hiện hành. Công việc không chỉ là kho chứa mà còn là quản lý điều hành TN. Vì vậy hư hại PFC làm TN Hiện hành chậm lại trong điều hành trở ngại công việc đang làm (Funahashi 2017,Nadel 1997, Winocur 2011, Moscóvitch 2016, Hassabis 2009,2007, 2009b, Maguire 2001, 2013, Zeidman 2016, Bontempi 1999 Frankland 2005, Nieuwenhuis 2011).)

Nhiều bịnh nhân mất TN loại Pick's disease nhưng với hư hại nặng ở Hippocampus nhưng có thể không bị mất TN xa (Bechara 200, Hodges 1994 Hornberge 2011). (Bịnh nhân Pick's disease chỉ teo Não Trán thôi, trong khi bịnh Alzheimer bị teo Não toàn diện và nhiều nhất là Hippocampus).
Trong một thí nghiệm chia đôi cầu nối hai bán cầu Não ở Khỉ, TN ở Medial Temporal Lobe Trái không được thu hồi khi Khỉ thấy hình gợi ý ở ½ Thị trường Phải. Lý do là không

còn giây liên lạc giữa bán cầu Não Bộ Trái Phải. Nhưng nếu khi chia đôi Não Bộ, nhưng vẫn giữ phần trước cầu nối hai bán cầu Não Bộ thì Khỉ có phản ứng nhờ Medial Temporal Lobe Trái bị kích động do chùm dây nối từ PFC Phải đi đến Medial Temporal Lobe Trái (Inferior temporal Cortex serves as the storehouse of visual long-term memory=LTM) (Tomita 1999). Trong trường hợp tổng quát hơn, sự bảo tồn TN còn có tham dự của cả PFC, Amygdala/Hạnh Nhân (giữ vai trò cảm xúc) và HIPPO (bảo tồn TN =LTM) theo nguyên tắc Trên xuống (Top-down). Chụp hình với fMRI, PET cho thấy có sự điều hợp giữa những vùng Vỏ Não (VN) trên với Medial Temporal Lobe (Tyng 2017)

B)Yếu tố ảnh hưởng sự thu hồi TN

-Lo âu giảm thâu hồi TN nhưng lại tăng bảo tồn TN.

-Nhắc nhở thu hồi TN dễ thu hồi TN làm tăng thu hồi vì vậy testing giúp nhớ lại nhiều hơn.

-Feeling of Knowing: tương ứng với TN đã được bảo tồn nhưng không thể thu hồi được.

-TN lầm: thí dụ một list các chữ như "bed, rest, awake, snooze, snore". Sau đó hỏi lại

50% người trả lời là có chữ "sleep". Đó là hiện tượng "Intrusion/chen vào" của Deese-Roediger-McDermott/DRM ở người kém TN hay trẻ tuổi.

-Nguồn TN: có thật hay mới thêm vào do suy nghĩ hay gợi ý có thể là nguyên nhân TN lầm.

- Cảm nhận quên thông tin trước khi thông tin bị quên là thông thường do TN Hiển hiện bị mất đi một phần (Gardiner 1973; Bjork and Bjork 1992; Pyc and Rawson 2007, Carpenter 2009, 2011).

C) Sự mất TN sau bảo tồn TN và sau thâu hồi TN, Phối trí TN.

Khi TN được hồi phục khi được nhắc lại một vài chi tiết của một sự kiện chứng tỏ chi tiết nhắc nhở giúp kéo về thực tại TN đã được bảo toàn. Kết nối Thần kinh của TN liên hệ, đặc biệt TN Hiển hiện (declarative/ explicit) trở nên thiếu bền vững. Sự thu hồi TN làm TN trở nên dễ bị hư hỏng đã được khảo cứu trong nhiều cuộc khảo cứu (Nader 2000, Okubo-Suzuki 2016, Dudai 2002). TN được thu hồi về hiện tại TN cũng có thể được cập nhật bởi những thông tin mới. Vì vậy, sau khi được bảo tồn có thể trở lại dễ bị mất sau khi được thu hồi, *qua sự kiện thường gặp là TN xa xưa tự nhiên mất đi sau khi được nhớ lại* tùy theo tình trạng khi thu hồi (Dudai 2002). Điều đó có thể thấy rõ nhất với TN về sợ sệt bảo toàn ở Amygdala/Hạnh Nhân có thể được làm mất đi khi huấn luyện tạo phản xạ có điều kiên (Nader 2000, Krawczyk 2019, Okubo-Suzuki 2016, Rodriguez 2013, Alberini 2011, Debiec 2006).

Cho nên sự tái bảo tồn TN là cần thiết. Sự tái bảo tồn Trí Nhớ (TN) được thực hiện không phải trong HIPPO mà ở tại PFC và cũng cần tạo ra protein bằng cách dùng CREB trong PFC và HIPPO (Debiec 2002)

Phần đọc thêm KHNB

D) Tái bảo tồn và Tái phối Trí TN trong vùng (regiona)

VN thường xảy ra 1 giờ đến 9 giờ hay lâu hơn trong lúc Ngủ hay khi nghỉ. Vì vết TN thường bị mất đi với thời gian nên tái phối trí khó khăn hơn. Nhưng tái phối trí có thể thấy ở HIPPO nếu xét về Trí Nhớ (TN) gần và ở VN nếu xét về TN xa bằng cách xem hoạt động của genes ZIR626, Fos kích động ở các tầng khác nhau của VN từ tầng sâu V-VI lên tầng II-III (Bontempi 1999). Sự phối trí từ tầng V-VI đến tầng II-III của VN là tương tự với sự kết nối các vùng Não khác nhau rộng lớn hơn trong hội nhập thông tin (Hoffman 2002).

Sự phối trí trên cũng là cách để TN mới đến hội nhập với những TN trước đó (Berowitz 1997). Thông tin mới đến cần được phân loại (td: TN thị giác, tên người...), rồi mỗi loại thông tin được bảo tồn ở VN thích hợp (td: TN thị giác ở VN Thị giác tên người: ở vmPFC...). Kế đến phân loại thông tin mới kết hợp với thông tin cùng loại. Hơn thế nữa chất *Growth-Associated Protein 43 (GAP43), biểu hiện cho sự sanh sản và kết nối râu thần kinh trong tái phối Trí (Maviel 2004).* Sự thay đổi ấy xảy ra ở HIPPO cho TN gần và VN ở TN xa (Franland 2004,)

Tóm lại TN được bảo tồn ở VN tại các vùng khác nhau tùy theo thành phần khác nhau của TN. Tất cả nối với nhau thành một hệ thống.

Tái phối Trí TN không bị ảnh hưởng do Kích động bởi yếu tố kích động sau kích động tiên khởi (thí dụ tiếng chuông : kích động tiên khởi) và ánh sáng (phản xạ 2) kế đến làm >>điện giật. Điều đó giải thích tại sao phản xạ tạo ra bởi kích động tiên khởi không bị làm hư hại bởi kích động 2 (Debiec 2005).

E) Chức phận khác nhau của Não Trái Phải về TN

Thí nghiệm ở Chuột cho thấy dùng phương pháp Optogenetic để ức chế tế bào tháp CA3 bất cứ bên Trái /Phải đều làm hư hại TN ngắn hạn (vì TN tồn trữ ở HIPPO). Ngược lại, TN dài hạn về nơi chốn chỉ bị ảnh hưởng với CA3 Trái vì tế bào tháp bên Trái giữa CA3-CA1 kết nối *nhiều hơn so với bên Phải* (Shipton 2014). Ở người HIPPO Trái chuyên về TN thời điểm/episodic và bên Phải chú về TN nơi chốn (vì HIPPO chỉ giữ Vết TN) (Ezzati 2016)

F) Hiệu quả việc Học Tập với Trắc Nghiệm/Testing và vai trò Trắc nghiệm (Testing) trong sự bảo tồn TN.

- Luyện tập thu hồi TN chủ động (Trắc nghiệm /Testing) là phương pháp hữu hiệu hơn là học lại (thu hồi TN thụ động= passive retrieval) và không làm gì (No-activity) để bảo tồn TN (Bjork, 1994, 1999; Bjork & Bjork, 1992). Feed-back không có lợi ích đặc biệt. Cách thu hồi TN chủ động (testing effects) có ưu điểm giúp xếp đặt lại thông tin trong TN. Có nhiều loại về cách thu hồi TN (Moreira 2019 Karpicke 2014, Bridge 2014, Gao 2016):
    - Nhớ lại tự do (Free recall): tự nhớ lại những gì mình đã học được. Có lợi nhiều về TN về Ý nghĩa và Tự ký sự.
    - Nhớ lại do gợi ý (cued recall = fill-in-the gap- điền vào chỗ trống)
    - Nhớ lại dùng câu hỏi (recógnition recall)

Trong hơn 10 năm qua, đã có nhiều khảo cứu về phương pháp thu hồi TN (multiple choice questions và fill-in-the gap) chủ động, tất cả đều chứng minh phương pháp này tốt hơn là phương pháp học lại. Các phương pháp Thu hồi TN chủ động không có khác biệt nhau về kết quả (Lalame 2013)

Từ 2006 người ta đã chứng minh được là TN được thu hồi nhiều lần như trong tập luyện ôn bài vở là phương pháp hữu hiệu nhất để nhớ lại. Trắc nghiệm (testing) và cách khoảng trắc nghiệm làm tăng khả năng bảo tồn TN hơn là sự học đi học lại (Delaney, 2010; Karpicke, Lehman, & Aue, 2014). Có nhiều thuyết để giải thích trắc nghiệm giúp thu hồi ý nghĩa của vấn đề, vì khi muốn thu hồi TN Hiển hiện, thì TN Ẩn tàng sẽ được kích động sẽ làm cho TN được kích động toàn diện hơn (Carpenter, 2009, 2011; Pyc & Rawson, 2010). Nói một cách khác trắc nghiệm làm người ta nhớ lại vấn đề được huấn luyện theo ý nghĩa của vấn đề một cách tổng quát hơn. Tuy nhiên theo Eersel (Eersel 2017) dùng TN Ẩn tàng không đủ để thu hồi TN toàn diện. (Pastötter 2019, Wiklund-Hörnqvist 2014)

Thêm nữa Hình ảnh cũng giúp thu hồi TN tương ứng với Vỏ Não (VN) Precuneus (Tiểu Thùy Nêm Trước= TN hình tưởng tượng) kích động làm ra hình ảnh nên giúp cho TN Hiển hiện thu hồi dễ dàng hơn (cùng với sự kích động của dorsolateral PFC) (Fletcher 1996).

Cũng vậy, **TN Ý Nghĩa:**
Trong lý luận, quyết định một vấn đề, TN Ẩn tàng có hữu ích vì cho ra được cái nhìn tổng quát về ý nghĩa của vấn đề (Blalock 2016, Melrose 2019) Euston 2012).

Bình luận: Trắc nghiệm, Hình ảnh và Ý nghĩa là những hình thức biến TN Hiển hiện sang TN Ẩn tàng vì TN Ẩn tàng được giữ gìn lâu dài khó bị hư hại.

G) Vai trò của Hồn trong thu hồi TN

Trong tôn giáo với hiện tượng luân hồi, nghiệp và nhân quả, TN nhất là TN Tự kỷ hiện đời được bảo tồn, lưu trữ lại rồi được chuyển đến kiếp sống kế tiếp. Thí dụ điển hình là TN về tiền kiếp là TN của kiếp trước được chuyển đếnTN hiện đời. Nhưng tiến trình trên khó có thể quan niệm nếu không có quan niệm về Hồn làm trung gian giữa nhân thể hiện đời và nhân thể thứ hai. Quan niệm là mỗi nhân thể có ít nhất một Hồn riêng biệt cho mỗi cho môi trí nhớ tri thức riêng biệt. Hồn là cần thiết cho sự hội nhập Trí nhớ va Tri thức.

Đối với trường hợp nhiều nhân thể trong bịnh chia cách nhân thể DID/Dissociated Identity Disorder, mỗi nhân thể có phần TN Tự kỷ Hiển hiện riêng biệt nhưng chia sẻ chung một phần hay phần lớn TN Ẩn tàng nhất là TN về thủ thuật như ăn mặc, đi đứng lái xe.... Ngược lại TN Hiển hiện thì không được chia sẻ giữa các nhân thể. Tuy nhân thể khác biệt nhưng cũng chung chia sẻ một Não Bộ và cơ sở lưu trữ TN. Hồn là phần riêng biệt của mỗi nhân thể cho nên ***Hồn có lẽ là chìa***

khóa để đi vào kho lưu trữ TN Hiển hiện cá biệt cho mỗi nhân thể. Nói một cách khác, sự thu hồi TN Hiển hiện, kể cả TN gần xa cần phải có Hồn ít nhất làm vai trò xúc tác trung gian cá biệt. Như vậy sự thu hồi TN Ẩn tàng có thể cũng cần có Hồn nhưng Hồn cần cho thu hồi loại TN Ẩn tàng nầy không có tính cách cá biệt.

Hơn thế nữa TN Ẩn tàng về thủ thuật có tính cách chuyên nghiệp như chơi âm nhạc hội họa mổ xẻ... thuộc về Nhân Đáy/Basal Ganglia cũng là chuyên biệt cho mỗi hồn nên cũng cũng cần Hồn chuyên biệt để thu hồi và được lưu giữ trong Tạng Thức cho kiếp sau. Sự kiện này có thể giải thích được các thiên tài Hội họa Âm nhạc..

*(Chú ý: Quan niệm trong sách nầy về bịnh chia cách Nhân thể: Không có vấn đề **khoảng cách quên TN** mà vì bịnh nhân có hai Hồn hay nhiều hơn nữa nên mỗi Hồn có TN riêng biệt).*

H) TRÍ NHỚ TIỀN KIẾP

Với quan niệm luân hồi của một số tôn giáo, TN Tiền kiếp là dễ quan niệm. Sau khi Hồn nhập thai TN Tiền kiếp được sao bản chính lên NB, có lẽ ở RSC dưới hình thức Tạng Thức. Ở phần đông người thông tin/TN Tiền kiếp là không thể thu hồi về hiện tại, tuy nhiên có thể ảnh hưởng đến tâm lý và cơ thể và là cơ nguyên chính cho hiện tượng "Không có tự do Hành Động/No Free will.

Ở một số ít người, đại đa số là trẻ em sau 2 tuổi sau khi biết nói cho đến khoảng 10 tuổi có thể có TN Tiền kiếp: như tên họ, Cha Mẹ, chỗ ở, đồ chơi vật dụng. TN thường kế cận với lúc chết hay sau khi chết kể cả đám tang. Sau một thời gian khoảng 6 tháng thì Hồn có thể đầu thai/Tái sanh sau đó có thể thu hồi TN Tiền kiếp được.

Bác sĩ Stevenson, Ian và Tucker, Jim B trong ba cuốn sách khác nhau kể ra hàng ngàn trường hợp Trí nhớ Tiền kiếp gợi ý có sự Tái sanh. Đặc tính là TN Tiền kiếp chỉ gồm có TN của kiếp trước thời điểm và Ý nghĩa, và nơi tái sanh thường xảy ra gần nơi tiền kiếp. TN/TR về tình cảm cũng có thể thu hồi được. TN vì vậy chỉ thể hiện một phần của thế nghiệm của người khi Thiền Định .Thiền đến bậc 3,4 thấy nhiều kiếp trước. Sự kiện trên có thể gợi ý TN được xếp đặt trong Hồn theo lớp lang trước sau.

TN Tiền kiếp cũng có thể quan niệm với trường hợp các Em bé có "thiên tài" về Âm nhạc, liên hệ đến TN về các thủ thuật (https://www.youtube.com/watch?v=ZAyaSkpsNKM).

Thêm nữa Tính tình và Dấu vết trên thân thế của người được Tái sanh có thể được thế hiện ở kiếp sau, sẽ đươc bàn lại sau cùng với cơ chế (https://www.youtube.cóm/watch?v=ZAyaSkpsNKMbirthmarks).

VI. TRÍ NHỚ CỦA VÔ THỨC VÀ TIỀM THỨC

A. Định nghĩa Tiềm Thức và Vô Thức là hai phần của Tri Thức/TR hiện đời và là THỨC dùng thông tin dưới dạng đặc biệt của Thông tin nhận và lưu giữ trong NB. Khác với TR thông thường, thông tin của Tiềm Thức và Vô Thức khó được thu hồi. Những loại TN trên là TN ý nghĩa và thường được lưu giữ rải rác trong VN MTL Frontal hay VN cảm giác như Occipital cho Thị giác, Thái dương cho Thính giác. Tiềm thức ở độ sâu trong Vô Thức tùy theo trường hợp thông tin đến NB mà không được biến thành TN Hiển hiện (Fogelson 2014, Dubois 2014) do thiếu sự chú ý

a) Tiềm Thức (Subcónsciousness)

Thông tin đến Não Bộ nhưng không biến ra Tri Thức/TR vì sự thông tin hay chú ý bị thiếu hụt, suy giảm do tình cờ hay cố ý.

Tiềm Thức lại chia ra:

-Tiềm Thức, phần tiếp cận với ngưỡng để nhận ra thông tin thành TR gọi là Tiềm Thức dưới Ngưỡng (Sublinminal Consciousness ngược lại là TR Trên Ngưỡng tức là TR vừa trên giới hạn để biết).

Tiềm Thức có khả năng biểu hiện thành TR, khả năng TR như tưởng tượng, sáng tạo mộng mị, hành động, tình cảm và các biểu hiện về nội tạng, linh tính và Trực giác.

b) Vô Thức. (Uncónsciousness). Thông tin của Vô Thức khó thu hồi gồm có một phần của Bản Ngã (Ego), một phần của Siêu Ngã (Super-Ego) và toàn thể Bản Năng (Id) (xem hình) . Thông tin đến Não Bộ nhưng không biến ra TR vì thiếu sự chú ý.

- Vô Thức có khi biểu hiện bằng mộng mị hay lời nói không kiểm soát thường gọi là Freudian slip of tongue (lời nói thoát ra từ chót lưỡi= lỡ lời, buột miệng)

- Bị đè nén để giảm sự lo âu khuấy động Tâm Trí. Sự đè nén được kiểm soát bởi PFC.

-Thoái lùi về năm tháng thành trẻ thơ.

-Phản ứng ngược lại Reaction Formation: biến ghét thành yêu hay ngược lại.

-Hợp lý hóa vấn đề (rationalization).

Xử Trí hay Suy nghĩ : Mạc Na Thức.

Lý Trí : kết hợp TR và Mạc Na Thức.

Có thể có khả năng biểu hiện thành TR, như tưởng tượng, sáng tạo tình cảm và các biểu hiện về nội tạng, linh tính và Trực giác.

Một phần Tiềm Thức và Vô Thức có thể trở thành Tạng Thức để trở thành Nghiệp luân hồi .

Vô Thức và Tiềm Thức biểu hiện bằng TN như Tri Thức/*TR, Sự khác biệt có thể là khó khăn trong sự thu hồi của TN do vì kém bảo toàn, vì không có vết TN, kể cả tồn trữ không đúng với tính chất của TN.*

B. Áp chế TN

Theo Freud, TN không cần thiết và làm đau khổ có thể bị áp chế bằng ý muốn (Anderson 2000). Càng ức chế nhiều lần, sự thu hồi càng ngày càng trở nên khó thu hồi hơn. Hơn thế nữa sự thu hồi không chú ý (hay tự nhiên) cũng bị ức chế. Sự kiện trên chứng tỏ cơ chế thu hồi của trí nhớ bị áp chế, bị hư hại do sự áp chế cố ý. Trong một thí nghiệm những TN bị áp chế sẽ khó được nhớ lại khi được gợi ý, khi so sánh với TN không bị áp chế (Taubenfeld 2019). Không những thế, sự áp chế trên ảnh hưởng đến VN chẳng hạn như MTL/Medial Temporal Lobe làm cho sự thu hồi TN hiển hiện khác cũng bị ảnh hướng. *Nói một cách khác, áp chế thông tin Vô Thức ảnh hưởng không những đến thông tin vô thức mà còn ảnh hưởng đến TN nói chung.*

Áp chế thu hồi thông tin Vô Thức làm ảnh hưởng thông tin Vô Thức lên cơ chế áp chế là đến từ VN Medial (phía giữa) Frontal Cortex Phải (Gagnepain 2014, Wang 2019).

Khi thấy hình Hình tưởng tượng và hình Vô Thức không chắp lại nhau (Dijkstra 2021)

Thông tin Vô Thức làm tăng lên TN khi thử nghiệm trong thời gian 2min, 2 ngày, 2 tuần, và 2 tháng. (Stolz 2000)

Một cách tổng quát thông tin Vô Thức ảnh hưởng lên NB nhưng cơ chế ảnh hưởng lên TN hay TR tổng quát chưa được xác nhận dứt khoát (Hesselmann 2015)

***Biện Luận**: Thông tin là toàn vẹn. Sự toàn vẹn là ngoài sự kiểm soát của Tri Thức và NB. Vì vậy phần thông tin biến thành TN để thành TR và thông tin không được chú ý để trở thành Tiềm Thức và Vô Thức lập thành một thể toàn vẹn liên tục. Ngoài ra Tạng Thức, Vô Thức và Tiềm Thức chắc chắn tạo ra một khoảng trống TR về thực tại. Chắc hẳn khoảng trống không ấy hiện hữu trong Trí Tuệ Ba La Mật của Phật Tánh. Ẩn số của Tạng Thức, Tiềm Thức và Vô Thức có thể là tương ứng với các Ẩn số về các hiện trạng về tinh thần và thể xác của đời người.*

VII. TRÍ NHỚ CỦA THAI NHI VÀ CỦA SƠ SANH

Thai nhi phát triển NB bắt đầu từ tháng thứ 3. TN được ghi nhận ở tuần lễ thứ 30-33 thai nhi. Dùng máy phát âm qua bụng mẹ trong một khảo cứu "vibroacóustic sound" 100 thai nhi ở Netherlands, cũng như ở các nơi khác Thai nhi phát triển để có được TN dài hạn (spencer 2002, Krueger 2014, 2015,2019 Granier-Deferre 2011). Bằng chứng là nhịp tim thay đổi khi thay đổi tiếng động, tiếng ca hát của bà mẹ, tiếng nói qua màng bụng. TN thai nhi có thể kéo dài đến thời sơ sanh (Gonzalez 2008).

VIII SỰ RỬA SẠCH NGHIỆP HIỆN ĐỜI BẰNG THIỀN ĐỊNH.

A)Nghiệp.

Nghiêp là những việc làm của tư tưởng và hành đông bởi chủ thể không *có tự Tánh hay việc làm không theo Tư Tánh nhưng làm theo Vô Minh.* Tự Tanh là Bản Tâm/Phật Tánh/Chân Không là Chủ thể duy nhất trong vủ trụ. Chủ thể khi hành động (Vọng Niêm) có thể Minh hay Vô Minh. Minh là Niết Bàn. Việc làm có Tự Tánh là việc làm Theo Đạo và Đức, đó là Tứ Vô lượng Tâm=Từ Bi Hỷ Xã. Vô Minh là sản phẩm của Chủ thể giả hiệu không có quyền hành động tự do và phải làm theo mệnh lệnh của Nghiệp. Nghiệp tạo ra do Vô Minh kết hợp với Aí -Thủ.(hai khoen trong thập nhị nhân duyên) Quan niêm trên dựa trên Trung quán Luận của Ngài Long Thọ Tổ thứ 14, và phù hợp với quan niệm không có Free Will của Khoa học Não Bộ dựa trên thí nghiệm Libet năm 1998

Theo quan niệm của các tôn giáo, tội lỗi có thể được rửa sạch. Phật giáo với thuyết Luân hồi, mỗi một Hồn là một cá thể riêng biệt trong vũ trụ. Những việc làm cá nhân mang Hồn nào thì thuộc về Hồn đó. Sau khi lìa bỏ thế gian, cuộc đời của cá nhân đó chỉ như trang nhật ký trong cuốn sách ghi chép ký sự của cá nhân đó từ vô thủy đến nay trong mỗi Hồn riêng biệt. Với sự công bằng của Tạo hóa việc tốt xấu sẽ được khen hay xử tội. Nghiệp là cuốn sách ghi ký sự của nhiều kiếp được lưu trữ trong Tạng Thức. Tạng Thức được thể hiện bằng TN và có thể lấy ra được từ thể Não Mặc Định cho nội Tri Thức gồm Đồi Não- Vỏ Não (VN). (*xin xem phần Nội Tri Thức ở chương 3*). Mọi người với kiếp sống hiện tại, sự việc trong đời sống được ký sự và lưu trữ ở Vỏ Não ngoài HIPPO (VN Nội Thức gồm; vmPFC, Giải Bao Sau/PCC, MTL...), đặc biệt biểu hiện qua TN Hiển hiện với kết nối thần kinh qua synapses thể theo loại kết nối Hebbian. Lại nữa TN tiền kiếp có lẽ cũng được ghi lại từ Hồn *sao y bản chính vào Vỏ Não thai nhi*. Cho nên những người có công phu Thiền Định có thể tìm thấy ký sự đó qua Thiền Định. Trong Phật giáo người ở mức Tam Thiền/Tứ Thiền (thường có đẳng cấp Tu Đà Hàm/chết sanh về cỏi trời hay A La Hán/thoát khỏi luân hồi) có thể làm được việc đó.

Nghiệp hiện đời là những việc làm dưới các hình thức sau:

i. Tâm ý chủ trương Thân Khẩu Ý (Tri Thức) là Nghiệp.

ii. Thân Khẩu Ý (Tri Thức) trực tiếp làm ra Nghiệp.

iii. Hậu quả của Thân Khẩu Ý sau khi Hành động.

Ba lớp nghiệp trên có thể tác dụng lên đối tượng dưới hình thức sau:

-Trực tiếp: Nghiệp được thấy hay cảm nhận bởi người tạo nghiệp.

- Gián tiếp : Nghiệp không thấy/cảm nhận bởi người tạo nghiệp.

- Hậu quả không tương xứng hay tỉ lệ với Hành động và Tâm ý.

- Người tạo nghiệp không biết mình đã tạo nghiệp. Trong trường hợp nầy tùy theo việc là có ý tốt thì không thể cói là tạo nghiệp xấu. Nếu việc làm là xấu tức là đã tạo Nghiệp.

-Hậu quả của việc làm không được biết bởi người tạo nghiệp: Nghiệp sẽ tự động đi vào Vô Thức (Vô Thức là Thông tin ghi vào NB không có sự chú ý) bằng cơ chế Hồn nhập vào người tạo nghiệp.

Nghiệp xấu/tội lỗi là TN những việc làm xấu được ghi lại trong Tự kỷ hiện đời này trong vùng Nội Thức Mặc Định đặc biêt là VN Giải Bao Sau/PCC. Kết nối thần kinh là dạng kết nối có thể thay đổi qua học tập để tạo thói quen hay Thiền Định. Quan niệm như trên, thì những kết nối không phù hợp có thể bị gạt bỏ và thay thế bằng kết nối bền chặt khác. Điều đó cũng có nghĩa là Nghiệp có thể được rửa sạch, vì theo quan điểm thông thường Thế giới này là ảo thì Nghiệp cũng là không, hay Nghiệp tồn kho sẽ được ghi lại trong Tạng Thức hay A Lại Đa Thức. Vì Nghiệp là bản sao TN hay dữ liệu ghi lại những ký ức và việc làm đã được tạo ra và được ghi lại trong Hồn của mỗi cá thể. Có thể phân chia ra làm hai loại:

1. Tạo Nghiệp

Thân ngũ Uẩn là Vô ngã, nhưng vì điên đảo Vô minh nên nhận lầm Ngũ Uẩn là của mình cho nên tạo nên cái Tôi gia hiệu hay Vô Thường tạm gọi là cái Tôi Xã hội. Cái Tôi Xã hội nầy là *không Tự tánh là sai lầm* và là chủ thể của Luân hồi. Khi nào hết Nghiệp thì cái Tôi Xã hội cũng tự biến mất.

2. **Nghiệp hiện đời**

Trong đời sống hiện tại từ lúc sanh ra đến hiện tại. TN xa gần Hiển hiện và Ẩn tàng của việc làm đời hiện tại được tồn trữ trong VN Hiển hiện là trong HIPPO, vmPFC, VN Đỉnh và Cingulate. Nghiệp là bản sao y những TN trên.

3. Nghiệp tồn kho

Là nghiệp tạo ra từ những kiếp trước của kiếp sống này. Khi bào thai phát triển, Hồn hướng dẫn sự phát triển của Não Bộ và những kết nối thần kinh dựa theo phiên bản nghiệp đã có chứa trong Hồn. Nghiệp tồn kho sẽ được ghi lại trong Tạng Thức/A Lại Đa Thức.

Thí nghiệm nổi tiếng của Libet (Libet 1983/1998) hầu như khẳng định con người làm việc theo chỉ thị của NB đi trước khoảng 300 ms. Ý nghĩa là con người không được Tự do hành động. Hiện tượng cho cảm tưởng con người như đang sống trên một sân khấu mà người Đạo diễn dùng Nghiệp như kịch bản viết ra cho diễn viên. Theo Kant và như trong bài viết o phần cuối của sách, con người chỉ có quyền được Tự do hành động khi hành động đó là Đạo đức. Tại sao vậy? Vì con người là biểu hiện của Thượng Đế. Trong con người có hình ảnh của Thượng Đế hay Phật tánh, nên con người chỉ có thể tự do làm điều thiện Từ Bi Hỷ Xả, và Tu hành. Ngoài ra mọi hành động là tạo nghiệp. Thí dụ: Hành động tự sát không cho quân thù bắt sống để bảo vệ hình ảnh cá nhân là trái với quy luật của tạo hóa. Bị quân thù bắt là để trả Nghiệp. Trái lại hy sinh thân mạng để nêu cao tinh thần chiến đấu cho lý tưởng cao cả, lợi ích cho Nhân loại, Tổ quốc, Cộng đồng, Đạo pháp...được cói là hành động Đạo đức thì tạo ra Nghiệp tốt. Dĩ nhiên có hành động vừa tốt và xấu thì nghiệp cũng có thể vừa tốt và xấu.

Hành động theo Nghiệp có thể Đạo đức và không Đạo đức. Bất cứ hành động vô Đạo đức nào dù là do Nghiệp cũng tạo thêm Nghiệp. Lý do là Nghiệp xuất phát từ cõi Vô Minh. ***Thí dụ: trả thù người đã chơi xấu với mình trước đây là không nên làm.***

Trong phép tu Thiền Định, Nghiệp tồn kho không thể được thay đổi bởi cá nhân hiện đời, nhưng sẽ được xóa bỏ hay dẹp qua một bên bởi vị Minh sư có sứ mệnh truyền giáo. Nghiệp hiện đời chỉ là TN của đời sống hiện tại và được cập nhật thường xuyên vì vậy TN hiện đời và Nghiệp hiện đời luôn luôn thay đổi.

Xin xem phần về Bào thai học và chương 5 về Tâm Hồn về cơ cấu tạo nên Tạng Thức và Nghiệp.

Ngược lại với những Tri Thức hữu ích cho đời sống, những Tri Thức gồm những thông tin không có lợi ích thiết thực cho đời sống nên không được dùng đến sẽ bị dẹp bỏ qua cơ chế thần kinh Tạo tác/Huỷ bỏ (Neuroplasticity).

Nghiệp hiện đời thì có thể rửa bỏ hay làm sạch qua học hỏi, huấn luyện hay Thiền Định. Thiền Định là kích động Nội Thức. Nội Thức căn bản là Phật tánh luôn luôn bị bao phủ bởi sự vô minh. Sự vô minh gồm Y tha Sở tánh (kiến thức bình thường=gần như là cómmon senses) và Biến Sở Chấp hay là Thiên kiến lệch lạc.

Nguyên tắc của TN là: khi TN ký sự (TN ghi chú việc hàng ngày như nhật ký hay tương tự như Black box của phi cơ) bị thu hồi về hiện tại thì dễ bị mất. Hiện tượng giống như đồ vật khi lấy ra dùng thì thường khó tìm lại (vì không biết để ở đâu sau khi dùng) nên trong Não Bộ có cơ chế Tái củng cố TN. Có thể (!) đó là dịp để TN xấu bị xóa đi. Thí dụ khi Thiền, màng vô minh (chứa TN xấu, sai lạc) bị /được kích động , TN hiện ra hoặc rõ ràng nhưng thường nhất là để ở dưới Ngưỡng (Limit=Soeuil +Ngưỡng= trên ngưỡng thì biết , dưới ngưỡng nhưng gần ngưỡng nên không biết hay là Vô Thức). Như vậy TN có thể bị bỏ đi.
Cùng với tế bào Astro, Oligo và Microglia tham gia vào sự thay đổi thêm bớt Dendrites, Synapses trong chu trình bảo quản và hủy diệt Synapses.

Tóm lại *TN được thể hiện sự kết nối thần kinh qua các Synapses và lập thành một mạng kết nối, như mạng dây điện trong tòa nhà để đóng mở các bóng đèn hay máy móc. Mạng kết nối đó sau khi được thiết lập cần được thay đổi, bảo trì, xử dụng và tái bảo trì. Thông tin mới đến cần được phân loại, rồi mỗi loại thông tin được bảo tồn ở VN thích hợp. Kế đến phân loại thông tin mới kết hợp với thông tin cùng loại. Sự thay đổi mạng là do nhu cầu của sinh vật để thích ứng với môi trường xung quanh với sự bỏ đi và thêm vào nhờ tế bào hủy hoại và nuôi dưỡng: Astrocytes, Microglia thí dụ sự phát triển thêm Dendrites gọi chung là Neuroplasicity (Thần kinh uyển chuyển và thích nghi).*
Tế bào Astrocytes /Tinh bào (hay Glial cells) chiếm 2/3 tế bào trong Não Bộ. Từ lâu có quan niệm sai lầm tế bào Astro là tế bào có nhiệm vụ nâng đỡ, suy ra từ bằng chứng tế bào chứa chất sợi Glial filament..
Tế bào Astro giữ vai trò quan trọng trong điều hoà biến dưỡng chất đường rất cần thiết cho tế bào thần kinh, chất Ca++, Glutamate cần thiết cho luồng dẫn truyền thần kinh vì là thành phần trong chuỗi phản ứng làm ra MNDA CREB, AMPA, GluNRs (Plasticity of synaptic GluNR cần thiết ở HIPPO cho LTP CA3-CA1), Gliotransmitters (Glutamate, D-Serine,ATP), Ephedrin, Cholinergic, Nicótine., interleukin.......

B) *Bằng chứng gợi ý về chùi bỏ Nghiệp.*

Gần đây, cơ chế này được nghiên cứu rất nhiều: đó là những nghiên cứu sự sưng viêm của hệ thần kinh dùng chất nội tiết tế bào Glial cells và Microglial cells để cắt bỏ những râu thần kinh cần phế bỏ vì không dùng đến. Công việc trên có thể so sánh tương tự như nhà làm vườn cắt bỏ đi cây cỏ dại hay cành lá xum xuê không cần thiết cho vườn cảnh. Chất nội tiết tế bào được Não Bộ thường dùng đến là chất môi giới của hệ miễn nhiễm, đặc biệt là C1q, Neuron-derived interleukin (IL)-34, Csf-1, the second ligand for Csf-1R, Brain Derived Neurotrophic Factor (BDNF)... (Tay 2017, Miranda2019, Liu 2016). Tiếp theo sự hủy hoại là tái tạo cần có Growth-associated protein 43 (GAP43), cần cho sự sanh râu thần kinh trong tái tạo (Maviel 2004). Sự học hỏi vì vậy kèm theo thay đổi gồm sự có thêm bớt, thu hồi phần TN trong Tạng Thức hay mất đi phần TN không còn cần thiết từ sự học hỏi không bổ ích. ***Thiền Định là một phương pháp quan trọng và hữu hiệu làm kết nối thần kinh cần thiết để tạo ra ký ức tốt tương ứng với Nghiệp tốt****.*

Các đại tôn giáo thường đề cập đến rửa tội bằng cách xưng tội với Đấng Bề trên hay chùi bỏ Nghiệp qua Thiền Định.

Dựa trên nguyên tắc của Bát Nhã Ba La Mật: Thế gian hiện hữu nhưng có bản chất là "KHÔNG" vì sanh ra từ Bản Giác> Giác Minh>Vọng Niệm>Hữu Niệm. Vì vậy tội lỗi vốn đến từ không nên việc phá bỏ đi là khả thi. Vì tội lỗi là ký sự ghi lại bằng TN. TN là luồng dẫn truyền TK qua các Synapses, vậy phá bỏ Synapses qua cơ chế Hủy -Tạo đã có sẵn trong Não Bộ. Vì vậy vấn đề là ở sự chỉ định những TN cá biệt nào cần giữ lại của Chánh Niệm và những TN cá biệt nào của tội lỗi cần bỏ đi. Kế đến là kích động cơ chế Hủy-Tạo Synapses/liên hợp thần kinh. Và cuối cùng là công phu vì cảm nhận chung là tội lỗi là nặng nề tổn hại nên cần năng lượng để chùi rửa. Công phu đó có thể biểu hiện bằng tấm lòng tha thiết chùi rửa và công phu có thể thấy qua sự thành công của các Bậc chân tu đi từ Thiền cấp 1>2>3>4 để đạt đến đẳng cấp Thánh nhân Ala Hán, đó là cấp bậc người đã rửa sạch Nghiệp gần hết. Cần nhắc lại Nghiệp tồn kho, nguyên thủy của kiếp trước dĩ nhiên là không thể chùi bỏ bởi công phu trong đời mà cần ân sủng của các Đại Sư Tổ truyền giáo. Chất xám nhất là của Võ Não của người Thiền Định hay Tu sĩ thường dày hơn là người không Thiền hay không Tu hành. Cũng vậy Thiền Định thường kích động những vùng Não về TN và Tri Thức/TR. Những thay đổi thấy được qua các phương pháp chụp hình trên là minh chứng cho những thay đổi vi tế ở các Synapses. Vì biết rằng tế bào TK là thường không sanh sản nhưng có thể tăng trưởng ở các râu và tua (Dendrites).

Sự tiến bộ tiên tiến của Thiền Định và Tu hành cũng là minh chứng cho vấn đề chùi rửa Nghiệp không hạn chế ở mức độ chiều sâu của Thiền Định và Tu hành *(xin xem thêm ở phần TR)*.

C) Cơ chế

1. Astrocytes/Tinh bào, Ogligodendrocytes/ dưỡng bào ít râu và Microglia/tiểu dưỡng bào (gọi chung là Glial cells/Dưỡng bào) và Sự Hũy Tạo (Neuroplasticity).

Tế bào Astrocytes (tinh bào) chiếm 2/3 tế bào trong Não Bộ. Từ lâu có quan niệm sai lầm tế bào Astro là tế bào chỉ có nhiệm vụ nâng đỡ, suy ra từ bằng chứng tế bào làm ra chất sợi Glial (Glial filaments). Astrocytes kết nối với nhau thành một mạng lưới bao phủ tế bào thần kinh. Ở sinh vật nhỏ một tế bào Astrocytes có thể bao phủ 140.000 Synapses/liên hợp, tiếp xúc tới 4-6 tế bào thần kinh va 300-600 râu thần kinh (Gao 2010, Bushong 2002, Oberheim 2009, Halassa 2007). Ở người Astrocytes to hơn và một Astrocytes có thể tiếp cận đến 2 triệu Synapses/liên hợp.

Tinh bào Astro giữ vai trò nâng đỡ và quan trọng trong điều hoà biến dưỡng chất đường rất cần thiết cho dinh dưỡng và hoạt động và điều hành của tế bào thần kinh.

Cùng với Tinh bào/ Astro, tế bào Oligo và Microglia tham gia vào sự thay đổi thêm bớt Dendrites, Synapses trong *chu trình **hủy tạo*** (Neuroplasticity) Synapses.

Nói về Microglia, đó là tế bào làm công việc thực bào tương đương với nhân viên ty vệ sinh xử lý rác rưởi thành phố. Não Bộ là một cơ quan có biến dưỡng cao, chất phế liệu chuyển vào máu để bài tiết ra ngoài. Lại nữa CSF (Nước tủy sống) được thấy có chức năng rửa sạch vùng nối dây thần kinh. Tuy vậy Microglia là tế bào không hiếm ở trong Não Bộ. Tại sao vậy? phế liệu có thể tích lớn không đi vào máu được phải nhờ thực bào phế thải. Vật chất phế liệu đó phần lớn phải là các Synapses/thần kinh kết nối không còn dùng đến, kết nối thần kinh là những dữ kiện thông tin hay Trí Nhớ không cần dùng đến, cần loại bỏ để nhường chỗ cho Trí Nhớ mới cần thiết hơn. Nghiệp cũng chỉ là Trí Nhớ vậy sự loại bỏ Nghiệp, rửa sạch Nghiệp có thể là một công việc của thực bào. Vấn đề là làm sao thực bào biết phần Trí Nhớ không lợi ích hay xấu nào cần được hủy bỏ? -- Có thể là những Trí Nhớ gồm những thông tin không có lợi ích thiết thực cho đời sống hay gợi lại sự khó chịu thì không được dùng đến sẽ bị dẹp bỏ qua cợ chế hủy-tạo (Neuroplasticity). Gần đây, cơ chế này được nghiên cứu rất nhiều: đó là những nghiên cứu sự sưng viêm của hệ thần kinh dùng chất nội tiết tế bào, Glial cells và Microglial cells để cắt bỏ những râu thần kinh cần phế bỏ vì không dùng đến. Công việc trên có thể so sánh tương tự như nhà làm vườn cắt bỏ đi cây cỏ dại hay cành lá xum xuê không cần thiết cho vườn cảnh.

Phần đọc thêm KHNB

2. Thay đổi môi trường quanh Synapses.

Phần này là phần khá chuyên sâu nhưng cần thiết để làm rõ vấn đề là các liên hợp thần kinh có thể thay đổi trong cơ chế gọi là Neuroplasticity/sự hủy tạo thần kinh giúp NB có thể thay đổi TN, thêm hay bớt TN và cũng là cơ chế rửa sạch Nghiệp đã đề cập trước đây và trong phần sau (trang 68: Sự chùi bỏ Nghiệp).

Thay đổi môi trường **quanh Synapses** và Actin trong râu thần kinh để giữ cấu tạo Synapses bền vững và thích hợp với loại TN. Gai thần kinh có hình dáng "Nấm" nối với thân của tế bào thần kinh. Có thể to hay thon nhỏ. Có thể hình dáng của gai thần kinh liên hệ đến độ thông tin ở Synapses (Tsien 2013, Sheng 2011, Kim 1999, Matus 2000). Hơn nữa tế bào còn có hệ thống chuyên chở như Actin giúp chuyển vận các phần tử AMPAR đến màng tế bào làm nên Depolorizarion màng tế bào trong dẫn truyền thần kinh.. Rửa Tội/ Nghiệp.

Tội lỗi/ Nghiệp là TN xa và có ý nghĩa. Như vậy việc làm vô tình, không chú ý và không có ý nghĩa thì không thể xem là Nghiệp hay Tội lỗi.

TN xa có thể được thu hồi. Thu hồi có thể trên Ngưỡng để trở thành Tri Thức/TR hay dưới ngưỡng thì vẫn còn là Vô Thức nhưng cũng có thể có tác động Tâm lý như ân hận ăn năn hối lỗi.

Khi TN xa được thu hồi có nghĩa là những kết nối thần kinh được đối chiếu lại với Nội Thức để thành TR hiện thời. Kết nối TK sau đó có thể bị hủy đi theo cơ chế Hủy tạo bởi TB Glia. Vì vậy NB có cơ chế Tái bảo tồn. Nếu không được Tái bảo tồn thì cói như kết nối TK bị mất đi. Hiện tượng tương tự như đồ vật trong nhà ở một vị trí lâu dài nên dễ nhớ để tìm. Khi dùng đồ vật nhưng lại cất lại vị trí mới, thì khi tìm lại thường khó nhớ hơn là để lại vị trí cũ (tương đương với tái bảo tồn). Vì vậy gợi lại Tội lỗi lúc xưng tội hay Thiền, Nội Thức và TN xa được đem về hiện tại Trên hay Dưới Ngưỡng. Đó là lúc rửa Tội lỗi hay Nghiệp (Nader 2000, Okubo-Suzuki 2016, Dudai 2002(Nader 2000, Krawczyk 2019, Rodriguez 2013, Alberini 2011, Debiec 2006,Debiec 2002).

Sự Rửa Nghiệp là một vấn đề phức tạp. Lý nhân quả là hiển nhiên nhưng còn phụ thuộc vào nhiều nguyên nhân khác để nhân tốt hay xấu biểu hiện. Thiền cũng chỉ là một yếu tố để ảnh hưởng tốt lên lý nhân quả.

Chương 3B: TRÍ NHỚ ĐẶC BIỆT

I. TN Hiện hành/ Working Memory (WM)

TN Hiện hành là khả năng của Não Bộ tạm thời góp nhặt thông tin từ các phần TN xa gần khác nhau của Não Bộ với sự điều hành của trung tâm hành động của Não Bộ. TN Hiện hành dùng để thực hiện việc đang làm của Não Bộ như thuyêt trình làm công việc phức tạp... TN Hiện hành được nghiên cứu thành công với Atkinson năm 1968, với đề nghị một mô hình gọi là "Multi-Store Model" dùng nhiều trung tâm chất xám đó là Mô hình gồm nhiều kho chứa.
Biết rằng khi thông tin được ghi trong NB, thông tin được xếp đặt theo từng loại nhỏ (xin xem lại phân loại TN), nên rời rạt, vì vậy thu hồi TN phải cần kết nối lại các mẫu TN nhỏ lại với nhau

A) VN và các nhân chất xám cho TN hiện hành ((H3.8)

1. Trung Tâm hành động (Executive Center) ở PFC:
- vmPFC kết hợp với
-Dorsolateral PFC/dlPFC): quản lý trung ương có vai trò trong những quyết định dùng khi thu hồi TN trong học hỏi có Ý Thức và Vô thức (Hannula 2012, Squire 2015). và

2. Medial Temporal Lobe (MTL tồn trữ tạm thời TN cho TN hiện hành), Posterior Superior Temporal Trái, Posterior Parietal Trái, Anterior Inferior Temporal Trái HIPPO Phải, ParaHippo, EC, Đính. Đặc biệt Vỏ Não (VN) Đỉnh sau (Posterior Parietal Cortex=PPC, PPC liên hệ với Medial Temporal Lobe/MTL) và Amygdala/Hạnh Nhân (sợ sệt, liên hệ đến phản xạ điều kiện Pavlov) là nơi liên hệ đến sự thu hồi TN xa.

3. Nhân đáy/BG/Basal Ganglia -Tiểu Não (cử động, thủ thuật): TN Ẩn tàng là loại TN liên hệ đến khả năng khéo léo về thủ thuật, khéo léo về cư xử ngôn ngữ cũng là loại TN Vô Thức.

Gần đây, fMRI còn cho thấy sự liên hệ mật thiết giữa nhân Mediodorsal của đồi Não với PFC. Receptor/Thụ quan để kết nối giữa đồi Não và PFC cũng đã được xác định. Kết quả trên chứng tỏ Đồi Não với vai trò quan trọng trong Nội Chuẩn Thức là thành phần của TN Hiện hành (Hsiao 2020, Bolkan 2018).

Atkinson và Shiffrin đề nghị nhiều mô hình cho TN Hiện hành được xử dụng một cách khác nhau. Tuy mô hình có thể giúp ích rất nhiều cho khảo cứu, nhưng vai trò của TN Gần đặt ra nhiều vấn đề. Baddeley cho là vai trò của TN Gần là quá đơn giản. TN Gần trong mô hình không thể hiện hoàn toàn TN Gần theo quan niệm thông thường vì cần TN xa, các loại TN về thủ thuật và TN của ngũ quan. TN Gần thường không được dùng hết cho TN Hiện hành.

Tóm lại sơ đồ H3.1 cho thấy sự vận hành của TN Hiện hành liên kết với nhiều mẫu TN khác nhau. Thí dụ như trường hợp bịnh nhân bị tai nạn lưu thông hư TN Gần, nhưng không bị tổn thương Visuo-spatial sketch pad hay Phonological loop. Điều đó chứng tỏ TN Gần không chứa đựng phần Thính Thị trong TN Hiện hành.

B) Cơ chế cho Trí Nhớ Hiện hành (H3.1): là TN để làm việc

1. Động cơ chủ (ở PFC): đó là quan niệm về vai trò cần thiết để phối hợp các thành phần trong hệ thống. Nhưng chưa biết rõ cơ chế hoạt động nhất là sự kết nối hay liên hệ đến TN Gần. Baddeley đề nghị Động cơ nầy dùng cơ chế Chú Tâm hơn là TN và chỉ định Động cơ này như Giám đốc điều hành một cơ quan (mạng dlPFC-IPS).

2. Sơ hình Thị giác và không gian (Visuospatial Sketchpad=inner eye)

(Ở Vỏ Não Đỉnh-Chẩm Trái và Phải, với bên Phải quan trọng hơn)

Sơ đồ đó có thể dùng cả TN Gần và Xa.

3. Khâu Âm ngữ liên kết với cơ quan phát âm (ở Vỏ Não Thái dương Trái).

a) Tiến trình Âm thanh cần 1-2 giây hay hơn nữa khi đang tập luyện, để liên kết với cơ quan phát âm. Cũng như vậy bài viết để đọc cũng được biến thành thông tin để liên kết với cơ quan phát âm. Khi nghe số phone người ta hãy lập lại số phone để nhớ lâu hơn.

b) Tiến trình phát âm cần đến sự tập luyện phát âm.

4. Năm 2003, Beddeley thêm vào sơ đồ Episodic Buffer/Vùng Đệm Thời điểm làm trung gian với TN Xa về tượng hình, liên kết với Ngôn ngữ và TN Hiển hiện.

Dùng phương pháp sau: Người được thí nghiệm dùng cách đếm số sau đó trả lời câu hỏi đúng sai. Khi số đếm tăng lên thì thời gian dùng để sửa soạn cho trả lời câu hỏi sẽ dài ra: Điều đó chứng tỏ hệ thống 1) Phát âm và 2) Thị giác, Không gian và 4) Quản lý (động cơ chủ) cùng chia sẻ hệ thống. Năm 2000, Braddley thêm Hệ thống 3) **Đệm** Thời điểm tương đương với sự chú tâm.

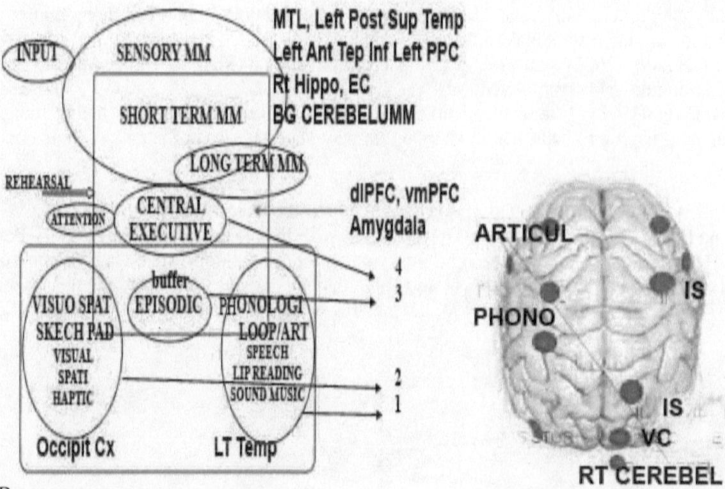

A B

H3.8A: Sơ đồ đề nghị sự tập hợp cảm nhận, các TN để luyện tập rồi đưa về trung tâm làm Vận hành (4), phần Âm Ngữ (3) va Thính Thị (2) cho TN hiện hành. Quan niệm về Episodic Buffer (Đệm) thời điểm (3) gần đây đã được thay thế bằng quan niệm do chú Tâm.

B;, Cho thấy sự vận hành giữa Vỏ Não (VN) PFC Đỉnh, Thái dương và Chẩm trong TN hiện hành.

AR, articulatory rehearsal; IS, inner scribe (spatial rehearsal); PS, phonological store; VC, visual cache (Braddeley 2000, 2003)

5) Sự liên hệ TN Hiện hành với TN Xa (H3.8,9)

Đã được bàn luận rất nhiều dựa trên sự chú ý (Tâm) là gạch nối cho sự thu hồi TN và sự thực hiện một công việc nào đó. Quan niệm như có thể thay thế quan niệm về TN Thời điểm trung gian (mà Bradley gọi là Episodic buffer). Vai trò sự chú Tâm Ý trên các TN được thu hồi từ TN lâu dài (LTM) đem ngược về TN gần được đề nghị bởi 3 lý thuyết sau (H3.1&2) Larocque trong phần tra cứu về TN Hiện hành tìm thấy nhiều bằng chứng hỗ trợ cho lý thuyết của McElree tuy nhiên vẫn còn nhiều nghi vấn về vai trò của Inferior PFC và MTL/Medial Temporal Lobe.

Theo Bieberman, người mù không có TN Thị giác nhưng có TN về không gian (spatial) rất tốt, cho nên Visuo-spacial sketch pad nên chia ra hai phần riêng rẽ: Thấy và Không gian.

Phần đọc thêm KHNB

a). Cowan (1995) quan niệm phần TN xa liên hệ được thu hồi về lại được gọi là Activated LTM aLTM (activated Long Term Memory=TN xa được kích động). Vì khả năng chú ý bị hạn chế từ 4 (Cowan 2001) đến 7 (Miller 1956) dự kiến cho TN Hiện hành khi nói chuyện, nên chỉ một số ít thông tin được cho vào khu đặc biệt gọi là Focus of Attention (nhóm thông tin cần lưu ý) nằm trong TN gần. Khi thay đổi sự chú ý thì thông tin từ Focus of attention được trả về Activated LTM/. aLTM dễ bị hư hỏng /loại bỏ đi. Đặc điểm của TN Hiện hành là sự giới hạn khả năng tồn trữ của Focus of Attention (FoA)/Vùng Chú ý và aLTM. Thần kinh tương ứng là PFC. Tuy nhiên, khảo cứu về TN Hiện hành Thị giác (visual WM=VWM) đã có kết quả như sau: đã có đề nghị chia ra hai loại TN Hiện hành

Thị giác: TN tổng quát và TN Hiện hành Thị giác với nhiều chi tiết. Loại TN sau này không giữ được lâu. Sự hạn chế thông tin của FoA và aLTM là cùng quan điểm chung là sự giới hạn thông tin trong sự chú ý, thường được gọi là "Attentional bottleneck" (Tombu 2011)

b) Oberauer (2002) xem FoA là Chỗ Tiếp cận Trực tiếp (State of Direct Access) và một nhóm thông tin trong đó là Focus of Attention

c) **McElree (1998):** Những thông tin thu hồi từ TN Lâu dài, TN Gần và những thông tin Thỉnh Thị giác làm thành một bảng liệt kê và thông tin cuối cùng là Focus of attention và dễ tiếp cận nhất.

Trở lại quan niệm là TN Hiện hành Thị giác (visual WM) có thể hoạt động không phụ thuộc vô TN Gần hay Xa mà có thể chỉ thuộc vào Tiềm Thức/Vô Thức kéo dài khoảng 16ms (Phillip 2016, Persuh 2018, Soto 2011). Trong một thí nghiệm, người thí nghiệm được hỏi hướng vạch chéo từ trên xuống dưới nghiêng qua Trái hay Phải trong hình chỉ được nhìn thấy thoáng qua 16ms (dưới độ nhận biết nên không có Tri Thức). Thí nghiệm viên đã trả lời đúng chứng tỏ TN Hiện hành có thể làm việc trong Vô Thức.

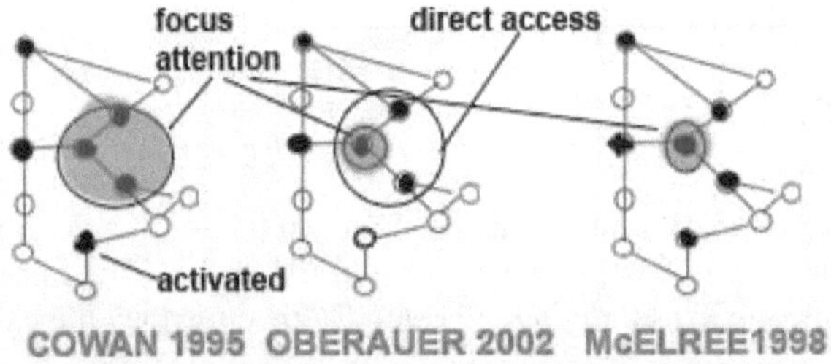

A B C

H3.9 Sơ đồ của 3 lý thuyết trên, nốt đậm là chi tiết được kích động chú ý. A: vùng chú ý chỉ có thể có đến 4 chi tiết hạn chế bởi khả năng của TN Ngắn hạn (short term memory STM); B: Vùng tiếp cận và trong đó có vùng chú ý, không hạn chế số chi tiết. C: vùng chú ý không hạn chế.

Thí nghiệm được kiểm chứng lại và cho thấy TN Hiện hành Thị giác dùng cùng một cơ chế Não Bộ thấy qua fMRI cho TN Hiện hành có Ý Thức và Vô Thức (Trubutschek 2017). Khám phá trên là đáng kể và cần kiểm chứng, đã cho thấy chú Tâm không còn là một yếu tố cần thiết và đủ cho TN Hiện hành. TN Hiện hành Vô Thức cũng có thể là cơ chế của những trường hợp Người mù (với hư hại của Vỏ Não (VN) Thị giác V1) nhận biết được một số cảm nhận Thị giác mà người mù thường cho là Đoán mò (Blindsight) (Kroustallis 2006) (H3.10)

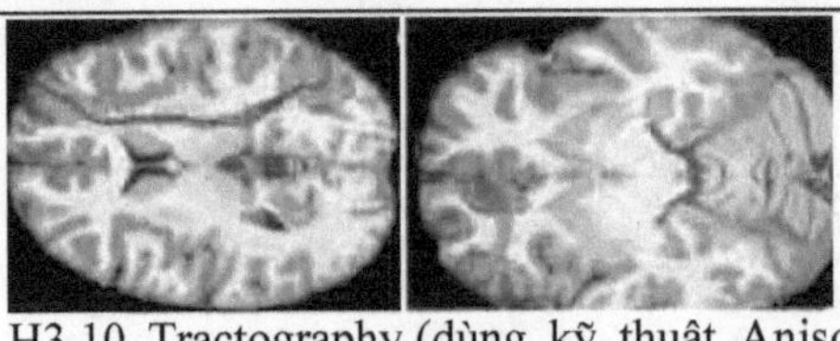

H3.10 Tractography (dùng kỹ thuật Anisotropy= diffusion MRI) để chụp hình chùm dây chất trắng (khi bị viêm sưng vì nhiều nước trong mô liên kết) nối vùng chất xám cho thấy đường nối giữa dorsolateral PFC (DLPFC) với Đồi Não và với Cingulate gyrus, TemporoParietal junction TPJ Phải và chùm dây bên Trái Phải vùng DLPFC.-vmPFC. Hình chụp ở em bé bị chấn thương sọ não làm hư hại TN Hiện hành.

II. TN Nơi chốn và Bản đồ, Mùi vị (H3.11)

Năm 1960, khi O'Keefe nghiên cứu Não Bộ bằng cách cắm kim thử điện vào đồi Não khi con vật còn có thể tự di chuyển. Khi đặt kim Ông đã đặt nhầm vào HIPPO (CA1) (ở sát phía dưới đồi Não) nơi có Place cells và tình cờ khám phá Place cells/Tế bào nơi chốn của HIPPO. Từ sự tình cờ trên O'Keefe rời bỏ khảo cứu về Đồi Não và chuyên về Place cells trong HIPPO để lần lượt đưa đến những khám phá về TN không gian nơi chốn đưa Ông và học trò của Ông lên vị trí được giải thưởng Nobel về Y học và Sinh lý.

Phần đọc thêm KHNB

Trong khảo cứu ở Chuột, mỗi Place cell/TB nơi chốn nhận hai loại thông tin: Thông tin về chuyển động của Chuột và thông tin về hướng của đầu con Chuột. Và từ đó O'Keefe suy ra có một bản đồ trong Não Bộ được ghi lại khi Chuột di chuyển (Bản đồ Tri Thức = Cognitive Map). Bản đồ chỉ đúng hướng và khoảng cách. Bản đồ là cần thiết cho Chuột di chuyển và không liên hệ gì đến có hay không bị thương ở Vỏ Não (VN). Sau đó Ông còn khám phá thêm Place cells ở CA1 có cảm nhận về hướng và vận tốc di chuyển: **(Bohne 2019).** Ngoài ra còn có tế bào Boundery cells (Ranh giới) ở Subiculum, Grid và non-grid cells(Thước đo), Hóa chất liên kết thần kinh gồm Glutamate, cholecystkinin, Parvalbumin và GABA phân chia như sau:

Boundary cells: ở Subiculum.
Gần giới hạn: ở Entorhinal Cortex/ Vỏ Não Nội khứu.
Direction cells: ở Presubiculum and entorhinal Cortex.
Thước đo, grid cells: ở Entorhinal Cortex (EC)
Speed cells: ở EC.
Subiculum: có vai trò trong TN Hiện hành và liên hệ với định hướng không gian.
Place cells 3 chiều, phân biệt khuôn viên vuông tròn.
Ở người HIPPO Phải có bản đồ tốt hơn và càng phát triển to hơn khi luyện tập, thí dụ như tài xế taxi có những Map giống nhau thì không cần ghi lại để tiết kiệm cho lưu giữ bản đồ.

TN bản đồ loại Hiển hiện hoàn toàn nằm trong HIPPO và như vậy không cần nhiều đến cơ chế bảo toàn ngoại trừ những thông tin liên hệ đến vị trí nhưng không thuộc về bản đồ.
Mùi vị được ghi nhớ ở HIPPO và lateral EC cùng lúc với vị trí (ở Place cells). Mùi vị được cói là lực hấp dẫn vạn vật. Ở Chuột người ta có thể ghi nhận tế bào place và tế bào EC phát ra tín hiệu điện.

Tất cả những vùng và tế bào trên được xử dụng để Chuột (và người) gom lại làm nên một khâu, bao gồm CA1, Medial PFC, Nucleus reuniens và đồi Não để di chuyển theo ý muốn. Medial PFC được biết là kết nối với Nucleus reuniens nhưng Nucleus reuniens không có kết nối với CA3, nhưng kết nối với CA1.

III. TN Nhận diện. Vỏ Não Tế bào Mặt/Face Cells (H3.4,5) Nhận diện là một chức năng quan trọng trong cuộc sống của các sinh vật, nhất là giữ vai trò then chốt trong giao tiếp xã hội. So sánh với chức năng lập bản đồ di chuyển tương đối ít có thay đổi, thì chức năng nhận diện có nhiều chi tiết thay đổi không những vì mặt có thể hiện ra dưới góc nhìn khác nhau, thay đổi với tình cảm nội Tâm, trang điểm, thay đổi với thời gian. Tuy vậy các sinh vật có khả năng nhận diện một cách nhanh chóng và dễ dàng.

Khảo cứu Não Bộ của Khỉ đã khám phá ra 6 vùng Não gồm phần lớn là tế bào mặt vì vùng Vỏ Não liên hệ hoạt động mạnh ở inferior Temporal Cortex. Đó là các vùng quan trọng như:

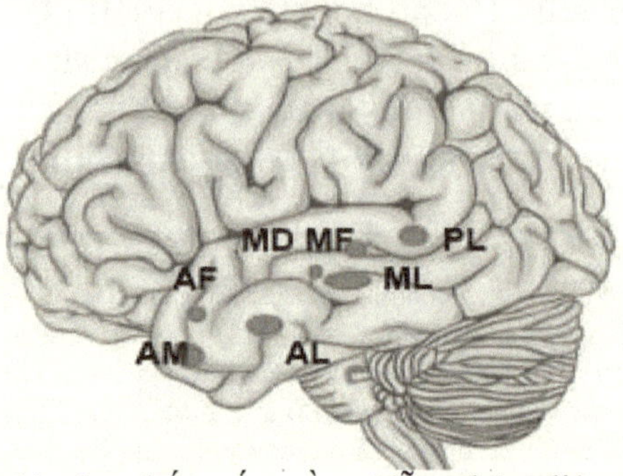

H3.11 cho thấy các vùng Não nhận diện: ML: Middle Lateral, MF: Middle fundus=view specific
AL: Anterior Lateral= mirror symetrically across view (partial view invariance): large number of face-selective cells. AM: Anterior
Medial=full view: large number of face-selective cells PL: Posterior LateralMiddle Fundus

- PL: Posterior Lateral,
- Middle Fundus
- ML: Middle Lateral,
- MF: Middle Fundus=view specific,
- AL: Anterior Lateral= mirror symetrically across view (partial view invariance): large number of face-selective cells,
- AM:Anterior Medial=full view: large number of face-selective cells

Mỗi vùng có nhiệm vụ riêng nhìn tổng quát, nhìn ngang, trên xuống, đối diện... Quan trọng nhất là vùng AM vì đó là vùng sau cùng của toàn thể các thông tin. Tsao là nhà nghiên cứu trẻ đã tìm ra códe để tế bào mặt đơn giản phát ra và ghi lại. Người ta có thể dùng nó để tạo nên hình mặt. Trong hình dưới đây Tsao dùng 58 điểm tương ứng với 200 tế bào thần kinh nhận diện nằm trong Middle Lateral/ML/ Middle Fundus/MF và Anterior Medial/AM. Nếu dùng cả 3 vùng thì độ chính xác rất cao

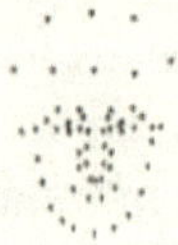

(H3.12) H.3.5: điểm trên mặt tương ứng với tế bào vùng Não Face cells

Điều chỉnh Mặt với Computer sẽ giúp tiên đoán khuôn mặt thay đổi bởi góc nhìn, thay đổi vì tình cảm hay khi nói chuyện và tương ứng với Tri

Thức/TR (Freiwald 2010, Cootes 2001, Hesse 2010, Ohayon 2012, Tsao 2006).

IV. Kém TN nặng ở người Bình thường (Severely deficient autobiographical memory (SDAM) in healthy adults: **A new mnemonic syndrome).**
Có Tri Thức bình thường về Semantic memory nhưng yếu về TN thời điểm (Episodic) nhất là về thời gian, định hình (Palombo 2015)

V. TN (Hiển hiện/TNHH), TN Lầm /False Memory
Vì khi nhớ lại sự kiện TNHH cần được thu hồi lại qua vết TN mờ ở HIPPO nên dễ gây ra tình trạng TN Lầm. Brainer là nhà Não Bộ học có nhiều nhiên cứu về vấn đề trên và đã đưa ra những nhận xét sau:

- TN Cốt lõi và Ngoại biên ở các nơi khác nhau của Võ Não.
- TN Ngoại biên có *khuynh hướng phủ nhận* TN Lầm TN Cốt lõi thường dễ bị ảnh hưởng bởi sự gợi ý, từ truyền thông trong Thôi Miên.
- TN Cốt lõi tốt hơn khi tuổi tăng lên.
- TN Lầm thường thấy ở người chỉ nhớ TN Cốt lõi vì họ kém TN.
- TN Cốt lõi và Ngoại biên có thể cho TN Lầm với chi tiết rõ ràng.
- TN Lầm thường bền vững.
- TN HH ngoại biên dù đúng trong nhiều lần vẫn không xác nhận TN Lầm là đúng.
- Nhân chứng trẻ tuổi thường bị nhiễm bởi TN Sai.
- Vấn đề TN Lầm là quan trọng trong nhân chứng pháp lý cho các phiên toà (Reyna 2016, Brainerd 2015, 2019,2020)

Seminc/nghĩa từ, quan niệm lên hệ về Cốt lõi vấn đề khó bị mất vì có khuynh hướng hay phần nào được bảo tồn TN ở ngoài HIPPO, chuyển về MTL. Loại TN này thường được dùng như là sự gợi ý để thu hồi TN Hiển hiện ngoại biên (Winocur et al. 2010; Winocur and Moscóvitch 2011 Brainerd 2002).

VI. TN Siêu phàm (TNSP= Hyperthymnesia= Highly Superior Autobiographical Memory)**= TN TN Chụp hình** (Photographic Memory= Persistent Eidetic Memory) **Thấu niệm** (Eidetic Memory) **(TNTn), [HSAM])**
Cho đến nay có khoảng 50 trường hợp. Triệu chứng thường là đề tài trong các TV shows và trong sách báo.

Người có **TN Siêu phàm** nhớ rõ ràng như ghi nhật ký hàng ngày về cuộc đời của chính mình (TN Tự ký=Autobiography=thời điểm) về các sự kiện từ giác quan nhất là Thính Thị. Tuy vậy sự kiện mô tả không hoàn toàn và đôi khi thiếu chính xác nhưng vẫn chính xác hơn người bình thường, TN vì vậy có thể dùng làm nhân chứng pháp lý khá tin cậy. Khác với người bình thường có TN có thể bị thay đổi với các tin tức hàng ngày *(*Patihis 2013*)*. Điều đó chứng tỏ người bình thường và người có TN Siêu phàm có lẽ đều dùng vết TN trong Não Bộ để thu hồi TN.

Những sự kiện không liên quan đến cá nhân thường không được nhớ hay có thể nhớ kém hơn người bình thường. Cũng có người TNSP còn có TN về những vấn đề về xã hội thể thao vượt trội, tuy độ IQ bình thường.

Lại nữa người có TN Siêu phàm thâu hồi TN nhanh hơn và nhiều hơn người bình thường. Sự ghi nhớ là do sự tự động, không có tính cách có quy trình tính toán.

TNSP có thể là trường hợp tương tự TN của Ngài A nan Đà (605 - 485 TCN) là anh em chú bác với Đức Phật trong kinh Phật. Tôn giả nổi tiếng với TN phi thường về những lời Phật dạy. Tôn giả là người xây dựng cơ bản giáo pháp trong lần kết tập thứ nhất và là Nhị tổ của Thiền tông Ấn Độ. Lần kết tập thứ nhất là đại hội được thực hiện vào mùa hạ sau khi tổ chức Lễ Trà Tỳ (hỏa táng) cho Phật Thích-ca Mâu-ni, mục đích của đại hội là nhằm xác định chính xác giới luật và kinh văn để tránh những sai lệch do hiểu lầm hoặc phá hoại.

Một ít người có TNSP là tự kỷ có bịnh Ám ảnh thôi thúc/Obsessive cómpulsive. Tuy giấc Ngủ giữ vai trò trong sự bảo tồn TN, *nhưng với người có TNSP rất ít bị ảnh hưởng bởi Ngủ nhiều hay ít.* Khi TN được gợi ý thì một chuỗi TN lần lượt được thu hồi về hiện tại. Nhớ lại quá khứ thường làm đời sống của người với TNSP bị chi phối. Thường trầm tư về quá khứ và có nhiều ý tưởng kỳ dị (fantasy) (Patihis 2015a, b) nhưng không có Tri Thức vượt trội (LePort 2012, 2017)

TN Chụp hình liên hệ đến TN các trang sách: chỉ nhìn qua là có thể nhớ rõ trang sách có viết những gì nhưng hiện nay không ai gặp chỉ có trong lịch sử y khoa.

Solomon Shereshevsky và Kim Peek, (CTL+click) khi Ông dự meeting có thể nhớ từng chữ diễn giả nói những gì có nhiều trường hợp còn có thêm TN về các giác quan khác như âm nhạc. TNThấu niệm với hình ảnh rất rõ ràng chiếu ra trước mặt chứ không phải trong đầu.

https://en.wikipedia.org/wiki/Kim_Peek(Hình)

Laurence Kim Peek (November 11, 1951 – December 19, 2009 ở Salt Lake City

Với Macrocephaly, hư hại Cerebellum, không Cầu Não không Anterior cómmissure) được gọi là American savant hay "Megasavant", có TN siêu việt. Có thể vì thiếu Cầu Não và Anterior cómmissure nơi hai bán cầu Não nên có đường nối khác làm nên TN Siêu việt. Theo cha Ông, Ông có thể nhớ từ hồi 16-20 tháng, nhớ tất cả trang sách đã đọc của 1200 sách. Mắt Trái đọc một trang sách mắt Phải trang sách khác. Nhưng có IQ thấp (vì IQ cao cần sự quản lý tốt, kết hợp nhiều VN khác nhau. TN chỉ là kết nối TK). Ông có vấn đề về xã hội do sự phát triển Não Bộ không bình thường như tự kỷ có nhân cách đặc biệt thể hiện trong phim "Rain Man". Với Brain scan Ông được chẩn đoán có hội chứng bệnh "Fusiforn gyrus". Hội chứng Fusiforn gyrus là bệnh di truyền rất hiếm, gene liên hệ ở trên nhiễm sắc thể X với: đầu to, có nét mặt đặc biệt, mềm yếu bắp Thịt, và, hyperactivity, Trí tuệ bị giới hạn..

fMRI ở người có TNSP cho thấy hoạt động mạnh ở HIPPO Trái, Premotor, PFC, Retrosplenial Cingulate Cortex là những vùng nối dài của TN (Brandt 2018). fMRI cho thấy Temporal lobe và Caudate nucleus rộng lớn hơn người bình thường. Khảo sát người có *TNSP có Precuneus bị kích động mạnh*, Điều đó chứng tỏ khả năng thu hồi TN cao độ của người có TN Siêu phàm (Mazzoni 2019). Amygdala/Hạnh Nhân có thể to hơn vì do sự sợ hãi cảm xúc khi nhớ lại (Ally 2013) Hippocampus, lớn để chứa một kho dữ liệu đồ sộ về TN. TN Hiển hiện về nơi chốn thời gian được lưu trữ trong Medial Temporal Lobe vì *Vỏ Não (VN) Thái dương thì liên quan đến lưu trữ của loại TN này.* Parker và cộng sự cho là khâu nối Fronto-Striatal rối loạn có thể là nguyên nhân của TNSP. Tuy nhiên vì số trường hợp TNSP rất ít nên nghiên cứu về cơ chế TNSP bị hạn chế.

Trong một cuộc khảo cứu, kết nối giữa PFC và Hippocampus tăng lên (Santangelo 2018).

TN Thấu niệm được giải thích là hình ảnh được giữ lâu trong tế bào thần kinh ở dạng vết TN (H3.6)(Temporal Cortex) có thể lấy ra được từ trung tâm cao hơn ở PFC khi được thu hồi Hình ảnh thuộc về TNTn cũng có thể thấy được trong Thôi Miên ở độ sâu, ở người được Thôi Miên dễ bị cảm ứng.
Trong thí nghiệm, người được thí nghiệm cho cói 4 hình có thể lắp ráp nhau thành một hình nguyên thủy trong 4 trạng Thái đi, ngồi, Thức tỉnh và Thôi Miên. Chỉ trong Thôi Miên người Thôi Miên có thể lắp ráp hình như em bé TNTn (Crawford 1968, Ishai 1995). Tóm lại cơ chế cho TN Siêu phàm vẫn chưa được giải mã.

TNTn cần được phân biệt với trạng thái "afterimage"

Hình âm tính do tế bào Cone và Rod (hình nón và que), tế bào Rod: ánh sáng /tối, tế bào Cone: Red /Green/Blue. Khi nhìn vật có màu sắc sau 20 giây, tế bào bị mất cảm ứng nên sẽ mất đi màu sắc trong khoảng dưới một phút.

Hình dương tính có cùng màu nguyên thủy có khoảng 1/2 giây có lẽ đó hình còn giữ lại tại VN Thị giác trước khi mất: khi nhìn vật rất sáng rồi nhắm mắt lại.

TN chụp hình ở em bé có khả năng nhớ hình ảnh trong vài phút trước khi hình ảnh khác ghi vào TN. Chỉ thấy từ 2-10% ở em bé từ 4-8 tuổi hay đến 12 tuổi. Rất ít thấy ở người lớn với ít liên hệ đến hình ảnh (https://www.youtube.cóm/watch?v=Do9-guJREtY).
Thí dụ: Có nhiều trường hợp ghi nhận trên truyền hình ở Việt Nam với chương trình Siêu Trí tuệ Việt nam tường trình những "Thần đồng Trí tuệ" (nhưng khác với TNSiêu Phàm đã trình bày ở trên vì chỉ xảy ra ở các em bé và có nhiều trường hợp so với TNSP rất hiếm).

Sự kiện TNThấu niệm chỉ xảy ra ở em bé gợi ý do sự chậm phát triển của bộ óc với khả năng xóa đi hình ảnh ghi lại để nhường chỗ cho TN mới. TNThấu niệm không xảy ra nhiều hơn ở em bé chậm phát triển hay bị chấn thương Não Bộ. Trong một khảo cứu khác TNTn nhiều hơn ở em bé Hydrocephalic, chậm phát triển và bịnh trong gia đình. Tỉ lệ TNTn là 79% ở Hydrocephaly, chấn thương Não10% và trong gia đình (cóntrol): 4%.

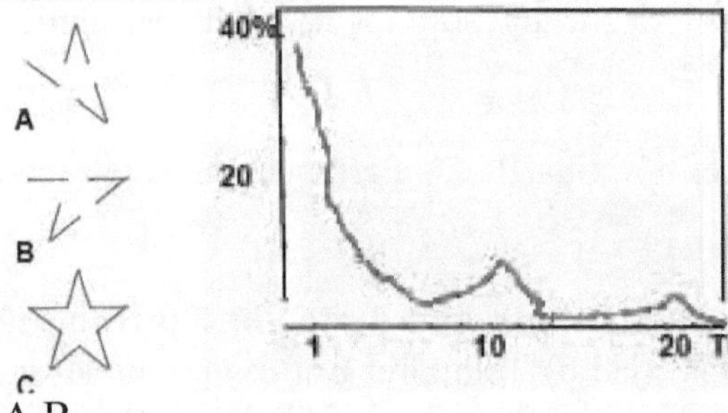

A B
H3.13 Trái A: Ghép hình A+B thành C sẽ rất **dễ** dàng với em bé TNTn (Gray 1976, 1975, Haber1979,1969)
RECOGNITION TEST
Phải B: Trường hợp TNTn giảm xuống khi lớn tuổi

VII. TN Nhận biết (Recognition Memory) là một phần quan trọng và thường dùng của TN Hiển hiện giúp cho sự ứng xử với tình thế một cách nhanh chóng, gồm:

Cảm nhận đã biết, nhanh nhưng không chính xác và thiếu chi tiết, có thể có sai lầm. Thí dụ như nhận lầm người quen.

Dùng nhân Mediodorsal của Đồi Não kết nối với Vỏ Não Entorhinal/ Nội khứu và Perirhinal để phân biệt. VN này kết nối với vmPFC và Cingulate Cortex nhân Đồi Não Trước và thể Nhũ/ Mammillary body. Phần đông người ta tin là có hai cơ chế khác nhau gồm sự cảm thấy quen thuộc va thu thu hồi TR. Tuy nhiên vì cùng một tiến trình cho nên cũng có ít người nghĩ là chỉ một cơ chế làm hai việc liên tiếp nhau. Các nhân nói trên có sự kết nối với nhau (Barker 2007).

Trong cơ chế hai tiến trình, tiến trình thu hồi TN là quan trọng hơn. Khi sự thu hồi yếu kém thì tiến trình cảm thấy quen thuộc được xử dụng để tiên đoán, nhưng tiến trình thu hồi TN vẫn được tin cậy hơn vì sự quen thuộc mạnh vẫn không thể so sánh bằng sự thu hồi TN yếu. Ngược lại khi thu hồi TN đủ mạnh thì tiến trình kia không cần thiết (Cha 2021, Ingram 2012). Trong thị giác đường thu hồi là đường Ventral and Lateral Occipito-Temporal trùng hợp với đương dẫn truyền CÁI GÌ /WHAT trong sự thấy (Wurm 2021). Trong tiến trình cảm nhận quen, PFC được xử dụng. Nhân đoàn tụ NRe thuộc Đồi Não kết nối vmPFC và HIPPO được xữ dụng. Nhân N. Re chuyên về TN về học hỏi, kế hoạch đi đường và đối ứng với kích động/stress (H3.7).

VIII. TN tham khảo (Reference memory) (H3.14)

Đó là TN thường liên hệ đến nơi chốn trong thí nghiệm Chuột tìm đường đến thức ăn trong lối đi bàn cờ. TN này gần giống như TN Hiện hành nhưng cần được bảo toàn. Tuy nhiên TN gồm có thành phần TN Ẩn tàng vì vậy phần nầy thì không cần bảo toàn (Barense 2007). Phần khởi đầu của TN tham khảo là TN Hiển hiện đưa vào HIPPO và ventromedial PFC. Cho nên khi đi lạc người ta thường tìm về chỗ khởi đầu gợi nhớ lại TN Ẩn tàng. (Jin 2015)

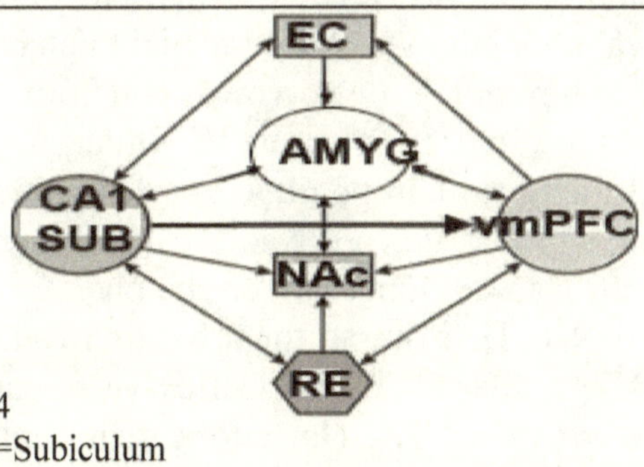

H3.14
SUB=Subiculum
Kêt nối HIPPO biểu hiện bằng CA1/SUBiculum và MPFC trực tiếp hay qua các nhân Reuniens /RE, N. Accumbens/NAcc, Amyd , đi qua Entorhinal córtex

Chương 4 TRI THỨC

Y tha khởi tánh:...Ngoại cảnh tuy không, nhưng Nội Thức lại có;
NGOẠI cảnh lại Y nơi Nội Thức kia mà SANH;
nếu không có Nội Thức thì Ngoại cảnh chẳng có
(Trích Duy Thức học, Phật giáo)
(Hòa Thượng Thích Thiện Hoa dịch)

Lưu Ý quan trọng:
Trong sách nầy từ Hồn là đồng nghĩa với Tâm Hồn, Tâm Thức, Nghiệp Thức, "Danh" ***(trong Danh Sắc)*** **là có sanh diệt, nên hoàn toàn khác với Linh Hồn. Linh Hồn (Atma) là đồng nghĩa với Bản Tâm, Phật Tính, Chân Không (Diệu hữu) , Thái cực và** Đạo là bất diệt.

TÓM LƯỢC

Tri Thức (TR) tuy rất gần với con người và được dùng liên tục khi thức cũng như khi Mộng mị, nhưng từ lâu được cói là một phần của thể siêu hình vì không biết TR cấu tạo như thế nào và làm sao sinh vật tạo ra nó. Với sự tiến bộ của khoa học nói chung và Não Bộ học nói riêng, vấn đề đi tìm cơ chế căn bản tạo ra Tri Thức (TR) là cần thiết để hiểu phần quan trọng trong đời sống và cơ thể của con người. Francis Crick đã đặt ra câu hỏi "Tương ứng thần kinh của TR" là gì?. Mục đích của bài viết này là trình bày những hiểu biết về TR cơ chế tạo thành TR, và căn bản hơn là tại làm sao sinh vật hiểu biết được các sự vật.

Mọi sinh vật có thể được tạm phân tích ra hai phần: phần thể xác theo quy trình sinh tử và phần siêu hình, khó nhận biết, đo lường hay chứng minh bằng khoa học thực nghiệm. Tâm Hồn hay Hồn là phần siêu hình đã gây ra nhiều bàn cãi từ các Triết gia Đông Tây xưa về sự hiện hữu hay đặc tính. TR là phần siêu hình mọi người điều chấp nhận sự hiện hữu của nó, nhưng lại không thể xác định được rõ ràng cơ sở vật chất. Gần TR đây đã được khảo cứu nhờ những tiến bộ về EEG, fMRI, phân tích điện thế ở từng tế bào ở các sinh vật nhỏ. Nhờ vậy TR được giải thích bằng:

1. TR là thông tin tổng hợp đến Vỏ Não với sự chú Tâm, những thông tin không được chú Tâm đi vào Tiềm Thức và Vô Thức.
2. TR là sự hội nhập thông tin liên hệ được gởi đến nhiều vùng Vỏ Não. Thí dụ như thông tin Thị giác đến Vỏ Não V1 được phản xạ ra hai đường, đường Trên đến Vỏ Não cử động, làm cơ thể phản ứng thích hợp; đường dưới đến các Vỏ Não Thái dương thuộc về tình cảm, phân tích ở Giải Bao Trước /ACC/Angular Cingulate Cortex và so sánh với TR trong Nội Thức/Tâm để trở thành TR. Hai đường tiến hành song hành, đường trên nhanh hơn một chút nhưng không đáng kể, nhờ vậy phản ứng với Thị giác được cảm nhận như chỉ có một cơ chế.

Bằng chứng cho hai thuyết trên là trong tiến trình tạo thành TR Vỏ Não vùng Trán Đỉnh Thái dương hoạt động mạnh cùng với nhau.

3) Nội Thức có chỗ ở là Vỏ não Mặc Định, MTL và Basal Ganglia/Nhân đáy/BG giúp Não Bộ trong vai trò như mẫu Tri Thức làm chuẩn so sánh với Tri Thức/TR mới. Vì NB là một hộp tiên đoán, thông tin sơ khởi kích động để Vỏ Não gởi tín hiệu xuống Ngoại biên đặt câu hỏi theo hiệu quả Bayesian (Bayesian: cách tính sát suất về sự tiên đoán hiện tượng dựa trên thông tin sơ khởi). Thông tin được phản hồi ở vùng Vỏ Não của giác quan và chuyển về vùng Nội Thức/Mạng Măc Định như PFC, và Giải bao Trước /ACC ... để so sánh với mẫu Nội TR và thông tin trở thành Tri Thức (TR). (chú ý: Mặc Định là tự khẳng định như vậy, dễ được chấp nhận bởi đa số).

Như trong phần trước, Trí Nhớ được lưu giữ lâu dài trong Vỏ Não Nội Thức (MMD+Thái dương giữa). TN là kho dữ liệu của TR, mà TR là phần sinh động của Hồn được lập thành từ khi Hồn nhập vào bào thai, điều khiển sự phát triển Não Bộ cùng lúc với sự kết nối thần kinh: Công việc có thể tương tự như việc sao y bản chính từ Trí Nhớ của Hồn lên Tạng Thức của thai nhi. Vì vậy kho lưu trữ TN cũng là chỗ lưu trú của Nội Thức hay là Hồn. Nói một cách khác Nội TR là vùng Não của các mẫu TR khác nhau. Khi thông tin mới đến, thông tin giống với mẫu TR có sẵn sẽ được dán nhãn hiệu như quả cam chữ a,b,c.... Thông tin mới sẽ được cập nhật vô nội TR. Cuối cùng Nội TR có tất cả các mẫu thông tin để làm chuẩn và trở thành một cuốn tự điển cho Tri Thức/*TR. Thông tin đến cũng được chia sẻ lại với Hồn.*

Sự lập thành TR còn qua giai đoạn cuối cùng là thông tin ghi nhận ở Nội TR được chuyển đến Hồn. Vì Hồn tiếp xúc hay dựa vào Phật tánh còn gọi là Bản Tánh/Bản Giác. Chính Bản tánh chứ không phải Nội Thức là nơi rốt ráo làm ra TR. Cho nên Hồn ngoài NB có thể nghe nhìn, hiểu biết mà không cần NB.

4) Sự tạo ra TR thường cần sự Thức tỉnh do sự làm việc của Lưới kích thượng và Đồi Não và các nhân liên hệ HIPPO (Trí Nhớ) và Basal Forebrain (BF) (làm ra Acetylcholine giúp cho TâmThức), Trong khi đó Lưới Đồi Não giữ vai trò gạn lọc thông tin ngoại biên đến Đồi Não và có thể cả thông tin từ Vỏ Não đến Đồi Não giống như hệ thống giảm thanh trong các headphones có phần hãm âm thanh. TR không có trong Ngủ NREM vì không tỉnh (giảm Nor-epinephrine, Histamine, DOPA và Serotonine) Tuy nhiên TR cũng có trong Mộng Mị khi có sự kết nối (không điều hợp) giữa một ít vùng Não Nội TR do sóng điện Pedunculo-Geniculo-Occipital PGO. Sóng PGO là sóng điện phát xuất từ Cuống Não làm tạm thời kết nối các phần Não nhất là Đồi Não làm ra các thông tin trong Mộng mị.

5) Sự chú ý:

Nếu không có sự chú ý điều khiển bởi vùng Dorsolateral PreFrontal Cortex /DLPFC - IntraParietal sulcus IPS hợp thành mạng Não quản lý trung ương thì không có TR. Cơ chế giải thích các hiện tượng như nhìn mà không biết, mù Vô Thức, linh tính.... vì thông tin đến Vỏ Não không thành TR nhưng có thể tạo nên các Phản xạ về cử động, Tâm lý và Hệ sinh lý hóa tự động xuyên qua Hypothalamus và hệ Thần kinh tự động Giao cảm.

Sự chú ý được thực hiện bởi hai hệ thống thần kinh dẫn truyền, thí dụ thị giác : Hệ thống trên chú ý vào mục tiêu đã được định sẵn nên nhanh và chủ quan, để trả lời câu hỏi: Ở ĐÂU ?, có tánh cách như phản xạ. Hệ thống dưới chậm hơn có nhiệm vụ quan sát chung quanh mục tiêu với sự giúp đỡ của Lưới Đồi Não để gạn lọc thông tin không cần thiết khi thông tin được đưa về Đồi Não để trả lời câu hỏi: CÁI GÌ? (để xác định tính chất của thông tin như màu sắc, vui vẻ, lo âu, đe dọa. để làm ra TR.). Hai hệ thống trên có lẽ được thiên nhiên tạo ra để động vật có cái nhìn tổng thể hơn là chỉ chú trọng vào mục tiêu. Trong Thiền Định, chú ý là then chốt, để Tránh hiện tượng Tâm viên ý mã, thiền nhân được dạy dùng cả hai hệ thống trên xuống và dưới lên vào hai mục tiêu khác nhau. Thí dụ trong phép Quán âm, nhìn vào Mắt Trí Huệ để thấy ánh sáng và quán nghe nội âm, hay trong thiền Tứ niệm xứ (chánh niệm về bốn thứ: Thân, Thọ, Tâm và Pháp) như chú vào hơi thở vô ra và cải thiện quan niệm thành chánh niệm như Tâm niệm là bụng xẹp xuống hay căng ra và ghi nhận như vậy mà không có ý thay đổi sự vận hành...Trong hai phương pháp trên sự Chú Tâm vào mắt Trí huệ, hay các động tác thân thể cũng còn có mục tiêu là hoàn chỉnh TR của Não Bộ và TR Nhập thân tức là TR "Không thần kinh". (*Sẽ được đề cập trong phần TR Nhập thân/Embodied Consciousness*).

Như trên, sự chú ý là cần thiết để có Tri Thức/TR, thông tin không được chú ý sẽ đi vào Tiềm Thức, nhưng vẫn có thể gây nên xáo trộn Tâm lý và là cơ chế của những bịnh như: Hemispatial neglect (nửa khoảng không gian quên lãng) ở những bịnh nhân bị tai biến mạch máu não bên phải, các bịnh tâm lý.

6) Thuyết TR Nhập thân/Embodied Consciousness : Trong khi Thiền định Hồn nhập thân làm ra cảm giác thoải mái toàn thân. Trong châm cứu Hồn là phần được quan niệm liên hệ về Khí/Qi chạy dọc theo kinh mạch. Trong Khí công Hồn biểu hiện bằng sức mạnh. Trong trình diễn của ca sĩ hay khi diễn giả thuyết trình, cử động tay chân hơi thở là sự phối hợp giữa Hồn Não Bộ và Hồn nhập thân và trong giao tiếp giữa người-người.

7) Thuyết TR không cần Vỏ Não, căn cứ trên những sinh vật nhỏ, nhất là người bị lấy đi phần lớn Vỏ Não hay những người bị Hydrocephalus/Não ứ nước có Vỏ Não mỏng như giấy nhưng có IQ bình thường và thai nhi không óc nhưng vẫn có TR.

8) TR trong Đạo Phật được Đức Phật chỉ rõ khi Phật chỉ ra Bản Tâm chính là Trí Huệ Bát Nhã, Trí Huệ ấy bị che mờ bởi màng Vô minh gồm Y tha sở Tánh và Biến sở Chấp biểu hiện bằng Nội Thức chứa đựng thông tin bị điên đảo bởi sự Vô minh, Vô thường và vị Ngã. Tuy NB rất cần để con người hành động như ăn uống vui chơi giao tiếp bằng cử động nhưng là một màng Vô minh che mờ Trị huệ Bát nhã của Bản Tánh Diệu Minh Phật tánh và khả năng nghe nhìn ngửi.... Không có NB con người sẽ có Lục thông Tam minh và năng lực bao gồm vũ trụ như Phật.

9) Khoa học thường được liên hệ đến TR trong chiều hướng giải thích cơ chế của TR. Lượng tử hiện nay tỏ ra không có sự liên hệ nào đến TR . Tuy nhiên hiện tượng TR và lượng tử có nhiều điểm chung. Bản chất của TR là "không" vì được sanh ra từ Chân Không+ Vọng Niệm nên giả định và Vô thường. Photons có biểu hiện nhị nguyên vừa hạt và vừa là sóng nên tuy hiện hữu nhưng có bản chất là 'không" và Vô thường.

10) Nội Thức bị hư hại làm ra tình trạng của Depersonalization/Phi Nhân cách, DeRealization/Phi Thực tế và tình trạng Phi Ngã của Cotard's syndrome (người đang sống mà tự cói như đã chết).

Tuy TR là thể Siêu hình tức là Hồn, nhưng TR cũng như Trí Nhớ dựa vào Não Bộ để làm việc. TR có được khi thông tin ngoại biên đến Đồi Não. Đồi não gởi thông tin đến các Vỏ Não khác nhau và đối chiếu với Nội Thức. Thông tin mới đến chỉ được ghi nhận khi đồng dạng với thông tin trong Nội Thức.

Ngoài ra TR cần sự chú ý điều hành bởi hệ trung ương dorsolateral PFC-intraParietal sulcus và hai đường dây dẫn truyền trên và dưới. Sự đồng hành của hai hệ thống trên cũng là cơ chế được áp dụng trong sự chú Tâm choThiền Định. Hai cơ chế trên dưới cũng có thể giải thích nhiều hiện tượng trong Thần kinh học.

I. TỔNG QUÁT

Quan niệm phổ biến từ xưa, kể cả các triết gia như Descartes, phân biệt phần thể xác và phần Hồn. Quan niệm này không khác gì người Đông phương cho rằng thực thể khởi đầu là một khối đồng nhất hay là Thái cực (là Thể không có giới hạn). Khi phân tích Thái cực cũng đồng nghĩa là chia Thái cực làm hai: Âm (hay Thái Âm) và Dương (hay Thái Dương). Thái Âm và Thái Dương còn gọi là Lưỡng Nghi. Trong tiến trình quan sát, phân tách hay chia cắt, cấu tạo, tổ chức phân phối chức năng có các nguyên tắc:

a)** Nguyên tắc* ***Thái cực: Thái cực là nguyên khởi của sáng thế của Vũ trụ , nên đồng nghĩa với thể Lù Mù không giới hạn của Lão Trang và Chân Không của Phật giáo. Tương tự như Đức Phật, Parmenides nói:

Cái gì hiện hữu thì Vô Sanh Vô Diệt vì đó là nguyên thể, bất biên và toàn vẹn/" what exists is uncreated and imperishable for it is whole and unchanging and cómplete". Vì vậy Tâm phân biệt/Tri Thức/ Triết lý làm sự vật biến đổi, chuyển động.

b) Nguyên tắc **Vô Ngã**, trong đó vai trò người quan sát tạm không được ghi nhận.. Chia cắt như trên chia ra hai phần thường không bằng nhau và không dứt khoát : Trong tiến trình chia cắt, trong Thái Âm một phần nhỏ Dương gọi là Thiếu Dương. Trong Thái Dương thì tượng hình Thiếu Âm. Như vậy chi chia hai, thật chất hơn là đã chia ra bốn phần khác nhau. Bốn phần trên được gọi là Tứ Tượng.

Để biểu hiện tiến trình trên, người Đông phương tạo ra hệ thống vạch liền biểu hiện Dương và vach đứt biểu hiện Âm. Kết hợp lại vạch với nhau có bốn thể gọi là Tứ tượng tương ứng với Thái Âm, Thiếu Dương, Thái Dương và Thiếu Âm.

Nguyên tắc quan sát này là Vô ngã chỉ có ở người thành Phật đạt được Đạo ở cõi Niết bàn.

c) Nguyên tắc **Hữu Ngã** áp dụng cho cõi Vô Minh (H4.1)

Tứ tượng không đại diện cụ thể cho hình tượng nào trong xã hội là vì khi phân tích ra Âm dương và Tứ tượng gồm Thái âm Thiếu âm, Thái dương và Thiếu dương chưa phô diễn được trạng thái chia cắt hay phân tích. Sự phân tích cần một tác nhân vì không có người phân tích thì không có Âm Dương, vì vậy tác nhân phải là một thành phần làm nên thành phần của Tứ tượng. Khi thêm thành phần thứ ba (làm ra ***Tam tài***) vào Tứ tượng tự nhiên sẽ thành Bát quái (H4.1). Như vậy Bát quái không là kết quả chia hai ra từ Tứ tượng như bị lầm tưởng bởi phần đông Đại chúng. Mỗi thành phần (quái) trong Bát quái gồm có ba phần gồm Âm Dương và người phân tích biểu hiện một thực thể hợp lý, nên có thể đại diện một cá nhân trong xã hội (hay trong bộ phận của một thực thể). Đại diện cho hai phần của Âm Dương là Đất Trời và phần thứ ba là Cá nhân (con người): Quái gọi là Tam Tài = một cá thể. Kẹp đôi hai quái với nhau tương đương với hai cá thể giao tiếp với nhau sẽ có tất cả 64 quẻ biểu hiện bằng một xã hội thu nhỏ. Mỗi vạch của mỗi quẻ có thể biến đổi khi được xem xét ở thời điểm /và tình huống khác nhau. Lại nữa, thời điểm và tình huống còn thay đổi theo giờ ngày năm tháng và mùa màng vì vậy sự biến đổi của mọi vạch có thể thay đổi thành hàng vạn tỉ trường hợp và là biểu hiện những hạng người khác nhau tạo nên Thế giới con người. Đó là căn bản của Dịch Lý Đông Phương. Sự xếp đặt của các quái trong Bát quái không phải là tự ý và tùy hứng của người xưa mà là kết tinh từ sự xem xét và suy nghĩ. Hà đồ và Lạc thư là những hiện tượng tình cờ mà Hoàng đế và Văn vương dựa vào trong tiến trình quan sát và đã làm nên theo thứ tự Tiên thiên Bát quái và Hậu thiên Bát quái. Giá trị của Bát quái là gần như tuyệt đối trong quá trình trên dưới 3000 năm nên không cần bàn.

Trở lại*Tam tài*: biểu hiên ba thành phần Thiên (Bất biến) - Địa (Biến đổi) - Nhân (Thụ nhận).

Trong Cơ Lượng tử, ánh sáng là tự nó vừa hạt và vừa là sóng. Sóng và Hạt là tương tự như hai mặt của đồng tiền. Khi gieo đồng tiền, người thầy bói chỉ có thể thấy một mặt úp hay ngửa. Cũng như vậy khi quan sát Thái Cực, quan sát viên chỉ có thấy một mặt thôi, không thể thấy vừa Âm Dương cùng một lúc như hình vẽ có cả Âm Dương. Chính hình vẽ Thái cực đó hay quan niệm sai lầm (Vô Minh) đã làm sai lệch Tri thức con người. Cho nên Khoa học gia lượng tử chỉ có thể thấy ánh sáng là hạt hay là Sóng, chứ không thể thấy cả hai cùng trong một thí nghiệm. Hiểu như vậy thì không có gì là điên đầu trong Cơ lượng tử.

d) Nguyên tắc **Nhi nguyên và Đa nguyên**: Chỉ có Thái cực là duy nhất. Sau sáng thế/Big Bang moi sư vật hiện hữu có thể có hai hay nhiều hơn hai.

e) Nguyên tắc "Qua Thi Chung": Thiểu số chỉ huy Đa số

Cổ nhân Đông phương đặt tên cho mỗi quái trong Bát quái dựa trên ký hiệu Âm Dương của vạch có đa số tuyệt đối (3 vạch Dương hay 3 vạch Âm). Trong sáu quái còn lại của Bát Quái chứa một Dương hai Âm hay một Âm hai Dương, thì tên quái lại tuỳ thuộc vào một vạch Âm hay một Dương. Lý do là dựa trên nguyên tắc "Quả Thị Chúng": Thiểu số chỉ huy đa số. Ngày nay cói lại, nguyên tắc trên có vẻ kem "dân chủ" và bất hợp lý. Nhưng đó là nguyên tắc được áp dụng cùng khắp trong thiên nhiên. Thí dụ như ngọn núi cao như Everett, Hoàng Liên Sơn...hay dãy núi dài Trường sơn làm nên tên của địa hình. Ngón tay cái của bàn tay chỉ có hai lóng trong khi bốn ngón kia có 3 lóng: ngón cái là chủ giữ vai trò quan trọng trong các chức vụ của bàn tay. Trong Não bộ/NB, mỗi chức năng của sinh vật cần nhiều vùng khác nhau mới có thể thực hiện được. Luôn luôn có một vùng làm chủ có tầm quan trọng vượt trội. Cho nên NB có những vùng tạm gọi là chuyên về vui, sợ, Đạo đức..vì vai trò quan trọng, nhưng cần các vung NB khác thi mới thực thi được chức năng..

Ở phương Tây, sự phân chia Thái cực chỉ được dừng ở giai đoạn Lưỡng nghi (Âm/Dương). Biểu hiện là hai số: 0 (âm) và 1 (dương). Âm dương là hai cực đối lập nhau, thí dụ ở con người Âm được biểu hiện bằng phần siêu hình và Dương biểu hiện bằng phần thể xác.

Tám quái thể hiện 8 tình trạng khác nhau chỉ có thể xảy ra trong tập thể của quái. Tùy theo trạng thái lúc xem xét quái được sắp xếp theo Tiên thiên hay Hậu thiên. Gọi là Tiên thiên vì đó là sự sắp xếp các quẻ là đầu tiên được khám phá từ trên các hình tượng trên mu rùa. Hậu thiên được xếp đặt theo quan niệm mà các quẻ biểu hiện so với thiên nhiên. Sự tương ứng của tám quẻ trong bát quái với tám loại Thức chỉ ra trong bài viết này để chỉ nói lên một quan niệm: vì tám quẻ là mô tả một cách đơn giản nhưng toàn diện trạng thái của vũ trụ, thì bát Thức cũng sẽ mô tả sự toàn diện của con người.

II) THỂ SIÊU HÌNH

Cùng với quan niệm trên, Thái cực là một thể không biết được, có thể gọi là Đạo. Đạo thì không thể mô tả bằng lời, TẠM chia thành hai phần Âm Dương. Theo qui ước phổ thông phần Dương là phần hình, thấy được qua sóng điện tử (cụ thể là ánh sáng) là phần thể xác. Phần Âm không thấy được hay là không phản ứng với sóng điện từ là phần Siêu hình. Thể siêu hình khởi đầu là Phật tánh/Linh Hồn. Từ Phật tánh sẽ phát sanh ra 8 Thức của con người và gồm: Tri Thức (Kiền) Tạng Thức (Khôn), MạcNa Thức (Chấn), Thị giác (Li), Thính giác (Khảm), Xúc giác (Tốn), Khứu giác (Đoài), Vị giác (Cấn)

Vì là sản phẩn của Vọng niệm/Big Bang, nên Hồn khởi từ Chân không và gồm có Chân Không, vì vậy:
Trong sách nầy Hồn là phần không thể nhận biết bằng ngũ quan của Sinh vật, nhưng nhận biết được bằng Tri thức và nhất là sự BIẾT. Vậy Hồn gồm Nghiệp thức (Trí nhớ, Tri thức, Mạc Na thức/suy nghĩ), Tạng thức), Chất Tối (Dark Matter), Lực Tối (Dark Force) và Phật Tánh/hay Chân Không là các thể chất không thấy trong Vũ trụ.

Như vậy Nghiệp thức (có người gọi là Hồn) chỉ là một phần của Hồn.
Vì Nghiệp Thức là không thường hằng và che mờ Phật tánh, nên Hồn không thường hằng, sau khi mất đi Nghiệp Thức, Hồn nhập lại vào Chân không/Phật tánh. Khi còn Nghiệp Thức thì Hồn đi vào vòng luân hồi.
Chất Tối, Lực Tối làm nên phần cấu tạo cho Hồn, thể chuyển tiếp giữa Nghiệp Thức--Chân Không/Phật Tánh.

Hệ luận là:

iii. ***Hồn là thể siêu vi-diệu hơn Tri thức, cho nên khi nhà Khoa học dùng Kỹ thuật khoa học và Tri thức để khảo sát Hồn là vô nghĩa. Việc làm chẳng khác gì thợ cắt kính <u>không</u> dùng đá kim cương mà dùng thủy tinh để cắt kính, việc làm cho tới nay tỏ ra không hiệu quả cho nên chưa thể hiểu hết Tâm Hồn/Mind.***

iv. ***Định nghĩa làm rõ ra cấu tạo của Hồn ngoài Nghiệp còn có Chất Tối / Lực tối và Chân không.***

Sự Hiểu Biết có sẵn trong Hồn vì có Trí Huệ Bát nhã trong Phật tánh và Tri thức, nên Tri thức không cần Não bộ, và Trí Huệ không cần được nhân cách hóa ở dạng Chúa Trời hay Phật tánh là một người

Chú Ý:

Quan niệm Hồn và Xác là một thể bất phân ly khi còn sống

Sự phân chia Hồn và Xác phát xuất từ tập quán của con người khi muốn quan sát sự vật hay sự kiện nào thường dùng sự phân tách xuất phát từ tâm phân biệt. Mà tâm phân biệt là dựa trên thông tin từ ngũ quan và TR: nghe, nhìn, sờ mó, ngửi và nếm. Khoa học tiến bộ còn dùng các phương tiện máy móc vi tế nhưng tất cả cũng phải nhờ đến ngũ quan. Vì vậy mọi sự quan sát đều có tính cách chủ quan, thiếu khách quan.

Sự kiện/sự vật là toàn thể của nó. Cho nên khi quan sát tức là con người đã vi phạm tính cách độc lập của vật được quan sát. Vì vậy kết quả của tất cả sự quan sát là có điều kiện và chỉ đúng trong điều kiện được quan sát thôi. Cụ thể hơn sinh vật là toàn vẹn của riêng nó. Cái toàn vẹn thật sự đó là không thể mô tả cân đo được vì như Lão tử nói sự thật tột cùng (tức là Đạo) thì không thể diễn tả được.

Xác bị tiêu hủy khi chết cùng với một ít Trí Nhớ (TN)

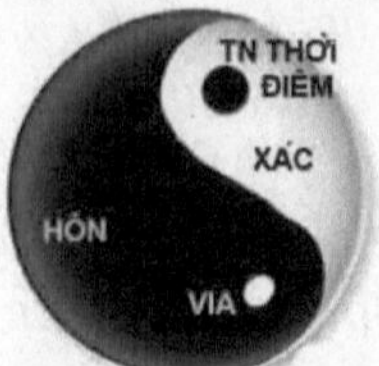

HỒN + Vía là một phần TN

"Thác là thể xác, còn là Tinh anh"/Truyện Kiều, Nguyễn Du

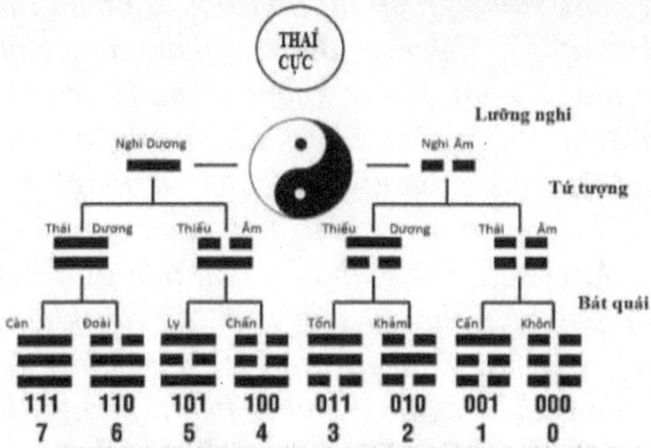

THÁI CỰC sinh Lưỡng nghi, Lưỡng nghi sinh Tứ Tượng, Tứ tượng sinh Bát quái

Thuyết âm dương bát quái (Nguồn internet)

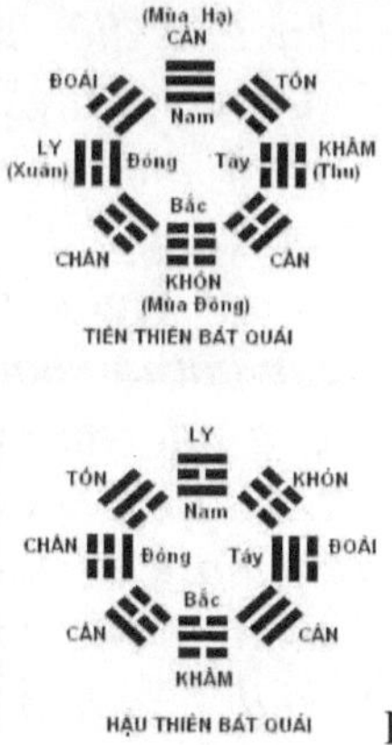

HìnH4.1: Bát quái có 8 quái, mỗi quái có 3 vạch biểu hiện Âm - - hay Dương __.

Khi dùng phương pháp quan sát sinh vật hay con người thì phải chia cắt và cách chia cắt đơn giản nhất là chia hai. Người phương Đông gọi mỗi phần là Âm và Dương. Trước khi có Âm Dương đó là Thái cực, là Đạo thì không ai biết là gì. Dương biểu hiện bằng phần có thể đo lường bằng ngũ quan, và tạm gọi là (+) biểu hiện bằng THỂ XÁC. Âm là phần không đo lường được nên tạm gọi là (-) biểu hiện bằng HỒN. Nói một cách khác sự phân biệt đó là có điều kiện (cónditional) do quy ước với nhau. Dễ hiểu hơn, mọi vật trên thế gian có phần đối lập với nó: matter có antimater.....electron có anti-electron là positon, proton có anti-proton....

Xác đo lường được thì dễ bị tiêu hủy, Hồn không đo lường được thì vững bền hơn,...Nhưng nhớ rằng Hồn xác là một thể. Vì chia cắt nên mới có vấn đề SANH TỬ của XÁC. Bởi vậy tâm phân biệt là một sự tai hại lớn. Trong Cựu ước đó là một tội lớn của Ông Adam và Bà Eva. Nếu không có tâm phân biệt Âm Dương Trai Gái thì Ông Bà vẫn còn được ở vườn Địa Đàng.

Trở lại HỒN/XÁC: Khi có Xác là PHẢI có HỒN, nhưng quan niệm HỒN tách ra khỏi XÁC là CHẤP vì tự nó không thể tách ra được. Nói ra để hiểu nhưng không giữ quan niệm đó vì đó là một quan niệm NGHỊCH LÝ của con người và cần nên phá bỏ nó đi để về với nguyên thủy. Nhưng vì sống trong thế giới Nhị nguyên/Đa nguyên, không phân chia ra HỒN XÁC không có nghĩa là phủ nhận HỒN, Phủ nhận HỒN là một sai lầm quá to lớn khó có thể tha thứ vì HỒN chính là cốt lõi của mỗi cá nhân.

Chú ý . *Giáo lý Đạo Phật hiện nay không dùng danh từ Linh Hồn để tránh từ Linh Hồn bởi Bà La Môn Giáo, vì Linh Hồn là bất diệt. Trong khi đó Hồn trong sách nầy là có sanh diệt. Cũng vì vậy giáo lý Phật giáo không dùng chữ Hồn như trong dân gian đại chúng, mà thế vào đó từ Nghiệp lực. Tuy vậy Nghiệp lực thường bị nhầm lẫn với Lực như Lực điện từ trường. Như sẽ thấy ở phần sau, Hồn không có sức mạnh tuy có một ít năng lượng không đáng kể trừ khi HỒN bị biến thành nhân điện. Hồn làm việc được không do sức mạnh của nó cũng như Nghiệp có tác dụng không do sức mạnh mà là hiệu quả của Nghiệp. Thí dụ người ta gieo hạt mầm sanh cây quả. Lực của hạt là không đáng kể, nhưng nhờ nó làm môi giới nên năng lực của đất, nước, phân bón cho ra cây trái. Vì vậy không dùng từ "HẠT LỰC". Cũng vậy hai Neurons dẫn truyền luồn thần kinh qua Synapse có thể dùng điện trường như ở trong phòng thí nghiệm, nhưng trong cơ thể sinh vật sự dẫn truyền là nhờ chất môi giới thần kinh. Không thể nói hạt mầm hay chất dẫn truyền là LỰC, dễ đưa đến quan niệm sai lầm về lực điện từ và lạm dụng danh từ khoa học "LỰC" để khoa học hóa mê tín dị đoan. Hồn chỉ là* *chất môi giới như Enzyme hay chất dẫn truyền. Vì vậy từ" Lực" trong Nghiệp lực nên được dùng thận trọng trong "ngoặc". Lý do là cơ thể ít dùng Lực trong cơ thể , nội tạng vì lực khó quản lý trong các trường hợp cơ thể thay đổi, và cần nhiều năng lượng trong khi đó chất môi giới như Enzymes, HỒN it tốn kém năng lượng phung phí (trừ phải dùng Lực để đẩy chất phế thải , thức ăn, máu ...). Thí dụ dẫn truyền bằng điện tốn kém năng lượng , khó quản lý. Không chính xác và luồng dẫn truyền không đi xa như chất dẫn truyền qua Synapses. Vì vậy Hồn khác với Lực ở độ chính xác, tiết kiệm năng lượng và dễ xử dụng do sự uyển chuyển.*

A. Phần siêu hình dễ nhận biết: Ngũ Thức, Phần lớn của Tri Thức (TR) và Mạc Na Thức

(**TR**= sự hiểu biết, Cognition, Thức thứ 6-theo quan niệm Phật giáo. Thức thứ 1-5 là Thức thuộc về ngũ giác)- Chú ý: có thể có Tác giả gọi TR là Ý Thức, tuy nhiên trong bài viết nầy Ý Thức hay tư tương chỉ được dành để gọi Mạc na Thức hay là Thức thứ 7. Tri Thức được tạo thành từ thông tin từ bên ngoài hay từ trong cơ thể (lục phủ ngũ tạng, các cấu trúc khác của cơ thể và TR) gọi chung thông tin hay là Trần hay là Pháp. Trần được ghi nhận do Căn (5 căn hay là ngũ quan [tai mắt mũi lưỡi và thân] và Não Bộ. Cần ghi Nhớ là hệ thần kinh (Thần kinh) và ngũ giác có cùng chung một gốc là ngoại bì của bào thai (Ectoderm). Một cách đơn giản TR là sự hiểu biết thông thường như biết là tại sao đây là người quen, đây là tế bào.... Vấn đề không phải là sự định nghĩa TR là gì mà là tại sao có TR, tại sao cần TR. TR là thể siêu hình nên chưa phải lúc để đặt nghi vấn TR làm bằng gì nên người ta chỉ có thể đặt nghi vấn tương ứng vật chất của TR là gì, hay cụ thể hơn tại sao tôi biết đây là trái táo mà không phải là quả cam.

Trong kinh Lăng nghiêm Đức Phật đã chỉ ra sự phân biệt cái nghe (cũng như thấy, cảm xúc..) tánh nghe và người nghe. Khi đánh tiếng chuông lên thì Ta nghe. Nói như vậy là sai lầm (và sự sai lầm nào cũng đưa đến đau khổ!). Ở đây phải nói là tánh nghe, nghe được tiếng chuông, và tánh nghe là thuộc về phần siêu hình (không thể Xác) và tạo ra *TR*. ***Tánh là phần không sinh / diệt nên trương tồn, như***ng TR là Vô thương có Sanh Diệt (*TR là bản sao của* Tạng *Thức và được cập nhật liên tục, nên khi còn trên thế gian nầy TR dựa vào Não Bộ nhưng khi lìa thế gian thì TR vẫn tồn tại vì được ghi giữ trong Hồn.* Tai và Não Bộ là nơi tiếp nhận âm thanh, nhưng sự hiểu biết âm thanh là thuộc về Tánh nghe. Tánh nghe, thấy, ngửi, nếm và xúc giác không có vật chất và không thể đo lường được.

TR được chia ra hai phần phần dễ nhận biết là phần con người xử dụng hàng ngày. *Phần sâu của TR gồm Tiềm Thức và Vô Thức là phần khó nhận biết.*

Giám đốc điều hành của Tâm Hồn, còn gọi là Động Ý Thức (Tư tưởng, Suy nghĩ, Mạc Na Thức, Thức thứ 7 của Phật giáo, Ý Thức, Tâm ý,): đó là phần tích cực làm việc tương tự như

Thức (Động Thức thuộc về quẻ Chấn vì tánh chất động như sấm sét trong bát quái hợp với sự chạy bậy bạ của tư tưởng hay ý Thức trong "Tâm viên Ý mã ".

B. Phần Siêu hình khó nhận biết (H4.2&3)

gồm: - Phần khó nhận biết của TR là:

-Tiềm Thức (Subcónsciousness/Uncónsciousness = hay đáy Lòng, chiều sâu của TR, không phải là Tạng Thức). Cũng có thể gọi là Tâm Thức nếu được dùng để chỉ phần sâu thẳm của Hồn hay Tâm Hồn.

- Tạng Thức = Thức thứ 8, thuộc về quẻ Khôn vì tính cách bao chứa của đất): đó là phần dự trữ, tồn kho các thông tin dữ liệu

Bảng 1: Cấp bậc Hồn hay Cỏi Luân Hồi và cỏi Trời theo Phật giáo và Đạo giáo

Sáu nẽo Luân hồi: Tri Thức (TR) càng sáng tỏ (ít bị che phủ) khi càng lên cao trong đẳng cấp		0	.Địa ngục	
		0	Súc sinh	
		0	Ngạ quỷ,	
		0	**NHÂN**	
		0	A Tu La/cõi **VÍA tình cảm**	
	Nuí Tu di bắt đầu hiện ra**	0	**Tứ Thiên Vương**	
Dục Giới: Sáu Tầng Trời*, TR càng sáng tỏ khi càng lên cao trong đẳng cấp: TR dần dần bớt đi tà kiến (Biến kế sơ chấp)	Thọ 1000 năm, không còn ai ân	1	Đao Lợi Thiền	Tam giới
	Rất hoan hỉ	2	Dạ Ma Thiền	
	Thọ 4000 năm, có **Bồ tác Di Lac**	3	Đâu Suất Thiền	
	Thọ 8000 năm	4	Hóa Tự Tại Thiền,	
	Rất vui sướng nên khó tu	5	Tha Hóa Tự Tại Thiền	
	Vui sướng nhất, nên khó tu	6	Ma Thiền	
Sắc Giới, Sơ Thiền, *chánh niệm, thanh tịnh, bỏ đi tham sân buồn Ngủ Tâm loạn và hoài nghi niềm tin(TR giảm tà kiến, Tu Đà Hoàn, còn 7 lần Người (bỏ được ngũ dục:tiền, ăn,ngủ, sắc dục, danh=ngũ dục)*		7	Phạm Chúng Thiền: tiêu trừ ngũ dục	
		8	Phạm Phụ Thiền: vui, thanh tịnh, đức hanh	Tam giới
		9	Đại Phạm Thiền: Trí Tuệ	
Sắc Giới, Nhị Thiền,(*ngồi thiền lâu,vui tự tại, biết trước giờ chết, trí tuệ sắc bén), TR còn lại chút ít Tham Sân Si, biết trước giờ chết, Tu Đà Hàm, còn 1 lần Người*		10	Thiểu Quang Thiền: hết ngũ duc	
		11	Vô Lượng Quang Thiền: định lực tăng	
		12	Quang Âm Thiền: Trí tuệ hàoquang	
Sắc Giới, Tam Thiền (*an trú trong nội Tâm) TR rất vi tế, an vui* A Na Hàm, Tái sanh về cõi Trời, **Thông suốt được Tạng Thức**		13	Thiểu Tịnh Thiền: bỏ hỷ thụ, vui nhẹ	
		14	Vô Lượng Tịnh Thiền: thanh tịnh+++	
		15	Biến Tịnh Thiền: thanh tịnh, vui vô bờ bến	
Vô Sắc Giới, Tứ Thiền, *TR xuất thân-Xuất Hồn- khai mở giác quan). Hết hỉ lạc,TR bình đẳng. an trú, tự tại* ***A La Hán**. Hết Luân hồi, 4 định hữu sắc:Sinh Lão Bịnh Tử Tam minh: Túc Mạng,Thiên Nhãn,Lậu Tận minh và Lục thông=Tam thông +Tâm+Nhĩ+ Thần thông*		16	Phúc Sinh Thiền: buông xã vui va khổ	
		17	Phúc ái Thiền: buông xã viên mãn	
		18	Quảng Quả Thiền/Vô tưởng Thiên	
		19	Vô Phiền Thiền	
Vô Sắc Giới *Ngũ Tịnh Cư (Huệ, Căn, Định, Niệm Tấn, Tinh)*		20	Vô Nhiệt Thiền	
		21	Vô tưởng Thiền	
		22	Thiện Hiện Thiền	
		23	Thiện Kiến Thiền	
		24	Sắc Cứu Kính Thiền	Tam

Sắc Giới	25	Không Vô Biên Xứ (Thiền 5)	giới
	26	Thức Vô Biên Xứ (Thiền 6)	
	27	Vô Sở Hữu Xứ (Tầng Thiền 7)	
	28	Phi Tưởng Phi Phi Tưởng (8)	
n Thiền, Cõi Bồ đềcanh troi Tu Thien vuong			

*: Sau Tầng Trời+ 3 tầng (Nhân, A tu la+Tứ thiên Vương)= Chín tầng mây (cửu trùng)!
** NúiTu Di: Từ Tầng Trời Tứ Thiền Vương Núi Tu Di hiện ra cho đến cõi Bồ đề làm mốc cho Vũ trụ của Phật giáo

- **Hồn và Xác:** đều phát xuất trực tiếp từ Thể Không/Bản Giác /Phật Tánh. Cho nên thân xác là từ Đấng Tạo hóa trực tiếp làm rạ (xem bài viêt Tế Bào Mầm), và Hồn luôn luôn kết nói với Phật Tánh để có TR. Cũng như con cái thưởng liên lạc với Cha Mẹ khi nhỏ cũng như khi trưởng thành
- **Nói về Ngũ Ấm/Ngũ Uẩn (Ấm: Căn, Uẩn: Tích tụ để thành Tâm Thân):**

-*Sắc Uẩn* nói về Não Bộ, ngũ quan và thân thể.
- *Thọ Uẩn*: phần thông
tin đến NB để thành Nhận Thức.
-*Tưởng Uẩn* Thông tin thành Tri Thức. quẻ KIÊN
Hành Uẩn: TR trở thành dạng để thực thi hay hành động = Mạc Na Thức.: quẻ CHẤN trong Dịch
-*Thức Uẩn*: Nội Thức gồm cả Tạng Thức = mang Vô minh dáng nhãn hiệu cho mỗi loại thông tin thường được biết là Y Tha sở tánh và Biến sở Chấp.

Khi bào thai tượng hình được Hồn nhập vào, A Lại Đa Thức mang bởi Hồn được Hồn in vào Nội Thức của thai nhi gồm cả Phật tánh/Thánh linh và phần ở nhiễm Nghiệp /tội lỗi của Hồn. Cho nên con người/sinh vật luôn luôn có A Lại Đa Thức có Phật tánh/Thánh linh nhiễm bởi Nghiệp.

Cũng cần bàn thêm về Tri Thức, Tiềm Thức /Subcónsciousness và Vô Thức (Vô Thức /Uncónsciousness).:
Sự phân biệt giữa Tri và Vô Thức chỉ là quan niệm về chiều sâu của thông tin nằm trong Tri Thức. TR là phần thông tin sẵn có, Subcónsciousness dễ được thu hồi về thực tại hơn là Vô Thức. Phần khó hay không thể thu hồi được là Uncónsciousness sẽ được bàn ở phần cuối của phần TR(Tri Thức) sau khi trình bày về các hiện tượng về TR, Chú ý, Linh tính, TN và các phản xạ Vô Thức.

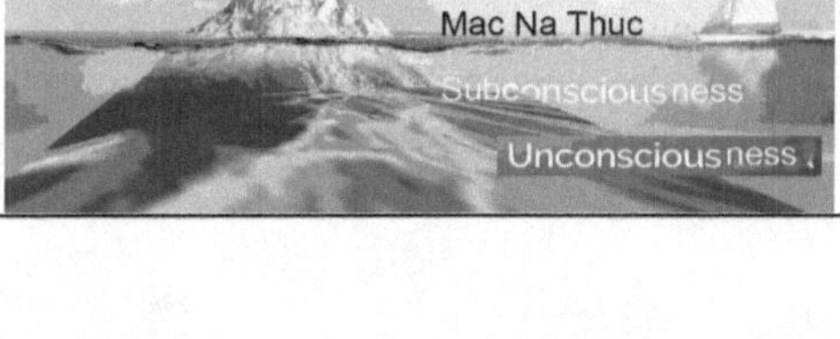

H4.2: Ví dụ về các Thức

Trí Nhớ ẩn ngầm về sự khéo léo trong hạnh kiểm ngôn ngữ và các thủ thuật cũng được xếp vào Tạng Thức. Nhưng một phần Tạng Thức có thể dễ thấy qua biểu hiện những trạng thái Tâm lý khác thường khác nhau : như sợ thái quá, ngộ nhận, sai lầm trong cư xử tự nhiên theo phản xạ, nhạy cảm quá đáng không thể kiểm soát được bằng cơ chế Tâm lý thông thường (Squire 2015, Windmann 1998). Dĩ nhiên những biểu hiện tốt của cá nhân cũng có thể từ Tạng Thức.

Để đơn giản, lấy ví dụ của một Computer: gồm hard drive với memory storage lớn chứa đựng mọi dữ liệu cho người dùng, hệ điều hành với memory nhỏ hơn thường gọi là RAM (Random access memory) để xử dụng memory trong hard drive. Nếu RAM bị xử dụng hết thì Computer cũng ngưng hoạt động. Thức thứ 7 cói như tương tự với RAM. Thức thứ 8 - A lại Đa Thức là phần Trí nhớ của Computer chứa trong Hard drive.

C. Định nghĩa của Hồn/Tâm (khác với Bản Tâm/Bản Giác)

Dựa vào quan niệm trên, Hồn/Tâm là phần Siêu hình, trường tồn lâu hơn Xác, có Sanh có Diệt tạm thời (Vô thường cho nên hiện hữu trong Hiện tại thôi, nhưng bản chất là "không" và không liên hệ gì đến Quá khứ hay Vị lai) của con người khi sống, tạo nên nhân cách cá biệt, có cả Phật tánh, tư tưởng và chí khí, sẽ rời thân xác con người sau khi chết để tự tồn tại ở Thiên đường hay Cõi vô hình hay trong Vòng luân hồi.

Hồn và Vía. Quan niệm phổ thông trong nhân gian thường gắn liền Hồn,Vía (có thể gọi là Phách) và Thân xác. Trong lời nguyện người ta thường nói "ba Hồn bảy (hay chín) Vía". Dĩ nhiên có ít cơ sở Khoa học Não Bộ khi gọi như vậy, tuy nhiên vì là quan niệm sâu đậm trong phong tục, nên đáng được lưu tâm và phân tách.

Hồn Vía là thể Siêu hình.

Vía: với tính cách thứ tự trong cách phô diễn Hồn Vía Thân xác nên Vía là phần Vô hình gần nhất với thể Hữu hình. Có người quan niệm Vía là phần nối Hồn với Xác. Theo Tác giả, Hồn nối với Xác hay Não Bộ qua chỗ lưu trữ Trí nhớ, như vậy Vía cũng có thể so sánh được với Trí nhớ. (thí dụ trong câu nói Lễ Vía Đức Thánh... chẳng hạn). Quan niệm bảy Vía hay chín Vía trùng hợp với các lỗ khiếu hay có thể chỉ là con số tình cờ.

Hồn, như định nghĩa trong sách này. Quan niệm ba Hồn là:

i. Hồn tương ứng với Tri Thức ngũ Quan,

ii.Tri Thức tổng quát, và

iii. Tạng Thức.

Nói chung i,ii,iii là toàn thể phần Hồn của con người.

D. Quan niệm Đa Tạng Thức (H4.3,4)

- *Quan niệm một cá thể có một Tri Thức (TR) / một Tạng Thức (gọi chung là Hồn) có vẻ là chủ quan và độc đoán. Dựa trên nguyên tắc Thái cực, lưỡng nghi, tứ tượng thì chỉ có...*
- *Thái cực là có khả năng là duy nhất độc tôn.. Thế giới hiện tại là thế giới* ***nhị nguyên****, nghĩa là không còn độc tôn như Thái cực nữa. Vì vậy một cá thể có thể có một, hai hay ba,... Tri Thức /Tạng Thức (gọi chung là Hồn) là tự nhiên và là dễ quan niệm (H4.3). Quan niệm như trên cũng gần giống với quan niệm Pierre Janet với giả thuyết TR có thể có nhiều hơn một như hai TR...TR thứ hai thấy được khi TR thứ nhất bị chấn thương. Nhưng Janet không cho là TR bị chia cách và cũng không giải thích làm cách nào để có nhiều TR vì có lẽ Ông là người thực nghiệm hơn là một lý thuyết gia. Theo Freud với giả thuyết một phần TR bị áp chế khi phần TR đó bị bịnh hoạn, phần còn lại của TR sẽ được biểu hiện dưới hình Thức nhân thể thứ 2, 3... (Hacking 1991).Quan niệm như vậy TR/TạngThức (= Hồn) có biểu hiện trong mọi cá thể từ một đến hai, ba.... TR hay Hồn phụ trội thứ hai, ba bị áp chế ở dạng Tiềm Thức/Vô Thức trong đời sống thường nhật bình thường, nhưng cũng có cơ hội biểu hiện được trong các tình trạng bịnh hoạn Tâm lý của TR/Tạng Thức thứ nhất. Quan niệm như trên có thể so sánh với hiện tượng xã hội ngày nay người ta chỉ có một tình yêu với một vợ hay một chồng như thường thấy. Nhưng thực thể của xã hội là ngoài người hôn phối chính, người ta thường có những mối tình phụ trước và sau khi hôn phối, người ta có thể có hơn một mối tình. Mối tình phụ đó thường nhật bị áp chế.*

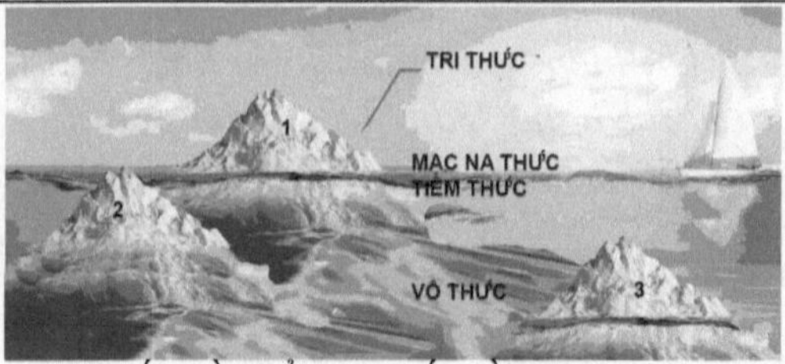

H4.3 Trá/i và Phải cho thấy hình tượng trưng cho thể Tiềm Thức và Vô Thức ở dưới mặt nước thêm Hồn thứ 2 và 3 phụ trội

- *Một thí dụ khác về thuyết Nhị nguyên: Thông thường trong Sinh học, Trứng của người mẹ có* ***n*** *(=23 ở người) nhiễm thể (Chromosomes) được một tinh trùng cũng có n nhiễm thể của người cha thụ thai. Thai nhi sẽ có 2****n*** *(=46 ở người) nhiễm thể. Tuy nhiên cũng có trường hợp Trứng được thụ thai bởi hai tinh trùng.(H4.4)*

- Nếu trứng đã chia đôi thì có hai tế bào trứng, mỗi tế bào có ***n*** *nhiễm thể. Khi sanh ra sẽ có thai nhi song sanh nhưng không đồng dạng. Đó là một trong những cơ chế tạo ra song sinh không đồng dạng*

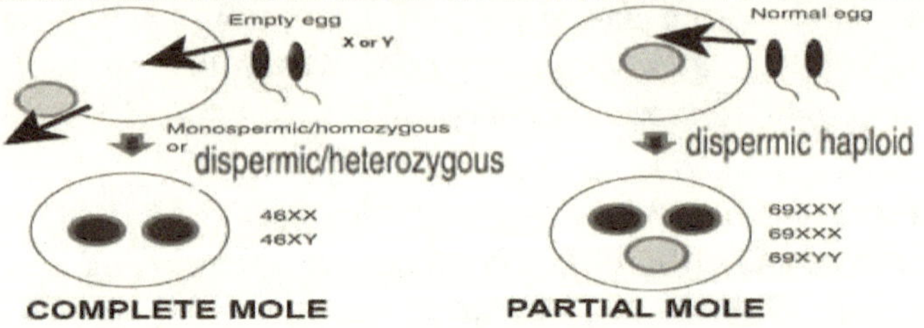

H4.4 Thụ tinh có thể xảy ra với hai tinh trùng, mỗi tinh trùng có **n** nhiễm thể. Khi hai tinh trùng cùng chui vào một trứng lép, sẽ có Thai Trứng toàn phần. Khi hai tinh trùng chui vào trứng có một nhân có **n** nhiễm thể sẽ có thai có 3**n** với Thai Trứng bán phần.

*- Nếu Trứng chưa chia hai, Phôi thai sẽ có 3**n** nhiễm thể. Thai nhi dị căn sẽ bị sẩy thai hay biến thành Thai Trứng bán phần= Partial Mole có 3**n** (hơi khác với Thai trứng toàn phần Complete Mole vẫn có 2**n**; Thai trứng bán phần có ít trứng và có lượng Beta-HCG thấp hơn Thai trứng toàn phần),*

- Thai trứng toàn phần thường do hai tinh trùng chui vào một trứng lép.Vấn đề này sẽ được bàn lại trong các bịnh Tâm lý như mất nhân thể, mất thực thể và bịnh chia nhân thể /nhiều nhân thể ở phần cuối của bài viết Tri Thức này.

- *Các Triết gia ở Trung hoa thời thượng cổ như Lão tử hay Khổng tử ít khi nào hay không khi nào nói về Tâm Hồn. Lão tử đề cập đến Đạo là hư không và không có lời, nhưng không nói gì về Tâm hay Hồn hay Tri Thức (TR). Trang tử chỉ đề cập đến sự khởi đầu của vạn vật bằng thể lù mù biến hoá rồi thành khí, rồi khí biến hóa thành hình hài. Như vậy Trang tử cho là khí sinh ra vật chất. Nhưng "Khí" là gì ? có phải là khí là sức lực, chí khí hay là khí là chất hơi như O2, CO2, H2... hay là cả hai. Trang Tử nói thêm người ta sống nhờ khí, khí tụ thì sống khí tán thì chết như thế thì có thể hiểu "Khí" là sức sống và có lẽ là Hồn. Có lẽ Mạnh tử là triết gia trong triết học Đông phương liên hệ Tâm Hồn và TR rõ ràng hơn các vị tiền bối khi Ông nói: "cái gì không thấy trong lòng mình thì đừng cầu ở Khí lực mình. "Chí làm động tới Khí". Ý ông muốn nói "cái gì trong lòng" là Tâm Hồn. Ông nói "giữ cho bền chí đừng làm hư hại Khí". " Chí" mà ông nói là phần sâu hơn là Khí hay sức sống, tức là Hồn và Khí là sinh lực như ngày nay người thường đề cập trong luyện Khí công hay "Qi của người Trung Hoa hay Chi" trong châm cứu. Đi xa về mặt tinh thần, thì "Khí" cũng là động lực tinh thần và có thể hiểu là Động Thức hay Mạc Na Thức và có thể gồm một phần của TR. Tóm lại Tâm Hồn muốn đạt được sự việc lớn, thì suy nghĩ TR mới lớn.*

Qi hay Chi có thể là một năng lượng nào khác nữa không? Kinh Phật thì không nói đến, năng lượng hay sự kiện nào khác ngoài Tâm Thức. Khoa học hiện đại cũng không có tương ứng vật chất khác hơn là Lực Điện từ hay Lực Hấp dẫn trọng lượng nào khác. Còn lại Lực yếu (Weak force= lực bó chặt các hạt lượng tử với nhau), hay Lực mạnh (Strong force) (lực kết nối trong nhân nguyên tử, xin xem thêm phần Tâm Hồn cuối cuốn sách này) thì khó có thể tin là cây kim châm cứu có thể làm thay đổi. Sau cùng là Lực tối làm vũ trụ bành trướng ra có thể nào là biểu hiện của Qi hay Chi Không?. Cho nên "Qi hay Chi/Khí" có lẽ là biểu hiện của Động Thức và hình thể hay phần nào đó của Tri Thức (TR) hay là một hình Thức nào đó của Hồn như đã trình bày trên. Quan niệm như vậy thì Châm cứu hay luyện Khí công là luyện một loại thể của Mạc Na Thức và TR, TR là liên hệ đến cảm nhận đau và Mạc na Thức là động Thức khi nói về hoạt động cơ thể ***hay cũng có thể một trạng Thái của "Thức hay Hồn không thần kinh" của cơ thể !??.*** *Như vậy Qi/Chi của trong Châm cứu, Khí công có thể là Thức của "****phần không thần kinh****" của cơ thể và là tương ứng với Thức của Não Bộ.*

Trở lại với câu nói của Mạnh tử: "cái gì không thấy trong lòng mình thì đừng cầu ở Khí lực mình" tức là:

- Có lực tức là có TR: thì thấy lòng mình (Hồn).

-Khí lực yếu tức là TR yếu: thì không thấy lòng mình (Hồn).

-Vậy ***không thấy lòng mình*** *tức là* ***Khí lực yếu****, chứ không phải là không có lòng mình hay Hồn (vì lòng mình hay Hồn lúc nào cũng có).*

Bàn về câu nói của Mạnh Tử: Nhân chi Sơ Tánh Bổn Thiện, thường được hiểu là con người sanh ra đều có Tánh Thiện. Tánh ác là do môi trường sống gây nên. Thực tế cho ta thấy không có em bé nào có tính giống nhau cả : dễ cười, vui vẻ hay khóc, cáu kỉnh. ... Về Bản chất các Em bé tạo ra do Hồn với Tạng Thức hay Nghiệp khác nhau. Đó là chưa kể cấu tạo NB cũng khác nhau (có thể Nghiệp Thức làm cho Hồn nhập vào cơ thể thích hợp và vào mộ trường của Bố Mẹ thích hợp). Vì vậy các em bé luôn luôn khac nhau về bản chất và tánh tình. Cho nên Thiện Ác tùy thuộc:

i. Bản chất cấu tạo NB và Nghiệp như trình bày trên.

ii. Mọi người đều có chung Bản Tâm là Phật Tánh. Phát huy "Bổn Thiện" là phát huy Đạo Đức hay là Phật Tánh. Đức Phật nói trong kinh Lăng Nghiêm là: Phát Tâm Bồ đề không thế tự nhiên mà phải la từ ý chí quyết tâm. Nếu là tự nhiên thi con đường Đạo đức còn rất xa. Con người sống tư nhiên thì không co quyền hành động (No Free Will theo Libet 1998) và hành động theo Nghiêp. Con người chỉ có quyền hành động theo Đạo đức (Kant). Vì vậy môi trường Đạo đức/gần người có thiện tâm và sự phát tâm Bổn Thiện/Đạo đức những yếu tố cần thiết.

iii. Theo Barrett (Barrett 2017), tình cam là do kiến tao từ môi trường sống (Constructed Emotion, xem tr 204). Yếu tố phát tâm Bồ đề không được Barrett chú ý đến, nên môi trường có Thiện tâm vẫn không đủ làm nên người Thiện.

Tóm lại, Tâm Thiện của con người, là do Nghiệp tốt, môi trường sống và phát tâm bồ đề kết hợp lại để tao nên Sở Hữu Tâm Tịnh Hảo (theo Vi Diệu Pháp, xem tr 169).

Manh tử là một Triết gia hơn là Đạo gia và ở thời đại Phật giáo chưa được du nhập nhiều và ít phổ biến. Nhân chi Sơ Tánh bổn Thiện là phù hợp với Con người ở thuở ban sơ, Tinh độ gần với Phật tánh. Trong tiến hóa của Thiên nhiên , do Vô minh tạo nên Nghiệp, với quan điểm Nghiệp của Phật giáo, Em be sanh ra không con tánh bổn thiên

III. PHÂN BIỆT:.(H4.5).

Tri Thức (TR) khác với Nhận Thức (Perception) sự Tỉnh (Wakefullness) và Siêu TR

Những từ liên hệ đến TR và Tâm Hồn. Trong bài viết nầy:

a) Tâm thần không được dùng vì tác giả quan niệm từ "Thần" thường được dùng để chỉ phần huyền bí và siêu hình vì vậy từ Tâm thần không phân biệt Tri Thức, Mạc Na Thức hay Tạng Thức.

b) Tâm Trí: Phần Tâm Hồn gồm Mạc Na Thức, TN có thể thu hồi được và TR hiện đời. Tiến trình chỉ xảy ra trong hiện tai. Liên hệ đến Nhân biết hiểu biết

c) Tâm Thức gồm phần Tạng Thức, TR và và sâu hơn Tâm trí có nguồn gốc rốt ráo la Phật Tánh. Tương đương với Hồn

d) Tâm linh/Phật tánh (Holy spirit/Buddhahood) là phần tinh khiết nhất và siêu việt của Thể siêu hình (Hồn) nằm sâu nhất trong Tạng Thức, bao phủ bởi Nghiệp từ nhiều kiếp sống, nhưng cũng có thể thể hiện chút ít ở mọi thể TR.

e) TR/Kiến Thức/Tri Kiến là phần nổi để thấy được của tảng băng về các Thức.

f) Tiền TR là phần sẵn sàng trở thành TR khi được gợi ý. (Precónsciousness, thí dụ người ta chưa nói hết ý mà đã biết người ta nói gì), và TN.

g) Tiềm Thức (Subcónsciousness) chia ra:

-Tiềm Thức, phần tiếp cận với ngưỡng để nhận ra thông tin thành TR gọi là Tiềm Thức dưới Ngưỡng (Sublinminal Consciousness ngược lại là TR Trên Ngưỡng tức là TR vừa trên giới hạn để biết).

-Tiềm Thức có khả năng biểu hiện thành TR, khả năng TR như tưởng tượng, sáng tạo mộng mị, hành động, tình cảm và các biểu hiện về nội tạng, linh tính và Trực giác.

h) Vô Thức. (Uncónsciusness). Phần Vô Thức khó thu hồi gồm có một phần của Bản Ngã (Ego), một phần của Siêu Ngã (Super-Ego) và toàn thể Bản Năng (Id) (xem hình) . Thông tin đến Não Bộ nhưng không biến ra TR vì thiếu sự chú ý.

- Vô Thức có khi biểu hiện bằng Mộng mị hay lời nói không kiểm soát thường gọi là Freudian slip of tongue (lời nói thoát ra từ chót lưỡi= lỡ lời, buột miệng)

- Bị đè nén để giảm sự lo âu khuấy động Tâm Trí.

-Thoái lùi về năm tháng thành trẻ thơ.

-Phản ứng ngược lại Reaction Formation: biến ghét thành yêu hay ngược lại.

-Hợp lý hóa vấn đề (Rationalization).

Xử Trí hay Suy nghĩ: Mạc Na Thức

Lý Trí : kết hợp TR và Mạc Na Thức

Có thể có khả năng biểu hiện thành TR, như tưởng tượng, sáng tạo tình cảm và các biểu hiện về nội tạng, linh tính và Trực giác.

Một phần Tiềm Thức và Vô Thức có thể trở thành Tạng Thức để trở thành Nghiệp luân hồi .

Vô Thức và Tiềm Thức biểu hiện bằng TN như TR, Sự khác biệt có thể là khó khăn trong sự thu hồi của TN do vì kém bảo toàn, vì không có vết TN, kể cả tồn trữ không đúng với tính chất của TN.

i) Tạng Thức: TR của Tiền kiếp ***trong sáu nẻo luân hồi*** được sao y bản chính từ Hồn vào NB trong Nội Thức (có lẽ :VN RetroSplenial Cortex). RetroSplenial Cortex ở Chuột liên hệ gián tiếp đến TN không gian (Yamawaki 2009, Wyss 1999)

j) Nhận Thức :Tương ứng với Nhập (trong lục Nhập= TR của căn= căn+Trần, thập nhị Xứ=Căn+Trần, thập bát Giới=TR+Căn+ Trần): tiến trình TR giải thích bởi Đức Phật trong kinh Lăng Nghiêm

Là một phần quan trọng trong TR tiếp nhận thông tin, hội nhập thông tin ở các phần khác nhau của Vỏ Não và Đồi Não để có chức năng của Tri Thức. Nhận Thức khác với Tri Thức ở chỗ Nhận Thức là phần Thức mới thu nhập vào Tri Thức.

k) Tỉnh là một phần của khả năng tinh thần thường được dùng để xác nhận tình trạng của người vừa qua giấc Ngủ, hôn mê hay gây mê/sự mê muội gây ra do thuốc/hoá chất, tình trạng Tâm lý kích động. Có được khi Norepinephrine, Histamine, DOPA và Serotonin

Phật tánh, Awareness cần sự Tỉnh nhưng không cần Thức

Thức: có được khi Acetylcholine tiếc ra, cần có để có TR,

Tỉnh Thức một điều kiện tinh thần phải có của Thiền

Ngủ REM, không có Tỉnh nhưng có Thức/TR. Ngủ NREM là không có Thức Tỉnh.

TR toàn vẹn cần có cả Thức và Tỉnh vì cần sự chú ý và Thức

l) TR Tự kỷ hay Tự kiểm (Metacógnition) là TR của TR, có nghĩa là khả năng để nhìn lại TR Tự kiểm của chính mình hay là sự tự đánh giá dòng tư tưởng/suy nghĩ của chính mình (tự kiểm thảo). Dùng TR có thể điều hòa, thay đổi và cải thiện TR. Đó là cách dễ dàng nhất và sẵn có nhất để hoàn thiện chính mình về TR. TR Tự Tự kiểm có thể cải thiện việc học tập và biết chính mình và là khả năng con người để thích ứng với xã hội, vì vậy không những là khả năng di truyền mà còn là sản phẩm của văn hóa và xã hội (Heyes 2020). Rối loạn TR Tự Tự kiểm góp phần vào các bịnh Tâm lý. Sở Tri chướng của Phật giáo là bịnh không tự biết mình nên TR đang có làm trở ngại sự phát triển TR trong sự tưởng thành TR trong tương lai. (Double 2019, wells 2020).

m) Mindfulness/Chủ Tâm/Thấu triệt/Tri thức/ Hiểu rỏ nhưng ít Biết: TR đi vào chiều sâu. Chủ quan. *Dưa ít trên Phật Tánh* vì giới hạn trong vấn đề liên hệ va vì khó đến gần Phật Tánh. Cho nên Mindfulness luôn luôn bị cảm nhận khó thực hiên vi khó có đủ Phật Tánh. Mindfulness là khó thực hiện (*vì cần đi sâu đến Phật Tánh bị che* mờ bởi sự chú tâm và TR (Mạc Na Thức vạ TR thuộc về cỏi Vô minh, dùng nhiều Tâm nên không tịnh làm nên tâm lang thang)Ngược lại với sự Hiểu biết/Awareness co nhiều Phật Tánh hơn. Cho nên trong sự Hiêu biết Tâm it lang thang hơn trong Mindfulness

n) Trí Huệ Bát nhã là Tri kiến /sự hiểu biết cùng tột dựa trên Phật Tánh về chiều rộng (Awareness): bao trùm cả vũ trụ *bao la và đi đến sự rốt ráo của vạn vật ở tận Bản Tánh Diệu Minh viên thông nơi Tịnh Diệu của Tịnh Diệt, thấy Tánh Giác Minh Viên Dung và thâm diệu* ***và cùng khắp*** *nơi khởi sanh vạn vật*. Trí Huệ có được như vậy vì giác quan không còn hay ít bị hạn chế bởi màng vô minh

Bản Tâm, Bản Kiến, Bản Giác, Bản Tri, Tâm bất sanh, Kiến Kiến=Tự tánh gần với Phật Tánh. Là Đức của Chân Không

Tâm bất sanh là từ dùng bởi Thiền Sư Nhật bản Bankei, người được vua Nhật ban tặng là Quốc Sư (1740). Giao ly là: Hãy an trú trong Tâm Bất sinh. Tâm Bất sinh là như một loại gương soi sống động luôn luôn vận hành, không bao giờ ở yên từ giây phút này sang giây phút kế. Trong cái Tâm như gương sáng này, những ý tưởng và cảm giác cứ đến rồi đi, sinh, diệt rồi lại tái sinh tùy hoàn cảnh, tự bản chất chúng không tốt cũng không xấu

o) **Tri kiến/Nhận biết/Sự Biết/ Tính kiến**=Tánh Biết=Tánh Thấy: **Awareness**

là Tổng quan và <u>*Khách quan*</u>, hiểu biết theo chiều rộng. *Tiến trình có thể chỉ xảy ra trong hiện tai*. Liên hệ đến Trí Huệ khi màng Vô minh được rửa sạch. **Trí Tuệ là sự Biết** nhưng còn một ít Vô minh hay Tri Thức. Sự Biết vì hạn chế bởi màngng Vô minh . Màng Vô minh hạn chế gác quan

Tri Kiến gồm Tri kiến phàm và Tri kiến Phật

Hiểu Biết: Sự Hiểu do Tri Thức+ Sự Biết do Tánh Biết **Sự hiểu biết/ Trí Tuê** là gần Phật tánh. Khác với Chủ tâm/Mindfulness ở chỗ sự Hiểu biết có ít TR và nhiều Phật tánh, TR có ít Phật tánh. TR luôn luôn cần sự chú tâm và là sản phẩm của Não bộ. Cho nên càng chú tâm thì TR càng sâu dày càng làm méo mó thông tin và che mờ Phật tánh và sư hiể biết Sự hiểu biết ít cần sự chú ý và ít cần TR thì Phật tánh mới rõ được và thường bao gồm mọi sự kiện xảy ra. Sư hiểu biết nầy là gần như như thị.

- Thí dụ: khi tìm kiếm một sự vật nào trong khuôn khổ của sự chú ý, thì sự vật ấy sẽ được tìm ra. Khi dùng sự chú ý mà không tìm ra thì nên dùng sự hiểu biết: bỏ đi sự chú tâm tức là quên đi sự tìm kiếm. Một thời gian sau khi quên đi sự chú tâm sau vài phút, vài ngày hay tuần lễ, tháng năm, sự hiểu biết sẽ làm việc, sự việc được tìm ra vì Phật tánh bớt bị che mờ

p) Bản Tâm (Diệu minh, Diệu Minh Vô thượng Bồ đề Tịnh Viên Chân Tâm=An trụ trong Chánh Định của bậc Bồ Tác có Lý Bất Nhi/Bồ đề Diệu tánh Minh thể= Sự vật Như Thị, không có cái Phải và cái không Phải /không có hoa Đom Đóm/

q) Trực Giác

- Trực giác là sự hiểu/phán đoán thông tin dùng kiến thức từ Tiềm Thức /kinh nghiệm không thông qua hay dùng ít lý luận của TR cho nên có đặc tính nhanh hay tức thì.
- Lý luận có thể làm sai lầm vì thiên kiến của TR. Ngược lại kinh nghiệm từ tiềm Thức có một quả khứ lâu dài nên có thể ít bị sai lệch. Tuy nhiên, Lý luận có thể làm nên quyết định.
- Vì ít TR nên Trực giác dùnh nhiều Sự Hiểu biết, gầ với Phật tánh
- Vùng NB bị kích động là Precuneus,

vùng NB liên hệ đến Tri Thức/TR, có thể là nơi Xuất Hồn lúc đang sống hay sau khi chết. Vì vị trí ở sâu và trên cao nên có ý nghĩa là sẵn sàng hiển hiện ra như đã được tiềm ẩn lâu ngày vmPFC.

Vùng NB về TR, giao tế xã hội, tương ứng với mắt Trí huệ, nơi Hồn nhập vào NB, tương ứng với TR cao cho các quyết định.

Caudate Nucleus có chức vụ về tự động về phong cách , thói quen/học hỏi.

Các vùng NB như dlPFC IPS, Insular, Giải Bao Trước /ACC không làm việc trong Trực giác.

Trực giác có thể so sánh như một thông tin từ Tiềm Thức xuyên qua khe rạn nứt của rào cản Mạc Na Thức để trở thành TR khi có một chấn động đặc biệt.

r) **Siêu TR:** Siêu TR (Supercónsciousness) tương đương với Thiên Tâm thông là tình trạng Thức vượt qua TR và Tiềm Thức đến tới giới hạn giữa Vô Thức và Tạng Thức Phật tánh cho nên đạt tới tình trạng

Trực giác cao độ, còn gọi là TR tuyệt đối. Cũng có thể là tiếng dành để chỉ tình trạng như Phật tánh /Thánh linh.

Có quan niệm Siêu TR là TR thấy được ở Mắt Trí huệ . Lại có quan niệm là tình trạng đạt được ở người Thiền bât cao có thể thấy được Tâm hay TR của người khác (Cook 1994) hay có TR giải quyết các vấn đề phức tạp khúc mắc. Khác với Phật tánh của người Đại khai ngộ ở chỗ Siêu TR chỉ thể hiện khi Thiền Định. Tóm lại Siêu TR nên dành cho tình trạng mong chờ ở một số người mong có Trí Huệ trong khoảnh khắc để phân biệt với TR tuyệt đối hay Phật tánh.

s) Tỉnh Giác gần giống như Tỉnh Thức nhưng TR và Hiểu biết ở đây sâu sắc hơn tương ứng với Mindfulness+Awareness (Tuệ)

t) Sở Tri, Sở kiến: TR cá nhân, **Vọng Kiến**=mê muội.

u) Tri giác: TR của ngũ giác.

v) Kiến giải : dùng TR để giải quyết.

w**) Cảm nhận:** Kinh nghiệm tinh thần từ Tiềm Thức.

x) **Suy Nghĩ/Tư tưởng**: Tiến trình của tâm hồn kết nối cảm nhận từ Tiềm Thức/kinh nghiệm với tình cảm/Thực tế. Biểu hiện bằng niềm tin,ý kiến va sáng tạo.

y) Tình cảm : hiện tượng sinh lý tạo ra bởi NB từ vmPFC, Insula, Amygdala và PAG/Periaqueductal Gray.

z) Tưởng Thức: TR có được do suy nghĩ từ tư liệu là Nội Thức bi kích động bởi nhiều yếu tố khác nhau. Hồn ngoại lai nhập vào vmPFC cũng làm nên hiện tượng tạo hình Imagery là thí dụ của Tưởng Thức hay thấy/ nghe Ma hiện hình và nói,

IV. ĐẶC TÍNH CỦA Tri Thức TR)

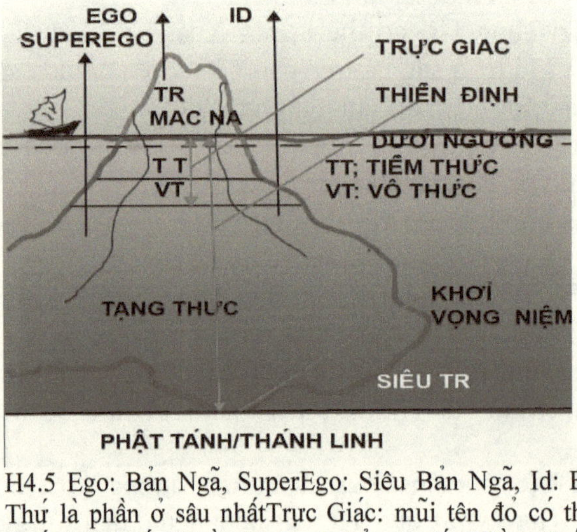

H4.5 Ego: Bản Ngã, SuperEgo: Siêu Bản Ngã, Id: Bản Năng nguyên thủy. Tang Thứ là phần ở sâu nhấtTrực Giác: mũi tên đỏ có thể xuống sâu vào trong Tiềm Thức/Vô Thức.Thiền Định có thể sâu đến Tiềm Thức/Vô Thức , Tạnng Thức hay phật tánh,

Là loại THỨC thứ 6, Hiểu rỏ nhưng ít Biết do tiếp nhận thông tin ngoài biên và nội tại trong phạm vi của sự chú ý lưu tâm và qua kinh nghiệm để biến thành sự hiểu biết cục bộ của sự kiện. Chủ Tâm /Mindfulness liên hệ đến TR là thể hiện chiều sâu dày của TR

Trong Phân Tâm học của Freud, Ego+ SuperEgo chính là màng Vô Minh, ID là Vô minh của Vọng Niệm. Trong Id có Libido, một chủ đề của Freud, và cũng là một thành viên quan trọng của Tham Sân Si là Dâm/Ngã /Mạn.Trong Phan Tâm học của Freud, Bản Tâm/Phật tánh không hề được đè cập đến

Sự thức tỉnh (Wakefullness), chú ý, ngủ, TN, TĐ (Mindfulness Meditation), trạng thái thôi miên, mộng mị, du miên/mộng du,... được quan niệm là công việc của NB. Trong những công việc trên, TR có thể được cói là then chốt.

TR, thấu niệm (Mindfulness), sự Thức tỉnh, (Wakefullness), Chú Ý, Ngủ, Trí nhớ, Thiền Định (Mindfulness Meditation), trạng thái Thôi Miên, Mộng Mị, Du Miên/Mộng Du,... được quan niệm là công việc của Não Bộ. Trong những công việc trên, TR có thể được cói là then chốt. Từ lâu căn bản của TR thuộc về lãnh vực siêu hình và chỉ là quan niệm của các nhà Triết học, Thần học và Tâm lý học. Từ hơn hai thế kỷ trước,về phương diện Triết học, Descartes chia TR ra:

- Loại tự nhiên có được do bản chất và
- Loại do kinh nghiệm sống học hỏi và tìm hiểu; thông thường càng khổ sở học hỏi, TR càng trở nên sâu sắc hơn vì được cập nhật những thông tin mới đối với những TR đã có sẵn.

Nhờ sự biểu biết về Cơ thể học của hệ thần kinh, và sự tiến bộ về các phương tiện khảo cứu Não Bộ trên động vật, thử nghiệm trên những sinh vật nhỏ trong phòng thí nghiệm và người bình thường và người bị bịnh. Các phương tiện như EEG, fMRI, DTI, PET, TMS..., ghi điện tích ở tế bào riêng rẽ (single cell recording of electrical activity, microstimulation of single cell with intracellular electrical /chemical -thí dụ: glutamate-stimulation), hoạt động của Vỏ Não, các nhân chất xám dưới Vỏ Não và Cuống Não cũng được hiểu biết rất nhiều và có thể được phân tích.

Với tiến bộ nhanh chóng của Khoa Não Bộ học (Neuroscience), những cơ chế hoạt động của Não Bộ lần lượt được tháo gỡ để tìm hiểu và áp dụng vào đời sống và trị liệu, thí dụ như tìm hiểu về giấc Ngủ và Thức, Trí nhớ và Thức tỉnh của bịnh nhân bị chấn thương đầu cổ và các bịnh về thần kinh. Nghiên cứu về sự Thức tỉnh của Não Bộ là tham vọng của Francis Crick. Crick đề nghị từ "Neural Correlates of Consciousness" (NCC) tạm dịch là "Tương ứng Thần kinh của Tri Thức/TR" (TTKT) (Crick 1998). Đó là vấn nạn Francis Crick đã khởi động khi Ông chuyển nghiên cứu từ DNA (mà Ông cùng với Jame Watson được giải thưởng Nobel) sang Neuroscience. Câu hỏi này sẽ được trả lời bởi các khoa học gia Não Bộ về sau này và sẽ được trình bầy sau đây.

Theo quan niệm thông thường, Tri Thức (TR) (Cognition- sự hiểu biết về môi trường chung quanh và chính mình) là sự tiếp nhận những thông tin về các sự kiện xảy ra trong và ngoài cơ thể và dùng để tồn trữ trong Trí nhớ hay phản ứng lại tức thì hay qua suy nghĩ.

Tổng hợp các quan niệm triết lý và kết quả thực nghiệm TR là sự hiểu biết do:

A. Bản chất (mới sinh ra đã có, khác với Bản Tâm, vì Bản Tâm là tương đương Phật Tánh) như em bé khóc sau khi sanh. TR căn bản là do bản chất được tạo ra khi hình thành thai nhi. Sự học để có TR cơ bản sớm và sự phát triển tự nhiên của TR (thí dụ như dạy em bé tập đi sớm và để em bé tự nhiên biết đi) không cho kết quả khác biệt. Nói tóm lại, TR căn bản ít bị ảnh hưởng bởi sự học hỏi hay huấn luyện. *Lý do là vì TR căn bản là bản sao TR căn bản của Tạng Thức và đã được "Sao y bản chính" bởi Hồn khi thai nhi phát triển.*

Chú ý: Một số những hoạt động trên có thể không được cói là TR hay ở ngoài TR vì hoạt động có thể không do sự hiểu biết và có tính cách hoàn toàn tự động vì thuộc về Tiềm Thức hay thuộc về hoạt động rất cơ bản, thí dụ như phản xạ đầu gối.

Phản xạ đầu gối thường được cói là loại phản xạ đơn giản nhất, liên hệ đến một kết nối thần kinh (Mono-synaptic=một kết nối).

i. Xuất phát từ bắp thịt,

ii. Kết nối với thần kinh vận động ở Anterior horn của chất xám của tủy sống (Spinal córd) đi đến bắp thít có cơ

iii, nhánh rẽ tủ dây i) đến bắp thit sau gối để giãn cơ

Tuy nhiên cơ chế phản xạ sẽ phức tạp hơn nếu cói phản xạ đầu gối trong trường hợp để điều chỉnh thế đứng khi bị xô ngã. Các bắp thịt được điều chỉnh một cách tự động bao gồm:

i. Kết nối thần kinh như trên, và

ii. Hệ thống tế bào thần kinh liên kết giữa hai tế bào thần kinh (Interneurons thường có đuôi ngắn) trong tủy sống (Spinal córd),

iii. Tế bào thần kinh của hệ thống mạng Lưới ở Hành tủy, và các cơ chế về thăng bằng.

Tất cả đều làm việc một cách Vô Thức để giữ thăng bằng cho cơ thể. Cơ chế đó được gọi là Cơ chế Vô Thức (Uncónscious Mechanism), nhưng đúng hơn nên gọi là Tiềm Thức, vì xử dụng nhiều luồng dẫn truyền liên hệ đến Vỏ Não nhưng không dùng đến cơ chế chú Tâm nên TR không ghi nhận được (https://michaeldmann.net/mann15.pdf). Về biện luận thêm cho vấn đề này, xin xem phần về Linh tính và Chú Tâm Vô Thức (Chú Tâm mà không dùng đến TR) ở cuối phần bài viết này.

Tương tự như vậy giấc Ngủ cũng là việc làm tự động và Vô Thức như việc làm của phần đông nội phủ tạng.

B. Học tập kinh nghiệm (H4.6) thí dụ như phản xạ có điều kiện (do kinh nghiệm) của Pavlov, học để có hiểu biết và thực hành nghề nghiệp; dĩ nhiên TR loại này cũng bao gồm và cần thiết xử dụng đến Trí nhớ (HIPPO) và suy nghĩ (Mạc na Thức), qua trung gian vmPFC.

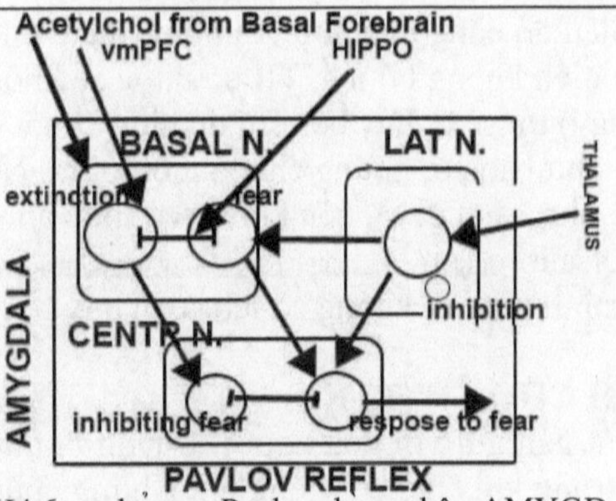

H4.6. phản xạ Pavlov dụng nhân AMYGD dưới sự kiểm soát của HIPPO ghi va thu hồi TN về sợ và vmPFC có TR cao va lâu dài để hợp lý và tiêu trừ sợ. Nhân Basal của AMYGD làm vai trò điều chỉnh sợ sệt và không sợ sệt để cho ra quyết định sau khi nhận kích đồng Acetylcholline từ Basal Forebrain giúp cho Trí Nhớ và học hỏi để nhân Central phản ứng lại (Carrere 2015)

Một phần của suy nghĩ cũng là phản xạ có điều kiện thí dụ như chiến tranh thương mại Hoa Mỹ hiện nay; Tri Thức (TR) loại này không những cần đến Trí nhớ mà cũng còn bị ảnh hưởng bởi kinh nghiệm và có thể cả Nghiệp được chứa trong Hồn (còn gọi là Hồn nhập NB) (Ý Thức và Tiềm Thức hay Tạng Thức).

Mọi sinh vật đều có phản xạ tự nhiên và có điều kiện, đó là khả năng để sinh vật sinh tồn và cũng có thể hiểu là sự phát triển để tinh khôn hơn. Như vậy phản xạ không điều kiện là một hình thức căn bản của "Thức" ở dạng Tri Thức hay Tiềm Thức, tương tự như một Smart phone có những chức năng căn bản đã được nhà sản xuất cài đặt sẵn. Ở các động vật, phần lớn Tri Thức là để sinh tồn (thoát hiểm, kiếm ăn và vui chơi). Tương tự như Smart phone muốn xử dụng những chức năng thường dùng hữu ích hơn và cao cấp như chơi game... cần phải cài đặt thêm các programs/chương trình tương ứng. Ở con người, huấn luyện và học tập là thể hiện phản xạ có điều kiện *Một cách cụ thể hơn, ngoài sự hiểu biết căn bản, tất cả hiểu biết là kết hợp của: phản xạ có điều kiện, Trí Nhớ và hoạt động cơ thể/ sinh lý của Não Bộ.*

Trong Tứ Diệu Đế, Đức Phật chỉ ra: đời là Bể Khổ (Khổ đế và Tập đế). Ngoài sự nhận biết và con đường Đạo thoát Khổ, cơ chế NB thoát Khổ là phản xạ có điều kiện do học tập. Trung tâm là nhân Amygdala: thoát Khổ mà không Tu hành! Nhưng các phương pháp ấy là tạm, vô thường.

TR do học hỏi là để thích ứng với môi trường xung quanh. Theo Darwin, học hỏi để có TR với hậu quả kế tiếp sau đó là những thay đổi vào đời sống trong xã hội và dần dần thay đổi cơ thể của sinh vật. So sánh quan niệm về sự thích ứng cũng như sự xây dựng kinh nghiệm cá nhân với phản xạ có điều kiện của Pavlov có nhiều điểm tương đồng và cùng một cơ chế sinh vật học. Phản xạ có điều kiện là sự học hỏi và tạo ra Trí nhớ giúp ích cuộc sống, điều đó cũng phù hợp với nguyên tắc thích ứng để tiến hoá. Học hỏi những điều không bổ ích, TR có được sẽ không được dùng đến (và sẽ thấy sau đây) thì sẽ bị hủy bỏ. Thí dụ như Chuột bỏ trong một phòng có nhiều lối đi như bàn cờ, nhưng chỉ có một lối ra. Nếu đặt ở lối ra thức ăn thì Chuột sẽ nhớ cách đi ra, nếu không có thức ăn thì Chuột tiếp tục đi vào những lối cụt. (https://www.simplypsychology.org/tolman.htm). Điều đó có nghĩa là Trí Nhớ về những lối đi không có ích sẽ bị hủy bỏ.

V. TƯƠNG ỨNG THẦN KINH CHO TR (TTKT)

TR là hình thức của đời sống rất gần gũi với con người. Chúng ta dùng nó sau khi thức dậy và ngay cả trong khi Ngủ có Mộng mị. Nhưng chúng ta biết rất ít về nó, vì TR là thuộc lãnh vực siêu hình để giúp đỡ chúng ta và chúng ta chỉ biết TR hiện diện trong đời sống của mọi động vật. Vì vậy tìm hiểu TR là rất cần thiết để gìn giữ, phát triển và dùng cho mục đích sống và tu hành.

A. Nền tảng cho các thuyết Tri Thức/TR.

Trong hơn ba thập niên qua với tiến bộ của khoa học thần kinh, đối với nhà khoa học hiện đại, TR không còn là một quan niệm nữa mà là một thực thể, có cơ sở có thể xác định với các hiện tượng lâm sàng. Sự xác định cơ sở thần kinh tương ứng của TR là một cấp bách để tìm hiểu thêm về những vấn đề được cói là siêu vật lý hay linh thiên trước đây của các nhà Tâm lý học, Triết học và Thiền học. Các lý thuyết về TTKT/Tương ứng Thần Kinh được xây dựng trên những bằng chứng thay đổi Não Bộ ghi được từ fMRI, DTI.... Để đi đến việc hiểu biết về TTKT, cần phải ôn lại và cập nhật những thông tin căn bản liên hệ đến TR. TR thường gắn liền với sự Thức tỉnh. Cơ nguyên chính của sự Thức tỉnh được liên hệ mật thiết đến cơ cấu chất xám nằm ở phần dưới Vỏ Não.

Thêm nữa, Tri Thức (TR) cũng được nghiên cứu và hiểu biết nhờ những triệu chứng lâm sàng của bịnh nhân. Trong lâm sàng, mất sự Thức tỉnh cấp tính được gọi là Hôn mê (Coma) và nếu bịnh nhân có thể mở mắt tự động hay do kích thích là đã qua cơn mê. Hôn mê có thể do nhiều nguyên nhân như do chấn thương sọ não, như ngộ độc từ các chất bên ngoài có thể (môi trường bên ngoài) hay từ trong cơ thể như suy gan thận, thiếu dưỡng khí.

Ứng xử với TR hay Hồn cũng không khác gì khi chúng ta ứng xử với trọng lượng hay lực hấp dẫn trái đất. Chúng ta áp dụng quy luật trọng lượng mỗi ngày như cân đo, nhưng thực chất chúng ta không biết trọng lượng làm bằng hạt hay chất nào? Chúng ta quen dùng khái niệm về trọng lượng như nặng nhẹ mạnh yếu thành thói quen rồi chấp nhận lực hấp dẫn một cách dễ dàng và cho sự chấp nhận đó là có căn bản khoa học. Nhưng chúng ta gần gũi với Tâm Hồn hơn qua tư tưởng, cảm xúc, qua những sự kiện Tâm linh đồng bóng, tiền kiếp, mộng du có kiểm chứng, và chúng ta lại khó chấp nhận Hồn là một thực thể chỉ vì chúng ta không thấy không sờ mó được Tâm Hồn! Hơn thế nữa chúng ta thường bị dẫn dắt sai lầm rằng Hồn là trừu tượng không thể nghiên cứu và bàn luận.

*TTKT/ Tương Ứng Thần Kinh cho Tri Thức được Francis Crick định nghĩa là **cơ chế thần kinh tối thiểu kết hợp lại đủ cho mỗi TR nhận được** (the minimal neuronal mechanisms jointly sufficient for any one specific conscious percept).*

Từ sau khi Crick phát động sự tìm hiểu TR từ thập niên 1990 (Crick 1990) và tìm TTKT đã có nhiều khảo cứu và đề nghị về TTKT. Trước khi trình bày quan điểm của các nhà khoa học Não Bộ, hãy xem trường hợp sau:

Thí dụ về sự hiểu biết trong xã hội:

Khi bạn đến một thành phố lạ và muốn tìm hiểu về đời sống của một sắc dân. Nếu bạn không tiếp xúc với những người khác nhau của sắc dân, sự hiểu biết cói như không đáng kể. Trái lại khi bạn tiếp xúc với nhiều người để họ phản ảnh về thông tin liên hệ và nhất là kiểm chứng thông tin thu lượm được với cơ quan truyền thông sở tại thì bạn có đủ hiểu biết về vấn đề liên hệ. Sự hiểu biết hay TR về sắc dân đó có được nhưng chưa có ý nghĩa nhiều. Nếu bạn là người đã có kinh nghiệm hiểu biết về dân sinh thì sự nhận xét sẽ tăng lên và có giá trị hơn là người không có kinh nghiệm gì. Đó là vì bạn đã có mẫu hình tượng về các sắc dân, nhóm người khác nhau nên bạn có thể so sánh được tổng hợp thông tin hiện tại và mẫu TR về các sắc dân khác. Giai đoạn sau cùng này mới thật sự đem lại ý nghĩa về TR.

B) LÝ THUYẾT VỀ TẠO THÀNH TRI THỨC

1. Thuyết Hợp Thể Hoạt động cho Tri Thức (TR) (Global Workspace Theory of Consciousness =GWS) của Bernard J Baars. (Baars 2005) :

Sự CHÚ TÂM + Thông tin đến NB=làm nên TR

Thuyết dựa trên nguyên tắc rất đơn giản là vùng Não Bộ nhận thông tin và ghi nhận thông tin được chú ý thì ghi vào Vỏ Não liên hệ.

Thuyết bắt nguồn do Newell và cộng sự xem cơ cấu thần kinh tạo nên TR như bảng đen của học sinh dùng để ghi chép các nguồn tin tức khác nhau. (Newell 1994) TR là tất cả những Nhận Thức, Tình cảm, Ý muốn, Học hỏi, Trí nhớ, được kiểm soát và tùy thuộc theo cơ cấu của Não Bộ ghi trên bảng đen đó.

Vì có nhiều thông tin hay nhiều chi tiết đến cùng một lúc, nên chỉ một số thông tin được chú ý và ghi lại. Về lý thuyết, nguyên tắc "Kẻ thắng cuộc lãnh trọn gói" (The winner takes all) là nguyên tắc được áp dụng trong lý thuyết nầy. Thí dụ như trên khán đài trình diễn, có nhiều diễn viên, nhưng 1-4 diễn viên có đèn sáng thì được ***chú ý*** còn lại các diễn viên khác thì chìm trong bóng tối hay là Vô Thức. Bởi vậy trong đời sống thường nhật cái gì được chú ý thì được ghi vào Trí nhớ, những hiện tượng ***không được chú ý thì chỉ được ghi lại trong Vô Thức*** nhưng không được ghi ở Não Trán Đính là VN của TR.

Phần đọc thêm : Mù Vô Thức (H4.7)

Thêm vào sự thiếu chú ý, hệ thống ức chế do nhu cầu về TR sẽ làm làm nên tình trạng: *Mù vô ý Thức* (hiện tượng ***thấy mà không biết***) điếc hay lơ đễnh vô ý Thức... và nhất là thông tin đi vào Vô Thức có thể là cơ chế giải thích toàn bộ hay phần nào hiện tượng mà người ta thường gọi là Linh tính (sẽ được đề cập đến phần cuối của phần Tri Thức (TR) nầy.

Thuyết nầy chú trọng đến ***sự chú Tâm*** là yếu tố then chốt làm nên TR. Thuyết được nhiều hỗ trợ khi xem xét với fMRI chỉ thấy vùng Tâm điểm Trán-Đính có nhiều kết nối làm thành mạng để có TR. Thông tin (Thị giác) không đến vùng này thì không có TR (Thị giác) Khi hôn mê chỉ có 1 hay hai vùng Não hoạt động thôi và vùng Trán Đính hoạt động thấp , nên không có TR.

Hiện tượng Thấy mà không biết xảy ra:

Tai biến Mạch máu Não hay vết thương làm hư VN chẩm hay đường dẫn truyền một bên Não Phía Dưới làm mất TR thị giác nhưng có phản xạ đúng vì dùng đường dẫn truyền trên còn tốt.

VN ChẩmTrái và Phải bị hư: bịnh nhân mù nhưng có thể nhận được màu sắc và hình thù đồ vật. Thí nghiệm cho thấy người mù do VN Chẩm có thể đi mà không va chạm đồ đạc (H4.6).

Cơ chế:

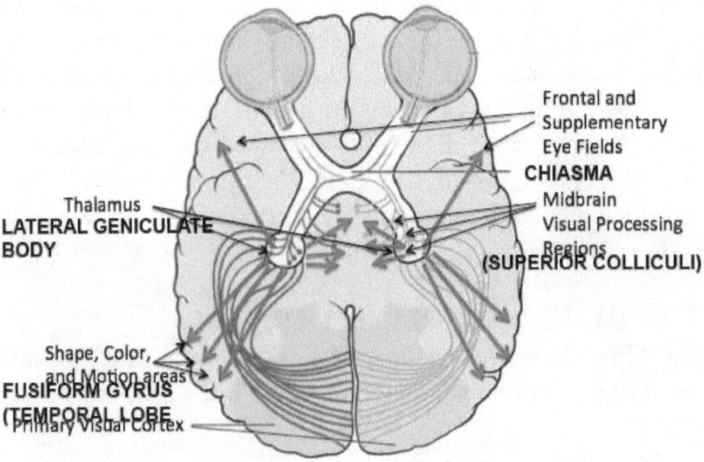

H4.7

https://cóurses.lumenlearning.cóm/waymaker-psychology/chapter/psych-in-real-life-cónsciousness-and-blindsight/

H4.7 Đường dẫn truyền thị giác có kết nối đến Superior Colliculi và Lateral Geniculate Body. Từ đó dẫn truyền thị giác đến TPJ (màu sắc và hình dáng), VN vận động, FEF vận động mắt. (Danckert 2000 Ajiná 2017)

Mù do vô ý (Inattentional Blindness): mù vì chú ý đến mục tiêu khác. Loại mục tiêu không ngờ (thí dụ: Huấn luyện nhìn một nhóm người mặt áo đỏ. Sau đó cho một người mặc áo trắng: có sát xuất cao là người mặt aó trắng không được nhìn thấy).

Một sự kiện trong TR từ Lục trần là TR dù đến từ giác quan nào khi được hội nhập vào NB thì thông tin Tri Thức/TR sẽ được chia sẻ bởi các TR của các giác quan khác. Hiện tượng trên cũng giải thích trường hợp mù vôV. Thi dụ ban đêm tối trời, tay sờ đồ đạc, người ta có thể nhận diện được hình dáng và kể cả tính chất của vật dụng.

2. Tri Thức (TR) là Hội nhập Thông tin (Consciousness as Integrated Information Theory = IIT):

TR là tổng hợp Thông từ nhiều vùng Não Bộ+ So sánh với thông tin Chuẩn có từ trước.

Thuyết này được đề nghị sau khi ra đời TTKT nên tiến xa trong cơ chế biến thông tin nhận được thành TR. Thuyết dựa trên nguyên tắc TR là sự tổng hợp những ghi nhận thông tin hiện tại ở các vùng Vỏ Não khác nhau có chức phận phân tích thông tin khác nhau nhưng liên hệ đến thông tin hiện tại. Tonini gọi Perturbational Complexity Index (PCI), la cách đo sự thay đổi vùng Não Bộ theo thuyết Integrated information theory of Consciousness (Tononi et al., 2016)

Vì có những vùng Não có chức phận và khả năng khác nhau, nên những vùng này có nhiệm vụ phụ hỗ trợ lẫn nhau. Thí dụ như nhận diện mặt người cần vùng Trí nhớ Hippocampus và tình cảm Amygdala/Hạnh Nhân, nhưng Hippocampus và Amygdala/Hạnh Nhân không có chức năng về TR vì vậy vùng và dây Thị giác bụng (Ventral stream of visual Cortex) đi qua gần đó như TE, TEO (vùng VN đặc biệt Thị giác)...sẽ bảo hộ việc này.

Trong trạng thái có TR, vùng Vỏ Não bị kích thích lan rộng nhiều hơn khi khám xét Não Bộ với fMRI. Như đã biết vùng cảm giác và vận động của Vỏ Não có diện tích rộng hơn ở người tỉnh so với người mê để đảm bảo có đủ chức năng TR. Vùng Não Trán Đỉnh và Thái dương được cói là có liên hệ đến TR, những quan niệm gần đây có nhiều thay đổi vì vùng Trán chuyên nhiều về tình cảm xử lý hơn là TR.

Kết nối TK các vùng NB xa (Trán -Chẩm) cho TR tổng quát và kết nối gần trong vùng NB cho TR chi tiết, kết nối hai bán cầu vì Trái Phải có chức vụ khác nhau.

Ngược lại khi Ngủ hay mê NREM 3-4, thì cói như không có TR. Não Bộ trong tình trạng trên có các đặc tính sau:

i) Sóng EEG chậm (tương ứng với hoạt động thấp).

ii) Vùng Trán Đỉnh: hoạt động thấp.

iii) Không kết nối với các vùng khác.

iv) Trở ngại truyền tin Vỏ Não-Vỏ Não và Đồi Não-Vỏ Não.

v) Kích thích giác quan chỉ làm kích động hạn chế vùng Vỏ Não khi thăm dò Não Bộ với fMRI.

3. Lý thuyết Nhận Thức Cao (Higher Order Perception Theory =HOT and Inner Sense Theory= tham khảo với trung tâm TR cao): TR có được không phải là cảm nhận mới từ thông tin mà là cảm nhận (ấn tượng) từ thông tin kết nối với TR cao qua nguyên tắc Truyền cảm (Transitivity Principle) và Nội cảm (Intrasensitivity). Nguyên tắc Truyền cảm có chút ít tương tự với Y tha So Tanh Lý thuyết đã có từ thời Aristotle, Descartes (1641), Locke (1711) Kant (1787) (Carruthers 2005; Rosenthal 2006; Lau and Rosenthal 2011, Fauchon 2019, Rosental 2005, Lau 2010, Weiskrantz,L. 1997, Lycan 1996, Diene 2008, Carruthers 2000, Pasquali 2010, Gennaro 201, Dretske 1995, Block 2007, 2009,). **Lý thuyết này có nhiều tương tự với Lý thuyết về Nội Thức của Phật giáo và quan điểm trong sách nầy**. Lý thuyết Inner Sense Theory gần giống với thuyết Nội Tâm/Thức được DM Amstrong (Armstrong 1980) và Willian G. Lycan (Lycan 1996) quyết liêt chống đở.

4. Quan niệm mới về TRI THỨC (TR).

a) **Lý thuyết MUM=Minimal Unified Model = Khuôn mẫu Thống nhất Tối thiểu cho TR** (Wiese 2020),.

Năm 2019, Kanai, Đại học Sussex, Brighton, UK đã đặt ra vấn đề chức phận của TR trong quan niệm triết học gần đây. Kanai đề nghị chức phận của TR là khả năng tạo ra hình thức thông tin đại diện các thông tin nhận được từ mọi khía cạnh của cuộc sống để làm nên khuôn mẫu TR. Vì vậy thông tin đến VN từ Dưới Lên chưa là TR cho đến khi thông tin được phản hồi trở lại từ Trên Xuống (Kanai, 2019). Hơn nữa, sự phản hồi trên không là phản xạ vô điều kiện, vì cần có một khoảng trống chậm lại Vô Thức để chọn lựa sự phản hồi. Vấn đề nầy tương tự như trong thí dụ về TR thị giác với đường dẫn truyền trên, không TR giúp người ta phản xạ cần thiết (Vô Thức). Trong quan niệm này, có thể còn có một trung tâm cao hơn TR để giúp phản xạ đúng: đó là trung tân Siêu TR (Carruthers 2005; Rosenthal 2006; Lau and Rosenthal 2011)., Đường dẫn truyền dưới là có TR cần qua giai đoạn phản hồi Trên Xuống như đã nói.

Trong cơ chế tạo ra TR trên, Khuôn mẫu TR là:

i. Tương đối cố định,

ii. Có thể dùng cho nhiều loại thông tin khác nhau như chú ý, trí tưởng tượng, kế hoạch, sự quyết tâm và xử trí

iii. Cần TN ngắn hạn.

Cũng như đã trình bày ở các phần trên, Mẫu TR được bổ sung khi cần thiết. Từ đó quan niệm tạo ra Tri Thức/TR trải qua 3 thời kỳ: đầu tiên là phản xạ theo di truyền, kế đến là thêm vào kinh nghiệm để sống còn (Skinerian) và sau cùng là suy nghĩ dùng trạng thái tương tự trong kinh nghiệm để có phương pháp tốt hơn (Poperian).

b) **Lý Thuyết Tương đối cho TR (A Relativistic Theory of Consciousness):** tương tự như Nội TR (xin xem ở trang 204)

c) Tri Thức Như Là Hệ Thống Trí Nhớ/TN. (Budson AE 2022) TR xảy ra rất chậm sau 500ms. Như vậy chúng ta hành động trước khi có TR

- TR là một Phần của Trí Nhớ/TN Thời Điểm

TN Thời điển là về thời gian và địa điểm, và là chất liệu làm thành TR

- TR, TN Giác quan, TN Hiện hành (Working Memory,thí dụ TR cần để thuyết trình), TN Thời Điểm và Ý Nghĩa là cùng một hệ thống *gọi là hệ thống TR Tri Thức (Conscious memory system)*

- Quan điểm của Tác giả (Buson) là hơi khác với Thuyết Hợp Thể Hoạt động cho Trí Thức của Baars /Baars's Global Workspace Theory. Trong lý thuyết này , TR là tương tự như Thông tin ghi trên bảng đen hay kịch sĩ trình diễn trên sân khấu; Phần nào được chú ý thì ghi thành TR, và phần còn lại đi vào Tiềm thức.

Sự khác nhau của Lý thuyết Baars và Lý thuyết của Budson ở chỗ Hành động có khi là Vô Ý thức đi trước TR. Nhưng học hỏi như chơi Tennis lại có TR. Baars nói Vô thức là bị giới hạn. Quan trọng hơn hết Budson nói Chú tâm là cần thiết nhưng không là TR hay không đủ làm nên TR. Mindfulness là khó thực hiện (*vì cần đi sâu đến Phật Tánh bị che* mờ bởi sự chú tâm và TR (Mạc Na Thức vạ TR thuộc về cỏi Vô minh nên không tịnh làm nên tâm lang thang)

5. Các thuyết khác Bổ sung

Hai thuyết trên thường được đề cao bởi các nhà nghiên cứu về Tri Thức, nhưng không đủ để giải thích nhiều hiện tượng TR vì không đề cập đến đương phản hồi của mẫu TR.

a) Tri Thức chỉ có được khi Thức tỉnh.

Trong Mộng Mị, người Ngủ REM không tỉnh, nhưng vẫn có TR nhờ Acetylcholine từ Basal Forebrain, ngược lại trong Ngủ NREM thì không có Tri Thức/TR vì không có Acetylcholine tiết ra nên giúp cho có thức tỉnh.

b)Vai trò của Basal Forebrain (BF) và Acetylcholine được Perry đề nghị trong TR (Perry 2004, Ballinger 2016) trong đó hệ thống Cholinergic kết nối BF với toàn Vỏ Não (Muselam 1995) và với Đồi Não trong vai trò làm Vỏ Não Thức tỉnh và chú ý là đáng kể. Bằng chứng là Mộng không những xảy ra trong Ngủ REM mà còn trong Ngủ NREM (không có hệ thống
Monoaminergic gồm: Serotonin và Catecholamines dopamine) mà chỉ có hệ thống Cholinergic hoạt động. Bịnh Tự kỷ/Autism cũng có thể cói là bịnh của TR trong đó có rối loạn của Acetylcholine. Cũng như vậy bịnh Dementia with Lewy *bodies cũng liên hệ đến giảm Acetylcholine. Acetylclcholine từ Basal Forebrain cũng như Glutamine là những chất cần thiết cho dẫn truyền thần kinh. BF với Acetylcholine là cần thiết cho sự chú ý, mà sự chú ý cũng là tiền đề cho TR. Vì vậy vai trò của BF trong TR là nhất định nhưng hạn chế trong trường hợp đặc biệt của TR và dĩ nhiên không thể thay thế hai thuyết về TR trình bày ở phần trên. Sự hoạt động của BF tiết ra Acetylcholine tương ứng với sóng nhanh trong EEG (thường thấy trong lúc Thức tỉnh) trong REM làm REM còn được gọi là Paradoxal sleep (Ngủ nghịch lý). Tuy nhiên điều đó không có gì là nghịch lý nếu người ta biết rằng trong Cực âm (Ngủ REM=Ngủ say) thì có Thiếu dương hiện ra (trong vòng tròn Thái cực). Thiếu dương ở đây được manh nha bởi Acetylcholine.*

Ngoài BF, Acetylcholine còn được làm ra từ LDT/LateroDorsal Tegmental N

(Ngoài ra, sự Thức tỉnh được kiểm soát bởi Đồi Não, Lưới kích thượng và Lưới Đồi Não. Khi Ngủ, Đồi Não giảm hoạt động)
Nhắc lại, sự chú ý la rất cần cho TR

***Bằng chứng cho sự chú ý trong TR** là những nghiên cứu Não Bộ. Các nhà vật lý toán học có một điểm chung đó là Vỏ Não dày hơn nhất là phần sau của Vỏ Não Đỉnh lớn và rộng hơn có thể đến 15% thấy ở Einstein*

c) Thuyết TR không cần có Vỏ Não của Bjorn Merker **và quan niêm TR không cần NB**

Cuốn Não có khoảng 700 triệu tế bào thần kinh
TR dựa trên phần trước của cuống Não (Forebrain), Gần đây kèm thêm vai trò của Đồi Não TR không cần Vỏ Não, Trẻ em ra đời không có Vỏ não nhưng vẫn có tình cảm và lý trí, chứng tỏ TR không hạn chế vào Vỏ Não. (Merker 2007). Điều đó cũng dễ hiểu vì phần quan trọng trong TR là nội TR gồm Cuống Não, Đồi não và các vùng Não lân cận (Merker 2007).
Chú ý: Hệ thống nhân chất xám dưới Vỏ Não kể cả Đồi Não ít, làm ra TR nhưng là nơi góp phần* chuyển thông tin làm ra Tri Thức/ *TR. Vì vậy TR ở các động vật thấp rất là hạn chế vì Vỏ Não có vai trò quan trọng làm ra Tri Thức.
Tiến xa hơn nữa quan niệm TR không cần NB càng ngày càng được phổ biến và phổ cập trong một số nhà nghiên cứu NB và TR, dựa trên bằng chứng là:
TR có ở những sinh vật có tối thiểu vỏ não hoặc sinh vật có hệ thần kinh đơn giản. Ở thực vật: cây cối có phản ứng lại khi gặp đụng chạm, nóng, lạnh, ánh sáng (vận động là theo chu kỳ ngay đêm vì cử động do có nhễm thể cảm ứng với ánh sáng).. Cây leo khi cảm nhận thân cây khác thì tăng trưởng để bám và leo. Tế bào thực vật dùng hệ thể thống diện tích ion để truyền đến tế bào lân cận như hệ thần kinh của động vật và có khả năng tồn trữ như động vật tồn trữ Trí nhớ. Nhờ hệ thống Nấm dưới đất (underground Mycórrhizal network) (Teste FP, Simard SW, 2009, Gorzelak MA, Asay AK, Pickles BJ, Simard SW 2012, 2015) cây trong rừng có thể trao đổi với nhau nước, carbon, nitrogen, khoáng chất và các thức ăn giữa rể của các cây khác nhau. Thí dụ: birch (cây cáng lò) và cây thông chuyển đổi carbon qua lại tùy theo mùa. Huyền diệu hơn nữa rễ cây birch chuyển carbon đến rể cây con và thu nhỏ rể của nó để nhường chỗ cho cây birch con sanh ra từ chính nó để tăng trưởng. Hiện tượng không xảy ra khi cây con không là từ chính nó sanh ra
Người máy tạo ra do thông minh nhân tạo (AI: artificial intelligence) có nhiều khả năng tri thức mà không cần hệ thần kinh. Thay và đó hệ thống mạch điện làm chức vụ của hệ thân kinh để tạo ra TR

6. Sự thông thương giữa mọi Thức trong Lục Thức

Thông tin cá biệt của mỗi giác quan và Thông tin tổng quát sau khi hội nhập vào NB thì chia sẻ thông tin với nhau, Thí dụ thông tin Thị giác

cũng chia sẻ với Xúc giác, Khứu giác nên khi nhận thấy vật gì con người có thể biết được cảm giác về sờ mò và mùi thơm.... Cho nên người mù không khi nào mù 100%. Cơ chế là:
i. Kết nối thần kinh giữa các Vỏ não cảm giác và TR; ii. Thông tin kết nối với Nội Thức; iii. mọi TR đều chia sẻ với Hồn để dựa lên Phật Tính mới có thể thành Thức được. Bằng chứng là người
khai ngộ cấp bậc Ala Hán có thể nghe ngửi nếm mà không cần các giác quan. Giản đồ Hình H4.11 cho thấy sự thông thương của các loại TR . Trong Thiền định, khi chú ý đến hơi thở trong thiền Minh Sát, hay chú ý đến Nội Âm trong pháp Quán Âm, , người ta ĩng thấy được ánh sáng từ Nội Thức.

Đại Đức Sayadaw Dr Nandamālābhivaṃsa trong sách PHÂN TÍCH DUYÊN KHỞI THEO DUYÊN HỆ Biên dịch: Pháp Triều, DL: 2021 NHÀ XUẤT BẢN TÔN GIÁO cũng đã phân tách Lục nhập Duyên Xúc đều phụ thuộc vào Tâm. Tâm có thể đi vào một trong sáu cửa của sáu Giác quan.

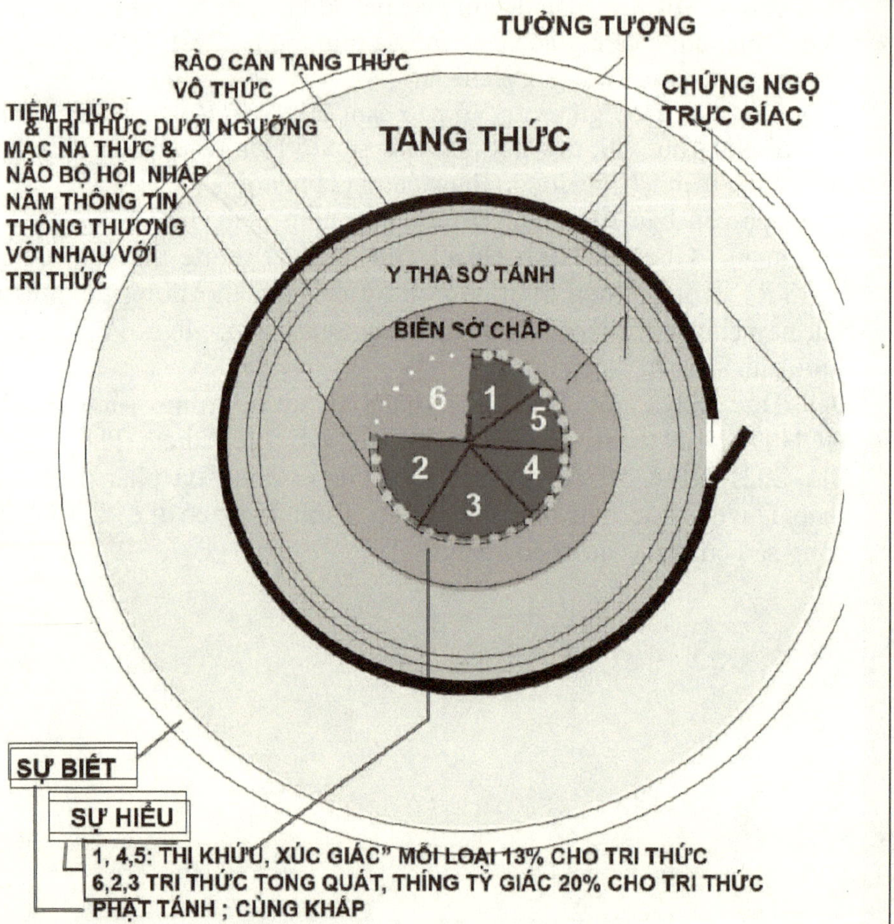

H4.8 Sơ đồ Tri thức-Phật Tính

Bản tánh bị làm lu mờ bởi Màng VÔ MINH tạo ra bởi NÃO BỘ

Không NB và Màng Vô Minh BẢN TÁNH có TRÍ HUỆ BÁT NHÃ và NĂNG LỰC BAO TRÙM VŨ TRỤ

H4.8 SƠ ĐỒ TRI THỨC: biểu diễn ngũ Thức và TR, Tạng Thức, Vô Thức:Từ trong ra ngoài- Trung Tâm biểu hiện của sáu Trần, điên đảo, màu đen.

- 1-6 biểu hiện sáu Thức. Theo kinh Lăng Nghiêm TR, Nhĩ và Tỷ Thức mỗi Thức có 1200 công đức tính bằng= 3 thì (=hiện tại quá khứ vị lai) X 4 phương X 10 hướng(trên dưới+ 8 phương:dông tây nam bắc và đông nam, nam tây...)x 10 hướng 9 như trên); 2, 5, 6 hạn chế hơn nên chỉ có 800 công đức).

- Mạc Na Thức chỉ có ở phần TR- Não Bộ Ngủ Thức cần được hội nhập để có TR. Riêng TR tổng quát TR đã là TR rồi.

- Nội Thức:

Gồm Biến Sở Chấp và Y tha Sở Tánh. Các thông tin 2-6 khi thành TR thì thông thương với nhau; Thí dụ khi TR về Thị giác (6) được lập thành thì TR đó được thêm vào TR của các phần TR khác (1-5)

Màu đậm, lạt biểu hiện nghiệp xấu (đậm) Nghiệp ít xấu (lạt)

- Tiềm Thức,Vô Thức:

Một phần của Tiềm Thức và Vô Thức có thể thuộc về Tạng Thức và trở thành Nghiệp.
- Ranh giới đậm nét giữa Tri Thức biểu hiện sự ngăn cách TR và Tạng Thức. Ngăn cách có thể bị phá vỡ bởi Thiền Định hay trong các trường hợp đặc biệt (xem bài viết)
- Tạng Thức.
- Phật tánh.
- Siêu TR có thể biểu hiện ở Phật Tánh hay Tạng Thức.
- Khung : để ghi những phần Thức cần lưu ý.
- Trí Tưởng tượng được kích động bởi Mạng Chính Insula-ACC rồi bắt nguồn từ Phật Tánh, Siêu TR, Tạng Thức, Vô Thức, Tiềm Thức, TR để đưa đến Não Bộ (đến vmPFC và mạng Điều hành).
- Trực Giác bắt nguồn từ TR thình lình kích động Tạng Thức đem về TR hiện tại.
-Thiền Định mở cửa cho THỨC đi vào phần Thức sâu hơn va TÍNH để đem Thức sâu về hiện tại

Phần đọc thêm KHNB

i. Hiệu ứng Sprague: Sprague nhận xét trong trường hợp trong phòng thí nghiệm con Mèo bị cắt một bên Vỏ Não Thị giác. Con Mèo bị mù một bên Thị giác ở phía tương ứng, khi cắt bỏ thêm Superior Colliculus cùng phía thì con Mèo lấy lại được phần Thị giác về định hướng. Hiệu ứng Sprague có gặp ở người và cũng áp dụng với Hệ Thính giác.
Sự phục hồi phần Thị giác trong hiệu ứng Sprague hiển nhiên là do sự phục hồi hay hủy bỏ bộ phận ức chế phản ứng định hướng Thị giác đó (Superior còlliculus). Lưới Đồi Não (TRN) có đường dây liên lạc với Superior còlliculus (SC) và kiểm soát SC. SC ức chế bắp thịt mắt một bên. Khi Vỏ Não Thị giác hư thì Lưới Đồi Não cùng bên ngừng hoạt động nên bắp thịt hai bên không bị ức chế, làm mất định hướng (Krauzli 2013, Weddell 2007, Jiang 2009, Lomber 2007) (H4.7).

ii. Khi mổ bịnh nhân bịnh động kinh nhưng còn tỉnh vì được mổ với với thuốc tê và không gây mê, Penfield & Jasper nhận xét là khi cắt bỏ phần lớn Vỏ Não phía bên và phía sau và phần Não Trán bên đối diện hay ngay cả khi cắt bỏ toàn bộ Não một bên vẫn không làm bịnh nhân mất sự Thức tỉnh. Tuy nhiên cắt bỏ hai bên Vỏ Não thì bịnh nhân sẽ hôn mê. Penfield & Jasper kích thích nhẹ Vỏ Não khi mổ bịnh nhân động kinh không bị gây mê, Penfield đã có thể lập được bản đồ các vùng não chuyên về vận động và cảm giác ở trước và sau rãnh trung ương Rolando. Hai vùng này có hình người đầu và tay rất to.

Bịnh nhân bị ứ nước trong sọ não Hydrocephalus, đầu căng nước nên rất to không tương xứng với thân hình và chiều cao, Vỏ Não mỏng nhưng thường không ảnh hưởng đến sự phát triển trí tuệ và thông minh. Có trường hợp Vỏ Não mỏng như giấy nhưng bịnh nhân có chỉ số thông minh IQ vượt trội và là một nhà Thông thái. Em bé gần như không còn Vỏ Não nhưng vẫn có TR (https://en.wikipedia.org/wiki/John_Lorber, Lewin 1980). Người bị u nước não hay Không đầu (Anencephalic) nhưng cũng có TR và tình cảm. (Marin-Padilla 1997, Takada 1989, Baars 2003, Sporns 20000)]

iii. Zona incerta là trung tâm của một số động kinh loại Absence và mất TR một thời gian ngắn, liên hệ đến hệ GABA ergic (Arakaki 2016). ***Zona Incerta medial (ZIm) gần đây đã được khám phá có vai trò quan trọng trong sự hiếu kỳ về cái mới***. Khi VN dACC nhận được thông tin kích động ZI medial, ZIm kết nối với PAG (có chất Enphakin/Opioids, Serotonin, liên hệ đến cảm tình và cảm giác để phản ứng cho sự đau, đề kháng, yêu thương) để làm tăng lên sự Thức tỉnh để chú ý (Ahmadlou 2021, Farahbakhsh 2021). ZI cũng là nhân gây nên sự sợ sệt cùng với nhân AMYG, làm nên phản ứng tự vệ cùng với nhớ lại ký ức về sợ từ HIPPO, Thức Tỉnh và Chú Ý (Venkataraman 2021, Wang2020).
Khi kích thích nhẹ bịnh nhân bị động kinh từ vùng Temporal lobe bị Epilepsy (TLE), EEG cho thấy có làn sóng chứng tỏ phần dưới Vỏ Não bị kích thích làm động kinh và kết hợp với mất sự Thức tỉnh. ức chế

Lưới kích thượng kích động Vỏ Não làm sự mất Thức tỉnh trong vài giây. Điều đó chứng tỏ phần dưới Vỏ Não (Subcórtical system) cũng giữ vai trò trong sự Thức tỉnh d CS

iv. Ở loài côn trùng, trung tâm điều khiển là các Hạch thần kinh (Ganglions) và ngay cả Não của chúng cũng có cấu tạo như một cái Hạch TK, vì vậy kiến có thể còn hoạt động ngay cả khi cắt đầu của chúng.

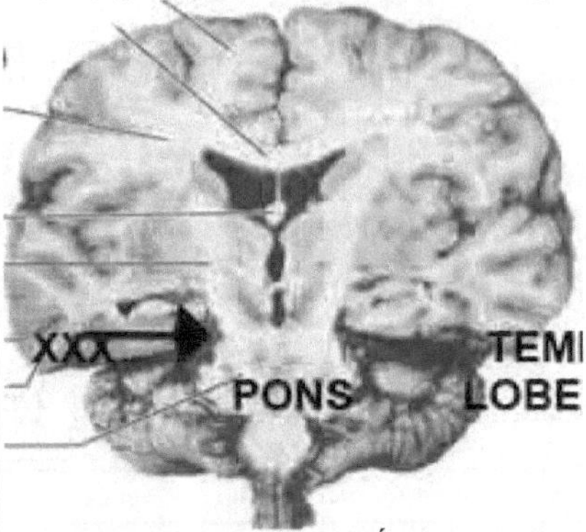

H4.9. Temporal Lobe có vết thương (XXX) có thể làm ra Temporal Lobe Epilepsy/TLE. TLE có khi ức chế Cuốn Não, Đồi Não và Lưới kích thượng làm mất sự Thức tỉnh cho thấy Đồi Não và Lưới kích thượng giữ vai trò kích động Vỏ Não để Thức tỉnh.

Ở chuột, phá bỏ ZI gây nên rội loạn phả ứng với stress. (Zhou 2021), có thê liên hệ đếnnhận biết cái mơi

ZI deep brain stimulation la phương pháp điều trị binh run tay chân (essential tremor)

v. Thuyết Lưới Đồi Não giữ vai trò then chốt cho TR qua cơ chế kiểm soát sự chú ý và hội nhập các cảm giác đến Đồi Não. Lại nữa Trí nhớ và sự chú ý là cần thiết cho TR. Giữa Đồi Não và Vỏ Não có sự liên lạc chặt chẽ và dầy đặc để truyền thông tin và Trí nhớ. Rối loạn của hai hệ thống Lưới Đồi Não và Đồi Não trên có thể là nguyên nhân cho bệnh Thần kinh phân liệt.

- Đồi Não giữ vị trí quan trọng trong sự Thức tỉnh,
- Vỏ Não. Sự mất Thức tỉnh là do sự thay đổi ở Vỏ Não (không phải của Vùng Trán Đỉnh mà là Vùng Sau Đỉnh và Precuneus).

Tóm lại TR được hình thành *trong NB khi tiếp nhận thông tin từ ngoại biên, nội tạng và tự cảm (proprioceptive, như vị trí của một phần cơ thể), và hội nhập thông tin vào NB, với sự chú tâm. Nghiên cứu về sau càng ngày càng chú trọng đến cơ chế về mẫu TR nội tại trong NB được gọi tên khác nhau như High Order Perception or Inner Sense (Rosenthal (1986, 1993, 2005 Dretske (1993) Seager (1994), Byrne (1997)), Default Space Model of Consciousness (Jerath 2018), Minimal Unified Model (MUM) (Wiese 2020), và Conscious memory system(Budson 2022).*

Thêm nữa TR ở động vật thấp cho thấy vỏ não hay NB không là cần thiết để lập thành TR. TR có thể chỉ là sự phản xạ có điều kiện gồm nhiều kết nối thần kinh qua các hạch thần kinh và không thần kinh như trường hợp TR nhập thân hay người máy robot. Như sẽ biện luận sau, NB chỉ là bộ phận thanh lọc thông tin cần thiếc cho vận động và tình cảm nhưng lại làm sai lạc thông tin,. Thông tin chỉ được nhận thấy *như thị chỉ bởi Bản Tâm/Phật tánh. Cho nên **Bản tâm là duy nhất và cốt yếu cần thiết làm nên sự hiểu biết***

VI. TRI THỨC VÀ TÌNH CẢM

Thời cổ xưa khi người ta tin Tri Thức (TR) nằm trong Não Bộ (NB), nhưng vẫn còn tin tình cảm là thuộc về thân thể ngoài NB, cho đến sau nữa thì mới tin là tình cảm là ở trong phần Não Bộ kiểm soát thân thể. Aristotle nghiên cứu nhiều về Tình cảm thì cho tình cảm trong phần siêu hình con người và trong thiên nhiên. Nhưng Descartes thì cho Tâm Hồn ở tuyến Tùng quả, còn tình cảm thì ở ngoài NB. Vì tình cảm được biểu lộ trên các bộ phận cơ thể như mắt miệng..... Nhưng gần đây tình cảm và TR liên hệ đến thân thể ngoài NB cũng có một ít cơ sở khoa học qua quan niệm về TR nhập thân.

Phần NB chuyên về tình cảm là ở phía dưới của NB như: Amygdala/Hạnh Nhân (Lo sợ), Ventral Striatum (Vui thích), Insula (Tình cảm sâu đậm), OrbitoFrontal Cortex (Đồng cảm), Anterior Cingulate Cortex (So sánh sai biệt, cảm giác đau), Medial PreFrontal Cortex /mPFC= (Xã hội), vùng Visceromotor thay đổi gương mặt,cử chỉ va điệu bộ cơ thể: kết nối với Cuống Não thông Não (Mid brain /PeriAqueductal Gray/PAG và Tủy sống). Trong quan niệm Embodied simulation/ Nhập hình mẫu (Barsalou 2008,2003), NB có hình thể của cơ thể với viễn ảnh của thế giới bên trong NB. Tất cả sẽ làm nên sự cảm nhận từ bên trong về tình cảm về thế giới bên ngoài (Barrett and Simmons, 2015; Chanes and Barrett, 2016, Seth et al., 2012; Seth, 2013; Pezzulo et al., 2015; Seth & Friston, 2016, Barrett and Bliss-Moreau, 2009; Barrett, 2017). Một cách tổng quát, mọi sinh vật đều có mẫu thế giới ở bên trong (Internal model), ngay cả đối với sinh vật một tế bào (Freddolino and Tavazoie, 2012; Sterling and Laughlin, 2015). Mục đích của mẫu thế giới bên trong là để thực hiện sự hợp lý nhất về cơ chế bảo tồn năng lượng mà có hiệu quả nhất (ít tốn kém nhất). Mẫu đó không phải là để phản ứng mà là để tiên đoán. Mẫu đó là căn bản của TR để biết đây là quả cam hay tế bào. Theo quan niệm đó, quá khứ cho đến hiện tại tiếp tục bổ sung thông tin vào mẫu TR đó.

Vùng Não cho mẫu TR là vùng ***không*** có tầng 2 và 4 (Agranular layers= tiếp nhận thông tin: dự đoán) và là Vỏ Não (VN) ra chỉ thị (Hệ Limbic đặc biệt là Anterior Cingulate Cortex/ Giải Bao Trước /ACC), Theo quan niệm của Barrett Mạng Mặc Định (MMD) là mạng liên hệ đến quan niệm về ý nghĩa bao trùm vượt quá chức năng về cảm giác.

Trong sự xây dựng TR, thông tin đưa đến Anterior Cingulate Cortex (ACC)/Giải Bao Trước để tiên đoán, ACC kích động Vỏ Não (VN) vận động và Cuống Não để tìm hiểu. Sai lầm chuyển về vmPFC và Pregenual ACC/pgACC thuộc về vmPFC để sửa chữa, sau cùng thông tin chuyển về VN cảm giác.

Tình cảm biểu lộ qua nhiều bộ phận hệ thần kinh Ngoại biên liên kết với nhau, kể luôn các cơ cấu dưới Vỏ Não. MMD giữ một vai trò quan trọng trong tình cảm, trong sự chuẩn bị cho tình cảm thích ứng. Vi MMD là cơ sở cho TR và Trí nhớ.
Theo quan niệm cổ điển Tình cảm là cấu tạo gắn liền với não bộ theo khuôn mẫu chung trong gia đình cộng đồng xã hội quốc gia. Phản ứng có tính cách khuôn mẫu từ trong cơ chế của NB như nhân Amygdala gắn liền với sợ sệt, Vental striatum với vui thích, OPFC vmPFC với Đạo đức giao tế xã hội thiện cảm.. Ngoài ra biểu hiện trên khuôn mặt cũng nói lên tình cảm: nhăn mặt khi khó chịu , mắt mở to khi run sợ, lơ láo khi hoảng hốt, vẻ mặt xệ xuống khi buồn rầu.... Những biểu hiện trên phát xuất từ chất xám vmPFC Amygdala, Ventral Striatum PAG....Hiện trạng trên có tính cách phổ biến dù ở các chủng tộc khác nhau
Từ đầu thập niên 2010, Barrett một PhD tốt nghiệp từ Waterloo, Ontario, Canada trong khi làm nghiên cứu sinh PhD. Barrett đã có nhận xét trái chiều: Vẻ mặt, sự có giãn bắp thịt mặt không có tính cách đặt thù cho tình cảm . Cũng như vậy Amygdala bị kích động không hoàn toàn do hình ảnh dọa nạt hung dữ mà chính là do cái lạ cái mới của hình dáng. Mẫu tình cảm được tạo nên với sự sinh hoạt và trưởng thành của con người dựa trên Bản Tâm. Vì vậy sự hình thành tình cảm của sinh vật kể cả con người không khác gì sự lập thành mẫu TR cho Nội Thức. TR và Tình cảm cũng tạo nên màng Vô minh. Đó là lý thuyết : Theory of Constructed Emotion/Lý thuyết Tạo dựng Tình cảm của Barrett. Nếu màng Vô minh của TR có thể tu sửa được qua cơ chế hủy tạo thần kinh nhờ Xưng tội, hối lỗi và Thiền Định thì mẫu tình cảm cũng có thể được cải thiện. Thiền Định đã là phương pháp rửa bỏ đi Nghiệp thì Thiền cũng là phương pháp bỏ đi những tình cảm xấu hay bịnh hoạn. Cho nên Thiền Định đã là phương pháp trị liệu hữu hiệu cho bịnh PTSD/Post Traumatic Stress Disorder.

Quan niệm cổ điển tình cảm có sẵn và mọi người phản ứng như nhau, vì đã hằng sâu trong xã hội văn hóa. Phản ứng (buồn/sadness, sợ/fear, ghê chán/disgust, giận/anger) được hoạch định sẵn trong nhân chất xâm dưới não như Amygdala Insula, PAG cho tình cảm biểu lộ và từ PFC/PreFrontal Cortex cho cảm nhận/Feeling, và suy nghĩ là tiến trình TR kết nối nhiều phần khác nhau về tình cảm và TR /Trí nhớ. Phản ứng là để giúp cho con người sinh tồn (Barrett, 2015, Hampton, 2015(Paul Ekman Group, 2021). Tình cảm là kèm theo gương mặt điệu bộ cơ thể một cách cá biệt. Vì vậy tính cảm là phản xạ vô điều kiện.

Trong lý thuyết Constructed Emotion (Tinh cảm kiến tạo), Barrett đưa ra quan niệm:
- Sinh vật tạo ra tình cảm dựa trên tiên đoán sự kiện sắp xảy ra dựa trên kinh nghiệm đã qua. Tình cảm không là phản xạ tự nhiên mà là phản ứng có điều kiện đưa trên kinh nghiệm cá nhân và không có tính cách

tổng thể trong xã hội (có nghĩa là không ai giống ai). Phản ứng là dựa trên **thể trạng bên trong (interoception)**, khả năng đối khán của cơ thể (Body Budget) và khả năng biểu lộ tình cảm (Affect). Cho nên tình cảm không nhất thiết phát xuất từ một Nhân nào của não bộ. Nói như vây Barrett phủ nhận Tinh cảm là có tự Tánh.

- Yếu tố làm thay đổi biểu lộ tình cảm là:

i. Body Buget/Khả năng cơ bản của cơ thể: giúp đỡ bằng luyện tập thể xác, giải trí, dinh dưỡng , công tác từ thiện, tâm linh.

ii. Tăng độ Emotional Intelligence/EI tự tạo cho mọi cá nhân cách ứng phó tình cảm tốt nhất. Emotional Granularity là tình cảm tạo hợp từ những tiểu tiết nhỏ để xây dựng lên tình cảm toàn thể qua cách chọn ngôn từ, đọc sách, Tôn giáo và tình thương, Thiền Định.

VII. QUAN ĐIỂM CỦA TRIẾT HỌC:

A) Thuyết Dự đoán (Predictive Mind) Jacob Hohwy (H4.10,13)

Jacód Hohwy là giáo sư Triết học về Não Bộ Sinh học, đại học Monash, Australia. Lý thuyết có phần tương tự như thuyết Perception Control Theory của Powers trong thập niên 1950 mà Ông bị chỉ trích là không để ý đến khi sách xuất bản. (H4.19)

Thiên nhiên đối với người và động vật là hỗn loạn và đầy bất ngờ. Phần cao nhất của động vật là TR. Để đối phó với sự hỗn loạn/trật tự, bất ngờ/định mệnh và khổ đau/vui sướng, động vật dùng TR để tiên đoán. Vì vậy cái dụng của TR là để tiên đoán. Nói một cách khác theo Clark (clark 2013a, b, Nave 2020), NB là một cái máy tiên đoán. Đó là căn bản của thuyết Dự đoán. (H4.11)

Thuyết dựa trên định kiến sẵn có trong NB (Nội Thức để so sánh với thông tin mới), sau đó sự tiên đoán được điều chỉnh lại theo hiện trạng dựa trên thông tin mới đến.

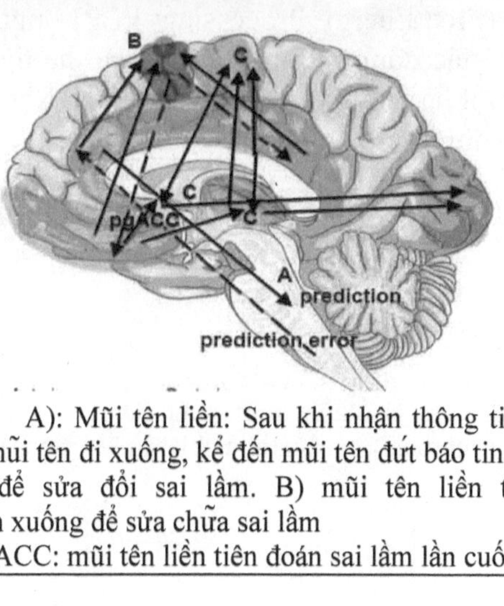

H4.10

H4.10 A): Mũi tên liền: Sau khi nhận thông tin sơ khởi, sự tiên đoán biểu hiện bằng mũi tên đi xuống, kế đến mũi tên đứt báo tin sai lầm chuyển lên.
ACC để sửa đổi sai lầm. B) mũi tên liền tới VN vận động, mũi tên đứt chuyển xuống để sửa chữa sai lầm
C) pgACC: mũi tên liền tiên đoán sai lầm lần cuối (Barrett 2017).

Khác biệt giữa dự đoán và thông tin được chuyển đến hệ trung tâm NB cao hơn để ra quyết định hành động (Rao 1999; Friston, 2002, 2008; Lee and Mumford, 2003; Knill and Pouget, 2004; Yuille 2006;Summerfield et al., 2006; Bar, 2009; Friston 2009; Rauss 2013). Cơ sở cho sự so sánh là ACC (chủ về chẩn đoán sai biệt). Thí dụ bạn ở trong một phòng kín nghe tiếng gõ cửa (tương tự như NB trong sọ nhận thông tin). Có thể nhiều tình trạng xảy ra: người giao hàng, kẻ trộm, vật đụng cửa do gió,... Khi khám phá ra thì đó là bị phá hoại. Lý thuyết trên gồm:

Phần đọc thêi. i. Hiệu quả Bayesian: Hiệu quả Bayesian (phép tính sác xuất tiên đoán hiện tượng dựa trên thông tin sơ khởi) chỉ cho thấy hiện tượng, biểu hiện bằng P(E)% được tính bởi H là P(E|H)%, H bị ảnh hưởng bởi quan niệm/dư luận/suy nghĩ biểu hiện bằng : P(H)
biết rằng H chỉ đúng P(H)% vì vậy
P(E)= P(E|H)% x P(H)% / P(H|E)
Thí dụ: P(E|H)%= 80%, P(H)%=40%, P(H|E)=60%
P(E)= 80% x 40% /60% = 50%. Tóm lại dư luận/quan niệm sai thường làm lệch lạc (giảm) độ sác xuất/probability thông tin. Vỏ Não khi nhận được thông tin làm một sự phỏng đoán dựa trên hiệu quả Bayesian từ đó gởi thông tin đi xuống ngoại biên (TOP DOWN). Kế đến thông tin mới được ghi nhận, nên có tiến trình dưới Ngoại biên lên NB (BOTTON UP) để xác nhận lại thông tin.

ii. Nhận Thức hành động Tình cảm Nhập thể vào NB và toàn thân qua cơ chế tình cảm lo hay vui (Hệ Sympathetic).

iii. Từ thân thể Nhận Thức con người lan tỏa ra khắp xã hội văn hóa kỹ thuật như một mạng lưới (Nave 2020, Kesner 2014, Hohwy 2013, Friston 2006, Gładziejewski 2019).

Lý thuyết trên có tham vọng là một lý thuyết cho mạng xã hôi, tương đương với TOE=Theory Of Everything trong vật lý. Nhưng lý thuyết cũng nhận nhiều phê bình. Đó là lý thuyết chủ về Triết lý hơn là Khoa học NB.

B) Não Bộ Bayesian và Phantom perception / Ảo giac

NB của sinh vật hoạt động theo hiệu quả Bayesian: tiên đoán những gì sắp xảy ra và hiệu quả hóa bằng cách điều chỉnh sai biệt (gọi là nguyên tắc Shannonian free Energy (Free Energy Processing=FEP)= nguyên tắc thay đổi một hệ thống khi có tác động hướng Tâm đi vào hệ thống làm hệ thống thay đổi để tạo ra một hệ thống mới. Khi FEP thấp/ Shannonian Free energy giảm thì sự thay đổi it= độ chính xác cao.

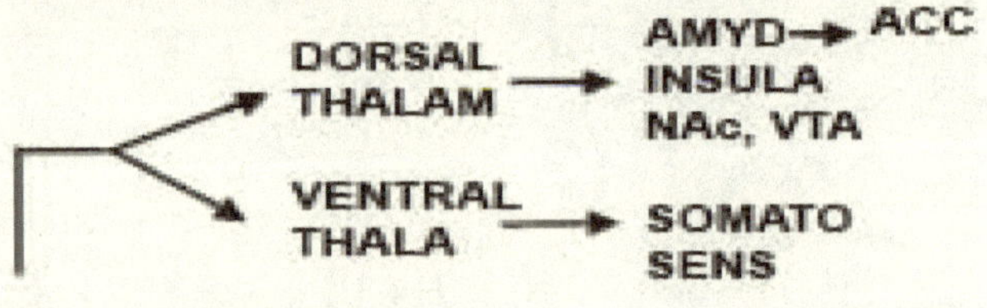

H4.11 Sơ đồ cho thấy thông tin đến Đồi Não gồm đường trên (Dorsal) đến các vùng Nucleus Accumbens/NAc, VTA (vui thích), Insula (nhận biết từ bên trong) Amy (lo âu) rồi chuyển đến ACC chuyên so sánh tìm ra đồng dạng và sai biệt. Đường dưới đến Vỏ Não Cảm giác.

Vì chức vụ tiên đoán của Não Bộ (NB), NB bị kích động khi có thông tin hướng tâm để làm công việc điều chỉnh sai lầm. Nếu thông tin hướng tâm/afferent bị cản lại, do nguyên tắc Shannonian, các vùng Não Giải Bao Trước /ACC, Insula... chuyên về tiên đoán sai lầm bị kích động quá độ để tìm nguồn thông tin. Tình trạng đó sẽ tạo ra hiện tượng Ảo giác (Friston 2006, Kesner 2014, De Ridder 2014) (H4.20).

C. Tri Thức Nhập Thân /Embodied Consciousness và SỰ MÔ PHỎNG /Simulation, Tri Thức (Tâm Hồn) Nối Dài /Extended Consciousness. TRI THỨC TIẾP CẬN NỀN (GROUNDED COGNITION) (NỀN= PHẬT TÁNH)

Cũng như lý thuyết về Tình cảm, Lý thuyết về TR không giải quyết nhiều vấn nạn về Não bộ học, Tâm lý học và siêu hình. Hai lý thuyết chính về TR cũng như các lý thuyết bổ sung trình bày trên chỉ nhằm vào cơ chế NB, đã tìm ra cơ sở thần kinh cho TR.

Đối với các nhà Tâm lý học , lý thuyết cổ điển cho là NB gồm nhiều phân bộ (modules), mỗi module lo một phần hành riêng như nghe nhìn ngửi, tình cảm lý trí.... TR được tạo ra bằng cơ chế giống như một cómputer tổng kết các thông tin từ mọi phần não bộ để làm ra TR như không do ghép nối một cách toàn vẹn (amodal) như chưa hề bị chia cắt ra thành nhiều mạng trước đó. Cơ chế là giống như tiến trình đi ngược từ thông tin khi đến NB thì bị chia ra nhiều phần để NB có thể bảo tồn ở các phân bộ riêng biệt.

Lý thuyết TR tiếp cận Nền (grounded) /TR hay TR làm chuẩn

Trong lý thuyết nầy mỗi phân bộ tự tạo nên TR riêng. NB kết nối các phần theo nguyên tắc "biểu hiện đa phân bộ" (multimodal representation) chứa trong NB, kích động TR của mỗi phân bộ, gồm các **hành động tại chỗ (Situated Action),** Xã hội, môi trường.... NB dùng sự **Mô phỏng (Simulation**) để làm nên TR toàn vẹn. Trong cơ chế nầy sự Mô phỏng thực hiện được nhờ sự Tiếp cận Nền. Nền tác dụng như làm mẫu TR để **Mô phỏng theo.** Trên đây còn gọi là lý thuyết **Nhận Thức theo Mô Phỏng (cognitive Simulation Theories)**

Quan niệm này cũng đã có từ các triết gia như Epicurus 341-270BC và cũng tương tự như vấn đề Tự nhìn thấy Imageries của các nhà Não Bộ học.

Trong lý thuyết do các nhà **Triết lý xem NB như một hộp để tiên đoán** khi nhận thông tin sơ khởi từ bên ngoài. Khi nhận được thông tin sơ khởi, NB dùng cơ chế Trên-Xuống từ Giải Bao Trước /ACC/Anterior Cingulate Cortex chuyển về ngoại biên để tham vấn. Ngoại biên gởi thông tin chi tiết đến PFC/PreFrontal Cortex nhất là vùng pgACC (vmPFC), từ đó sự tiên đoán được sửa lại hoàn chỉnh hơn để gởi về các VN tương ứng.

Lý thuyết về **TR Nhập thân (Embodied Consciousness và Extended Mind)** cũng được xây dựng bởi các nhà Triết học trong hơn một thập niên qua, và ít được chú ý bởi các khoa học gia về NB. **TR nhập thân là biểu hiện TR qua các hành động của cơ thể không qua não bộ.**

Nới rộng phạm vi TR từ NB ra, các nhà triết học nhận thấy cơ thể cũng làm công việc gần như NB. Thí dụ như:

1. Thở Hô hấp và NB.

a) Thở Hô hấp để cung cấp O2 và thải CO2,. Thở vào ra làm ảnh hưởng nhịp tim, huyết áp và như vậy ảnh hưởng đến NB. Nhưng hơn thế nữa nhịp thở có bóp bắp thịt lồng ngực tiến hành đồng điệu với sự có bóp các bắp thịt khác của toàn cơ thể. Bằng chứng là khi bạn bóp nắm tay lại sẽ mạnh hơn khi thở ra tương ứng với sự có bắp thịt ngực và cơ hoành (Li &Laskin 2006). Cũng như vậy cử động mí mắt ngón tay cũng theo nhịp thở (phase-locked to respiration) (Rittweger & Popel, 1998), Rassler & Raabe, 2003). Động tác ngón tay (cầm viết) sẽ nhịp nhàng hơn khi bắt đầu với hít vào hơn là khi thở ra (Rassler, 2000). Người chơi đàn piano cũng hòa hợp Vô Thức với nhịp thở (Ebert, Hefter, Binkofski, & Freund, 2002).

b) **Kích thích VN** vận động vùng ngón tay với TMS/Transcranial Magnetic Stimulation, ngón tay cử động mạnh hơn khi hít thở mạnh (Li & Rymer, 2011). Cũng như vậy kích thích cảm giác sẽ nhạy bén hơn trong khi thở ra (Li & Rymer, 2011). Lại nữa phản ứng lại các kích thích không thay đổi với nhịp thở, nhưng sẽ nhanh hơn khi thở ra theo chú ý.

Cảm nhận đau ít hơn khi thở ra hay thở chậm lại.

c) **TR: thở chậm kiểm soát được tình cảm**, được dùng trong quân đội cảm tử. Thu hồi ký ức khi thở vào bằng đường mũi.

d) Jerath trong nghiên cứu về Thiền Định (Jerath 2006) đề nghị cơ chế hoàn toàn thần kinh dựa trên phản xạ từ các bắp thịt và mô liên kết trong phổi làm ức chế Hypothalamus và kích động hệ đối giao cảm. Tuy nhiên khi Thiền với pháp Quán âm, không chú ý đến hô hấp, ảnh hưởng đến Hypothalamus hay thần kinh Đối giao cảm cũng xảy ra, và có thể xảy ra với cao độ. Vì vậy sự giản căng hệ hô hấp không giữ vai trò quan trọng trong cảm nhận Thiền Định. Gần đây Jerath còn thêm ảnh hưởng của sự hô hấp lên tình cảm (Jerath 2020), tương đồng với quan niệm của các nhà tâm lý gia khác như Li.

Thêm vào cơ chế đề nghị bởi Jerath, Thở và Thiền còn kích động nhân Periaqueductal Gray và nhất là quan niệm về Polyvagal Theory của Porges (Porges 2008) làm hệ đối giao cảm tăng lên.

e) **Sóng Gamma (30-200Hz) trong EEG** là liên hệ đến sự chú ý, nhận cảm giác và quyết định. Sóng Delta (sóng rất chậm 0.5-4Hz) kết hợp với hơi thở và Gamma (sóngn rất nhanh 30-80Hz) theo nhịp thở ở Chuột (Ito, 2014), đó là thời kỳ râu mép của Chuột nhạy bén hơn qua phần Não Thính giác. Ito chứng minh là sóng Gamma ở Não Thính giác Chuột là tùy theo nhịp thở, hơn nữa các phần VN khác cũng biểu hiện như vậy (Heck et al., 2016; Liu et al., 2015). Thở qua mũi kích động dây thần kinh khứu giác sẽ làm kích động VN khứu giác Amygda, HIPPO (Zelano 2016). Sóng Gamma cũng được kích động ở người nhờ hơi thở (Heck et al., 2017; Heck et al., 2016) làm ảnh hưởng đến Tri thức, tình cảm, vận động, chú ý cảm nhận đau.... Ở Chuột sóng SWR/Sharp Wave Ripples (cần thiết cho HIPPO chuyển thông tin về TN lên VN để lưu giữ) từ HIPPO ở Chuột là liên hệ đến hơi thở. Ở Chuột khi cắt VN khứu giác, hệ quả của VN như trên vẫn còn lại nhưng giảm đi, chứng tỏ ngoài thần kinh khứu giác, các thần kinh cảm giác khác và nội cơ thể (Proprioceptive) như vị, âm thanh, cơ khí, nhịp bụng ngực...cũng góp phần vào (Ito et al., 2014, Feldman & Del Negro, 2006). Ở Chuột cắt bỏ TK khứu giác làm Chuột trầm cảm, nhưng hư hại khứu giác ở người không cho kết quả tương tự vì khứu giác của người ít quan trọng (Kohli 2016).

Tóm lại nhịp hơi Thở không phải chỉ hạn chế trong trao đổi dưỡng khí, mà còn kết hợp với sóng điện. Sóng Gamma khóa chặt với hơi thở, với chuyển biến ở dạng chu kỳ lan rộng khắp NB. Sóng Gamma và chu kỳ NB liên hệ đến TR (Heck 2017) qua kết nối cảm giác. Sóng Não hợp thành Spikes/sóng cao do nhiều tế bào TK hợp lại là biểu hiện của TR trong NB (Vaadia et al., 1995 Komiyama et al., 2010). Những thay đổi trên không lệ thuộc vào O2/CO2 nhưng lại lệ thuộc nhiều vào sự di chuyển khí qua mũi, chứng minh bởi Zelano (Zelano 2016).

2. Thần kinh ngoại biên khác, không kể thở và thần kinh khứu giác kích thích VN, cũng có những hiệu quả tương tự trên NB và đó là cơ chế cho thuyết TR Nhập thân (Embodied Consciousness). Thí dụ liếc mắt qua lại (Eye saccades) cũng tăng điện VN thị giác kể cả sóng Gamma. Cũng vậy cử động tay của diễn giả có thể làm điều hợp sóng NB hơn.

Thở cũng tác động lên Trí Nhớ. Thở sâu tương ứng với TN nhiều hơn. Có thể thở có hiệu quả tổng quát trên Tri Thức hơn là đặc thù cho một chức năng nào.

3. TR Nối Dài (Extended Cognition/Mind)
Hãy xem một người dùng Computer để tim hiểu thế giới. Đó là hình Thức TR kéo dài ra khỏi NB/thân thể vì Computer cung cấp thông tin cho NB. Theo Clark phần nối dài của TR là phần được tiếp cận với NB. Vì vậy phần lớn thế giới bên ngoài, Internet không tiếp cận với NB vẫn không thuộc về TR nối dài.

VIII Lý Thuyết về Hai đường Dẫn truyền để lập thành TR và Hành Động/Phản Xạ. (H4.12,13)
Quan niệm hai đường dẫn truyền phát khởi từ quan niệm Nhị nguyên: Thế giới con người đang sống luôn luôn có đối nghịch, vì không đối nghịch chỉ hiện diện trong Thái cực. Lý thuyết nầy áp dụng cho sự chú ý, thông tin và có lẽ là cho các hệ thống khác nữa nhưng ít được chú ý và nghiên cứu hơn.

Trong NB thông tin ngoại biên thí dụ như Thị giác, Thính giác, Xúc giác có hai đường dẫn truyền phát xuất từ VN cảm giác

Đường dẫn truyền trên (TRÊN XUỐNG): Mindfullness/*Chủ Tâm*, chủ về Thức tỉnh, chăm chú nào mục tiêu, Chủ quan. Dùng dẫn truyền đi qua VN cảm giác/vùng Tam biên TPJ , Vận động và đến PFC để hành động một cách phản xạ , không có TR. S*au khoảng chừng 500ms, có TR che mờ Phật Tánh*

Đường dẫn truyền Dưới (DƯỚI LÊN): Awareness, khách quan, dựa nhiều trên Phật Tánh hơn đường trên. Thường rộng lớn hơn đường trên, đi qua Thùy Thái dương chủ về tình cảm kể cả nhân Amygdala/Hạnh Nhân về lo sợ và N. Accumbens, VTA/Ventral Tegmental Area về vui sướng. Các vùng trên không xa Ventral Pallidium của Basal Ganglia chủ về vui chơi.
Đường Dưới nầy bao quát toàn thể để có kiến thức tổng quan giúp đường Trên đang chỉ chú ý vào mục tiêu, Vì vậy đường dẫn truyền Dưới nầy tạo ra TR sau khi được so sánh với Nội Thức. Tuy nhiên, vì Vô minh (Y tha Sử Tánh va Biến sở Chấp), nên TR không phản ảnh Trị Huệ Ba La Mật

Sau đây là 3 thí dụ: Thị, Thính và Xúc giác H4,7,8,9,10,11,12
***i.* Trí Thức Thị giác** *(xin xem phần liên hệ)*
TR Thị giác chiếm khoảng trên dưới 40% Não Bộ được dành cho Thị giác và các hoạt động Tri Thức (TR) liên hệ. Thị giác có ảnh hưởng lớn đến đời sống con người. Kết nối thị giác với nhiều vùng Não khác nhau để thực hiện chức vụ toàn thể của đời sống nên: Thị giác liên hệ đến vùng Não Thính giác và các cảm giác khác, với tình cảm sợ sệt vui sướng, với cử động toàn thân kể cả cử động tự động kiểm soát bởi Basal ganglions, và Tiểu Não (phản xạ Vô Thức). Thêm nữa để điều hành theo

mệnh lệnh từ tư tưởng, hệ thống Thị giác cũng cần kết nối với PFC vùng dmPFC (điều hành Tình ca), vmPFC (liên hệ xã hội, đạo đức), dlPFC (điều hành tổng quát), FEF (cử động mắt)...

Từ Võng Mô có hai loại dẫn truyền Parvocellular (hình màu/cóntrast đen Trắng BW) và Magnocellular (chuyển động /low cóntrast BW) /Vỏ Não V1 thường gọi là Striate Cortex nhận thông tin từ mắt đến LGN. V1>V2 --> V3,4,5,6. Vỏ Não V2-V6 gọi là Extrastriate Cortex ít hơn về thông tin từ LGN nhưng nhận thông tin từ V1(H1.8 trang 38 Chương 1). Thông tin cuối cùng chuyển về Nội Thức để làm ra TR và về VN vận động về mệnh lệnh (Carruthers 2005; Rosenthal 2006; Lau and Rosenthal 2011)

- **Đường dẫn truyền *Thị giác* trên**

chuyên về vận động để chủ về Làm sao (HOW?= LÀM THẾ NÀO) , chủ về hành động, để làm thế nào sinh vật phản ứng, - như liếc mắt, xoay cổ - không có thông tin nếu không có đường dẫn truyền dưới. Đường dẫn truyền trên- *Thức tỉnh/Chủ Tâm (Mindfullness) V1>hMT>PPC>VN Vận động>Frontal Eye Field:* chuyên về vận động /hành động để chủ về phương cách - không có Tri Thức nếu không có đường dẫn truyền dưới

- **Đường dẫn truyền dưới chiếm vùng Não rộng lớn** hơn có Ý Thức nhưng chậm hơn *Tổng quan (Awareness)*, cho cái nhìn tổng quát vì vậy đem đến Tri Thức cho sự thấy, Vì vậy Rizzolatti & Matelli, 2003 chia ra hai đường:

- Đường Dưới Bên Lần lượt đi Từ V1> V2---> --->V2,3 4 Medial Temporal Lobe (MTL) TEO TE= dẫn truyền bụng (WHAT= nhận diện sự vật)Nhân Amyg/lo sợ, N. Accubens/vui thích: chuyên về tính chất và tình cảm của Sự thấy (WHAT?); (TE, TEO: Tên riêng cho vùng não đặc biệt về thị giác), vùng tình cảm Nucleus Accumbens/NAc, AMYGD, PFC, Substantia innominata of Meynert (liên hệ đến TN và Amygdala/Hạnh Nhân) .

- Thông tin đến Pulvinar của Đồi Não cho định vị (WHERE= NƠI CHỐN).

Thông tin đến Pulvinar /Superior Colliculus của Đồi Não cho Định vị (WHERE). (Ptcher 2021) Mắt--> Superior Colliculus---> Pulv -->V5--->MT

Như trên thì Đường trên dung để hành động theo phản xạ. đường Dưới cho biết tính chất và tình cảm của thông tin, Thí dụ : con ruồi bay vào mắt phản ứng là nhắm mắt lại va lấy tay đuổi ruồi truoc khi biết đó là con ruồi

Hình ảnh chỉ giữ lại ở V1 một thời gian ngắn dưới 30 giây.Nghiên cứu TN thị giác hiện hành vmPFC và IF junction (Pars triangularis=BA44) . Khảo sát ở các em bé cho thấy VN Thị giác bên (lateral) và Fusiform gyruṣ Thái dương) liên hệ đến điều hành hình ảnh đồ vật và mặt người bị kích động

Lại nữa tùy theo tính chất của thị giác hình ảnh cơ sở thần kinh có thể là HIPPO cho địa điểm, MTL cho hình dáng mặt người, màu sắc ....

Thông tin cuối cùng sánh với Nội Thức: chuyên về tính chất và tình cảm của sự thấy. (What và Where)(Carruthers 2005; Rosenthal 2006; Lau and Rosenthal 2011) (Todd 2011) Rosen 2018).

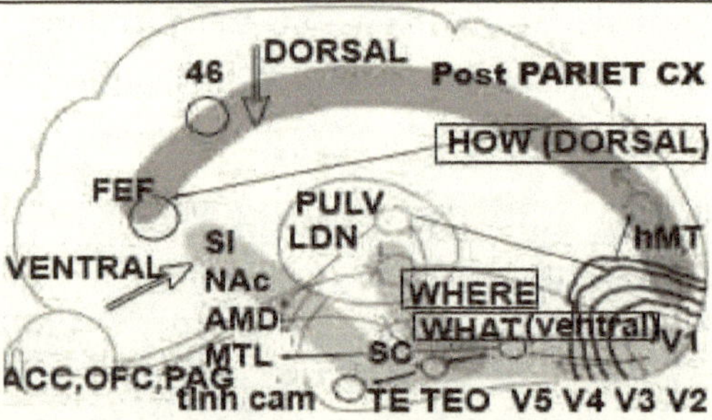

H4.12 Sơ đồ các luồng dẫn truyền: Thị giác mũi tên đen dài), Thính giác (mũi tên trống), Xúc giác (mũi tên đen ngắn)

- **Đường trên Thị giác**: từ VN Thi giac→hMT→VN Đính- PFC: giup Vận động như thế nao (HOW)-
- >**Đường Thị giác Dưới**: VN Thi giac-VN Thai dương (Fusiforn Gyrus)-PFC Dưới: tinh chất cua thông tin la gi (xấu đẹp vui buồn...) (WHAT)
- **Đường Thị giác Dưới thứ hai**: VN Thi giac-VN Thai dương- Lateral geniculate body: cho biết vi tri cua vật thấy (WHERE)

Phần đọc thêm KHNB

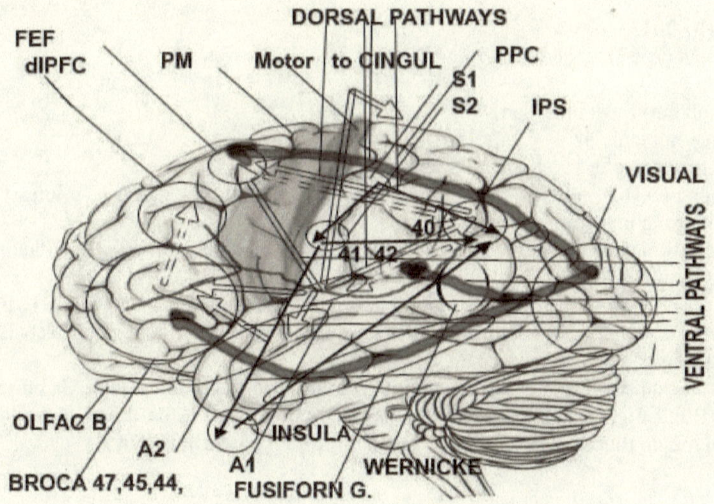

H4.13
IPS Intraparietal Sulcus

PPC: Posterior Parietal Cortex
PM: Premator, có tâng số 4, dysgranular nên chuyên về hoạch định cao
M Motor
FEF: Frontal Eye Field: cử động mắt
S1,2 VN Xúc giác cấp 1 và cấp 2.
47, BA47 Orbital Area thuộc về thưởng thức âm nhạc hiểu biết ngôn ngữ
BA44,45: ý nghĩa ngôn từ
A1/lõi/córe và A2/ vỏ/shell: VN thính giác
S1 S2: VN xúc giác
OLFACT B: Bầu Khứu giác
Broca: VN về ngôn ngữ
BA47 Broadman Area 47: Ngôn ngữ
BA45: ý nghĩa
BA41, 42: liên hệ đến âm thanh
BA40, Broadman area BA40 Supramarginal gyrus của Parietal córtex , thuộc về inferior Posterior Parietal córtex. liên hệ đến xúc giác:

i. Đường Thị Giác Bụng

Có nhiều nhánh để chuyên về TR Thị giác về sợ sệt kết nối với TEO OFC Amyd và đường Lưng Bên Lateral Geniculate Body/LGN-Superior Colliculus/ SC-Pul -AMYG (Silverstein 2016), TR Thị giác về Hình dáng

Hệ thống Bụng cần rà qua nhiều lần để thấy hình dáng 3 chiều: Thông tin về hình dáng không những truyền từ V1 đến V2, 3, 4.. mà còn dùng đường ngược lại từ V3,4,5/MT quay lại V1, từ TEO về lại V4,5 và TE về lại TEO trong thời gian rất ngắn 60 ms (Drewes 2016)

Lần lượt đi từ V1 đến V4 đến Medial Temporal Lobe (MTL) vùng TEO,TE, (WHAT?= pHÂN BIỆT TÍNH CHẤT NHƯ HÌNH DÁNG MÀU SẮC..); (TE, TEO: Tên riêng cho vùng não đặc biệt về thị giác

V1→V3→V4/MT

V1→V2→V4→TEO

V2-→TEO→TE→OFC/AMYD/Nhân đáy/BG
OFC→TE-→V2/V1
TEO→V1
TE→V4 (Kravitz 2013)
Hickok & Poeppel (2007), chia đường Bụng ra
-Đường bụng
Bên Phải để định hướng và thời gian.
Bên Trái để giúp nói chuyện.
- Đường bụng trước để phụ vào tiếng nói diễn thuyết.

Chú ý: không có Deaf hearing tương ứng với Blind sight vì đường dẫn truyền lưng Thị giác không quan trọng như trong Thị giác.
Vùng hMT (điều khiển động tác tay về thủ thwjt) được biết kết nối với Não Planum Temporal A1 (Gurtubay-Antolin 2021).

hMT còn nhận thông tin trực tiếp từ Thính giác và thị giác không qua V1 (Gilaie 1016)

FEF: Frontal Eye Field: cử động mắt, dlPFC: quản lý tổng quát hoạt động Não Bộ, TE/TEO: Vùng Não đặc biệt chuyên về thị giác.
hMT Vùng Não Middle Temporal Cortex chuyên về ghi nhận thông tin 3-chiều .là cơ chế Mù Vô Thức (Blind Sight): Khi chơi tennis: Hand -Eye (Tay-Mắt) là hệ thống Lưng làm việc, hay người mù do thương tích V1 có thể Tránh được vật không "nhìn thấy".

***ii. Thính giác** (mũi tên trống)*
Từ Vỏ não Thính giác A1/lõi/córe và A2/ vỏ/shell)
Đường lưng> Premotor >DLPFC

TN được giữ ở A1,A2 thinh giác bên đối diện, tiếng vang/echo ở PFC liên hệ đến dlPFC, tiếng nói, chú Tâm, vlPFC,

- ĐườngLưng đi về VN Vận động Promotor >DLPFC Limbic Cortex và TPJ PFC,
- Đường Bụng đi về PFC Dưới Bên (BA45/47)>DLPFC (điều hành) Amydala (Lo sợ) và AG (angular gyrus), liên kết Thị giác, Cân bằng vị thế (vestibular)

iii.) Xúc giác: (mũi tên đen ốm) Lưng (PFC) và Bụng (Amygdala/Hạnh Nhân) *(Gardner2008). h*ttps://www.researchgate.net/publication/285222357_Dorsal_and_Ventral_Streams_in_the_Sense_of_Touch , Camlier 2012) (Kostopoulos 2007). https://human-memory.net/somatosensory-córtex/

. Chú ý đến vùng vận động và IPS/Intra Parietal Sulcus là vùng tương ứng với Đỉnh đầu). Trong Thiền Định, khi âm thanh vang to thì kích động vỏ não Vân động có thể là nguyên nhân gây nên sự lay động đầu cổ

Ví dụ về TR Tổng quát liên hệ đến Giác quan (Sedda 2016)

Trong sự thấy, hai đường dẫn truyền đó xảy ra song song nhau (đường dẫn truyền vận động nhanh hơn và đi trước một chút ít), nên con người không cảm nhận là mình hành động mà không có Tri Thức. Khi luồng dẫn truyền dưới bị hư như trong trường hợp Tai biến mạch máu não, người bịnh vẫn có mắt và VN thị giác không bị hư tổn. Người bịnh có thể phản xạ đúng mà không biết tại sao, đó là hội chứng " mù Vô Thức": không thấy nhưng vẫn hành động đúng. Lý do là vì vết thương vùng Đính Phải cắt đứt đường dẫn truyền phản hồi thị giác từ vùng Tam biên TPJ về trung tâm của Nội Thức (ở Đồi Não).
Tóm lại thông tin phản xạ từ nhiều vùng Vỏ Não và cuối cùng đến Đồi Não để trở về Vỏ Não Thị giác thì mới có TR. Từ những quan sát tương

tự, người ta đã dựng nên giả thuyết tạo nên TR. Quan trọng hơn là những thuyết sau.

Trong quá trình trên, Vỏ Não tiếp tục liên lạc với Đồi Não (vùng lateral geniculate nucleus =LGN). Sau đó thông tin lại được gởi lại về vùng V1 và chỉ sau khi nhận được mẫu TR có thông tin tương tự cùng chuyển đến để so sánh, thì thông tin này mới trở thành Nhận Thức/TR (Pascủal-Leone A), Lamme cho đó là TR. Cũng cần ghi nhận là sự Nhận Thức này có tính cách tạm thời và có thể mất đi nếu không có đủ chú Tâm. Sự chú Tâm đó có được bằng cách lặp đi lặp lại quá trình chuyển về V1. Như ở phần trước đây đã trình bày sự chú Tâm là một quá trình cần sự tham dự của PFC/PreFrontal Cortex. (Lamme 2003, Saalmann 2011).

IX. Nội Thức/Nội Tâm

Là phần TR đã có sẵn trong NB của mọi người trước khi tiếp nhận bất cứ thông tin nào,. Nội Thức được thành lập từ khi thai nhi phát triển nhất là sau khi sanh, Có thể một phần gồm cả Tạng Thức, NT luôn luôn dựa lên Phật Tánh > Phật Tánh là nơi làm ra Thức. NT chính là cái Tôi/Bản Ngã của mỗi người. Không có Phật Tánh thì nói Nội Thức không thể làm việc được. Trái lại NT luôn luôn làm lu mờ Phật Tánh

A. Vai Trò

1. TR là những thông tin được hội nhập cần được đối chiếu với TR đã có sẵn trong Não Bộ.

Thí dụ: Em bé khởi đầu không biết quả cam là gì cho đến khi Bố Mẹ em bé cho ăn cam và chỉ đó là quả cam. Bác Sĩ Bịnh lý học không biết tế bào ung thư là gì cho đến khi được huấn luyện và chỉ dẫn về tế bào ung thư. Các hình ảnh ấy như quả cam, tế bào được ghi vào trong Trí Nhớ, đúng hơn là TR. Các thông tin lần lần được bồi đắp trong vùng TR đặc biệt gọi là Nội TR. Khi chưa được chỉ dạy thì thông tin cói như không có ý nghĩa gì, bị loại bỏ hay cho vào Vô Thức. Vì vậy điều kiện tiên quyết của TR là so sánh với Nội Thức.

Điều đó cũng gần với quan niệm của Phật học là Nội cảnh đã có sẵn, làm ra ngoại cảnh hay đúng hơn ngoại cảnh chỉ được nhận biết khi có Nội cảnh làm chứng nhận.

Vì Thông tin theo thần kinh cảm giác sau khi tiếp nối ở Đồi Não được lên Vỏ Não (từ Dưới lên Trên). Từ Vỏ Não Thông tin được chuyển đến Vỏ Não ở các phần chuyên về điều hành hòa hợp kế hoạch, phối hợp với tình cảm phản hồi lại Đồi Não, từ đó trở lại Vỏ Não liên hệ. Đồi Não và Lưới Đồi Não được biết giữ vai trò trong sự Thức tỉnh. Sự phản hồi từ Trên đi xuống (Vỏ Não xuống Đồi Não) chứng tỏ Đồi Não và những vùng chất xám lân cận giữ vai trò trong việc hội nhập TR. Vai trò có được nhờ Đồi Não, Vỏ Não và những chất xám lân cận đã chứa những "mẫu TR" đã có trước từ khi mới sanh bồi đắp trong quá trình trưởng thành. Theo quan niệm của thuyết vùng Não Mặc Định TR hay Nội Thức, Đồi Não và vùng lân cận tạo nên một hệ thống làm chuẩn gồm phần tử của mẫu TN. Từ đó mẫu TR đã có sẵn gồm thông tin tương tự với thông tin mới nhận được chuyển đến Vỏ Não Giải Bao Trước /ACC/Anterior Cingulate Cortex để so sánh. Sự tương hợp hay dị đồng với TR có sẵn trong khi hội nhập trong Nội TR làm nên TR mới. TR trong Nội TR có thể được gọi là "chuẩn Thức" làm tiêu chuẩn để đánh giá thông tin trước khi biến thành TR. Quan niệm "*Nội Chuẩn Thức* " còn dựa thêm:

i. Nội (Chuẩn) Thức là riêng biệt nên khác nhau từ người này sang người khác. Thí dụ một khuôn mặt có thể đẹp cho người này mà xấu cho người khác.

ii. Nội Chuẩn Thức thay đổi và cải thiện với thời gian. Những thông tin hiện tại có thể được dùng làm chuẩn cho những thông tin tương lai.

iii. Thông tin không đồng dạng với Nội Chuẩn Thức sẽ bỏ vào Tiềm Thức hay Vô Thức nếu không có sự chú tâm.

2. Giải Bao Trước /ACC/Anterior Cingulate Cortex để nhận ra thông tin mới (xin xem tr 62) (H4.14)

Là phần trước của Cingulate Cortex/Giải bao. ACC có kết nối cùng khắp, đặc biệt với Giải Bao Sau/PCC, MTL, vmPFC OrbitoPFC/OPFC, Đồi Não/Thalamus Hạnh nhân/Amygdala. Từ lâu Giải Bao Trước /ACC giữ vai trò khám phá sai lầm thông tin về TR: Khi VN nhận thông tin sơ khởi thì VN cho ra một tiên đoán (dựa trên Nội thức) cùng lúc gởi tín hiệu ra ngoại biên để tìm hiểu. Ngoại biên lại gởi thông tin chính xác lên, lúc ấy ACC có nhiệm vụ khám phá phần đồng dạng và sai biệt thông tin. Phần đồng dạng là tương đương với TR, phần sai biệt được ghi thêm vào Nội Thức. Vì vậy ACC được gán cho nhãn hiệu tham gia vào làm quyết định (Bush 2000, Posner 11998, Lưu 2004, Carter 1998 Holroyd 2004, Gehrin 1993, *Carter 1998, Stern2010*, Carter 1998, Van Veen 1998, Alexander 2017,Orr 2012.*)* (H4.13) Vai trò trên có thể tương ứng với Sở Hữu Biến Hạnh trong Sơ Tuệ Tâm (Vi DiệuPháp) (xin xem thêm trang 201)

Gần đây **Zona Incerta** được khám phá là có vai trò nhận ra thông tin mới. Vì vậy khi ACC bị hư hại có triệu chứng về lo âu (? Đâu là sự thật). ACC không làm vai trò lưu trữ TR đáng kể.

NB được biết là một hộp tiên đoán: khi có thông tin sơ khởi đến (thí dụ: tiếng động ở cửa, có thể là do khách hay gió thổi cây đá va chạm, chim...; nếu NB đoán là khách đến. Sau đó có kiểm chứng và xác nhận là gió thổi đá va chạm vào cửa, thì tiên đoán là sai lầm). *Tiên đoán sai lầm làm nên kích động nhẹ và xác nhận là đúng làm nên kích động mạnh.* Khác nhau là cường độ. Sự khác nhau đó làm nên biểu hiện "khám phá sai lầm". Sự sai lầm tự nó không làm cho Giải Bao Trước /ACC ghi nhận là khám phá sự Sai lầm.

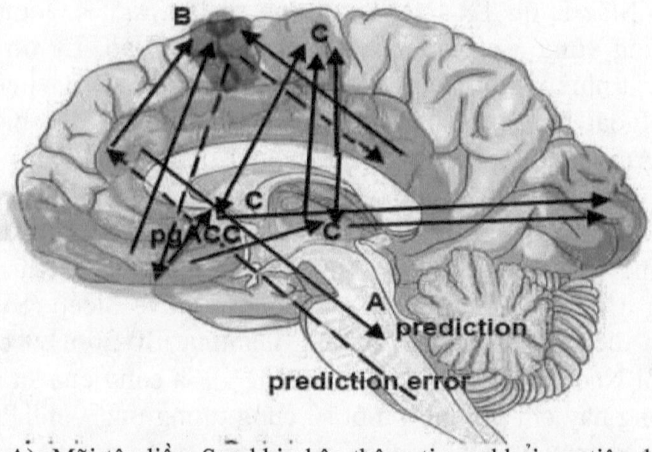

H4.14 A): Mũi tên liền: Sau khi nhận thông tin sơ khởi, sự tiên đoán biểu hiện bằng mũi tên đi xuống, kế đến mũi tên đứt báo tin sai lầm chuyển lên ACC để sửa đổi sai lầm.
B) Mũi tên liền tới VN vận động, mũi tên đứt chuyển xuống để sửa chữa sai lầm.
C) pgACC: mũi tên liền tiên đoán sai lầm lần cuối (Barrett 2017).

Từ vai trò trên của ACC, có thể suy rộng ra là ACC có khả năng so sánh thông tin mới nhận được và thông tin có sẵn trong NB. Thông tin trùng hợp với thông tin có sẵn (trong NT) sẽ được ghi nhận và có thể dán nhãn hiệu TR. Hiện tượng cũng tương tự như Word sofware của cómputer nhận biết thông tin nào đã có sẵn trong Computer hardware. Giả thuyết trên được hỗ trợ bởi:

-Sự kết nối ACC với các vùng liên hệ để thông tin và TR (như Đồi Não , HIPPO, vmPFC, Giải Bao giữa, Sau/MCC,PCC (PCC= ít bị Tai biến mạch máu trừ trường hợp chấn thương, là vùng chính của MMD, TN Tự ký, Thời điểm, Nơi chốn , và làm ra TR-2006, liên hệ đến chú ý, Alzheimer, Tình cảm, Autism, ADHD, Schizo-Leech 2014), Precunueus (=MMD, TR cao, TR/Self related-mental representation, có vai trò về hình ảnh liên hệ đến cử động-Wang 2019).

- Vị trí của ACC trong Giải bao liên tiếp với vmPFC, ở phía trước và MCC,PCC, Precuneus phía sau.

3. Vùng Não Mặc Định Tri Thức/Nội TR

Năm 2015, Jerath và cộng sự đề nghị rằng Cảm giác được đưa đến vùng Não Đồi Não-Vỏ Não là vùng thể hiện được thế giới bên ngoài.

Tri Thức (TR) được phát sinh khi vùng Mặc Định nhận được thông tin. Đồi Não là thành phần của Hệ Mặc Định trên. Thuyết có thể cói là bổ sung cho thuyết của Tonioni.

Thuyết nầy ít được chú ý bởi các khoa học gia Não Bộ, nhưng lại gần với quan niệm Phật giáo về TR vì có phần đánh giá vai trò của vùng Não Mặc Định TR (NMTR) trong sự làm ra TR. Jerath đã chỉ định rõ ràng vùng Vỏ Não liên hệ: Đó là Đồi Não. Lý do và bằng chứng là rất nhiều. Đồi Não có vị trí trung tâm của NB vì có kết nối với TK Ngoại biên, với các nhân chung quanh nó đặc biệt là với HIPPO, Amydala, VTA/VetralTegmental Area và khắp VN qua Thalamocórtical radiation đặc biệt là MMD và hệ vành. Phá hủy phần lớn VN sinh vật vẫn còn tỉnh, nhưng phá hủy Đồi Não làm sinh vật đi vào hôn mê và tử vong. EEG cũng cho thấy như sau: Khi Ngủ NB hoạt động ít nên có sóng chậm gọi là Slow Wave Sleep (SWS). Khi kích thích điện Đồi Não tạo ra sóng Gamma (30-200Hz) có nguồn gốc từ Đồi Não (mạng lưới Đồi Não=LDN), là sóng của sự chú ý và TR, và sóng này chỉ ghi lại ở một số cùng tương ứng với TR. Như sẽ thấy ở các phần sau LDN là phần quan trọng trong cơ chế của sự chú ý.

4. Anterior Insular Cortex/AIC

Vung VN nằm sâu dưới ranh Sylvius được chu ý về vai tro lam nên TR (Evrard 2019). VN có tầng 2 va 4 với tế bao nho (nhưng ít về số lượng, goi la Dysgranular) và kết nối dày đặc và cùng khắp. Insular Cortex co vai tro sau: Cam giac về cơ thể (Mutschler et al., 2009, Uldin 2017), Cam nhận., (Bartels and Zeki, 2004; Gu et al., 2013; Smith et al., 2015), Thấu cam (Lamm and Singer, 2010), Tự cam nhận về chinh minh và người khac (Devue and Bredart, 2011Salomon et al., 2016) Cam nhận về thời gian (Pastor 2004, Quyết chi (Brass 2010). Trong binh Frontotemporal Dementia tầng 2 va 4 bi mất đi. Kich thich AIC lam hư hai TR (Fischer 2016). AIC giam hoat động trong gây mê. Thuốc gây mê propofol lam kết nối dlPFC va MMD bi cắt đứt. Trong nghiên cưu về đau, kich thich Insula Sau, nhất la Insula Trước và Phai gây sự đau. Insula cho thấy co it nhiều tương ứng giữa vị thế trên Insula va trên cơ thể (Ostrowsky 2002).

Những hiện tượng trên chứng to AIC la cửa mắt xich trong sự Chu Tâm cua mang quan ly dlPFC với cac vung VN về TR cam giac tinh cam. Kiểm chứng với Vi Diệu Phap, AIC co thể giữ vai tro trong Sở Tuệ Tâm và Sở Hữu biến Cảnh (Huang 2021) (xin xem thêm trang 201).

B. BẰNG CHỨNG NÃO BỘ HỌC VỀ SỰ HIỆN DIỆN NỘI THỨC hay NỘI TÂM

Từ lâu đã có quan niệm là có sự tương ứng từng mỗi điểm ở Võng Mô với Vỏ Não Chẩm V1 dưới hình thức dạng phân giải (resolution) thấp.

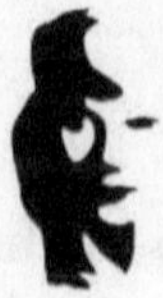

Người đứng thổi kèn hay mặt cô gai

- Khi cho thấy hình đen trắng với 2 tones (đậm nét hay không có nét) được suy nghĩ ra bởi Mooney năm 1957: thí dụ như hình mặt với nét đen và không có nét. Vùng Não Chẩm được xem với fMRI cho thấy sự khác biệt hình thấy được nếu người thí nghiệm đã được xem trước hình có đủ tones. Điều đó chứng tỏ Hình được thấy trước đã được lưu giữ trong Não Bộ, nên khi thấy hình 2 tones thì hình lưu giữ trong nội Thức được chuyển đến làm cho hình fMRI thay đổi thành rõ nét hơn (Hsieh 2010).

- Hình tưởng tượng (Mental Imagery) đó là khả năng của Não Bộ có thể làm hình ảnh hiện trong Trí óc mà không cần nhìn thấy hình thật ngoài đời. Hình thấy thật dùng đường dẫn truyền Dưới Lên (Bottom Up) là đi ngược chiều với đường Trên Xuống (Top Down) của Hình tưởng tượng, tuy là hai cách thấy hình cũng dùng chung những vùng não. Kết quả chứng minh trên dựa trên kỹ thuật fMRI và Multi-Voxel Pattern. Classification (MVPC =3-Chiều đa dạng). Khi cho cói nhiều hình, để có MVPC, rồi làm Hình tưởng tượng thì hình tưởng tượng có cùng thông tin như khi thấy hình thật. Nói một cách khác hình trong nội Thức đã được thu hồi lại (Lee 2011, Naselaris 2014, Pearson 2015).

C. CƠ CHẾ TẠO THÀNH NỘI THƯC/NT, DỰA TRÊN NB HỌC VÀ DUY THƯC HOC CUẢ ĐẠI THỪA

1. Nội Thức/hay Nội Tâm

Là Thông tin có được từ trước và lúc nào cũng có Phật tánh+ nhiễm Nghiệp từ nhiều kiếp trước. Nội Thức làm thành một khuôn mẫu từ đó có thể phân biệt được thế giới bên ngoài. Cũng giống như một vị Y sĩ khi khám phá các triệu chứng khác nhau của một căn bịnh, Người Y sĩ đó phải tìm lại trong Trí Nhớ hay đọc lại sách vở để tìm một căn bệnh đã nhớ hay được mô tả trong sách có đủ các triệu chứng đang gặp, rồi sau đó gán cho bệnh nhân một chẩn đoán.

- Nếu Trí Nhớ sai/kém: chẩn đoán sai lầm, hiện tượng tương đương với TR sai lầm về vấn đề đang xem xét. TR học gọi đó là Biến kế sở chướng (Thí dụ vì thành kiến, tôi thấy Anh kia xấu tánh).

- Nếu sách vỡ không cập nhật, thiếu sót, thì chẩn đoán cũng sai lầm, hiện tượng tương đương với TR sai lầm về vấn đề đang xem xét. TR học gọi đó là Y tha sở chướng (đúng với quan niệm thông thường).
- Khi sách vở hoàn hảo thì chẩn đoán đúng, đó là Viên thành thật (hoàn toàn đúng).

2. Đề nghị cơ chế tạo thành Nội (tiêu) Chuẩn Thức:

Em bé khi mới sanh có TR căn bản như khóc khi bị kích thích và các phản xạ cơ bản là Vô Thức. Sau đó do tiếp xúc với Bố Mẹ hay người nuôi dưỡng, các TR phức tạp và cao hơn lần lần được phát triển song hành với sự tiếp xúc với xã hội và thiên nhiên. Các TR mới với mỗi cá nhân trở thành phần Nội Thức/NT thường được xử dụng. Thỉnh thoảng, trong các trường hợp đặc biệt thông tin từ tiền kiếp cũng được dùng trong NT. Thông tin trong NT không là thông tin tổng thể của mỗi cá nhân mà chỉ là mẫu thông tin của mỗi loại thông tin.

Thí nghiệm: Khảo cứu về âm thanh dùng âm thanh ban đầu rồi tiếp theo sau đó cho nghe âm thanh với tần số khác cho thấy âm thanh ban đầu ảnh hưởng đến âm thanh thu nhận sau đó dầu âm thanh ban đầu chỉ kích thích một khoảng thời gian ngắn. Kết luận của thí nghiệm là âm thanh nghe lúc đầu có ảnh hưởng lớn trong Não Bộ khiến cho các âm thanh sau đó không được nghe nhiều hơn (Kotchoubey 2014, Todd 2011).

Lý do cơ bản là NB ghi những thông tin mới vào NT như là một mẫu thông tin mới. Thông thường những thông tin khác nhưng cùng loại có một số đặc tính riêng. Mẫu thông tin đầu tiên không bị xóa, mà chỉ thêm vào những đặc tính mới. *Giải Bao Trước /ACC là phần NB rất quan trọng của TR* có nhiệm vụ khám phá sai biệt, giữa cái mới và *lập thành phần mẫu TR mới. Gần đây nhân Zona Incerta nằm dưới Đồi Nãđ là phầnliên hệ đến thông tin mới.*

3. Chỉ những thông tin khi *mới* nhận ra mới được thêm vào trong NT để cập nhật. Ý nghĩa của Thông tin Ban đầu

Vì vậy những thông tin ban đầu đã được ghi lần đầu tiên trong Nội Thức khó có thể xóa. NB là Hộp Tiên Đoán luôn luôn dùng thông tin ban đầu làm chuẩn để so sánh. Cho nên hình ảnh hay ký ức ban đầu vẫn thường còn lưu giữ trong Nội Thức khiến ký ức thời thơ ấu như bạn bè, quê hương, kiến thức, tình yêu, ngôn ngữ, phong tục, luân lý Đạo đức được giữ lâu dài trong Nội Thức. Có thể nói NT là cuốn tự điển bách khoa toàn thư riêng cho mỗi người. Vì NT thường thay đổi do học tập, kinh nghiệm sống và tu hành; cho nên và dựa trên quan niệm Duy Thức học có thể tạm chia ra ba loại tự điển (hay NT).

-Tự điển tương ứng với Biến Sở chướng là Tự điển có nhiều thiên kiến lệch lạc (thí dụ: màu vàng là màu của chết chóc).

-Tự điển tương ứng với Y tha Sở Tánh là Tự điển có quan niệm phổ cập trọng đại chúng (thí dụ: màu đỏ là vui vẻ và kích động).

-Tự điển tương ứng với Viên Thành Thật: là Tự điển có quan niệm bình đẳng, không phân biệt, Vô Ngã (thí dụ: người có tính Đồng cảm hay bố thí là người tốt).

Trong NT, có lẽ chỉ Thông tin có ý nghĩa lâu dài thì được sao y bản chính hay cập nhật lại vào Hồn. Khi chết Hồn rời Xác có đủ Thông tin tự ký của hiện kiếp và tiền kiếp.

Nội (Chuẩn) Thức là TR ghi lại bằng Trí Nhớ đã có trước khi tiếp nhận thông tin hiện tại qua Nhận Thức. Những thông tin hay Trí Nhớ trên có thể là từ hiện đời hay từ Hồn trước khi nhập xác để sanh ra trong đời này. Vai trò của Hồn nhập vào bào thai có thể giải thích được cơ chế giúp A lại Đa Thức từ kiếp trước được ghi lại ở người hiện tại. Nhắc lại theo quan niệm cổ xưa và phổ thông, sinh vật gồm có hai phần Hồn (siêu hình) và Xác (hữu hình) như Âm dương. Khi Trứng của con người được thụ thai, đó là một sinh vật, cho nên Hồn Người sẽ nhập vào, nếu Trứng làm nên song sinh hay sinh 4 sinh 8 thì phải có thêm đủ số Hồn nhập vào mỗi tế bào nguyên thủy ***với ít nhất một Hồn cho mỗi thai nhi****. (Xin cói phần Hồn nhập bào thai trong chương Tâm Hồn và phần Bào thai học). Từ đó trở đi, Hồn điều khiển sự hình thành của thai nhi, sau khi đột nhập vào trứng đã thụ thai. Sự tạo thành và phát triển Não Bộ cũng cùng lúc tạo nên kết nối thần kinh để ghi lại Thông tin của Hồn trong vùng trung tâm của Não Bộ đại diện là Đồi Não và vmPFC. Hồn nhập xác (HNX) có thể xảy ra vào lúc trứng được thụ thai nhưng hợp lý nhất là sau khi trứng được cắm vào nội mạc tử cung tức là sau thời kỳ Morula (phôi thai hình quả dâu) với 4-8 tế bào bào thai từ thời gian cuối thời kỳ Morula (khi bào thai chỉ có 8 tế bào) (ngày thứ 3 hay 4) và bắt đầu cắm dính vào Nội mạc tử cung (ngày thứ 7 hay 8). Phương pháp hạn chế sanh đẻ trong tuần lễ đầu tiên có thể cói như không vi phạm sự sống (Prolife). Hồn Nhập Xác (HNX) có thể xảy ra chậm hơn nhưng phải xảy ra trước khi bắt đầu tượng hình hai bán cầu Não với sự xuất hiện của tế bào thần kinh (tuần lễ thứ 4) vì Hồn người có lẽ sẽ điều khiển sự phát triển Não Bộ. Từ đó Hồn điều khiển sự phát triển của Não Bộ và hướng dẫn kết nối thần kinh để tạo ra Trí Nhớ. Cùng lúc đó Hồn cũng làm công việc "sao y bản chính" Trí Nhớ từ những kiếp trước ghi trong Hồn vào Não Bộ bào thai. Trí Nhớ đó có thể gọi là Tạng Thức hay Nghiệp tiền kiếp, Trí Nhớ đó thường không thể được thu hồi về hiện tại dễ dàng bởi phần đông con người, trừ một số rất ít trường hợp. Thiền Định ở mức Tam hay Tứ thiền có thể đọc được Trí Nhớ đó, thường được cho là biết được kiếp trước. Một số người ở hiện tượng Cận tử cũng có thể làm được như vậy. Hiện tượng sao y bản chính trên xảy ra không lệ thuộc vào Genes di truyền* *mà là do hiện tượng Ngoại biên Di truyền (Epigenetic). Bởi vậy con cái có thể giống Bố Mẹ về hình dáng nhưng thường khác về đức tính căn bản (Cha Mẹ sinh con Trời sinh tính).*

(Cho đến nay quan niệm Hồn Nhập Xác/HNX là khó chấp nhận và khó hiểu với nhiều người vì chấp nhận sự hiện hữu của Hồn vẫn còn là tranh cãi. Tuy nhiên độc giả dù chấp nhận quan niệm trên vẫn còn một vấn nạn mới. Đó là khi Hồn nhập xác (HNX) chỉ có một hay có thể có nhiều Hồn để thực hiện HNX? Như phần đầu của bài viết này, tác giả quan niệm là có thể chỉ có một Hồn HNX nhưng cũng có thể có nhiều HNX nhưng chỉ có một Hồn làm chủ thai nhi, các Hồn khác bị áp chế và chỉ có cơ hội biểu hiện khi Hồn chính bị rối loạn vì bịnh Tâm lý).

Vì Thông tin trong Hồn là phần Trí Nhớ hay đúng hơn là Trí Nhớ Tự ký (Autobiography) ghi lại việc làm trong đời sống của sinh vật, cụ thể hơn là của con người trong kiếp sống hiện tại và của nhiều kiếp sống trước đó. Cho tới nay, không thể xác nhận Trí Nhớ ghi trong Hồn ở thể dạng nào vì thực thể của Hồn chưa được cụ thể ở một dạng vật thể hay năng lượng nào trong vũ trụ. Nhưng sự kiện Hồn là một thể có những tác động trong đời sống con người là một điều khó phủ nhận. Tuy không thể giải mã cơ chế Hồn ghi nhận ký ức, những sự kiện Hồn có thể sao chép và ghi lại tự ký sự là một sự kiện hợp lý trong nhiều trường hợp về Tâm linh. Cũng như vậy, khi Hồn có thể ghi lại từ ký sự thì khi Hồn nhập vào bào thai, Hồn cũng có thể in lại một phiên bản lên bào thai. Quá trình in lại phiên bản lên bào thai có thể quan niệm bằng cách Hồn hướng dẫn Não Bộ bào thai làm kết nối thần kinh để biểu hiện cho Trí Nhớ tự ký đã được Hồn sao chép lại từ kiếp trước (Vì Trí Nhớ có thể hiểu một cách đơn giản là sự kết nối luồng thần kinh giữa tua của đuôi-râu của thân tế bào thần kinh kế tiếp). Trí Nhớ đó thường không biểu hiện ra ngoài đời trong đời sống nên thông tin được Hồn ghi trong lúc tạo nên thai nhi chỉ là phần sâu của A Lại Đa Thức (Tạng Thức). Như vậy một phần của Nội Chuẩn Thức là thành phần của A Lại Đa Thức. Một bằng chứng để thấy được có thể gặp ở người có chút khả năng định Tâm là có thể nghiệm thấy được cảnh giới như: thấy người quen, phong cảnh, hình ảnh về tôn giáo, hay nghe âm thanh, ngửi, nếm mùi vị, cảm giác ngứa lăng tăng khi Thiền Định. Cảm giác đó xuất phát từ Nội Chuẩn Thức được khơi dậy khi Tâm bình yên.

Thêm vào Trí Nhớ tiền kiếp, những thông tin mới được hội nhập nhưng chưa có trong Nội Chuẩn Thức sẽ được Nội chuẩn Thức cập nhật tương tự như Computer update những chương trình mới vậy. Đi xa hơn nữa tất cả những Trí Nhớ mà Hồn ghi lên bào thai để thành A Lại Đa Thức gồm: Phật tánh/Thánh linh, những Trí Nhớ từ kiếp sống trong tam giới - là hư ảo và là thiên lệch sai quấy và là Nghiệp tội lỗi. Rốt ráo loại bỏ hết

Nghiệp, Hồn hay A Lại Đa Thức chẳng có gì ngoài Thánh linh/Phật tánh. Nhân chi sơ tánh bổn thiện như Mạnh tử nói.

Theo Duy Thức Học: Y Tha Khởi tánh trong Duy Thức học Phật giáo là:

" *Nghĩa là ngoại cảnh tuy không (là TR), nhưng Nội Thức lại có; ngoại cảnh lại y như nơi Nội Thức kia mà sanh (Y tha khởi); nếu không có Nội Thức thì ngoại cảnh chẳng có. Do đây suy xét, trong thế gian nào là núi, sông, đất liền, người và vật v.v... không có một cảnh nào chẳng y như Nội Thức biểu hiện.*" Ghi chú: Y= Y chang, THA= Ngoại như trong THA nhân, KHỞI= làm ra (từ bên trong). Cụ thể hơn:

- Biến kế sở chấp: ngoại cảnh là cái chính mình tưởng ra và cải biến sự vật không như chính tự tính của nó mà theo nội Tâm lệch lạc và đưa đến Nhận Thức/TR sai lầm thiên kiến đầy tính phân biệt. (TR loại nầy không phổ thông với đại chúng).
- Y tha khởi tánh: TR sai lạc như trên và không thật có thể được thay đổi khi có những định kiến khác trung dung hơn nhưng vẫn sai lầm, thiên kiến (nhưng ít hơn), lúc ấy ngoại cảnh thường được cói là phổ thông "bình thường" đối với đại chúng, nhưng vẫn không thể hiện tự tính của sự vật (vì đại chúng cũng sai lầm như mình).

- Viên thành thật: khi tất cả nội Thức được rửa sạch chỉ còn lại Phật tánh/Thánh linh, TR về sự vật phản ảnh đúng tự tính của sự vật, đó là tính bình đẳng không phân biệt (TR loại nầy cũng không phổ thông với đại chúng, như Lão tử nói: Đạo nói ra mà không làm đại chúng cười thì không phải là Đạo).

Nói như vậy cũng là quan điểm chung của Phật học với ba môn tự tánh:

1. Biến kế sở chấp: mê lầm vọng chấp thế giới cảnh vật.
2. Y tha khởi tánh (TR phổ thông)và
3. Viên thành thật tánh:

Nhận Thức đúng về thế giới bên ngoài với chánh niệm của người tu hành chuẩn mực. Vấn đề sẽ được bàn lại ở đoạn sau và x*in xem thêm Duy Thức học*:
https://thuvienhoasen.org/a7317/duy-thuc-hoc_và_Ba_tu_tanh https://thuvienhoasen.org/a11429/ba-tinh-chat-của-doi-song-hay-ba-tu-tanh-của-duy-thuc
theo Kinh Lăng Già và sự triển khai về sau của Ngài Long Thọ (Nàgàrjuna), quan niệm ba môn tự tánh trong đó Biến kế sở chấp và Y tha sở tánh là biến thoái của con người trong thế giới điên đảo thị phi gồm có Thất điên Bát Đảo

- Thất điên là: bảy quan điểm sai lạt về

1) Thường -2) Vô thường
3)Vô Ngã - 4) Hữu Ngã
5) Không - 6) Tịnh và bất tịnh

7) Lạc thú

- Bất đảo: quan điển trái nghịch với đạo pháp

1) Thường - 2) Vô thường
3)Vô Ngã - 4) Hữu Ngã
5) Tinh - 6) Bất tịnh
7) Lạc thú - 8) không Lạc thú

4. Không phải NB mà là Bản Giác/*Phật Tính* làm ra TÂM THỨC (KM, NKH).

Vùng NB Nội Thức chỉ là trạm tiếp liên chuyển thông tin đã hội nhập để thông tin tiếp cận với Phật tính

Trong kinh Lăng Nghiêm Đức Phật gạn hỏi về Tâm Thức với Ngài A Nan. Lúc ấy Ngài A Nan mới chứng được quả Tu Đà Hoàn phải còn sanh tử 7 kiếp người nữa mới thoát vòng Sanh Tử. Ý Đức Phật muốn Ngài A Nan chỉ ra Tâm Thức do đâu mà có. Ngài A Nan phải nói đến 7 lần mới đúng về chỗ ở của Tâm: (1) Trong thân, (2) Ngoài thân, (3) Sau con mắt, (4) tạng phủ bên trong là tối, ngũ căn ở ngoài là sáng, (5) Suy nghĩ, (6) Chính giữa vật và mắt , (7) Không chấp, vô trước hay Tính là đúng.

Ngày nay cũng không ít người tu Phật chỉ trì Kinh như A Hàm cũng ngộ nhận nhiều về vấn đề Tâm Thức của Ngũ căn, điển hình như đoạn văn sau đây.

Kinh A-hàm," Mỗi khi nêu lên vấn đề Nhận Thức, thường dẫn đoạn kinh Phật nói: "Sau khi duyên đến mắt và các sắc, Nhận Thức mắt phát sinh." Không riêng các Luận sư A-tì-đàm, mà cả đến các Luận sư Trung quán khi đề cập đến sự xuất hiện của Thức cũng thường xuyên dẫn chứng đoạn kinh này.

Đoạn kinh khác cũng nói: "Nếu mắt nội xứ không bị hư hoại, sắc ngoại giới không lọt vào tầm nhìn, không có sự chú ý thích đáng, Thức tương ứng không phát sinh..." [Ý nghĩa của đoạn kinh nói rằng, bất cứ khi nào và nơi nào mà có sự tụ hội của Căn và Cảnh, thì khi ấy và nơi ấy Thức xuất hiện".

Căn và Cảnh là tuyệt nhiên không đủ để làm ra Thức. Thức không cần Căn và Cảnh mà chỉ cần Tánh

William James, Principles of Psychology, Dover, New York, 1890:
If we could splice the nerves so that the excitation of the ear fed the brain centre concerned with seeing, and vice versa, we would "hear the lightning and see the thunder"

Nếu có thể ghép thần kinh từ Tai vào Trung Tâm Thấy của NB và ngược lại, thì có thể thấy sấm và nghe sét chớp.

Người ta biết rằng không ai bị mù 20/20 khi hư VN thị giác vì các phần NB khác có thể thay thế VN thị giác (https://www.brainfacts.org/thinking-sensing-and-behaving/vision/2015/seeing-beyond-the-visual-cortex).

NB chuyên về Thị giác, chiếm 30% thể tích NB, cho thấy sự thấy rất quan trọng cho sinh vật. Người mù Thị giác có thể nhận kích thích từ các nguồn khác nhau từ ngữ vựng, âm thanh, TN, gợi ý, chú ý, nghe, vận chuyển [Kupers 2011, (lexical and phonological (Röder et al., 2002; Burton et al., 2003; Amedi et al., 2004), verbal memory (Burton et al., 2003; Raz et al., 2005), repetition priming (Kupers et al., 2007), auditory discrimination (Röder et al., 1999; Weeks et al., 2000; Gougoux et al., 2005), ttention (Stevens et al., 2007), working memory (Pietrini et al., 2004; Bonino et al., 2008), motion detection (Ricciardi et al., 2007), and spatial navigation (Kupers et al., 2010)]. Có thể giải thích bằng sự thích ứng để sinh tồn Darwinism. Ở Việt Nam Bà Hoàng Thị Thêm có thể thấy không bằng Mắt.

Bản Tánh /Phật Tánh là nơi tạo ra Thức/Tâm

Vì vậy Bả Tánh còn gọi là Diệu Tâm.

Vì Điên đảo vô minh làm thành màng Vô minh nên tầm nhìn, nghe ... giảm đi rất nhiều. Trái lại Phật có đủ 6 pháp Thần thông vì không bị màng Vô minh che. Màng Vô minh tạo ra bởi NB. Cho nên mất NB đi, sự nghe thấy được nhiều thuận lợi nghe thấy... nhiều xa hơn và rõ hơn. Điển hình là đoạn kinh Đức Phật nói trong Kinh Lăng Nghiêm :
" - *A Nan! Ngươi há chẳng biết hiện trong hội này, A Na Luật Đà chẳng mắt mà thấy; rồng Bạt Nan Đà chẳng tai mà nghe; thần nữ Căng Già chẳng mũi mà ngửi hương", Kiều Phạm Bát Đề :" Lưỡi trâu mà biết vị"...*

Vì Bản Giác/Phật Tánh là nơi rốt ráo để nhận ra TR, vấn đề là Bản Giác co cần phải cập nhật Thông tin mới không? Đối với Biến sở Chấp vá Y tha khởi Tánh, như trên đã nói, thông tin mới cần được cập nhật cho Nội Thức. Nội Thức nằm trong hay đúng hơn là dựa lên Bản Giác để hoạt động. Bản giác/Phật Tánh là Vô sanh Vô Diệt, Thường hằng/Bất biến và Bình Đẵng (không phân biệt mới cử). *Như vậy khác với Y tha Sở Tánh và Biến Sở Chấp. Phật tánh không phân biệt mới cũ để cập nhật, vì tất cả vũ trụ được bao trùm bởi Phật Tánh. Mới Cũ , Xưa Nay. Hiện Tại, Quá Khứ ,Vị Lại không bị phân biệt vì lý do rất đơn giản là trong* ***Phật Tánh/Bản Giác, không có quan niệm về thời gian và không gian*** *(Thời gian/Không gian=Zero).* Trí óc , Tri Kiến của con người quá nhỏ bé nên thường đặc nặng và tự hào bất tương xứng về những thành quả kỹ thuật hiện nay. *Con người thường cói thường hay không thể tin nổi khả năng bất khả tư nghị của Phật Bồ Tát đã được mặc khải trong hai kinh Hoa Nghiêm và Pháp Hoa.*
Sự Kiện Bản Giác/Phật Tánh Thường hằng mà vẫn nhận ra Thông tin mới vào Nội Thức, chứng tỏ Phật tánh chứa đựng và bao gồm mọi Thông Tin trong Thiên nhiên không phân biệt quá khứ hay vị lai. Hiện tượng tương tự như một hạt giống khi gieo xuống đất đã chứa

mọi thông tin của cây bông hoa trái, đời sống ngay cả tai nạn sẽ xảy ra. Hệ luận của quan niệm trên là khả năng tiên đoán vận mệnh của sinh vật thật ra chỉ là khả năng đọc được thông tin chứa đựng trong hạt giống nơi gieo trồng. ***Nói một cách khác, Thế giới và Thiên nhiên là khẳng định như Einstein đã từng nói: God does not play with Dice. Cũng vậy, thí nghiệm của Libet gợi ý Hành động của con người là tiền định.***

5. Ý Nghĩa của sự Chú Tâm

Trong các pháp Thiền thí dụ như Tứ Niệm Xứ để làm mới lại Nội Thức ô nhiểm từ cổ xưa đến nay. Trong Phật giáo Tứ niệm xứ là bốn phép Quán:
Quán thân: gồm sự tỉnh giác về các phần thân thể, hơi thở...,
Quán Thọ: biết về các cảm giác là không hằng cửu,
Quán Tâm: ý nghĩ như Tham sân si hay không tham sân si,
Quán Pháp: thế giới bên ngoài hư ảo do duyên tạo nên nội Thức mà thành ra như hành giả thấy: Y Tha Khởi Tánh.

Hơn thế nữa sự chú Tâm vào hoạt động của toàn cơ thể trong Thiền còn có ý nghĩa về TR Nhập thân (Embodied cónsciousness) cũng tương đương với sự chú ý trong Não Bộ khi dùng hệ thống dlPFC/Não Trán - IPS/Não tam biên để biến thông tin thành TR trong Não Bộ. Sự chú ý vào vận hành các bắp thịt cũng có ý nghĩa tương tự. Hiện tượng tương đương với người Tập khí công. Khi công phu vận hành sự chú ý vào bàn tay người đó có thể phang làm bể cục gạch. Ngược lại nếu không có sự chú Tâm vào bàn tay, và dùng cục gạch phang vào bàn tay, thì xương da thịt sẽ bị thương tích nặng.Vì vậy sự chú Tâm không những cần cho TR trong Não Bộ mà cũng rất cần cho Khí công/Qi hay TR của xương da thịt. Cũng như vậy khi nghệ sĩ, ca sĩ hay diễn giả trình diễn, cử động tay chân, thân thể, nét mặt là diễn tả của TR, nhưng là TR thần kinh xuyên qua hệ thần kinh ngoại biên. Không những thế cử động cơ thể là ngôn ngữ của TR không thần kinh tương tự như Khí công của Võ lực sĩ. Khi làm việc lao động chân tay, những phương pháp giải trí làm đãng trí người lao động (để giảm sự chú ý đến việc làm, khiến cho người lao động quên đi mệt nhọc). Dĩ nhiên, việc làm có thể thiếu hoàn thiện chính xác khi thi hành những công việc cần chuyên môn cao vì TR không thần kinh giảm trong trường hợp nầy.

5. TRI THỨC là CHỦ QUAN và CỤC BỘ, SỰ BIẾT là KHÁCH QUAN và TỔNG THỂ.

Sự hiểu biết sự vật là gồm sự HIỂU gần đồng nghĩa với TR va sự BIẾT gân nhất với Phật tánh.

TR/sự HIỂU cần sự chú ý do não bộ quản lý là sản phẩm của não bộ, nên chủ quan riêng cho mỗi người nên thường bi méo mó (Y tha Sở tánh và Biến sở chấp)

Sự BIẾT ít lệ thuộc vào sự chú ý, nên khách quan hơn

TR: chủ trên Nội Thức Cần sự Chú Tâm: cần Acetylcholine và Norepinephrine	SU BIẾT chủ vào Phật tánh Chỉ cần Acetylcholine, giãm epinephrine
Tâm trí	Tâm thức
Ý nghĩ, suy nghĩ	Cái Biết, Chứng kiến
Lo âu	Tịnh
Phân biệt	Bình đẵng
Chủ quan, như máy chụp hình	Khách quan, như họa sĩ
Cục bộ	Tổng quan
Tăng cảm tưởng là thơi gian va không gian dài lâu và rộng lớn	Cảm tưởng về thời gian và khồng gian nhỏ lại
Luận lý /logic	Tự nhiên, hòa hợp
Cần kiểm tra, cần lưu tâm	
Mơ mộng và phóng khoáng	Như thị, chân thật
Biến mất khi nhìn sâu, chỉ còn lại ý nghĩ	Thiên về hường hằng vi là gần như thị
Hiện rõ	ẩn kín
Thương xuyên sai lâm và thất bại	đúng và ít lỗi lầm thành công
thuộc về quá khứ không sửa sai được, khó hoạch định	hiện tai, dễ hoạch định không có gì để sửa sai
Nhiều khó khăn.Nhiều thay đổi, NÁO ĐỘNG	Đơn giãn, Dễ dãi YEN TỈNH
Cô đơn	Phổ cập. Nhiều quần chúng
Ngoại vi, Thông tin đến từ bên ngoài	Tâm điểm, thông tin gần chân như
Chi tạm cư trú	Nên gần như thường hằng
Nhiều ngôn ngữ	Im lặng
Cặn bả của cuộc đời	Thanh khiết
Có sức mạnh như vủ bảo	Nhu mì
Lặp lại nhiều lần như bánh xe	Yên tỉnh
Luân hồi	Không luân hồi
Làm thân thể quay cuồng	Tỉnh lặng
Tốn kém năng lượng	Tiết kiệm
Hành động la phản xạ do cơ chế Pavlov có điều kiện, như cái máy	Hành động thực sự theo tự ý,gàr như Free will Có bản tâm
Thông thái của ngươi mù, bóng tối	Khai ngộ, Ánh sáng
Bản ngã giã hiệu	Vô ngã
Có cá tính, có câu trả lơi cho mỗi vấn đề	Không cá tánh, bình dị, uyển chuyển
Chánh khách/ giáo sư ở học đường	Đạo sư
Không đức hạnh	Đức hạnh
Cần chọn lựa	Hòa đồng
Mindfulness/Chủ Tâm, không thể ng	Khai ngộ với thể nghiệm
Thiền: Dường dẫn truyền Trên thi	Thiền: Đường dẫn truyền dưới, th

dụ: chú ý hơi thở	du: biết bụng phình xẹp
Cái Tôi rất lớn	Dẹp bỏ, chui bỏ cai Tôi gần VôNgã

TR và Nhận biết là đối nghịch nhau. TR là sản phẩm của vô minh, sau sáng thế, đối nghịch với Đạo, bậc vô học. Nhận biết là gần với Đạo, thuòng bi che mờ bởi TR, học vấn của hàng hữu học

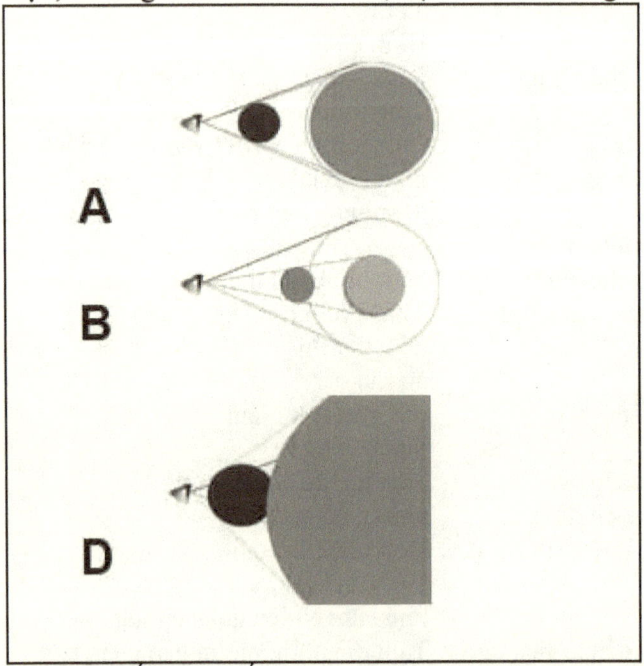

Vòng tròn trắng: Sự Biết. Vòng tron Đen: TR, Vòng tròn xám : Sự Hiểu
A: thông thường
B: B: Thiền định : thu nhỏ và mờ nhạt dần TR, Tăng sự Biết để có thể nghiệm
C: Học hỏi: Tăng sự Hiểu, xóa mờ đi sự Biết thành ra ngươi máy, độc đoán, khuôn mẫu, táo bạo, bận rộn , nhiều ngôn từ, biện sĩ, cao bản ngã

$$\text{Ego (0-1)} : \frac{\text{Tri thức}}{\text{Sư hiểu biết}} = \frac{\text{Tri thức}}{\text{Tri thức+ Sự Biết}} = \frac{1}{1+\frac{\text{Sư Biết}}{\text{Tri thức}}}$$

(*Tri thức càng nhiều thì bản ngã càng cao và hạn chế tri tuệ, cái Biết càng rộng thi bản ngã càng thấp*, Ego luôn luôn nhỏ hơn 1)

6. Quan niệm Phật Giáo về tiến trình của TR

Đức Phật đã thuyết giảng về tiến trình TR trong kinh Lăng nghiêm. Đó là bài giang độc đáo ở chỗ Đức Phật chỉ ra TR không ở trong NB mà là dựa (câu thông= grounded) vào Phật tánh. Các Luận gia Phật giáo nguyên thủy khai triển thêm dựa trên căn bản Ngũ Ấm. Tuy Ngũ Âm là cơ trình giải thích sự hình thành con người từ Tứ Đại và Hồn/Nghiệp, nhưng quá trình trên cũng tương tự như khi con người dùng Hồn để nhận ra TR từ vật thể bên ngoài.

Phần đọc thêm
Trong Thập nhị nhân duyên quá trình áp dụng Ngũ Ấm để giải thích cơ chế TR là hợp lý, vì cấu tạo chính của Tri Thức/TR là Hồn. Các Luận Sư Phật Giáo Nguyên thủy lý luận rằng, khi bắt đầu tiến trình TR, Tâm Người (hay sinh vật) ở trạng thái yên tĩnh:
https://phapthihoi.org/kinh/Ebooks/Giang-Kinh/Bat-Nha-Tam-Kinh/Thuc-Tai-Hien-Tien-TT-Thich-Vien-Minh.pdf

a) Trần cảnh
- i. Chuẩn bị kích động hay — 1 sát na
- ii. Bị kích thích nhẹ: Hữu phần rung động — 2 sát na

b) Tiến trình Tâm/TR: Ngũ Ấm
- i.Ngũ môn hướng tâm (Pañcadvār'āvajjuna) **Sắc** — 1 sát na
- ii. Ngũ Thức (Pañcaviññāna) **Sắc** — 1 sát na
- iii. Tiếp thọ tâm (Sampaticchana) **Thọ** — 1 sát-na
- iv. Suy đạc tâm (Santirana). DN, VN **Tưởng** — 1 sát-na
- v. Xác định tâm(Votthapana). DN,VN **Tưởng** — 1 sát-na
- **vi.Tốc hành tâm (Javana). Hội nhập Hành** — 7 sát-na
- vii. Đồng sở duyên (Tadālambana). Tạo TR từ **Phật tính./Tự tánh** — 2 sát-na

Tổng cộng : 17sát na
Nếu Giai đoạn vii, làm ra TR không làm ra tác động 15 sát na
Giaiđọan vi, vii không tạo ra TR và trở thành Vô Thức 10 sát na
Giai đoạn vi là giai đoạn hội nhập thông tin so sánh với Nội Thức.
Cách tính như trên cũng phù hợp với cơ chế Khoa học NB cho một TR khoảng 300-500msec nếu tính 1 sát na là 16 msec.

Nhận xét: *Tiến trình*
a) Tương ứng với giai đoạn Tiền Chú Ý,
bi,ii) Ứng với Tiếp nhận thông tin qua ngũ giác,
biii)Thông tin đến Đồi Não,
biv) Thông tin đến VN,
bv) Kích động ACC,
bvi) Hội nhập thông tin bằng cách đem các thành phần thông tin khác nhau so sánh với thông tin đã có sẵn trong Nội thức để xác định thông tin mới nhập+ update Nội thức nếu có thông tin mới và
bvii) Dựa lên Phật Tánh để Định nghĩa Thông tin.
Với tiến trình trên, giai đoạn bảo tồn Trí nhớ xảy xa sau hội nhập và định nghĩa Thông tin (sau khi Thông tin lưu giữ ở HIPPO)

D. TÂM/TRI THỨC THEO VI DIỆU PHÁP CỦA PHẬT GIÁO NGUYÊN THỦY/PGNT

Theo PGNT, Vi Diệu Pháp được Ngài A Nan Đà đọc lại lời giảng của Đức Phật trong lần Tập kết thứ nhất. VDP là thuộc về Tạng Luận (hai Tạng kia là Tạng Kinh và Tạng Luật). Vì tánh cách vi diệu của VDP, không thể nào ai khác Đức Phật có thể làm ra được cho dù là bậc Thánh. VDP có nhiều tương đồng nhưng chi tiết hơn khi so với Duy thức học. Lại nữa VDP chú về Tâm còn Duy thức học là về Thức . Tuy Tâm và Thức là gần như đồng nghĩa nhưng khi so sánh với hai kinh trên thì rõ ràng là Tâm có khuynh hướng nhiều về Tình cảm, còn Duy Thức học thiên về Tri thức. Duy Thức học được giảng trong kinh Lăng Nghiêm, và trước nữa là Kinh Lăng Già giảng cho Ma Vương và Quỷ trong hàng núi Lăng Già, dĩ nhiên bằng Tâm truyền Tâm . (Chú Ý: kinh Hoa Nghiêm : Đức Phật dành cho hàng Bồ Tác). VDP gồm 121 Tâm và 52 Tâm Sở. Tâm Sở là tương ứng với Nội Thức gồm 13 Tâm dùng để điều hành, giúp NB so sánh để định nghĩa được thông tin, và 39 Tâm Sở còn lại xếp loại thông tin thành ba loại TR: Biến sở chấp, Y tha sở Tánh và Viên Thành Thực.

Pháp > A)Tục Đế và B) Chơn Đế:
A, Tục đế : 6 Danh Chế Định và 7 Nghĩa Định: định nghĩa Danh, Chức phận
B. Chơn Đế
1. Vô Vi=Niết Bàn,
2. Hữu Vi : a. Sắc (20 Sắc Pháp), b. Danh (52SởHữuTâm /121Tâm)
C1. 121 Tâm
1. **40 SiêuThế Tâm**: 20TâmĐạo 20TâmQuả (tương ứng với 4 Tứ Thánh Quả : 5TâmDuLưu 5TamNhất Lai 5TâmBấtLai 5 Tâm A La Han) *
2. **81 Tâm Hiệp Thế**
a. 27 **TâmĐại Đạo/Vô Sắc Giới (**đặc tính:ThiệnKhôngVôBiên,VôBiên, VôSỡHữu, PhiTưởngPhiPhiTưởng: 15TâmThiềnSắc giới 12TâmThiềnVô Sắc Giới (Tâm Thiền Thiện, Thiện Quả và Duy Tác)**
b. **54 Tâm Dục giới**
i. 24Tâm Tịnh Hạo(8Tăm ĐạiThiện, 8Đại Quả, 8Duy Tác) ***
ii. 30 Tâm Vô Tịnh Hảo
-12 Tâm Bất Thiện (8Tham, 2 Sân, 2Si)****
-18 Tâm Vô Nhân (Không do ThamSânSi)*****
. 3 Duy Tac Vô Nhân
. 15 Qua Vô Nhân
. 7 Qua Bất Thiện Vô Nhân
. 8 Qua Thiện Vô Nhân
C2. 52 Sở Hữu Tâm (Tương ứng với Nội Thức)+
1. **13 Sở Tuệ Tâm** có chức phận **điều hành**
a. 7 Sở Hữu Biến Hạnh (Xúc/tiếp xúc, Thọ/thụ nhận nên có tình cảm thích hợp , Tưởng/ghi nhớ//suy nghĩ, TácÝ/phối hợp, Nhất/quy tụ/không Trạo cử trong an vui, Mạng/bảo trì thông tin cho đến khi được định nghĩa, Hành/hướng về đối tượng Quyền) ++
b. 6 Sở Hữu biến Cảnh (Tầm/đặt các pháp lên đối tượng, Tứ/áp sát, Định/quyết định, Tấn/áp sát hơn nữa, Phỉ:/phấn chấn, Dục, Ham muốn)
2. **14 So Hữu Bất Thiện,** tương ứng với **Biến Sở Chấp**
a. 4 Sở Hữu Si Phần/Biến Hanh (Si VôTâm VôÚy PhóngDật)
b. 3 Sở Hữu Tham Phần (Tham Tàkiến NgãMạn)
c. 4 Sở Hữu Sân Phần (SânTất Lân Hối)
d. 3 Sở Hữu Hôn Phần (HônTầm ThụyMiên)
e. 1 Sở Hữu Hoài Nghi
3. **25 Sở Hữu Tịnh Hảo** tương ứng với **Y Tha sở Tánh abc) và Viên Thành Thật (d)**
a. 19 Sở Hữu Tinh Hảo Biến Hành (Tín Niệm Tâm Úy CoSân VôTham,HànhXả TịnhThânTịnhTâm Nhu Thích Thuần Chánh Thân Chánh Tâm)
b. 3 Sở Hữu Giới Phần (Chánh Ngữ Chánh Niệm Chánh Mạng)
c. 2 Sở Hữu Vô Lượng Phần (Bi,TùyHy)
d. 1 Sở Hữu Trí Tuệ
* Tâm trong Thiền Định: Xin xem thêm ở Chương Thiền Định

**: Tâm Vô Sắc là dùng Thức để quán sự vận hành của Thân,Thọ Tương Hành(td; quán Than thư, Tâm bị Khổ....., Tâm Niệm như nghĩ về Tham...) và nguyên nhân của Khổ trong Tứ Diệu Đế.
***Thiện: Tốt đẹp, Lợi ích, Khiêm cung, Trang nghiên, An lạc, có được do Học Tập, Suy Nghĩ, Tu Tập Thiền Định, Không có Trí (theo tập quán), kết hợp với Tâm Không Tham Sân Si.
Tâm Đại Thiện:: có Tác Ý do Thiện Phước tiền kiếp, do Học hỏi và Tu hành
Tâm Đại Quả: tự nhiên sanh ra.
Tâm Đại Duy Tác: Không có đối tượng, không Thiện Ác, tự có ý nghĩa.

****Tâm Bất Thiện: do Nghiệp tiền kiếp, không suy tư (đoạn kiến), môi trường xấu,
gồm Tham dục vọng, dính mắc vào Đối tượng.
Sân: nóng nảy, độc ác, buồn phiền, ganh ghét, tức giận.
Si:Vô minh, hoài nghi, bộc phát (không suy nghĩ).
***** Tâm Vô Nhân (không do Tham Sân Si hay Không Tham Sân Si).
Trong Vi Diệu Pháp khi đề cập đến Nhãn Tâm, chia ra 10 giai đoạn. Dựa trên KHNB, có thể chia ra hai thời kỳ.
1) Thờy kỳ NB Tiên đoán: Nghiệp/Nội Thức bị kích động, nhưng không bị thay đổi, thông tin chính còn ở ngoài NB.
a) Atītabhavaṅgacitta – Hộ kiếp tâm quá khứ (đã có sẵn trong Nội Thức) (1 sát na)
b) Bhavaṅgacalanacitta – Hộ kiếp tâm rung động. (1 sát na)
c) Bhavaṅgupacchedacitta – Hộ kiếp tâm bị cắt đứt. (1 sát na)
2) Thời kỳ hội nhập thông tin vào NB và thay đổi Nội Thức.
d) Pañcadvärävajjanacitta – Ngũ môn hướng tâm: Ngũ giác kích động.(1 sát na)
e) Cakkhuviññäṇacitta – Ngu7 thức tâm : cảm giác đến VN. (1 sát na)
f) Santīraṇacitta– Suy đạt tâm: ACC kích động Nội Thức. Thọ (1)
g) Voṭṭhabbana – Xác định tâm: NT dán nhãn hiệu lên thông tin:Tưởng (1 Sat)
h) Javanacitta – Tốc hành tâm: Ghi thành Trí Nhớ/ Nội Thức thay đổi thích nghi.: Hành (sát na)
i) Tadälambana – Dùng Tri Thức đễ thích ứng với đối tượng: Tạo TR . (2 sát)
Chú ý: Tất cả quá trình trên ngoại trừ giai đoạn i) chỉ ghi nhân sự làm việc của đường Dẫn truyền Dưới về Tri Thức. Đường Dẫn truyền Trên về hành động nhanh là phản xạ là không Tri thức.
Cách tính như trên cũng phù hợp với cơ chế Khoa học NB cho một TR
khoãng 300-500msec nếu tính 1 sát na là 16 msec.
+ Sở Hữu Tâm luôn luôn đồng hành với Tâm, đồng sanh với Tâm và góp phần tạo nên Tâm. Lý do là Sở hữuTâm là Nội Thức có chức phận nhận diện thông tin mới cũ.
++7 Sở Hữu Biến Hành: giữ vai trò không đặc trưng cho bất cứ thông tin nào, giúp Sở Hữu Tâm hoạt động để định nghĩa các thông tin. Tùy theo tên gọi có nhiệm vụ tương ứng.

F. CƠ SỞ THẦN KINH NỘI THỨC và TRI THỨC (H4.15)

Hệ vành và Medial Temporal Lobe /MTL là phần quan trọng của con người không những giữ vai trò tình cảm Tham Sân Si mà còn là cơ sở tạo nên TR. Vì vậy hệ vành có vị trí an toàn nhất của NB và ít bị ảnh hưởng bởi nghẹt tuần hoàn. Đặc biệt RSC/Retrosplenial córtex có thể là chỗ ở của Tạng Thức. Tất cả làm nên cấu tạo quan trọng nhất của con người từ TN, TR và Tạng Thức. Precuneus tương ứng với Luân xa 12, chỗ đỉnh đầu liên hệ đến Xuất hồn và là vùng của Trực giác.

VN cam giác và
MMD gồm:

1. Anterior Cingulate Cortex ACC= Giải Bao Trước

2. vmPFC

Là vung nao giup bao tồn TN chuyển từ HIPPO . Được cói là Mắt Tri huệ va được tin la nơi Hồn ngoai lai tiếp nối với Nội Thức (Hồn) trong cac trường hợp như Lên Đồng, Ma nhập...

3. Posterior Cingulate Cortex PCC= Giai Bao Sau

Co nhiệm vu lưu trữ TN tự ký.

4. RSC/RETROSPENIAL CORTEX

5. Precuneus /Tiền Tiểu Thuy Nem

Thuộc về MMD. Khi tự suy nghĩ về chính mình (self cónsciousness) thì cần TN tự ký các vùng Não ACC, PCC, Precuneus, Angular Gyrus/Tam biên hoạt động mạnh, với sóng alpha.

6. VN Đính sau/Posterior Parietal Cortex/PPC và Nao Tam biên.

Xin xem Chương Tri Nhớ.

7.Medial Temporal Lobe

Xin xem Chương Tri Nhớ.

8. Đồi Não Thalamus (Crabtree 1018): (Varga 2017Ngày xưa người ta hay cho chỗ ở của TR là phổi hay tim vi vậy cho đến nay người ta thường nói: "Nói từ đáy tim". Nhưng ngày nay Não Bộ hiển nhiên là chỗ ở chính của TR. Thí nghiệm trên Mèo, EEG, fMRI DTI.... đã khám phá ra Hệ Lưới Kich Thượng (ARAS: Activating Reticular Ascending System) và đặc biệt là hệ Đồi Não và Vỏ Não. Đồi Não - Vỏ Não với hệ

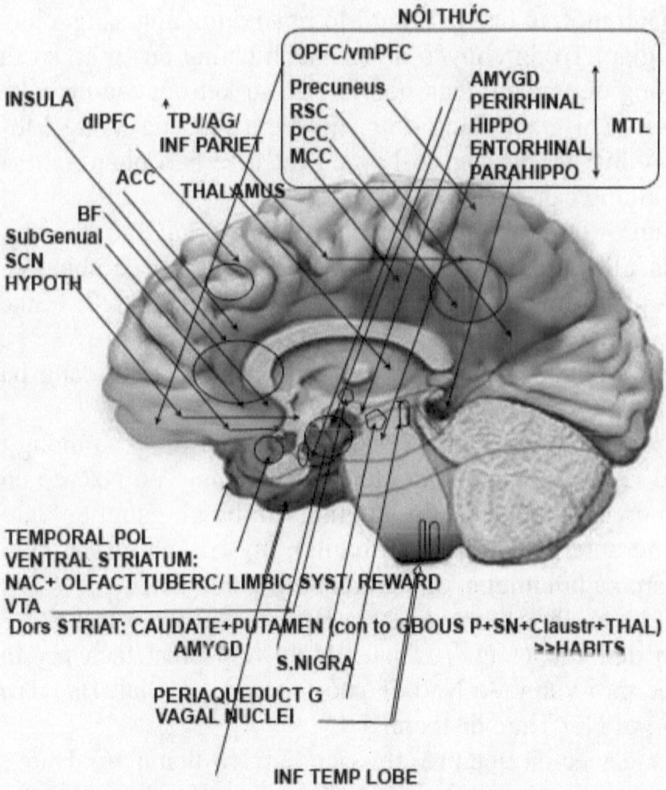

H.4.15. Những vùng Não có thể bị kích động do TR gồm vmPFC **Giải Bao Trước,sau** /ACC PCC MTL Precneus, RSC... biểu diễn bằng vòng bầu dục, gợi ý chỗ lưu trú của Nội Thức và Hồn

thống dây kết nối dày đặc có hình rẽ quạt dẫn truyền thông tin theo hai chiều, trong đó Đồi Não như là một trung tâm thông tin, được cói là đã giữ một vai trò quan trọng. (Plum 1998 posner 2007) Nhưng con có những phần Vỏ Não rất quan trọng khác, (Tononi 1998, Crick 1998, Deheanne 2001, Zennan 2001, Rees 2002, Crick 2003, Laureys 2002, Schiff 2002, Adams 2000). Tổn hại từng phần cũng gây ra những xáo trộn tương ứng. Sự kết nối dày đặc cũng cho một cảm giác tương tự như một máy vi tính, Vỏ Não khác với Vỏ Tiểu Não ở chỗ các phần Vỏ Tiểu Não ít liên lạc với nhau (Cohen 1998, Bower 2002). Liên kết thông tin giữ vai trò quan trọng trong TN DN là nut kiểm soát on/off Tri Thức/TR và Thức Ngủ. Vì vậy có quan niệm là Đồi Não không thay đổi TR mà chỉ là một máy khuếch đại (booster).

Quan niệm cảm giác Ngoại biên đi đến Đồi Não trong hệ thống Đồi Não -Vỏ Não, nhưng Đồi Não không làm thay đổi TR một cách trực tiếp cần phải được xét lại. Trong hệ thống Đồi Não-Vỏ Não có cơ chế để phân biệt hình dáng, màu sắc, đẹp xấu, tiếng nhạc với âm điệu khác nhau, hình ảnh ở hai mắt nhập lại thành một, hướng âm thanh... tất cả đều được điều hành Vô Thức để tạo nên TR. Nhiệm vụ quan trọng của

Đồi Não là để điều hợp thông tin. Thí dụ như làm hình ảnh từ mắt Trái Phải nhập lại thành một, tế bào ở Võng Mô nhận được ánh sáng, chuyển về Vỏ Não Thị giác. Trong chuyển động nhanh chóng của mắt, sự thay đổi Thị giác không được cảm nhận bởi TR, do sự kết nối các phần khác nhau của Vỏ Não Thị giác. Cũng như vậy điểm mù của Võng Mô và ngoại biên của Võng Mô không có hay có rất ít tế bào nhận ánh sáng nhưng người ta không cảm nhận điều đó.

Lại nữa khi người ta thực tập thực hành một tác động nào, thì cần có sự chú ý cao của TR. Sự chú ý cao của TR có biểu hiện là có nhiều vùng Não Bộ kích động. Trong một khảo cứu mới nhất năm 2020, Hsiao ở Rockefeller, New York cho thấy vai trò của thành Trí nhớ hiện hành, là loại Trí Nhớ giúp cho người ta đang hành động (Hsiao 2020).

Cũng như vậy thông tin từ Đồi Não đến Vỏ Não cử động và thông tin, rồi từ vùng Não này sang vùng Não khác vì mỗi vùng Vỏ Não có chức phận chuyên môn khác nhau, (thí dụ như từ basal ganglion lateral OrbitoFrontal and anterior Cingulate circuits), tuy có ảnh hưởng đến sự vận hành tình cảm xã hội nhưng không ảnh hưởng đến TR.

Nói một cách khác, thông tin vào Não Bộ cần được tập trung ở Đồi Não rồi chuyển đến các vùng Vỏ Não để tập hợp phân tách tùy theo chuyên khoa của mỗi vùng Vỏ Não để cuối cùng được Giải Bao Trước /ACC đối chiếu với Nội Thức để thành TR.

Khi làm công việc đã quen rồi thì việc làm trở thành Vô Thức. Vì vậy có ít vùng Não hoạt động: Công việc đã được tự động hoá qua những kết nối thần kinh và không cần dùng đến nhiều vùng Vỏ Não và TR. Cũng như vậy, trong Thiền Định, khi người Thiền Định đã quen với sự tập trung chú ý, thì công việc Thiền Định trở thành tự động thoải mái vì ít dùng đến Vỏ Não. Hệ Lưới Đồi Não làm việc, chuyển luồng thần kinh với GABA lên Vỏ Não dễ đưa đến sự buông trôi vì mất ý chí, làm buồn Ngủ và Ngủ gục: đó là chứng Trầm kha/ Hôn trầm trong Thiền Định.

9. CÁC MẠNG LƯỚI va CAC NHÂN THALAMIC INTRA-LAMINAR NUCLEI

Lưới DN/LDN và Lưới kích thượng với các nhân cần cho sự Thức Tỉnh trong giấc Ngủ là cần thiết cho sự Thức tỉnh nên vai trò của DN trong tiến trình làm ra TR là dễ hiểu. Damasio gọi đó là loại TR tiên khởi (primary cónsciousness). Đó là sự hiểu biết căn bản "Ở đây và bây giờ": Phá hủy các nhân CentroMedial Intralamilar (kết nối với VN, Striatum/thể Vân, AMYD và VN cảm giác và điều hành) làm cho sinh vật đi vào hôn mê. Các nhân đó cần thiết cho sự thức tỉnh, đau (Cover 2021, Van der Werf 2002). Nhân Intralaminar, giữa kết nối với VN Trán Đỉnh có lẽ cũng giữ vai trò điều hợp để làm ra TR (Saalman 2014). Crick vào thập niên 1980 cũng đã nhấn mạnh vai trò của LDN trong sự chú ý, là then quan trọng trong hình thành TR. Các nhân intralamiar khác vẫn còn chưa được hiểu rõ. nhưng rõ ràng là sự liên hệ mật thiết với các nhân lớn của DN và với VN cho thấy các nhân Intralaminar có chức quan trọng làm nên TR. Có thể đó là các mắc xích gắn sự chú tâm hay thông tin mới đến với các thông tin đã có sẵn trong Nội thức để làm cơ chế so sanh tao ra TR.

Bịnh Thần kinh phân liệt có đặc tính là sự xáo trộn TR từ thông tin bên ngoài và từ bên trong kể cả tư tưởng. Vùng Vỏ Não giữa (vmPFC, dmPFC, Cingulate, Precuneus) và Temporo- Parietal Junction/TPJ được biết giữ vai trò trong bịnh nầy. Trong khảo cứu của Potvin, (trái với dự đoán trước khi nghiên cứu là Đồi Não không phải là vùng Não Bộ nghi ngờ có cơ chế làm ra bịnh), Đồi Não cho thấy cũng bị xáo trộn. Quan niệm thông thường là PFC làm xáo trộn Trí Nhớ Hiện hành và gây bịnh Thần kinh phân liệt. PFC kết nối nhiều nhất với nhân Medial dorsal của Đồi Não vì vậy nhân giảm kết nối nhân medial dorsal của Đồi Não với PFC được thấy trong bịnh Thần kinh phân liệt.

Xáo trộn Đồi Não cũng làm xáo trộn Trí Nhớ Hiện hành do vai trò quan trọng trong sự điều hành TR. Lại nữa Lưới Đồi Não được biết có vai trò gạn lọc thông tin đến và đi giữa Đồi Não, tủy sống và Vỏ Não. Xáo trộn tế bào thần kinh Lưới Đồi Não (GABAergic) và môi trường ngoài tế bào trong Đồi Não đã được chứng minh (Steulet 2017) trong các rối loạn lâm sàng của các bịnh trên.

Phần đọc thêm KHNB

a) Tổng quát Đồi Não: (H4.16)

Là một phần quan trọng của Diencephalon và gồm hai nhân lớn nằm bên cạnh Não thất thứ 3 có hình như quả trứng kích thước khoảng 4x2.5x2.5 cm ở người. Đồi Não Trái Phải kết nối với nhau trực tiếp qua Interthalamic Adhesion với thể tích nổi bật. Vì có vị trí ở trung tâm Não Bộ, với vai trò quan trọng trong kết nối tiếp nhận, thanh lọc thông tin và chuyển đi thông tin, nên cấu tạo của Đồi Não vô cùng phức tạp. Đồi Não được cói là Trung tâm tiếp nhận phần lớn đường thần kinh từ ngoại biên đến Vỏ Não trừ thần kinh khứu giác và thông tin từ các nhân lân cận. Cũng như cơ thể hay Vỏ Não gồm các bộ phận hay vùng khác nhau, mỗi bộ phận hay vùng có chức vụ khác nhau, vì vậy Đồi Não gồm nhiều nhân sắp xếp quy củ để tiếp nhận và chuyển đi ra các thông tin. Các cơ cấu chánh Đồi Não được chia làm 2 phần:

i. Đồi Não có nhiệm vụ tiếp nhận và gởi đi thông tin sau khi được thanh lọc và đối chiếu với các thông tin khác đã có sẵn trong Đồi Não.

ii. Kết nối Não đi từ Đồi Não đến Vỏ Não hầu như có đường thần kinh đi ngược lại với số lượng nhiều hơn hay ít hơn.

Tất cả các dây đều đi xuyên qua Lưới Đồi Não và có nhánh rẽ ngang kết nối với tế bào thần kinh của Lưới Đồi Não. Nhưng từ Vỏ Não đi ra cũng có những đường thần kinh không đi qua Đồi Não.

Kết nối đến chất xám liên hệ gần nhất: thí dụ Nhân trước của Đồi Não thì kết nối với HIPPO (qua trung gian N, Reuniens), PFC, Mammillary body, Nhân lưng Mediodorsal thì kết nối với Vỏ Não Hệ Vành..... (H4.8) Nhân Mediodorsal làm trung gian về tình cảm (Jin 2021), là cầu nối giữa PFC và Amygdala/Hạnh Nhân của hệ Vành (Timbie, 2015; Wolff 2015a).

Trong một khảo cứu 2020 (Scheinin 2020) bộ phận Não liên hệ đến TR làm thành một hệ thống không thay đổi gồm Đồi Não- Cingulate/Giải bao -Angular Gyrus/TPJ cho dù dưới ảnh hưởng của thuốc mê hay Ngủ. Đặc biệt sự tham dự của Angular gyrus là rất có ý nghĩa vì đó là phần ngoài nhất của Não Bộ và gần nhất với đỉnh đầu, tương ứng với Luân xa 12 cao nhất trong quan niệm KundalaYoga. Hệ thống trên có thể là phần Cốt lõi của TR.

b) Cấu tạo Đồi Não gồm các nhân:

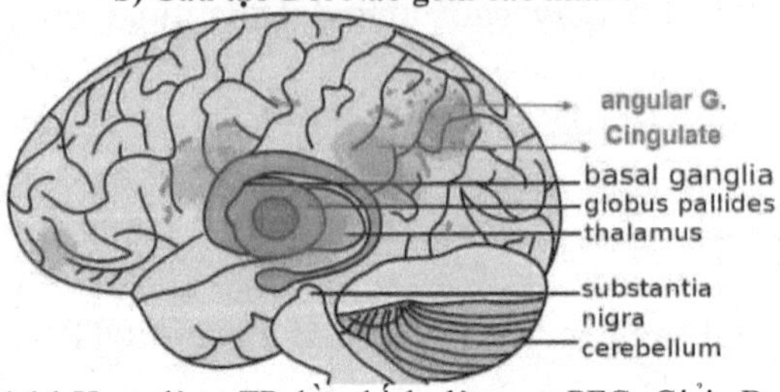

H4.16 Hoạt động TR làm kích động vmPFC, Giải Bao Trước, sau/ACC PCC và Angular gurus

i. Medial dorsal Đồi Não/Thalamus:

Kết nối hai chiều với Amygdala/Hạnh Nhân (Lo sợ, Gây hấn) Olfactory Cortex, PFC và Hệ Vành (Chú ý, Suy nghĩ và Tình cảm góp phần vào trong Trí Nhớ Hiện hành và Điều hành)

ii. Trước Anterior liên kết với Hypo, Mammillary body (TN nơi chốn) và Basal ganglion Nhân đáy/BG+Globus pallidus GP (Động tác)

iii. Dưới liên hệ đến cảm giác vì nhận thông tin từ Cuống Não và tủy sống.

iv. Sau, Pulvinar và Medial Geniculate body MG và Lateral Geniculate LG liên hệ đến Thính, giác Thị giác và sự Chú ý.

Tế bào thần kinh High order kết nối với Vỏ Não có tác dụng trong sự Chú ý, điều hợp các vùng Vỏ Não.

v. Superior Colliculus SC được chia ra hai phần: phần ngoài kết nối với Đồi Não Thị giác, phần sau kết nối với Intralaminar nuclei, và các vùng vận động khác dưới Vỏ Não. SC rất nhạy cảm với kích thích Thính Thị giác ***ngoại biên để kích thích sự Thức tỉnh*** (Wurtz and Albano, 1980; Sparks, 1986).

c) Các nhân nhỏ Intralaminar nuclei ở giữa các nhân lớn liên hệ đến sự Thức tỉnh, chức phận đồng điệu với Lưới kích thượng.

i. Anterior Intralaminar Nuclei:

Vai trò điều hợp cử động mắt Saccade (khởi đầu, nghĩ và hướng mắt di chuyển qua lại để rà tìm (Schlag, 2009). Hơn thế nữa, Anterior Intralaminar Nuclei có vai trò trong sự điều hòa hoạt động của toàn Não Bộ, kiểm soát sự Thức tỉnh nhất là Vỏ Não Medial PFC và Vỏ Não Đỉnh. Thương tích của Anterior Intralaminar Nuclei làm hôn mê, Hemispatial neglect. Anterior Intralaminar Nuclei kết nối chặt chẽ với Vỏ Não liên hệ đến Vỏ Não Đỉnh như Posterior Cingulate, Temporo- Parietal and Frontal Cortex - Hudetz, 2012, VanderWerf,2002),

ii. Posterior Intralaminar Nuclei:

Nuclei Cm/Pf điều hợp TR về cảm giác tới Stratum và Vỏ Não, và có vai trò giúp sự chú Tâm (Minamimoto 2002, Kinomur 1996).

iii. Midline structure: kết nối qua lại Medial PFC, HIPPO subiculum va Entorhinal Cortex, Ngoai ra còn kết nối với Medial Temporal Lobe. Gần đây kết nối Đồi Não trước với HIPPO là kết nối quan trọng được khám phá cho Trí Nhớ (Aggleton 2010).

d) Thalamocortical Radiation: là cấu tạo bởi dây thần kinh nối Đồi Não với Vỏ Não với chiều Thalamocórtical và Corticóthalamic, gồm bốn chùm dây: trước (tới Não Trán), sau (Não Đỉnh và Chẩm) trên (tới Vỏ Não Pre và Post central) và dưới (tới Insula, Vỏ Não Thái dương và Vỏ Não Trán dưới) Đồi Não còn nhận dây thần kinh từ cảm giác ngọai biên trừ cơ quan khứu giác. Đồi Não giữ nhiệm vụ kiểm soát sự Thức tỉnh, cử động như trong bệnh Parkinson. Chùm dây Thalamocórtical Trán GABAergic, liên hệ đến cư xử xã hội, tình cảm bệnh Schizophrenia, động kinh Myoclonic vị thành niên và có thể ảnh hưởng đến TR. Liên hệ với chất Acetylcholine nên chùm dây trước và trên là một cơ chế của bệnh Autism., chùm dây sau liên hệ bệnh Anorexia nevrosa, Bệnh Pick's liên hệ đến chùm dây Cholinergic từ dưới đi vào Đồi Não. (*Yeh 2018)*

10. Lưới Đồi Não (LDN = TRN: Thalamic Reticular Network)(H4.17)

Đó là hệ thống Lưới bao bọc một phần các nhân khác nhau của Đồi Não. Lưới Đồi Não hoạt động dưới sự điều khiển của Vỏ Não và kích động bởi Lưới kích thượng từ dưới lên dùng hóa chất liên kết Cholinergic và Monoaminergic. Lưới Đồi Não tác động như màng lọc tương tự như hệ thống "Noise cancelling system" trong Headphone để nghe âm nhạc. Những tiếng ồn không cần thiết được chọn lọc gạt bỏ đi. Sự gạn lọc đó không có tính cách toàn thể và mọi lúc mà là sự lựa chọn tùy theo mô hình của sự chú ý. *Sự lựa chọn trên phải là do sự luyện tập thành thói quen qua sự học hỏi nhờ kết nối thần kinh (Hebbian synapses) (Zikopoulos 2007*) (H4.16).

Hệ thống Lưới trong Đồi Não (Intralaminar nuclei) giữ nhiệm vụ điều hòa phối hợp hoạt động của các nhân Đồi Não lân cận, thí dụ như ở ***phía trước điều hòa cử động mắt, Thức tỉnh; phía giữa, sau về Trí Nhớ và chú Tâm*** (Xin cói phần Intrathalamic nuclei ở trên).

Kết nối thần kinh trong Lưới Đồi Não dùng hai hệ thống: Synapses hoá chất (xử dụng chất GABA có đặc tính là ức chế tế bào kế tiếp) và Synapses điện. Ở sinh vật nhỏ như Chuột, hệ thống Synapses/liên hợp TK hóa chất GABA càng ngày càng giảm đi khi Chuột trưởng thành (Deleuze and Huguenard, 2006; Lam 2006). Tùy theo các nhân của Đồi Não, Lưới Đồi Não được phân chia ra làm:

- Lưới Đồi Não Thị giác áp sát nhân Dorsocaudal, nhân Thị giác (visTRN) Ventrocaudal, và tương tự như vậy:
- Lưới Thính giác (audTRN), áp sát nhân thính giác.
- Lưới Xúc giác Ventrocentral, Somatosensory Sector (ssTRN) . - Lưới Vận động, Rostral motor, gồm cả limbic va PreFrontal sector

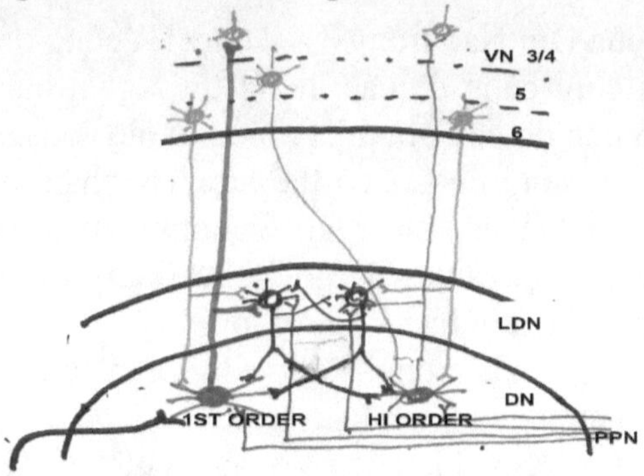

(mtrTRN.)

Hình 4.17: Lưới Đồi Não, làm màng lọc trong kết nối Đồi Não Vỏ Não (Sherman 2016). Pedunculopontine nucleus (PPN)

Thông tin đến Đồi Não (DN), Tế bào TK 1st order và Highh Order chuyển lên VN tầng 3 và 4. Tế bào TK VN tầng 5,6 chuyển chỉ thị đến Lưới DN và DN để kiểm soát làm công việc LỌC ÂM THANH với sự giúp của tế bào PPN

HO: High Order chức vụ cao lọc (**ức chế**) âm thanh.

Phần đọc thêm KHNB

Tương tự như vậy, khảo cứu mới đây của Thankachan về bịnh thần kinh phân liệt, dùng phương pháp ức chế Optogenetic (phương pháp dùng ánh sáng nghĩ ra bởi Francis Crick và thực hiện bởi Boyden năm 2005 để kích thích tế bào) tế bào thần kinh của Lưới kích thượng /TRN (ARAS) làm thay đổi sóng Delta/Gamma và Spindles là những chỉ số liên hệ đến bịnh Thần kinh phân liệt. Xáo trộn hệ thống GABA trong Midbrain (= Mesencephalon = giữa Đồi Não và Cầu Cuống Não – Pons. Cuống Não + Tegmentum + Colliculi) cũng ảnh hưởng đến cơ chế gây ra bệnh thần kinh phân liệt vì Midbrain liên hệ đến vmPFC, HIPPO và Đồi Não TRN,. Khảo cứu chất xám của Đồi Não với fMRI /Voxel-based bị giảm cùng với Vỏ Não Trán, Thái dương, HIPPO và Amygdala/Hạnh Nhân (Potvin 2019, Parnaudeau 2018, Thankachan 2019, Sonnenschein 2020, Bolkan 2018, Maggioni 2016). Trước nữa cũng có những khảo cứu tương tự với sự giảm thiểu thể tích Đồi Não (Andreasen et al. 1990, 1994; Flaum et al. 1995; Buchsbaum 1998; Gur 1998; Staal 1998; Dasari 1999; Ettinger 2001; Gilbert.2001; Konick 2001), hay trạng thái biến dưỡng trong Đồi Não (Resnick et al.1988; Tamminga 1992; Silbersweig 1995; Vita. 1995; Andreasen 1996; Buchsbaum 1996; Heckers 1998; Hazlett 1999), giảm điều hành tiếp thu cảm giác tương ứng với sự kém hoạt động Đồi Não (Braus 2002; Takahashi 2004;Butler. 2005; Kiehl. 2005; Symond 2005. Khám xét bịnh nhân thần kinh phân liệt sau khi chết cũng cho thấy Đồi Não giảm thể tích ở nhân Medial dorsal MD (Pakkenberg 1990, 1992, 1993; Danos 1998, 2002, 2003; Popken. 2000; Young et al. 2000; Byne 2002), EEG trong bệnh Thần kinh phân liệt, cho thấy Hệ Đồi Não-Vỏ Não có thể bị tổn thương về vật thể hay chức phận sinh lý, chứng tỏ qua các giấc mơ trong thời kỳ Ngủ REM (Mộng Mị thường xảy ra nhiều nhất trong Ngủ REM), có thể không được ghi nhớ chứng tỏ TR thay đổi tùy theo tình trạng sinh lý của tế bào thần kinh trong Hệ Đồi Não-Vỏ Não.

Rối loạn thụ quan cho Glutamate /NMDA receptors đặc biệt chỉ thấy ở nhân MD/Medial Dorsal của Đồi Não mà không thấy ở các nhân khác trong bịnh Thần kinh phân liệt (Clinton 2006)

Tóm lại, vai trò của Đồi Não trong Tri Thức/TR cũng dễ hiểu vì Đồi Não là trạm tiếp liên cuối cùng để các thông tin Ngoại biên chuyển lên Vỏ Não. Vai trò tiếp liên đó đã được biết nhiều từ lâu (Sherman 2016, Halassa 2019).

Để kết luận, Tononi cho là có thể xây TR nhân tạo bằng cách xây dựng một mạng liên kết siêu phức tạp. Tononi quan niệm TR không theo quy luật "Kẻ thắng cuộc lãnh trọn gói" như Baars và có thể định giá trị theo cấp bậc từ súc vật, em bé và người lớn.

Năm 2019 thuyết của Tononi được Hateren tóm lại và chia ra hai giai đoạn 1 và 2 thêm vào 3 giai đoạn phụ:

1. Thông tin Ngoại biên đến Vỏ Não, chưa có TR.
2. Phản hồi qua lại trong Hệ thống Đồi Não-Vỏ Não để thành TR (cơ chế thường được gọi là top -down: từ trên Võ Não đi xuống Đồi Não).

Phần quan trọng không thể thiếu và thường không được lưu ý trong hai lý thuyết về TR trên, trong sự phản hồi qua lại giữa các vùng Vỏ Não đó là:

3. Đối chiếu với Nội Chuẩn Thức trong Đồi Não-Vỏ Não để tạo ra TR Hiện hành (sẽ được đề cập dưới đây.)

X. PREFRONTAL LOBE VÀ TRI THỨC (H4.17,18,19)

Thùy gồm VN vận động BA4 và **VN tiền vận động/Premotor** BA6. VN premotor làm chức vụ cao hơn VN vận động như làm kế hoạch chỉ đạio VN VN nên liên kết với cac VN khác

PFC liên hệ đến tình cảm, quản lý TR, đối xử trong xã hội, nhưng ít liên hệ đến sự Thức tỉnh.

Sự Thức tỉnh liên hệ đến hệ thống Đồi Não-Vỏ Não. Oxygen, chất dinh dưỡng là cần thiết cho sự Thức tỉnh một cách tổng quát, Hệ Đồi Não-Vỗ Não với cơ chế Cholinergic, Noradrenergic là hoạt chất ở những vùng Não liên hệ đến sự Thức tỉnh.

Trước đây quan niệm và cơ chế vận hành của sự Thức tỉnh và TR trộn hợp lại nhau. Trong một hội thảo, sự Thức tỉnh không còn là vấn đề Tinh thần-Thể xác nữa mà đã trở thành đề tài của Khoa học thực nghiệm. Phương pháp đo sự Thức tỉnh /PCI phát xuất từ thuyết thông tin đã đem nhiều triển vọng đo lường sự Thức tỉnh (Storm 2017).

Thí dụ cắt hai PFC trừ Vỏ Não tiền vận động làm kế hoạch cho vận động và trừ Vỏ Não Broca (PFC bên trái liên hệ về ngôn ngữ): bịnh nhân có sự Thức tỉnh bình thường (Bricker 1952). Ngược lại rất ít có trường hợp cắt bỏ phần Não phía sau mà không bị ảnh hưởng đến sự Thức Tỉnh. Những trương hợp trên một lần nữa xác nhận vùng sau Não (Thái dương, Đỉnh, Chẩm) là vùng của sự Thức tỉnh (Boly 2017). Tuy nhiên vmPFC và BA6 cũng liên hệ đến kinh nghiệm cảm nhận và xét đoán cho nên ảnh hưởng đến TR và sự Chú ý (Koenigs 2007, Koch 2016b, odegaard 2017).

Phần đọc thêm KHNB

Có thể phân chia nhiệm vụ từng vùng VN như sau: (Dixon 2017). Cơ chế điều hành và tình cảm thường dùng hóa chất liên hợp Norepinephrine (Berridge 2015) (H4.9)

- ***dlPFC** nhận chỉ thị chú ý và thực thi quyết định gởi lên từ vmPFC nhiệm vụ của giám đốc điều hành của Não Bộ Baetens 2017) Được cói là chủ soái phần việc hành động nên có vai trò rất quan trọng trong sự điều hành của Não Bộ. Tuy vậy Dorsolateral PFC vẫn nằm dưới tầm kiểm soát của Ventromedial PFC là cơ quan đưa ra quyết định. Sự xếp đặt thứ tự trên cũng tương tự như vị Tổng tư lệnh quân đội phải tuân lệnh vị Quốc trưởng vậy.*
- **dmPFC**: đánh giá người khác, thi hành để đạt mục tiêu, có tình cảm cao.
- **Lateral OPFC**: đánh giá cảm xúc từ ngoại biên, đi theo hình phạt do kết nối với thể Amygdala/Hạnh Nhân, HypoThalamus, Periacqueductal gray.
- **Infer OPFC**: học từ bên ngoại biên,đánh giá trị để thưởng phạt.
- **Rostral mOPFC**: chủ đích xây dựng con người siêu lý tưởng.
- **Rostral medial + Medial OFC**(vmPFC): TN thời điểm, suy nghĩ và tiên liệu suy nghĩ về vui chơi lâu dài, kết nối với Đồi Não HypoThalamus, Dorsolateral periacqueductal gray, Insula, and Parafascicular and Paraventricular uclei of the Đồi Não/Thalamus.
- **pgPFC+sgPFC**: đánh giá cảm giác bên trong cơ thể cảm tình vui buồn sợ sệt. Hoạt động sinh lý các cơ quan nội tạng. sgPFC chuyên về tim mạch.
- **dMCC**: đánh giá học hỏi những sai lầm với ACC.Quyết định khi nào thi hành mệnh lệnh, kích thích sự lo âu, Quyết định xây dựng công việc liên kết xã hội, Giữ nhiệm vụ nói láo,

nói xạo và ức chế nói thật. Kích thích Vỏ Não Dorsolateral PFC với TMS (Transcanial Magnetic Stimulation) ngăn chặn người ta nói láo và nói thật (nói bậy bạ) (xin xem chi tiết ở phần TR)**ACC co chức phận kham pha sai lầm va so sanh tương ứng với Sở Hữu Biến Hạnh trong** Sở Tuệ Tâm **trong Vi Diệu Phap.**

1. vmPFC là phần Não phát triển sau cùng theo chủng loại học, Giữ vai trò điều hành tình cảm về cảm giác kể cả Thị giác, Thính giác. Xa hơn nữa giữ vai trò kiểm soát về Đạo đức giao tiếp xã hội, nhận biết đúng sai hay dở. Để có thể làm những công việc cao cấp như trên PFC còn giữ vai trò thu hồi Trí Nhớ gần xa. Mỗi phần của PFC làm việc điều hành như một giám đốc tuy nhiên các
chức vụ của mỗi phân bộ vẫn chưa được làm rõ. Tuy nhiên có khuynh hướng là Vỏ Não PFC có chức phận như sau:

- Phía trên thực thi quyết định và chú ý.
- Phía dưới tư duy và kế hoạch nên nặng về tình cảm.
- Mặt ngoài PFC liên hệ đến quản lý tình cảm/suy nghĩ, cảm giác ngoại biên và vận động.
- Mặt trong PFC liên hệ đến cảm giác nội tạng bên trong và TN.
- **Phía trước của PFC thiên về điều hành và đạo đức.**
- Phía sau của PFC chuyên về phán đoán, so sánh để nhận biết sai lầm vmPFC được biết nhiều đến là vùng quan trọng của Mạng Mặc Định, giảm hoạt động khi chú Tâm. Gần đây vai trò nổi bật lên của hai vùng này là Triết lý về Đạo đức, FTT (False tagging Theory = Triết lý Hoài nghi: giúp con người đặt nghi vấn cho những vấn đề và sự vật mới tiếp nhận thông tin và Somatic markers (Triết lý chỉ số Tình cảm từ phản ứng của cơ thể trong quá khứ (như giận vui nhịp tim...) được gởi đến Ventromedial PFC va Amygdala để làm mẫu kinh nghiệm cho những tác động trong tương lai). Thuyết Triết lý chỉ số Tình cảm được cho có vai trò quan trọng trong quyết định trong sự sống .Theo Damasio tình cảm không luôn luôn đối chọi với lý trí mà có khi phù hợp với lý trí. Chỉ số Somatic marker có thể vượt ra ngoài khuôn mẫu xã hội và sinh học , có thể là tốt hay xấu. Về Thiền Định Ventromedial PFC/ OFC trùng hợp với Mắt Trí Huệ mà thiền nhân dùng để chú Tâm. Anterior Insula Cortex có vai trò về cảm giác tương ứng với Sở Biến Cảnh trong Sở Tuệ Tâm trong Vi Diệu Pháp. Bằng chứng là AIC giữ chức vụ trong sự chú tâm về Nội Cảm/Interoceptive (Wang 2019).

PFC có trung tâm quan trọng là Dorsolateral PFC giữ nhiệm vụ thực thi quyết định. Nên muốn làm công việc suy nghĩ và về TR, hai trung tâm vmPFC và DLPFC là cần thiết. Vì vậy PFC vẫn còn là nơi Vỏ Não tham dự vào TR.

Gần PFC là VN Anterior Cingulate Cortex/ Giải Bao Trước /ACC là quan trọng cho tiến trình tình cảm và TR. Người già thường giảm TR nhưng ít thay đổi hơn về tình cảm tương ứng với giảm kết nối (rostral= phần trước) rACC-MMD, (dorsal) dACC-HIPPO dACC-Thalamus, nhưng tăng kết nối rACC-Insula, rACC-sup TL +inferior Frontal gyrus (Cao 2014) (chú ý; Rostral ACC nối với AMYGD chuyên về lo sợ; dACC chuyên Khi quyết một vấn đề gì để thi hành mà vẫn còn nghi hoặc vì thiếu thông tin chính xác dACC bị kích động. Khi nghi ngờ nhiều thì vùng vmPFC kích động Lateral PFC và Parietal Cortex (Stern,2010).

Khi vui thích thì vmPFC bị kích động và tỉ lệ với sự vui thích

2. OrbitoFrontal Cortex /OFC

Nhiều lần trong các khảo cứu OFC và vmPFC được gom lại với nhau dưới tên Ventromedial PFC (vmPFC) vì gần nhau và chức phận có nhiều tương đồng với nhau. Tuy nhiên Ventromedial PFC có khuynh hướng về chức năng xã hội, làm quyết định. OFC chuyên về điều hành tình cảm và đạo đức. Để thực hiện chức năng trên Ventromedial PFC và OPFC kết nối với hầu hết các vùng khác nhau của Vỏ Não và các nhân dưới Vỏ

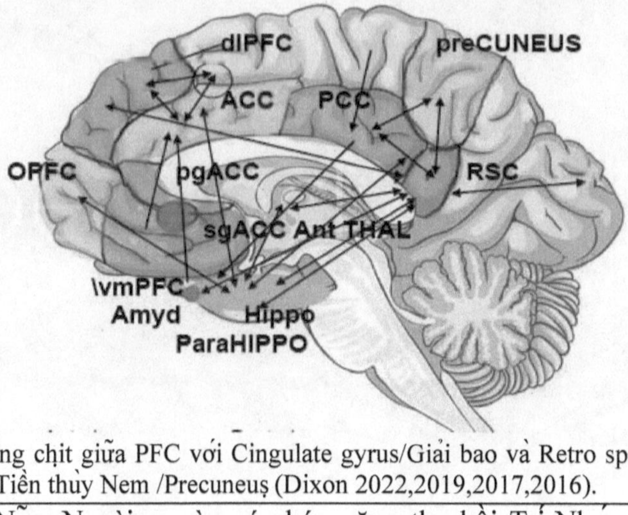

H4.19: Kết nối chằng chịt giữa PFC với Cingulate gyrus/Giải bao và Retro splenial Cortex (RSC) và Tiền thùy Nem /Precuneus (Dixon 2022,2019,2017,2016).

Não. Ngoài ra còn có chức năng thu hồi Trí Nhớ xa và liên kết với HIPPO và nhân Mediodorsal MD của DN về so sánh phân biệt).

Gần đây có khuynh hướng giảm thiểu vai trò của PFC trong TR so với trước. Sở dĩ có tình trạng thay đổi về sự hiểu biết trên là vì tổn thương PFC không làm người ta mất đi sự Thức tỉnh và suy nghĩ. Phần nửa bán cầu Não Bộ sau đảm nhận vai trò cho sự Thức tỉnh và TR. Tuy vậy, PFC vẫn là bộ phận Vỏ Não quan trọng của TR vì vai trò điều hành và tình cảm đạo đức. TR của người bị thương vmPFC thiếu tình cảm, lạnh cảm (td: trường hợp của Phineas Gage).

3. Các vùng Vỏ Não PreFrontal Cortex liên hệ (H4.18)

- Left Ventral PFC

Là trung tâm chế ngự những vận động đi quá đà.

- Frontal Eye Field

Broadman area 8 (trên dorsolateral PFC): Cử động liếc mắt nhanh qua lại (Saccades = rà tìm để giúp Não Bộ tạo ra hình 3D), hệ thống thấy nhìn lưng/dorsal đi từ Vỏ Não Chẩm sẽ ngừng tại đây.

Biện luận

So sánh Vi Diệu Pháp/VDP (được tin tưởng bởi Phật Giáo Nguyên Thủy/PGNT là do Đức Phật nói ra), Duy Thức Học (do Bồ Tác Long

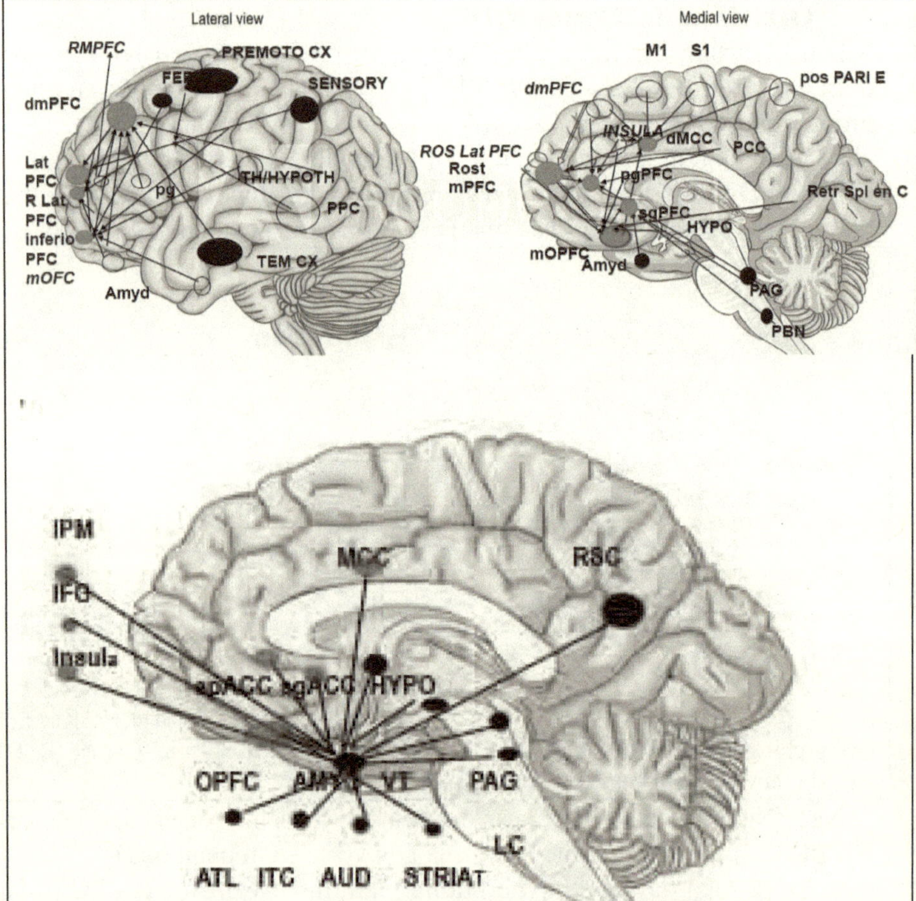

H4.18 RMPFC: Rostal MedialPFC, RPFC RostralPFC, IPFC: Inferior PFC, PM:Premotor , sgACC; SubgenualACC, pgANN:PregenualACC, MCC Middle A Cing Cortex, RSC: Retrospenial Cortex, OPFC Orbitary PFC, ATL Anterior Temporal Lobe, ITC: Inferior Temporal Lobe AUD Auditory Cortex, Striat: Atriatum PAG: Periaqueductal Gray, LC: Locus Ceruleus

AB: NB mặt Ngoài và mặt Trong cho thấy kết nối PFC với nhau và với phần khác NB tương ứng với **Y Tha Sở Tánh (Tâm Thiện).**

C: Amydala/Thể Hạnh Nhân như trục nối với các phần khác chuyên về tình cảm hạ đẳng tương ứng với **Biến Sở Chấp** (Dixon 2016,2017,2019,2022) (**Tâm Bất Thiện**).

Thọ trước tác) và KHNB ngày này đã có sự khác biệt lớn lao về nội dung do sự hiểu biết về chiều sâu cũng như chiều rộng của TR và tình cảm. VDP liệt kê 121 Tâm người +52 Tâm Sở. 121 Tâm Người là đại diện cho Tâm khác nhau của Người Trời ba cõi Dục giới, Sắc giới và Vô sắc giới. Tâm Sở là Tâm căn bản và có chức phận làm mẫu thông tin, cho nên có thể cói là tương ứng với Biến sở Chấp, Y Tha Sở Tánh và Viên Thành Thật trong Duy Thức học. Vì vậy Tâm Sở cũng tương ứng với Nội Thức như quan niệm trong sách này. Theo quan niệm của sách này, Nội thức là gồm phần Lưu trữ TN với cơ sở là MMD/vmPFC, PCC, RSC, Precuneus, HIPPO+ MTL/Medial Temporal Lobe..... Phần quan trọng của NT là vmPFC, PCC và RSC lưu giữ TN lâu dài làm thành Nghiệp, rồi Nghiệp sẽ được chuyển đến kiếp sau. Tuy nhiên , chức vụ quan trọng của Nội Thức là lưu giữ mẫu TR để làm nên định nghĩa cho TR mới được NB hội nhập. Vì vậy để thực hiện vai trò quan trọng nầy các vùng NB như vmPFC, PCC, RSC là không đủ. NT cần sự tham dự của các VN cảm giác, các vùng NB khác của VN Trán như dlPFC, mPFC, OPFC, Premotor Cortex, và các nhân chất xám như ACC, Ventral Striatum/NAc, Amygdala, VTA, PAC.... VN PFC chuyên về chức phận cao và Đạo đức. Nhân chất xám dưới VN như Amygdala NAc, VTA chuyện về tánh tật xấu, vui thú, hưởng thụ Tham Sân Si. PFC là phần NB chỉ phát triển nhiều ở sinh vật có TR cao như người, các nhân dưới VN cũng hiện diện ở loài vật vì vậy các nhân này có nhiều thú tánh.

Thí dụ:

Tiếp nhận thông tin và quản lý: ACC, dlPFC.

Tiên đoán thông tin: sgACC.

Tiên đoán về rối loạn Nội tạng : pgACC. *Cảm nhận về chính mình hay người khác :RMPFC.*

Đánh giá trị thông tin: OPFC (inferior và Medial).

Đánh giá tình cảm Quyết định hành động : mOPFC, pgACCsgACC.

Somatic Marker/Chỉ số tánh tình, Mơ mộng: OPFC

Đánh giá sự Đau, vận hành Nội : aMC pgACC sgACC.

Liên kết Tình cảm Lateral: PFC

Quản lý tình cảm medial: PFC.

Mentalizing/ tưởng tượng: DMPFC.

KHNB còn cần nhiều thời gian, kỹ thuật và nhất là quan tâm nghiên cứu và để hướng dẫn của kinh Phật như VDP, Duy Thức học, Kinh Nghiệm Lăng Già ...để có thể hiểu hơn và định vị các chức phận tâm Hồn trong NB.

XI. TRI THỨC TRONG DUY THỨC HỌC

Ngày nay, Khoa học đã tiến đến mức độ cao vĩ đại. Chắc người xưa đã biết, nhưng ít ai nói ra, Thái cực là gì?. Big Bang bắt đầu từ một điểm cực nhỏ 0,1 Angstrom nhưng tỏa ra một lực to lớn khủng khiếp để nổ ra thành Vũ trụ , nhưng đó cũng chỉ là giả thuyết. Mà điểm ấy của Big Bang chắc hẳn không phải là Thái cực. Big Bang là tương đương với vọng niêm khởi lên từ Bản Tâm tỉnh lặng. Bản Tâm mới la Thái cực, Chân Không Diệu Hữu

Big Bang= 0.1A^0 + Nỗ lớn =Vọng Niệm + Bản Tâm, trong đó điểm 0.1A^0 chỉ la Vọng Niệm. Năng lượng sợ nỗ là thể Tỉnh lặng

Lão Tử, Trang Tử, Mạnh tử hay nói về Thể Lù mù của Thái cực. Đạo là không thể mô tả được. Đạo có thể ví ngang với Thái cực. Vì vậy Bản Năng =Thể KHÔNG= là tương đương với Thái cực hay thể Lù Mù của Lão Trang

Mọi sự vật là chính nó, chúng ta chỉ biết những gì sự vật cho chúng ta biết qua Ngũ quan và Tri Thức. Sự hiểu biết đó hiển nhiên là không toàn vẹn. Đối với con người, dùng Tâm phân biệt để phân tách ra Âm dương/Hồn và Xác là một việc làm không dựa trên lý luận vững chắc. Vì vậy Hồn và Xác là không thể tùy tiện chia cắt. Tùy theo cách nhìn, cách quan sát, con người có thể chỉ thể hiện nhiều phần Xác mà ít phần Hồn, hay ngược lại nhiều phần Hồn ít phần Xác. Thí dụ như khi ưa thích một người, thường không những là hình hài mà còn là tâm hồn của người ấy. Khi ưa thích văn tài, giọng ca hay tài trí của một người, người ta có ước muốn chiếm hữu người đó. Nhưng phần thể xác và siêu hình của một con người là bất phân chia. Khi chết Phần xác bị tiêu hủy, sự tiêu hủy đó là không toàn vẹn. Phần trí nhớ thường được biểu hiện qua ký ức vẫn còn sống với người thân thương liên hệ đến người đã mất.

Thế nhưng khi ta chia Thái cực ra, người ta lại ngang nhiên gắn tên một phần là Âm và phần kia là Dương và hiển nhiên mọi người chấp nhận dễ dàng quan niệm Thái cực Âm Dương, Tứ tượng Bát quái, Ngũ hành và Dịch lý. Cho dù thái cực là hữu hình, nhưng cái toàn vẹn của nó là không ai biết. Vì không biết thì làm sao chia cắt được. Sự chia cắt và phân tách nhận định đáng lẽ chẳng bao giờ phải xẩy ra vì khởi đầu người ta không biết cái sẽ chia là gì. Cho nên hệ luận của một tiền đề còn nghi vấn là thiếu căn bản. Vì vây, xem xét TR thì không thể đặt TR riêng rẽ mà cần đặt Tri Thức/TR trong thể toàn vẹn hơn là Hồn và Bản Tánh/Phật Tánh/Thánh linh.

B. Tâm phân biệt:
Với Dịch, lấy Thái Cực hay Vô cực làm gốc chia hai và tiếp tục chia hai. Đó là khởi đầu của tâm Phân biệt.
Cựu ước của Kinh thánh đã kể rằng: Từ ngày Ông Bà Adam Eva được tạo ra, họ sống trong vườn Địa đàng vui vẻ, hạnh phúc, vô tư và hồn nhiên. Sự khác biệt ở cơ quan Nam Nữ đối với hai Ông Bà là tự nhiên, cũng gần như sự khác biệt giữa các loài thảo mộc hay động vật. Vì Bà Eva nghe lời con rắn và quên lời Đức Chúa Trời căn dặn, ăn trái Cấm , Ông Bà đã nảy ra Tâm Phân biệt: Trai Gái, Tốt Xấu.... Họ không còn thánh thiện nữa và bị đuổi ra khỏi vườn Địa Đàng. Từ đó thế giới ngày nay hiện thành với con người mang tội lỗi tổ tông. Tâm phân biệt nầy là biểu hiện của hình thức về THỨC.

C. Phật Tánh/ Bản Tánh/Bản Giác/Tánh Giác Diệu Minh
Những danh từ trên đều chung một nghĩa, trong đó Diệu Minh hàm ý một tiến trình vi diệu mầu nhiệm và thể hiện bình đẳng , không đồng dị, có bản chất là KHÔNG, chẳng Minh, chẳng Vô Minh. Vọng Khởi Không là do Nhân duyên (cho nên con đường từ hiện đời trở về Bản lai Diện mục cũng là không tự nhiên, không do nhân duyên mà là tự ý). Từ Giác Minh Vọng Khởi nên vọng niệm lập thành Sở Minh. Tùy theo sự kiện Nghiệp Thức chấp Sở Minh, từ đó là sự khởi đầu của Vô Minh.

Trong kinh Lăng già qua vấn đáp giữa Đức Phật và Đại Bồ Tác Đại Huệ: Thế giới bên ngoài đều do Tâm khởi lên (*Chúng sắc do Tâm khởi*), Tam giới hay thế gian chỉ là do Tâm (*Giới do Tâm sinh/ tam giới duy thị tự Tâm)* nếu bỏ Tâm thì thế giới nầy là không (*Tâm ngoại vô sở kiến*),

D. SỰ LIÊN HỆ GIỮA TIẾN TRÌNH HÌNH THÀNH NGŨ UẨN TRONG PHẬT GIÁO VÀ TRI THỨC (TR)
Ngũ Uẩn còn gọi là Ngũ Ấm (che khuất) [Pănca-skandha (Sanskrit), Pănca khandha (Pàli). Pănca là năm; Khandha: nhóm] gồm Sắc Thọ Tưởng, Hành và Thức. Ngũ Uẩn có thể được thấy là thể hiện trong cơ chế lập thành TR: Ngũ Uẩn thường gọi là Vô Ngã (và vốn là Vô Sanh=sanh từ Bản Tâm). Chỉ có Phật Tánh và Phật là thật sự Vô sanh và Vô Ngã. Vì Vọng niệm (không có nguyên nhân), Bản Giác/Phật tánh sanh ra Ngũ Uẩn. Ngũ Uẩn là hình thức sanh ra tiên khởi nên tạm gọi là "Vô sanh" khi so sanh với các hình thái khác của vũ trụ. Như sẽ thấy ở đoạn sau, vì Vô minh tự Ngã nên Ngũ Ấm *bị nhận lầm, thành ra* Hữu Ngã và Vô thường.
-Đại diện cho phần hình:

- **Sắc**:Tứ đại (Đất, Nước, Gió,Lửa)

-Đại diện cho phần siêu hình la phần Hôn vi Vô Minh lầm lẫn Phật Tánh bi che phủ bởi Nghiệp nên thành Hưu Ngã, gồm:

- **Thọ**: Thông tin thu nhận gây nên cảm quan tức thì chưa đi sâu vào TR, thí dụ như phản xạ cơ bản của cơ thể, như phản xạ không điều kiện và có điều kiện cơ bản.
- **Tưởng**: Nhận Thức phần mới bắt đầu lập thành TR.
- **Hành**: TR, Mạc Na Thức tư tưởng và hành động tạo ra Nghiệp.
- **Thức**: TR của thông tin từ ngũ quan và tư tưởng.

1. Vô Minh va Vô Ngã

Trong năm phần trên Sắc chủ về hình tượng tạm gọi là phần Dương, vật chất , bốn phần kia vô hình sắc tạm gọi là phần Âm hay Hồn.

Sắc gồm tứ Đại: Đất Nước Gió Lửa là Vô thường, Vô Ngã (Chú ý vì Ngũ Ấm Vô ngã nên chỉ gồm có 4 thành phần. Trong văn hóa cổ Đông phuơng thế giới gồm 5 phần: Đất Nước Gió Lửa và Kim. Một trong 5 phần trên là biểu hiện cho bản Ngã. Vì vậy Ngũ hành là Hữu Ngã).

Tiến trình Sang Thế theo Phật giao (Xin xem trang 324, 619): Theo Đức Phật giải thích cho Phú Lâu Na (là người Đệ tử có biện tài): Vì một niệm Vô Minh bỗng khởi, Bản Giác lìa Tánh KHÔNG mà sanh nên Vọng niệm, từ đó THỨC sanh ra từ chỗ trong tĩnh lặng của Thức Tỉnh. Vì vậy THỨC là Vô Thường và Vô Minh (dĩ nhiên là Vô Ngã).

Khởi đầu của tiến trình Vô Minh là Thủy vốn đồng nhất trong sạch bị pha trộn với Đất thành vẫn đục, ám muội và mất tính KHÔNG. Sự nhiễu loạn đưa đến vận chuyển từ đó PHONG sanh ra. Vận chuyển làm nên biến hoá. Biến hóa là tượng của HỎA. Kể đến Hỏa với Thủy làm nên hơi nước /mưa và trồi lên mặt nước thành Núi và Đá (Đá có chứa Hỏa nên cọ Đá với nhau có Lửa). Thủy bao phủ lên Đất làm nên Cây cỏ....

Vì vậy mọi sự vật trong vũ trụ là sản phẩm của Chân Không khởi lên từ Vọng niệm. Cho nên mọi sự vật trong vũ trụ không có tự Tánh (Bản chất là Không) nên là Vô Ngã do Vô minh mà có được. Người Chủ thật sự là Chân Không đúng hơn nên gọi là
Chân Không Diệu Hữu), Cái Tôi /Cái Ngã thường đề cập trong đời sống là Cái Ngã Giả hiệu, không có thực quyền. Cho nên cái Tôi giả hiểu là người "nô lệ"" của ông Chủ Thật sự "Chân không" nên không có quyền hành làm việc và không có quyền sở hữu gì.

Tóm lại vì Vọng niệm mà sinh ra THỨC tương đương với Tâm phân biệt. Đi ngược lại, gốc rễ của các Thức là Tánh Thức (như tánh Nghe, Thấy, Ngửi, Nếm và Ý). Trong cuốn 1,2,3, 4 của Kinh Lăng Nghiêm, Đức Phật nhấn mạnh cơ chế rốt ráo để nhận ra Lục Trần là THỨC đến từ Bản Tánh chứ không phải đến từ Ngũ Quan và Ý căn. Bởi vậy Hồn Người (và cả Động vật cao) có thể nghe hiểu thấy mà không cần hệ Thần kinh hay ngũ quan. Đức Phật nói Tánh Thấy,

Nghe .. rốt ráo là Phật tánh. Vì vây Bản Tánh Thấy Nghe là không sanh diệt nên Vô Thường dầu là sau khi chết.

Thông tin trong Đồi Não hay đúng hơn "phần Đồi Não-Vỏ Não để đối chiếu" với thông tin nhận được gọi là Nội Thức dùng để *làm chuẩn* và so sánh với thông tin vừa được tiếp nhận. *Hãy tạm gọi phần Đồi Não-Vỏ Não đặc biệt trên là Đồi Não-Vỏ Não Mặc Định TR (NMTR).* Nói một cách khác, và đối với TR sự vật bên ngoài hoàn toàn bị kiểm soát bởi Nội Chuẩn Thức. Nội Chuẩn Thức là riêng biệt cho mọi người nên TR tạo ra và tư tưởng tạo ra cũng khác nhau tùy theo mỗi người.

Đối với người chưa được chứng ngộ, Phật tánh bị che bởi màng Vô minh thường gồm Y Tha Sở Tánh và Biến Sở Chướng của Nội Thức, nên Thông tin từ Sáu Căn bị lệch lạc. Vì thông tin đi qua màng Vô minh của Não Bộ, nên thông tin cần phải hội nhập vào Não Bộ qua cơ chế lập thành TR. Đặc biệt trong cơ chế nầy Nội Thức (có thể gọi là Nội Tâm) giúp Thông tin cuối cùng biến thành TR. Tùy theo tình trạng của NT gồm Biến Sở Chướng và Y tha Sở Tánh, Thông tin không còn là như thị mà bị sai lạc qua màng Vô minh. Thông tin Như thị không đến được hay đến rất ít đến Tánh nghe Bản Tánh/Phật tánh.

Tạm lấy thí dụ sau để thấy sự tương tự trong cơ chế sanh ra từ Nội Thức hay từ Bản Tánh/Phật tánh: Vật thể là một cây.

- Trong phương pháp chụp hình cổ điển dùng phim= hình chụp được rửa và in thành hình trên giấy, tạm gọi đó là hình ảnh như thị.

- Trong phương pháp chụp hình với máy chụp hình dùng kỹ thuật số và ghi trong một Memory card. Giai đoạn kế tiếp là dùng Computer để biến thông tin trong Memory card thành hình hiện trên Computer monitor. Trong quá trình trên phần mềm của Computer là tương đương với cơ chế hội nhập thông tin tronbig bang
g NB hết hợp với Nội Thức để thành hình ảnh.

Hiện tượng về thính giác, tư tưởng/Ý căn và thông tin các căn khác cũng vậy. Hồn/Phật tánh có thể tiếp nhận mà không cần thông qua Não Bộ. Cho nên không nên lấy làm lạ khi những tư tưởng mới hữu ích có thể đến trong lúc Thiền Định. Siêu TR của tâm lý gia cũng có thể xảy ra trong trường hợp nầy.

Tóm lại, sự vật bên ngoài có hay không có là do Tâm của con người qua trung gian Nội chuẩn Thức. Mà Nội Thức chỉ là Trí Nhớ được ghi lại từ Hiện đời và thêm phần của Tiền kiếp. Những gì Nội Thức không có thì bị bỏ vào Tiềm Thức và Vô Thức nhưng vẫn có thể hiện hữu ở một thế giới nội TR khác tương tự như quan niệm Đa thế giới (Multiple World Interpretation của Hughes Everett về Cơ Khí Lượng Tử Quantum Mechanic đề nghị năm 1957) (Everett 1957, Stanford Encyclopedia 2014, Byrne 2008, Barrett).

2. Vỏ Não không là chỗ ở của Thức (Bản Tâm/Phật Tánh là chỗ ở của Thức)

Khoa học NB đều tin rằng Thức của TR và Ngũ quan là nằm trong NB. Frank Crick từ thập niên 1980 đã đặt ra đề án chỗ ở tương ứng của TR (Neural Correlates of Consciousness) như đã trình bày trong phần đầu của Chương Mục này.

TR có được từ các vùng VN là Y Tha Sở Tánh và Biến Sở Chấp. Cả hai Tánh trên dựa trên Bản Tánh nhưng bị che mờ. Thấy sự vật Như thị là phải có được Viên thành thật, không đến từ VN mà là từ Bản Tánh, chỉ có được khi sạch màng Vô minh.

Trong kinh Lăng Nghiêm Đức Phật giảng cho Ngài An Nan. *Phật hỏi Ngài A Nan Tâm (gồm có TR) ở đâu. Ngài A Nan nói ra 7 lần, nhưng đều sai, chỗ ở của Tâm là:* (1) Trong thân, (2) Ngoài thân, (3) Sau con mắt, (4) tạng phủ bên trong là tối, ngũ căn ở ngoài là sáng, (5) Suy nghĩ, (6) Chính giữa vật và mắt , (7) Không chấp, vô trước hay Tính là đúng*:*

"- Theo lời Ngươi đáp, Như Lai có ngón tay thành nắm tay sáng ngời, chói tầm mắt của Ngươi, vậy lúc nắm tay Ta chói rọi, mắt Ngươi thấy được, lấy gì làm tâm?

A Nan đáp:

- Nay Như Lai gạn hỏi tâm ở chỗ nào, con dùng tư tưởng suy tìm, thì cái hay ***suy tìm*** *ấy, con cho là tâm.*

Phật bảo:

- Sai rồi, A Nan! Cái ấy chẳng phải tâm Ngươi.

A Nan giật mình đứng dậy, chấp tay bạch Phật rằng: "Cái ấy chẳng phải tâm con thì gọi là cái gì?"

Phật bảo A Nan:

- Ấy là tướng vọng tưởng (suy luận do lý trí) của tiền trần, mê hoặc chơn tánh của Ngươi. Do Ngươi xưa nay nhận giặc làm con, lạc mất Bản Thức chơn thường, nên bị luân chuyển." .(Kinh Lăng Nghiêm Q1)

Cuối cùng Phật chỉ <u>Tâm mà Phật hỏi là Phật Tánh</u> (Bản Tâm). Tánh Thấy chưa phải là Phật Tánh nhưng rất gần với Phật Tánh thanh tịnh.

Đức Phật nói thêm trong Kinh Lăng Nghiêm :

" - A Nan! Ngươi há chẳng biết hiện trong hội này, A Na Luật Đà chẳng mắt mà thấy, Rồng Bạt Nan Đà chẳng tai mà nghe, Thần nữ Căng Già chẳng mũi mà ngửi hương, Kiều Phạm Bát Đề lưỡi trâu mà biết vị, Thần Thuấn Nhã Đa bản chất là gió, vốn chẳng tự thể, do ánh sáng tự tánh, tạm hiện hình bóng, nên chẳng có thân mà biết xúc, ***các hàng Thanh văn được Diệt Tận Định trong hội này như Ma Ha Ca Diếp, ý căn đã diệt từ lâu mà vẫn rõ biết khắp nơi, chẳng do Tâm niệm****".*

Hơn thế nữa các thông tin trong NB thường thông thương với nhau. Khi nghe, sờ mó thì cảm giác thấy cũng được kích động để thấy:

"- A Nan! Như người thế gian cho sự thấy do con mắt, nếu bỗng nhắm mắt lại thì tướng tối hiện ra, lục căn mịt mù, đầu và chân giống nhau. Người ấy dùng tay rờ thân người khác, mắt dù chẳng thấy, nhưng vẫn

phân biệt được đầu và chân, vậy sáng tối dù khác, tánh biết vẫn đồng. Nếu duyên sáng mới có thấy thì khi tối thành chẳng thấy, nếu chẳng duyên sáng mà phát ra tánh thấy, thì các tướng tối chẳng thể làm mờ được. Căn trần đã tiêu, thì tánh Giác minh đâu thể chẳng thành Diệu viên?"

Trong Vi Diệu Pháp, khi noi về Nhãn Sắc (Tập 3) cũng ghi nhân Ngài Xá Lợi Phất/Sārīputta, vị Tướng quân Chánh pháp trình bày:*"Yena cakkhuppāsādena Rūpāni manupassati,Parittaṃ sukhummaṃ etaṃ Ūkāsirasamūpaman'ti". "Người ta thấy các sắc trần bằng nhãn tịnh sắc nào, nhãn tịnh sắc ấy nhỏ nhiệm, vi tế như đầu con rận vậy."*
Thật ra thì cakkhuviññānaṃ – ***nhãn thức tâm*** *mới chính là nguyên nhân thấy rūpārammaṇa – sắc trần chứ không phải là cakkhupāsāda – nhãn tịnh sắc*. Như vậy Ngài Xá Lợi Phất cũng bi nhầm lẫn. **Nhãn thức tâm** là Tuệ Nhãn khả năng thấy bằng Trí Huệ. Pannacakkhu – Tuệ nhãn, Buddhacakkhu – Phật nhãn, Samantacakkhu – Toàn nhãn (của Đức Phật), Ñāṇacakkhu – Tuệ nhãn (Trí tuệ đoạn tận các lậu hoặc, cấu uế nội tâm, còn gọi là Arahattamaggañāṇa hay Āsavakkhayañāṇa. Chi pháp chính là
Paññācetasika – Tuệ tâm sở trong Arahán Đạo tâm) , Dhammacakkhu – Pháp nhãn: Trí tuệ của các thánh nhân bậc thấp, là những tầng lớp Tri thức làm nên sự Thấy.

Cũng như vậy Bà Hoàng thị Thêm ở Việt Nam hiện nay có thể thấy như đọc chữ khi bịt cả hai mắt.

3. Chúng Sinh Không Tưởng Thức (Phần Tình cảm của Nội Thức)

Đức Phật đã chỉ ra Phạm thiên vô tưởng (Asaasatta Brahma) là loại chúng sanh chỉ có thân xác mà không có Tâm Thức/Tưởng Thức . Đây là chúng sanh đạt tầng thiền thứ 5 có ước nguyên không có Tưởng Thức và đã mất đi Tri Thức. Vì không có Tưởng Thức suy tư nên không còn đau khổ . Sau 500 kiếp thi trở lại làm chúng sanh có Tưởng Thức

4. Chúng sanh Vô Sắc chỉ có Bốn Uẩn

là Phạm thiên vô sắc (arpabrahma) trong cõi Vô Sắc .

G. Công Án và Thiền Đốn Ngộ có lẽ chỉ được đề cập đến trong Phật Giáo Đại thừa, nhất là từ thời Lục Tổ Huệ Năng trở về sau. Lịch sử Thiền ghi lại nhiều đối thoại của Tổ và Sư. Điển hình cho tình trạng trên là khi Đức Phật cầm một cành hoa, chỉ có Ngài Ma ha Ca Diếp hiểu ý nghĩa và mỉm cười trong khi giáo chúng trong hội ngơ ngác.
Đốn ngộ là đối nghịch với tiệm tu.
Người ta thường gắn tiệm tu với pháp môn niệm Phật để vãng sanh lên Tây phương cực lạc, nhưng thật ra Thiền trong các môn phái Thiền tông hay Nam tông cũng là tiệm tu qua sự kiện người từ nhiều chục năm cũng chưa chứng được gì. Đố Ngộ có thể khác với chứng Ngộ nhungchung

ngộ trong pháp đốn ngộ cũng phải nhanh để khác với tiệm tu. Rốt ráo là phải thấy được Phật Tâm/Bản Tâm/Tri Huệ Bát nhã bị che mờ bởi Tri thức, màng Vô minh hay Bản Ngã. Bản Ngã là Trí nhớ nằm trong Mạng Mặc Định. Bản Ngã là cái Tôi là dễ nhận biết nhất không những bởi chính người Thiền mà ngay cả người chung quanh. Vậy cách dễ nhất để Đốn ngộ là vén màng Vô Minh tức là dẹp cái Tôi sang một bên. Cách Đốn Ngộ là làm tiêu đi, tách ra một bên Bản Ngã qua cử chỉ câu nói đánh gậy boi Tổ Sư với thiền sinh.
Đốn ngộ phần lớn phát triển qua sự kiện khi câu hỏi dưới hình thức Công Án được đặt ra về những vấn đề liên quan đến Đạo.

Câu trả lời Công án thường là đi từ Bản tâm, Chân Không:

a) Đạo là Không thể diễn tả bằng lời.

b) Bản Tánh là bình đẳng Tự do Tự tại, không thuộc về thế giới nhị nguyên lý luận thị phi.

c) Chân Không Diệu Hữu, Sắc Không/Không Sắc.

Vì không thể diễn tả chân lý bằng lời nên khi đáp lại câu hỏi về chân lý bằng những câu trả lời như:

- Không liên hệ gì với câu hỏi hay nhận lời quở trách hay gậy đánh, hét la.
- Câu trả lời đặt người hỏi vào thế không phản ứng lại được
- Không trả lời hay lập lại bằng cách trả lời vòng vo.

Chủ ý là để đưa người thắc mắc vào cơ chế đánh thức Nội tâm.
Tiếp sau đó là sự Khai Ngộ. Khai Ngộ là vì người hỏi bị đưa vào thế nghẽn nên ***phản quan tự kỷ,*** tự tìm nơi chính mình. Lại nữa người thắc mắc có Tâm sẳng sàn chấp nhận chân lý của Đạo.
Thí dụ:

1.Chú Tiểu thành khẩn thỉnh Ngài Triều Châu dạy Thiền.
Sư hỏi: - Chú ăn cháo chưa, Trả lời : -Ăn cháo rồi
Sư bảo: -Rửa chén đi
-Chú tiểu liền tỉnh ngộ (vì câu nói vô nghĩa, nhưng chỉ ra tính tự nhiên của Thiền)

2. Bách Trượng (724-814) gặp Thầy là Mã tổ Đạo Nhất (709-788) đang nhìn bầy le le bay ngang. Mã hỏi:
- Gì thế? Trả lời : - Bầy le le.
- Bay đi đâu?, Trả lời : - Bay mất rồi.

Mã tổ bèn vặn tréo mũi của Bạch trượng. Đau quá Bạch trượng la lên. Mã Tổ nói:
- Có bao giờ bay mất được sao?

Bạch trượng toát mồ hôi và ngộ Đạo (vì sự phi lý làm kinh ngạc và sự nhắc nhở không để tâm ý bay theo bầy le le, đưa đến cái nhìn vào Nội tâm)

Thiền Đốn Ngộ là tương tự như Thiền Công Án, chỉ khác là Thiền Công Án đặt ra công án khi Định trong lúc Thiền Định.
IDENTITY/MULTIPLE IDENTITY DISORDERS-DID)
Đấng sáng thế/Thánh Linh/Phật Tánh/ Chân không Diệu Hữu là cha mẹ của Đại Vũ trụ là Tự Ngã có quyền hành, và chủ thể của Vũ trụ. Mọi sanh vật lac con cái. Thực vật, Tứ đại, Vật dụng là sản phẩm làm ra bởi Đấng sáng thế, tuyệt đối không là của cái của bất cứ động vật nào. Vì vậy động vật không có quyền sở hữu chủ. Những vì là con cái của Đấng Tạo hóa nên các sanh vật được quyền hưởng phúc lợi do Đấng Tạo hóa làm ra phù hợp với nhu cầu cho sanh tồn

XIII. VÔ NGÃ (SELFLESSNESS, NON-EGO, EGOLESS/Emptiness of a Self/Non-Personality/Anatma) TỰ TẠI (IMMANENCE) phân biệt với MẤT NHÂN THẾ, MẤT THỰC TẾ trong tâm lý học (DERSONALIZATION/DEREALIZATION), và CHIA CÁCH CÁ THẾ/NHIỀU NHÂN THẾ (DISSOCIATIVE và tương xứng với công sức phụ giúp Đấng Sáng thế tạo ra của cải.

Vậy chỉ có Chúa Phật là Tự Ngã là có cái Tôi, (nhưng vẫn thường gọi là Vô Ngã. Tình trạng tương tự như ánh sáng thể hiện ở dạng Hạt hay Sóng tùy theo người quan sát), là Chủ thể thật sự. Ngoài ra mọi chúng sanh chưa Đại khai ngộ không là tự tại, nên không có cái Tôi chân chánh, nên cần phải biết mình là Vô Ngã.

A. Cái Ngã (My Self)/ Bản Ngã Giả hiệu được phát triển từ khi mới sanh do sự tiếp nối tình cảm giữa Mẹ và Con. Sự phát triển trên biểu hiện qua Nội thức gồm PCC, RSC, MLR, vmPFC...sự kích động ở Hệ Vành chuyên về tình cảm và Vỏ Não Trán trước giữa (medial PFC) nhất là Dorsomedial PFC (dmPFC) chuyên về điều hành giao tiếp xã hội (Schore, 2005; Messina et al., 2016a; Mucci, 2016, 2018). Cái Tôi xã hội luôn luôn dựa trên Phật tánh, làm lu mờ Phật Tánh và làm chúng sanh lầm tưởng mình có cái Tôi và là chủ thật sự của cơ thể mình và các sự vật khác . ***Cái tôi Xã hội được biểu hiện bằng Nội Thức gồm* Y Tha Khởi tánh và Biến Kế Sở Chấp *với cơ sở NB là Vùng NB Nội Thức (Mạng Mặc Định, HIPPO,VN Thái dương Giữa...).*** Khi đạt đại khai ngộ, hết Nội Thức thì hết cái Tôi xã hội, Phật Tánh (tương ứng với Viên Thành Thật) hiển hiện. Khi chưa mất hết Nội Thức thì Cái Tôi vẫn còn dưới hình thức thể hiện hay được khéo léo che đậy. Vì vây thực hiện Vô Ngã là cố gắng dẹp bỏ cái Tôi Xã hội và biết rằng mình không sở hữu bất kỳ cái gì trong vũ trụ nầy và không có quyền tự do hành động gì ngoài hành vi và tư tưởng Đạo đức (vì Đạo đức là phù hợp với Phật).

Cái Tôi Xã hội/Bản Ngã là tỉ lệ thuận với Tri Thức và tỉ lệ nghịch với Đạo đức và Trí Huệ.

Dựa trên quan niệm của Salabrini (Salabrini 2018) cái Tôi được quan niệm bằng cái Tôi Hiện Đời /Xã Hội gồm 4 tầng lớp:

0. Cái Tôi Bình Đẳng = khai ngộ =Phật tánh. Ở người chưa khai ngộ, cái Tôi nầy bi che lấp bởi màng Vô minh.

i. Cái Tôi Cốt Lõi (Self-cónstitution): bịnh tương ứng là Điên loạn (bịnh nặng nhất).

ii. Cái Tôi Thể Hiện (Self-manifestation): bịnh tương ứng là Cá Tính giáp Biên (Borderline personality); và

iii. Cái Tôi Bộc Phát (Self-expansion): bịnh là Lo âu (tương đối nhẹ).

. Các bịnh do lầm tưởng về cái Tôi i,ii,iii là bịnh tâm lý thần kinh có cơ sở là vùng Não Nội Thức và Nghiệp/Hồn.

Cái Tôi i,ii,iii là Bản Ngã/Cái Tôi giả hiệu xuất phát từ Nội Thức (Tri Thức+Mạc Na Thức và phần nông cạn của Tạng Thức) nên không có quyền tự do hành động, nếu tự ý làm là tạo ra Nghiệp. Trong các tầng lớp trên, Tâng lớp zero là cái Tôi bình đẳng cũng là cái Tôi Phật tánh chánh hiệu phát xuất từ nơi sâu thẳm nhất. Phật tánh là sâu hơn Tạng Thức. Cái Tôi Phật tánh dựa trên nguyên lý là Đức Phật với Tâm bình đẳng mười phương chư Phật, nhưng Ngài vẫn dạy cho Phật tử đi về Tây phương Cực lạc. Lại nữa chính Ngài cũng không phải là Phật A di Đà hay Quán Thế Âm.

Krishnamurti gọi " *Bản Ngã là một sự thể bất thiện, tai hại tàn ác, xấu xa...Bản ngã luôn luôn phân hóa chia rẽ mọi sự.... Chúng ta cũng thừa biết những giây phút thoát trần tuyệt vời : khi mà Bản ngã không còn hiện diện... khi tình yêu thoáng hiện ." (trong sách cả Krishnamurti: The first and last freedom).*

Quan niệm trên của Krishnamurti là cùng với quan điểm về Nội Thức là TR cơ bản làm chuẩn cho mọi TR trong đời sống. Vì vậy chính Nội Thức là Bản Ngã/Cái Tôi xã hội. Khi Nội Tâm còn Màng Vô minh, thì Nội Thức là thể hiện cho Bản Ngã là bất thiện theo Krishnamurti. Tu hành Thiền Định là cách hiệu quả để chùi sạch Màng Vô minh để bỏ đi Bản Ngã. Krishnamurti nói : "*Sự tham thiền là sự bắt đầu "sự tự hiểu biết" và" không sự tự hiểu biết" thì không có sự Tham thiền*". ***Cho nên thực hiện Vô ngã mà không Tu hành là rất khó khăn trên căn bản luận lý.***

Cần phân biệt cái Tôi với Nhân cách (Personality). Nhân cách chỉ là thể hiện của cái Tôi (cái Tôi thể hiện và cái Tôi bộc phát) qua 5 trạng thái (theo kinh nghiệm chung):

- Thần kinh kích thích (Neuroticism), - Xúc cảm ổn định (Emotional stabitily).
- Phơi bày (Extraversion),
- Cởi mở (Openess to experience).
- Dễ chịu (Agreeableness), và

- Lương tri (Conscientiousness). Nhân cách chiu ít nhiều yếu tố di truyền. (Tellegen 1997, Plomin 1997, kendler 1993 p341) và môi trường.

Trong bịnh nhân với chứng Hậu chấn thương (Post Traumatic Stress Disorder =PTSD), Cái Tôi Xã Hội bị chấn thương, nên phản ứng lại bằng cách phát triển cơ chế để trường tồn, đó là thể hiện qua hai nhân cách. Hai nhân cách này có thể thay đổi qua lại.

- Emotional Part of Personality (EP= Nhân cách cảm xúc= cơ chế đề khang= Positive Dissociative symptoms). Người bịnh thể hiện nhiều cảm xúc lo âu, khổ sở...: có Triệu chứng dương tính.

- Apparently usually occurring in) Nhân cách cảm xúc/EP bị áp chế (theo quan niệm của Freud) nên bị che dấu vào Tiềm Thức, người bịnh thể hiện như một người bình thường nên gọi là Không triệu chứng hay Triệu chứng âm tính. (Bịnh nhân không cảm thấy lo âu nhưng bị bịnh về nội tạng như đau ruột, bao tử...).

ANP có thể bị chia ra thành nhiều ANP thích hợp các tình trạng stress và các hoạt động khác nhau của đời sống.

Phản ứng với PTSD/Post Traumatic Disorder dùng các tác động của các trung tâm tình cảm của Não Bộ như Amygdala/Hạnh Nhân, Insula, HIPPO, ACC, mPFC và cả PFC để cuối cùng kích động Hệ Giao cảm (Sympathetic) và Đối Giao Cảm (Parasympathetic). Trong DP/Depernonalization/Mất Nhân thể triệu chứng Phân liệt âm tính (Negative dissociative symptoms) của ANP, cơ thể thể hiện qua sự thay đổi về biến dưỡng.

B. Vô ngã là một trong ba Pháp Ấn (Tam Pháp Ấn= Vô thường, Khổ và Vô ngã (Vô ngã= cấp bậc A La hán khi được trọn vẹn ba pháp ấn), (ẤN= ấn tượng) rất quan trọng của Phật giáo đặc biệt là của Phật Giáo Nguyên Thuỷ về quan niệm cũng như là để Giải thoát luân hồi.

1. **Theo "quan niệm Phật giáo**, con người thường hay nhầm lẫn về cái "Tôi". "Tôi thấy, Tôi nghe...". Nói đúng là TR ghi nhận sự thấy, nghe, "Tôi nghĩ" là Mạc Na Thức suy nghĩ chứ không phải "Tôi", sự sai lầm đó rất tại hai vì khi TR bị hư hại, Mạc Na Thức hư hại thì người nhận lầm cái Tôi sẽ vô cùng thất vọng và buồn bã trầm cảm, cảm thấy mất mát quá nhiều và cho là cuộc đời buồn tẻ như trong trường hợp bịnh nhân bị bịnh mất nhân thể và mất thực thể (xin xem về các bịnh nầy tiếp sau đây) nên không còn hứng thú, lạc thú.

Vô ngã cũng cùng nghĩa với Vô chủ (sở hữu chủ =sense of ownership =sense of Agency). Con người ở trên đời này không sở hữu vật chất gì nên lúc chết cũng đi vào cõi vô hình không có vật chất, nên chẳng mang theo được vật chất gì ngoài Nghiệp tốt hay xấu. Vì vậy sở hữu vật chất là sự nhầm lẫn tai hại do tính Tham Sân Si. Cho nên cái Tôi thường dùng là cái Tôi giả hiệu quy ước trong giao dịch xã hội. Cái Tôi "

Tự tại, thường hằng" thường là cái Tôi không thể hiện hữu, vì cái Tôi và cái Anh là bình đẳng, như nhau và đại khai ngộ. Cái Tôi giả hiệu và cái Tôi bình đẳng là hai hiện tượng đối nghịch nhau. Vì vậy cái Tôi mà người ta thường dùng là ảo giác như thấy ao nước trong sa mạc.

Thêm nữa, vì không là chủ của chính mình (gồm cơ thể và Hồn), nên con người không có tự do hành động ngoài quyền tự do làm Đạo đức như Thiền/Tu hành và làm điều thiện.. Mọi hành động bị hướng dẫn bởi Nghiệp. Làm ngược lại là tạo Nghiệp

Vô Ngã giả hiệu chỉ là sự che đậy khéo léo của người có Tri Thức cao muốn củng cố thêm Bản Ngã. *Thí dụ tình yêu thương không thuộc về Hữu ngã. Nghĩa là Hữu Ngã không có tình yêu chân thật.* Lý do là khi Hữu Niệm/Vọng Niệm, Giác Minh của Bản Giác thường làm lỗi lầm. Trong kinh Lăng Nghiêm, Đức Phật nói Giác Minh lầm lỗi (tương tự như khi Ông Bà Adam va Eva lầm lỗi nghe lời dụ dỗ của con rắn) mà Bản Ngã/Hữu ngã phát sanh: Thương mình hơn tha nhân.

2. Cần phân biệt Vô Ngã với

Vô Ngã chưa rốt ráo. Tu hành và Thiền Định đạt được tầng lớp cao có thể đến bậc A La Hán, nhưng chưa đến bậc Bồ Tác. Đã hết Tham sân si, Có Trí Huệ nhưng chưa sạch hết Vô minh.

Vô Ngã bán phần; Người thực hành Vô Ngã bớt được Tham Sân Si, thường có tình thương bao la.

Hữu Ngã Ẩn Tàng/che đậy: Người tu hành nhưng không tuân thủ Bát Chánh Đạo. Thường thấy ở người có Trí tuệ nhưng ít Tu hành Thiền Định.

Vô Ngã Giả hiệu: cũng như Hữu Ngã Ẩn tàng nhưng kém Đạo đức và có thể là người nguy hiểm.

3. Vô Ngã và Trí Huệ

Đức Phật là Tự tại nên có chân Ngã nhưng cũng thường cói là Vô Ngã và có Trí Huệ Bát Nhã, toàn giác sáng suốt vô cùng tột. Ngược lại người Hữu ngã có Bản Ngã với màng Vô minh che mờ Trí Huệ. Màng Vô minh của người Hữu Ngã là Biến sở Chướng làm Khúc xạ Tri Thức: Tri Thức thành lệch lạc. Cái học của người hữu Ngã thường làm hại hơn là giúp ích như Bertrand Russel nói: Con người sinh ra chỉ Ngu (không biết) nhưng cái học (không học Đạo) làm nên Đần. Vì vậy Ngã càng cao thì Tri Thức càng bị thiên lệch không thể dùng cho Đại chúng; Sở Tri của họ trở thành Sở Chướng (Sở Tri Chướng). Ngược lại người có ít Bản Ngã, đang học để trở thành Vô Ngã là người có đầu óc chịu học hỏi sửa sai, chấp nhận cái mới, Trí Huệ ngày càng phát triển.

Theo Einstein, Bản Ngã/ Ego là tỉ lệ nghich sự Hểu biết, tổng kết lai

Ego (0-1) : $\frac{\text{Tri thức}}{} = \frac{\text{Tri thức}}{} = \frac{1}{}$

Sư hiểu biết	**Tri thức+ Sự Biết**	**1+** $\frac{\textbf{Sự Biết}}{\textbf{Tri thức}}$

(***Tri thức càng nhiều thì bản ngã càng cao và hạn chế tri tuệ, cái Biết càng rộng thi bản ngã càng thấp*, Ego luôn luôn nhỏ hơn 1)**

Tóm lại, làm tăng lên TR, chất chứa nhiều Trí nhớ, làm nặng nề Nội thức, quá tải Mạng Mặc Định, tức là làm dày thêm màng Vô Minh và cuối cùng tăng lên Bản Ngã. ***Vậy thì mục đích tu hành là thực hiên Vô ngã. Quyết Tâm tu hành là quyết tâm thực thi Vô Ngã. Tuy Thiền định rửa đi Nội thức, Bản Ngã, nhưng Bắt đầu bằng thực hành Vô Ngã sẽ làm Thiền định kết quả gấp bội, vì Bản Ngã dễ nhận biết nhất.***

C. Bịnh hư hại cái"Tôi": Bịnh Mất Nhân thể (DP), Mất thực thể (DR) (Depersonalization Derealization Disorders =DDD)= Khác với Vô Ngã.

1. **Đặc tính:**

Mất cái "Tôi" hay đúng hơn là mất Nội Tri Thức (TR) liên hệ đến cái "Tôi|" làm cho mất đi hay bớt đi cái Tôi cho những thông tin nhận được: cái Tôi xã hội bị hư hại cũng che mờ Phật Tánh vì vậy TR không được biểu hiện trong khi bệnh.

Ví dụ: -Một bịnh nhân có học thức và bị chấn thương sọ não (chảy máu Não vùng Đính Dưới Phải= Right Parietal Chronic Subdural Haematoma): mất cảm xúc khi thấy ngoại cảnh (Asomatognosia): đó là Mất Thực Thể (Derealization=DR)

-Một bịnh nhân khác bị chảy máu Não Đính Dưới Phải (= Right Subdural Haematoma in the Parietal Lobe), sau khi phục hồi bại liệt 1/2 người bên trái bịnh nhân than phiền có cảm giác mất tay chân bên phải, làm cho bịnh nhân thỉnh thoảng phải kiếm soát tay chân bên Phải có còn như trước không?. Nhưng không bị tê tay chân. Cảm thấy là chính mình như một cái ghế cái bàn vì không còn cảm giác nhưng biết nóng lạnh đau đớn: đó là Mất Nhân Thể (Depersonalization=DP) (chú ý: thường chỉ xảy ra khi có vết thương ở bán cầu Phải là bán cầu chuyên về nghệ thuật, tình cảm, tinh thần.

Sự Mất Nhân Thể và Thực Thể trên không phải là *khai ngộ vì không những mất cái Tôi Xã Hội mà còn sự không thể hiện Phật tánh (Phật tánh hoàn toàn bi che lấp)*, nên như một cái máy ca hát chụp hình, vô cảm, nên thiếu tình thương yêu bác ái, bình đẳng, vô tư.

Bịnh DP/DR đã được biết ít nhất từ thế kỷ thứ 19 được đặt tên bởi Ludovic Dugas (1898) và được cói là rất hiếm có trong đại chúng cũng như trong sách vở Y khoa và được ghi trong Sách Tay giáo khoa Chẩn đoán và Thống kê Bịnh Tâm thần (DSM/Diagnostic and Statistical Manual of Mental Disorders)

DSM-IV (1994) nói về DP: "Hư hại về cảm nhận hay kinh nghiệm về chính mình nên cảm thấy là người ngoài của chính mình ", giống như đang nằm chiêm bao nhưng mất đi cảm giác (Alteration in the perception or experience of the self one feels detached from, and as if one is on outside observer of"). Sự Mất Thực Thể/DR là:" Hư hại về cảm nhận hay kinh nghiệm về thế giới bên ngoài là khác và không thật" như máy móc (Alteration in the perception or experience of the external world that seems strange and unreal). Như máy chụp hình người cảnh vật với sự vô cảm.

Gần đây bịnh nầy càng được ghi nhận nhiều hơn chẳng khác gì bịnh Ám ảnh-Thôi Thúc (Obsessive Compulsive Disorders) rất hiếm lúc mới khám phá, rồi càng ngày *càng* gặp nhiều từ 0.05% tăng lên 50 đến 100 lần (5% khi bịnh được xác nhận trong các sách vở y khoa).

4. Bịnh Chia cách Nhân thể (DID), Nhiều Nhân thể (MPD) hay Bịnh Căng Thần kinh Quá Độ Vô kỷ (Disorders of Extreme Stress not otherwise specified (DESNOS)

Gồm có ít nhất hai Nhân Thể, một nhân thể nổi bật làm nên cá tính, nhân thể thứ hai là Nhân Thể thay thế (Alters personality) cách biệt với nhau bằng thời kỳ quên Trí Nhớ /Amnesia. Amnesia là quan trọng trong chẩn đoán nhưng có khi khó được ghi nhận. Nhân thể Thay thế có thể vào ra dễ dàng trong bịnh trạng, vì lý do là hai nhân thể có thể chuyển qua lại tự nhiên không cần nguyên nhân rõ ràng.

DID là bịnh biểu hiện bằng sự hư hại Trí Nhớ với khoảng cách thời gian mất Trí Nhớ (Memory gap), TR và Nhân thể (identity).

Atypical DID là những thể của DID bán phần: Bịnh cũng gồm cả chứng DP/ DR và Triệu chứng Tách rời Vô kỷ (Dissociative Disorder Not Otherwise Specified=DDNOS) như Fugue (Trốn nhà) (theo DSM IV). Nhân cách thứ 2 có thể không được thể hiện toàn vẹn cũng được xếp vào DID.

Trong thời kỳ đầu khoa học nghiên cứu về DID, triệu chứng được định nghĩa rõ ràng: gọi là Monothetic (độc đề) dễ đưa đến sai lầm trong chẩn đoán. PTSD/Post Traumatic Disorder có thể chia ra có và không có DID rõ ràng (Dell 2006).

Phần đọc thêm KHNB về DID

Các triệu chứng DID gồm rối loạn Trí Nhớ mất nhân thể (DP) mất thực thể (DR), thời kỳ mơ màng (Trance), hoán tưởng Thính giác thị giác (kể cả tiếng nói cảm nhận của chính mình) (Hallucinations) của bịnh Schizo thần kinh phân liệt, chuyển hóa

(Conversion) (Somatoform), cảm nhận trở lại sự kiện kích động của chấn thương (Flashbacks), lẫn lộn nhân cách (Identity cónfusion)...

Tỉ lệ thịnh hành (Prevalence) DID

Số liệu khoảng 2% người trong xã hội, có thể đến 40% DDNOS là DID

Não Bộ học hầu như không khám phá ra điều gì đáng lưu ý trong bịnh DID. Chất Homovanillic acid HVA phế thải từ chất DOPPAmine trong nước tủy sống CSF tỉ lệ với bịnh trạng và tỉ lệ nghịch với Beta- endorphin (Demitrack 1993 p333). Cortisol thường giảm là tương ứng với DID.

Kỹ thuật chụp hình Não Bộ rất hiếm được tìm thấy, ngoài các trường hợp riêng rẻ, không có khảo cứu với nhiều trường hợp. Thường cho thấy ở DP vùng Não Đỉnh Thái dương, Thái dương dưới và MTL. HIPPO thường nhỏ hơn bình thường.

Chất liên hợp thần kinh như Ketamine chống NMDAR (NMDAR cần để tiếp nhận các hóa chất kết nối thần kinh như Glutamate, Serotonine...) có thể làm nên bịnh Dissociative Disorders (DD). Serotonin Reuptake Inhibitor (SSRI) như Fuoxetine để trị bịnh Trầm cảm có thể làm giảm DID không đáng kể...

Nhân cách thần kinh Cá Tính giáp Biên (Borderline Personality): Bịnh nhân thường có DP/DR, và 1/3 là có DID .

Cũng như vậy bịnh DID/Dissociative Identity Disorder và các triệu chứng liên hệ rất hiếm cách đây một thế kỷ, thì hiện nay thường dễ gặp hơn khoảng 1-2% trong đại chúng khi các triệu chứng lâm sàng của bệnh được định nghĩa rõ hơn trong sách về bệnh Tâm thần DSMIII/IV. Trong DSM V (2013) được định nghĩa là:

i. Hai hay Nhiều Nhân Thể: Core Personality (Chính) và Alter Personality (nhân thể thay thế= nhân thể thứ hai=nhân thể hư) như ANP hay EP.

ii. Có khoảng cách Trí Nhớ (Mất Trí Nhớ).

iii. Rối loạn Tâm lý tình cảm về giao dịch xã hội.

iv. Rối loạn về vấn đề tôn giáo, xã hội.

v. Không do thuốc.

Vì Alters personality (nhân thể thứ hai) có thể khó nhận diện được nên trong MSD V, tiêu chuẩn để chẩn đoán DID có thể gồm cả sự thay đổi nhân cách đột ngột từ trạng thái này sang trạng thái khác như trong thời trang ăn mặc, tính cách gia trưởng, ý nghĩ.... Alters Personality có thể chỉ đi vào rồi đi ra trong đời sống của Nhân Thể chính một thời gian ngắn. Vì vậy Alters có thể làm cho người ta làm việc, cư xử hay biểu lộ tình cảm Vô Thức một thời gian ngắn không có sự kiểm soát bởi nhân thể chính. Khi Alters ảnh hưởng đến nhân thể cái Tôi, có thể sẽ phát sinh ra DP/DR.

Binh DID/Dissociative Identity Disorders, DP/DR thường kết hợp với bịnh lo âu. Bịnh thường bị chẩn đoán lầm là Trầm cảm từ thuở nhỏ trước khi được chẩn đoán là DDD/Depersonalization Derealization Disorders có thể hơn 10 năm sau. Thường có tiền sử Bạo hành thuở nhỏ. Một cách đơn giản người bịnh DP/DR là một người máy không có cảm giác tự nhiên, *Tê cóng (Numbing), Rút về nội Tâm (Absorption= ít được dùng để chẩn đoán) hay có bịnh Agarophobia (lo sợ khi đi ra ngoài) có thể mất Trí Nhớ (Amnesia).*

2. Giả thuyết để giải thích bịnh DP/DR(Depersonalization/Derealization)

a. **Thuyết Hình Ảnh Cơ thể (Body image)** đó là hình ảnh của cơ thể trong Tâm Thức (Mind) để giải thích bệnh DP/DR. Vì thiếu hình ảnh đó trong Nội Thức nên không nhận ra được hình ảnh của chính thân thể mình. Hình ảnh đó gồm cả luôn cảm nhận tình cảm, luôn luôn được bổ sung trong cuộc sống. Tùy theo độ mất đi trong Nội Thức có khi bịnh nhân thấy hình ảnh của mình mà không nhận ra chính mình hay một phần thân thể của mình như chết đi rồi, hay to hơn bình thường (Cotard syndrome). Thử nghiệm chích Atophanyl (có tác dụng trên Đồi Não Thalamus, có bịnh nhân bị DP cảm thấy không còn là mình nữa như đang nói chuyện từ một thế giới khác (Hoff 1931: Zeitschrift fur die gesamte Neurologie und Psychiatrie 137,722-734). Biết rằng Đồi Não (Thalamus) là một trong những chỗ cư trú cái Tôi trong Nội Thức.

Quan niệm hiện tại DP/DR được xếp loại chung với bệnh Dissociative Identity Disorder (DID=Tách rời Nhân Thể), Bịnh DP/DR hợp với bịnh DID làm thành một hội chứng liên tục , nhưng vẫn là riêng biệt vì DP/DR có kèm theo lo âu (Putman 1996, Ross 1997). Quan niệm này gần giống như quan niệm Nội Thức có cái Tôi bị áp chế.

b. Các Thuyết khác như: (chỉ áp dụng trong một ít trường hợp)

- Psychodynamic views (Tâm lý Cơ động quan niệm về cái Tôi): Bịnh DP/DR là do thiếu Sự Tích trữ ***Sinh Dục tính*** (Libodinal Investment) trong tư tưởng làm nên phản ứng tự vệ cho cái Tôi. Vì vậy bịnh có cơ nguyên từ Narcissistic Gratification (khen thưởng vị kỷ) quá đáng lúc nhỏ. Quan niệm này đi sâu vào cơ nguyên sâu xa là do tiền căn tạo nên cái Tôi từ lúc nhỏ.

- Hư hại Cảm giác (Sensory): bịnh nhân cảm thấy bị bao phủ quanh người bởi chất cách ly, do cảm nhận với giả Thuyết Tâm lý (Psychology) là Tâm (Mind) bị bịnh.

- Giả thuyết Trí Nhớ: Trí Nhớ bị hư làm nên màng phủ chung quanh con người, cảm giác Dejà vue, False memory of double personality, double cónsciousness.

- Giả thuyết Cảm tình (Affect): Cảm tình bị bịnh Melancholia Anesthesica, do thiếu cảm nhận tình cảm trong hội nhập, bịnh cảm nhận thiếu sót không hoàn hảo giống như bịnh nhân bị chứng OC/Ám ảnh Thôi thúc.

- Bịnh Tâm lý Lo âu Sợ sệt Phobic Anxiety.

Cơ chế của Chia cách Nhân thể.

Không trực tiếp do vết thương NB mà do sự căng thẳng tinh thần.

Hiện tượng Chia Cách Nhân Thể với Janet và Freud.

- **Pierre Janet**: Con người có thể có nhiều Thức/TR. Mỗi Thức là một thực thể riêng biệt nhưng có thể cùng chia chung toàn phần hay một phần TR, có Trí Nhớ riêng biệt. Một Thức là chính và Thức kia là thứ cấp. Hai Thức có thể:

i. Mỗi Thức có cái Tôi riêng. Có Trí Nhớ riêng biệt nên không trao đổi nhau, như vậy sự mất Trí Nhớ của người bịnh là do sự không thông thương của hai Trí Nhớ: đó là Luật Janet thứ nhất.

ii. Mỗi Thức không được tạo ra do sự chia cách của TR hay đè áp một phần của TR: đó là Luật Janet thứ 2. Khi nói như vậy Janet đã làm nhiều người thời đó rất ngạc nhiên.

iii. Có thể cùng thể hiện một lần, Thức thứ hai làm nên sự tự động.

iv. Thức (Hồn) thứ hai có thể hoàn toàn thay thế Thức thứ nhất: đó là trường hợp thay đổi nhân thể.

v. Hai nhân thể thay đổi không theo ý chỉ của nhân thể đang tại vị. Người bịnh có thể có cảm giác có hai hay ba.. ..trong đầu (tự gọi là chúng tôi), hay bị kiểm soát bởi người khác, nói giọng khác, chữ viết thay đổi. Trả lời sai câu hỏi Ganser's syndrome (non-sensical answers).

vi. Trí Nhớ bị mất thời gian từ phút- năm, ở thời kỳ của biến cố: Trí Nhớ cụ thể và nghĩa bị mất, *rất ít khi mất Trí Nhớ về thủ thuật (van der Hart 2001)* tên- địa chỉ- sự kiện,...**trốn khỏi nhà** dissociative fugue, phải mang kính đen, thay áo quần, mất Trí Nhớ thu gọn vấn đề nhỏ (localized amnesia/mất TN).

vii. Người có biểu hiện Chia cách là:

- Dễ cảm ứng (Susceptibility),
- Dễ thu về nội Tâm (Absorption=Absent mindedness)
- Dễ Thay đổi qua lại (Alternation)

viii. Pierre Janet không chỉ rõ tại sao có hai Thức và có thay đổi qua lại giữa hai Thức. Lý do là Janet chỉ là nhà thực nghiệm và không duy lý để đề bạt một triết lý như Freud.

ix. Triệu chứng có thể điều trị bằng Thôi Miên, như là làm nhớ lại trong Thôi Miên.

x. Có ý kiến là sự mất Trí Nhớ liên hệ đến PFC (vmPFC) (Spiegel 2013, van de Hart 2001, Dell 2005)

- **Freud:** Dùng quan niệm Áp chế (Repression): áp chế cái Thức xấu, cái không ưa thích là làm nổi bật ra Thức thích hợp: đó là nguyên tắc của Tâm lý con người. Freud cho là Amnesia là cơ chế của đề kháng của Tri Thức để loại bỏ Thức không thích hợp nên Ông gọi Áp chế có nghĩa là chia cách một cách cố ý. Nhưng nhắc lại, theo Janet Không có Amesia trong Bịnh Chia cách.

- **Quan niệm hiện đại**

Hội chứng hậu chấn thương PTSD, có tiền căn từ thuở nhỏ như bị Ấu hành. Cơ chế NB học hoàn toàn không được hiểu bởi Bác sĩ Tâm lý Thần kinh. Psychotherapy, thuốc điều trị gần như không giúp đỡ gì. Sự kiện chứng tỏ quan niệm Tâm lý học và NB học về cơ bản của bịnh cũng như các phương pháp khảo cứu kể cả các phương pháp chụp hình NB hoàn toàn mất định hướng. Sự kiện trên là bằng chứng gián tiếp noi lên sự rối loạn của Hồn. Hai hay nhiều Hồn trong cùng một thân thể có thể là cơ nguyên. Hiện tượng một thân thể có thể có nhiều Hồn là chưa từng được quan niệm hay chưa được nghiên cứu trong lâm sàn. Quan niệm nầy dựa trên một nguyên lý phổ cập: trong thế giới Nhị nguyên/Đa nguyên, trứng có thể được thụ thai với 2 tinh trùng làm ra thai trứng toàn phần hay bán phần (xem Chương II trang...). Vì vậy thai nhi cũng có thể nhận nhiều hơn một Hồn là khả dĩ. Ngoài hiện tượng nhiều nhân thể , tình trạng Du miên hay Mộng Du cũng là thí dụ nhiều Hồn trong một cơ thể thấy được trong giấc Ngủ.

Hiện tượng nhiều Hồn trong DID cũng không loại trừ trường hợp người một Hồn nhưng có hiện tượng như Atypical DID là những thể của DID bán phần. Trong những trường hợp sau này có thể một phần của Hồn bị đè ép có dịp thức dậy trong lúc bị chấn thương tâm thần.

***Biện luận**: Từ quan niệm của Janet, có thể tin là có ít nhất một số những Thức khác nhau được hiểu là những Hồn khác nhau đã nhập vào bào thai nhưng ở dạng ẩn tàng, trừ một Hồn được hiển hiện để tiếp nhận TR mới của Thai nhi. Tất cả Hồn đều có cùng chung Hồn Phật tánh để tạo ra cái Tôi xã hội.*

Trong bịnh DID, Hồn thứ nhất bị áp chế nhường chỗ cho Hồn thứ hai làm việc, nên Amnesia/mất TN chỉ là biểu hiện lâm sàng.

Trong bịnh DP DR, có thể không có nhiều Hồn nhập vào, Hồn chính bị áp chế làm hư hại cái Tôi Nghiệp vì vậy cái Tôi Nghiệp và cái Tôi bình đẳng không thể hiện được.

Hai tình trạng: a) Có nhiều Hồn và b) Áp chế Hồn/ nhân thể; a,b không loại trừ lẫn nhau.

***Amnesia/mất TN trong DID**: Vấn đề Trí Nhớ trong bệnh Chia Nhân Thể DID: Bịnh DID được biết vì Trí Nhớ ký sự và xã hội của mỗi nhân thể không được chia sẻ giữa hai hay nhiều Hồn với nhau. Cho nên quan niệm về vấn đề mất Trí Nhớ/ Amnesia là không chính xác. Tuy nhiên Hồn thứ nhất và Hồn thứ hai (và ba..) chia sẻ nhau một số thói quen, thủ thuật như đi đứng ăn uống, một số động tác về nghề nghiệp như lái xe, bản đồ đường phố, mặt người..... Điều đó giúp cho Hồn thứ hai có thể thích ứng với xã hội mà trước đó của Hồn thứ nhất đã quen thuộc. Những Trí Nhớ đó (tương ứng với Tri Thức) là Trí Nhớ ẩn ngầm (ý nghĩa* *và thủ thuật). Những Trí Nhớ loại này ít cần sự bảo tồn và thường lưu trữ ở Tiểu Não Basal ganglions và Thùy Thái Dương.*

- *Từ nhận xét trên, loại Trí nhớ Thời điểm, Ký sự là loại Trí Nhớ cần được bảo tồn, thu hồi lại và củng cố qua cơ chế thu hồi Trí Nhớ ở PFC dùng vết Trí Nhớ còn lại ở HIPPO. Có lẽ sự khác biệt về cách thu hồi của loại Trí Nhớ trên và TN Ẩn ngầm là:*

  - TN Hiển hiện là TN liên hệ đặc thù với mỗi loại Hồn.

  -TN Ẩn ngầm là TN chung không đặc thù.

Nói một cách khác Hồn là cần thiết cho thu hồi Trí Nhớ Hiển hiện và dặc thù và cần thiết cho sự hội nhập Trí nhớ va Tri thức.. Trái lại Hồn không không đặc thù nhưng vẫn cần thiết cho sự thu hồi Trí Nhớ Ẩn ngầm

Hội Chứng Cotard Hội chứng Xác thân biết đi /Xác không Hồn (Walking corpse syndrome) (Bermúdez 2021)

Người bị bịnh cảm thấy mình đã hoặc đang chết rồi hay mất một phần thân thể, không hiện hữu. Bịnh có thể cảm thấy mọi sự kiện là không có, thế giới đã diệt vong. Bịnh nhân không nhận diện chính mình, thấy không cần ăn uống và vệ sinh cá nhân và có thể tự vận. Tuy vậy phần đông bịnh nhân lại hết bịnh với Antipsychotics, Antianxiety drugs Antidepressants.

Chụp hình có thể thấy kết nối Fronto-Temporo-Parietal bị tổn thương trong một ít trường hợp Cotard's syndrome.

Thường xảy ra bịnh Tâm thần, Buồn và Lo Trầm cảm. Các nguyên nhân khác là Nghiện thuốc , Phản ứng thuốc, có thể do Bướu, Nghẹt mạch máu...

Có thể bịnh nhân bị mất hay tổn hại trầm trọng Nội Thức, người hư Nội Thức nên coi như không có Hồn vì Nội Thức che kín Phật Tánh.

3. **Thay đổi khác về Não Bộ, Thần kinh Hóa học và điều trị trong bịnh mất Nhân thể.**

DP thường gặp nhiều hơn ở bịnh nhân:

Động kinh vùng Thái dương, Đỉnh: Bướu thùy Đỉnh dưới và Angular gyrus vết thương SomatoParietal Phải, liên hệ đến Xuất Hồn.

PFC bi ức chế trong DP.

PTSD/Post Traumatic Disorder co hai phản ứng:

- Kích động với tim đập nhanh do tác dụng của **Giải Bao Trước** /ACC mPFC Đồi Não/Thalamus.
- Giảm phan ứng: thùy Đỉnh Trán ACC.

Chất chống NMDAR (NMDAR: thụ quan giúp dẫn truyền thông tin về TN, xin xem phần Trí Nhớ) như Ketamine ("special K"), là chất làm phân liệt. Lamotigine làm trái ngược lại.

Marujiana cũng làm phân liệt, và ức chế NMDAR.

Hallucinogens như LSD DMT Psylocibin, Opioids: gây ra DP.

Hệ thần kinh tự động Epinephrine bị ức chế: tim chậm người khó thở trong DP khi bịnh nhân bị xâm phạm tình dục.

Trục HIPPO-Pituitary-Adrenal: Giảm độ nhạy bén. Điều trị với Benzodiazepine. SSRI lại cho thấy không có kết quả.

Những thay đổi trên gợi ý bịnh DP/DR có liên hệ đến sự kết nối thần kinh ở vùng Thái dương /Đính là vùng Não gợi cảm về tình cảm và hình hài.

Tóm lại *trong các lý thuyết trên và dựa trên quan niệm Nội Chuẩn Thức và Duy Thức học, Y tha khởi tánh: Khi hình ảnh của cái Tôi xã hội trong Nội Thức bị hư hại thì sẽ làm ra DPDR. Cái Tôi đó cũng như các* **Tri Thức/** *TR có cơ sở thần kinh là vùng Nội Thức. Cái Tôi xã hội đó khác với cái Tôi của khai ngộ. Cái Tôi Xã Hội bị ô nhiễm bởi Nghiệp /tội lỗi tiền kiếp và hiện đời che mờ phần tinh khiết là Phật tánh/Thánh linh. Khi cái Tôi xã hội bị hư hại thì phần Phật tánh không thể biểu hiện được. Vì vậy gạt bỏ cái Tôi xã hội đi để đạt được Vô ngã tức là rửa sạch Nghiệp và tội lỗi chứ không vứt bỏ hoàn toàn cái Tôi Phật tánh. Những người không có cái Tôi xã hội (như trong bịnh DP/DR do vết thương vùng giữa bán cầu Phải) rất là đau khổ. Cái Tôi Khai ngộ/Phật tánh và cái Tôi theo xã hội tạo thành một tình trạng liên tục, càng ít Nghiệp thì người có cái Tôi đó dễ có nhiều tình cảm như Thấu cảm / Đồng cảm (Empathy) và Thiện cảm (Sympathy) hơn.*

XIV. SỰ CHÙI BỔ NGHIỆP /RỬA TỘI và SỰ ĐẨY LÙI TỘI LỖI VÀO TIỀM THỨC. TU LÀ CHUYỂN NGHIỆP

Nghiệp hay tội lỗi là Trí nhớ (TN) lâu dài quan trọng được giữ ở những chỗ khác nhau trong Não Bộ tùy theo Trí Nhớ đó là TN Cụ thể hay Ẩn ngầm. Tùy theo thời gian Trí Nhớ dài hay ngắn, Nghiệp /Tội lỗi thỉnh thoảng được kéo về hiện tại hay quên đi và đi vào vĩnh viễn trong Tiềm Thức do sự chú ý muốn quên đi vì cảm giác tội lỗi. Nghiệp /tội lỗi trong Tiềm Thức sẽ là nguyên nhân sâu xa cho các bịnh Tâm lý về lo âu, sợ sệt, trầm cảm và có thể các bệnh về thể chất phổi, ruột, dạ dày, huyết áp..... *Khoa học về TR (Neurocógnition) cho thấy sự cố ý bỏ quên bằng cách dời đổi sự chú ý vào một vấn đề khác không làm mất đi mà chỉ làm mờ nhạt đi. Ngược lại sự cố ý bỏ đi vấn đề đang chú ý thì làm hình ảnh về sự vật trong Não Bộ khó được thu hồi về hiện tại khi dùng Neuroimaging*

Nhắc lại, Trí Nhớ (TN) đã được bảo tồn, rồi sau đó được thu hồi thì Trí Nhớ đó trở nên dễ bị xóa bỏ nên cần được tái bảo trì. TN là kết nối thần kinh (TK) qua các liên hợp TK. Các liên hợp (Synapses)TK thì không bền vững với thời gian, nên cần được bảo tồn. Nói một cách khác liên hợp thần kinh có thể bị hủy hoại trong cơ chế "hủy tạo" đã được đề cập trước đây nhất là TN mới được thu hồi. Có thể đó là cơ chế của sự rửa tội sám hối hay xưng tội trong các Đại tôn giáo. Sự rửa sạch Nghiệp/tội lỗi qua cơ chế hủy tạo TK có thể chỉ xảy ra ở kiếp người với cấu tạo đặc biệt của Não Bộ. Vì vậy, tội lỗi càng nhiều hay tu hành rửa tội không đủ trong một kiếp người nên người tu hành ở bậc Sơ Thiền (Tu Đà Hoàn), Nhị thiền (Tu đà Hàm) cần trở lại nhiều hay một kiếp

Lại nữa theo truyền thống Phật giáo, người Thiền Định (Bảng 1) càng lên cao cấp trong bực thang Thiền Định thì sự Khai ngộ tương ứng với thể nghiệm về Thiền Định như thấy được tiền kiếp càng nhiều. Sự tiến lên trong thể nghiệm là tương ứng với sự trong sạch và chùi rửa Nghiệp/tội lỗi.

Những sự kiện trên chứng tỏ ký ức hiện thời nếu được chú Tâm (Thiền Định rất cần đến chú Tâm) có cơ hội được rửa sạch.

Chú ý: Sự giảm thiểu TR=Nội Thức để đi đến bình đẳng, an trú, tự tại nói lên công phu của Thiền trong sự tạm dẹp qua một bên /chùi bỏ Nghiệp.

Một thí dụ. Vua Trần Nhân tôn lên ngôi vừa lúc ngài 20 tuổi, Trải qua 20 năm kế tiếp Ngài lãnh Đạo hai cuộc Đại chiến chống xâm lược từ phương Bắc. Từ năm 41 tuổi Ngài từ bỏ ngai vàng tu khổ hạnh. Ngài viên tịch năm 51 tuổi, đạt được khai ngộ ít nhất ở đẳng cấp Nhị thiền vì Ngài biết trước được viên tịch để ra đi khỏi kiếp người thong dong. Mười năm tu hành có thể là mười năm rửa sạch Nghiệp của hai cuộc đại chiến và những năm sống xa hoa trong hoàng cung.

Tu là Chuyển Nghiệp. Sự chuyển Nghiệp không những là do rửa Nghiệp mà còn là phát tâm không tạo thêm Nghiệp mới. Sự phát Tâm Bồ đề là xử dụng quyền tự do Hành động hiếm có mà Đấng Tạo hóa ban cho con người.

Trong kinh Phật chùi bỏ Nghiệp nhờ thiền định có thể tìm thấy trong kinh Lăng Nghiêm (quyển 9 và 10):

A Nan! Người tu thiền định, khi dứt được HÀNH ẤM, các tính sanh diệt lăng xăng chuyển động của thế gian bỗng được tan rã, các nghiệp báo luân hồi, sự cảm ứng vi tế như chỉ tơ gần được đoạn dứt, sắp được minh ngộ nơi cõi Niết Bàn, như gà gáy lần chót, trời bắt đầu rạng đông. Lục căn hư tịnh, chẳng còn giong ruổi cảnh trần, trong ngoài trạm nhiên sáng suốt, cho đến nhập vô sở nhập: thấu suốt cội gốc thọ mạng của 12 loại chúng sanh ....

TÂM HỒN (hay là HỒN)

"Không trên trời, giữa biển,
Không lánh vào động núi,
Không chỗ nào trên đời,
Trốn được quả ác nghiệp. "
Đức Phật trong Kinh Pháp cú

Cái gì không nhận thấy trong lòng mình
thì đừng cầu, nói vậy là đúng
Cái gì không nói rõ ràng được
thì đừng tìm ở lòng mình, nói vậy là sai.
Mạnh tử trong chương Công Tôn Sửu

Lưu ý quan trọng: Trong sách nầy từ Hồn là đồng nghĩa với Tâm Hồn, Tâm Thức, Nghiệp Thức, "Danh" (trong Danh Sắc) là có sanh diệt, nên hoàn toàn khác với Linh Hồn. Linh Hồn là đồng nghĩa với Bản Tâm, Phật Tánh, Chân Không (Diệu hữu), Thái cực và Đạo là bất diệt

I) TÓM LƯỢC

Tâm Hồn hay Hồn đã được đề cập từ Đông sang Tây, từ thượng cổ cho đến ngày nay và thường được cói là lãnh vực của siêu hình ngoài tầm khảo cứu của khoa học nói chung và Khoa học Não Bộ nói riêng. Mục đích của bài viết là khái quát ôn lại những quan niệm cổ xưa, tra cứu lại những quan niệm hiện đại về các hiện tượng siêu nhiên và những hiểu biết hiện tại về Khoa học Não Bộ cũng như Khoa học Vật lý nói chung để tìm ra tia ánh sáng soi xét sự hiện hữu và thực chất của Tâm Hồn.

Mọi vật thể trong Thiên nhiên là toàn vẹn bất phân chia và không thể định nghĩa chính xác bằng quan sát theo khoa học hiện tại. Vì vậy sự phân chia vật thể để quan sát là tạm và theo quy ước/quan niệm. Con người hay các sinh vật thường được chia ra hai phần: Âm là Hồn, siêu hình và Dương là Xác/hình, có thể quan sát được, Tâm Hồn là phần Siêu hình gồm Trí Nhớ (TN), Tri Thức (TR) và Tạng Thức. Theo Đạo Ấn, Linh hồn là trường tồn, hữu ngã biểu hiện tiểu Ngã. Đạo Phật: Tâm Hồn hay Tâm Thức chỉ trường tồn khi còn nghiệp biểu hiện bằng TN/TR xấu.
Khảo cứu đặc biệt là của Gazzaniga về Não Bộ chia đôi (để điều trị bịnh động kinh nặng trong nhiều thập niên cuối thế kỷ 20 đã hé mở những khả năng của từng mỗi bán cầu nhất là về Tri Thức. Tuy mỗi bán cầu Não có mỗi Tri Thức riêng biệt vì thông tin giữa hai bán cầu bị cắt chia, nhưng người có Não Bộ chia đôi có một TR có lẽ TR kết nối nhau bằng Hồn, vì Hồn không thể bị chia cắt được.

Nghiên cứu những hiện tượng Cận tử, Xuất Hồn đã mở ra những khả năng mà khoa học Não Bộ có thể giải thích một phần của hiện tượng bằng cách gợi ý khả năng vùng Não TemporoParietal junction khi được kích thích bởi kim, viêm, hay u bướu, các chất thuốc làm hoán tưởng hay thiếu dưỡng khí, dư CO2, khi Cận tử có thể làm cho con người có một phần những hiện tượng siêu nhiên. Tuy nhiên hiện tượng siêu nhiên tự nhiên từ Cận tử, Xuất Hồn thường có những đặc tính nhẹ nhàng, mạch lạc, khúc chiết mà hiện tượng nhân tạo hay bệnh lý không có. Lại nữa những hiện tượng như người có nhiều nhân cách và các hiện tượng khó chấp nhận bởi khoa học hiện nay như Trí Nhớ tiền kiếp, nghe thấy mà không dùng tai mắt, lên đồng ở những người bình thường được xác định với kỹ thuật chụp hình fMRI hay EEG là hoàn toàn không thể được giải thích bởi Khoa Não Bộ học hiện đại nếu không dùng quan niệm về sự hiện hữu của Hồn. Hiện tượng về Thể nghiệm Thiền Định được cói là Vọng tưởng trong đó thông tin từ Nội Thức có nhiều điểm tương đồng với các hiện tượng Xuất Hồn Cận tử. Vì vậy những hiện tượng siêu nhiên về Hồn có thể cói là sự nối dài của thể nghiệm trong Thiền Định.

Phân tách vật thể trong vũ trụ có thể chia ra hai phần Âm Dương hay phần siêu hình và thể xác. Phần thể xác thì sẽ bị tiêu hủy còn phần siêu hình hay Hồn thì vĩnh cửu hơn theo quan niệm các Tôn giáo. Hầu như mọi tôn giáo và triết gia xa xưa đều đồng ý là mỗi sinh vật đều có Hồn. Khi sinh vật còn tại thế Hồn dính vào cơ thể và hầu như các nhà triết lý và khoa học xưa đều đồng ý là ở trong Não Bộ và nghĩ là tuyến Tùng là chỗ ở của Hồn. Hồn được quan niệm nhập vào thể xác ở các thời điểm khác nhau tùy theo quan niệm. Từ lúc mới thụ thai theo quan niệm Cơ Đốc giáo hay sau khi tế bào thần kinh xuất hiện ở bào thai khoảng 30 ngày tuổi theo các khoa học gia Não Bộ. Nghiên cứu sự phát triển Não Bộ từ lúc thụ thai sau khi chia 2, 4 và 8, bào thai người gồm các tế bào gốc chưa có phân hóa về đặc tính nên có thể tượng hình thành mỗi cá nhân riêng biệt và trong những trường hợp sanh 2, hay 4 hoặc 8 mỗi tế bào gốc có thể có một Hồn riêng biệt. Phật giáo không để cập đến sự kiện Hồn nhập Xác một cách cụ thể vì quan niệm có Xác là phải có Hồn. Thiên Chúa giáo chia ra ba giai đoạn Hồn nhập xác: Hồn thực vật, Hồn Động vật và cuối cùng là Hồn người. Trong bài viết nầy, thay thế quan niệm trên, một đề nghị Hồn nhập xác là Hồn nhập xác từ khởi đầu và sự thể hiện của Hồn tiến triển theo sự trưởng thành của thai nhi và hệ thần kinh của Não Bộ. Dựa trên quan điểm chung Hồn là phần quý giá, nhiều khả năng và vi tế nhất. Hồn có thể làm công việc điều khiển sự hình thành hệ thần kinh (?có thể theo cơ chế Biểu ngoại Di

Truyền/Epigenetic=không thay đổi genes nhưng thay đổi biểu hiện của genes) và kết nối liên lạc thành mạng thần kinh để ghi Trí Nhớ sau nầy, cũng như ghi lại Trí Nhớ của tiền kiếp lên trên hệ Trí Nhớ của bào thai dưới dạng A Lại Đa Thức. Với quan điểm Nội Thức (trong quan niệm "Y Tha Khởi Tánh") có cơ sở thần kinh ở Đồi Não -vmPFC và một số Vỏ Não liên Vùng Sau Vỏ Não Giải Bao và Vùng Giao Tiếp Thái Dương Đính (PCC và TemporoParietal Junction), vùng Não Bộ này cũng có thể là chỗ ở của Hồn. Vì vậy Hồn có thể liên hệ và trao đổi thông tin qua lại với Nội Chuẩn Thức. Lại nữa với quan niệm Hồn Xác /Âm dương, có thể Hồn cũng liên kết với mọi tế bào của cơ thể.

Hồn có thể được quan niệm là kho dự trữ của bản sao Trí Nhớ hiện tại và quá khứ. Trí Nhớ quá khứ là Nghiệp theo quan điểm Phật giáo hay tội nguyên thủy, hay việc làm tốt của Cơ Đốc giáo. Vì Trí Nhớ thể hiện bằng sự kết nối thần kinh trong Não Bộ, cho nên trong khi tạo thành Não Bộ thai nhi, Hồn có thể sao y bản chính lại trên Não Bộ mới. Bản sao trên não bộ thai nhi tạo nên Trí Nhớ nằm trong Tiềm Thức và một số Trí Nhớ làm căn bản để thai nhi trưởng thành. Tiến trình y như nhà chế tạo Smart phone cài đặt một phiên bản phần mềm cơ bản cho phone hoạt động.

Sau cùng trong bài này tác giả đề nghị một cơ sở vật lý cho Hồn. Hồn là một thực thể có được sau Big Bang và không thấy được, không hay ít có phản ứng điện từ nhưng có thể có trọng lượng nên có thể có lực hấp dẫn vạn vật. Vì Hồn phải là một cấu tạo sau Big Bang. Hồn chỉ có thể cấu tạo bởi hạt hay phân tử của vũ trụ nầy sau Big Bang. Có hai phân tử phù hợp cho Hồn là Chất tối với tỉ trọng gấp 5 lần Thiên hà, và Neutrino có lực điện từ rất yếu và trọng lượng rất nhẹ. Ngoài Neutrino ra, Chất tối vẫn chưa được chứng minh có mặt trong Ngân hà vì vấn đề không thể đo được độ cong ánh sáng gây ra do Chất tối khi Chất tối sát gần với người quan sát. Đề nghị trên cần phải được lập lại thí nghiệm của Duncan về trọng lượng của Hồn khi Ông cân nặng Hồn người trước khi chết và sau khi chết có sự khác biệt là 21.3g vào năm 1901.

Tóm lại, Hồn là một thực thể qua các hiện tượng thiên nhiên, tự nhiên và bệnh lý, nhưng khó kiểm nhận bằng vật lý hiện tại. Hồn là *Nghiệp, Nghiệp không có Lực hay có Lực rất yếu, và tương tự như một chất Xúc tác*. Như Mạnh Tử nói: "*Cái gì không nói rõ ràng được thì đừng tìm ở lòng mình, nói vậy là sai*". Vì vậy phủ nhận Hồn là một sai lầm khó tha thứ. Và thật là mỉa mai để nghĩ rằng con người có thể nhìn thấu xa trong vũ trụ nhưng rất khó khăn để nhìn lại những cái gì đã bám sát vào chính mình.

II) Tra cứu các quan niệm về Hồn xưa và nay.

Phần đông các nhà nghiên cứu xưa và nay đều đồng ý là Tri Thức và Trí Nhớ nằm trong Vỏ Não. Các nhà nghiên cứu có thể định vị từng phần của chức năng suy nghĩ, tình cảm, ứng xử trong xã hội với từng vùng Não. Thí dụ: nhân Não Accumbens/NAc tương ứng với tình cảm giao tế xã hội tươi vui; vmPFC liên hệ ứng xử trong hành động; và các phần khác của Vỏ Não chuyên về: bạo động, vui buồn, hài hước, yêu ghét, vị tha, ích kỷ, mặc cảm... Penfield, giải phẫu gia về thần kinh mổ bịnh nhân không gây mê để tìm vùng Não gây nên bịnh động kinh. Có bịnh nhân đã kể lại Trí Nhớ về chi tiết những kỷ niệm có được trong quá khứ. Tuy nhiên, trong các trường hợp Cận tử/Near Death Experiences (NDE) hay Xuất Hồn/Out of Body Experiences (OBE), Tri Thức còn có thể tìm thấy ở ngoài Não Bộ, có nghĩa là trong Hồn.

Hồn, Soul, Psyche của người Hy lạp, Amina của người La mã và Atman của người Ấn độ có thể cói là đồng nghĩa. Ấn giáo thường cói Hồn là bất tử và bao gồm cả Tri Thức và Tạng Thức. Hồn là quan niệm đã có từ cổ xưa mang nhiều màu sắc huyền bí, thần quyền và tôn giáo. Triết lý và khoa học thực nghiệm cũng đã nhiều lần nghiên cứu và bàn luận. Sau khi sinh vật chết thì Hồn thoát ra ngoài thân thể có nghĩa là Hồn không thuộc về hay lệ thuộc vào vật chất cấu tạo nên cơ thể con người. Đi xa hơn nữa Hồn là một yếu tố quan trọng của sự sống tạm gọi là "Sức sống"/Vital force. Sức sống trên có thể được quan niệm trên các sinh vật - động vật và thực vật chỉ có một tế bào kể luôn cả vi trùng, vi khuẩn (Pereira 2015).

Khởi đầu người ta nghĩ rằng Tim là nơi trú ngụ của Hồn / thí dụ như câu nói: tiếng nói từ đáy tim/ Nếu chế ra từ con Tim thi mọi sự thành tựu, nếu từ cái Đầu mọi sự đều hư “If I create from the heart, nearly everything works; if from the head, almost nothing.” (Marc Chagall) (ý nói Tri thức từ bộ ó lan mọi việc hư hỏng, nếu từ cái thật của con Tim/sự Biết/Bản tâm thi thành đạt) . Cho đến Hippocrates (thế kỷ thứ 5) thì hầu như mọi người tin tưởng bộ óc là chỗ ở của Hồn. Theo Aristotle (384 TTC–322 TTC) viết trong cuốn sách De anima (On the soul- nói về Hồn): Con người sinh ra với Hồn ở trong trạng thái rỗng không (Tabula rasa) rồi từ trên đó in lên kinh nghiệm và quan niệm. Quan niệm trên gần với quan niệm của Mạnh tử: "*Nhân chi sơ, tính bổn thiện*". Hồn không có chỗ xác định nào trong cơ thể hay bộ óc vì mỗi bộ phận của cơ thể đều có Hồn. Quan niệm về Hồn của Aristotle đã được các nhà triết học kế tiếp triển khai và bàn luận. Pythagoras quan niệm Hồn gồm: sự thông minh, lý luận và đam mê. Đam mê thuộc về tim còn hai thành phần còn lại ở bộ óc vì vậy Hồn trải dài từ Tim lên Óc. Óc là thánh đường của Hồn.

Jean Fernel (1496–1558) trong cuốn sách Physiology (Tart 1998)) nghĩ là bộ óc gạn lọc, gạt bỏ đi chất bẩn của xác thịt để Hồn biến thành "quan niệm" có giá trị của con người (Sherrington 1946). Leonardo Vinci cho là Hồn ở gần thất Não, thất thứ 3 của Não, nằm ngay giữa Não và trên Optic chiasma (Del Maestro 1998). Descartes với quan niệm nhị phân chia Hồn và Xác: Hồn tiếp cận với Xác qua tuyến Tùng. Lansi (1654–1720) thì cho chỗ ở của Hồn là Cầu Não, và chính xác hơn Hồn truyền theo dây thần kinh Lansi. Lansi biểu hiện bằng một nếp dọc chạy dài trên lưng của Corpus callosum/Cầu NB để liên lạc với toàn cơ thể (Di Ieva 2007).

Chuyên gia về sinh vật học thần kinh cận đại Charles Scótt Sherrington (1857–1952) đã suy nghiệm nơi chứa ẩn của Hồn, không những ở tại Vỏ Não mà còn ở trong Não. Theo Ông, Bộ Óc sản xuất ra Tri Thức và Tri Thức nằm sâu trong óc nên nằm cách xa với ngũ quan và các cơ quan hành động (Zernan 2007). Pinker 2003, tuy không cùng quan niệm là Hồn là trống không khi mới sanh nhưng cho là tất cả Tri Thức (Hồn) nằm trong tế bào thần kinh và sau khi chết là mất tất cả (Pinker 2003).

Các nhà nghiên cứu kế tiếp hầu như thừa nhận là không thể tìm ra được câu trả lời cho chỗ ở của Hồn, nhưng thường đồng ý là Hồn có liên hệ mật thiết tới Não. Trường hợp Craniopagus parasiticus- người có hai đầu-hai Não Bộ: Một em bị Craniopagus parasiticus ở Bengal sinh năm 1783- có hai mặt khác nhau và hai Tâm tình khác nhau (Allen 1989). Gazzaniga khảo cứu trên Não xẻ đôi -Callosotomy- xẻ đôi Não để trị bệnh động kinh nặng cũng gặp một ít trường hợp bịnh nhân có hai Tâm tính khác nhau khi mỗi bán cầu Não thấy các sự kiện khác nhau, chứng tỏ phần Tri Thức khác nhau đó dính liền với phần nửa Não liên hệ và không được chia sẻ với nửa Não bên kia (Gazzaniga 2016).Tuy nhiên phần lớn bịnh nhân có Não xẻ đôi chỉ có một Tâm tính và không cảm nhận mình là có hai Tâm Hồn. Sperry nhà nghiên cứu chức phận riêng biệt của hai bán cầu của bịnh nhân có Não xẻ đôi (và được trao giải thưởng Nobel năm 1990) đã đưa ra kết luận là Hồn có liên lạc chặt chẽ với mỗi bán cầu Não. Ông không đưa ý niệm về Hồn trong nghiên cứu vì vậy có quan niệm nghịch lý với Descartes và các tôn giáo, và vì vậy Ông không thể giải thích thỏa đáng tại sao bịnh nhân có Não xẻ đôi thường vẫn cảm thấy mình là một người không có hai Hồn.

Năm 1997 có nhà nghiên cứu có thể cấy tế bào nguyên thủy (clone) để tạo ra con ếch không có đầu, có nghĩa là không có óc với "tính chất hoàn toàn súc vật". Dĩ nhiên có nhiều chống đối từ phía Tôn giáo và Thần học về sản phẩm mới nầy. Tuy nhiên sinh vật không có đầu óc có thể được cói là không phải là bào thai và vì vậy có triển vọng tạo ra một hệ người không đầu dùng để cung cấp cho việc ghép nội tạng.

Trở lại với quan niệm của Aristotle thì sinh vật không óc cũng có Linh Hồn. Điều đó cũng cùng quan điểm của một số nghiên cứu gia (Pierera) gán cho tế bào có thể làm tương tự như Hồn (Pereira 2015): sóng chấn động điện từ của tế bào ảnh hưởng đến hoạt động của tế bào làm tế bào có thể phát sóng tương tự như Hồn của sinh vật. Sóng điện từ sinh ra do dinh dưỡng của tế bào có lẽ cũng ảnh hưởng ngược lại tế bào tạo nên một trục tuyến "Cell-Soul Pathway (Arnold 2016). Tuy nhiên không có bằng chứng nào để liên hệ Hồn đến sóng điện từ. *Có lẽ Pierera muốn liên hệ đến một hình thể vô hình.*

III. Hồn theo Quan niệm Khoa học

A. Não Bộ (NB) không phải là Hồn.

Đối với khoa học gia Não Bộ, hoạt động Não Bộ bởi những dòng diện trong Não Bộ gây nên cảm giác về Hồn và Tri Thức. Tuy nhiên khoa học gia Não Bộ vẫn không thể nào xác định được Hồn là gì vì không thể nào tìm ra vật chất liên hệ đến Hồn.

BS Wilder Penfield (1891-1976), nổi tiếng về Neurosurgery, đã đưa ra nhận xét là: Hồn có thực thể riêng của Hồn và vượt lên trên Não Bộ (In: Mystery of the Mind: A Critical Study of Consciousness and the Human Brain). Penfield viết: "Hồn hoạt động ngoài Não Bộ như người xử dụng máy vi tính, nhưng lại cần máy để làm việc. Não Bộ không thể làm những gì của Hồn. Chắc chắn là không thể giải thích Hồn chỉ dựa trên hoạt động thần kinh của Não Bộ".

B. Hồn và Khoa học NB

Tuy NB học nghiên cứu về TR/Tri thức và TN/Trí nhớ, nhưng nhà NB học không quan niệm TN và TR là thành phần của thể siêu hình, siêu nhiên. Vì vậy Khoa học gia NB nghiên cứu để định nghĩa TN và TR là gì trong NB và có vẻ thoả mãn với thay đổi các vùng NB khác nhau trong tiến trình TR. Khi đối diện với hiện tượng siêu nhiên như TN tiền kiếp, Ngoại cảm, Xuất hồn, các khoa học gia tỏ ra rất lúng túng ngụy biện hay chối từ nghiên cứu. Damasio, chủ trì khoa Tâm lý học ở UCLA trong bài viết ở Scientfic American cũng công nhận vấn đề Hồn không thể giải quyết bởi KHNB.

TN là sự kết nối thần kinh (TK) và là một thực thể của NB ở Mạng Mặc Định (MMD) (vmPFC Giải Bao Sau/PCC, Precuneus), MTL Nhân đáy/BG, Cerebellum....(la những nơi chốn lưu giữ TN). Tuy la vật chất, có nhiều phần của TN liên hệ đến phần Siêu hình. TN vừa thuộc về NB và thuộc về Hồn gồm:

a) TN Tiền kiếp, thường là người trẻ gồm:

- Ký ức về tiền kiếp của người đang sống,
- Khả năng siêu việt về kỹ thuật/nghệ thuật chưa hay ít được học.

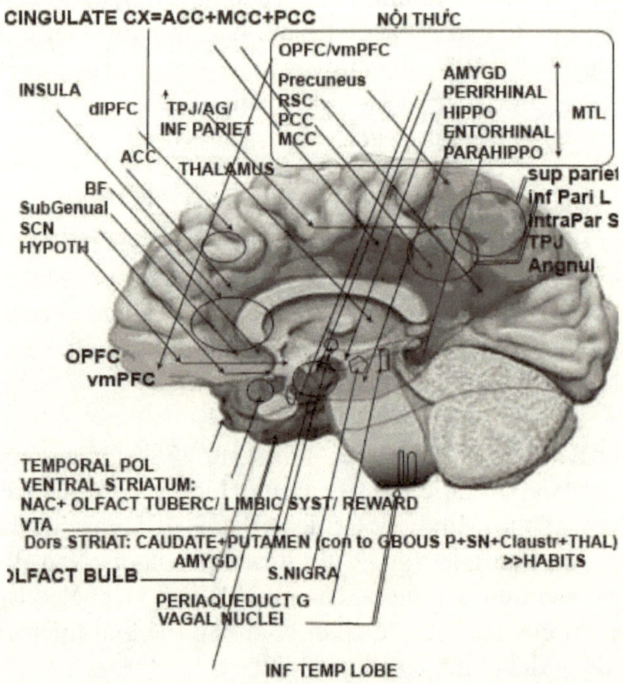

H5.1 Vùng não Nội Thức nơi kết nối với Hồn

b) TN xa. Ở những người có hai hay nhiều nhân cách/ Multiple Personality còn gọi là Dissociated Personality vì có hai hay nhiều Hồn khác nhau (Xin xem lại Phần Người có nhiều nhân thể). Hồn thứ nhất là Hồn chính thức của mỗi người. Hồn thứ 2 là Hồn bị áp chế bởi Hồn thứ 1 nên không biểu hiện. Khi Hồn thứ 1 bị tổn thương do chấn thương về tâm thần (như sau một tai nạn hay biến cố trong đời sống), Hồn thứ nhất không hoạt động được, nên Hồn thứ 2 trỗi dậy và đảm nhiệm chức vụ điều khiển NB. Cá nhân có Hồn thứ 2 điều hành không thể thu hồi TN cá biệt nhân thể của Hồn thứ nhất thí dụ như thông tin cá nhân, bạn bè của Hồn thứ nhất..., chứng tỏ các TN cá biệt của nhân thể liên hệ đến Hồn, hay cần Hồn để thu hồi các TN trên. Vì vậy TN có thể cói là phần trung gian giữa Hồn và NB. Phách hay Vía là từ thường dùng phổ thông trong đại chúng để chỉ về TN của mỗi cá nhân còn sống hay đã chết.

c) Ở người đang còn sống, một số TN như TN Ý nghĩa, Thủ thuật... có thể vừa được ghi lại trong NB và sao y và giữ trong Hồn. Vì vậy khi chết đi Hồn xuất ra khỏi cơ thể, mang theo TN và lưu giữ lại để ghi lại trong NB của người tái sanh.

VI. Hồn của phần thân thể không NB (Hồn nhập thân)

1. Quan niệm về sự hiện hữu của Hồn nhập Thân (HNT)

Hồn NB là Hồn làm nên Tri Thức (TR) vì một trong chức vụ quan trọng của Hồn NB là TR, từ đó có thể suy luận ra chức vụ của HNT là sức mạnh vì tay chân thường kết hợp với sức mạnh. Nếu quan niệm như vậy thì HNT có thể biểu hiện dưới hình thức Khí lực/Khí công hay Qi, của người luyện cơ bắp gân cốt.

Trong thí dụ về người luyện khí công có thể dùng bàn tay đập bể nhiều viên gạch mà không hề gây thương tổn cho da cơ xương của chính mình. Lực làm bể viên gạch $F_{\text{viên gach}}$ và phản lực $F_{\text{phản lực}}$ ngược lại đến da cơ xương và lực tác động F_0 có phương trình sau:

$F_0 = F_{\text{làm bể viên gach}} + F_{\text{phản lực}}$, trong đó $F_{\text{phản lực}} > 0$

Điều đó chứng tỏ giữa viên gạch và da cơ xương còn có một lực thứ ba để triệt tiêu lực phản hồi trên da cơ xương. Lực thứ ba đó thường được gọi là Khí công theo quan niệm phổ thông. Trong bài viết nầy Lực thứ ba đó nghi ngờ là Hồn Nhập Thân. (HNT)

Có thể trong Diệt Tận Định, Hồn không não bộ góp phần giử thân thể trong trạng thái ở độ dinh dưỡng tối thiểu

Cũng như vậy, trong thuật Châm cứu, vị Y sĩ châm cứu dùng kim châm cứu vào các huyệt để điều hòa /điều chỉnh Khí (hay Chi/Qi) chạy trong kinh mạch hoặc kết tụ tại các Huyệt.

Kết nối HNT và Thân thể không NB

Trong Khí công cũng như trong Châm cứu, Khí lực được quan niệm tụ ở các huyệt. Trên bề mặt cơ thể có hơn 300 Huyệt. Khí công hay châm cứu thì nhắm vào các Huyệt để kiểm soát sự vận hành của Khí. Khi Khí tụ lại phần cơ thể có thể làm sưng phù tại chỗ, nhưng thường thường là kết hợp với đau nhức. Trong Châm cứu "tả" là làm Khí tán ra khỏi Huyệt, "bổ" là đem khí vào Huyệt. Lại nữa, theo quan niệm Đông phương, Khí bổ vào huyệt có thể đến từ người làm châm cứu khi thiếu Khí. Khí ở Huyệt lưu thông theo đường Kinh chạy từ đầu xuống tay chân. Như vậy theo kinh nghiệm v, but slso inề Châm cứu, HNT kết nối với cơ thể không NB ở các Huyệt và các đường Kinh.

Các đường Kinh nằm dưới da khoảng trên dưới 1cm. Nhiều đường Kinh gần dây TK hay mạch máu nhưng đường Kinh luôn luôn khác biệt với đường dây TK và mạch máu. Ngoài Hệ thống Kinh Huyệt trên, còn có các hệ thống Kinh Huyệt ở các phần khác nhau của cơ thể thí dụ ở Mặt, Tai, Lòng bàn Tay, Lòng bàn Chân...thể hiện tính chất đồng dạng của toàn cơ thể trong mọi phần của cơ thể. Hiện tượng

tương tự như hiện tượng Tiểu Vũ trụ đồng dạng với Đại Vũ trụ trong Ấn Độ giáo (H5.2): bồ tát
Tiểu Ngã (Atman) là một phần của Đại Ngã
(Brahman), con người là hình ảnh của Thượng Đế,
cuả Vũ Trụ."
Trong kinh Hoa Nghiêm cũng thường đề cập đến nguyên lý đồng dạng "*một hạt bụi cũng thể hiện cả đại thiên thế giới*".

Hiện tượng trên cũng chỉ ra rằng vật thể dù lớn hay nhỏ đều có cấu tạo như nhau.
Homeopathy là khoa trị bịnh dùng những dung dịch của các chất liệu với liều lượng rất nhỏ. Nhỏ hơn là một phân tử của chất liệu ấy. Nhưng khó có thể giải thích được với Y khoa hay Khoa học vật lý là: *dung dịch càng pha loãng thì lực điều trị càng mạnh.* Phải chăng Thể siêu hình là cơ chế của pháp trị liệu Homeopathy!

2. Giả thuyết về Hồn của Sinh vật đẳng cấp thấp

Dựa theo quan niệm vật chất có phần Hồn và Xác, Hồn từ chất vô cơ, hữu cơ, siêu vi có sự thăng tiến về cấp bậc. Từ đó đưa đến quan niệm Hồn của vật chất vô cơ, hữu cơ , sinh vật nhỏ, Thực vật, Động vật lớn có sự thay đổi tăng cấp bậc và tính chất để phù hợp với tính chất hay hoạt động của vật chất và sinh vật. Nói một cách khác, Hồn của sinh vật một Tế bào, Hồn thực vật, Hồn động vật có sự thăng cấp khi tiến từ đẳng cấp thấp lên cấp cao và ngược lại. Giáng cấp từ Hồn Người xuống động vật, thực vật phải có sự giảm cấp bậc tương ứng. Vì vậy Hồn thực vật hay động vật có thể khác Hồn người ít nhiều. Sự khác biệt có thể biểu hiện bằng sự yếu kém trong khả năng giao tiếp, nhất là khả năng thực vật và súc vật giao tiếp với nhau hay với động vật có đẳng cấp cao hơn. Thí dụ Hồn thực vật có thể hiểu ít nhiều ý chỉ của con người nhưng không thể nhập Hồn ở người để diễn tả. Tương tự như vậy động vật gần người có thể hiểu tiếng người, có thể diễn tả với một ít ngôn ngữ như con Vẹt, hay cử chỉ của thân thể, đuôi, chân như chó mèo.... Hồn Súc vật cũng có thể nhập Hồn vào người để báo tin cần thiết. <u>Thí dụ</u>: chuyện kể từ một người bạn kể lại cho Tác giả, đang Ngủ và nằm mộng thấy một con vật bị giết chết ngoài sân sau nhà. Người đó thức dậy và thấy một con hươu bị cắn chết (có lẽ do chó Sói).

3. Hồn của Thực vật, Sinh vật một tế bào và Vật chất không tế bào

Như trên đã trình bày nếu quan sát mọi sự vật, thì mọi sự vật đều có phần Không thấy được (=Hồn) và Xác thân thấy được. Hồn của sinh vật ở đẳng cấp thấp ít được nghiên cứu, vì vậy trong bài viết này trước khi đề cập đến các sinh vật và vật đẳng cấp thấp, xem xét lại sự phát sinh của vật chất và các chủng loại là cần thiết.

4. Hồn Sông Núi, Xã hội, Quốc Gia

Trong Thăng Long Hoài cổ, Bà Huyện Thanh Quan viết:

Lối xưa xe ngựa HỒN thu thảo,
Nền cũ lâu đài bóng tịch dương,

Cũng như Hồn của Sinh vật, Hồn Sông Núi, Xã hội, Quốc Gia là tổng hợp thành phần của các phần tử cấu tạo nên Sông Núi, Xã hội, Quốc Gia. Sông Núi, Xã hội, Quốc gia có thể mất danh tính , nhưng Hồn vẫn có thể không thay đổi và có thể tiếp tục ảnh hưởng đến sinh vật của Sông Núi, Xã hội, Quốc gia mới trên mảnh đất cũ trong một thời gian. Bà Huyện viết tiếp

Đá vẫn trơ gan cùng tuế nguyệt,
Nước còn cau mặt với tang thương.
Ngàn năm gương cũ soi kim cổ.
Cảnh đấy người đây luống đoạn trường

VII) Chỗ ở của Hồn.

A. Hồn người nhập bào thai. (H5.3)

Động vật khác với thực vật vì nhiều khả năng như hấp thụ dinh dưỡng, hô hấp, sinh đẻ và di chuyển vì động vật có cơ quan với kiến trúc cao. Nhưng khác biệt lớn nhất là động vật có hệ thần kinh với tế bào thần kinh giúp động vật có ít nhiều khả năng thực hiện theo ý muốn do bản chất kinh nghiệm và học tập. Trong bài viết này, Hồn Thực vật tạm thời không được đề cập.

Bào thai khi ở trạng thái sơ khai với 1, 2, 4... tế bào thì không khác gì với cấu trúc của thực vật vì chưa có hệ thần kinh. Có lẽ không cần biện luận, Tâm Hồn là phần siêu việt nhất của động vật /con người, nên trên phương diện Phát sinh chủng học (Phylogenetic) sự tiến hoá của hệ thần kinh cũng trùng hợp với sự tiến hoá của Linh Hồn con người. Tuy nhiên nếu quan niệm Vật chất và Linh Hồn là hai thể riêng biệt nhưng được gắn bó nhau như Âm Dương thì mọi sinh vật có thể đều có Linh Hồn. Khi trứng chưa thụ thai thì phần Hồn của trứng chia sẻ Hồn của người mẹ. Nhưng sau khi thụ thai và đến khi bào thai ở thời kỳ Blastula tức là sau ngày thứ 4, Trứng thụ thai (hay Zygote) Hồn bắt đầu không còn thuộc về người mẹ nữa vì trứng thụ thai là một cá thể riêng biệt với người mẹ trong giai đoạn này. (Ghi chú: thời kỳ sau Morula phôi thai gồm khối tế bào đã có khoảng trống bên trong để chuẩn bị làm ra Embryonal disc, phôi thai bắt đầu cắm vào nội mạc tử cung, có tỉ lệ cao biến thành người).

Trong phần trước Hồn người gồm cả Hồn Não bộ với chỗ ở như trên đã trình bày và Hồn Thân thể là Khí trong châm cứu và Khí công. Phần Hồn nầy dính vào cơ thể ở các kinh mạch và các huyệt châm cứu.

1. Theo quan niệm Thiên Chúa giáo sự nhập Hồn đến cùng lúc với sự thụ thai khi tinh trùng chui vào trứng. Nhưng trong trường hợp sinh đôi (Identical twins), sanh 4 hay sanh 8 cho thấy việc nhập Hồn có thể xảy ra sau thụ thai nhưng trước thời kỳ Blastula chấm dứt (8 hay 16 tế bào) vì mỗi tế bào cần có một linh Hồn riêng biệt, lý do là mỗi tế bào của Morula có khả năng trở thành một cá nhân riêng biệt trong trường hợp sinh đôi sinh 4 hay sinh 8.

2. Trường hợp Song sanh Đồng bào/Identical Twins
Trong một bài xem xét lại về Hồn nhập xác (Ensoulment) trong thụ tinh nhân tạo và em bé song sinh đồng dạng (Identical twin), Rose Koch-Hershenov đã tìm hiểu thêm về bào thai. Từ khi trứng thụ tinh đến trước ngày thứ 4 (Trước giai đoạn - khoảng 8 tế bào, Morula, chưa xuất hiện Embryonal disc) các tế bào là những tế bào gốc, mỗi tế bào khi tách ra có thể trưởng thành một thai nhi. Koch-Hershenov đã đưa ra hai trường hợp có thể xảy ra nếu Hồn nhập xác xảy ra khi mới thụ tinh (Fertilisation) (Smith 2018, Koch-Hershenov 2006)

a. Mỗi tế bào gốc của thai nhi trong 4 ngày đầu (8 tế bào) có Hồn riêng biệt (8TB gốc tức là có 8 Hồn). Vì vậy khi thụ tinh nhân tạo cấy vào Tử cung của người mẹ tế bào gốc lấy ra đã có Hồn. Tuy nhiên điều đó cũng có nghĩa là mỗi chúng ta khi sanh ra (tự nhiên hay thụ tinh nhân tạo) đã lấy đi sự sống của nhiều tế bào có Hồn (với khả năng tạo ra một người riêng biệt). Điều đó thật là khó chấp nhận khi Thượng đế đã tạo ra một mô hình như vậy.

b. Chỉ có một Hồn cho mỗi trứng thụ thai. Như vậy khi lấy đi một tế bào của Morula thì phải có một Hồn khác được thêm vào. Như vậy cũng có nghĩa là có ít nhất một tế bào gốc (sẽ trở thành một người sau này) có Hồn chậm hơn sau khi thụ tinh. Điều đó đưa đến giả thuyết là Hồn nhập cơ thể có thể không luôn luôn xảy ra lúc thụ tinh.

Vì có sự phi lý trong trường hợp (a) trên, Koch-Hershenov vẫn chấp nhận là Hồn nhập xác khi thụ thai.

3. Theo Phật giáo
Trong phần Hồn Nhập Xác, Đức Phật chỉ rõ cho Ngài A Nan trong quyển 10 , kinh Lăng Nghiêm (tóm tắc như sau): *"Thân Ngươi do vọng tưởng của Cha Mẹ sanh ra. Tâm ngươi nếu chẳng có niệm tưởng thì chẳng thể đến hợp với Tưởng của Cha Mẹ mà thọ sanh. Thân và Vọng tưởng phải cùng loại: Cho nên Tưởng sai khiến được Thân. Tưởng thay đổi không ngừng thì Thân cũng thay đổi theo như tóc dài móng tay mọc ra, da nhăn . Cơ thể luôn luôn thay đổi thì Tâm cũng thay đổi theo*

*gọi là Điên Đảo Vọng Tưởng". **Tóm lại Thân và Tâm là có sự liên hệ có ý nghĩa riêng của nó chứ không là sự tình cờ.***

4. Không ngộ nhận Hồn liên hệ đến Tim và Tuyến Tùng

Xét đến chỗ kết nối Hồn với cơ thể, loại bỏ giả thuyết không có cơ sở khoa học như Tim là chỗ ở của Tâm Hồn, thì còn lại tuyến Tùng (Pineal Gland) độ khi được Tôn giáo và nhiều người chú ý. Tuyến Tùng bắt đầu phát triển sau tuần thứ 3 tuổi. Cấu tạo chính là tuyến nội tiết tiết ra Melatonin và Thụ quan MNDAR (thụ quan ở màng tế bào giúp các điện tích (-) và (+) vào ra), một ít dây thần kinh giao cảm (Sympathetic nerves). Như vậy tuyến Tùng không có cấu tạo kiểu mẫu của Não Bộ thiếu phần lớn tế bào thần kinh. Càng lớn tuổi, tuyến Tùng có triệu chứng suy thoái và hoá vôi. Ngoài khả năng bị hủy hoại do viêm nhiễm vi trùng và hư hoại do nghẽn mạch máu, tuyến Tùng cũng là nơi bị biến hóa ra các bướu hiền và có thể cực độc. Trong mỗi tình huống bệnh lý, bịnh nhân bị rối loạn về vấn đề Ngủ và di hành vì Tuyến Tùng có nhiệm vụ điều chỉnh đồng hồ chỉnh ở HippoThalamus theo mùa và có khả năng như la bàn định hướng. Những bịnh trên rất ít gây ra biến loạn về Tâm lý và không có tường trình về hoán tưởng thính giác, thị giác hay hoán tưởng về Tâm linh tôn giáo(Mittal 2010,Carson 1997,
Mordecai 2000),

5. Đề Nghị một quan điểm

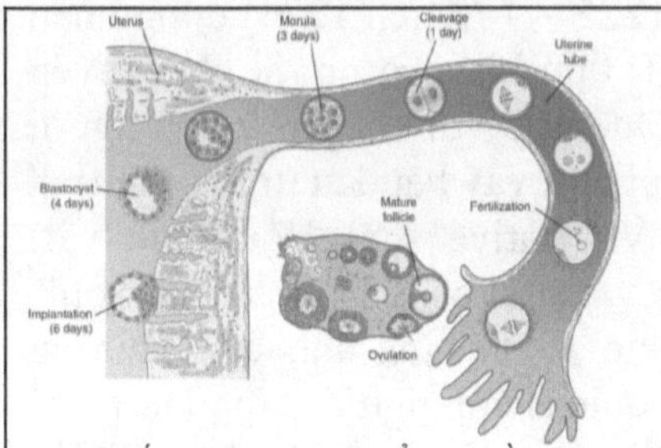

H5.3Trứng thụ thai di chuyển từ buồng trứng đến nội mạc tử cung

***Hồn nhập xác** chỉ xảy ra khi trứng thụ thai đã được dính vào hay được cấy vào môi trường để trứng phát triển. Hệ luận là Trứng thụ thai nhưng chưa tìm được môi trường để phát triển thích ứng thì vẫn thuộc về người mẹ vì chia sẻ Hồn của người mẹ . Trứng chỉ được bám vào nội mạc tử cung sau ngày thứ 4-6 sau thời kỳ Morula. Quan niệm như vậy thì Hồn nhập xác có thể là phù hợp với sự kiện thông thường là Hồn nhập xác khi cơ thể đó có đủ điều kiện để cho Hồn làm việc. Vì vậy có một khoảng thời gian có thể thay đổi, ít nhất là từ ngày thứ đầu tiên số*

6 đến ngày 30 khi bán cầu Não Bộ xuất hiện với tế bào thần kinh. Trước khi Hồn nhập xác bào thai tạm dùng Hồn của bà mẹ.

Thụ thai (H5.3)

Đi ngược lại sự thụ thai và dựa theo quan điểm của Phật giáo: Sự rụng Trứng của người Mẹ và sự thụ thai do một tinh trùng của người cha là sự kết hợp những genes di truyền cũng có thể được hướng dẫn bởi sự vọng tưởng của Mẹ cha về người con sanh ra sau này.

[Đến đây cũng xin nhắc lại quan điểm của người viết bài trong sách này khi bàn luận về số Hồn nhập xác: Thông thường chỉ có một Hồn nhập vào mỗi trứng để thành phôi thai. Đó là quan niệm chủ quan và độc đoán. Thí dụ: Khi có một tinh trùng có thể chui vào trứng thì cũng có thể có tinh trùng thứ hai cùng chui vào trứng đó. Đó là quan niệm của thế giới Nhị nguyên: Điều đó đã được chứng minh ở những phôi thai có 3n nhiễm thể (làm nên Thại trứng bán phần) hay phôi thai 2n gồm toàn nhiễm thể của người Nam (từ hai tinh trùng đẩy ra ngoài nhân có 1n nhiểm thể của người mẹ) và làm nên Thai trứng toàn phần. Cho nên quan niệm một phôi thai có thể có 2, 3..Hồn là có thể xảy ra trong một ít trường hợp]

Nhà nghiên cứu Thần học cũng cùng quan niệm về Hồn là một thực thể có thể riêng biệt với thể xác. Thời điểm HNX (Hồn nhập xác) được quan niệm khác nhau: từ lúc đầu tiên thụ thai cho đến khi mới sinh ra. Aquinas, nhà Triết học và Thần học (1225 – 7 March 1274) đồng quan điểm với Aristotle, bào thai sinh ra từ tinh khí của người cha truyền theo Semen/Tinh dịch của người nam, để hợp với khí huyết của người mẹ mà thành bào thai. Hồn của bào thai như vậy bắt đầu từ khi thụ tinh và biến chuyển qua ba giai đoạn: Vegetative soul (Hồn thực vật) chuyển qua "Sensitive soul" Hồn động vật cuối cùng là "Rational Soul" (Hồn người) do Thượng đế truyền cho và là hình ảnh của Thượng đế (Image of God -mago dei). Theo Aquinas con người được tạo ra để làm điều Thiện Mỹ chứ không phải làm cho Thượng đế được Thiện Mỹ. Đó là triết lý về quan điểm "Prolife"/Phù sinh của Giáo hội Thiên Chúa trong vấn đề phá thai (Haldane 2003, Pasnau 2003, Himma 2005, Eberl 2005). Hồn chỉ hiện hữu nếu có cơ thể được tạo ra thích hợp với Hồn để thực hiện chức năng của Hồn.

Tuy nhiên vẫn còn vấn đề là Hồn có hay không có khả năng hướng dẫn để cơ thể đang phát triển của bào thai hay của em bé mới sinh ra phát triển theo hướng dẫn của Hồn để sau này Hồn có thể làm việc trên cơ thể đó? Quan niệm thông thường là Hồn có nhiều khả năng. Lại nữa, vì Hồn là phần tinh hoa nhất và có lẽ là quan trọng nhất của trứng, cho nên Hồn có thể giữ vai trò trong hiện tượng cảm ứng, liên hệ với Liềm màu Xám (Grey Crescent, xin xem phần Bào thai học, chương 1), để điều khiển sự phát triển và tạo hình bào thai cũng như các cơ quan kể cả Não Bộ. Quan niệm như vậy thì Hồn người có thể nhập xác ngay từ giai đoạn đầu và chỉ thể hiện Hồn người khi có điều kiện vật chất. Sự thay đổi từ Hồn thực vật sang động vật và người là một quá trình liên tục không còn vấn nạn đến lúc nào thì có bước nhảy vọt từ trạng thái thấp sang cao hơn. Dĩ nhiên với quan niệm trên sẽ loại bỏ quan niệm thay thế Hồn thực vật bằng Hồn Động vật và thay Hồn Động vật bằng Hồn người. Vì vậy có khả năng là Hồn người đã xuất hiện sớm trong thai nhi nhưng có biểu hiện Hồn người chậm hơn đến khi Vỏ Não xuất hiện.

Theo tuần tự sự phát triển của hệ thần kinh và Não Bộ, với giai đoạn cuối là phát triển hai bán cầu Não Bộ từ Diencephalon gồm Đồi Não và các nhân liên hệ. Cho nên ở người đã phát triển Não Bộ. Hồn liên hệ nhiều nhất với Diencephalon hay cả hai Đồi Não. Điều đó cũng phù hợp với sự kiện vết thương hủy hoại Đồi Não là khởi đầu của sự mất Tri Thức và chết.

Hai nhà nghiên cứu Triết học là Donceel và Pasnau cho là Hồn người chỉ xuất hiện khi bào thai bắt đầu có Vỏ Não và có điện thế ghi nhận được ở EEG, nhưng hai Ông không biện luận sự xuất hiện bằng cách nào hay sự nhảy vọt bằng cách nào từ Hồn động vật lên Hồn người. Tuy nhiên có điểm chung để dễ tin tưởng là bào thai với Hồn người xuất hiện chậm đến khi nào bào thai có hình dáng là một người (sau 20 tuần tuổi).

Kể từ khi có Neural tube xuất hiện với sự biến hóa ra tế bào thần kinh thì lúc đó bào thai mới có thể có khả năng cá biệt. Vì vậy theo quan niệm của khoa học gia Não Bộ, nhập Hồn người có lẽ chỉ xảy ra sau 3 tuần -5 tuần tuổi. Liên quan đến vấn đề phá thai, các nhà khoa học về thần kinh Não Bộ cho là Ensoulment chỉ xảy ra sau tuần thứ 7 vì vậy loại bỏ thai nhi trước thời gian đó có thể cói là không phạm giới luật sát sanh con người.

Nếu Hồn người xuất hiện hay nhập xác ở thời gian từ 20-30 ngày tuổi thai nhi, thì Đồi Não đã thành hình nhưng Vỏ Não vẫn còn chưa được phát triển

B) Bằng chứng gợi ý sự hiện hữu của Tâm Hồn (Hồn) biệt lập với Vỏ Não

1.Thể nghiệm chia hai bán cầu Não, bằng cách cắt dọc Cầu Não nối hai bán cầu Não (Corpus callosum). (H5.4)

<u>PHẦN ĐỌC THÊM KHNB</u>

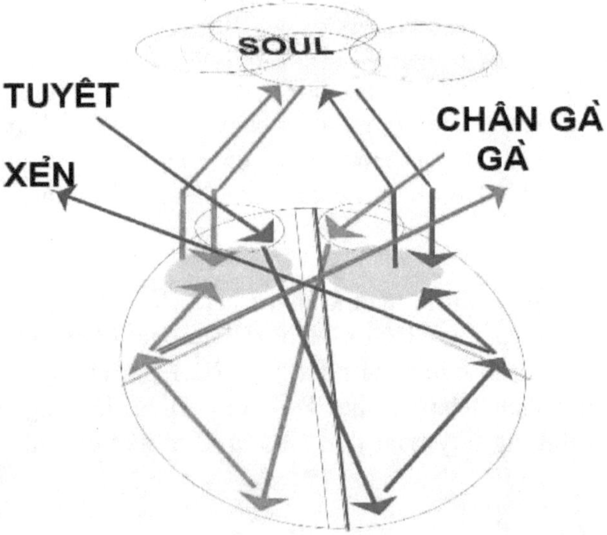

Hình 5.4: Đường đi thông tin trong trường hợp Não xẻ đôi. Khi chiếu hình (chân gà) vào thị trường Trái (nối với bán cầu não trái) bịnh nhân phản ứng hợp l (chọn con gà) vì bán cầu Trái có đầy đủ chức phận hiểu biết và bịnh nhân hiểu biết tại sao mình làm như vậy. Khi chiếu hình vào thị trường Phải (tuyết) (nối với bán cầu Phải) bịnh nhân cũng phản ứng hợp l (chọn cái xẻng) nhưng không giải thích hợp l và tại sao. Bán cầu Phải được biết là có khả năng về Tri Thức hạn hẹp và kém. Nhận biết bán cầu Phải riêng biệt với bán cầu Trái vì thiếu liên lạc qua lại trong Não xe đôi. Tuy nhiên nhờ vào Hồn, nên TR hai bên vẫn còn liên lạc với nhau vì vậy chỉ có một TR.

b) Nếu yêu cầu làm cử động với tay Phải rồi sau đó với tay Trái bịnh nhân làm được dễ dàng như người không bịt mắt.

c) Nhưng nếu nhắm hai mắt và lập lại thí nghiệm b) bệnh nhân không làm cử động được với tay Trái. Thí nghiệm c) cho thấy bán cầu Não Bộ Phải đã học được cử động khi nhìn thấy tay Phải làm cử động và vì vậy điều khiển tay Trái làm động tác được yêu cầu. Đó là sự Gợi ý chéo (Self-cueing) do cơ chế Imagery ở vùng giao nối Vỏ Não Đỉnh Thái dương TemporoParietal junction/ TPJ Phải. Tiếp tục làm thêm những thí nghiệm về gợi ý trên người có Não Bộ và khi có Não Bộ xẻ đôi cho thấy sự liên lạc giữa hai bán cầu Não Bộ vượt hơn là sự gợi ý qua Thị giác và luôn cả Tri Thức. Gazzaniga cuối cùng thay đổi quan niệm về hiện tượng Não Bộ xẻ đôi và chấp nhận hai bán cầu Não Bộ có thể liên lạc qua lại qua Tiềm Thức (Subcónscious level) (Voltz 2017, Gazzaniga 2013). Tuy nhiên nhiều tác giả sau đó đã không cùng quan điểm với Gazzaniga, vì hiện tượng Gợi ý chéo (Cross-cueing) không đủ để giải thích hiện tượng Não Bộ xẻ đôi và các nhà khoa học Não Bộ bị bắt buộc phải chấp nhận hiện tượng "Nhận Thức bị chia đôi nhưng Tri Thức chỉ có thể có một (không thể chia đôi) (Pinto 2017a, b, c, Lamme 2003)

Trên đây là thí nghiệm Gazzaniga để chứng minh sự khác biệt chức năng của hai bán cầu Trái Phải (H`5.4): Bịnh nhân được yêu cầu chọn vật dụng thích hợp khi thấy sự vật trong thị trường mắt. Khi chiếu hình *chân gà* vào thị trường Phải của mắt (nối với bán cầu Não trái) bịnh nhân phản ứng hợp lý (chọn *con gà*) vì bán cầu Trái có đầy đủ chức phận hiểu biết nên bịnh nhân hiểu biết tại sao mình làm như vậy. Khi chiếu hình *tuyết* vào thị trường Trái (nối với bán cầu Phải) bịnh nhân cũng phản ứng hợp lý (chọn cái *xẻng*) *nhưng không giải thích hợp lý là tại sao.* Bán cầu Phải được biết là có khả năng về Tri Thức hạn hẹp và kém, vì vậy sự chọn cái xẻng là phản xạ có điều kiện do học hỏi. Gazzaniga cói đó là khả năng đặc biệt của con người để biện chứng cho những khó khăn của con người sống trong thiên nhiên. Lời giải thích của Ông ngừng tại đây và không lý giải cụ thể tại sao bán cầu Phải đã đưa ra một quyết định hợp lý như vậy mà không biết giải thích tại sao (Luessenhop 1970, 1970b, Gazzaniga 1962, 2013, Sperry 1970, 1981, 2005, 1995, 1989, 2000, Putnam2008, Wolman 2012, Van Wagenen 1940, Doron 2012, Henry M. Wellman 2004, Delgado 1979, Welborn 2015, 47-57).

Kết quả thí nghiệm gợi ý còn có sự liên lạc giữa hai bán cầu Não Bộ sau khi chia cắt Cầu Não. Trong trường hợp Não xẻ đôi, mỗi bán cầu Não Bộ nhận thông tin mà không chia sẻ lẫn nhau được vì vậy bịnh nhân có hai TR riêng biệt cho mỗi bán cầu. Nhưng bịnh nhân không cảm thấy mình có hai TR, như vậy có nghĩa là hai TR phải có cách để chia sẻ lẫn nhau. Câu hỏi là: bằng cách nào hai Tri Thức/TR có thể liên lạc với nhau?.Trong Não xẻ đôi, phần dưới Vỏ Não là Diencephalon (Thông Não =Đồi Não và một số nhân) và Mesencephalon (gồm Tegmentum, cólliculi, SN, Red Nucleus) được đề nghị giữ vai trò kết nối TR của Não Bộ Trái và Phải thành một Tuy nhiên sự liên lạc trên không thể xảy ra được khi xem xét về cơ thể học của Não Bộ. Sau hơn ba thập niên, Gazzaniga mới khám phá ra hai bán cầu còn liên lạc nhau qua cơ chế không kết nối bằng dây thần kinh qua bịnh nhân xẻ đôi Não Bộ có tên JW như sau:

a) Yêu cầu làm cử động như người leo núi (hiker) với tay trái rồi sau đó với tay Phải thì bịnh nhân chỉ có thể làm được với tay Phải.

b) Nếu yêu cầu làm cử động với tay Phải rồi sau đó với tay Trái bịnh nhân làm được dễ dàng như người không bịt mắt.

c) Nhưng nếu nhắm hai mắt và lập lại thí nghiệm b) bệnh nhân không làm cử động được với tay Trái. Thí nghiệm c) cho thấy bán cầu Não bộ Phải đã học được cử động khi nhìn thấy tay Phải làm cử động và vì vậy điều khiển tay Trái làm động tác được yêu cầu. Đó là sự gợi ý chéo (self-cueing) do cơ chế imagery ở vung giao nối Vỏ Não Đỉnh Thái dương TemporoParietal junction TPJ Phải. Tiếp tục làm thêm những thí nghiệm về gợi ý trên người có Não bộ và khi có Não bộ xẻ đôi cho thấy sự liên lạc giữa hai bán cầu Não bộ vượt hơn là sự gợi ý qua thị giác và luôn cả Tri Thức. Gazzaniga cuối cùng thay đổi quan niệm về hiện tượng Não bộ xẻ đôi Não bộ và chấp nhận hai bán cầu Não bộ có thể liên lạc qua lại qua Tiềm Thức (subcónscious level) (Voltz 2017, Gazzaniga 2013). Tuy nhiên nhiều tác giả sau đó đã không cùng quan điểm với Gazzaniga, vì hiện tượng gợi ý chéo (cross-cueing) không đủ để giải thích hiện tượng Não bộ xe đôi và các nhà khoa học Não bộ bị bắt buộc phải chấp nhận hiện tượng "Nhận Thức bị chia đôi nhưng Tri Thức chỉ có thể có một (không thể chia đôi) (Pinto 2017a, b, c, Lamme 2003)

Chia hai bán cầu Não bằng cách cắt dọc Cầu Não nối hai bán Cầu Não (Callosotomy) là một phương pháp điều trị thể nặng của Bịnh động kinh. Bán cầu bên Trái là bán cầu giữ vai trò quan trọng, nhất là phân tách điều hành cử động cảm giác lý luận thực hành và sự hiểu biết. Bán cầu bên Phải thiên về trực giác nghệ thuật quan niệm ý nghĩa, trừu tượng, nhận diện và tổng quát.

Phần đông các nhà nghiên cứu cho là Diencephalon và Midbrain không giữ vai trò phụ giúp liên lạc Vỏ Não của hai bán cầu. Vì vậy TR của bán cầu Não Trái và Phải của Não Bộ xẻ đôi không chia sẻ thông tin với nhau. Trên lý thuyết của NB học hiện đại, NB xẻ đôi có hai TR khác nhau, nhưng trên thực tế người có Não Bộ xẻ đôi chỉ có một TR. Điều đó có nghĩa TR riêng biệt của hai bán cầu Não Bộ không chia sẻ nhau bằng thực thể vật chất mà có lẽ chia sẻ qua cơ chế không vật chất, cụ thể là:

i. Bán cầu nầy truyền thông tin qua Sự Gợi ý (Cueing), cơ chế này được đề nghị bởi Gazzinaga để giải thích trường hợp chia đôi NB (bằng cách cắt dọc theo cầu Não) nhưng vẫn có một TR.

ii. Các nhà nghiên cứu khác không thể tìm ra sự giải thích thỏa đáng tình trạng chia đôi NB nhưng vẫn có một TR. Điều đó có thể là có một Cơ chế siêu hình và tương tự với nghịch lý EPR(Einstein-Podolsky Rosen) về hai hạt lương tử cùng một hệ thống khi tách rời nhau nhưng vẫn có biểu hiên giống nhau nhờ sự kết nối vô hình (Non-locality). Hiện tượng trên sẽ được bàn lại trong phần sau về Chủ Tâm

Thí nghiệm trên cho thấy Nhận Thức của bán cầu Trái Phải là riêng biệt, tuy nhiên bịnh nhân không cảm nhận mình có hai nhân cách riêng biệt. Gazzaniga cũng như những nghiên cứu gia về Não Bộ đều không thể tìm được dấu vết vật lý kết nối của Não Bộ, Tri Thức trong các cuộc thí nghiệm. Ý niệm về Tâm Hồn hầu như không được bàn đến trong các thí nghiệm khảo cứu về Tri Thức, Trí Nhớ và Tâm lý học của các nhà Não Bộ học. Một số người nghĩ rằng với đà tiến bộ và khoa học hiện nay người ta sẽ biết rõ hơn sự liên lạc giữa Não Bộ và Tri Thức/ Linh Hồn. Một số khác nghĩ là Tâm Hồn thuộc về lĩnh vực qua khỏi sự tìm hiểu bằng quan sát và thuộc về lãnh vực "Beyond quantum" (Damasio 1999).

Trong trường hợp Não xẻ đôi Tâm Hồn vẫn còn kết nối với hai bán cầu nên hai bán cầu chỉ có một Tri Thức nhưng có hai Nhận Thức. Pinto và Lamme là người cói nhẹ vai trò thị giác trong sự gợi ý đề nghị bởi Gazzinaga và Volt mà đề nghị là Tri Thức là cơ nguyên kết nối hai bán cầu kết nối qua các thể chất xám dưới Vỏ Não. Hai Ông không nói là thể chất xám nào. Các nhân chất xám của Hippothal hay của Tegmentum thì ít có nhiệm vụ về Tri Thức. Nhưng Pinto không đề cập gì đến Đồi Não, tuy đồi Não vẫn còn nối với nhau sau khi chia đôi Não. Nhắc lại trong phần trước đây về Tri Thức, Nội Tri Thức là phần Tri Thức làm chuẩn để nhận biết. Nội Thức có chỗ ở là vùng Não Mặc Định TR gồm có Mạng Mặc Định+MLT (Thái Dương Giữa, cùng chung chỗ tàng trữ của Trí Nhớ và Tâm Hồn. Tri Thức cũng góp phần tạo nên Tâm Hồn và Hồn không bị chia cắt bởi phẫu thuật chẻ đôi Não.

Để giải thích hiện tượng tại sao bịnh nhân trên, với hai Nhận Thức riêng biệt cho mỗi bán cầu Não nhưng không cảm nhận mình có hai cá thể riêng biệt, quan niệm về Tâm Hồn (Hồn) cần được đưa vào trong thí nghiệm theo đề nghị dưới đây.

2. Não xẻ đôi và EPR nghịch lý (EINSTEIN PODOLSKY ROSEN PARADOX) gợi ý sự tương đồng của hai thể khác biệt trong cùng một hệ thống.

Hiện tượng trên là cùng khắp được mô tả trong kinh Hoa Nghiêm: Phật Bồ tác có thể hiện thân nói pháp ở vô lượng nơi, tầng và thế giới, vũ trụ khác nhau (kinh Hoa nghiêm, quyển 3, phẩm Thăng Đâu suất Thiên Cung, tr 60)

Bây giờ, do thần lực của Đức Phật, thập phương tất cả thế giới trong mỗi Diêm Phù Đề đều thấy đức Phật ngự dưới cây Bồ đê , đều có Bồ Đề Tác thừa oai lực của Phật mà thuyết pháp, không ai chẳng cho rằng đức Phật luôn ở bên mình

Đức Thế tôn lại dùng thần lực chẳng rời các chỗ: cay bồ đề , đảnh Tu di Sơn, Dạ Ma thiên cung, mà qua đến Đâu suất Dạ thiên nổi điện Diệu Bửu Trang Nghiêm.

Đâu Suất Thiên Vương vơn thấy đức Phật đến, liền dọn tòa.

Vì Tâm Hồn là đặc biệt cho mỗi người, nên tiện lợi hơn hết nên cói Tâm Hồn là một thể nhất định nhưng lại không xác định được bằng hình ảnh hay phương tiện điện tử, vì Hồn không phản ứng với sóng điện tử (Hình 5). Tâm Hồn là riêng biệt cho mỗi người cũng có nghĩa là Tâm Hồn là phần siêu hình nhiễm Nghiệp (tội lỗi) của tiền kiếp và đời sống hiện tại. Khi không còn Nghiệp thì Hồn được xem là Tâm linh và trở thành đồng thể với Minh sư đại khai ngộ như Chúa Phật và không còn là một thể giới hạn nữa. Nếu quan niệm như vậy thì sự liên hệ Hồn-Não Bộ có thể được đề nghị như sau:

Hồn dính vào xác: *Hồn nhập xác ôm sát Não Bộ vùng Nội Thức do lực hấp dẫn trọng lượng giữa Hồn-Não Bộ và điện trường, nên cói như liên lạc trực tiếp với Vỏ Não. Như trong đề nghị ở phần trên bài viết, chỗ tiếp xúc Hồn và Não Bộ là vùng Nội Thức/Tâm. Vì vậy Trí nhớ ở Vỏ Não cũng sẽ được chia sẻ lưu trữ ở Hồn. Tuy nhiên Hồn không có cơ cấu tế bào như Não Bộ, cho nên khả năng ghi lại Trí nhớ trên chỉ là biểu hiện của bản sao từ Não Bộ ghi trên Hồn. Cơ chế ghi Trí Nhớ trên Hồn không phải là sự kết nối thần kinh nữa mà có thể là sự sắp xếp các hạt nhỏ ngoài khả năng đo lường.*

Hơn thế nữa Hồn là kho chứa của Trí Nhớ (và Tri Thức) theo định nghĩa của Hồn là phần vô hình của con người gồm TR, TN, Tạng Thức và Mạc Na Thức. Khi Hồn còn ở ngoài cơ thể, trước khi nhập xác hay sau khi lìa xác Hồn mang theo TN/ TR, Tạng Thức và luôn cả Phật tánh. Sau khi Hồn nhập xác để ở trong sinh vật hay con người, Khoa học NB đã chứng minh là phần TN của Hồn là kết nối thần kinh được lưu trữ và bảo tồn ở nhiều nơi như vmPFC/PreFrontal Cortex, MTL(Middle Temporal Lobe) Giải Bao Trước (*ACC), Precuneus và Retro Splenial Cortex/RSC. Như vậy thì gần như một hệ luận của Khoa học về TN là chỗ kết nối của Hồn với NB là vùng lưu trữ của TN và là vùng làm nên TR. Sự kiện trên cũng tương đồng với quan niệm lâu nay là Hồn dựa lên NB để thể hiện nhưng NB không phải là Hồn.*

Như vậy Nghịch lý/Paradox EPR và hai bán cầu NB là tương tự với nhau về hiện tượng Không Cục bộ và Kết nối cùng khắp. Hai bán cầu NB bị chia đôi nhưng vẫn liên lạc với nhau qua Hồn. Hai hạt lượng tử liên lạc với nhau qua hiện tượng "không cục bộ và kết nối cùng khắp".

- VmPFC là phần Não quan trọng trong Mạng Mặc Định hay là vùng Não bình yên khi Thiền Định. Thiền nhân thể nghiệm ánh sáng khi chú Tâm vào Huệ nhãn tương ứng với vmPFC. Khi làm việc, suy nghĩ, lo âu, thì cũng như phần khác của Não vmPFC bị kích động. Nhưng khi chú Tâm làm việc hay chú Tâm trong Thiền thì vmPFC không bị kích động mà bình yên. Khi tập trung Tâm Ý, và khi đi sâu vào Thiền Định, Hồn gồm Thức thứ 6, 7 và 8 có thể được thu hồi về hiện tại, làm nên có thể nghiệm thiền định. Nghiên cứu cho thấy Nội Thức, đặc biệt vmPFC cần thiết cho việc thu hồi Trí nhớ xa (Barry 2018, Nieuwenhuis 2011, Kim 2018, Brod 2018).VmPFC là phần Não có cấu tạo phức tạp vì có mật độ Dendrites (râu neuron) dày đặc nhất và nhiệm vụ cao nhất trong Tri Thức. vmPFC kết nối mật thiết với Đồi Não. Tri Thức càng cao thì PFC càng lớn, đó là điều hiển nhiên khi so sánh con người với Khỉ hay các động vật thấp hơn. Vì Hồn có tính liên hệ mật thiết với Neurons (Delgado 1979), cho nên Hồn ngoài cơ thể dễ được thu hút tới vmPFC.
- **Vai trò của Nội Thức**

Trong thí nghiệm c) của Gazzaniga, Ông đã dùng cơ chế Cross-cueing (gợi ý chéo) để giải thích hiện tượng bán cầu bên Phải điều khiển tay Trái theo yêu cầu. Hiện tượng gợi ý có tính cách trừu tượng như sự gợi ý Hồn. Nếu dùng quan niệm Nội Chuẩn Thức thì sự giải thích dễ hiểu hơn. Nội Chuẩn Thức không phân biệt Trái Phải, nhất là Đồi Não Trái Phải có liên lạc với nhau. Lại nữa chỗ ở của Hồn và Nội Chuẩn Thức cùng chia sẻ chung vùng Mạng Mặc Định và Đồi Não.

Lại nữa, sự thu hồi dữ kiện từ Hồn về Não thực tại tiến lên từ dễ đến khó nếu đi từ Thức thứ 6 đến Thức thứ 8 hay từ Trí Nhớ từ gần đến xa và rất xa. *Vì Hồn có sự hiện hữu lâu dài nhiều kiếp người, nên ký ức của nhiều tiền kiếp cũng được lưu giữ.* Nói một cách đơn giản, tiền kiếp của nhiều kiếp trước có thể thấy được với công phu và đẳng cấp cao. Cũng như vậy có những người không công phu tập luyện nhưng cũng có khả năng thu hồi Tri Thức như trường hợp người có bẩm sinh giác quan thứ 6 hay khả năng cao hơn nữa, có lẽ vì cấu tạo hay thay đổi đặc biệt ở vùng vmPFC. Cần biết thêm nữa, có thể có trường hợp Hồn có thể được chắp nối với Hồn của người thứ 2,3...ở một ít người có khả năng Bói toán.

- **Vai trò của Hồn trong sự thu hồi Trí Nhớ**

Trong Bịnh nhiều nhân thể, và theo quan niệm của Pierre Janet cũng như trong bài viết nầy, người có nhiều nhân thể có thể có nhiều hơn một Hồn. Sự khác biệt giữa quan niệm trên với quan niệm của Freud là ở chỗ Amnesia/mất Trí Nhớ giữa hai nhân thể của Freud. Janet thì cho là không có Amnesia/mất TN mà mỗi Hồn có Trí Nhớ /TR riêng biệt. Vì mỗi người có thể có hơn một Hồn trong một số trường hợp, nên quan niệm của Janet là khả dĩ. Chấp nhận như vậy thì Hồn còn có vai trò thu hồi TN vì TN lúc nào cũng hiện diện trong Não Bộ bất kỳ là với Hồn chính hay phụ. Nói một cách khác Hồn là cần thiết, *và đặc thù cho mỗi nhân thể*, để thu hồi TN Hiển Hiện gần xa. Trái lại đối với TN Ẩn ngầm như tiếng nói, sinh hoạt hàng ngày thì sự thu hồi TN có thể cũng cần yếu tố Hồn nhưng Hồn cần cho công việc này là phần Hồn không đặc thù.

Nhắc lại Hồn nữa được đề nghị giữ vai trò quan trọng trong kết nối thần kinh làm ra TN, vì vậy khi thu hồi trí nhớ để tái tạo Tri thức, vai trò của Hồn cũng cần được lưu tâm

3. Hiện Tượng Xuất Hồn và Siêu nhiên về Hồn

a) CẬN TỬ và XUẤT HỒN

Hiện Tượng Cận tử đã được biết và ghi lại từ rất lâu kể cả bởi Plato Ai cập, Mật tông Tây tạng, dân bản địa Bắc Mỹ, Nam Thái bình Dương. Gần hơn nữa chuyện kể cũng đã được nhận thấy trong một số sách vở in ở Bắc Mỹ, Âu châu. Từ khi phương pháp hồi sinh tim mạch được phát triển nhiều, số người được cứu sống tăng lên hiện tượng Cận tử trở thành nổi bật với cuốn sách của một sinh viên Y khoa "Life after Life" (by Raymond Moody) mô tả về hiện tượng Cận tử với 13 triệu ấn phẩm và dịch ra 26 ngôn ngữ khác nhau. Sau khi cuốn sách được phát hành, hiện tượng Cận tử được sự chú ý của các nhà nghiên cứu từ BS Thần kinh, chuyên viên Tâm lý, BS Tim mạch như B. Greyson, M Holden, Parnia. Sau đó hội Quốc tế nghiên cứu hiện tượng Cận tử (International Association of Near Death Studies) được thành lập với một tập san khoa học tam cá nguyệt "Journal of Near Death Studies".

Khó để xác nhận tỉ lệ xảy ra hiện tượng Cận tử vì còn lệ thuộc về Tâm lý, Phong tục xã hội, Tín ngưỡng. Nguyên nhân đưa đến Cận tử, thí dụ ngừng tim có tỉ lệ hiện tượng Cận tử 6-23%, tự tử 15-47%, tai nạn 23 bệnh 60%, sanh đẻ 7%. Nhân tính của người trước khi Cận tử cũng có nhiều ảnh hưởng đến tỉ lệ có hiện tượng Cận tử: những người

có nhiều Mộng Mị giao cảm, có Trí Nhớ về tiền kiếp, Thiền Định thường có tỉ lệ cao.

Những hiện tượng Cận tử chính là:

i. **Xuất Hồn**, Hồn được nâng lên trên thượng đỉnh đầu, và ra khỏi cơ thể với tình trạng được mô tả bằng một cảm giác vui sướng như được rời bỏ sự ràng buộc để có một tình trạng tự do hơn. Có cảm giác an lành bình yên. Âm thanh êm dịu lạ tai.

ii. Xuất Hồn có thể kèm theo sự nhìn lại thân xác vừa mới thoát ra (Autoscópy).

iii. Di chuyển (có thể bằng vận tốc rất nhanh trong luồng ánh sáng).

iv. Gặp các Thiên thần, hay các đấng Tôn giáo tối cao.

v. Mắt nhìn sự vật một cách rõ ràng hơn lúc còn sống.

vi. Ngược chiều nhìn lại quãng đời đã qua nhất là những người gốc Á châu nhưng rất ít ở Mỹ, Úc châu.

vii. Gặp người thân đã chết.

viii. Gặp người không quen biết trước, nhắn tin cho người đang còn sống.

ix. Quay về lại thân xác do tự nguyện, hay bị gởi về, hay không biết vì sao trở về.

Hiện tượng Cận tử không phải là hiện tượng Siêu nhiên? (Mobbs, D. and Watt, C. 2011)

- Có thể là biểu hiện Tâm lý chống lại sự sợ chết ? Thấy luồng ánh sáng thường được kể lại nhiều hay ít tùy theo văn hóa. Tuy nhiên hiện tượng Cận tử trước hay sau khi Raymond Moody vẫn không thay đổi. Như vậy văn hóa không là yếu tố quan trọng.

- Tâm lý Depersonalization (Tách rời mất nhân cách: tách rời khỏi thân xác) vì sợ chết. Tuy nhiên trong Depersonalization vì thần kinh sợ sệt người ta cảm thấy mình khác lạ và xa rời thực tế và có cảm giác bực dọc khó chịu trong khi Cận tử /NDE, cảm giác lìa thân xác là rõ ràng, dễ chịu và vui vẻ.

- Người có hiện tượng Cận tử thường là những người có lịch sử nhiều về mộng mơ, fantasy, khuynh hướng thu hồi về nội Tâm, nhiều hoán tưởng. Tuy nhiên hiện tượng Cận tử là thể hiện rõ ràng được kể lại không như Mộng Mị hay hoán tưởng (thường có tính cách thiếu rõ ràng và không kết nối hợp lý).

- Thay đổi vật lý của cơ thể khi sắp chết.

- Thay đổi phân lượng Oxy và CO_2 trong máu khi sắp chết làm Thị trường mắt của người sắp chết hẹp lại, tạo nên một cảm giác về luồng ánh sáng. Phi công máy bay phản lực khi bị tình trạng giảm áp lực không khí, thường có cảm giác mất Tri Thức một thời gian ngắn với cảm giác luồng ánh sáng, vui tươi, hình ảnh lắp ghép khác nhau, có khi có cảm nhận thoát Hồn khỏi thân xác. Tuy nhiên mất Tri Thức, Rối loạn định hướng (Disorientation), Tê liệt thường đi kèm theo, lại không có ở người có hiện tượng Cận tử. Ngoài ra gặp người thân, thiên thần Chúa Phật với liên hệ hòa hợp không có ở người thiếu Oxy hay dư CO2.

• Tăng sản xuất chất nội tiết như Endorphin, Thụ quan NMDA có thể cho cảm giác vui sướng ảo giác, thường là cảm giác lâu dài và không dứt khoát như trong hiện tượng Cận tử.

• Chất Ketamine trong gây mê thường làm ảo giác và sợ sệt do cơ chế tạo hình trong khoa học Não Bộ (Imagery in Neuroscience) không giống chút nào với hiện tượng Cận tử.

• Vùng giao tiếp Vỏ Não Đỉnh / Thái dương (Temporo - Parietal junction=TPJ) là vùng Não cao cấp để hội nhập giao lưu của hệ thống thần kinh Thị giác, hệ thống về định hướng không gian từ Tiểu Não Vestibular (Tiền phòng cân bằng), âm thanh và xúc giác.

Trong trạng thái tập luyện thể thao hội hoạ hay âm nhạc, vùng này thường tạo ra trong đầu của lực sĩ hay nghệ sĩ mẫu hình ảnh âm thanh mà người lực sĩ hay nghệ sĩ dự định thực hiện. Ngoài ra vùng Vỏ Não Trán bên là trung tâm điều hành Trí Nhớ Hiện hành. Trí Nhớ Hiện hành tổng hợp được Trí Nhớ Gần Xa để tạo thành tiền đề cần thiết cho diễn giả luyện tập trong đầu óc trước khi nói chuyện, diễn thuyết hay thực hành động tác chuyên môn.

Lúc sắp chết, vì rối loạn tuần hoàn máu trong cơ thể có nhiều hóa chất kết nối thần kinh, Monoamine (DOPA, nor einephrine...), Serotonin (Morse 1986) tiết ra có thể kích động những vùng Não trên làm nên hình ảnh, âm thanh, cảm giác và cả tình cảm. Giả thuyết này được sự hỗ trợ bởi những sự kiện sau:

• Bịnh nhân bị động kinh vùng Thái dương Trái hay Phải và kích thích Vỏ Não Temporal trong lúc làm 'Stereotactic biopsies (Sinh thiết định vị Não) có thể thấy được hay tạo ra mọi hiện tượng Cận tử (Penfield 1963). Hiện tượng Xuất Hồn được kể ra nhiều khi bị động kinh Vỏ Não Thái dương. Cũng như vậy kích thích vùng Não Thái dương trong lúc giải phẫu Não chỉ dùng thuốc tê, tạo ra ảo giác, cảm giác Xuất Hồn, cảm giác tự nhìn cục diện/ Autoscópy (Persinger 1989, Huot 1989, Derr 1989, Ruttan 1989). Những thể nghiệm trên được các tác giả mô tả là không khác gì với hiện tượng Cận tử. U bướu ở vùng IntraParietal Sulcus /IPS và vùng vmPFC có khi cũng cho hiện tượng Xuất Hồn và đôi khi cho cả hiện tượng về tôn giáo như gặp các đấng tối cao. Còn nữa hiện tượng Xuất Hồn còn có thể được mô tả ở một ít trường hợp, nhưng người bình thường và người có hiện tượng trên cói là tự nhiên.

fMRI ở người có Xuất Hồn theo ý muốn cho thấy kích động vùng Supplementary Motor Cortex (phần giữa của Premotor Cortex: chuyên về hoạch định sự vận động) Não Trái Đỉnh Thái dương Tiểu Não Inferior Temporal gyrus, Middle and Superior OrbitoFrontal gyri là những vùng của Nội Thức(Smith 2014).

Tuy nhiên theo Greyson, những mô tả của tác giả trên không mang đặc tính toàn diện của hiện tượng Xuất Hồn. Xuất Hồn có tính cách móc nối liên lạc hợp lý và không có tính cách giai đoạn như trong động kinh hay kích thích. Người Hành Thiền có được thể nghiệm

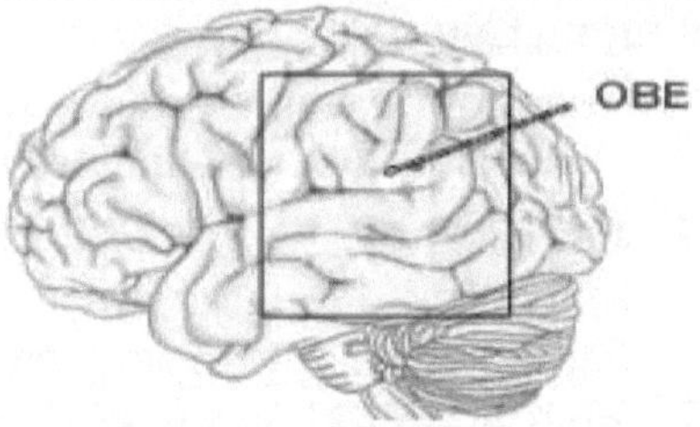

H5.6 Kim điện ở IPS: OBE gây ra Xuất Hồn, những vùng khác cho các cảm giác khác nhau của đời sống (Tong 2003)

Xuất Hồn cảm nhận thấy được giải phóng khỏi ngục tù thân xác, Hồn đi xa đến cõi xa lạ, một thế giới mới, gặp các bậc lãnh Đạo tinh thần...Lại nữa nhưng hiện tượng như gặp người trong hiện tượng Cận tử gởi lời nhắn lại với người thân là hoàn toàn không thể giải thích được trong hiện tượng động kinh hay kích thích Não Bộ (Smith 2014, Carmona-Bayonas 2016, Bos 2016 Greyson 2012, 2014, van Lommel2014, 2002, Blanke 2005).

Penfield khi mổ để điều trị bịnh nhân bị động kinh dùng phương pháp gây tê nên bịnh nhân còn tỉnh để dễ dàng xác định phần Não với các chức phận riêng biệt. Vùng Não Thái dương dưới và Middle temporal lobe (MTL) có thể gợi nên những ký ức với hình ảnh rõ ràng hơn trong mộng và có âm thanh, y như mỗi chỗ của Inferior Temporal Lobe là ký ức của một Video về một quảng đời (Penfield 1958) (H5.7,8).

Phần đọc thêm KHNB

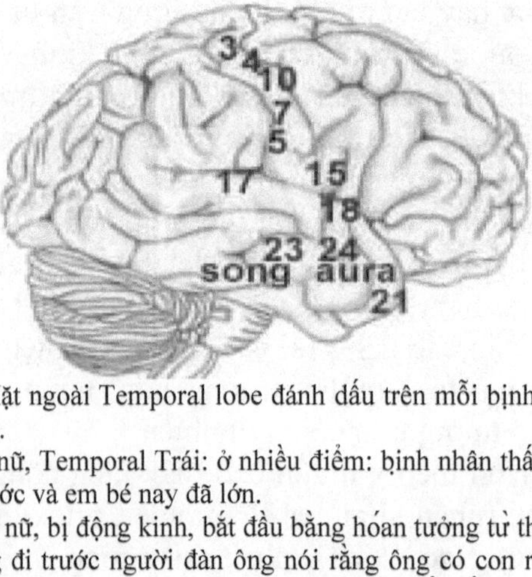

H5.7 Mặt ngoài Temporal lobe đánh dấu trên mỗi bịnh nhân khi dùng kim điện kích thích Vỏ Não.

26 nữ, Temporal Trái: ở nhiều điểm: bịnh nhân thấy mình đang sanh em bé gái. Nhiều năm trước và em bé nay đã lớn.

14 tuổi, nữ, bị động kinh, bắt đầu bằng hóan tưởng từ thời còn nhỏ, xảy ra từ chuyện thật là cô đang đi trước người đàn ông nói rằng ông có con rắn trong bịch mang theo. Cô bé bỏ chạy. Sau đó cô cũng có mộng mị như vậy nhiều lần.

Khi mổ Penfield tìm được chỗ kích thích gây ra hoán tưởng kể cả nghe tiếng la của người thân và tỏ vẻ sợ sệt.
26 năm bị động kinh do đó vết thương vùng temporal bị nghẹt thở khi được sinh ra. Vị trí 22:ở giữa vị trí 21-23 bịnh nhân la lên: chỗ đó (Khi bịnh nhân cảm nhận trước khi động kinh=aura)

Vị trí 23: tiếng nhạc từ một giàn nhạc và bài hát không phải là bài hát cô ưa thích. Cô không biết tại sao cô nghe. Sau đó cô nầy lại có được bài nhạc đó để cô chơi nhạc.

Ở một bịnh nhân khác, nghe nhạc và thấy người chơi nhạc cùng với giàn nhạc.

Một bịnh nhân nữa cũng vậy, từ kinh nghiệm quá khứ.

Một nữ bịnh nhân khác thấy Mộng Mị về một người đàn ông ; kích thích gần đó cô thấy mẹ cô; kích thích thêm cô lại thấy chuyện khác nữa, nhưng là chuyện thật, còn nữa thì cô nghe nhạc.

Để kết luận Penfield nghi là dòng Tri Thức trong Não như dòng nước chảy mang đến rồi đi ký ức liên tục của cuộc đời vì khi kích thích cùng một điểm nhưng ở thời điểm khác nhau thì có ký ức khác nhau.

b) Phân biệt cơ chế Hình Thấy và Hình Tưởng tượng trong Não Bộ (H5.9)

IFG: Inferior Frontal Gyrus, FG: Fusiform Gyrus, IPS:IntraParietal Sulcus

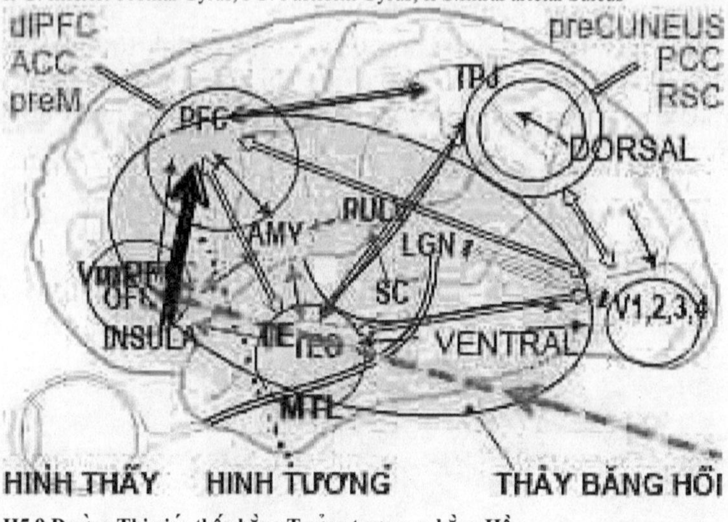

H5.9 Đường Thi giác thấy bằng Tưởng tượng va bằng Hồn

Hình ảnh tưởng tượng (Imagering = Trong trường hợp sửa soạn một thao tác như nhảy cao, nhắm bắn, mổ xẻ, hội hoạ... người ta tưởng tượng về hình ảnh sắp xảy ra bằng cách nhớ lại những hình ảnh về thao tác tập dượt trước. Cũng như vậy khi nhớ lại một hình ảnh trong quá khứ, hình ảnh đó có thể hiện ra trong Trí Nhớ. Hình ảnh thấy khi nhìn cũng dùng chung một hệ thống Tri Thức Vỏ Não: đó là Vỏ Não Trán-Đính-Chẩm (dưới lên:Từ Chẩm đến Đính đến Trán, Trên xuống: Trán-Đính-Chẩm). Kích động các vùng trên dùng đường dẫn truyền Dưới lên và Trên xuống sẽ làm ra hình ảnh. Sự khác biệt thấy được khi dùng kỹ thuật fMRI là hình ảnh tưởng tượng dùng đường dẫn truyền **Trên-xuống mạnh hơn khi** so sánh với thấy nhìn. HIPPO phát sóng SWR trong khi tượng hình (Dijktra 2017, Mechelli 2004)

c) Đường dẫn truyền Thị Giác

Khi mở mắt thông tin đi từ
-Võng Mô -->LGN-->V1
Đường Trên Xuống V1-->V2--> TPJ--> PFC: vận động
Đường Dưới lên V1-MLT (Thái Dương Giữa) - PFC : tình cảm
Khi nhắm mắt Thiền thì ngược lại để tưởng tượng hình ra hình ảnh
- PFC-->TPJ --> V1 Cho nên thấy được ánh sáng và các hình ảnh do PFC kích động TPJ
Hình tưởng tượng có được nhờ Mạng Chính (Salient Network) Insular Cortex ACC/Anterior Cingulate Cortex kích động
Trên Xuống: IFG /PFC --> IPS/ TPJ ---> Chẩm
Dưới lên : IFG/ PFC-->FG / MTL---> Chẩm
IFG: Inferior Frontal Gyrus, FG: Fusiform Gyrus, IPS:IntraParietal Sulcus, TEO TE: VN đặc biệt của Temporal Lobe chuyên về thị giác.

Thông tin Thị giác gồm có 3 thành phần:

- Nhận biết sự thấy hay Hình thấy, là nhận hình từ hiện vật thể bên ngoài. Thông tin đến từ Vỏ Não (VN) Thị giác rồi đến IFG/Inferior Fusiform Gyrus và cũng đến IPS/IntraParietal Sulcus và từ đó dùng cơ chế Trên xuống và Dưới lên là thành hình ảnh y như khi thấy hiện vật.

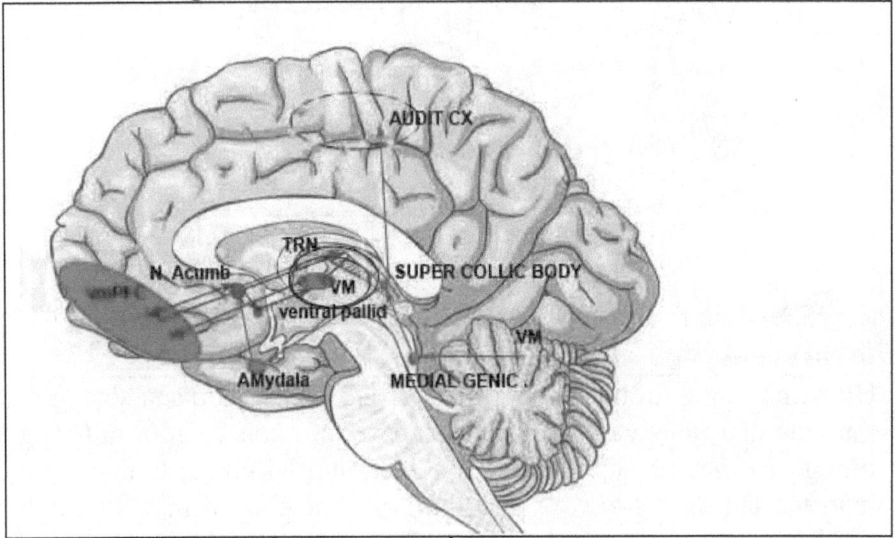

H5.10 Đường dẫn truyền Thinh giac đến Medial Geniculate nucleus >Superior Colliculus. Từ đó đến VN thinh giac (luồng Trên Xuống) va đường khac đến Amygdala/Hạnh Nhân > N> Accumbens, từ đó co nhiều đường đến vmPFC va LDN(Lưới Đồi Não)/TRN(Thalamic Reticular Network) lam nhiệm vu ham/loc âm thanh và Tình cảm (luồng Dưới Lên) Leaver 2011 Rauschecker 2010.

- Hình tưởng tượng, (Trên xuống): là hình có trong Não Bộ khi không cần có hiện vật thể bên ngoài, dlPFC kích động ở IFG/PFC đến V1, một phần nhỏ đến MTL/Inferior Fusiform Gyrus và TPJ/Temporo Parietal Junction (đó là hình ảnh còn lại trong Não Bộ sau khi nhìn thấy vật- TN Hiển hiện và Ẩn tàng) rồi đến IPS/IntraParietal Sulcus từ đó Trên xuống.

Sự rõ ràng của hình ảnh do thông tin đến từ *IntraParietal sulcus/TPJ và MTL/Inferior Fusiform Gyrus, đến PFC/PreFrontal Cortex* : đó là cơ chế để làm hình ảnh rõ nét. Lý do: Khi hình tưởng tượng có được, hình tưởng tượng nhập với hình có sẵn trong Nội thức (ở V1) chuyển đến IPS (TPJ) rồi đến Inferior Fusiform Gyruṣ (temporal Lobe)

Ngoài ra đường dẫn truyền dưới của thị giác còn có sự hội nhập của Amygdala/Hạnh Nhân với sự điều hợp của Pulvinar là phần hình thể và tình cảm cho sự nhìn.

(Pessoa 2010, Walla,2013)

- Đề nghị cơ chế Thấy không cần Mắt nhìn: Đường dẫn truyền mũi tên đứt đoạn. Thông tin nhận trực tiếp từ Hồn rồi chuyển về vmPFC, và theo cơ chế Hình tưởng tượng.

d) Cơ chế nghe Âm nhạc (H5.10)

Xin cói phần Âm nhạc và Nhịp Điệu Cơ thể

SỰ TỰ THẤY (AUTOSCOPY =AS, HEAUTOSCOPY =HAS), XUẤT HỒN (OUT OF BODY EXPERIENCE= OBE) HIỆN TƯỢNG TÂM LINH HAY RỐI LOẠN TRI THỨC

Xuất Hồn hay OBE là hiện tượng càng ngày càng được phổ thông qua trung gian hiện tượng Cận tử và các hiện tượng Tâm linh khác nhất là hiện tượng một ít người thể nghiệm trong Thiền Định. Hiện tượng khác với

Depersonalization/DP và Derealization/DR trong đó người bịnh mất cái Tôi trong Nội tri Thức nên không có cảm nhận về chính mình, về quyền sở hữu cũng như lạnh cảm với thế giới bên ngoài..

1. Có thể chia các hiện tượng trên ở ba dạng:

- Tự thấy thân thể (Autoscópy=AS) thường chỉ thấy phần đầu mình và tay ở vị thế đứng ngồi. Thân thể hiện ra trước mặt và cảm nhận mình còn ở trong cơ thể chính.
- Xuất Hồn(Out of body Experience=OBE) thấy mình xuất ra khỏi thân thể và nhìn lại được thân thể mình ***kể cả vật dụng và người ở trong phòng***. Xảy ra khi đang nằm và thân thể Xuất Hồn ở vị thế ngang.

- Lơ lửng trong phòng dưới trần nhà.

- Bay ở ngoài trời cao độ và thấy phong cảnh tương tự như nhìn trong Google Map.

- Heautoscópy: tình trạng trung gian giữa hai tình trạng trên: Tự thấy hình thân thể hay thấy chính mình. Xảy ra khi đứng hay ngồi và chỉ thấy phần trên cơ thể. Không bay lơ lửng trên không.

Trong các trường hợp trên có thể nghe âm thanh tiếng nói.

2) XUẤT HỒN

Tương tự hiện tượng Cận tử, hiện tượng Xuất Hồn cũng được tìm thấy trong động kinh và kích thích Não Bộ vung Thái dương và Thiền Định. Xuất Hồn cũng xảy ra với Bướu Não vùng Thái dương, PFC và tự nhiên không liên hệ đến bệnh lý tìm thấy. Xuất Hồn thường đi liền với Autoscópy (tự nhìn lại nơi vừa Xuất Hồn).

3) KINH PHẬT và HIỆN TƯỢNG THẤY CẢNH GIỚI /XUẤT HỒN

Trong kinh Lăng Nghiêm/quyển 9, Đức Phật chỉ rõ rằng người tu Thiền, bổng có Vọng tưởng, thấy cảnh vật, sông núi phố xá, người vật. Hình tượng là ảo giác do vọng tưởng. Phật dạy rằng người tu thiền không cho hiện tượng trên là siêu nhiên /siêu phàm của Thánh nhân.

Đức Phật nói trong Kinh Lăng Nghiêm :

" - *A Nan! Ngươi há chẳng biết hiện trong hội này, A Na Luật Đà chẳng mắt mà thấy; rồng Bạt Nan Đà chẳng tai mà nghe; thần nữ Căng Già chẳng mũi mà ngửi hương; Kiều Phạm Bát Đề lưỡi trâu mà biết vị; thần Thuấn Nhã Đa bản chất là gió, vốn chẳng tự thể, do ánh sáng tự tánh, tạm hiện hình bóng, nên chẳng có thân mà biết xúc;* ***các hàng Thanh văn được Diệt Tận Định trong hội này như Ma Ha Ca Diếp, ý căn đã diệt từ lâu mà vẫn rõ biết khắp nơi, chẳng do tâm niệm****".*

Hơn thế nữa các thông tin trong NB thường thông thương với nhau. Khi nghe, sờ mó thì cảm giác thấy cũng được kích động để thấy:

"- A Nan! Như người thế gian cho sự thấy do con mắt, nếu bỗng nhắm mắt lại thì tướng tối hiện ra, lục căn mịt mù, đầu và chân giống nhau. Người ấy dùng tay rờ thân người khác, mắt dù chẳng thấy, nhưng vẫn phân biệt được đầu và chân, vậy sáng tối dù khác, tánh biết vẫn đồng. Nếu duyên sáng mới có thấy thì khi tối thành chẳng thấy, nếu chẳng duyên sáng mà phát ra tánh thấy, thì các tướng tối chẳng thể làm mờ được. Căn trần đã tiêu, thì tánh giác minh đâu thể chẳng thành diệu viên?"

Cho nên sự thấy nghe không là do mắt tai mà là từ Nội Thức và Phật tánh, như đã bàn luận trong chương về TR.

4) **Cơ chế đề nghị trong Khoa học Não Bộ.**

Dựa trên khảo cứu bằng kích thích với kim điện và u bướu, vùng Não giáp nối Đỉnh Thái dương (Parietal Temporal Junction=TPJ = Angular,+Marginal gyrus) làm nên AS/Autoscópy và OBE là vùng Não giáp nối của ba thùy Đỉnh chuyên về Xúc giác,Thái dương về Thính giác tình cảm, nơi chốn, mặt người, hình dáng và Não Chẩm về Thị giác. Sự giáp nối trên còn được kết nối với Tiền phòng cân bằng /Vestibular từ Tiểu Não (Cerebellum). AS thường liên hệ đến thương tổn TPJ Trái và OBE liên hệ đến thương tổn TPJ bên Phải (Blanke 2005)

Nhận thức (Perception) và Tri Thức các giác quan (= Exterioproceptive + Interioproceptive) cũng như Tri Thức tổng quát (TR) trong sự hình thành do các thông tin được chuyển đến nhiều vùng Vỏ Não để cuối cùng hội nhập lại để thành TR trước khi chuyển về Nội Chuẩn Thức. Thông tin Nghe, Thấy, Xúc giác và Vị trí /Vestibular trong không gian hội nhập nhau để cho TR biết được vị trí, hình dạng của cơ thể. Thêm nữa PFC cũng góp phần điều hợp. Nếu có rối loạn trong sự hội nhập thì sẽ có sự định vị sai lầm trong TR về thân thể. Trong AS (Tự thấy thân thể) phần định vị kiểm soát bởi Tiểu Não (Vestibular) ít bị rối loạn. Trong Out of Body Experience/OBE thì sự rối loạn về định vị lên cao độ nhất (Ridder 2007, Greyson 2008, Blanke 2005,2004,2002, Tong 2003, Sang 2006). Rối loạn hội nhập từ PFC, Não Thái dương cũng được tìm thấy ở người bị OBE (Easton 2008, Braithwaite 2010). Vỏ Não Chẩm và Tiểu Não cũng giữ vai trò trong OBE (Terhune 2009). Gần đây có khuynh hướng kết hợp hiện tượng Xuất Hồn Cận tử với hiện tượng Hoán tưởng Mộng Mị trong REM Intrusion khi cận tử. Vì trong REM thì có Mộng Mị và có Tri Thức. REM có thể thấy lúc còn thức trước khi chết (Nelson 2006Mobbs 2011, Greyson 2012.)

Biện Luận

*Giả thuyết trên có nhiều hợp lý vì sự trùng hợp vùng TPJ/Temporo Parietal Function với hầu hết bịnh nhân biểu hiện AS/Autoscópy hay OBE/Out of Body Experience có động kinh hay thương tích. Lại nữa Vùng tiếp giáp Thái dương Đỉnh (TPJ) tiếp cận với Posterior Cingulate gyrus (*Giải Bao Sau*/PCC) được cói là vùng liên hệ về Trí Nhớ Tự kỷ/Autobiography và thuộc về Mạng Mặc Định (MMD) và Nội Chuẩn Thức. Chích thuốc làm hoán tưởng ở PCC cũng có thể làm nên OBE. Thân thể cũng có hiện tượng bay xa và cao ra khỏi phòng của người trong khảo cứu.*

Tuy nhiên có nhiều điểm bất hợp lý như sau:

- *Nếu AS và OBE được tạo ra do sự rối loạn và vết thương ở TPJ, thì không tương ứng với sự kết hợp và hài hòa trong AS và OBE gợi ý một tình trạng bình thường hơn trong Não Bộ, không giống nhiều trong Mộng Mị thường biểu hiệu sự chắp nối và bất hợp lý,. Mặt người, cảnh trí không cho thấy có sự thay đổi lệch lạc do vết thương gây ra ở vùng hội nhập Tri giác.*

- *Người AS, OBE không có hay có trong một số trường hợp biểu hiện rối loạn về hệ thống cân bằng Vestibular.*
- *Một số hình ảnh và âm thanh gợi ý là Mộng Mị hơn là AS: nghe tiếng người, thấy mình trẻ hơn, đi trên mặt đất.*
- *Những phong cảnh mô tả có tính cách nhân thế hiện tại, thiếu tính cách siêu nhiên thường hay được kể lại khi người Xuất Hồn trong Thiền Định hay Cận tử.*
- *Bay nhanh và xa hơn.*
- *Không có mẫu chuyện gặp người quá vãng trong quá khứ nhắn tin về người hiện thế.*
- *Vết thương ở vùng Prefrontal Cortex/PFC đôi khi cũng gây nên hiện tượng Tôn giáo.*

Vì vậy Giả thuyết Não Bộ học có thể tương ứng với một số hiện tượng đơn giản về AS và có thể cả OBE, nhưng không đủ để giải thích toàn vẹn hiện tượng AS và OBE trong các hiện tượng Tâm linh.

Có thể là sự Xuất Hồn trong Thiền định và cảm nhận Xuất Hồn trong bịnh lý dùng chung một cơ chế Não Bộ: Hồn thoát ra và cảm nhận Hồn thoát ra khỏi cơ thể là từ vùng TPJ/ Giải Bao Sau/*PCC tương ứng với cảm nhận Hồn thoát ra khỏi đầu từ vùng Đỉnh ở Thiền nhân. Vùng nầy trùng hợp với sự kích thích vùng TPJ nhân tạo, bịnh lý hay Thiền Định có thể gây nên OBE, tuy nhiên Thiền Định có thể kết hợp với nhiều hiện tượng siêu nhiên khác.*

5) Nhận định tổng quát về Hiện tượng Cận tử và hiện tượng Xuất Hồn

Trong văn hóa cổ Tây phương, Ấn độ giáo Đông phương và Phật giáo Tri Thức hay Hồn có tính cách không cục bộ/Non-Locality và tính cách kết nối cùng khắp/Interconnectedness gần như Phật tánh. Cho nên TR sau khi chết vẫn tồn tại không tan biến như Xác mà hiện diện ngoài thân xác (Lommel 2014)

Trong Thiền Định. Thể nghiệm Xuất hồn là thể nghiệm khá thông thường ở những người có công phu Thiền Định. Cơ chế Thể nghiệm của TD được bàn trong phần TD . Đức Phật giải thích thể nghiệm là Vọng tưởng. Vọng tưởng cũng rất gần với Mộng Mị ở chỗ: thông tin đến từ Nội Thức. TD là cơ chế để nhìn vào Nội Thức. Nội Thức là kho TN chứa trong NB. Vọng tưởng loại này khó có thể thấy ở người mới học Thiền. Tuy nhiên Vọng tưởng trong TD cũng là ấn chứng cho công phu TD. Hơn thế nữa có sự tương tục của Vọng tưởng trong TD và thế giới Siêu Hình. Sự khác biệt giữa thế giới của Nội Thức và Thế giới Siêu hình là do quan niệm về Hồn. Nội Thức có liên hệ với Hồn, Thế giới Siêu Hình cũng chứa Hồn. Theo Phật Giáo tất cả là hiện hữu dưới hình thức Sắc và Vô Sắc không có thực chất, không thật/Vô thường, Ảo ảnh. Đức Phật bảo Tu Bồ đề: "*Những gì có tướng là không thực*". Cho nên Khoa học gia NB học muốn tìm hiểu cơ chế Xuất Hồn là gần như không tưởng: Tìm sự thật bằng hình tướng là phản lại đạo lý. Đạo lý ở đây là Chân như, chính giáo dựa trên căn bản rốt ráo của chân như.

Những hình ảnh trên là tự thấy, trên cơ sở đường dẫn truyền đi ngược lại sự thấy bằng mắt. Nguồn thông tin là Nội Thức,Tiềm Thức, Vô Thức và Tạng Thức/Nghiệp. Nguồn thông tin trên có được vì TR bị gạt bỏ do Thiền Định. (Nguồn thông tin trên cũng làm nên Mộng mị, nhưng trong Mộng mị vì xảy ra trong giấc Ngủ, không được điều hợp nên cảnh trí trong Mộng mị thiếu hợp lý).

Thông tin trong Nội Thức cũng là thông tin của Hồn, vì vậy khi người chết hay sắp chết Hồn xuất ra. Hồn có thể cảm nhận được Thính Thị Xúc Hương Vị mà không cần có cơ chế Não Bộ.

Ở người còn sống, cơ sở NB gạn lọc thông tin theo quan điểm riêng từ Nội Thức của mỗi người. Khi chết hay sắp chết cơ chế ấy không còn nữa, nên sự gạn lọc bớt đi rất nhiều (tuy vẫn còn vì còn Tạng Thức /Nghiệp của của nhiều kiếp). Vì vậy TN hay hình ảnh thấy được của Xuất hồn Cận tử thường rõ nét hơn là khi sống.

Ngược lại đối với người không có quan niệm rõ ràng về sự Vô Thường thì hiện tượng Xuất hồn cả Cận tử có sự tranh luận gay gắt bất phân thắng bại. Greyson là Bác sĩ sáng lập ra báo tam cá nguyệt về *Cận tử* quả quyết là hiện tượng Cận tử và hiện tượng Xuất Hồn là đặc biệt là Siêu Nhiên, vì tính cách khúc chiết trong các sự kiện xảy ra với hoàn cảnh Tâm lý thoải mái và yên lành.

Ngoài ra, những hiện tượng như thấy không cần dùng mắt, tìm kiếm và liên lạc với thi hài người đã chết, tiên đoán những biến cố trong tương lai là những vấn đề ít nhiều liên hệ đến Hồn và thế giới siêu nhiên. Những hiện tượng trên sẽ được đề cập ở phần Thiền Định.

Một cách tổng quát hơn không còn lạ gì trên thực tế "Thực và Giả" đều có một số điểm tương đồng. Đó là một vấn đề rất phổ thông: Sự thật thường khó tin và những giả tạo, ngụy biện lại thường cụ thể và dễ tin, khi nhìn sự kiện không với tinh thần chuẩn xác, đứng đắn, và tỉ mỉ. Trong thiên nhiên thường là một định luật: Chân như và Giả tạo luôn luôn song hành nhau làm cho người quan sát dễ bị lầm lạc. Tuy vậy sự chân thật khác với giả tạo vì tính cách thường hằng, tự nhiên và nhất quán của nó. Nhất quán ở đây muốn chỉ định đến sự hoàn chỉnh của nó khi áp dụng trong mọi trường hợp.

Để làm sáng tỏ hơn về cơ chế xuất Hồn, không gì hơn là theo lời giảng của Đức Phật về các thể nghiệm TD liên quan đến Xúât HỒN

Trở lại căn bản , sinh vật hữu tình , nhất là con người được cấu tạo bởi năm Uẩn: Sắc (Tứ Đại: Đất nước Gió Lửa)
và Hồn gồm bốn thành phần Thọ, cơ chế hay pháp thu nhận
Tưởng: cơ chế biến thông tin thành phần xã cho vấn đề sống còn
Hành cơ chế biến thông tin thành TR
TR

Trong TD lần lượt năm Uẩn được gọt rửa
Trong giai đoạn đầu tiên khi Sắc trong sạch, thì đối với Hồn là thân xác trở thành trong veo hay không còn có thể giam giữ Hồn trong NB vì vậy có sự thấy xuyên thấu toàn cơ thể, ngoại cảnh và có thể xuất Hồn-

A Nan nên biết, Ngươi tọa Đạo tràng, vọng niệm nếu hết thì ngay cái lìa niệm ấy tất cả sáng tỏ, động tịnh chẳng dời, nhớ quên như một, nên trụ nơi này mà nhập chánh định. Như người mắt sáng ở chỗ đen tối, chơn tánh trong sạch, trong tâm chưa phát ánh sáng, đây gọi là phạm vi của SẮC ẤM. Nếu con mắt sáng tỏ, thì mười phương khai mở, chẳng còn đen tối, gọi là Sắc Ấm hết, thì người ấy được siêu việt Kiếp Trược. Nhưng quán xét nguyên nhân là bởi KIÊN CỐ VỌNG TƯỞNG ([1]) làm gốc.

1. A Nan, đang trong lúc tham cứu Diệu Minh, quên cả tứ đại, bỗng sắc thân ra vào các vật chất đều chẳng chướng ngại, ấy gọi là sự sáng tỏ tràn ra trước mắt. Sự việc ấy chỉ là công dụng tạm được như thế, chẳng phải chứng Thánh; chẳng tự cho là Thánh, gọi là cảnh giới tốt, nếu cho là Thánh, liền lọt vào tà ma.

2. Trong lúc tham cứu Diệu Minh, thân như lưu ly, bỗng trong thân lấy ra các loài giun sán mà thân vẫn y nguyên, chẳng bị thương tổn, ấy gọi là sự sáng tỏ tràn ra hình thể, đây chỉ là do tu hành tinh tấn tạm được như thế, chẳng phải chứng Thánh; chẳng tự cho là Thánh, gọi là cảnh giới tốt, nếu cho là Thánh, liền lọt vào tà ma.

3. Trong lúc tham cứu Diệu Minh, khi ấy, ngoài sắc thân ra, hồn phách, ý chí, tinh thần dung hòa lẫn nhau, bỗng trong hư không nghe tiếng thuyết pháp, hoặc nghe mười phương chư Phật cùng diễn mật nghĩa, đây gọi là hồn phách, ý chí thay phiên nhau làm chủ khách, ly hợp lẫn nhau, thành tựu thiện chủng, tạm được như thế, chẳng phải chứng Thánh; chẳng tự cho là Thánh, gọi là cảnh giới tốt, nếu cho là Thánh, liền lọt vào tà ma.

4. Trong lúc tham cứu Diệu Minh, trong tâm sáng tỏ, phát ra ánh sáng, chiếu khắp mười phương thành màu sắc Diêm Phù Đàn, tất cả các loài đều hóa thành Như Lai. Bỗng thấy Phật Tỳ Lô Giá Na ngồi trên đài Thiên Quang, ngàn Phật vây quanh, trăm ức cõi Phật cùng hoa sen đồng thời hiện ra. Ấy gọi là việc sở nhiễm của tâm hồn linh ngộ, ánh sáng của tâm chiếu soi các thế giới, tạm được như vậy, chẳng phải chứng Thánh; chẳng tự cho là Thánh, gọi là cảnh giới tốt, nếu cho là Thánh, liền lọt vào tà ma.

5. Trong lúc tham cứu Diệu Minh, quan sát chẳng ngừng, sức đè nén hàng phục quá mức, bỗng trong hư không thành màu sắc bách bảo, xanh vàng đỏ trắng đồng thời cùng khắp mười phương mà chẳng chướng ngại nhau. Ấy gọi là sự dụng công đè nén quá mức tạm được như thế, chẳng phải chứng Thánh; chẳng tự cho là Thánh, gọi là cảnh giới tốt, nếu cho là Thánh, liền lọt vào tà ma.

6. Trong lúc tham cứu Diệu Minh, trong sáng chẳng loạn, bỗng lúc nửa đêm, ở trong nhà đen tối, thấy rõ các vật chẳng khác ban ngày, ấy gọi là tâm dụng đến chỗ vi tế, cái năng thấy trong như lưu ly, cái sở thấy thấu qua đen tối, tạm được như thế, chẳng phải chứng Thánh; chẳng tự cho là Thánh, gọi là cảnh giới tốt, nếu cho là Thánh, liền lọt vào tà ma.

7. Trong lúc tham cứu Diệu Minh, toàn tâm dung hòa với hư không, bỗng

thân thể đồng như cây cỏ, lửa đốt, dao chém chẳng có cảm giác, thiêu chẳng thấy nóng, chém chẳng thấy đau, ấy gọi là tâm và trần dung hợp thành một, tạm được như thế, chẳng phải chứng Thánh; chẳng tự cho là Thánh, gọi là cảnh giới tốt, nếu cho là Thánh, liền lọt vào tà ma.
8. Trong lúc tham cứu Diệu Minh, dụng công đến chỗ thanh tịnh, bỗng thấy núi sông, đất đai mười phương đều thành cõi Phật đầy đủ thất bảo, ánh sáng chiếu khắp, lại thấy hằng sa chư Phật, cung điện trang nghiêm, cùng khắp thế giới, thấy khắp thiên đàng địa ngục đều chẳng ngăn ngại, ấy gọi là tập trung tư tưởng ngày càng sâu đậm, lâu ngày hóa thành, chẳng phải chứng Thánh; chẳng tự cho là Thánh, gọi là cảnh giới tốt, nếu cho là Thánh, liền lọt vào tà ma.
9. Trong lúc tham cứu Diệu Minh, đến chỗ sâu xa, bỗng ở nửa đêm, thấy được các đường phố và bà con phương xa, nghe được tiếng nói của họ, ấy gọi là tâm bức bách quá mức bay ra, nên cái thấy thấu qua vật chất, chẳng phải chứng Thánh; chẳng tự cho là Thánh, gọi là cảnh giới tốt, nếu cho là Thánh, liền lọt vào tà ma.
10. Trong lúc tham cứu Diệu Minh, thấy hình thể của thiện tri thức, trong giây lát hiện ra đủ thứ biến đổi, ấy gọi là tâm tà bị yêu mị, hoặc thiên ma xâm nhập, thình lình thuyết pháp, thông đạt diệu nghĩa, chẳng phải chứng Thánh;chẳng tự cho là Thánh, gọi là cảnh giới tốt, nếu cho là Thánh, liền lọt vào tà ma.

D) Những vấn đề về đề nghị sự hiện hữu của Hồn:

i) Quan niệm hiện tại là chỉ có Trí Nhớ, Tri Thức làm nên cảm xúc và không có Hồn: đó là quan niệm phổ biến của Khoa học ngày nay.

ii) Hồn nằm trong Não. Nghiên cứu Não xẻ đôi cho thấy mỗi nửa bán cầu có phần Tri Thức riêng. Có thể nào mỗi Tri Thức riêng làm nên Hồn riêng không? Nếu hai Hồn riêng vì có hai trung tâm Tri Thức riêng biệt cho người có Não xẻ đôi và điều đó không xảy ra. Cho nên khi chia đôi Não, Hồn là một thể riêng biệt nên không bị chia đôi. Quan niệm nầy gợi ý Hồn chỉ tiếp cận chứ không là chất Não.

iii) Có người lý luận như sau: Nếu Hồn có thể không bị chia cắt ở người có Não xẻ đôi thì Hồn sẽ đi về một phía và có một bán cầu không có Hồn. Bán cầu không có Hồn cũng có cảm xúc như bán cầu kia, có nghĩa là Hồn không còn cần thiết nữa và như vậy cách giải thích này không hợp lý. Cho nên ở người có Não xẻ đôi, Hồn vẫn là một thực thể dính với Não. Chỗ ở quan trọng của Hồn có thể là vùng Não Mặc Định TR nhưng không hoàn toàn lệ thuộc vào tế bào thần kinh, tuy cần tế bào thần kinh để thể hiện tính chất và khả năng của Hồn.

Bệnh nhiều Nhân thể khác biệt (Dissociative Identity Disorder =DID)

Bịnh có tính cách phổ thông trong báo chí và đại chúng, nhưng vẫn con có vấn đề về xác nhận vị trí bệnh trạng và bệnh lý trong Y khoa. Tuy được nhìn nhận là một bệnh mới chỉ từ năm 1950, nhưng các nhà chuyên môn vẫn chưa lý giải được bệnh này vì còn có nghi vấn là bệnh có tính cách kịch tính (Holywoodization) do có nhiều báo chí phim anh đề cập. Vì không có tiêu chuẩn định bệnh nên có thể lầm lẫn với bệnh giả đò. Khảo cứu cho thấy bịnh nhân phần đông có lịch sử chấn thương tinh thần Post-Traumatic-Stress Syndrome (PTSD) lúc nhỏ và yếu tố gia đình, xã hội báo chí khiến bệnh nhân đóng kịch vì phần đông bịnh nhân là người dễ bị làm cho nhạy cảm, dễ bị Thôi Miên.

Nhiều khảo cứu gần đây cho thấy DID là khác biệt với PTSD/Post-Traumatic-Stress Syndrome và Borderline Personality Disorder (BPD)/ Cá Tính giáp Biên khi nghiên cứu về thay đổi ở Não Bộ. Sự thiếu sót và thất bại khi đi tìm cơ chế bệnh lý của bệnh làm cho người ta nghĩ đến nguyên nhân là bịnh nhân có nhiều Hồn nhập xác.

E) Đặc tính của Hồn.

i. Hồn là một thể riêng biệt cho mọi người và mọi sinh vật, nhưng Hồn có biểu hiện nhiều ở động vật phát triển cao.

ii. Khả năng xuyên thấu vạn vật.

iii. Không tác động hay rất ít tác động đến âm thanh ánh sáng (sóng điện từ). Không thể giao tiếp với xã hội loài người đang sống nếu không nhờ đến Não Bộ.

iv. Có thể có trọng lượng và sức hấp dẫn vạn vật.
Trong khảo cứu của BS Duncan 1901, Hồn có trọng lượng cân nặng 21.3 g nhưng khảo cứu bị cho là phản khoa học đối với những người có thể có định kiến. Nếu Hồn có trọng lượng thì dĩ nhiên có sự hấp dẫn vạn vật.

v.Có khả năng dính hay tiếp xúc với các mô và tế bào, nhất là Não Bộ và tế bào thần kinh.

vi.Có khả năng giữ yên vị trí hay di chuyển. Vận tốc di chuyển có khi rất nhanh nhưng không bằng vận tốc ánh sáng, như đã thấy ở những Thiền nhân có thể nghiệm Xuất Hồn (=sự hiểu biết Cognition= Thức thứ 6-theo quan niệm Phật giáo) từ Vỏ Não và khả năng chia sẻ lại với Não. Trong bài viết này tác giả xếp Tri Thức vào Hồn vì *phần lớn Tri Thức được cói là gắn liền với Vỏ Não, nhưng Hồn chứa một phần Tri Thức (sẽ đề cập đến trong phần kế tiếp) có thể cói như Hồn liên hệ hay dính vào Vỏ Não-* (Ceylan 2017)

vii. Khả năng tiếp nhận Tri Thức và Trí nhớ.

viii. Khả năng nghe thấy. Suy nghĩ có thể thấy ở những trường hợp Xuất Hồn OBE hay Cận tử NDE. Trong những câu chuyện về Xuất Hồn (Xuất Hồn OBE), và những người có khả năng Tâm linh đặc biệt, Hồn có khả năng di chuyển, giao tiếp, nghe, thấy, xử lý các tình huống đang gặp và ghi nhớ. Khả năng đó là từ Tâm ý. Tâm ý là giám đốc điều hành của Hồn và của Não Bộ, cho dầu có Não Bộ hay không. Tâm ý có khả năng như khi còn liên lạc được với Não Bộ khi người còn sống đang Ngủ, Thức tỉnh hay Thiền Định. Khả năng đó phù hợp với Descartes, cho là Hồn biết suy nghĩ, có Tri Thức nhưng không vận động (the soul is res cógitans -a thinking thing-, but not res extensa -an extended thing).

ix. Hồn là kho tàng trữ Trí Nhớ cá nhân ngoài Vỏ Não, ký ức tiền kiếp và bao gồm:

- Tâm Thức (Ý Thức, Tâm ý, Tâm thần, Mạc Na Thức, Thức thứ 7 của Phật giáo): đó là phần tích cực làm việc tương tự như Giám đốc điều hành của Tâm Hồn vì vậy Hồn cũng có Tâm Ý có khả năng suy nghĩ tình cảm giận hờn .
- Tiềm Thức (hay đáy Lòng, chiều sâu của Tâm Hồn, Tạng Thức/ A Lại Đa Thức/Thức thứ 8): đó là phần dự trữ, tồn kho các thông tin dữ liệu. Những dữ liệu trong Tạng Thức gồm hiện tại, quá khứ và nhiều tiền kiếp sẽ được Thức thứ 7 kéo về hiện tại để xử dụng.
- Tâm linh/Phật tánh (Holy Spirit/Buddhahood) hay Bản Giác là phần căn bản, siêu việt của Hồn:

x. Không tại chỗ mà kết nối cùng khắp vì bất dị đồng nên gần như là NHƯ LAI: không đến không đi mà như đến như đi.

Vì Hồn dựa lên Phật tánh nên có đặt tánh của Phật tánh là không phân biệt , đồng dạng, tất cả là một, một có tất cả, Như lai, tự tỏa ra Ánh sáng, Âm thanh Hương thơm, Xúc giác Vị giác, thiện xảo, tinh khôn và trật tự

Khả năng thiện xảo, tinh khôn và trật tự giúp NB có thể ghi nhớ, thu hồi trí nhớ

- Hồn chỉ xuất ra khỏi NB /cơ thể sau khi cơ thể chết. Trong một ít trường hợp Hồn có thể tự ý xuất Thân (Hồn) hay trong Thiền Định. Sự Xuất Hồn trong Thiền định và trong Cận tử có thể là sự Xuất Hồn ra khỏi thân thể, nhưng cũng có thể chỉ là biểu hiện tánh Không Tại Chỗ, tánh tự có ánh sáng , âm thanh tri thức cùng khắp...của Hồn

Vỏ Não không những chiếm thể tích lớn trong đầu sọ mà còn được cấu tạo có những khe Não để tăng thể tích của Vỏ Não so với Não không có khe ở động vật thấp. Điều đó có thể được cói là sự cố gắng của Đấng Tạo hóa để tăng khả năng lưu trữ thông tin. Tại sao phải cần nhiều thể tích cho ký ức so với những phần hành khác của động vật và con người? Câu trả lời là đơn giản, vì các hoạt động khác là cơ bản cho sự sinh tồn cho nên tạm cói là cố định, ví dụ tim đập, thở, tiêu hóa, bài tiết, vận chuyển của bắp thịt,....Cho nên ít cần thêm Vỏ Não để thích ứng với đời sống trong tương lai. Ngược lại thông tin và ký ức thì càng ngày càng tăng lên. Khi đã có nhu cầu tăng thể tích của Vỏ Não thì cũng sẽ có vấn đề về giới hạn của độ tăng, vì dung tích của đầu sọ có giới hạn!. Nói một cách khác, cơ chế để nâng cấp thông tin và ký ức của con người sau "cố gắng" tạo ra các khe Não là tạo ra Hồn. Hồn có thể tương tự như hệ thống phần cứng ngoài Computer (external hard drive, DVD và memory flash disks). Hệ thống đó là để Computer hoạt động hữu hiệu hơn, để lưu giữ những dữ kiện an toàn hơn và nhiều hơn. Quay lại Não Bộ và Trí nhớ, Hồn có thể ví tương tự với hệ thống lưu giữ dữ kiện ở ngoài Computer. Như vậy ở động vật/ con người, khả năng lưu trữ ký ức có thể là vô hạn.

Bằng chứng cho chức phận lưu giữ ký ức của Hồn là:
Vỏ Não không phải là nơi duy nhất để lưu giữ Tri Thức và Trí Nhớ. Đã có nhiều trường hợp chứng tỏ sự bất cân xứng giữa Trí tuệ và Vỏ Não (Nalm 2017): người có Vỏ Não mỏng như giấy do bịnh ư nước trong Não thất nhưng có thể có chỉ số thông minh cao, giỏi về toán học. Những khả năng trên cần có ký ức tốt và vượt trội: bịnh nhân 25 tuổi hầu như không còn Vỏ Não với 90% sọ Não đầy nước tuỷ sống, bị động kinh có IQ từ 130-140. Trường hợp được kể lại trên báo Sciences với đề tựa "Não có cần thiết không" (Lewin 1980). Kim Peek hầu như không còn Vỏ Não nhưng có Trí Nhớ đến 12,000 cuốn sách, âm nhạc có thể đọc một trang sách trong 5-10 giây (Treffert 2005, Martel 1823, Feuillet 2007, Masdeu 2008, deOliveira 2012) Một thí dụ khác, trong nghiên cứu về các bà Sơ ở một tu viện về bịnh Alzheimer với kiểm nghiệm Não từ giải phẫu tử thi. Có trường hợp Nữ tu sĩ có tiền căn gia đình bị bịnh Alzheimer, và Não Bộ của Nữ tu nầy có biểu hiệu bệnh lý bịnh Alzheimer nhưng khi sống thì không có triệu chứng lâm sàng. Những sự kiện trên chứng tỏ có ký ức nằm ngoài Vỏ Não và có nghĩa là trong Hồn.

- Có nhiều thí dụ ở Việt nam cũng như trên thế giới về những trường hợp em bé và người lớn có ký ức về kiếp sống trước của mình về chỗ ở, người thân, kỹ năng nghệ thuật, văn chương...

- Trường hợp Não xẻ đôi để điều trị bịnh động kinh nặng trong thập niên 70 và 80 như đã trình bày trên. Mỗi bán cầu nhận những thông tin riêng biệt và không chia sẻ được với bán cầu bên kia vì Cầu Não bị chẻ đôi. Tuy vậy thông tin hay Tri Thức của mỗi bán cầu được chuyển về Hồn vì vậy Tri Thức được chia sẻ với bán cầu Não bên kia. Điều đó giải thích tại sao bịnh nhân chẻ đôi Não không cảm thấy mình có hai Tri Thức riêng biệt và vì vậy cảm thấy mình chỉ có một Tri Thức.

- **SỰ TƯƠNG QUAN MẬT THIẾT CỦA NB VÀ HỒN**

Hồn là một thể tự do khi ở ngoài NB, trước khi nhập Hồn Thai nhi. Khi nhập vào NB thai nhi Hồn mất thể độc lập và tự do. Từ đó sự kiện xảy ra như đã bàn ở trên là:

- Hồn chỉ xuất ra khỏi NB /cơ thể sau khi cơ thể chết. Trong một ít trường hợp Hồn có thể tự ý xuất Thân (Hồn) hay trong Thiền Định. Sự Xuất Hồn trong Thiền định và trong Cận tử có thể là sự Xuất Hồn ra khỏi thân thể, nhưng cũng có thể chỉ là biểu hiện tánh Không Tại Chổ, tánh tự có ánh sáng , âm thanh tri thức cùng khắp...của Hồn

-Hồn của người bình thường gồm Biến sở Chấp, Y tha sở Tánh và Viên thành Thật (Phật tánh).

- Tu hành Thiền Định là làm sạch đi Tri Thức : Y tha sở Tánh và Biến sở chấp dần dần bị mất đi.

- Khi hết đi Y tha sở Tánh và Biến sở chấp chỉ còn Phật tánh làm nên sự hiểu biết Thức như thị. Suy nghĩ, nghe thấy, ngửi nếm xúc giác trở thành vô hạn bao trùm cả vũ trụ.

- NB giúp Sinh vật cử động, ăn nói qua tứ chi và cơ quan phát âm nhưng làm trở ngại cho sự cảm nhận của ngũ quan và Tâm ý. Cho nên Phật hay A La Hán có được Tam Minh (Biết chính mình quá khứ vị lai + sinh tử của các chúnh sanh + cách đoạn trừ các tật xấu/lậu) và Lục thông (gồm Tam minh+ Tha tâm thông/biết Tâm/Hồn người+Thiên nhĩ thông+ Thần túc thông/biểu diễn thần thông) vì dùng Hồn để trực tiếp nghe nhìn hiểu biết.

- Hồn trong NB cần cơ chế làm ra TR của NB để biến thông tin thu nhận từ thế giới bên ngoài. Cơ chế nầy trong VN để lưu trữ Nội Thức như HIPPO, MLT (Thái Dương Giữa), vmPFC, Giải Bao Sau/PCC, Precuneus. Ngoài ra còn cần Giải Bao Trước /ACC để so sánh thông tin mới nhận và mẫu TR trong NT. Vì vậy tuy Hồn có bản sao TN, nhưng Hồn thu hồi TN từ Hồn vẫn cần các phần NB trên. Thí dụ như bịnh nhân HM bị cắt mất MTL (để điều trị bịnh Động kinh nặng) không nhớ và lưu giữ được TN: HM được báo chí gọi là người luôn luôn sống trong hiện tại. Ngược lại không có Hồn, NB cũng không thể thu hồi TN từ các vùng não trên. Bằng chứng là trong trường hợp DID /nhiều nhân thể (Hồn chính và Hồn phụ), Hồn phụ thay thế Hồn chính không thể thu hồi TN cá biệt của Hồn chính. Các TN về thủ thuật ẩn ngầm lưu trữ trong Tiểu Não và Basal Ganglia thì không cần Hồn cá biệt. Vì các TN đólà chung cho mỗi chủng loại, cho nên Hồn chủng loai là cần thiết

- Thông tin xuyên qua NB bị khúc xạ bởi cơ chế hội nhập thông tin và qua màng Vô minh Biến sở chấp và Y tha Sở Tánh nên không còn Như thị.

Tóm lại như các sự hợp tác thông thường, NB/ thân thể và Hồn có hợp đồng chung sống. NB không thể thiếu Hồn và Hồn cũng cần NB. NB làm mất đi một phần tính chất trung thực của thông tin và NB lệ thuộc vào Hồn để làm việc. Sự Xuất Hồn có thể được cói là sự tạm thời tách rời Hồn và NB.

H) Hồn người, súc vật

Bằng chứng gần như không thể chối cải được là DM có trọng lượng làm cóng ánh sáng (Gravitional lensing). Vấn đề Hồn có trọng lượng hay không cũng đã được nghiên cứu bởi Bác Sĩ Duncan MacDougall ở Haverhill, Massachusetts vào năm 1901. Ông đã cân 6 người sắp chết và sau khi chết ở viện dưỡng lão. Ba bịnh nhân trụt cân nhưng sau đó hai người lại trụt cân hơn nữa. Một bịnh nhân trụt 21.3grams. Hai người còn lại có điều kiện không hợp đủ tiêu chuẩn về đo lường. Kiểm chứng tương tự trên 15 con Chó, Ông không thấy có giảm cân và kết luận Hồn con người cân nặng 21.3 grams và Chó không có Hồn người. Thí nghiệm chỉ được công bố trên the Journal of the American Society for Psychical Research April of 2007. Thí nghiệm trên đã bị phê phán nhiều là phản khoa học và dựa trên số ít trường hợp. Một thế kỷ đã trôi qua, thí nghiệm của MacDougall xảy ra trước khi DM được khám phá. Có nhiều câu hỏi về trọng lượng của Hồn cho đến nay cần được xem lại một cách đứng đắn hơn và không thiên vị về định kiến (https://en.wikipedia.org/wiki/21_grams_experiment, Duncan 1907a, b 21-23).

Nói về Thai nhi khi vừa được thụ thai từ trứng của bà Mẹ và tinh trùng của người Bố. Khi Thai nhi tạo thành, đó cũng là bắt đầu một chuỗi của biến hoá tế bào và sinh hóa học có thể được cảm nhận từ bà mẹ. Cùng lúc đó DM hay Thể tối/Thể trong suốt tương ứng được hình thành từ sự nhập xác của Hồn (Hồn nhập xác). Sự nhập Hồn có thể được cói một cách đơn giản là do sự hấp dẫn của hai trọng lượng của Hồn và của hệ thần kinh của Thai nhi. Dĩ nhiên còn nhiều yếu tố khác kể cả sự chọn lựa trong việc nhập Hồn. Bào thai trước 7 tuần chưa có tế bào thần kinh nên được cói là thực vật và Hồn liên hệ là Hồn chỉ dùng khả năng thực vật. Từ 7 tuần đến 20 tuần, Tế bào thần kinh nhập vào Cortical plate để biến hóa thành Vỏ Não. Khi bị dị dạng không có tế bào thần kinh di chuyển đến Não Bộ hình thành mà không chứa tế bào thần kinh sẽ thành phẳng lì không có cuộn não và khe, bào thai sẽ bị chết như xảy ở các trường hợp sẩy thai tự nhiên. Như vậy Hồn nhập xác có lẽ chỉ có thể xảy ra sau tuần thứ 7 vì trước đó tế bào của bào thai không có đặc tính khác biệt với tế bào không thần kinh của bà mẹ. Dần dần Hồn nhập xác bắt đầu biến từ Hồn với khả năng Thực vật để thành Hồn với khả năng Động vật khi có tế bào thần kinh ở Vỏ Não nhưng chưa tiến hoá cao, và để cuối cùng thành Hồn với khả năng Người có cảm giác rồi từ từ có Tri Thức. Aristotle 300 BC (trước công nguyên) cũng cho là Hồn trong bào thai có 3 giai đoạn: Hồn thực vật, Hồn động vật và Hồn người. Tri Thức của Hồn phần lớn được Não Bộ cung cấp theo nguyên tắc: Bộ phận hoạt động nhiều (Não Bộ của em bé) tàng trữ phần quan trọng nhất là Hồn người.

Đặc tính của Hồn người, Hồn động vật, Hồn thực vật, và DM có thể dựa trên căn bản: Hồn người với liên hệ đến tế bào thần kinh phát triển cao, Hồn động vật với liên hệ đến tế bào thần kinh phát triển thấp, Hồn thực vật với liên hệ đến tế bào không thần kinh và DM liên hệ đến vật chất không tế bào.

đó là gì có thể tìm hiểu:

- vật chất: Baryonic Matter: Chất thấy được và Dark Matter /Chất đen không thấy được
- năm lực cơ bản trong vật lý là:

Kiểm soát lại tính chất của 5 lực trên: Lực yếu làm nên sự thoái hóa các hạt nguyên tử. Lực mạnh là lực làm nên bom nguyên tử tạo ra phóng xạ nên không thể là Khí lực được. Lực Trọng lượng hấp dẫn vạn vật thì yếu trong khi đó Hồn người nếu có trọng lượng cũng chỉ cân nặng 21.3 g và không là vật chất thấy được. Lực điện từ có thể giữ vai trò vì Hồn có ít nhiều liên hệ đến Lực điện từ qua giả thuyết Hồn là sự kết hợp của Chất tối và Neutrino,.. Neutrino rất nhẹ và có điện lực rất yếu so với Electron. Các huyệt châm cứu đã được chứng minh có điện thế thấp. Ngoài ra người ta đã chứng minh Khí công có thể tạo nên một dòng điện yếu.... Lực Tối, tuy nghi ngờ là rất mạnh làm bành trướng vũ trụ nhanh hơn là dự đoán bởi thuyết Theory of General Relativity của Einstein. Tuy nhiên thông tin về Lực Tối vẫn còn là một nghi vấn lớn cho các nhà Thiên văn học.

Tóm lại, HNT/ Hồn Nhập Thân cũng như HNB/ Hồn Não Bộ có cơ cấu không rõ ràng nhưng sự hiển hiện của HNB cũng như HNT là gần như khó phủ nhận qua các hiện tượng Tâm linh ở NB và Khí lực của Thân thể qua các bằng chứng về Khí công và Châm cứu. Cấu tạo Hồn sẽ được bàn sau trong phần cuối của chương mục nầy.

IX. NỘI (TIÊU) CHUẨN THỨC VÀ NHIỆM VỤ CỦA HỒN TẠO RA A LẠI ĐA THỨC:

Nội Chuẩn Thức là Tri Thức làm nên cái Tôi/Bản Ngã ghi lại bằng Trí Nhớ đã có trước khi tiếp nhận thông tin qua Nhận Thức. Những thông tin hay Trí Nhớ trên có thể là từ Hiện đời hay từ Hồn trước khi nhập xác để sanh ra trong đời này. Vai trò của Hồn nhập vào bào thai có thể giải thích được cơ chế giúp A lại Đa Thức từ kiếp trước được ghi lại ở người hiện tại. Nhắc lại, theo quan niệm cổ xưa sinh vật gồm có hai phần Trứng được thụ thai, đó là một sinh vật, cho nên Hồn sẽ nhập vào, nếu Trứng làm nên song sinh hay sinh 4 sinh 8 thì phải có thêm đủ số Hồn nhập vào mỗi tế bào nguyên thủy. (xin cói phần Hồn nhập bào thai trong phần Bào thai học) Từ đó trở đi, Hồn điều khiển sự hình thành của Thai nhi, sau khi đột nhập vào trứng đã thụ thai. Sự tạo thành và phát triển Não Bộ cũng cùng lúc tạo nên kết nối thần kinh để ghi lại Thông tin của Hồn trong vùng trung tâm của Não Bộ đại diện là Đồi Não và ventromedial Pre Frontal Cortex (vmPFC). Hồn nhập xác (HNX) có thể xảy ra vào lúc trứng được thụ thai nhưng hợp lý nhất là sau khi trứng được cắm vào Nội mạc tử cung tức là sau thời kỳ Morula với 4-8 tế bào bào thai từ thời gian cuối thời kỳ Morula (khi bào thai chỉ có 8 tế bào) (ngày thứ 3 hay 4) và bắt đầu cắm dính vào Nội mạc tử cung (ngày thứ 7 hay 8). HNX có thể xảy ra chậm hơn nhưng có lẽ xảy ra trước khi bắt đầu tượng hình hai bán cầu Não với sự xuất hiện của Tế bào thần kinh (tuần lễ thứ 4). (Hệ luận của quan điểm này là việc phá thai hay ngừa thai chỉ có thể làm mà không phá hủy sự sống chậm nhất là tuần lễ đầu tiên sau thụ thai, khi trứng đã cắm vào nội mạc tử cung và sản xuất ra Hormone Gonadotrophin từ nhau thì cói như là quá trễ cho sự loại bỏ thai nhi). Từ đó Hồn điều khiển sự phát triển của Não Bộ và hướng dẫn kết nối thần kinh để tạo ra Trí Nhớ. Cùng lúc đó Hồn cũng làm công việc ***"sao y bản chính"*** *Trí Nhớ ghi trong Hồn. Trí Nhớ đó có thể gọi là* Tạng *Thức hay Nghiệp, Trí Nhớ đó không thể được thu hồi về hiện tại dễ dàng, bởi phần đông con người (trừ một số rất ít trường hợp),Thiền Định ở mức Tam hay Tứ thiền có thể đọc được Trí Nhớ đó, thường được biết là biết được kiếp trước. Một số người ở hiện tượng Cận tử cũng có thể làm được như vậy.*

Vì Thông tin trong Hồn là phần Trí Nhớ hay đúng hơn là Trí Nhớ Tự ký (Autobiography) ghi lại việc làm trong đời sống của sinh vật, cụ thể hơn là của con người trong kiếp sống hiện tại và của nhiều kiếp sống trước đó. Cho tới nay, không thể xác nhận Trí Nhớ ghi trong Hồn ở thể dạng nào vì thực thể của Hồn chưa được cụ thể ở một dạng vật thể hay năng lượng chính xác nào trong Vũ trụ. Nhưng sự kiện Hồn là một thể có những tác động trong đời sống con người là một điều khó phủ nhận. Tuy không thể giải mã cơ chế Hồn ghi nhận Tự ký sự, những sự kiện Hồn có thể sao chép và ghi lại Tự ký sự là một sự kiện hợp lý trong nhiều trường hợp về Tâm linh. Cũng như vậy, khi Hồn có thể ghi lại Tự ký sự thì khi Hồn nhập vào bào thai, Hồn cũng có thể in lại một phiên bản lên bào thai. Quá trình in lại phiên bản lên bào thai có thể quan niệm bằng cách Hồn hướng dẫn Não Bộ bào thai làm kết nối thần kinh để biểu hiện cho Trí Nhớ Tự ký đã được Hồn sao chép lại từ kiếp trước. Trí Nhớ do không biểu hiện ra ngoài đời trong đời sống nên thông tin được Hồn ghi trong lúc tạo nên thai nhi là A Lại Đa Thức. Như vậy một phần của Nội Chuẩn Thức là thành phần của A Lại Đa Thức (còn gọi là Tạng Thức). Một bằng chứng để thấy được có thể gặp ở người có chút khả năng định Tâm là có thể nghiệm thấy được cảnh giới như: thấy người quen, phong cảnh,hình ảnh về tôn giáo, hay nghe âm thanh, ngửi, nếm mùi vị, cảm giác khi Thiền Định. Cảm giác đó xuất phát từ Nội Chuẩn Thức được khơi dậy khi Tâm bình yên.

*Thêm vào Trí Nhớ Tiền kiếp, những thông tin mới được hội nhập nhưng chưa có trong Nội Chuẩn Thức thì sẽ được Nội Chuẩn Thức cập nhật tương tự như Computer update những chương trình mới vậy. Đi xa hơn nữa tất cả những Trí Nhớ mà Hồn ghi lên bào thai để thành A Lại Đa Thức cũng là hư ảo và do nhân duyên mà thành. Rốt ráo lại thực chất Hồn hay A Lại Đa Thức chẳng có gì. "**Nhân chi sơ tánh bổn thiện**" như Mạnh tử nói. Con người sanh ra vốn không có gì, do Hồn in lại A Lại Đa Thức mà thành có Nghiệp hay Tội nguyên thủy. Như trong phần mở đầu của bài viết này đã nhắc lại: Aristotle (384 TTC–322 TTC) nói trong sách De anima (On the soul- nói về Hồn):* ***Con người sinh ra với Hồn ở trong trạng thái rỗng không (Tabula rasa) rồi từ trên đó in lên kinh nghiệm và quan niệm"****. Những gì cổ nhân nói ra ngày nay khoa học cũng chỉ mới chạm đến chứ chưa quán triệt hết tất cả.*

Người Đông phương thường nói con người là biểu hiện Tiểu vũ trụ khi so sánh với vũ trụ bao la là Đại vũ trụ. So sánh về sự đồng dạng trên là do cảm nhận của người xưa, nhưng với thời gian khoa học càng ngày càng minh chứng sự khá hợp lý của sự so sánh về tính đồng dạng trên. Y khoa phương Đông cũng dựa trên nền tảng đó mà hình thành khi con người chưa thể nhìn xa, bay xa vào vũ trụ bao la hay nhìn xuống thân thể mình để thấy các nguyên tử hoạt động. Ngày nay người ta đã biết có Chất tối và Lực tối. Thể tối có thể là tương tự với thể Hồn của sinh vật và con người. Vậy Lực tối là gì trong quan niệm trên. Phải chăng Lực tối là động lực để Hồn tách rời cơ thể để bay trở lại với Vũ trụ bao la nầy không?

Tóm lại

Tiến bộ khoa học về Thần kinh Não Bộ và Vật lý đã khai mở hiểu biết về Tri Thức và Trí nhớ. Cơ chế về ghi và lưu trữ ký ức đã được liên hệ đến sự kết nối dây và râu thần kinh nhờ phân tử Trí nhớ. Đó là những quan niệm giúp khai mở cửa khẩu cho các điện tử vào ra tế bào thần kinh kích thích để lập mạng dây thần kinh làm nên Trí nhớ trong Vỏ Não.

Quan niệm về Hồn đã có từ lâu khi con người muốn tìm hiểu về chính mình và thiên nhiên. Với sự phát triển của khoa học, quan niệm về Hồn có khuynh hướng giảm thiểu trong giới Y sĩ. Hồn là một thực thể cá biệt với nhiều bằng chứng về sự hiện hữu và là một thực thể không thể thiếu khi nghiên cứu về Tâm lý học, Bệnh lý và nhất là bịnh về Tâm lý. Hồn là kho tàng trữ Trí nhớ Hiện đời và Tiền kiếp và cũng là chỗ trú ngụ của Tâm ý (Mạt Na Thức, hay Thức thứ 7=suy nghĩ, tư tưởng) giữ vai trò như giám đốc điều hành. Khi còn liên lạc được với Não Bộ hay sau khi chết (không còn Não Bộ), Hồn có khả năng tương tự như khả năng của ngũ giác và Tri Thức như người còn sống để nghe, nhìn mà không cần tai mắt, suy nghĩ, và ghi nhớ mà không cần Não Bộ. Nhưng Hồn không thể hành động hay cụ thể hơn, làm công việc giao thiệp xã hội như người còn sống. Nhờ fMRI biến đổi Tâm lý trong bình thường và bệnh lý, vai trò của Mạng Mặc Định (mạng Não Mặc Định= Default Mode network) và nhất là vmPFC được cho thấy giữ vai trò quan trọng trong sự thu hồi Trí nhớ trong đời sống của con người. Hơn thế nữa, ký ức của kiếp trước hay nhiều tiền kiếp trong Hồn có thể được thu hồi về hiện tại qua trung gian của vmPFC. Sự thu hồi ký ức trên có thể giải thích những Khả năng Âm nhạc, Toán học của nhiều Thần đồng đã được đăng tải trên báo chí phổ thông trong đại chúng. Vấn đề trên cần được nghiên cứu hơn là phủ nhận.

Ở Đông phương, con người thường được cói là biểu hiện Tiểu vũ trụ (Microcósmos) đồng dạng với thiên nhiên Đại vũ trụ (Macrocósmos). Nếu trong Đại Vũ trụ có Chất Thấy được (đo lường được) và Chất Tối thêm nữa là Lực tối, thì trong Tiểu vũ trụ ngoài hình hài, ta còn có Hồn có nhiều điểm đồng dạng với Chất Tối (Dark matter) có thể có trọng lượng giúp phần vào điện trương làm dính liền với Não Bộ và có lẽ cả Lực tối xô đẩy Hồn lìa thân xác sau khi chết. Khảo cứu về Vật lý hạt nhân trong khoảng 200 hạt cơ bản, được phát hiện, tạo nên vũ trụ nầy sau lần nổ Big-bang còn có hạt Neutrino có đặc tính ít phản ứng với các vật chất khác. Khác với Chất tối Neutrino có điện từ trường rất nhẹ và rất khó khám phá. Hợp chất Neutrino và Chất tối, thường gọi là Chất tối ấm hay Mixed DM là một ứng viên cho Hồn vì có tính điện từ nhẹ nên có khả năng ghi chép và in lại mạng Trí nhớ với Vỏ Não. Sự kiện Hồn với những khả năng có thể thấy được qua thể nghiệm của Thiền Định hay ở một số người có khả năng đặc biệt về Tâm linh. Nghiên cứu người Thiền Định đã cho thấy vmPFC cùng Đồi Não và thể Vành là chỗ nối (Hồn-Não Bộ) quan trọng. Quan niệm trên không xa cách với quan niệm của Descartes cói Pineal gland là chỗ nối Hồn với Não Bộ. VmPFC trong Mạng Mặc Định vận hành như một Tấm gương soi bóng Hồn. Tấm gương càng trong sạch sáng chói thì hình bóng của Hồn trong gương được Não Bộ "nhìn" thấy rõ hơn. Tóm lại Huệ nhãn hay con mắt thứ ba như là "***Gương soi bóng Hồn***". *Trực chỉ chân Tâm kiến tính thành Phật chính là Thiền đốn ngộ bằng cách chú Tâm vào Nội Thức, Huệ nhãn để nhận thấy Tâm linh hay là khi nhắm hai mắt lại để chỉ có một con mắt, thì mắt là* ***Ngọn đèn soi sáng (Khi mắt là độc nhãn, Mắt sẽ là ngọn đèn cho cơ thể*** (Theo Kinh Thánh, Matthew 6:22).

Chương VI: SỰ CHÚ TÂM (CHÚ Ý)

Tâm bất tại yên
Thị nhi bất kiến,
Thính nhi bất văn,
thực nhi bất tri kỳ vị.
(Đại Học, Tu Thân)

TÓM LƯỢC

Sự chú tâm cần cho mọi hành động để làm việc trong Bát chánh Đạo. Chú Ý là cố ý hay tự ý. Trong Não Bộ, hệ thống quản lý trung ương dlPFC-TPJ(dorsolateralPreFrontalCortex -TPJ/ Temporo Parietal Junction) điều khiển các trung tâm khác của NB, đặc biệt trong trường hợp nầy về sự Chú ý.

Trong mỗi hoạt động NB luôn luôn dùng hai hệ thống Trên Xuống và Dưới Lên. Hệ thống Trên xuống hướng vào mục tiêu: thí dụ hơi thở hay mắt Trí huệ hay tiếng động. Hệ thống Trên bắt nguồn từ VN giác quan như Tự cảm (Proprioceptive) về thở, Thính giác, Thị giác hay Xúc giác. Từ đó các luồng dẫn truyền giác quan đều đến PPC/Posterior Parietal Cortex có vị trí ở Đỉnh đầu, kế đến chuyển về Trước ở các vùng Vận động cho Đầu, Mặt để theo dõi và cuối cùng đến Tiền Trán/PreFrontal là tổng quan cho hoạt động.
Hệ thống dưới thì từ VN cảm giác đi về VN thái dương (liên hệ đến tình cảm) rồi đến VN Trán về vận động và tổng quan. Hệ thống Trên chủ quan, hơi chậm hơn hệ thống Dưới. Hệ thống Dưới khách quan hơn. Dùng cả hai hệ thống cùng nhau,VN không còn cơ chế nào khiến Tâm Thức chạy lăng xăng.
Trong Thiền Định, thiền Vipassana, sự quan tâm đến hơi thở là dùng Ý căn và giác quan Tự cảm trong lục căn (ngũ căn + Ý). Trên là dùng Ý căn với hệ thống Chú Ý dlPFC-IPS vào hơi thở để Định, Dưới là để ý vận chuyển cơ bắp tức là dùng Tự cảm/Proprioceptive. Trong Thiền Quán âm dùng cả hai Ánh sáng và Âm thanh, Trên là nhìn mắt Trí Huê (chủ Tâm/Định/Mindfulness), Dưới là quán Âm thanh đễ thực hành Tuệ/Hiểu biết. Trong cả hai phương pháp Vipassana và Quán Âm, Vỏ Não/VN vận động và PPC, Precuneus được kích thích.

Trong bịnh lý khi VN Thái dương bị hư hại, bịnh nhân không có Tri Thức/TR nhưng có thể phản ứng dụng , giải thích được cơ chế Mù Vô Thức.

Nhập đề

Cổ nhân nói, như bốn câu ở trên: Không chú Tâm thì nhìn không thấy, nghe không biết, ăn không ngon...Một trong lý do chính là vì thông tin đến Não Bộ nhưng thiếu một giai đoạn quan trọng trong cơ chế hội nhập thông tin. Đó là sự chú Tâm ý.

Sự Chú Tâm cũng có thể cói là một phương pháp để An Tâm. Tâm ở đây là muốn nói đến Tâm ý (tư tưởng, suy nghĩ, Mạc Na Thức, Thức thứ 7)...và là một phần của Tâm Hồn hay Hồn.

Tu hành là dựa lên căn bản Giới (luật) Định Tuệ (trí tuệ). Một Cốt lõi của phương pháp Thiền Định là sự chú Tâm. Sự chú Tâm là giữ chắc tư tưởng (Thức thứ 7=Mạc Na Thức) vào một đối tượng đã định sẵn, thí dụ như đầu mũi, mắt Trí Huệ, hay theo nhịp thở, công án... Tuy nhiên dầu cố gắng thế nào, ngồi một chỗ, xếp chân tréo lại, tay để yên, nhắm mắt, tìm một chỗ thanh tịnh, tư tưởng vẫn thường xuyên bị xao lãng. Người hành Thiền thường quen với câu nói:"Tâm viên, ý mã". Tâm ở đây không phải là Tâm Linh/Phật Tâm mà là Tâm Hồn để nhận biết tức là phần nổi và nông cạn của Thức, Viên là vượng không phải là viên tròn dùng để gọi Kinh Viên giác. Cho nên Tâm không yên nghỉ và Ý là Ý nghĩ (Mạc Na Thức) thì như ngựa ưa chạy bậy bạ. (Wolfe 2019, Gobulic 2019, Treisman 1992,

I. Giả thuyết Searchlight (Đuốc tìm kiếm):

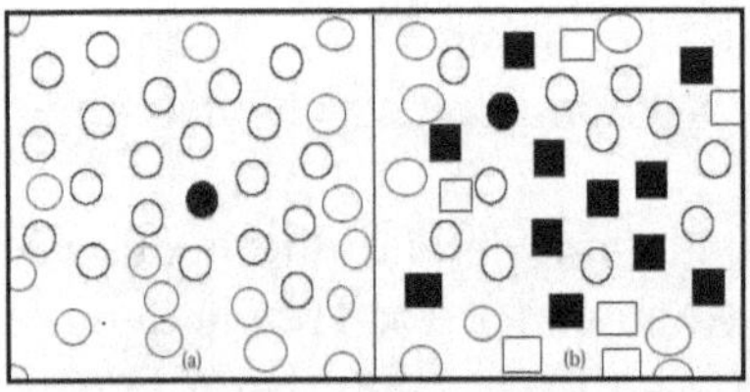

H6.1

Logan 1992, Robertson 2003, Li 2017, Fritz 2007). (H6.1)

Tìm nốt đậm tròn dễ hơn ở bên trái vì nền đơn giản hơn[Healey et al., 1996.]

Francis Crick dựa trên những khám phá trước của nhà nghiên cứu Tâm lý học như sau: Trong thí nghiệm tìm đồ chơi gồm nhiều chữ S và một chữ T, người ta chú ý và sẽ tìm ra chữ T một cách dễ dàng vì nó tự hiện ra trong back ground gồm đồng nhất một chữ S. Nếu thay back ground gồm chữ S có nhiều màu khác nhau hay background gồm chữ S và X thì người ta cần nhiều thời gian để rà các vật thể trước khi chú ý đến chữ T. Back ground càng phức tạp càng làm trí óc bị chi phối hay đãng trí (distractor). Công việc phân biệt back ground thành từng nhóm khác nhau và khác với vật thể cần được tìm kiếm tạm gọi là "Phối hợp " (Conjunction). Cũng như vậy trong nghệ thuật chụp hình chân dung, nhà chụp hình thường dùng kính chụp đặc biệt để làm nền (background) của chân dung mờ đi, và thường được gọi là "Bokeh effect". Làm như vậy chân dung của người được chú ý sẽ hiện rõ nét hơn và phục vụ được chủ đích của thợ chụp hình. Hai hệ thống chú ý và rà tìm đi song song với nhau một cách tự động. Người ta không thể chú ý mà không có hệ thống rà tìm. Rà tìm giúp cho sự chú ý để động vật có cái nhìn tổng quát và có thể nói là một khả năng sinh tồn để tự vệ và giúp đỡ. Tuy vậy có những trường hợp sự rà tìm trở thành gánh nặng thí dụ như trong Thiền Định, người thiền cần chú tâm, không muốn tâm chạy lăng xăng.

II. Các Hệ thống Chú Ý

A. Chú Tâm là do sự quan sát dùng ngũ giác và TR (lục căn: ngũ giác và ý) vào một mục tiêu định sẵn để quan sát hay tìm kiếm. Vì Lục trần (mục tiêu tìm kiếm) có tính cách toàn thể, nên khi chú Tâm, vai trò của cơ thể là phải loại bỏ những thông tin không liên hệ, hay nói cách khác là ức chế thông tin không cần thiết. Sự ức chế trong chú Tâm cũng cần phải được đi trước một bước, đó là rà qua (Scanning) các thông tin một cách nhanh chóng (= *đuốc tìm kiếm*). Để thực hiện những nhận xét trên, Francis Crick đã dựa trên vị trí của Đồi Não là cửa ngõ của hầu hết thông tin đến Vỏ Não; sự hiểu biết về chức phận, cũng như dựa trên vị trí của Lưới Đồi Não với vai trò ức chế thông tin, đã gợi ý vai trò của Đồi Não và Lưới Đồi Não. Điều đó đã giúp Crick, (người được giải Nobel về cấu tạo DNA chuyển sang làm nhà khảo cứu về khoa học Não Bộ) đã nghĩ đến Lưới Đồi Não chính là cơ quan giữ vai trò gạn lọc sự chú Tâm.

B. Sự Chú Ý thường được đi trước bởi sự Tiền Chú Ý

Sự Tiền Chú Ý là Vô Thức. Thông tin nổi bật được ghi trong Tiềm Thức, giúp sự rà tìm trong sự chú ý nhanh gọn hơn. Sự đi vào Tiềm Thức không có sự chú ý là chưa được hiểu rõ hoàn toàn thông tin và yếu tố nổi bật thông tin cần toàn hệ thống.

- Thực nghiệm cho thấy NB được huấn luyện trước trong sự Tiền Chú Ý có khuynh hướng chọn cách làm việc trước đó là màu Xanh tươi thay vì màu Đỏ. Cơ chế NB này là hệ thống Trên Xuống, tương đương với sự gợi ý trước (Folk 2006, Tollner 2010, Schnitt 2018 Van der Heijden 1996).
- Thí dụ : trong đám đông bạn thường có thể nhận ra người thân hay người đã quen biết trước.
- Yếu tố nổi bật ấy tương đương với hệ thống Dưới lên. Thí dụ tìm viên đạn màu xanh tươi dễ dàng trong nền gồm viên màu xám hơn là trong nền gồm viên màu đỏ, vì màu đỏ cũng là màu nổi bật.

C. Não Bộ được trang bị với hai hệ thống Neuron và Hóa chất dẫn truyền (H6.2)

Sự chú ý có hai loại không tự ý và tự ý

i. Tự ý: nhanh, và chấm dứt sau 3-5 giay, do kích thích từ bên ngọai biên như ánh sáng tiếng động. Mạng lưới ARN/ascending Reticular Network kích động

ii. Không tự ý: chậm hơn do tình cảm, kế hoạch, hoạt động với Trí nhớ hiện hành, và kinh nghiệm. Các vùng NB là thùy Trán trước /PFC như FEF chuyên cho cử động mắt, dlPFC TPJ và Angular Gyrus chuyên về điều hành quản lý để kết nối các vùng vỏ não khác nhau. Mạng điều hành hoạt động ngay cả khi không được kích động từ cảm giác ngoại biên, mà là do tự ý quyết định từ mạng chính Insula-ACC. DlPFC là vùng điều hành tổng quát của vỏ não, liên hệ đến TN hiện hành để làm việc đương thời kích động FEF.., chuyên về cử động mắt. FEF có liên hệ đến đường dẫn truyền trên và dưới của thị giác để điều khiển sự chú ý.

TN hiện hành đóng vai trò quan trọng trong chú ý, khi có nhiều mục tiêu để chọn lựa.. TN ngắn hạn thường hạn chế trong 4 mục tiêu. Hệ thống về tình cảm TN (hệ vành) và khen thưởng, sợ sệt (NAc, VTA, Amydala) đều có vai trò trong chú ý (Matsumoto 2022Lindsay 2020 u Rinne2017LaCroix 2020 Kaya 2016 Maunsell 2015Pozuelos 2015Zhao2017Strait2011Vossel1 2013)

1, Hóa chất:

Locus Ceruleus/LC/Blue Spot dùng Adrenalin liên hệ với toàn vỏ não à để làm nên sự thức tỉnh, Khi LC chư bị kích thích thì sóng alpha oscillations 8-12Hz (thường thấy ở VN chẩm, khi ngủ REM thì thấy ở VN Trán). Khi kích thích LC thì sóng alpha biến mất vì ức chế Đồi não/DN là nơi làm ra sóng alpha. Lưới DN/ LDN trong trường hợp nầy ngăn các thông tin gỡi đến DN Con ngươi mắt nỡ to để chú ý (Dahl 2022)

Ngòai Adrenaline (LC) , Acetylcholine (BF, PPT và LDT, Serotonin, DOPA cũng giúp thức tỉnh

2. Đường dẫn truyền cảm giác

i. Hệ thống Trên hay Trên xuống Khi chú ý vào mục tiêu như con mồi, thú vật cũng cần phải quan sát lướt qua môi trường xung quanh. Hệ thống trên xuống là để quan sát. Mindfulness/ Chủ quan, chuyên Tâm/Tri thức, cần dùng Phật Tánh trong hạn hẹp vào mục tiêu.

ii. Hệ thống Dưới lên là hệ thống rất cần thiết cho mọi sinh vật để trường tồn vì nó cho sự Hiểu Biết tổng quát/Awareness một cách khách quan. Hệ thống Hiểu biết nầy cân dùng Phật Tánh toàn diện để có sự hiểu biết như thi.

Cho nên khi chú ý nhiều vào mục tiêu, người ta có thể giảm mất Phật Tánh, nhưng khi nhìn vấn đề một cách tổng thể luôn luôn có Phật Tánh kèm theo. Sự chú ý vì vậy có thể đưa đến sai lầm trong Tri thức do thiếu yếu tố khách quan va Phật Tánh. Vì vậy nhiều khi người quan sát cần ngưng chú ý để có cái nhìn tổng thể. Hiện tượng trên có thể là cơ nguyên khi nhà quan sát Vật lý học cố gắng xác định hiện tượng Hạt và Sóng trong ánh sáng. Khi quá chú ý đến Hạt thì người ta chỉ thấy ánh sáng ở dạng Sóng và ngược lại.

Nhắc lai, Tri thức, Trí Tuệ và sự hiểu biết đều cần phải có Phật Tánh tham dự vào tiến trình. Không co Phật Tanh như trong Cotard's syndrome thi không có Tri thức và hiểu biết

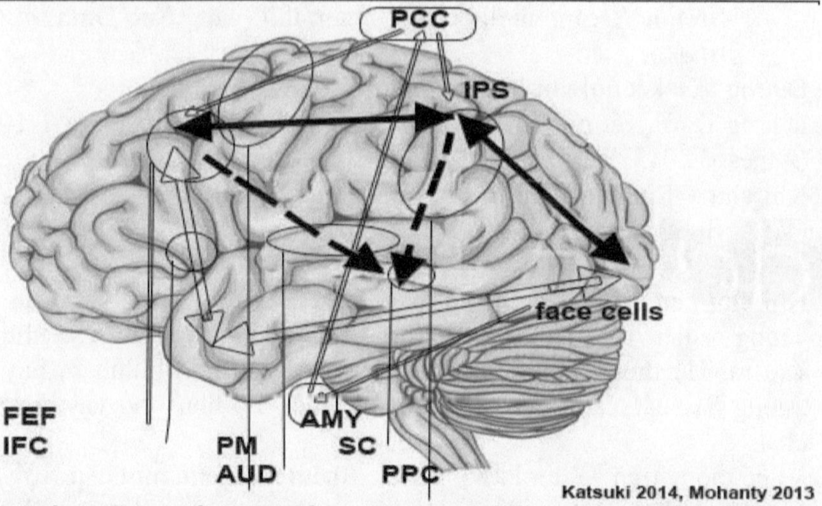

H6.2 Đường dẫn truyền hóa chất trong chú ý đến các vùng dlFPC-TPJ với dlPFC

Ventral and Dorsal Visual Pathways: PCC: posterior Cingulate Cortex (Autobiographic MM) , IPS: IntraParietal Sulcus (Parietal-Tenporal-Occipital), PPC; Posterior Parietal Cortex, FEF Frontal Eye Field= eye movements) AMY: Amygdala/Fearo, Inferior Temporal Lobe: emotion and shape in vision
Note both ventral and dosal pathways are connected tp PCC

Trong Thiền Định, hai hệ thống Lưng và Bụng tương đương như trên cũng được xử dụng tùy theo phương pháp chú ý.

Tùy theo sự chú ý: Thị giác, thính giác, suy nghĩ... Vùng Não Bộ (NB) dùng cho sự chú tâm thay đổi theo nguồn cung cấp và đối tượng. Nguồn cung cấp:

- **Thị giác**:

Vùng NB dùng là PFC : dorsolateral PFC (dlPFC), Frontal Eye Field (FEF), Parietal Cortex (PPC/Posterior Parietal Cortex gồm IPS và TPJ), kết nối với VN Thị giác. Từ đó có hai luồng :

-Luồng Dưới/ Hệ thống dưới lên, đi trước và có thể kéo dài lâu hơn hệ thống đi từ V1 đến VN thái dương dưới để có cái nhìn tổng thể+ tình cảm dùng để thu thập thông tin một cách tổng quan trước khi nhắm vào mục tiêu.

Thông tin từ thế giới bên ngoài (Trần) nhập vào Căn tương ứng gọi là Nhập (Perception như trong "Lục Nhập"). Vì vậy cường độ thông tin bên ngoài càng lớn thì Nhập càng lớn và kết quả là sự chú tâm bị lôi kéo về đó. Vì vậy trong sự chú ý, những kích thích không cần thiết cần phải bị làm mờ nhạt đi bởi Lưới Đồi Não bao quanh Đồi Não.

- **Luồng Trên** đi đến VN Premotor và đến Frontal Eye Field để chú ý vào mục tiêu: bắt đầu sau 120 msec và có thể kéo dài 300 :

- **Xúc giác tương** tự như trên: **Thở, Thiền Vipassana** hệ thống trên là Ý căn, và dưới về Tự cảm thở (vùng Não Đỉnh sau giữa (Delhaye 2018))

Đường trên kết nối với VN Premotor/Motor.
Đường Dưới Kết nối với VN Thái dương để có Tình cảm và Tri Thức (Zanescó 2013, Raffone 2010, Tăng 2015, Bernajee 2019
Khi chú ý Superior Colliculus, Thalamus, Basal Ganglia, Mesolimbic (VTA, Subthalam Rauss 2013, Long2018).

Khi chủ tâm NB dùng hai hệ thống chú Ý Trên Xuống và Dưới Lên. Trong Thiền Tứ Niệm Xứ, Hệ thống Trên dùng để chú ý vào nhịp thở vào ra, Hệ thống Dưới dùng cho cảm nhận Bụng phình ra hay xẹp xuống hay các cảm nhận khác của cơ thể. Sự chú ý vì vậy được cột chặt.
Vì hệ thống trên và dưới không mang thêm thông tin mới nên Nội Thức bị tự kích động. Đặc tính của Nội Thức trong trường hợp này là "Tiên đoán xem cái gì sắp xảy ra". Không có thông tin mới, Nội Thức đi tìm thông tin co sẵn nhưng sâu xa hơn để làm việc.

Để chống lại hệ thống dưới lên, phương pháp Thiền Định chỉ dẫn người hành thiền xử dụng cả hai hệ thống Trên xuống và Dưới lên cùng một lúc.

Mỗi lần chú ý, người ta dùng một trong ba Căn thông dụng là hệ thống Thị, Thính và Thở (xúc giác Tự cảm). Mỗi hệ thống đều có luồng dẫn truyền Trên và Dưới.

Hai luồng dẫn truyền nầy hoạt động song song nhau và ức chế điều hợp lẫn nhau. Khi dùng hệ thống luồng Dưới lên thì hệ thống Trên xuống sẽ giảm hay ngừng hoạt động. Luồng dẫn truyền Trên và Dưới có thể thuộc hai hệ thống khác nhau như Luồng Trên về Thị giác, Luồng dưới về Thính giác. Hiện tượng được xử dụng rất hiệu nghiệm với những người móc túi ngoài đường: một kẻ gian làm đãng trí người bị móc túi bằng các thủ thuật khác nhau để kẻ gian thứ hai thực hiện chủ đích móc túi.

iii. Các phần bộ hỏ trợ:

TPJ, FEF, Superior Colliculus điều khiển đầu mắt cho sự chú ý

Đồi Não thanh lọc thông tin tránh nhiễu loạn

vmPFC, PCC HIPPO Trí nhớ để lựa chọn mục tiêu

III. CÁC TRƯỜNG HỢP ĐẶC BIỆT VỀ SỰ CHÚ Ý

A. Sự chú Tâm Vô Thức

Trong thí nghiệm: Người thí nghiệm chăm chú nhìn được cho xem **mặt** người bình thường hay đe dọa trong thời gian dưới 1/4 giây. Người thí nghiệm không thể biết gương mặt như thế nào, nhưng fMRI (functional MRI) lại cho thấy bằng chứng sự sợ hãi khi hình người với mặt dữ dằn khi được dùng (Vuilleumier 2001, Tamietto 2102). Thí nghiệm cho thấy khuôn mặt dữ dằn đã được thấy mà không biết bởi người nhìn.

B. Hemispatial neglect (thiếu nửa khoảng không gian) thường bên Phải

Là tình trạng không nhận biết một khoảng không gian trong trường hợp bị tai biến mạch máu Não do mạch máu não giữa thường là bên Phải bị hư hại. IPS/IntraParietal Sulcus Phải chủ động sự chú ý khoảng không gian bên Trái. Vì mất sự chú ý nên không gian Trái không được TR ghi nhận, tuy không gian này được Thị giác V1 Phải nhận được thông tin (Vỏ Não cảm giác là bình thường). Kích động tình cảm từ phía không gian bị bịnh vẫn làm cho bịnh nhân biểu lộ được tình cảm vì hệ thống dẫn truyền Thị giác phía dưới từ V1-V4-ITL không bị hư hại (Dominguez-Borras.2012). Thêm nữa, đường dẫn truyền trên về vận động không bị hư nên bịnh nhân vẫn có thể tự động phản xạ một cách Vô Thức. Thí dụ như người bị Hemispatial neglect có thể tránh vật cản một cách Vô Thức.

C. Bịnh Attention Deficit Hyper Activity Disorder(ADHD) (Lơ đễnh và Náo động) (H6.3)

Ở Bịnh nhân nhỏ tuổi (1% em bé) thay đổi thường thấy là:

- Giảm sự chú Tâm trong công việc kể cả các việc lắng nghe người khác, dễ bị phân Tâm, thiếu tổ chức điều hành.

Tăng hoạt động chạy nhảy, nói quá nhiều, bồng bột.

Người lớn cũng có thể mắc bệnh này với tình trạng thiếu chú ý nhưng phần đông bệnh trạng nhẹ.

- Vỏ Não Lơ đễnh và Náo động /ADHD

Cơ chế của ADHD là Giảm Chú Ý do:

- Hệ thống điều hành dlPFC (dorsal lateral PreFrontal Cortex), IPS (IntraParietal Sulcus) và Đồi Não cần cho ức chế và điều hợp cho Trí Nhớ Hiện hành và sự chú ý hoạt động thấp.
- Giảm Norepinephrine kết hợp với
- Rối loạn Serotonin, Acetylcholine, Opioids và
- Glutamate. Glutamate giảm trong PFC Phải (Hai 2019).

- Thay đổi Vỏ Não Trái hay Phải cho kết quả không rõ ràng (Hart 2012) Tất cả làm ảnh hưởng đến sự điều hành, Trí Nhớ Hiện hành và điều hành tình cảm, kết hợp với lo âu, mất Ngủ, nghiện ngập,Tâm trạng chống đối (Antisocial).

Vì vậy thuốc Amphetamine-based, Methylphenidate [MPH]–based thường dùng để điều trị .

- Hệ thống trên bị hư trong Não động làm tăng hoạt động hệ thống DOPA/Dopamine (làm nên thôi thúc) kết nối từ nhân chứa DOPA như Substantia Nigra và nhân Đáy/BG với vmPFC. Vì DOPA receptors/thụ quan tăng nên hệ thống dùng DOPA như: về khen thưởng N. Accumbens và nghiện ngập VTA/Ventral Tagmental Area ở Tegmentum và S. Nigra/ SN cũng bị ảnh hưởng. [VTA thì kết nối với hệ Vành, N.Accumbens và PFC chuyên về tình cảm, khen thưởng và nghiện ngập. Còn SN thì chuyên về điều hợp cử động (Tomasi 2012)]

Thêm nữa:

- Bịnh ADHD làm mất quân bình giữa Orexin và Acetylcholine. (Villano 2017).
- Giảm chất xám Caudate nucleus, right globus pallidus and Putamen Fronto-striatal-Parietal pathway và cerebellum.

Ở người lớn sự thay đổi không được thấy rõ ràng, thường là giảm chất xám (Stern 2010) (chuyên về tìm ra sự sai biệt thông tin giữa ngoại biên và Nội Thức) liên kết đến Thalamus, Amygdala/Hạnh Nhân, SN PeriAqueductal Grey, LC, OFC và Tiểu Não. Ngoài ra Mạng Mặc Định: vmPFC và Giải Bao Sau/PCC bị kích động và ức chế các vùng Vỏ Não khác làm trở ngại hệ thống điều hành

D. Bệnh tự kỷ (H6.4)

Thường thấy ở các em bé, có đặc tính: giảm giao tiếp xã hội và buồn tẻ, hành vi lặp đi lặp lại, chậm phát triển TR, thường kết hợp với rối loạn tiêu hóa, giấc ngủ, nhút nhát, sợ hãi, động kinh.

Bịnh Tự kỷ (ASD=Autism Spectrum Disorder) (H6.4) là một hội chứng có rất nhiều nguyên nhân, trong đó vai trò di truyền với nhiều loại genes hư hại và yếu tố xã hội là quan trọng hơn hết. Trong năm đầu tiên của em, *Thị giác bị hạn chế là cơ nguyên phát ra bịnh. Não Bộ là nơi tạo ra các hình ảnh của thế giới quanh em bé trong năm 1 tuổi: nhận diện mặt, xã hội, động tác, Eye cóntact để tạo ra tình cảm, kinh nghiệm ứng xử. IQ có thể thấp, bình thường hay cao. TR không bị ảnh hưởng. Thiếu phản ứng tình cảm thích hợp khi nhìn mặt người thân hay xử dụng Tri Thức: như tránh nhìn thẳng vào mặt, ôm, nựng nịu, giảm khả năng xử dụng ngôn từ, hay xử dung vụng về gây khó chịu. Yếu kém khi bắt chước, cử động vụng về.* Đặc biệt là không cần dùng đến Vỏ Não Thị giác Não Bộ, có thể phát triển quá trình rối loạn quan trọng vì quá trình có thể tiến hành như sau trong tình trạng bình thường:

Phần đọc thêm KHNB

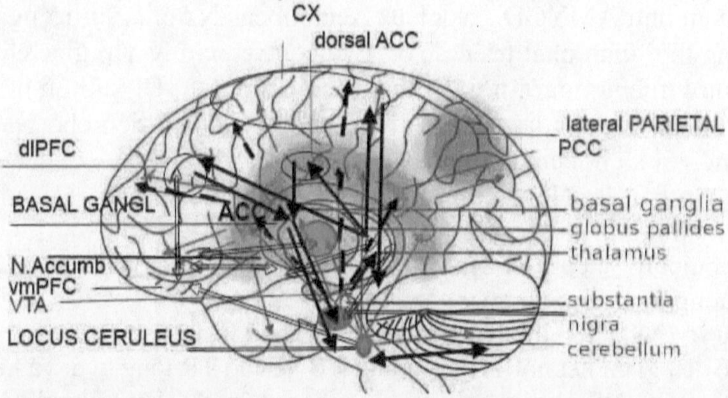

H6.3

Bịnh Lơ đễnh Náo động.
Hư hại hệ thống hóa chất dẫn truyền gồm Norepinephrine/NE (ĐỎ) từ LC/Locus Ceruleus và các nhân phụ khác đem NE đến khắp vùng não về Nội Thức như Cingulate gyrus và Vỏ Não, Basal Ganglion Đồi Não,Tiểu Não Hệ thống DOPA (mũi tên đứt) từ SN/Substantia Nigra đem DOPA đến vùng não về hoạt động có thôi thúc Basal Ganglia, và khắp Vỏ Não và Tiểu Não.
Hệ thống khen thưởng N.Acumbens (mũi tên mở) Nucleus Accumbens/NAcc nối với vỏ não về đạo đức vmPFC-dlPFC và các nhân kết nối khác như Đồi Não, LC, TPJ, FEF and Superior Colliculus in the control of the movement of the eyes and head, neckSN.
Hệ thống vận động (mũi tên đen): Nhân đáy/BG nối với dlPFC, SN, Đồi Não, Cầu Cuống Não tới PFC.
Vỏ Não hư hại là : Trán, Đỉnh Đồi Não kém hoạt động Ngoài ra DPFPC, vmPFC, IPS, ACC (tỉnh cảm TR cho mạng điều hành), Nhân đáy/BG (gồm cả Nucleus Accumbens/NAc Caudate nucleus, Putamen): kém hoạt Stratum, Đồi Não Amyg SN tỉnh cảm bất thường. Mang điều hanh (kế hoach, hướng dẫn để chu đích, ức chế, thich ứng, Trí Nhơ hiện hanh): lam việc kem, thiếu kết nối. (Faraone 2018, Douma 2019)

- Sự chú ý dùng động tác Eye saccades (liếc qua lại nhiều lần để rà soát) (Milne et al., 2002; McCleery et al., 2007).
- Tình cảm vui, sợ, giận dữ với kích thích Thị giác tương ứng. (Van den Stock et al., 2011; Celeghin et al., 2015; Diano et al., 2017).
- Hệ thống dẫn truyền Trên kết nối với nhiều vùng Vỏ Não về Thị giác sẽ cho một tiến trình tổng thể (Panoramic processing) về không gian, mắt, mặt, chuyển động và tình cảm rất nhanh về mục tiêu để đưa đến sự chọn lựa và cuối cùng chú ý vào mục tiêu được chọn lựa mà không cần TR.
- Hệ thống Dưới kết nối với nhân cảm giác ngoại biên.
- Kết nối các nhân về tình cảm (Amy, Nucleus Accumbens/NAc VTA).

Bộ phận Não Bộ làm công việc trên là hoàn toàn được điều khiển từ Superior Colliculus (SC: ở phía sau DN) (Leh,2006; Leh et al., 2006; Tamietto et al.,

2010), được cói là trung tâm điều hành tình cảm và giao tế xã hội. Các nhân Tình cảm như AMYGD , Nucleus Accumbens/NAc. ...Sự trở ngại của SC trong thời gian phát triển để có Eye cóntact, chú ý Thị giác chú ý đến mắt môi miệng người nói để phát triển ngôn ngữ. Đi xa hơn nữa Superior Colliculus (SC) là nơi xây dựng nên cơ sở đại diện cho Não Bộ về liên hệ với xã hội chung quanh (Jure 2019).

Các vùng hư hại là Hệ Vành, Tiểu Não, Giảm Tế bào TK vN Macrocephaly trong 15-20%

Superior Temporal Sulcus (STS) và, Jure fusiform face area (FFA), TB Mặt TB Gương hư hại.

Bịnh Tự kỷ/ASD liên hệ đến giảm kết nối thần kinh

ASD liên hệ đến giảm kết nối TK các vùng NB xa cho TR tổng quát và kết nối gần trong vùng NB cho các chi tiết của mỗi phần TR, kết nối hai bán cầu vì Trái Phải có chức vụ khác nhau.

Kết nối tăng lên bên bán cầu Trái khi ASD nặng. Bình thường : Kết nối Trán-Chẩm ở trẻ em nhiều hơn người trưởng thành

Trục NB Ruột rối loạn

Chất viêm sưng tăng lên: IFN-γ, IFN-α, TNF-α, IL-6 and IL-17. làm hư bao TK Myelin Cho chất chống lại viêm sưng như anti-IL-6 and anti-IL-17 và IL-6 and IL-17 ở động vật phòng thí nghiệm làm giảm triệu chứng ASD.

Giảm Serotonin (Pardo 2007 Jure 2019, Demetriou 2019, Anitano 2020

Bảng Tóm lược cơ nguyên bịnh ASD

	Genet	Neurobiol changes	Symptoms
Matern /Infect /Tox	IntraUterine	Cortex/Synapses/Modules	Socio cógnition
	Post Natal	Networks of the Brain	Language/Motor
	Maturation	Brain Growth	
		Autisn Spectrum	

Sơ đồ cho thấy Superior Colliculus (SC) dùng hai hệ thống Trên xuống /Dưới lên kết nối với cac vùng Vỏ Não và các nhân chất xám.

F. Bịnh Ám ảnh thôi thúc OCD (Obsessive Compulsive Disorder) (H6.5) và TK phân liệt (Schizophrenia) bị rối loạn (giảm) về Chú ý: kết nối vmPFC Phải, Frontal gyrus Trái (SFG) với Giải Bao Sau/PCC hai bên và với thùy Đỉnh Phải (Fan 2018, Pauls 2014)

OPFC (OrbitoPreFrontal Cortex): *VN chuyên về mẫu Đạo đức của con người với chính mình, gia đình và xã hội.*

Giải Bao Trước /ACC (Anterior Cingulate Cortex) thuộc mạng Chính (Salience Network) để kiểm soát sai lầm hay sự sai biệt thông tin trong cơ chế so sánh thông tin với Nội TR và Nội Tâm nhất là với OPFC (Peteson 2012,Himelstein 2000, Stern 2001)

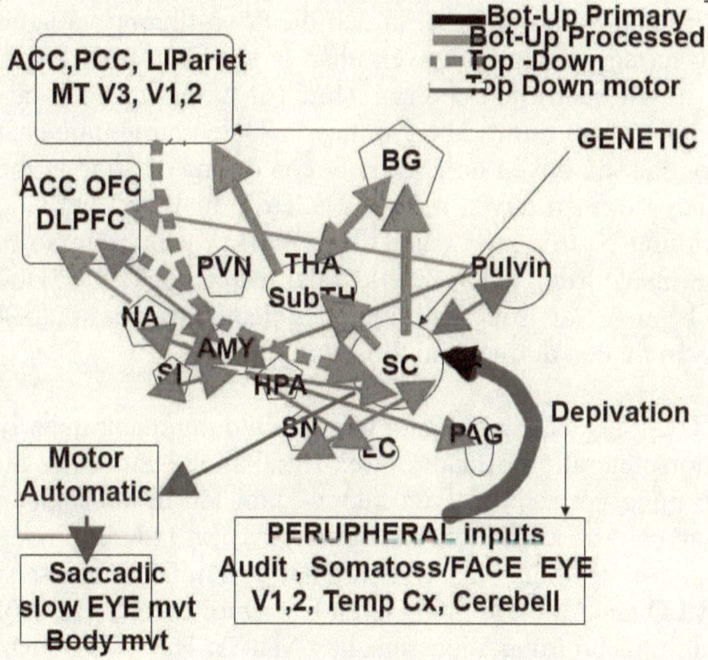

H6.4 kết nối SC/ Superior Colliculus với hệ thống trên xuống dưới lên và kết nối tình cảm. (Jure 2019) PA:Periaqueductal Gray, ocus eruleus SN: Substantia Nigra SI:Substantia InominataPVN POeriVanticular Nucleus THA: Thalamua, Amy: Amygdala NANucleus Accumbens,BG:Basal Ganglia, Pulvin: Pulvinar

H6.5: Mũi tên đen: bình thường, Mũi tên trắng OCD tăng lên từ Thalam-ACC/OPFC-Striat, ACC: Anterior Cingulate Cortex, OFC: Orbitary Prefrontal Cortex, GPe, i: Globus Pallidus External, Internal
SN: Substantia Nigra.

Chương 7: THIỀN ĐỊNH

Tóm Lược

Thiền Định (TD) là con đường quay trở về Bản Tâm phẳng lặng bình đẳng nguyên thủy Bản lai diện mục của khởi nguyên vũ trụ. Đời sống cũng như xã hội hiện tại là đảo điên , vô thường và là ảo giác do vọng tưởng vô minh. Nguyên nhân là sáu Trần (thông tin), sáu Căn (ý và ngũ quan) làm cho sáu Thức (tư tưởng và Thức của ngũ quan) ô nhiễm lầm tưởng Thế giới này là Thực nhưng thực chất là Không, ảo giác do duyên hợp. Vì vậy con đường TD không thể là tự nhiên hay do nhân duyên mà phải là Tự Ý từ Bản Tâm. Cho nên ý chí là động cơ tiên khởi của Thiền Định. Ý chí có cơ sở là Mạng Chính: Insula trước (Thùy Đảo) -(Giải bao trước) ACC. Đức Phật nói với Ngài A Nan trong kinh Lăng Nghiêm: " Nếu là tự nhiên hay nhân duyên thì con đường Giải thoát còn rất lâu".

Để dẹp sáu Trần, TD cần sự chú tâm bằng cách dùng mạng quản lý dlPFC-IPS(dorsolateralPreFrontal Cortex-IntraParietal Sulcus). Sự chú tâm cần dùng cơ sở NB: Trên xuống-Dưới lên để điều khiển giác quan (sáu căn) để khóa Tâm không chạy bậy bạ. Phương pháp thường dùng các hệ thống như Niệm Phật A Di Đà, Vipassana (Minh Sát) và Quán Âm. Hệ thống Trên hay Dưới để chú vào một mục đích như hơi Thở trong Vipassana hay Mắt Trí Huệ trong Quán Âm. Chủ đích là Định để Định Tâm/Mindfulness. Hệ thống Dưới hay Trên là vận chuyển cơ bắp bụng hay Tiếng Nội Âm để thực tập, trau dồi Trí Tuệ. Nhưng rốt ráo lại bất cứ phương pháp nào để tu hành, thiền nhân phải dùng một trong sáu cửa (ngũ quan và ý). Để cuối cùng dùng cửa Ý (Tri Thức) tập trung vào sư chú Ý, Nội Thức bớt đi sự chú Ý/Tri thức/màng Vô minh. Nhờ vậy Sự Hiểu biết/Phật tánh hiện ra, ***nhận biết*** Nội tâm một cách như thị hơn: đó là ***nguyên tắc Lục mở Nhất tiêu*** (mở /phá bỏ sáu căn thì tiêu đi Tri Thức Vô minh) của Đức Phật trong kinh Lăng Nghiêm. Dùng bất cứ căn nào. rốt ráo vẫn dùng Ý căn

Vì trong TD thông tin ngoại biên bị giảm và chỉ còn đơn thuần thông tin từ hai hệ thống Trên và Dưới nên NB thiếu thông tin. Cho nên Nội Thức bị kích động để bù vào khoảng trống trên. Nội Thức là kho thông tin vô tận nếu gồm cả Tạng Thức. TN/Trí Nhớ từ Nội Thức/NT được thu về hiện tại có thể là đối tượng cho sự huỷ tạo TK. Sự kiện trên là cơ chế của sự chùi bỏ Nghiệp. Nghiệp là TN được tồn trữ trong NB hay đúng hơn trong Nội Thức.Thể nghiệm vì vậy cũng chỉ là Vọng tưởng. Thể nghiện khác với Mộng mị ở chỗ thông tin có trật tự hợp lý trong thể nghiệm và bất hợp lý trong Mộng mị. Trong thể nghiệm TD, hiện tượng thông thường là Ánh sáng Nội Tâm, Nội Âm, các cảnh trí và cảm giác thoải mái toàn cơ thể.

Ánh sáng Nội Tâm còn gọi là Ánh sáng khai ngộ có căn gốc là Quang Minh của Phật được đề cập trong Phật giáo như "Hãy thắp đuốc mà đi" cũng như trong Thánh kinh nói về Con mắt thứ ba: "Khi mắt thành một, Mắt là ngọn đèn soi sáng cơ thể". Ánh sáng là thông tin Thị giác trong Nội Thức được kích động phát xuất từ PFC/PreFrontal Cortex chuyển về VN Thị giác. Cũng như vậy Âm thanh từ Nội Thức phát xuất ra được chuyển về VN Vận Động và đi qua PPC (Posterior Parietal Cortex/ Đỉnh sau). Vì vậy Ánh sáng thường được thấy ở vùng Trán và toàn cả đầu, còn Âm thanh nghe từ Đỉnh đầu. Vì thông tin bắt nguồn từ Nội Thức truyền từ PFC/Prefrontal Cortex nên PFC đặc biệt là vmPFC có thể đó là biểu hiện của Huệ nhãn hay Mắt thứ ba. TD kích thích Nội Tâm cũng là Hồn và Hồn nhập thân làm nên cảm giác an lành toàn thể. Cách thứ hai để hiểu câu nói: "Hãy thắp đuốc mà đi" là dùng Trí tuệ hiểu lời Phật dạy để tự soi đường mình đi. Cách hiểu nầy ít tích cực hơn

Các Hiện tượng trong thể nghiệm TD là Vọng tưởng nhưng cũng ấn chứng cấp bậc thiền của Thiền nhân. Nếu cói những thể nghiệm là thật và lầm tưởng mình là Thánh nhân đạt Đạo thì đó là hiện tượng Ma còn gọi là Ma ngũ Ấm trong TD.

Tóm lại TD làm kích động Nội Thức cho Thiền nhân có dịp nhìn vào Nội Thức, rửa sạch Nghiệp hiện đời và có thể nghiệm TD. Thể nghiệm TD là Vọng tưởng nhưng có ích cho TD khi nhận biết được rõ ràng cơ chế làm ra thể nghiệm.

I. Tổng quát

Bài viết này là khái quát về Thiền định/TD, chỉ chú trọng đến cơ chế các hiện tương va trơ ngại của TD nhưng không có mục đích huấn luyện về kỹ thuật.

Như đã trình bày trước đây, trong các Đại Tôn giáo Vũ trụ nầy khởi lên từ ý chỉ của Thượng Đế (hay từ một Vọng Niệm phát xuất từ Bản Tánh phẳng lặng bình yên/Chân Không Diệu Hữu). Từ một thể trống không, bỗng trở nên sự vật biến chuyển thay đổi đảo điên như thế giới hiện nay. Sự kiện được diễn ra trong Kinh Bát Nhã Ba La Mật là: Chân Không Diệu Hữu hay Không tức thị Sắc. Song song với sự biến chuyển đó là sự suy đồi về mặt tinh thần của con người. Kỹ thuật thì trái lại càng ngày càng phát triển. Theo quan niệm Bát nhã Ba la mật, dầu có sự tiến bộ vật chất, bản chất của thế giới vốn là không, do duyên hợp , vì vậy mọi sự vật là Vô thường. Để sửa đổi tình trạng trên, hơn 2500 năm trước Thái Tử Tất Đạt Đa đã bỏ lại tất cả sự giàu sang xa hoa và gia đình để tìm lại sự bình an Bản Tâm. Thế giới là Vô Thường nên Hạnh phúc cũng Vô thường và Vô Minh gây nên biển khổ. Tu Thiền là con đường mà Đức Phật đã vạch ra. Vì vậy TD là con đường tất yếu của cuộc sống của mọi người. Cho nên TD thực ra không có mục đích gì vì đó là con đường tự nhiên mà con người vì mê muội quên đi, vì bị lôi cuốn vào biển mê.

Người mới tu học có thể có quan niệm Thiền Định là để thoát vòng sanh tử. Nhưng thật ra, Tu hành hay Thiền Định là không có mục đích gì. Nó là tự nhiên trong cuộc sống, như chính nó, cũng như người đi chơi, đi làm việc, nhưng rồi phải về nhà. Trở về là tìm lại Bản Lai Diện Mục hay Bản Tánh/Tự Tánh/Phật Tánh là phần sâu thẳm của Nội Thức. Vì vậy, Thiền là nhìn lại bỏ đi Nội Thức để tìm thấy Phật tánh: "Trực chỉ Chơn Tâm. Kiến Tánh thành Phật" (Bồ đề Đạt Ma). ***Để thấy Chân Tâm thì phải vén đi màng Vô Minh, tức là bỏ đi Bản Ngã/thực thi Vô Ngã***. Người đi làm việc, buổi chiều về nhà là thấy an bình thoải mái vì được tự tại. Thiền tự nó không có bó buột. Nếu cảm thấy bó buột là vì đã mê lầm từ khi sanh ra, nhận điên đảo là bình thường và tự nhiên. Tự nhiên là cội nguồn của thế giới, là thể yên lặng không phải là ngoại cảnh của đời sống như thường thấy.

Đứng trên quan điểm người mê, TD là con đường về cội nguồn thoát ra biển khổ.

Trong sách Thiền Luận của DT Suzuki, Thiền là con đường rốt ráo của mọi Tôn giáo Triết học chứ không phải riêng của Tôn giáo nào. Thiền "*Là phép lạ khám phá toàn bộ then máy sinh hoạt của Nội Tâm và mở rộng ra cả một thế giới từ trước chưa hề mơ tưởng đến. Đó có thể là một cuộc phục sinh. Dầu rằng chủ trương đối lập với Tri Thức luận giải. Thiền lại có khuynh hướng đề cao yếu tố Trí giải lên trên tất cả trong toàn bộ then máy cách mạng Tâm linh...*".

Không sai khi Ông Suzuki nói Thiền là cách mạng Tâm linh, như trên đã nói Thiền là con đường đi ngược lại dòng đời. Hơn thế nữa, cần đi xa hơn nữa Thiền không phải là để khám phá bộ máy Nội Tâm (hay Nội Thức) mà là để nhìn về Phật Tánh. Nội Tâm là rác rưởi của đời sống điên đảo cần chùi bỏ, phế thải; là căn nguyên của Ma chướng trong Thiền Định mà Đức Phật gọi là Ma Ngũ Ấm trong kinh Lăng nghiêm.

Vì Vọng niệm nên mới có thế giới này, vì Vô minh nên lạc vào biển Mê như trẻ thơ đi lạc xa Gia đình. Đi trở về để tìm lại Bản Lai Diện Mục là một quyết định hợp lý. Đức Phật nói quyết định trên không phải là tự nhiên và cũng không phải là nhân duyên, mà là sự quyết tâm. Đức Phật nói với Ngài A Nan:

" - *Nếu có sự chẳng sanh, chẳng diệt gọi là tự nhiên, thì tâm tự nhiên này là do sanh diệt đã sanh mà hiện, ấy cũng là pháp sanh diệt, chẳng phải Bồ Đề. Cái lý chẳng sanh diệt kia gọi là tự nhiên, cũng như các tướng lẫn lộn thành một thể của thế gian, gọi là tánh hòa hợp; cái chẳng hòa hợp thì gọi là tự nhiên. Tự nhiên chẳng phải tự nhiên, hòa hợp chẳng phải hòa hợp, tự nhiên và hòa hợp đều lìa, có lìa có hợp đều sai, đến chỗ này mới được gọi là pháp chẳng lý luận.*

Nếu dựa vào chỗ này để thủ chứng Vô Thượng Bồ Đề và Niết Bàn thì quả Phật vẫn còn cách xa lắm*. Tại sao? Vì chấp do dụng công tu chứng mà có sở đắc vậy. Kỳ thật, Bồ Đề Niết Bàn vốn sẵn đầy đủ, chỉ có thể sát na ngộ nhập, chẳng do nhiều kiếp siêng năng tu chứng mà được, dẫu cho nhớ hết diệu lý thanh tịnh như cát sông Hằng trong mười hai bộ Kinh của mười phương Như Lai, chỉ càng thêm hý luận*"(ý nói sự Tự nhiên mà đại chúng nói không phải là Vô Sanh Vô Diệt. Cho nên Tu hành không thể phát xuất từ sự tự nhiên).

II. THỜI GIAN và KHÔNG GIAN TRONG PHẬT GIÁO

Thời gian là một phần của đời sống vì nó định nghĩa được Quá khứ, Hiện tại và Tương lai. Thời gian hợp với không gian và Tri thức là tất cả những gì con người đang sống. Nhưng biết rằng con người đang sống trong đảo điên.

Năm 1915 Einstein đề xuất thuyết tương đối kết hợp vật chất với vận tốc trong phương trình E=mc2 trong đó **E** là năng lượng , **m** là trọng lượng vật di chuyển và **c** là vận tốc ánh sáng. Đến năm 1915 Ông khám phá ra thuyết Tương đối Tổng quát kết hợp thời gian và không gian trong phương trình:

ds2=dx2+dy2+dz2-c2t2 trong đó xyz là số đo không gian 3 chiều, t là thời gian c và s là hằng số cho ngườ quan sát. Như vậy s là Space-Time biểu diễn cho Tri thức vì TR là Hồn là cá biệt cho mỗi người

Trong không gian rộng lớn, sự có mặt của vật chất làm cóng đường đi của ánh sáng, không gian trở thành cóng.

Lại nữa người di hành với vận tốc nhanh gần về ánh sáng, thời gian, không gian bị ngắn đi.

Đó là nguyên tắc thấy được trong thuyết Tương đối.

Đối với Phật giáo hay các Tôn giáo lớn, khởi đầu Đấng Tối cao tạo nên Vũ trụ nầy. Trước đó là sự bình yên đồng dạng không phân biệt *nên không có thời gian và không gian.*

Trong kinh Hoa Nghiêm, quyển 5, phẩm 31 thọ lượng tr 325
Bây giờ Tâm Vương đại Bồ Tát ở trong chúng hội bảo chư Bồ tát rằng:
Chư Phật Tử! Ở Ta Bà Thế giới cõi Thích Ca Mâu Ni Phật đây một kiếp, nơi Cực Lạc Thế giới, cõi của A Di Đà Phật là một ngày đêm.
Một kiếp của Cực Lạc thế giới là một ngày đêm nơi Ca Sa Tràng thế giới, cõi của Kim Cang Kiên Phật.
Một kiếp của Ca Sa Tràng thế giới, là một ngày đêm noi Bất Thối Chuyển Âm Thanh Luân Thế giới, cõi của Thiên Thắng Quang Minh Liên khoa Khu Phu Phật.
Ly cấu thế giới của Pháp Tràng Phật
Thiện Đăng thế giới của Sư Tử Phật
Diệu Quang Minh thế giới của Quang Minh Tạng Phật
Nan Siêu Quá thế giới của Pháp Quang Minh Khai Phu Phát
Trang Nghiêm Huệ thế giới của Nhật Thiet Thân Thông Quang Minh Phật
Cảnh Quang Minh thế giới của Nguyệt Trì Phật
Có đến quá trăm vạn a tăng kỳ thế giới chờ để thế giới cuối ùng là Thắng Liên Hoa của Hiền Thắng Phật ,Phổ Hiền Bồ Tát

Tóm lại thời gian không phải tự nhiên hiện hữu, nên có sanh có diệt và vì vậy có thay đổi. Phật giáo quan niệm Vũ trụ là Vô thường và biến thể theo quy trình Sanh Trụ Hoại Diệt. Người Cực Đông cũng cùng quan niệm về biến dịch của Vũ trụ biểu hiện trong Kinh Dịch. Cũng như vậy thời gian là tương đối và thay đổi vô thường như thế giới vật chất. Ở hành tinh khác trong Vũ trụ, vận tốc của hành tinh làm thay đổi thời gian dài hay ngắn đi. Tuy Thời gian hiện tại dường như hiện hữu nhưng thực chất là ảo giác, vì do Vọng Niệm. Cho nên Quá khứ, Hiện Tại, Vị lai là không thực thể: Quá khứ thì đã qua, không thay đổi được. Hiện tại thì mất đi sau mỗi Sát na. Còn Tương lai thì chưa đến và tuỳ thuộc vào Nghiệp của quá khứ.

Thời gian cũng như không gian là những Pháp (luật lệ) vô thường, do sanh ra nên sẽ bị diệt vong và thay đổi vì phụ thuộc vào các Pháp khác như không gian hay ngũ Ấm. Sự thay đổi được biểu diễn bằng phương trình của thuyết Tương đối của Einstein như trên..

Vì vậy con người làm được gì với đời sống Vô thường và mong manh nầy?. Đức Phật dạy con đường đi trong Hiện tại là Bát Chánh

Đạo (chánh kiến, chánh tư duy, chánh ngữ, chánh nghiệp, chánh mạng, chánh tinh tấn, chánh niệm, chánh định).

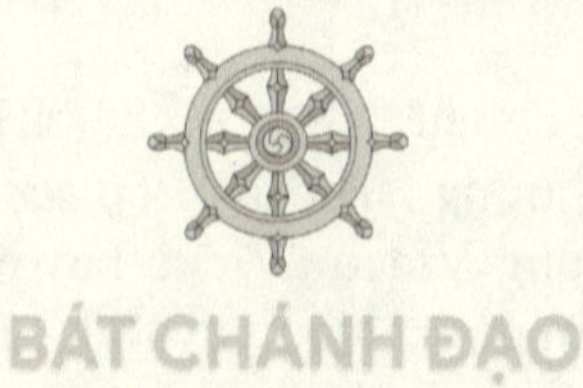

Trong kinh Phật, từ Sát na thường được Đức Phật dùng để chỉ khoảnh khắc cho một Niệm, là một sự kiện ngắn nhất. Niệm là Tư tưởng/Tâm rồi từ đó biến thành Hành động. Vậy Niệm tự nó là Vô thường nhưng Vô Ngã. Nghi vấn thường đặt ra là Sát na dài bao lâu so với thời gian của con người hiện nay. Cậu hỏi là đầy bất cập và mâu thuẫn vì câu hỏi đặt ra trong một phạm trù không cố định và giữa khách thể và chủ thể bất tương đồng.

Tuy vậy trong Tương đối ai cũng biết Sát na là một đơn vị thời gian rất nhỏ.
"Kinh Nhân Vương" : một khảy móng tay có 60 Sát na, một Sát na có 900 lần sanh diệt cua một hiện tượng. Có khi kinh nói một niệm có 90 Sát na. Nhiều người viện dẫn Kinh Phật Nguyên thủy Kinh bộ để đưa ra một số đo (Louis de la Vallée Poussin, Documents dAbbhidharma: la cóntroverse du temps Melanges chinois bouddhiques 5, p.140) theo Thuyết Nhất Thiết Hữu Bộ thì 120 Ksaṇa (Sát na) = 1 tatkṣaṇa, 60 tatkṣaṇa = 1 lava, 30 lava = 1 muhūrta. Vì thế, 1 ksana = 0,013333 giây hay 13ms.

Trong một Phân tich khác (https://www.chuonghung.cóm/2013/04/dich-thuật-một-sat-na-la-bao-lâu.html) Phạm điển cổ đại tìm ra được đáp án rõ ràng. Trong *Tăng chỉ luật :*

Nhất sát na vi nhất niệm.
Nhị thập niệm vi nhất thuấn.
Nhị thập thuấn vi nhất đàn chỉ.
Nhị thập đàn chỉ vi nhất la dự.
Nhị thập la dự vi nhất tu du.
Nhất nhật nhất dạ hữu tam thập tu du.

Từ đó: 1 Sát na là 1 Niệm. 1sát na chỉ có 0,018 giây. Cho nên 60 sát na= 1 giây, 60 giây= 1 phút.....

Trong Nhân Vương Kinh 90 sát na là một niệm, còn Vãng Sanh Luận : 60 sát na là một niệm.

Nhìn lại các kinh trong Phật giáo Nguyên thủy hay Đại Thừa, Sát Na, là đơn vị thời gian tương đối khi Đức Phật đề cập đến để chỉ một sự kiện, một niệm xảy ra tức thì.
THỨC của Ngài là từ Bản Tâm không qua cơ chế NB. Cơ chế NB chỉ làm chậm lại và lệch lạc thông tin. Thông thường NB cần 1 /60 séc hay 16 msec để phân biệt hình liên tục nhau trong Video (Video hay dùng 30 - 60 frames séc để làm hình không bị gián đoạn. Như vậy một Sát na phải hiển nhiên nhỏ hơn 16 mesc vì Bản Giác của Đức Phật nhạy bén hơn NB của một người bình thường. Có thể an toàn hơn để quy ước 1 sát na là 1 2 x 16 ms 8 msec.

Trong thí nghiệm nổi tiếng của Libet về Free Will Tự ý muốn hành động NB biểu hiện thay đổi điện trường 400 msec trước khi người thí nghiệm ra chỉ thị về ý muốn và cần 200 msec nữa để thực hiện một ý muốn đơn giản như có ngón tay.

Trong Thiền Định
Thế giới nầy tạo ra bởi Vọng niệm. Trước khi khởi nên Vọng niệm, không có năng lượng hay vật thể (mass). Thời gian và không gian là không /zero. Tình trạng tương đương như "*Ở đây, Bây giờ" và Vô Niệm.* Từ đó Thiền nhân phải biết rằng mình hành thiền trong hiện tiền và tại chỗ nầy, quên đi quá khứ vì đã qua, vị lai vì chưa đến và là *quả của nhân* quá khứ, Thân bất xê dịch để đạt được Vô niệm. Hành thiền=Thiền+Đi) sẽ làm giảm đi rất nhiều hiệu quả triệt tiêu Niệm khởi của Thiền đang làm.

Trong TD Thiền nhân có nhiều thể nghiệm TD, có thể có thể nghiệm sai lầm về thời gian và không gian như : mất cảm nhận về thời gian, mất không gian kế cận, mất tiêu chuẩn thời gian. Cảm nhận thấy không gian bành trướng, hay không gian chung quanh khó nhận biết vì tê dại da thịt. Thời gian không gian trở thành không quan trọng.

Ý niệm mất không gian trong Thiền Định cũng có chung cơ chế với sự xuất Hồn trong Thiền Định (Ataria 2014), và không liên hệ gì đến các cách Thiền khác nhau.

Cảm nhận trên dễ hiểu hơn khi người bình thường chú ý một việc gì như đọc sách mổ xẻ, tâm ý chỉ giữ ở trang sách hay vết mổ ở đầu dao kéo.

Thể nghiệm trên là đồng điệu với quan niệm Hư không về thời gian và không gian như Suzuki bàn đến về Phật giáo trong sách TD của Ông .(*Berkovich-Ohana 2013). Cảm nhận trên không đến từ phản xạ TK hệ Đối giao cảm như một số Thiền nhân nhận định (Jerath 2008). Ngược lại vấn đề được Ataria nghiên cứu nhiều trong một loạt khảo cứu (Ataria 2013, 20142015, 2013). Trong quan niệm của Ataria không có phân biệt rõ ràng giữa cái Nhìn thấy (Visible) và cái Không nhìn thấy (Invisible) của* Marleau Ponty Maurice.

III. Ý chí trong Thiền Định là rất quan trọng

Cũng như vậy, Vũ trụ tạo nên là do Vọng niệm, không là tự nhiên hay nhân duyên. Từ đó tạo nên sự ràng buộc của chúng sanh phát xuất từ Ngã chấp Vô minh và Điên đảo để cuối cùng tạo nên Nghiệp.
Krishnamurti nói:
"Cuộc khủng hoảng hiện nay của nhân loại là vô tiền khoáng hậu, cần phải cấp tốc cứu chữa như cứu chữa một ngôi nhà đang cháy."
(Câu nói trên tương tự như trong kinh Diệu Pháp Liên Hoa khi Đức Phật đưa ra thí dụ một ông phú hộ muốn cứu con đang vui chơi ra khỏi nhà đang cháy bằng cách hứa hẹn cho xe quý để chơi ở ngoài nhà cháy).

Tu hành và Thiền Định là con đường đi ngược lại dòng đời, nên cũng phải là tự ý. Đức Phật hay dùng từ "Phát Tâm "chẳng hạn như:

*Lúc bấy giờ, Thế Tôn thương xót hàng Thanh Văn, Duyên Giác trong hội chưa được **tự tại nơi tâm Bồ Đề**, và những chúng sanh **phát tâm Bồ Đề trong đời mạt pháp**, khai thị pháp tu nhiệm mầu của Vô Thượng Thừa, bảo A Nan và đại chúng rằng:*
*- Các Ngươi quyết định **phát tâm Bồ Đề**, đối với pháp Tam Ma Đề (*=Thiền Định*) nhiệm mầu của chư Phật, chẳng sanh mỏi mệt, trước hết nên biết hai nghĩa quyết định trong lúc **mới phát tâm**.*
- Thế nào là hai nghĩa quyết định lúc mới phát tâm?
*(1) A Nan! Nghĩa **thứ nhất**: Nếu các Ngươi muốn lìa bỏ Thanh Văn, tu Bồ Tát Thừa, nhập Tri Kiến Phật, thì nên xét kỹ chỗ phát tâm của nhân địa, với chỗ giác ngộ của quả địa là đồng hay là khác? A Nan, nếu ở nơi nhân địa, dùng tâm sanh diệt làm cái nhân tu hành, để cầu cho được quả chẳng sanh diệt của Phật thừa thì chẳng đúng. (*ghi chú: ý nói cầu giải thoát mà dùng hành động Vô thường là không được= ý nói ý chí là tự ý không do ai xúi dục*)*
(2) Do nghĩa này, Ngươi nên xét kỹ vạn vật trên thế gian, các pháp có thể tạo ra đều phải biến diệt. A Nan, ngươi hãy xem các pháp có thể tạo ra, có cái nào chẳng hoại chăng? Nhưng chẳng bao giờ nghe nói hư không biến hoại. Tại sao? Vì hư không chẳng phải là vật sở tạo, cho nên chẳng thể biến hoại. (Kinh Lăng Nghiêm) (ý nói nếu phát tâm do x dục thì khi người xúi dục biến đi thì sẽ hết ý chí)

(Kinh Lăng Nghiêm)
(Ý nói: Duyên hay tự nhiên là vô thường không bền vững nên không dựa vào đó Phát Tâm Bồ đề Vô thượng, chỉ là trò đùa).
Thí dụ điển hình nhất là trường hợp Tổ Huệ Khả khi cầu Bồ Đề Đạt Ma, Ngài chặt nguyên cánh tay để bày tỏ ý chí An Tâm của Ngài.
Trong Lục độ Ba La Mật (Bố thí, Trì giới, Nhẫn nhục, Tinh tấn, Thiền Định, Trí huệ Ba-la-mật), Tinh tấn đi trước TD/Thiền Định. Tinh tấn gồm Ý chí là thành phần cốt lõi. Ý chí phải được biểu lộ bằng thể hiện. Tuy TD là tự nhiên nhưng vì con người đã qua nhiều vô số kiếp sống trong Thất điên bát đảo nên đã quen với điên đảo hơn là tự nhiên. Cho nên bước đầu của TD bị cói như bị ràng buộc chứ không tự nhiên. Giống như đứa trẻ quen vui chơi, cói việc học hành không là tự nhiên và đặc quyền phước báu. Em bé con nhà nghèo ham học cói việc đi học là một ân huệ. Thể hiện Ý chỉ trong Thiền Định qua tư thế ngồi: Ngồi kiết già = ý chí cao nhất, hay bán kiết già hay xếp bằng không tréo chân.. Ngồi trên ghế, đi bộ, vừa đi vừa thiền là cói như thiếu ý chí và chắc chắn khó có thể nghiệm tâm linh và có thể làm mất đi ý nghĩa ngồi thiền. Lại nữa ngồi chắp tay trước bụng , thẳng lưng thẳng cổ cũng cần ý chí. Chú tâm vào hơi thở hay mắt Trí huệ là tối cần thiết là cần Ý chí.. Ngủ hay mê mang khi ngồi là vì thiếu Ngủ và thiếu Ý chí. Ngồi thẳng chân, chờ hết giờ thiền là thiếu ý chí. Kinh nghiệm của người tu thiền là: Ý chí sẽ làm mất đi sự mỏi mệt chân. Cơ sở TK là Mạng Chính: Thùy Đảo/Insula- Giải Bao trước/ACC (Angular Cingulate Cortex). Insula là VN có nhiệm vụ suy tư. ACC có nhiệm vụ so sánh, đánh giá cái mới.
Vùng NB phụ trách Ý chí là mạng Chính Insula-ACC. Insula /Vỏ Não Đảo chuyên về suy nghĩ sâu và ACC/Giải Bao trước khám phá sai biệt Thông tin mới và thông tin trong Nội Thức có kết nối với vmPFC phần NB về Đạo đức.

Trong kinh Hoa Nghiêm , khi nói về Bồ Tát sơ phát tâm Công Đức, Pháp Huệ Bồ tát thừa thần lực của Phật nói:
Thưa Phật tử! Bồ Tát sơ phát bồ đề tâm được bao nhiêu công đức?
Pháp Huệ Bồ Tát nói:
Nghĩa đó rất sâu, khó nói, khó biết, khó phân biệt, khó tin hiểu, khó chứng, khó làm, khó thông đạt, khó tư duy, khó đạt lượng, khó thu nhập.
Tuy nhiên, thừa oai thần của Đức Phật, tôi sẽ nói cho ông.
Này Phật tử! Giả sử có người đem tất cả đồ sở thích cúng dường chúng sanh trong vô số thế giới ở mười phương trọn một kiếp; rồi sau đó dạy họ thọ trì ngũ giới thanh tịnh. Cứ theo ý ông, công đức của người này nhiều chăng?
Thiên Đế thưa: "Công đức của người này, trừ Phật ra, không ai có thể lường được."

Pháp Huệ Bồ Tát nói: "Này Phật tử! Công đức của người này đem so với công đức sơ phát tâm của Bồ Tát chẳng bằng một phần trăm, một phần ngàn, một phần trăm ngàn, một phần ức, một phần trăm ngàn na do tha ức, một phần số, một phần ca la, một phần toán, một phần dụ, nhẫn đến chẳng bằng một phần ưu ba ni sa đà.

IV. SỰ CHÚ TÂM/ Ý

A. Tổng quát

Sự chú tâm là bước khởi đầu cho Thiền Định (TD) và tu hành. Trong tất cả phương pháp thiền kể trên, cách Thiền kết hợp với thể thao, Yoga, đều có thành phần chú tâm. Thí dụ trong Asana Yoga Thiền về Thân thể như tập thể thao, hành giả phải chú ý vào các cử động và thế thăng bằng của cơ thể. Sự chú ý đó đồng nghĩa với sự chú ý trong TD. Học hành, đọc sách cũng cần sự chú ý tương đương như trong Thiền Định. Sự khác biệt của chú ý trong Thiền Định là sự hạn chế tối đa (nhưng chưa thể cắt đứt hoàn toàn) thông tin từ 6 căn (ngũ quan và TR).

Trong TD và tu hành, thí dụ điển hình nhất có thể thấy trong kinh Lăng Nghiêm. Để hướng dẫn Ngài A Nan tu thiền Đức Phật bắt đầu bằng cách chỉ ra Tâm/ Tri Thức là gì. Kế đến Đức Phật chỉ ra sáu Căn nhập với sáu Trần làm thành sáu Nhập. Sáu căn bị Tâm Ý làm điên đảo lộn ngược xuôi làm ô nhiễm Tánh Vô sanh diệt, hạn chế tầm nhìn của Tâm Vô sinh diệt. Tâm Vô minh chỉ thấy Thị Phi đúng sai không thực chất mà người trong đại chúng cho là Tự nhiên. Tiến trình kế tiếp như sau:

Đức Phật gọi sáu Căn, sáu Trần, sáu Thức làm trở ngại TD hay nhập lại nhau thì càng làm trở ngại nhiều hơn hai, ba lần:

- **Lục Nhập**= Perception= Nhận Thức (6 Sắc Nhập vô Căn) Đức Phật giải thích với Ngài A Nan những thông tin từ sáu Căn (Ngũ giác và Tri Thức/TR vốn vô Ngã) nhập vào cõi Vô minh hư vọng là hư ảo nên cho ra thông tin Vọng tưởng.
- **Thập Nhị Xứ**, do sáu Trần+ sáu Căn, trở ngại gấp hai lần
- **Thập bát Giới** do Trần +Căn + Thức tạo thành Thế giới nhiễm hư ảo, trở ngại gấp ba lần

B. Tại sao cần Chú Tâm Ý trong TD?

Tu hành là dứt đi Lục Nhập, Thập nhị Xứ và Thập bát Giới dựa lên căn bản Giới (luật) Định Tuệ (trí tuệ). Một Cốt lõi của phương pháp Thiền Định là sự chú Tâm. Sự chú Tâm là giữ chắc tư tưởng (Thức thứ 7=Mạc Na Thức) vào một đối tượng đã định sẵn, thí dụ như đầu mũi, mắt Trí Huệ, hay theo nhịp thở, công án... Tuy nhiên dầu cố gắng thế nào, ngồi một chỗ, xếp chân tréo lại, tay để yên, nhắm mắt, tìm một chỗ thanh tịnh, tư tưởng vẫn thường xuyên bị xao lãng.

Hiện tượng nầy là phổ thông và tuyệt đối cho mọi người.

i. Thế giới hiện sinh có nhiều điều để học hỏi, tìm hiểu, thi đua và cám dỗ làm con người hướng nhiều về đời sống vật chất, và xáo trộn, trụy lạc tâm hồn. Vậy sự chú tâm là làm hạn chế bớt những hoạt động quá phức tạp của kiếp sống hiện sinh. Ngoài lý do đương nhiên trên sự chú tâm còn có một ý nghĩa sâu sắc hơn về Tâm linh và Khoa học Não Bộ (NB) như sau:

ii. Song song với sự tăng hoạt động của VN liên hệ đến hệ thống dẫn truyền chú Ý Trên xuống-Dưới Lên tuỳ theo cách chú Tâm như Thị giác, thính giác, Thở..., MMD (Mạng Mặc Định) bình yên.

Sự bình yên của MMD là khó hiểu, khi MMD mới được khám phá. Nhưng dần dần người ta hiểu ra rằng MMD là nơi lưu trữ Trí nhớ/TN và Tri Thức/TR Trong Thiền Định, Tỉnh Thức do Acetylcholine tiết ra từ Basal ForeBrain và Lateral Dorasal Tegmentum+PPT , trái lại TN và TR không cần dùng đến trong TD. TN và TR được lưu trữ trong Nội Thức gồm MMD và MTL (Medial Temporal Lobe). Vì vậy trong Thiền định, hệ thống quản lý dlPFC-IPS không kích thích MMD mà chỉ kích thích:

- Các vùng nào cần chú ý như VN vận động thở, suy nghĩ Thị giác hay thính giác.

Sự giảm hoạt động của Mạng Mặc Định (MMD) cũng là do hậu quả của sự hạn chế thông tin đến Đồi não vì hầu hết thông tin ngoại biên đều bị cắt giảm chỉ còn lại thông tin vùng/điểm đang được chú ý. Trong Thiền Định Mạng Mặc Định hoạt động thấp kết hợp với giảm hoạt động Đồi Não (DN chuyển thông tin từ bên ngoài). Thêm nữa, trong Thiền Định, sự Thức Tỉnh có tăng lên mà không bị giảm. Kết nối cho TR (Thức thứ 6) của Vỏ Não không bị mất như khi Ngủ, nên TR có thể bị giảm chút ít vì thông tin ngoại biên giảm. Nhưng TR liên hệ đến Nội Thức vẫn còn nguyên vẹn nhưng yên nghỉ vì trong TD không được suy nghĩ. Cho nên không có tiến trình thu hồi Trí nhớ. Trí nhớ nằm trong MMD. Tuy nhiên hoạt động của MMD có thể tăng lên khi Nội Thức được kích động khi Thiền nhân bậc cao có thể nghiệm. Tóm lại, sự giảm hoạt động của Mạng Mặc Định là do TR (Thức thứ 6) không bị kích động .

iii. Khi ngừng Tâm trí chạy bậy bạ (hệ thống chú ý Trên xuống), Nội Thức bị kích động tìm nguồn thông tin để làm việc, vì cơ cấu của NB là một hộp tiên đoán làm việc mãi không thôi. Khi Nội Thức bị kích động cũng là lúc những thông tin hay đúng hơn TR sai lầm = Màng Vô minh được kích động, thu hồi TN về hiện tại. Sự thu hồi TN trên là cơ chế giúp Thiền nhân thường thấy những thể nghiệm, thường là ở dạng của cảnh giới Ta Bà, nhưng có thể cao hơn là siêu nhiên. Nhưng phần lớn sự thu hồi TN có thể chỉ ở mức vừa dưới Ngưỡng, Thiền nhân không có thể nghiệm nhưng TN thu hồi (cũng gọi là Nghiệp) trở nên dễ bị phá hủy bởi cơ chế Hủy tạo (Xin xem lại chương TN với sự Hủy Tạo và chương TR với sự rửa Nghiệp) được chùi rửa là chỉ còn lại Phật Tánh hay Viên Thành thật.

Tóm lại, giả thuyết là:

Khi ngừng Tâm trí chạy bậy bạ, thông tin ngoại biên bị cắt đứt. Nội Thức/Tâm bị kích động tìm nguồn thông tin để làm việc, vì cơ cấu của NB là một hộp tiên đoán làm việc mãi không thôi. Khi Nội Thức bị kích động cũng là lúc những thông tin hay đúng hơn TR sai lầm = Màng Vô minh dễ bị phá bỏ vì kết nối TK của TN liên hệ trong trạng thái bị thu hồi là trạng thái bất ổn Định. Trong trạng thái ấy, Vô minh có thể bị hư hoại hay cần được củng cố. Ý chỉ tu hành có thể là cơ nguyên hướng thiện để giúp Nghiệp được chùi rửa và cuối cùng chỉ còn lại Phật Tánh hay Viên Thành thật.

Như vậy pháp tu Tứ Niệm Xứ chú ý vào hít thở có thể chỉ áp dụng cho con người ở cõi Ta Bà có thân xác. Ở cõi trên, khi không còn thân xác, phương pháp là bất khả thi. Rõ ràng là phải có phương pháp khác như Tịnh Độ hay Quán Âm.... Tuy nhiên, dù phương pháp nào để tu hành, cơ chế tu hành chùi rửa Nghiệp do Định/Chú Tâm có thể không thay dổi.

Phân biệt sự Chú tâm trong Thiền Định và sự Chú Tâm trong hoạt động <u>không</u> Thiền Định.

Chú tâm đọc sách, chú tâm trong kế hoạch sinh nhai cũng là sự Chú tâm. Sự chú tâm nầy làm kích động MMD để có thêm TN và TR.

Khác biệt là Chú Tâm vào mục tiêu trong TD là không có chủ đích cụ thể và quan trọng. Thí dụ trong Thiền Công Án" Ý của Sơ Tổ trong Đông Độ là gì" là không có và không cần câu trả lời. Hay trong Thiền Vipassana, mục đích của quán hơi thở hay vận chuyển cơ bắp là ít có ý nghĩa về hô hấp hay luyện tập trí tuệ.... Tất cả chỉ có mục đích là dùng Ý để định Tâm, để Nội Tâm yên nghỉ. Sau đó Nội Tâm được ACC/Giải bao trước nhìn vào để tìm nguồn thông tin. Cho nên Krishnamurti nói "Tham thiền là sự Hiểu biết...Sự Hiểu biết có được khi Nội tâm bị khám phá từ cơ chế tự nhiên của NB. Khi đó thông tin trong Nội tâm được thu hồi để rửa Nghiệp hay thể hiện dưới hình thức Thể Nghiệm Thiền Định.

Thiền Định <u>thiếu nhìn</u> vào Nội tâm sẽ làm cho con đường khai ngộ dài hơn (vì thiếu Tuệ), nhưng có thể có tác dụng an bình tinh thần, hạnh phúc cho cuộc sống hiện tại và điều trị bịnh tâm lý hay bịnh thể xác. Con đường thoát vòng sanh tử còn lâu lắm.

C) Cać Hệ thống Chú Ý cuả NB
vận hành bằng sự điều khiển cuả Mạng quản lý dlPFC-IPS

1. Vai trò cuả AcetylCholine từ PPT LDT và Basal Forebrain (BF) trong sự Chú Tâm

PPT LDT và BF là một trung tâm cho sự chú ý (và còn có các chức năng Ngủ) . Vi BF phát triển cao o người và không có hay ít ở động vật thấp cho nên Âcetylcholine từcác nhân nầy chỉ có nhiệm vụ thúc cho TR va trong mộng trong ngủ REM. Acetylcholine từ nhân BF giữ vai trò quan trọng trong sự hiểu biết (TR+sự hiểu) và khai ngộ

Phần đọc thêm KHNB

BF thuộc về Diencephalon (gồm thêm Đồi Não, HypoThalamus và SRN/Subthalamic (Relay) Nucleus có ít nhất 3 nhân hay trung tâm để kiểm soát giấc Ngủ, ăn uống. Nhân Nucleus Basalis còn giữ vai trò về sự chú Tâm ý. .(Villano 2017, Henry 2008).

Sự Chú ý cần sự Trỗi dậy (Arousal) và Tỉnh Thức (Wakefullness) vì vậy input từ Hypo LHA dùng Orexin để làm tỉnh. Kích thích BF làm ra Acetylcholine làm tăng TR.

Sự Chú ý: Tăng lên với Trỗi dậy Thức tỉnh vừa phải nhưng giảm đi khi trỗi dậy quá độ.

Tỉnh do Orexin là một trong bước đầu tiên cho sự Chú ý, các bịnh làm giảm sự Chú ý gồm: suy thoái thần kinh như Alzheimer, Parkinson/PD làm giảm Orexin sẽ làm giảm Acetylcholine. Bịnh ADHD (Attention Deficit Hyperactivity Disorder)/ Thiếu chú Tâm Náo động làm mất quân bình giữa Orexin và Acetylcholine (Villano 2017).

Trong tình trạng chú ý BF bị kích động do Orexin để tăng lên sự Thức Tỉnh với Acetylcholine (Villano 2017).

Chú ý lâu làm giảm Thức tỉnh và làm nên mê man vì ***cắt mất nhiều liên lạc trong Não Bộ****, vì chú ý lâu làm công việc chú ý trở thành tự động, nên kết nối trong Não Bộ giảm đi và làm Ngủ gục trong Thiền Định. Áp dụng thực tiễn nhất trong sự Chú ý là cơ thể dùng chú ý vừa phải khi đang nằm để ru vào giấc Ngủ trong bịnh Thiếu ngủ*

2. Đồi Não và Lưới Đồi Não/LDN (H7.1A,B)

a. Đồi Não (DN) là trạm tiếp liên chính của thông tin từ ngoại biên (4 ngũ quan loại trừ Khứu giác dùng hệ thống riêng). DN lưng (dorsal) chuyển cảm giác lên Vỏ Não: trên ngoài về thể chất (hệ thống lưng) và cảm giác liên hệ đến tinh thần vùng giữa. Vùng Vỏ Não giữa nầy liên hệ với hệ thống Vành trước gây nên cảm giác mạnh.

b. Hệ thống LDN

DN được bao bọc bởi một hệ thống chất xám làm thành một mạng lưới mỏng, chia ra từng vùng có chức vụ riêng cho mỗi loại cảm giác. Lưới Đồi Não có nhiệm vụ ức chế qua chất GABA. Vì vậy cảm giác mạnh không thích hợp sẽ bị loại bỏ.

Các vùng LDN là vùng áp sát với nhân DN cho mỗi loại cảm giác. LDN gạt bỏ những thông tin không thích hợp. Vì NB là hộp tiên đoán và trông chờ thông tin thích hợp. Cơ chế tương tự như hệ thống lọc âm thanh trong Head phone có chức vụ giảm âm rối loạn (Noise reduction) .

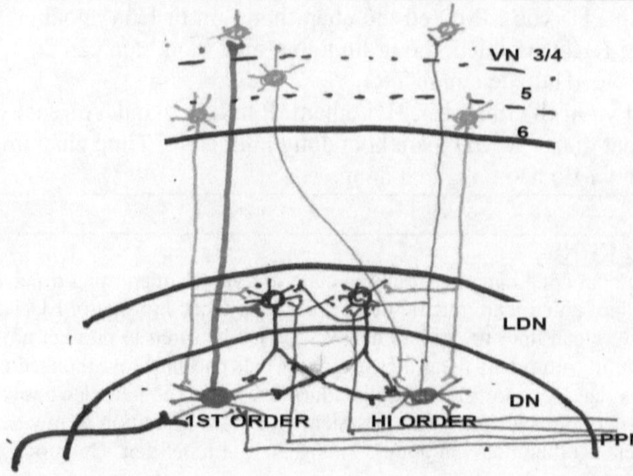

Hình 7.1A: Lưới Đồi Não, làm màng lọc trong kết nối Đồi Não Vỏ Não CN (Sherman 2016). Pedunculopontine nucleus (PPN)
Thông tin đến Đồi Não (DN), Tế bào TK 1st order và Highh Order chuyển lên VN tầng 3 và 4. Tế bào TK VN tầng 5,6 chuyển chỉ thị đến Lưới DN và DN để kiểm soát làm công việc LỌC ÂM THANH với sự giúp của tế bào PPN

HI: High Order chức vụ cao lọc (**ức chế**) âm thanh.

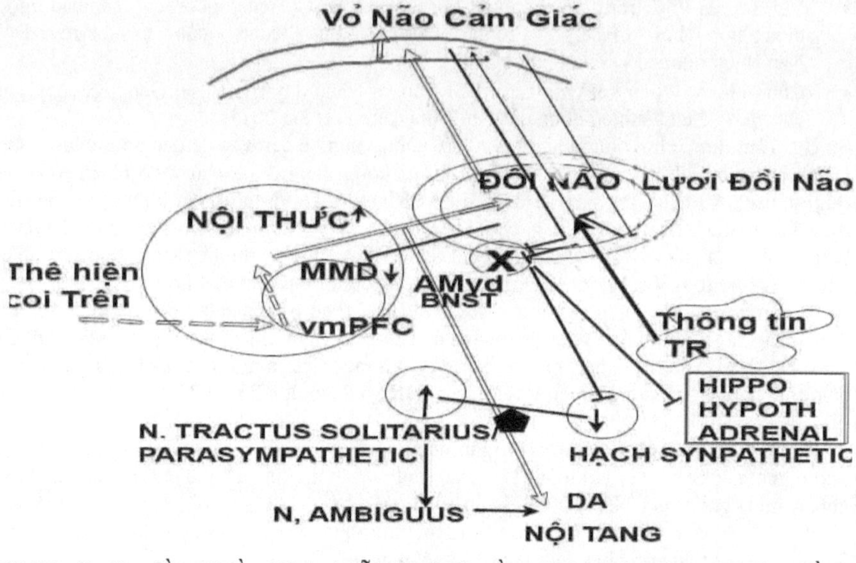

H7.1B: Sơ Sơ đồ: Thiền Định (mũi tên đen) gồm Thông tin, TR ngũ giác và Tâm chạy bậy bạ bị giảm hay chặn lại khi đến DN và chỉ có một phần thông rin đến Vỏ não (cảm giác và TR). VN gởi thông điệp ức chế DN Amydala , BNST /Bed Nucleus of Striata Terminalis (Chất kết nối: GABA) (cảm xúc , Sợ), HIPPO (TN) Hypotha trục Hypothalamus-Pituitary-Adremal (HPA, làm cảm xúc lo âu) và hạch Giao cảm/Sympathetic. Hệ Giao cảm bị ức chế làm hệ Đối Giáo cảm /Parasympathetic hoạt động tăng lên (Sherman 2016) Mũi tên mở hoạt động chỉ được kích hoạt trong Thiền Định: Nội Thức bị giảm thông tin ngoại biên *và Tri Thức/TR* nên phản ứng lại gởi thông tin ngược về DN rồi đến VN da (trong cơ chế Hồn nhập thân).. vmPFC của MMD có thể nhận thông tin từ Hồn ngoài cơ thể.(chú ý: trong trường hợp KHÔNG thiền, thông tin ngoại biên luôn luôn cần được so sánh bởi thông tin trong Nội Thức để làm ra TR)

Tóm lại DN Amyd và hạch Giao cảm, Hypotham, Pituitary gland, Adrenal Gland bị ức chế hay giảm hoạt động. MMD giảm hoạt động nhưng Nội Thức phản ứng ngược lại vì vậy Nội Thức và Vỏ não tăng hoạt động.

PHẦN ĐỌC THÊM KHNB

LDN là cần thiết cho hoạt động hàng ngày, nhưng cũng giữ vai trò quan trọng trong TD để gạt bỏ đi thông tin làm nhiễu loạn mục tiêu cần chú ý. Tùy theo mỗi người LDN gạt bỏ đi các thông tin không cần thiết từ đồi não đến VN. Việc làm trên là nhờ kết nối LDN với VN cảm giác tương ứng, làm thành kết nối riêng biệt cho mỗi loại thông tin. Khi thông tin ngoại biên đến Đồi não, LDN cùng lúc được kích động để làm việc nhờ kết nối từ PPN /Pedunculo- Pontine Nucleus(PPN: có nhiệm vụ về làm Thức tỉnh và duy trì Thức tỉnh. Cũng có nhiệm vụ điều hòa vận động). Thông tin qua LDN đến VN được gạn lọc nhưng không bị chặn đứng lại.

- Cơ chế ức chế gạn lọc thông tin của Lưới Đồi Não: Đồi Não có hai cách để ức chế.

- Bằng hóa chất GABA ức chế dây thần kinh TC (Thalamocórtical). tế bào thần kinh của Lưới Đồi Não nhận kích thích từ cuống Não, Vỏ Não sẽ giữ vai trò trong ức chế.

- Kết nối giữa tế bào thần kinh của Lưới Đồi Não với hai cách kích thích: Tonic và Bursting (Căng và Bung). Trong giấc Ngủ, Spindle (7-14HZ) là do Bursting từ râu tế bào thần kinh của Lưới Đồi Não cần thiết cho việc bảo trì Trí nhớ. Cũng cùng sóng như vậy đã xảy ra trong ức chế của Lưới Đồi Não (Halassa 2016).

- Vai trò của PFC trong ức chế của Lưới Đồi Não: TC(Thalamocórtical) cấp cao được điều hợp bởi PFC(Pre Frontal Cortex} qua trung gian của Lưới Đồi Não (mediodorsal) (Zikopoulos 2007).
- Cũng như vậy liên kết giữa Lưới Đồi Não và Nhân đáy/BG(Basal Ganglia) cũng giữ vai trò để điều hành cử động của sinh vật (Ahrens et al., 2015)

Sự chú Tâm được khởi động khi có Gợi ý (Cueing) liên hệ đến vấn đề đang được lưu Tâm. Dĩ nhiên sự chú Tâm này rất có ích khi môi trường đang được chú ý có nhiều rối loạn (high-noise). Vì chú Tâm nên sự đánh giá về không gian và thời gian không liên hệ đến mục đích bị giảm đi. Trong nghiên cứu, khi giảm cơ chế trên xuống làm tăng lên phần phân biệt các chi tiết của sự vật. Sự tăng lên chi tiết có được nhờ sự thu hẹp vùng Não tiếp nhận (Receptive field) ở V4, Middle Temporal Lobe và lateral intraParietal Lobe..

Kết nối giữa các nhân của Lưới Đồi Não/LDN (bao bọc quanh DN): để điều hợp cử động cũng cần sự phối hợp giữa các nhân của Đồi Não và dĩ nhiên của các phần liên hệ của Lưới Đồi Não. Sự rà qua background xung quanh mục tiêu là một quá trình của ghi nhanh Não Bộ: Thông tin được chuyển về Đồi Não /DN và thanh lọc bởi LDN.

Trong DN, synapses/liên hợp TK gần nhau sẽ tăng lên độ kết nối. Từ đó tạo nên một nhóm gồm các Synapses với thông tin để so sánh với thông tin về vật cần tìm kiếm đã được chuẩn mực ghi trong Nội Chuẩn Thức (qua Trí nhớ được kết nối giữa Nội Thức với HIPPO). Có thể so sánh sự gạn lọc của LDN như phần hãm âm trong headphone để nghe âm nhạc, ngăn tiếng ồn nhưng không ngăn tiếng nhạc.

Nhóm Synapses không phù hợp với vật tìm kiếm sẽ được:

a) Bỏ đi bằng cách dùng quy chế hủy bỏ /tạo tác (Crick 1984);
b) Đi vào Tiềm Thức để sau này có thể thu hồi lại khi cần đến; hay
c) Trở thành Nội Chuẩn Thức. Có thể so sánh sự gạn lọc của Lưới Đồi Não như phần hãm âm trong headphone để nghe âm nhạc, ngăn tiếng ồn nhưng không ngăn tiếng nhạc.

Kết nối giữa các nhân của Lưới Đồi Não: để điều hợp cử động.

Sự gạn lọc trên giúp sự Chú tâm hiệu quả hơn. Do sự kết nối LDN đến VN, nên sự gạn lọc không hoàn toàn tự động mà có thể kiểm soát được theo ý muốn. Thí dụ khi chủ tâm nhìn hay lắng nghe, người ta có thể gạt bỏ những thông tin nhiễu loạn theo ý muốn . Cho nên trong Thiền Định khi chủ tâm và với kinh nghiệm, cảm giác ngoại biên có thể được giảm đi nhưng khó có thể triệt tiêu được.

- **Sự chú ý còn kích động LDN là hệ thống thanh lọc thông tin. LDN sẽ chặn đứng mọi thông tin lên VN từ ngoại biên.** Vì cấu tạo NB không cho con người tự ý và trực tiếp nhìn và Nội Thức. Nhưng Nội Thức lại được tự động kích động để cung cấp Thông tin khi không có Thông tin vì TD ngăn Thông tin từ bên ngoài.
- **Zona incerta và Anterior Pretectal Nucleuscũng tham gia với Lưới Đồi Não Thiền Định** kích thích Vỏ Não Trán, làm Lưới Đồi Não tăng lên sản xuất GABA-B. GABA-B từ Lưới Đồi Não chỉ ức chế đặc biệt nhân Lưng Đồi Não (Dorsal of Đồi Não/Thalamus), kế đến sẽ ức chế vùng Vỏ Não cảm giác và tình cảm.(Austin 2011)..
- **GABA kìm hãm Vỏ Não Chẩm** (Occipital) Đỉnh đầu (Parietal) hạn chế âm thanh ánh sáng cảm giác bên ngoài giúp tăng sự chú Tâm và kiểm soát tình cảm qua trục PFC-Amygdala/Hạnh Nhân, Cingulate Cortex.

- Kết quả là điều hoà và duy trì sự chú Tâm được lâu dài cải thiện TR và kìm chế tình cảm. Vì vậy sóng Beta giảm vùng Trán Phải vùng trước giữa và sau Não Bộ (Vỏ Não kích thích về cảm giác và chú ý), giảm sóng Apha toàn Não Bộ bị giảm trong Thiền Định. Cần ghi chú quan trọng là ảnh hưởng trên võ Não thường nhiều hơn ở bên Phải hơn là bên Trái hay chỉ ảnh hưởng ở bên Phải thôi và ảnh hưởng nhiều lên Hệ **Parasympathetic** (ventromedial HypoThalamus) hơn là Hệ Sympathetic (lateral HypoThalamus)

- **Khảo cứu Thiền Định trên Não Bộ ít chú ý đến mạng Lưới kích** thượng (Reticular activating System). Trong 4 khảo cứu về Thiền Định, Thiền Định ảnh hưởng đến Hệ Lưới bao quanh Đồi Não (Lưới Đồi Não) kìm hãm chất GABA-B làm tăng lên TR ở Vỏ Não. (Saggar 2015, Austin 2013, Guglietti 2013 Kovalzon 2016)

Thiền Định kích thích Vỏ Não Trán, làm Lưới Đồi Não tăng lên sản xuất GABA, nên ức chế vùng Vỏ Não cảm giác và tình cảm: GABA kìm hãm Vỏ Não Chẩm (Occipital) Đỉnh đầu (Parietal) hạn chế âm thanh ánh sáng cảm giác bên ngoài giúp tăng sự chú Tâm và kiểm soát tình cảm qua trục PFC-Amygdala/Hạnh Nhân, Cingulate Cortex.

Sau đó Nội Thức được kích động được thu hồi về hiện tại sẽ được rửa sạch bằng cơ chế Hủy tạo TK như đã trình bày trong phần TN.

3. VỎ NÃO dorsolateralPFC/lPFC-IntraParietal Sulcus/IPS và HỆ THỐNG TRÊN XUỐNG DƯỚI LÊN (H7.2,3,4,5,6)

dlPFC-IPS là mạng quản lý dưới sự điều khiển của Mạng Chính Insula/ -ACC. Mạng chính ra quyết định . Mạng quản lý liên hệ đến các phần NB khác nhau tùy theo mạng Chính lựa chọn giác quan hay cơ quan nào.

a. HỆ THỐNG TRÊN XUỐNG DƯỚI LÊN

Thông thường sự chú Tâm là một quá trình chủ động, thí dụ chú Tâm đọc sách, chú Tâm làm việc, chú Tâm nghe ngóng, ngửi, nêm nếm, sờ mó. Sự chú Tâm là cơ chế rất quan trọng trong Thiền Định (và các môn liên hệ như Yoga Hath...) được các Thiền sư đặt trọng Tâm để truyền pháp từ hàng thế kỷ. Mục đích tối thượng của Thiền Định là an Tâm để thấy được Phật tánh. Vì là một hành động dùng nhiều cơ chế tự ý nên Vỏ Não giữ vai trò điều hành. Thêm vào là vai trò của Đồi Não gạn lọc thông tin từ Ý và Ngoại biên.

Khi mục tiêu đã được xác định (như hơi thở hay mắt Trí huệ), cơ chế kế tiếp là của Vỏ Não. Các nhà khoa học Não Bộ phân biệt hai cơ chế chính là Trên đi Xuống và Dưới đi Lên (Fox 2006):

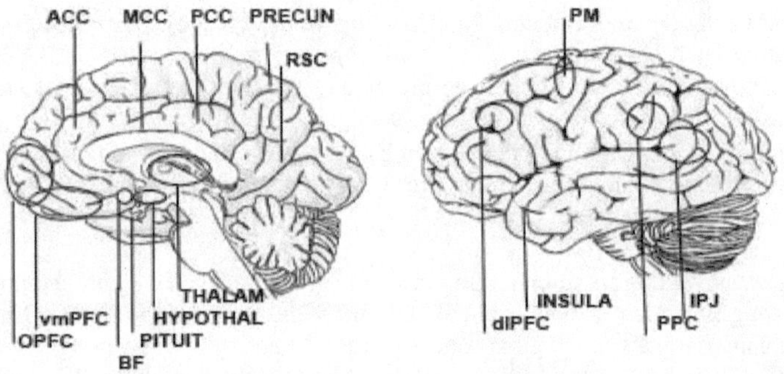

H7.2 Cac vung chất xam trong sự chu ý mặt trong và mặt ngoài (PM:PreMotor)

Mạng Điều hành điều hợp hai luồng/hệ thống TK kết nối sau:
Hệ thống Trên Xuống (Lưng)
Hệ thống Dưới Lên (Bụng)
Hai hệ thống trên là nguyên tắc. Tùy theo sự chú y là thị giác thính giác xúc giác...đường dẫn truyền lệ thuộc vào giác quan theo sự chỉ huy của DLPFC

Thi giác

- **Cơ chế trên xuống/lưng -dorsal** cũng là cơ chế của Chú Tâm nội tại (Endogenous Attention) và chủ quan, dùng Mang điều hanh Trung Ương dlPFC-IPS

- Như tên gọi mạng giữ vai trò quan trọng và thiết yếu trong điều hành nhiều chức vụ gồm sự chú tâm dorsolateral PFC (dlPFC) ở mặt ngoài và phần trên PFC dưới sự điều khiển cao cấp và theo chủ trương có suy nghĩ và chủ đích của vmPFC. dlPFC là trung tâm chỉ huy kết nối với IPS/Intraparietal Sulcus là nơi thi hành chỉ thị. Điều này là hợp lý vì IPS ở vùng tam biên giữa vùng của thùy Đính cảm giác da, vị giác, Thùy Thái dương Nghe Nói, Giữ thăng bằng và Thùy Chẩm về thấy nhìn. Sự liên hệ trên giúp IPS kiểm soát được các cảm giác khác nhau của toàn cơ thể. Trong bịnh ADHD (Lơ đễnh Náo động) hệ thống điều hành này bị tổn thương ở dlPFC.

- Khởi động chậm (sau 300ms) nhưng có thể kéo dài rất lâu gồm IPS/ IntraParietal sulcus (Khe vùng Vỏ Não Đỉnh), FEF: Frontal eye field (Vùng Vỏ Não mắt Trán, mFG: Middle Frontal gyrus (Vỏ Não Trần giữa)]. Gọi là Trên Xuống vì vùng Vỏ Não này nằm trên các vùng Vỏ Não khác mà nó liên lạc để điều hợp sự chú Tâm. Hệ thống Trên Xuống dùng cả hai bên Vỏ Não Trái Phải để điều khiển và có thể ngược phía (Phải Trái). Nhiệm vụ là theo dõi mục tiêu đã được gợi ý trước và có tính cách chủ quan, tức là chỉ chú ý những sự kiện định trước (do BF lựa chọn trong Preattentive Process)

-Cơ chế Trên Xuống cũng là do kinh nghiệm, thường xảy ra trong quá khứ hay do cảm tình. Sự điều hợp là cần thiết khi vật hay người nhận tín hiệu từ bên ngoài thì cần có sự chú ý để điều hợp tai mắt và tay chân làm việc phối hợp. Sự phối hợp đó cũng cần Vỏ Não vmPFC (Prelimbic PFC= giao tế xã hội/tình cảm) với dorsolateral PFC /dlPFC (= quản lý). Dùng thí nghiệm hủy bỏ cơ chế Trên Xuống làm rối loạn sự điều hợp sự chú ý của Thính Thị của vật trong phòng thí nghiệm (Ahrens 2015).

- **Cơ chế Dưới Lên (phía bên và dưới -bụng-ventral/dưới của Vỏ Não**

Gồm Vỏ Não Trán dưới (Inferior Frontal gyrus /IFG và fusiforn gyrus FG) đến TemporoParietal junction (TPJ= Vỏ Não giao tiếp Đỉnh Thái dương). Nhiệm vụ của hệ thống này là quan sát hiện tượng ngoài mục tiêu chính để phát hiện những biến cố cần được lưu ý có thể liên hệ đến an ninh của người đang chú ý hay vì lợi ích bổ sung cho vật được chú ý. Vì vậy vùng nầy chủ đích là không hướng về mục tiêu làm cho sự quan sát có tính cách khách quan, quan sát từ mọi khía cạnh khác với chủ thể chống lại với hệ thống trên xuống, lấy chính mình làm gốc để nhận xét sự việc. Đường dẫn truyền Dưới Lên từ Inferior fusiform gyrus/ IF còn được biết làm sáng rõ mục tiêu tương tự như Bokeh effect trong nghệ thuật chụp hình chân dung làm Nền ảnh (Background) mờ nhạt.

Cơ chế Dưới Lên là do thông tin ngoại biên gây chú ý. Cơ chế luồng Bụng kích động sau khi thấy mục tiêu. Dấu hiệu báo động làm kích động nhân LC và tế bào Vỏ Não ở luồng Bụng có norepi). fMRI cho thấy Đồi Não, bán cầu Phải/Trái bị kích động.

[Nhánh tế bào thần kinh ngoại biên đến TRN làm tế bào thần kinh Lưới Đồi Não TRN tăng lên hay giảm GABA tùy theo vòng kiểm soát Đồi Não-Lưới Đồi Não]. Cơ chế dưới lên cũng là cơ chế của Chú Tâm hướng ngoại (Exogenous Attention) và Khách quan: (nhưng tạo ra TR 500ms chậm hơn cơ chế Trên khởi động cử động.

Trong Thiền Định, hai hệ thống Lưng và Bụng tương đương như trên cũng được xử dụng tùy theo phương pháp chú ý.

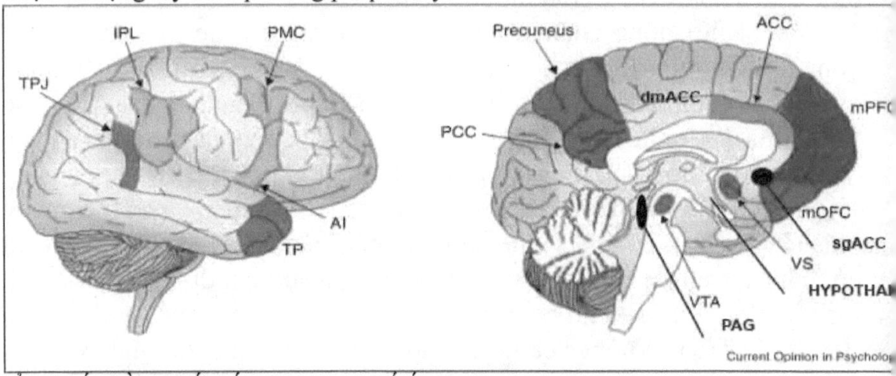

H.7.3Các vùng chất xám trong sự chú ý

Phần đọc thêm KHNB

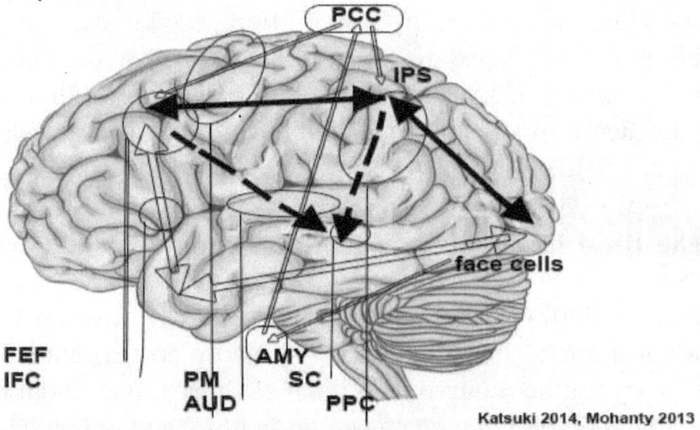

H7.4 : Đường dẫn truyền Thị Giác đường trên và dưới
PCC: posterior Cingulate Cortex (TN tự ký) , IPS: IntraParietal Sulcus (VN trong vùng giáp Parietal-Tenporal-Occipital), PPC; Posterior Parietal Cortex= xúc giác, FEF Frontal Eye Field= cử động mắt)AMY: Amygdala/Hạnh Nhân: lo sợ, Inferior Temporal Lobe: Tình cảm, màu hình Thị giác
Chú ý :Đường Trên và Dưới có kết nối với Giải Bao Sau/PCC để ghi TN, Xem chi tiết hơn ở H6,6.

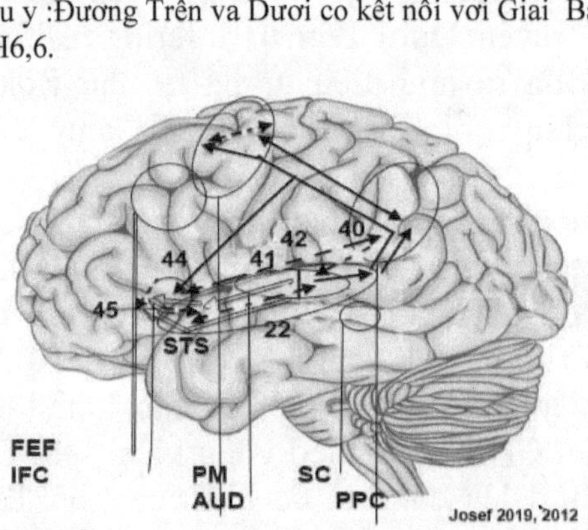

Thính Giác

H7.5 Đường dẫn truyền của sự Chú ý trong Thính giác:
Trên Xuống Mũi tên đen từ VN Thị giác hay Thính giác >> PPC>>PFC
Dưới Lên/Bụng Ventral A1 hay Auditory Cortex >>VN Thai Dương >> PFC FEF/Frontal Eye Field (xanh) .hay IFC
Chú Ý SC: kết nối để điều khiển mắt
VN tế bào mặt đến nhân AMy hay Nucleus Accumbens/NAc rồi kết nối với PCC, ACC so sánh về tình cảm.

(sau 100ms) nhưng không có thể kéo dài lâu, có tính cách thụ động, tự động (Sarrascó 2011). Sự chú Tâm thường bị khởi động bởi những gợi ý hay sự kiện không liên hệ về vấn đề đang muốn chú Tâm.

Trong sự chú ý mạng Trên Xuống hoạt kích động để chú tâm vào mục tiêu. Mạng Dưới Lên có nhiệm vụ rà soát quanh mục tiêu để phát hiện những biến cố bất thường quanh mục tiêu giúp người vật có thể yên tâm chú ý vào mục tiêu . Đó là cơ chế sống còn của mọi sinh vật. Hai hệ thống luôn luôn được kích động trong sự chú ý và có tính cách tự động và chỉ chịu sự kiểm soát của mạng Điều hành.

Tóm lại, hai hệ thống Trên Xuống/Dưới lên được điều khiển bởi Mạng Quản lý dlPFC- Intra-Parietal sulcus (IPS). Hai hệ thống nầy hoạt động song song nhau và ức chế điều hợp lẫn nhau. Khi dùng hệ thống dưới lên thì hệ thống trên xuống sẽ giảm. Hiện tượng được xử dụng nhiều và rất hiệu nghiệm với những người móc túi ngoài đường: Một kẻ gian làm đãng trí người bị móc túi bằng các thủ thuật khác nhau để kẻ gian thứ hai thực hiện chủ đích móc túi. Hoặc là dùng trong ảo thuật. Khán giả bị ảo thuật gia hương dẫn đến một mục tiêu khác để ảo thuật gia thực hiện cất dấu đồ đạt. Vì vậy trong sự chú ý trong ảo thuật hay thiền định, TR /Sự HIỂU và Sự BIẾT là hai đội nghich (của nhị nguyên) hay là HÁT và SÓNG trong ánh sáng /quantum, Càng chú tâm thì sự HIỂU càng thu về một điểm nhỏ và sự BIẾT bành trướng rộng ra làm nên sự chứng ngộ

Sơ Tổ Bồ đề

Đạt Ma an Tâm cho Thần Quang (sau đổi tên thành Nhị Tổ Huệ Khả). Thần Quang xin Sơ Tổ an Tâm, Sơ Tổ bảo:

-Thì Ông đưa Tâm đây, Ta sẽ cho (pháp an Tâm)

-Tôi tìm Tâm mãi mà chưa được, Thần Quang đáp

-Thế là Ta đã cho người cái an Tâm rồi vậy.

Thiết nghĩ câu chuyện trên thật là thú vị về cách an Tâm này đã được ghi lại nhiều lần trong sách Thiền Đốn Ngộ của Trung Hoa. Ngài Thần Quang dĩ nhiên là không tìm thấy Tâm ở đâu, vì có lẽ chợt hiểu được Tâm (vốn là không), và sau này Ngài trở thành vị Tổ đầu tiên của Thiền Trung Hoa. Ngày nay, chắc hẳn phần đông trong chúng ta, cũng biết không tìm ra Tâm ở đâu như Ngài Thần Quang. Có lẽ có hiệu quả là càng tìm hiểu ý nghĩa câu chuyện, Tâm (Tâm ý) càng bị kích động vì đã dùng quá tải hệ thống lưng ***chú ý*** (Mindfullnes), hay đúng hơn dùng Tâm để ra tìm và chú ý. Tâm ra tìm la Tâm viên Ý mã thì không khi nai bình yên, cần phải bỏ đi. Vì khi càng chú ý thì hệ thống Bụng/Dưới về sự Biết càng được sáng tỏ để thấy Tâm là Phật Tánh lúc nay là bình yên. Câu chuyện chẳng khác gì người ngồi trên xe của mình mà lại đi tìm xe của mình! Hay cõng Phật mà đi tìm Phật.

*Tâm ở đây là Phật Tâm, bị che mờ bởi Tri thức, màng vô minh Bản Ngã, nên phàm phu không thể thấy được.**Để thấy Chân Tâm thì phải vén đi màng Vô Minh, tức là bỏ đi Bản Ngã/thực thi Vô Ngã. Cho nên khi Thần Quang lúng túng nói rằng không tìm thấy Tâm ở đâu cũng chính là lúc Thần Quang đã làm mất/dẹp đi đi Bản Ngã***

Câu chuyên An Tâm trên là cách tương tự với cách An Tâm bất thiên mà Đức Phật dạy trong kinh Trung Bộ MN20/Kinh An Trú Tâm. Trong MN20: Nghĩ đến các sự kiện/Tâm thiên giống như người thợ mộc muốn lấy ra một cái chem trong ổ mộc thì phải dùng một cái chem tốt để đẩy chem xấu ra. Sơ Tổ chỉ ra nguyên tắc cách An Tâm

IV. Thiền Định

A. Pháp Thiền Định

Phương pháp tu phổ thông nhất hiện nay là Tịnh Độ và Thiền Vipassana/Minh Sát. Sau 25 vị Bồ tác và A La Hán, Bồ tác Quán Âm trình bày sau chót về pháp môn Quán âm: "Chú tâm nghe theo dòng Âm thanh không phải tự Tại mà từ cõi Siêu Thế gian để Định Tuệ. Ngài Văn thù sư Lợi được Đức Phật mời đã nói đó là Pháp của Ngài, của Phật A Di Đà và vô số Phật Bồ tác tu để thành Chánh quả là pháp Quán Âm. Cuối hội Đức Phật Thích ca kết luận là Ngài A Nan và người tu đời Mạt pháp nên dùng phương pháp này để tu (dù trước đây Đức Phật nói pháp Tứ Niệm Xứ là con đường duy nhất để tu. Ngài A Nan là người đã khai ngộ, giống như người đã được cho một lâu đài có nhiều cửa. Nhưng Ngài không biết phải đi vào bằng cửa nào và không có chìa khóa để mở cửa. Khi Đức Phật nhập Niết bàn Ngài A Nan chưa được kết tập vào các vị A La Hán để đọc lại Kinh mà Đức Phật đã giảng. *Chỉ 7 ngày sau đó mới chứng A La Hán.*

Phương pháp Tịnh độ thường được cói là Tiệm tu, mong được vãng sanh ở Cõi Tây phương để tiếp tục Tu nữa. Phương pháp Vipassana lần đầu tiên được Đức Phật chỉ ra trong Kinh Tứ niệm xứ. Người tu có thể chứng quả A la Hán trong một tuần, tháng,... hay năm. Theo kinh Đức Thế tôn nói một con đường duy nhất để thanh lọc bản thân, bớt phiền não, tiêu trừ đau khổ để đạt chánh Đạo, nhập Niết bàn, đó là phương pháp Tứ Niệm Xứ. Ở Miến điện ngày nay, những khóa học thiền Vipassana được rao giảng là Thiền Vipassana là phương pháp chính của Phật giáo. Nhưng đó cũng là cách hiểu và suy nghĩ.

Kinh Lăng nghiêm kể lại trong giáo hội với Đức Phật, hai mươi lăm vị Bồ tác trình bày phương pháp tu của mình để được khai ngộ. Ngài Quán thế Âm được nhập Hội. Nhưng nếu Đức Phật Mâu Ni tu Tứ niệm xứ thành công thì tại sao Đức Phật lại khuyên người đệ tử thân cận nhất của Ngài tu Pháp môn khác. Nếu đó là sự thật, cũng có nhiều lẽ để giải thích như tùy duyên, tùy tâm tính hay tùy hoàn cảnh. Nhưng những lý do vừa kể có thể nào vượt qua được oai thần của Đức Phật, nhất là khi kinh nói pháp môn Quán Âm tốt cho đời mạt pháp. Bồ tác Văn Thù Sư Lợi kệ rằng:

Kệ:	Dịch:
Lục dụng giai bất thành.	*Lục dụng đều chẳng thành.*
Trần cấu ứng niệm tiêu,	*Trần cấu ngay đó tiêu,*
Thành viên minh tịnh diệu.	*Thành sáng tỏ trong sạch.*
Dư trần thượng chư học,	*Ngôi học còn dính bụi,*
Minh cực tức Như Lai.	*Cực sáng tức Như Lai.*
- Đại chúng cập A Nan,	***- Đại chúng và A Nan,***
Triền nhữ đảo văn cơ.	*Xoay cái văn điên đảo.*
Phản văn văn tự tánh,	*Phản văn bản tánh văn,*
Tánh thành vô thượng Đạo,	*Mới thành vô thượng Đạo,*
Viên thông thật như thị.	*Viên thông thật như thế.*
- Thử thị vi trần Phật,	*- Đây là vô số Phật,*
Nhất lộ Niết Bàn môn.	***Một cửa vào Niết Bàn.***
Quá khứ chư Như Lai,	***Quá khứ chư Như Lai,***
Tư môn dĩ thành tựu,	*Do cửa này thành tựu,*
Hiện tại chư Bồ Tát.	*Hiện tại chư Bồ Tát.*
Kim các nhập viên minh,	*Mỗi mỗi vào diệu minh,*
Vị lai tu học nhân,	*Người tu học vị lai,*
Đương y như thị pháp.	*Nên y theo pháp này.*
Ngã diệc tùng trung chứng,	*Chẳng những Quán Thế Âm,*
Phi duy Quán Thế Âm,	***Ta chứng cũng cửa này,***
- Thành như Phật Thế Tôn,	*- Đúng như lời Thế Tôn,*
Tuân ngã chư phương tiện,	*Hỏi về các phương tiện,*
Dĩ cứu chư mạt kiếp,	*Để cứu độ mạt kiếp,*
Cầu xuất thế gian nhân,	*Người cầu pháp xuất thế*

Lại nữa, pháp QA là cửa chung cuối cùng để chứng ngộ của Chư Phật trong khi pháp Minh sát là pháp môn để tu chứng đến A La Hán. Một điều gần hiển nhiên là pháp môn Quán Âm khó có thể thực hành khi chỉ dựa vào kinh sách (vì hiện nay ít có vị Thầy nào truyền dạy pháp môn này, khi đem so sánh với pháp môn Vipassana). Thiền sư Thích Thanh Từ giải thích là pháp QA chỉ để truyền cho người có căn cơ (nghe được nội âm) và khai ngộ. Có lẽ Thiền sư đã không sai, rằng người tu pháp môn QA dễ đi vào đường mê và hành động sai lầm. Điều đó cũng tương ứng với kinh sách: Trong Kinh Lăng nghiêm sau khi giảng pháp QA, kinh đã giảng giải rõ ràng về các bệnh Ma chướng mà người tu gặp và dễ bị lầm tưởng rằng mình đã là Thánh nhân khi chưa đạt được đẳng cấp, dù đã có nhiều thể nghiệm tu chứng và đạt nhiều viên thông. Trái lại khi giảng giải về pháp tu Tứ Niệm Xứ , Đức Phật đã không dài dòng nhiều về Ma Chướng. Để làm sáng tỏ vấn đề hơn, bài viết là tra cứu lại hai phương pháp Vipassana và QA qua sự hiểu biết hiện thời qua Khoa học NB.

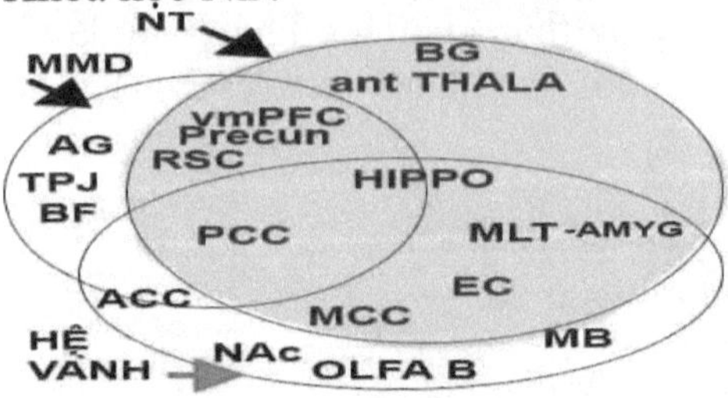

Nội Thức, MMĐ và Hệ Vành

B. Nội Thức /Nội Tâm (H6.7)

Quan niệm Nội Thức trong TR chỉ thấy trong Duy Thức học Phật giáo và không thấy ở các Tôn giáo khác. Trong khoa học NB, quan niệm này cũng không được tìm thấy ngoài Jerath đề nghị một khoảng trống NB gọi là 3-D Default Space of Consciousness (khoảng không gian 3 chiều Mặc Định của TR). Tuy nhiên trong quan niệm phổ thông Nội Thức có thể cói là tương đương với mẫu TR trong NB thường được gọi là : mẫu người lý tưởng, mẫu người Đạo đức, mẫu người quỷ quyệt ....Trong cuốn sách này, Nội Thức được dùng để giải thích những hiện tượng TR khác nhau, và các hiện tượng về Hồn và Thiền Định.

Nội Thức là cơ cấu vừa vật chất và vừa siêu hình trong NB. Vì có thành phần Siêu hình nên Nội Thức cũng chia sẻ một phần cơ cấu của Hồn. Thành phần vật chất là kết nối TK nằm trong phần NB tồn trữ Trí Nhớ (TN) Hiển Hiện và Ẩn ngầm. Thành phần gồm Mạng Mặc Định (vmPFC/TN, Giải Bao Sau/PCC/TN, Precuneus/TN, RSC/TN /Tạng Thức), Anterior Đồi Não/Thalamus /kết nối với vmpFC, HIPPO/TN, MTL/TN Nucleus Accumbens/NAc/vui khen, VTA/vui khen, Amygdala/Hạnh Nhân/lo sợ, Nhân đáy/BG/TN Ẩn ngầm và Cerebellum/TN Ẩn ngầm.

Thông tin từ ngoại biên đến NB được hội nhập bằng cách phản hồi từ nhiều vùng VN liên hệ đến loại thông tin đang nhận được (thí dụ âm thanh phản hồi về VN thính giác). Giải Bao Trước /ACC là trung tâm kiểm soát phát hiện hay so sánh sai lầm khác biệt: thông tin mới nhận cần được so sánh với thông tin có sẵn trong Nội thức, thông tin được hiểu biết nếu đã có trong Nội thức, thông tin chưa có trong Nội thức thì sẽ được cập nhận. Như vậy là khi NB nhận thông tin là lúc Nội Thức bị kích động.

Phần thông tin của Nội Thức lưu giữ trong Hồn sẽ được Hồn giữ lại và Hồn thoát ra khỏi NB khi chết. Phần thông tin ghi lên Hồn là thông tin Ẩn ngầm, có Ý Nghĩa. Phần đông thông tin hiển hiện không được lưu giữ lâu dài trong Hồn. Phần thông tin trong Hồn nhập với thông tin Tiền kiếp ở trong Tạng Thức trở thành Tạng Thức mới và được cập nhật khi chết. Khi tái sanh Tạng Thức/Hồn in lên Não bộ thai nhi. Biết rằng thông tin trong Tạng Thức rất khó được thu hồi ngoại trừ một số thông tin thuộc loại Ẩn ngầm cơ bản và cần thiết chung cho mọi sinh vật như thở, ăn uống, các phần xã bỏ cơ bản (thí dụ như trẻ sơ sinh khóc khi mới chào đời...). Người có TN Tiền kiếp là người thu hồi được loại TN nầy.

Thông tin trong Nội Thức là rất đầy đủ, dùng để làm mẫu để so sánh với những thông tin mới nhận được. Thông tin cùng loại nhưng mới thì sẽ được cập nhật thêm vào. Ngược lại thông tin lập lại sẽ không được cập nhật. Từ đó Nội Thức là một cuốn tự điển riêng của mọi người để có thể đối chiếu và tham khảo.

Có ba loại thông tin:

i. **Viên Thành thật**: đó là cuốn tự điển nguyên bản của con người và giống nhau, đồng nghĩa với Phật tánh/Bản Tâm.

ii. **Y tha sở Tánh**: là cuốn tự điển phổ thông có tính cách đại chúng nhưng riêng cho mỗi người và không giống nhau; nhưng sự khác biệt dễ được chấp nhận trong một xã hội hay quốc gia, thế giới/nhân loại: thí dụ tôi trân trọng tình yêu ..., Tôi biết quả cam chua ngọt để ăn.

iii. **Biến Sở Chấp** là cuốn tự điển riêng cho cá tính mỗi người với nhiều thiên kiến lệch lạc xa rời quan niệm chung: thí dụ tôi ghét màu tím.

(ii,iii hợp lại là màng Vô minh)

Hiệu quả của Tu hành là thanh lọc Y tha Sở Tánh và Biến sở chấp và chỉ còn Viên thành thật để cảm biết sự vật của chính nó. Thiền là cách tương đối chủ động nhìn vô Nội Thức để rửa sạch Nghiệp, xuyên qua màng Vô Minh của Nội Thức. TN là kết nối thần kinh (TK) tức là kết nối giữa nhánh của râu và nhánh của đuôi. Cơ chế Hủy Tạo có thể cắt bỏ đi râu không cần dùng , vườn sạch sẽ thứ tự như ý muốn. Những kết nối TK tức TN mới được thu hồi (hay kích động lúc Thiền) dễ bị mất đi vì cơ chế Hủy Tạo như đã trình bày trước đây. Thiền là giữ Tỉnh lặng, chận đứng tiếp nhận thông tin ngoại biên, vì vậy Nội Thức bị mất đi nguồn thông tin để làm việc nên bị kích động; hiện tượng giống như khi Smart phone bị cắt đứt nguồn Internet lúc ở trên máy bay, hệ thống nhận Internet của Smart phone hoạt động để tìm nguồn Internet sẽ làm tiêu mất nhiều điện tích. Vì vậy nút "Airplane" của Smart phone là giúp tắt đi hoạt động tìm Internet của Smartphone. Khi Thiền Định không còn thông tin ngoại biên và Tri Thức/TR (căn thứ 6) nên các thông tin/kết nối trong Nội Thức bị kích động thu hồi về hiện tại. Sự thu hồi trên *có lẽ* làm xảy ra hai hiện tượng:

- TN dưới Ngưỡng (chưa đủ thành TR) nhưng đủ để TR dễ bị hủy hoại bởi cơ chế hủy tạo.

- TN thu hồi trên Ngưỡng trở thành TR làm nên thể nghiệm trong Thiền Định. Tùy theo trình độ Thiền, thông tin thu hồi có thể từ hiện đời cõi người hay từ Tạng Thức làm nên thể nghiệm Tâm linh vi tế. Có thể các Đấng thiêng liêng thị hiện qua sự nhập Hồn từ vùng vmPFC.

Trong hiện tượng Cận tử, Hồn xuất thân thường có dịp ôn lại những biến cố quan trọng có ý nghĩa của cuộc đời vừa qua. Các thông tin là từ Nội Thức. Cũng như vậy người Thiền cấp 3-4 cũng có thể nhìn lại quá khứ của cuộc đời, hiện kiếp và tiền kiếp. Các thông tin hiện ra rõ ràng hơn là khi còn sống ngoài đời vì:

- Thông tin không dùng cơ chế hội nhập của NB.
- Màng Vô minh mỏng hơn vì bớt đi Biến sở chấp.
- Bản Tâm trong sáng hơn.

Cho nên thông tin từ NT tiếp cận với Phật tánh/Bản tâm nhanh và dễ dàng hơn. Nhắc lại Bản Tâm chứ không phải VN hay NB sanh ra TR.

Tóm lại, vì Nội Thức/NT gồm cả Viên thành thực /Bản Tánh hay Phật tánh nên NT có thể cói là Vũ trụ gom lại trong NB hay Hồn của mỗi người. Quan niệm như vậy cũng là quan niệm trong kinh Hoa Nghiêm, trong đó toàn vũ trụ cũng có thể được thị hiện ở đầu sợi tóc của Phật. Bởi vì NT của mọi người tuy khác, chẳng biết nhau nhưng cũng có một gốc là Viên Thành Thực, nên rốt ráo như nhau. Trong kinh Hoa Nghiêm, Phẩm Như Lai Hiện tượng. *http://www.buddhamountain.ca/Hoa_Ngiem_VN.php*

Trong mỗi quang-minh đều hiện mười thế-giới-hải vi-trần-số chư Bồ-Tát đều ngồi tòa sư-tử liên-hoa-tạng. Chư Bồ-Tát này đều có thể vào khắp trong tất cả vi-trần của tất cả pháp-giới-hải.

Trong mỗi vi-trần đó đều có mười thế-giới vi-trần-số những cõi rộng lớn. Trong mỗi cõi này đều có tam-thế chư Phật Thế-Tôn.

Bồ Tác Văn thù Sư Lợi hỏi Giác Thủ Bồ tác về sự sai biệt (của NT) của người đời, được trả lời như sau "

Xin ngài lóng nghe cho. Các pháp không tác dụng
Cũng không có thể tánh. Vì thế nên các pháp
Đều chẳng biết được nhau Ví như nước trong sông
Các dòng đua nhau chảy. Chúng đều chẳng biết nhau
Các pháp cũng như vậy........ Nhãn, nhĩ, tỉ, thiệt, thân
Tâm-ý sáu tình-căn. Tất cả rỗng vô-tánh
Vọng phân-biệt mà có. Cứ đúng lý quan-sát
Tất cả đều vô-tánh. Pháp-nhãn bất-tư-nghì
Đây là thấy chơn thật. Hoặc vọng hay chẳng vọng
Hoặc thiệt hoặc chẳng thiệt. Thế-gian cùng xuất-thế
Chỉ là giả ngôn-thuyết

Ý nói các Thông tin khi chưa được Phật tánh soi xét thì khác nhau, vì vậy khi rốt ráo được soi xét bởi Phật tánh thì như nhau, cho nên tuy cùng khắp ở các chỗ khác nhau nhưng sẽ đều nhau.

C. Lục Căn (gồm Ngũ Căn và Ý Căn): ***Lục mở Nhất tiêu.***

Vốn là Vô Ngã, bình đẳng không thiên vị, nhưng vì ô nhiễm

Trược nên trở thành vô minh, đảo điên, tương ứng với Nội Thức ô nhiễm vô minh với Y tha Sở tánh (quan niệm phổ thông được cói là ý kiến phổ thông và vô minh trong Duy Thức Học Phật giáo) và Biến sở chấp (Thiên kiến). Đức Phật ví sáu Trược trên như sáu lần thắt gút trên tấm khăn. Muốn trở về trạng thái nguyên thủy của khăn hay cội nguồn của con người thì mở gút ra/hay chùi bỏ vô minh. Khi mở gút thắt phải nhắm vào cái gút thắt chứ không phải mở từ hai đầu của cái khăn. Khi mở được một lần thắt gút thì cũng mở được các thắt gút còn lại (lục mở), thì cái khăn thông suốt hết gút mắc (nhất thông).

Về Não bộ học cũng vậy. Thí dụ người mù bẩm sinh hay một thời gian ngắn sau khi sanh, cói như không thấy cảnh vật thế giới. Trong Não Thái dương (dưới/ Inferior Temporal Lobe) có vùng não Visual Word Form Area (VWFA; Striem-Amit 2012, Cohen2000; Dehaene and Cohen, 2011; Schlaggar and McCandliss, 2007) còn gọi là Ventral occipito-temporal córtex Trái (vOT; Price, 2012; Price and Devlin, 2011; Wandell, 2011) được kích động khi đọc chữ, cơ chế gần giống như khi đánh note nhạc, nhạc sĩ hình dung ra ngay note nhạc viết trong bản nhạc. Ngược lại khi thấy note nhạc, nhạc sĩ nghe được âm thanh trong đầu. Cũng như vậy, ở người mù cảm giác từ các giác quan khác cũng được phục hồi ít nhiều qua cơ chế tương tự. Vì vậy Đức Phật giải thích là khi gỡ bỏ hết một trong lục căn thì các căn kia cũng sẽ được tháo gỡ tương tự, thì Trí tuệ sẽ viên thông (=nhất tiêu cái nghẽn của Trí tuệ). Để tìm ra phương cách cởi mở cái gút thắt của lục căn Đức Phật mời 25 vị Bồ Tác và A La Hán nói về pháp tu của mình (Quyển 5, kinh Lăng nghiêm): Mười Vị đã dùng một trong bốn giác quan (ba Vị : Âm thanh, ba Vị hơi thở (Nội giác=Proprioceptive), hai Vị: Xúc giác, hai Vị mỗi Vị dùng Hương, Vị), 15 Vị còn lại: dùng cửa Ý (TR). Cửa Ý, được dùng bơ
.i mọi phương pháp để cuối cùngvào Nội Thức và Phật Tánh . Thị giác luôn luôn được dùng trong mọi pháp, pháp nào cũng thấy ánh sáng và cảnh giới.

1. Kiều Trần Như (Lời giảng kinh Phật/**Âm thanh**),
2. Ưu Ba Ni Sa Đà (**TR Thị Giác**),
3. Hương Nghiêm Đồng Tử (**HƯƠNG TRẦN**),
4. Pháp Vương Tử Dược Vương và Dược Thượng (**VỊ GIÁC**),
5. Bạt Đà Bà La cùng các bạn mười sáu Đại Sĩ (**XÚC GIÁC**),
6. Ma Ha Ca Diếp và Tử Kim Quang (PHÁP KHÔNG/**TR**),
7. A Na Luật Đà (XOAY CÁI THẤY TRỞ VỀ BẢN TÁNH**TR**),
8. Châu Lợi Bàn Đặc Ca (**XOAY HƠI THỞ**TRỞ VỀ TÁNH KHÔNG/**TR**)
9. Kiều Phạm Bạt Đề (**XOAY HƠI THỞ TRỞ**VỀ TÁNH

KHÔNG/**TR**),
10. Tất Lăng Già Bà Ta (Quên Thân Thuần Giác/**XÚC GIÁC**),
11. Tu Bồ Đề (Pháp Về Tánh Không/**TR**),
12. Xá Lợi Phất (Tánh Kiến Của Bản Tâm Sáng Tỏ, Sự Sáng Tỏ Đến Chỗ Cùng Cực, Đồng Tri Kiến Phật /**TR** Tánh Kiến),
13. Phổ Hiền Bồ Tát (Tánh Văn của Bản Tâm Sáng Tỏ, phân biệt Tự Tại/**TR** Tánh văn),
14. Tôn Đà La Nan Đà (**Quán Sổ Tức**, Tiêu Diệt Hơi Thở Quán Lâu Phát Minh Sáng Tỏ, Dứt Sạch Phiền Não/**TR** Hơi thở),
15. Phú Lâu Na Di Đa La Ni Tử (Pháp Âm Hàng Phục Tà Ma Ngoại Đạo, Tiêu Diệt Tập Khí Phiền Não/Âm thanh),
16. Ưu Ba Ly (Trì Thân, Thì Thân Được Tự Tại, Lần Đến Trì Tâm, Tâm Được Thông Suốt, Rồi Cả Thân Tâm Đều Thông Triệt /**TR**),
17. Đại Mục Kiền liên (**xoay Ý Thức** lăng xăng, trở về tịch lặng, nên diệu tâm sáng tỏ/**TR**),
18. Ô Xô Sắt Ma (quán hơi ấm nơi thân tâm lưu thông chẳng ngại, phiền não dứt sạch, sanh lửa trí huệ, chứng vô thượng giác/**TR**),
19. Trì Địa Bồ Tát (quán thân thể và thế giới hai thứ vi trần chẵng sai biệt, vốn là như lai tạng, do hư vọng phát sanh ra cảnh trần; trần tiêu thì trí hiện, thành vô thượng Đạo/**TR**),
20. Nguyệt Quang Đồng Tử (QUÁN TÁNH NƯỚC MỘT MỰC LƯU THÔNG, ĐƯỢC VÔ SANH NHẪN, BỒ ĐỀ VIÊN MÃN /**TR**),
21. Lưu Ly Quang Pháp Vương Tử (QUÁN SỨC GIÓ CHẲNG NƠI NƯƠNG TỰA, NGỘ TÂM BỒ ĐỀ, VÀO TAM MA ĐỊA, KẾT HỢP VỚI DIỆU TÂM CỦA MƯỜI PHƯƠNG PHẬT/**TR**),
22. Hư Không Tạng Bồ Tát (QUÁN HƯ KHÔNG VÔ BIÊN, VÀO TAM MA ĐỊA, DIỆU LỰC/**TR** quán Không),
23. Di Lặc Bồ Tát (QUÁN MƯỜI PHƯƠNG DUY THỨC, TÂM THỨC SÁNG TỎ, CHỨNG NHẬP VIÊN THÀNH THẬT, XA LÌA TÁNH Y THA KHỞI VÀ BIẾN KẾ CHẤP, ĐẮC VÔ SANH NHẪN/**TR**),
24. Đại Thế Chí Pháp Vương Tử (NHIẾP CẢ LỤC CĂN, niệm Phật **TỊNH NIỆM TƯƠNG TỤC** VÀO TAM MA ĐỊA/**TR**)
25. Pháp Quán Âm : Quán Thế Âm Bồ Tác, Văn Thù Sư Lợi và A Nan

Đức Phật tu pháp môn gì?: Phần đông người tu tin là Đức Phát từ pháp Niệm hơi thở căn cứ trên Kinh Trung Bộ quyển 1 nói rằng Tứ Niệm Xứ là pháp một duy nhất để tu (Kinh Trung Bộ/kinh Quán Niệm hơi thở va kinh Trường Bô/Kinh Đại Niệm Xứ). Tuy vậy Kinh sách ghi là pháp tu Vipassana là duy nhất e rằng chưa phản anh đúng ý chi của Đức Phật. Kinh là lời nói nhớ lại và không nói là pháp tu của Đức

Phật, ma chỉ nói :"Ta (Phật) thỏa mãn với đạo lộ nầy". Ngài An Nan noi ghi trong Tiểu bộ kinh nghe 84.000 phap môn từ Phật, còn lại 2.000 phap là từ các Môn Sư. Cũng co thể đó la 84.000 đọan kinh. Nhớ rằng năm anh em Kiều trần Như bạn tu của Đức Phật nói rằng nhờ nghe Phật giảng mà chứng quả, không nói gì về phép quán hơi thở. Trái lại Đức Phật gần như hiển nhiên gợi ý Ngài A Nan tu pháp Quan Âm là pháp được ca tụng. Sự kiện trên người tu pháp quan hơi thở thường không nhắc đến cho dù đã đọc kinh Lăng Nghiêm. Kinh Lăng Nghiêm không thể là kinh do Tổ chế ra được. Vì lẽ sự huyền diệu khai giảng cơ chế tạo nên Tri thức từ Phật Tánh ma Phật giãng trong Kinh Lăng Nghiêm là vô tiên khoang hậu. Vì vậy sự kiên Ngài A Nan tu pháp Quán Âm là khó có thể chối bỏ.
Tuy nhiên, khi nghe lại 25 vị Bồ Tác/A La Hán nói về pháp chứng ngộ của mình, phương pháp dùng một trong năm s giác quan không quan trọng bằn, cửa rốt ráo để đi vào Nội Thức là cửa Ý

D) /Kinh Lăng Nghiêm: Tu Nhĩ Căn Viên thông/Phản Văn Tự Tính, San Mat, Eckankar (Meditation on Light and Sound) và Pháp tu Quán âm (quán Ánh sáng và Âm thanh) Nguyên tắc tu hành là quán Ánh sáng và Âm thanh với chú ý vào Huệ Nhãn. Quán ánh sáng là để sửa soạn cho pháp quán Âm thanh,Pháp môn được đề cập lần đầu tiên trong kinh Phật Lăng nghiêm cuốn 6 được cói là cuốn sách căn bản và cốt lõi của kinh.
Hãy nghe Quán Thế Âm Bồ Tát bạch Phật như sau:
(chú ý quyển 7-10, kinh Lăng Nghiêm nói về thực hành và kinhnghiệm thực hành)"Bước đầu trong sự nghe được nhập lưu (Nghe trong dòng nội âm) *mà quên sở nghe* (sở nghe= tai nghe), **(nghe bằng Thức của Thính giác**). *Sở nhập* (nhập lưu) *đã tịch* (hết) *, thì hai tướng độngvà tịnh chẳng sanh, như thế dần dần thêm (*năng nghe) (Tri Thức/Thức thứ 6=Vỏ NÃO*) thì năng nghe và sở nghe đều hết* [KHÔNG cần dùng đến tai hay Vỏ Não mà vẫn nghe (**nghe bằng TÂM bị nhiễm VÔ MINH=HỒN=Thức thứ 8**]*; sự hết năng sở chẳng trụ. Còn biết chẳng trụ thì còn năng giác và sở giác* (Tri Thức về tai nghe và hiểu biết nghe*), nên phải KHÔNG cái năng*
giác sở giác thì sự không đó mới cực viên tròn; năng giác sở giácđược KHÔNG đến cùng tột, là nhập chỗ KHÔNG (**nghe bằng TÂM bị nhiễm VÔ MINH =HỒN=Thức thứ 8**), *nhập vào chỗKHÔNG thì còn trụ nơi KHÔNG, nên năng KHÔNG sở KHÔNGcũng phải bị diệt. Năng sở của KHÔNG diệt rồi* (**nghe bằng TÁNH**) *thì tất cả sự sanh và diệt đều hết, sanh diệt đã diệt, thì tịchdiệt hiện tiền, thình lình siêu việt thế gian và xuất thế gian"....*
Kế đến Đức Phật bảo Văn thù Sư Lợi hãy xem 25 vị Đại Bồ tát, A La Hán mỗi vị trình bày pháp thành Đạo lúc ban đầu. Đức Phật muốn

Ngài Văn Thù Sư Lợi chọn phương pháp để A Nan tu để khai ngộ. Văn Thù Sư Lợi chọn Pháp môn Quán Âm, nên thưa:
*"Người tu học vị lai, nên y theo pháp này, Ta chứng cũng cửa nầy,... ngoài ra phương tiện khác, đều là oai thần Phật (*nhờ Phật độ trì*), sáu căn tuy có thuyết, khiến xả bỏ trần lao, Chẳng phải lối Tuchánh..."*
Tuy Pháp môn được Đức Phật Mâu Ni đặc biệt khen ngợi, nhưng không bao giờ được miêu tả phải tu thế nào. Ai cũng hiểu lờ mờ là quán âm thanh thế thôi hoặc là niệm Quan Âm Bồ Tát để xin cứu khổ nạn. Tại sao? không ai hỏi ra hay không được hỏi ra và dĩ nhiên không ai trả lời. Không có kinh sách Phật chính thức nào ghi chú cách tu QA. Ngoài lời mô tả của Quán Thế Âm Bồ tác. Âm thanh (hay Ánh sáng) có được không phải từ tai mắt mà là từ Nội Thức. Tùy đẳng cấp Thiền, Ánh sáng và Âm thanh càng trở nên vi diệu khi càng lên cao tùy cấp bậc Thiền.

E. Phương pháp Thiền Quán Âm thanh và Ánh sáng: hệ thống trên xuống: nhìn vào mắt Trí huệ (điểm sau Trán, giữa và hơi trên chân mày. Hệ thống dưới lên: niệm câu chú hay Nam mô A Di Đà Phật, hay lắng nghe nội âm. Làm như vậy là đã dùng đủ hai luồng truyền dẫn của Não Bộ. Hai hệ thống là:

1. Chú Tâm vào mắt Trí huệ hay lắng nghe Nội âm (đường Lưng của đương dẫn truyền ánh sáng hay âm thanh) Hệ thống Trên xuống nầy là của đường dẫn truyền Ánh sáng hay Âm thanh là để Định
2. Niệm câu chú hay Nam mô A Di Đà Phật, lắng nghe Nội âm hay nhìn vào ánh sáng.

Hệ thống Bụng, Dưới Lên của Ánh sáng hay Âm thanh hay câu niệm là để Tuệ.

Pháp môn Quán âm, chú ý vào ánh sáng âm thanh rung chuyển để từ đó vượt qua sự nhìn thấy tai nghe, nghe thấy bằng Tâm rồi vượt thế gian để trở thành siêu thế gian. Cần ghi chú là hệ thống Âm thanh luôn luôn thiên
lệch sang bên Phải. Điều đó cũng dễ hiểu vì bán cầu Phải có chức phận về suy tư, trừu tượng, tổng quát và nghệ thuật.

Dùng hai hệ thống Trên xuống và Dưới lên để cột Tâm khỏi chạy bậy bạ là phương pháp rất hữu hiệu nhưng không tuyệt đối hữu hiệu. Người Thiền dùng hai phương pháp trên vẫn có thể để Tâm chạy cho đến khi ***sự chú Tâm đưa đến chút ít chứng nghiệm những gì có thể lôi kéo Tâm dính chặt mạnh hơn là sự lôi kéo bởi sự vật bình thường trong đời sống.*** *Trong pháp Quán Âm:*

- Chú ý vao mắt Tri Huệ là dùng đường dẫn truyền Trên Xuống, chủ về Đinh.

- Nội âm luôn luôn thay đổi khi càng vào trong định, như Ngài Quan Thế Âm trình với Phật Thích Ca, Âm thanh không là từ tai (sở nghe) mà vượt lên trên, đó là đến từ Nội Thức có căn nguyên từ Vô Thủy

Chung vì Nội Thức gồm cả Tạng Thức và Phật tánh nên bất tận và luôn thay đổi. Lắng nghe Nội Âm là dùng đường dẫn truyền dưới: khách quan và có TR, dựa nhiều lê Phật Tánh nên chú về Tuệ

Pháp Quán Âm Định là khởi đầu Thiền. Sau khi Định rồi thì Tuệ để soi sáng Nội Tâm với thể nghiệm bắt đầu với ánh sáng khai ngộ và dòng Âm lưu. Pháp Quan Âm có tiến trình đi thẳng vào Thiền Định, cột chặt Tâm ý để Trực chỉ Chân Tâm kiến tánh vì trụ Tâm, Tâm sẽ yên lặng bằng phẳng thanh tịnh và trong trẻo thì Ánh sáng từ Nội Thức va Nội Âm mới có dịp thể hiện. Sau đó Thiền nhân thấy rõ và phân biệt đâu là chánh niệm. Thật vậy, khi Tâm bận rộn trong lý luận tranh chấp để tìm ra chánh

niệm thì việc định thân cũng trở thành bớt ích lợi vì an Tâm thì quan trọng hơn an thân khi ngồi thiền Sự chú Tâm gây ra thay đổi Não Bộ qua hình ảnh fMRI được biểu hiện bằng sự tăng hoạt động các vùng liên hệ đến hệ thống Trên Xuống và Dưới Lên. Song song với sự tăng hoạt động trên còn có sự giảm thiểu hoạt động Não Bộ ở Mạng Mặc Định, như đã trình bày trước đây. Đồi Não có nhiều kết nối với Mạng Mặc Định Precuneus, mPFC (liên hệ đến TR) và Hippocampus. Vùng Mạng Mặc Định liên hệ đến lưu trủ Trí nhớ. Trong Thiền Định Mạng Mặc Định hoạt động thấp kết hợp với Đồi Não thanh lọc thông tin bên ngoài đến bên trong Tâm Thức (Cunningham 2017). Sự giảm hoạt động của Mạng Mặc Định trùng hợp với giảm thiểu hoạt động của Thức thứ 7, Mạc Na Thức. Sự kiện trên là do giảm thiểu thu hồi Trí nhớ.

F) Phương pháp Vipassana/Minh Sát hay Tứ niệm xứ, Tâm nhập vào Thân (Vận động của Thân), Thọ (Cảm giác), Tâm (Tình cảm), Pháp (ngoại cảnh), (H6.8)

Thiền Vipassana là phương pháp Thiền để có cái hiểu biết xuyên thấu vấn đề, phân biệt sự vật như nó thể hiện ra như vậy (tức là thực hành Quán Niệm về Thân, Thọ (nhận cảm giác), Tâm (trạng thái Tâm hồn) Pháp (đối tượng ngoài thân), nhưng không có ý thay đổi nó. Nhận biết sự kiện trên thân thể là để có Tuệ trong Thiền Định. Chú Tâm vào Sự Thở (hệ thống trên xuống) và quan sát biến chuyển của Sự Thở (hệ thống dưới lên) để dần dần nâng cao khả năng chú Tâm và củng cố TR cho thành Chánh niệm. Trong 25 Vị được Đức Phật mời để trình bày pháp tu để chứng đắc, ba Vị dùng phương pháp quán hơi thở (Châu Lợi Bàn Đặc Ca, Kiều Phạm Bạt Đề Tôn Đà La Nan Đà). Sự chú tâm dùng hơi thở để đi vào cửa Ý, bằng cách chú tâm vào:

i. Hệ thống Trên Xuống Chú ý vào hơi thở (Tự cảm /Proprioceptive): để ý vào nhịp thở vào thở ra ở mũi hay một vùng/điểm của cơ thể-- dùng hệ thống Trên Xuống. Dùng để Định/Mindfulness, chú Ý toàn Tâm

ii. Hệ thống Dưới Lên: Thân, Thọ (thu nhận sự đau, ngứa...) Tâm (cảm nhận tình cảm) và Pháp (sự vật Khách quan/Vô ngã bên ngoài, thí dụ như tiếng chim kêu). đi sâu vào nó (Chánh niệm= ghi nhận hiện tượng mà không cố ý thay đổi), nhưng không can thiệp vào sự vận hành-- Được như vậy Tâm ý người thiền dễ bị khóa chặt vào hai hệ thống chú ý và tiến trình Tri thức dưa lên Phật tánh trong NB. Như vậy sự thực hành chánh Niệm trên Thân Thọ có thể là phụ trong tiến trình Thiền định có nhiệm vụ chính là Tuệ/Hiểu biết dựa trên Phật Tánh. Nhưng vi màng Vô Minh nên sự hiểu biết la không như thị ma là lệch lạc do Biến sở chấp, kể cả Y Tha sở Tánh

Hai giai đoạn trên tương ứng với giai đoạn thường gọi là ***Tầm****(chú ý vào mục tiêu như hơi thở, mắt Trí huệ)* ***Sát/Tư*** (*Tâm bắt đầu an trụ vào mục tiêu không chạy lan than*), hai giai đoạn đầu tiên của năm *Chi Thiền.* Trong hai giai đọan nầy, vai trò của Chánh Niệm là thứ yếu vì thiền là để Định thì sẽ có Tuệ (chánh Niệm).

Nhờ Tâm không còn lang thang nên Thiền nhân thấy thoải mái ***(Phỉ),*** Kế đến Tâm/Tri thức bắt đầu có thể nhìn vào Nội Thức cảnh giới hình ảnh ánh sáng màu và âm thanh. Tất cả làm thành cảm giác vui (***Lạc***) , cuối cùng là ***Trụ/Định.*** Tiến trnh trên là tương ứng với hai thành phần của Tứ Niệm xứ là **Tâm (Nội Tâm) và Pháp (cảnh giới cỏi Trên).** Khi Nội Tâm đươc nhìn vô, là thời kỳ Tâm sơ được sưa đổi bo Tâm bất Thiện tăng Tâm Tịnh Hảo, Vô Lượng Tâm

(có quan niệm Tầm để trị Hôn Trầm, Sát trị Nghi ngờ, Pháp là biểu hiện cảnh giới quanh thiền nhân có lẽ la không chính xác , di lộn ngươc tiến trinh Thiền: càng về sau càng siêu việt)

Khi Định, Nội thức dần dần được thanh lọc với thời gian thì Tuệ do Phật Tánh sẽ hiện ra và Chánh Niệm mới có thể có được. Khi chưa Định mà thực hành Chánh Niệm là khó khăn và bất cập. Tri thức nằm trong Não bộ nhưng cần Phật Tánh. Không có Phật tánh thì tuyệt đối không thể có Tri thức và Chánh Niệm. Kinh Trung bộ/Quán Niệm hơi thở viết lời Đức Phật: "*Vị ấy an trú với chánh niệm như vậy, suy tư, tư duy, thẩm sát pháp ấy với trí tuệ. Này các Tỷ-kheo, trong khi trú với chánh niệm như vậy, Tỷ-kheo với trí tuệ suy tư, tư duy, thẩm sát pháp ấy, trong khi ấy trạch pháp giác chi được bắt đầu khởi lên, với Tỷ-kheo. Trong khi ấy, Tỷ-kheo tu tập trạch pháp giác chi. Trong khi ấy trạch pháp giác chi được Tỷ-kheo tu tập đi đến viên mãn*". Đoan kinh nói lên khi (Tâm) an trú, suy tư khởi lên, trong tu tập thành viên mãn.

Khi chú ý vào hơi thở Tâm thường vẫn có thể chạy bậy bạ do tác động của Thọ, Tâm, Pháp nên thiền nhân ngăn chặn sự chạy bây bạ bằng cách nghĩ biết trong Tâm là: có đau khi đau, có ngứa khi bị ngứa,.. mỏi mệt hay nghe tiếng động...để kéo Tâm về Hệ thống Chú Ý Trên-Xuống.

Phương pháp cần sự luyện tập để hai hệ thống Trên Xuống và Dưới Lên làm việc thành thói quen. Sự làm quen đó chẳng qua là hình thức để diễn tả sự kết nối tế bào thần kinh của mỗi hệ thống

nói trên với mục tiêu định sẵn. Với sự luyện tập mỗi ngày sự kết nối sẽ ngày càng bền chặt rồi dần dần trở thành tự động (thu hồi về nội Tâm = bỏ cái Tôi trong Tâm của sự chú ý).
Hai hệ thống trên có thể kết nối, kiềm chế lẫn nhau. Hệ thống lưng là chủ động ức chế hệ thống bụng va ngược lại. Sự ức chế lẫn nhau tạo nên một thế cân bằng làm mất đi tính cách chủ quan của hệ thống lưng. Hệ thống bụng có ý nghĩa sâu xa là làm mất đi cái "Tôi" chủ quan của chủ thể và quan trọng hơn nữa la thực tập Trí Tuệ: nhận rõ chân như cuả sự kiện. Thường ngày chúng ta làm công việc một cách Vô Thức không dùng đến sự chú Tâm và thường bị lệch lạc vì định kiến. Như vậy ý nghĩa là làm mới lại hay làm Thức tỉnh cũng như gạt bỏ định kiến sai lầm trong quá khứ. *Đó là xây dựng Chánh Niệm gồm bốn loại như trên đã nói*. Biến Sở Chấp do những lệch lạc sai lầm từ Nhận Thức trong quá khứ ghi trong Nội Chuẩn Thức cần được tu chỉnh lại. Nói một cách khác gạt bỏ cái Tôi hay xây dựng chánh niệm có một cơ chế chung là bỏ đi, rửa đi Nội thức/màng Vô minh.

Ngoai ra Ito, Heck đã chỉ ra là thở làm nên sóng delta thường thấy trong Thiền định va sóng gamma (30-100Hz) thường liên hệ đến hoạt động của Tri thức, chú ý, vận, đông tình cảm, cảm nhân đau... Vì vậy sự thử giúp về tỉnh thức trong Thiền định, nhưng tác động trên tình cảm, thì lại chưa được chú ý đến.

Trong Vipassana sự chú ý là thoải mái, cởi mở với thế giới bên ngoài để nhận nhưng không chấp chứa sự kiện bên ngoài. Dùng thế giới bên ngoài để làm chánh niệm hay nói dễ hiểu hơn là soi sáng bên trong.

Cũng như vậy trong Thiền Yêu thương Tử tế (Loving kindness mindfulness meditation) sự tập tành cho tạm bỏ đi tật xấu để hướng thiện cũng có cùng mục đích như thiền Tứ niệm xứ. Chánh niệm, kiến tánh trong Bát chánh Đạo gồm tám Chánh: kiến, niệm, tư duy, ngữ, nghiệp, mạng, tinh tấn, định) có thể được thực hành thường ngày.

- Nhận xét Thiền Quán Âm và Minh sát khác nhau về cách chủ tâm nhưng đều kinh qua năm thiền chỉ Tầm Sát để cùng nhìn vào Nội Tâm để có Phỉ Lạc Trụ

. - Trong quan niệm Tri Thức Nhập thân/Embodied Consciousness, động tác thở không những ảnh hưởng đến NB qua TK và Não Thính giác mà còn những thần kinh ngoại biên. Tất cả cử động ảnh hưởng đến NB, kích động NB làm hòa nhịp hoạt động NB với hơi thở, như đã trình bày ở trên, tương tự như diễn giả hay ca sĩ dùng bộ điệu gương mặt, tay chân trong phát âm. Sóng Gamma (tương ứng với chú ý) và sóng Theta (tương ứng với thư giãn) trong EEG cũng có những biểu hiện tương ứng đồng bộ của

NB.
- Ý nghĩa và muc đích khác là phụ với hệ thống Trên-Xuống của Chú Tâm để cột chặc Tâm. Dùng hai hệ thống Trên xuống và Dưới lên để cột Tâm khỏi chạy bậy bạ là phương pháp rất hữu hiệu nhưng không tuyệt đối hữu hiệu. Người Thiền dùng hai phương pháp trên vẫn có thể để Tâm chạy cho đến khi ***sự chú Tâm đưa đến chút ít chứng nghiệm những gì có thể lôi kéo Tâm dính chặt mạnh hơn là sự lôi kéo bởi sự vật bình thường trong đời sống.*** *Trong các pháp TD, khi càng vào trong định, người Thiền cảm thấy dễ chịu toàn thân có nhiều hứng thú hơn nên không còn ham muốn chạy theo các hiện tượng của thế sự. Lại nữa thói quen do kết nối thần kinh nên đường dẫn truyền Dưới lên bớt hay ngừng hoạt động , chỉ còn đường Trên Xuống hoạt động.*

G. Nội Âm và Ánh sáng Khai ngộ. (H7.5,6)
Chú tâm vào một điểm hay một sự kiện (như Mắt Trí huệ /Thiên nhãn) và có thể lắng nghe nội âm để kìm hãm tâm ý chạy loạn. Tín ngưỡng liên hệ Huệ Nhãn với ánh sáng khai ngộ, thánh linh hay đấng tối cao. Có thể chia ra những tiến trình củaThiền Định:
1) Chú tâm và nhận thức việc đang làm là ngồi thiền (Ý Thức chính mình),2) Kiểm soát tình cảm (gạt bỏ sự lo âu sợ sệt ngoài đời), 3) Tập trung tâm ý vào một chỗ nhất định như Huệ Nhãn, nội âm hay dòng tư tưởng.
4) Sau khi đã đạt được sự chú ý mong muốn, thì điều chỉnh Tâm ý (từ từ buông thả để Tâm ý tự nhiên hơn về một chỗ đã quy định như Huệ Nhãn) và cuối cùng không cần chú tâm mà tâm ý vẫn bám trụ tự nhiên. Vì vậy Thiền trở nên thoải mái và thích thú, không còn là sự ràng buộc như bị hành hạ để điều khiển Tâm ý (tương ứng với trình độ Thiền cao hơn Sơ Thiền).
Như sẽ thấy ở phần tiếp sau, chú tâm vào luồng Ánh sáng và Nội Âm được cói là cửa ngõ cuối cùng để bước vào giai đoạn hoàn toàn khai ngộ.

Ánh sáng Khai ngộ:
Khi TD và nhắm mắt, nhất là khi vùng vmPFC được chú tâm, người ta có thể thấy ánh sáng mờ hay rõ và chói lọi. Cơ chế là Nội Thức bị kích động (do thiếu thông tin cần cho Vỏ Não làm việc), thông tin về ánh sáng từ Nội Thức thị giác, nhưng đi ngược chiều kích động vùng thị giác phát xuất từ PFC/Pre Frontal Cortex như trong cơ chế nhìn hình tưởng tượng. Trong cơ chế trên, thông tin từ PFC chuyển về V1 qua hai đường dẫn truyền Trên qua PPC/ vùng Precuneus. Đường dẫn truyền Dưới qua VN Thái Dương. Vì vậy Ánh sáng Nội

âm sẽ thấy được ở vmPFC/PreFrontal Cortex. Vì đường dẫn truyền Trên qua Precuneus nên Ánh sáng Nội Tâm có thể lan tỏa khắp NB khắp cơ thể, nhất là vùng Đỉnh đầu. Đường dẫn truyền Dưới đi qua VN Thái Dương liên kết với tình cảm để làm thành TR/Tri Thức.

Ánh sáng khai ngộ hay ánh sáng thấy được khi Thiền nhất là khi nhắm mắt hay trong đêm tối không những thấy được với pháp thiền Quán Ánh Sáng và Âm thanh mà còn thấy được trong pháp Vipassana hay các pháp Thiền khác. Ánh sáng (và Âm thanh) nầy là Quang Minh (và Phật Âm), soi sáng, khác với cảnh giới (và tiếng nói) là từ nội thức Có thể cói đó là thể nghiệm sơ đẳng. Hãy cói trong Thánh kinh"***Khi mắt thành một, mắt là ngọn đèn soi sáng cơ thể***" Matthew 6:22 – 24 (có bản viết "Nếu mắt ngươi sáng sủa thì cả thân thể ngươi sẽ đầy ánh sáng", có lẽ để dễ hiểu, nhưng không nói lên sư mầu nhiệm của pháp Thiền)

Nội Âm

Khi TD hay tịnh tâm, người TD Quán Âm có thể nghe được âm thanh từ tai được đề cập trong quyển số 6 kinh Lăng Nghiêm. Nội âm có cường độ to hay nhỏ tùy theo tình trạng tịnh tâm nhưng thường có tần số cao tựa như tiếng dế kêu. Âm thanh này khác với âm thanh từ bên ngoài hay từ ống tai ngoài (phía ngoài màng nhĩ- external ear canal). Nếu dùng headphones có thêm chức phận giảm trừ tiếng ồn (noise-cancelling), nội âm vẫn không thay đổi. Cơ chế tạo nên nội âm này là:

Nội âm từ VN Thính giác qua đường dẫn truyền Trên qua PPC/Posterior Parietal Cortex tương ứng với VN Vận động và Precuneus và đường Dưới qua VN Thái Dương . Nội âm vì vậy được nghe như từ VN Precuneus.

Dây thần kinh số 8 (phần âm thanh-cóchlear) khi chạy vào cuống não chia ra 2 nhóm dây, nhóm lớn đi chéo sang bên đối nghịch (thí dụ dây thần kinh 8 bên Trái thì nhóm dây chính chạy qua bên Phải để đến vùng thính giác ở Temporal córtex Phải. Còn nhóm nhỏ hơn thì chạy đến vùng thính giác ở Temporal córtex Trái). Cấu tạo trên làm cho người ta có cảm giác nghe âm thanh từ hai tai nhưng nhiều nhất từ tai Phải (tương ứng với não thính giác Trái). Thêm nữa âm thanh có cùng loại tần số (thí dụ cao hay thấp) thì cùng nhau đi về một chỗ bên Trái và Phải. Âm thanh từ tai Trái (tần số cao hay thấp) luôn luôn đến phần não phía trong (gần insula) và Âm thanh có tần số cao đến phần não về phía trước. Như vậy âm thanh có tần số thấp và từ tai Trái đi về phần não gần bề mặt ngoài và ở phía sau.

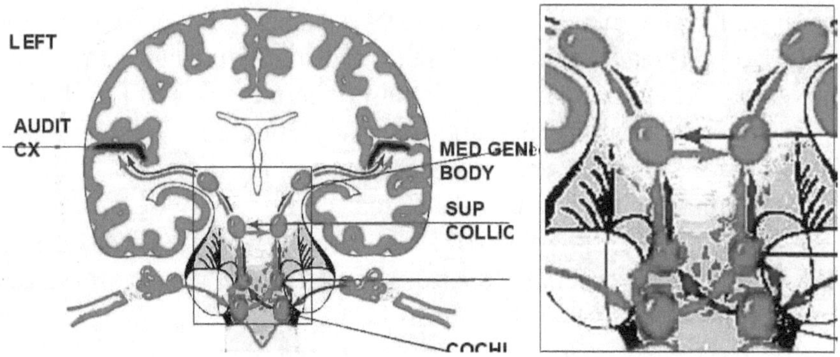

H7.6 Đường dẫn truyền thần kinh thính giác đến nhân Cochlear N. chia ra đi lên cùng bên và chéo đến Olivary N. đến Superior Colloiculus chia ra đi lên thẳng hay đi chéo lần thứ hai rồi đến VN thính giác. Đường dây Thính giác bên Phải đến VN phía sâu hon bên Trái. Âm thanh bên Tai Phải luôn luôn mạnh hơn bên Trái

Phật nói trong kinh Lăng Nghiêm/quyển 3 /Lục Nhập:
A Nan! Ví như có người lấy hai ngón tay bịt chặt hai lỗ tai, do lỗ tai mỏi mệt, trong đầu hóa ra có tiếng; tai nghe cái mỏi mệt đó, đều là tướng ngó lâu mỏi mệt của tánh Bồ Đề. Do hai thứ vọng trần Động và Tịnh hiện ra cái nghe, thu nạp cảnh trần, gọi là tánh nghe; tánh nghe này lìa Động và Tịnh, vốn chẳng có tự thể *(chú ý: Sách dịch Thich Duy Lực: nghe cả hai Tai. Sach dịch của Lê Đình Thám: nghe trong Đầu)*
- A Nan nên biết! Cái nghe này chẳng từ động tịnh ra, chẳng từ tai ra, cũng chẳng từ hư không ra. Tại sao? Nếu cái nghe từ chỗ tịnh ra, thì khi động, cái nghe đã theo tịnh diệt, lẽ ra chẳng thể nghe động; nếu từ chỗ động ra, thì khi tịnh, cái nghe đã theo động diệt, lẽ ra chẳng biết được tịnh. Nếu từ lỗ tai ra thì chẳng có động tịnh, vậy biết cái nghe vốn chẳng có tự tánh. Nếu từ hư không ra, hư không đã thành tánh nghe thì chẳng phải hư không; lại hư không tự nghe, có liên quan gì chỗ nhập của Ngươi? Vậy biết Nhĩ Nhập hư vọng, vốn chẳng phải tánh nhân duyên, cũng chẳng phải tánh tự nhiên (từ Nội thức)

Trong khi chú tâm đến vùng não vmPFC (ventral medial prefrontal córtex) trong TD, người ta có thể nghe âm thanh mà không nghe từ âm thanh bên ngoài. Đó là Nội âm. Khác với âm thanh từ tai, nội âm về thính giác, (cũng như hình tướng tượng từ Nội Thức trong thị giác), âm thanh từ Nội Thức cũng dùng một đường dẫn truyền như từ tai. Khi đi vào Định, âm thanh dường như đến từ đỉnh đầu.Cơ nguyên tại sao âm thanh nghe từ đỉnh đầu không thể giải thích được với đường TK thính giác . (Imig 1977, Rhawn. http://brainmind.cóm/PrimaryAuditoryArea.html, Feng 2017, Bajo 2005 Berlot 2018, Folland NA 2014, Wang 2013, Wenstrup 1999, Esser 1999, Hall 2009 50a-k), Nhưng cơ chế là hiển nhiên nếu dùng cơ chế Nội Thức vì vùng não Đỉnh Precuneus có liên hệ đến Nội Thức/Nội Tâm.

Thông tin về thính giác, thị giác khi trở thành Tri thức thì thông thương với nhau (xem trang 179), vì vậy khi quán Âm, ánh sáng hay thể nghiệm thị giac cũng hiện ra. Ngược lai khi quán ánh sang, âm thanh cũng vang lên. Lại nữa, do hiên tượng nghịch lý tương tự như trong Cơ lượng tử, trong khi định, lúc chu ý đến âm thanh thì ánh sáng hay thể nghiệm thị giác hiên ra rõ rang hơn là khi quán ánh sáng. ***Sự kiện trên là thể hiện sự đông dạng của Tri Thức và "hạt" Lương tử:.*** Trong Cơ Lượng Tử, khi sắp đặc để ghi nhận hạt photon thi chỉ thấy sóng , và ngược lại. *Khi hệ thống chú ý của NB chú ý vào Âm thanh thì Thiền nhân thấy Ánh sáng nhiều hơn âm thanh. Ngược lại khi chú ý đến hệ thống thị giác/ánh sáng để mong cầu thấy các đấng trên cao hiện về thì thiền nhân thấy tối thui, chỉ còn lại Âm thanh to rỏ hơn. Cho nên kinh nghiệm của Thiền nhân là khi vô tư tự tại bình đẳng thì có nhiều thế nghiệm Thiền. Cơ chế của sự nghich lý trên co thê được giải thich như sau: Khi Đinh la dùng nhiêu Chú ý tức là dùng đường dẫn truyền Lưng, và TR kết hợp với Mạc Na thức.* ***TR luôn luôn che mờ Phât tánh nên chỉ có Định mà ít Tuệ.*** *Đường dưới la để hiểu biết/awareness để tạo ra Tri thức nhưng* ***ít dùngTri thưc sẵn có nên Phât tánh sáng tỏ hơn.*** *Vì vậy dùng đường dẫn truyền Trên để chú ý và Định vào mục tiêu, mục tiêu không phát ra Âm thanh và Ánh sáng được vì Phật tánh bị quá nhiều Tri thức che mờ. Trái lại Ánh sáng và Âm thanh xuất hiện khi dùng đường dẫn truyền dưới.*

Hiện tương trên là phổ cập ở người thiền: Thiền nhân thường biết rằng càng mong cầu thể nghiệm, thì thể nghiệm sẽ không đến và ngược lại có thể nghiệm khi không mong cầu (giảm Tri thức). Cho nên trong phép QA, quán Âm là tăng thể nghiệm về Ánh sáng. Sau đó quán Quang làm tăng thể nghiệm Âm thanh,tiến trinh tiếp nối lần lược như trên Cũng như vậy khoe khoang thể nghiệm thường làm tạm thừi mất đi thể nghiệm trong những lần thiền định về sau, vi vật khoe khaong thể nghiệm không được khuyến khích.

Nội âm được nhắc đến trong Phật giáo, San Mat, ECK, QA và Thiên Chúa giáo. Trong Phật giáo nghe nội âm là phải bỏ Sở nghe (Tai) bỏ luôn Tri giác (Giác nghe), như vậy khá rõ ràng là không dùng tai để nghe. Hãy cói đoạn văn sau đây từ Kinh thánh nói về những người được tái sanh (rửa tội) : " ***Chớ lấy làm lạ vì cớ ta nói với các ngươi: Các ngươi cần phải tái sanh. Gió muốn thổi đâu thì thổi, ngươi nghe tiếng nó, nhưng không biết nó đến từ đâu và đi đâu. Hễ người nào sanh bởi Thánh linh thì cũng như vậy".*** Tiếng gió đó là nội âm nghe bởi người Thiền Định QA (Kinh thánh, Jean: 3: 7,8). Trái lại phái Vô Vi, chỉ nói đến ánh sáng nhưng không đề cập đến Âm thanh. Đạo Cao đài cũng không nói về nội âm, và như vậy không theo pháp của Quán Thế Âm Bồ Tát.

Nhận xét. Trong phương pháp thiền Minh Sát/Vipassana, để ý vao nhip thơ la cửa Ý nên liên quan đến chú tâm/mibdfulness. Để ý đến sự vận hành của thân thể cũng liên hệ đến Nội thức khi Hồn đã nhập thân, tiến trình Hồn nhập thân chỉ xảy ra sau một thời gian Thiền. Trong pháp Quán Âm, Ánh sáng và Âm thanh luôn luôn là từ Nội thức. Vì vậy nhìn vào Ánh sáng, nghe Âm thanh là đã nhìn vào Nội thức. Cho nên pháp Quán Âm hay Minh sát đều có tiến trình như nhau. Tuy nhiên có sự khác biệt vi trong pháp QA, ánh sáng và âm thanh là thể nghiệm mà thiền nhân thường gặp khi so sánh với cảm giác vận hành của thân hể.

Âm thanh và Ánh Sáng khác với cảnh trí,tiếng nói chứng nghiệm ở chỗ Âm thanh và Ánh sáng chỉ thay đổi về cường độ còn cảnh trí thì có nhiều chi tiết về nhân vật phong cảnh.... Cảnnh trí, tiếng nói đều là phản ảnh từ Nội thức, và Nội thức là màng vô minh dày đặc che mờ Phật tánh. Khi nội thức mỏng đi hay thu nhỏ (xem sau) do tu hành/Thiền định hơn thì ánh sáng và cảnh sắc rõ hơn

H. Tỉnh Thức và Tỉnh Giác trong Thiền Định

-Tỉnh=Awakefullness.

Unresponsive wakefulness syndrome (UWS), được thường dùng để thay thế Vital signs (VS) vì VS không tương ứng hoàn toàn với dự hậu của bịnh nhân: mở mắt được, có ít phản xạ như ngáp. EEG có biểu đồ gần giống Thức Ngủ, nhưng không tiêu biểu cho tình trạng Thức Ngủ bình thường.

-Thức tối thiểu: Minimally cónscious state (MCS), được cói như có biểu hiện sự Thức tỉnh hay TR như ánh mắt theo dõi, nói những lời khó hiểu và phản ứng trả lại khi ra lệnh.

- Giác trong Tỉnh Giác: hiểu biết thấu triệt, Tuệ Giác (Awareness)

- TD khác với Ngủ ở

và các cảm giác ngoại biên bị cắt đứt. Hệ thống Lưới Kích Thượng /ARAS bị giảm tiếp nhận kích thích từ ngoại biên, nên ARAS cũng giảm kích thích Vỏ Não.

-Thêm nữa, khi Ngủ NREM các nhân liên hệ đến Thức tỉnh như Orexin, Nor-epinephrine, Histamine, DOPA và Acetylcholine đều ngừng hoạt động, do GABA từ vlPO ức chế.

- Trong Ngủ REM, không Tỉnh nhưng lại có TR: các nhân của thức tỉnh đều bị ức chế trừ nhân BF/Basal Forebrain LDT/ Laterodorsal Tegmental Nucleus dùng chất acetylcholine thì vẫn hoạt động (Vì vậy người ta thấy có mộng mị). Khi Thức Tỉnh ,các nhân Tỉnh hoạt động và ức chế nhân Ngủ vlPO'ventrolateral PreOptic Nucleus. Con người có Thức tỉnh, phản ứng (Nor-epinephrine), TR (Acetylcholine), biết Đau ngứa (Histamine), Vui sướng (Serotonin) và bị thúc đẩy cố gắng phù hợp với đời sống (DOPA).

- Khi Thiền Định các cảm giác ngoại biên được chủ động cắt giảm (nhắm mắt, tìm chỗ thanh tịnh, dùng TRN/LDN/Lưới Đồi Não hạn chế cảm giác và LKT/Lưới Kích Thượng giảm hoạt động), Nhưng Nội Thức (NT) phản ứng lại làm thông tin từ NT tăng lên, nên Thiền nhân vẫn Thức tỉnh và vẫn còn TR. TR trong Thiền Định là Vô Minh hay Hữu Ngã/có Trí Tuệ là tùy theo đẳng cấp Thiền, và là hiện tượng cần có để đưa đến Trí Huệ Bát Nhã). Thông tin là từ NT nên ít lệ thuộc vào thế giới bên ngoài. Do Nội Thức làm chủ trong NB khi Thiền Định nên Nội Thức dễ được rữa sạch hơn và càng ngày càng trong sáng, bỏ bớt Vô minh. Vì Thiền Định là Thức tỉnh (cũng tương ứng với VN dày hơn ở người Thiền Định), nên thông tin bên ngoài dù vẫn được tiếp nhận nhưng với một trạng thái của NB tự tại, vì không bị ảnh hưởng xúc động của nhân như AMYGD (lo âu, Amygdala/Hạnh Nhân: dùng nhiều hoá chất dẫn truyền: Glutamine, GABA,DOPA, Serotonine cho các chức vụ TN và nhiều loại tình cảm), nhân Nucleus Accumbens/NAc (vui sướng hãnh diện) và nhân Locus Ceruleus /Nor-epinephrine phản ứng nhanh. Trong pháp tu Diệt Tận Định người tu thiền cắt đứt bỏ hoàn toàn thông tin đến VN, kể luôn cả thông tin từ Nội Thức.

I. Định và Tuệ/Quán

a) Định cũng đồng nghĩa với Chỉ (Samatha) là dừng lại Tâm Thức hay đúng hơn là Mạc Na Thức và có thể cả TR. Tâm trong Chú Tâm là Tâm trong Tâm viên Ý mã. Định là tương ứng với quá trình Mindfulness/Tâm Niệm thường đươc dùng để trị liệu chứng lo âu thần kinh vì làm đình chỉ Mạc na thức/suy nghĩ, an bình MMĐ. Tuệ/Quán (Vipassana/ Vi=Variations, passana=Awareness, Knowing) là tiến trình có Trí Tuệ/Awareness là thành quả của sự giảm bớt hay gột rửa hết sự Vô minh. Thông thường khi được Chỉ/Định thì Tuệ tự động hiện ra. Vì khi Định, Nội Thức bị mất thông tin Ngoại biên và TR, sẽ kích động. Nội Thức khi ấy sẽ được rửa sạch thông tin sai lầm. Cho nên, khi hết bóng tối, hay vén đi màng cửa thì ánh sáng đổ vào, ấn chứng sơ đẳng nhất là thấy ánh sáng như ngọn đèn từ mắt thứ ba Huệ Nhãn. Tuy Định Tuệ thường đồng hành cũng như Trứng và Gà con không trước sau mà là sự đồng hành. Gà con không thể tự nhiên từ trứng chui ra mà là một quá trình tiến hóa từ Vô Cơ lên Hữu cơ, từ Sinh vật một tế bào lên Sinh vật đa tế bào; cùng lúc với sự phát sanh ra Trứng trong sinh vật đa tế bào. Nhưng khi Định, không có nghĩa là Vô minh se được thanh lọc tương ứng, cho nên Thiền Chỉ hay Định không luôn luôn kết hợp với Tuệ. Định và Tuệ vì vậy có khi không đi đồng hành trong phép Tu. Quan niệm như vậy thì có vấn đề Tâm Quán Tuệ hay Tuệ Quán lại Tâm mà Đại Sư Trí Khai ở đất Đô Hạ cho là pháp tu Hoàn (Nhìn lại) (Thích Thanh Từ dịch trong Lục Diệu Pháp Môn: Sổ Tức (đếm hơi thở) Tuỳ Tức (theo hơi thở), Chỉ, Tuệ, Hoàn và Tịnh).

Sự chứng Ngộ (Rửa sạch nhiều Màn Vô minh) xảy ra mau hay lâu là tùy theo phương pháp Tu (Tịnh độ, Tứ niệm Xứ...), cách tu và sự rửa nghiệp nhiều hay ít. Nghiệp hiện đời chỉ có thể rửa sạch bằng chính mình do sự Tu hành với Công phu. Đức Phật trước khi tu là một vị Hoàng tử nên đã tu hơn 4 năm để chứng quả vị Phật. Đức Chúa Jesus có 16 năm không được ghi chú trong Thánh kinh (?). Nhắc lại, khi Tu Thiền không đúng phương pháp, có thể có Định nhiều hơn Tuệ hay ngược lại. Đức Phật đã Tu Ngoại đạo lên đến cấp Thiền 8, nhưng thiếu Tuệ nên Ngài phải bỏ lối Thiền nầy. Vấn đề sẽ được đề cập sau.

b) Sự Thấu Niệm (Định) và sự Hiểu biết (Tuệ)

Trong Thiền định dùng hai đường dẫn truyền:

Sự chú tâm (vào hơi thở trong Minh Sát hay Âm thanh trong Quán Âm) giúp sự kiện được chú ý để định .

Hệ thống thứ hai ít có sự chú tâm nên ít TR, vi vậy thông tin trong Nội thức được thể hiện qua thể nghiệm (Tuệ) hay sự BIẾT

Sự loại bỏ Tri thức do định Tâm/Mindfulnes là tương đương với sự làm mỏng đi và vén sang một bên màn Vô Minh để lộ ra cái BIẾT vốn là thể gần nhất của Trí Huệ Bát Nhã. Phương pháp là định tâm cần có Ý chí giữ tâm không lan thang. Giống như ly nước đục không bị khuấy động thì chất bụi bậm cặn bả lắng xuống còn lại là phần nước trong. Sự BIẾT không được phát triển bằng Ý chí. Ý chí chỉ dùng để giữ tâm không chạy lan thang. Vì sự BIẾT tự nó đã có sẵn không cần cố gắng BIẾT. Cố gắng Tri thức chỉ làm cho con người đần ra như một cái máy tính của Tri thức nhân tạo. Hoặc là làm cơ thể chai cứng tê dại như trong người luyện khi công tương đương với trạng thái Tri thức (khí công) nhập thân. Cho nên trong Tuệ/Quán /Minh Sát (Vipassana/ Vi=Variations, passana=Awareness, Knowing) cái BIẾT là tự nhiên (như khi BiẾT bụng phình xẹp không cố gắng tìm hiểu. Trong thiền quán Âm, ánh sáng tự nhiên đến, mong cầu cũng không được.

A Nan nên biết, Ngươi tọa Đạo tràng, vọng niệm nếu hết thì ngay cái lìa niệm ấy tất cả sáng tỏ, động tịnh chẳng dời, nhớ quên như một, nên trụ nơi này mà nhập chánh định. Như người mắt sáng ở chỗ đen tối, chơn tánh trong sạch, trong tâm chưa phát ánh sáng, đây gọi là phạm vi của SẮC ẤM. Nếu con mắt sáng tỏ, thì mười phương khai mở, chẳng còn đen tối, gọi là Sắc Ấm hết, thì người ấy được siêu việt Kiếp Trược....

l. A Nan, đang trong lúc tham cứu Diệu Minh, quên cả tứ đại, bỗng sắc thân ra vào các vật chất đều chẳng chướng ngại, ấy gọi là sự sáng tỏ tràn ra trước mắt. Sự việc ấy chỉ là công dụng tạm được như thế,;.....

2. Trong lúc tham cứu Diệu Minh, thân như lưu ly, bỗng trong thân lấy ra các loài giun sán mà thân vẫn y nguyên, chẳng bị thương tổn, ấy gọi là sự sáng tỏ tràn ra hình thể, đây chỉ là do tu hành tinh tấn tạm được như thế,.....

3. Trong lúc tham cứu Diệu Minh, khi ấy, ngoài sắc thân ra, hồn phách, ý chí, tinh thần dung hòa lẫn nhau, bỗng trong hư không nghe tiếng thuyết pháp, hoặc nghe mười phương chư Phật cùng diễn mật nghĩa, đây gọi là hồn phách, ý chí thay phiên nhau làm chủ khách, ly hợp lẫn nhau, thành tựu thiện chủng, tạm được như thế,....
4. Trong lúc tham cứu Diệu Minh, trong tâm sáng tỏ, phát ra ánh sáng, chiếu khắp mười phương thành màu sắc Diêm Phù Đàn, tất cả các loài đều hóa thành Như Lai. Bỗng thấy Phật Tỳ Lô Giá Na ngồi trên đài Thiên Quang, ngàn Phật vây quanh, trăm ức cõi Phật cùng hoa sen đồng thời hiện ra. Ấy gọi là việc sở nhiễm của tâm hồn linh ngộ, ánh sáng của tâm chiếu soi các thế giới, tạm được như vậy,....
5. Trong lúc tham cứu Diệu Minh, quan sát chẳng ngừng, sức đè nén hàng phục quá mức, bỗng trong hư không thành màu sắc bách bảo, xanh vàng đỏ trắng đồng thời cùng khắp mười phương mà chẳng chướng ngại nhau. Ấy gọi là sự dụng công đè nén quá mức tạm được như thế, ...
6. Trong lúc tham cứu Diệu Minh, trong sáng chẳng loạn, bỗng lúc nửa đêm, ở trong nhà đen tối, thấy rõ các vật chẳng khác ban ngày, ấy gọi là tâm dụng đến chỗ vi tế, cái năng thấy trong như lưu ly, cái sở thấy thấu qua đen tối, tạm được như thế,.....
7. Trong lúc tham cứu Diệu Minh, toàn tâm dung hòa với hư không, bỗng thân thể đồng như cây cỏ, lửa đốt, dao chém chẳng có cảm giác, thiêu chẳng thấy nóng, chém chẳng thấy đau, ấy gọi là tâm và trần dung hợp thành một, tạm được như thế, chẳng phải chứng Thánh; chẳng tự cho là Thánh, gọi là cảnh giới tốt, nếu cho là Thánh, liền lọt vào tà ma.
8. Trong lúc tham cứu Diệu Minh, dụng công đến chỗ thanh tịnh, bỗng thấy núi sông, đất đai mười phương đều thành cõi Phật đầy đủ thất bảo, ánh sáng chiếu khắp, lại thấy hằng sa chư Phật, cung điện trang nghiêm, cùng khắp thế giới, thấy khắp thiên đàng địa ngục đều chẳng ngăn ngại, ấy gọi là tập trung tư tưởng ngày càng sâu đậm, lâu ngày hóa thành, ...
9. Trong lúc tham cứu Diệu Minh, đến chỗ sâu xa, bỗng ở nửa đêm, thấy được các đường phố và bà con phương xa, nghe được tiếng nói của họ, ấy gọi là tâm bức bách quá mức bay ra, nên cái thấy thấu qua vật chất.... 10. Trong lúc tham cứu Diệu Minh, thấy hình thể của thiện tri thức, trong giây lát hiện ra đủ thứ biến đổi, ấy gọi là tâm tà bị yêu mị, hoặc thiên ma xâm nhập, thình lình thuyết pháp, thông đạt diệu nghĩa

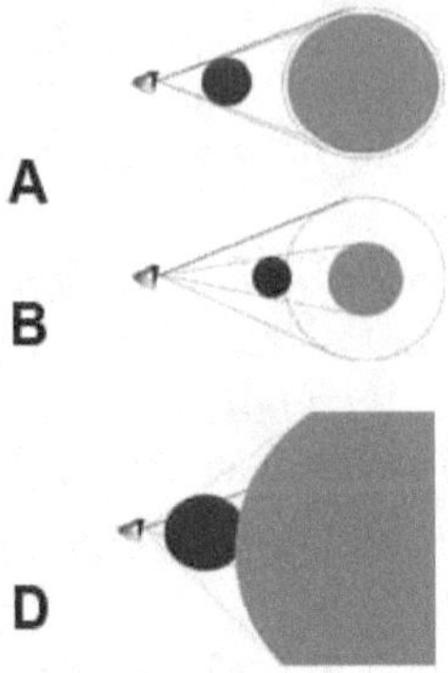

Vòng tròn trắng: Sự Biết. Vòng tron Đen: TR, Vòng tròn xám : Sự Hiểu

A: thông thường
B: Thiền định : thu nhỏ dần TR, Tăng sự Biết
C: Học hỏi: Tăng sự Hiểu, xóa mờ đi sự Biết thành ra ngươi máy, độc đoán, khuôn mẫu, táo bạo, bận rộn , nhiều ngôn tứ. Màng Vô Minh dày và rộng mênh mông
Krishnamurti : Meditation is not a practice; it is not the cultivation of habit; meditation is heightened awareness. (Thiền không là thực tập. Cũng không là tập thói quen mà là để làm tăng lên sự BIẾT)

Diễn nghĩa: trong khi thiền (lúc nữa đêm), không quên không nhớ khi định, thân xác (Sắc ấm=phần hình thuộc về Tri thức) tan biến (hay mờ nhạt, nhỏ lai) thi Tâm BIẾT hiện nên có sự SÁNG TỎ xuyên thấu sự vật, tuần tự : 1) anh sáng, 2) thấy nội tạng của chính mình, 3) nghe âm thanh có tiếng thuyết pháp, 4)Thấy Phật thuyết pháp 5) cảnh sắc khắp mười phương, 6) thấy canh vật bên ngoài, 7) thân thể chai cứng như đá, 8) thấy cảnh giới Phật 9) xuất hồn thấy cảnh vật và người, 10) thấy Ma hiện thành thiện tri thức

c) Liên hệ giữa Thức /Tỉnh Tuệ và Định

Thức (do chức năng Acetylcholine), Tỉnh (Nor-epinephrine), Định (Chú Ý với hai hệ thống chú Ý Trên) và Tuệ đường dẫn truyền dưới) là bốn trạng thái khác nhau nhưng kết hợp lại trong Thiền:

Định thì cần Tỉnh.

Tuệ là kết quả của Thức.Thức nầy là toàn giác

TR và Nhận biết là đối nghịch nhau. TR la sản phẩm của vô minh, sau sáng thế, đối nghịch với Đạo, bậc vô học. Nhận biết là gần với Đạo, thuòng bi che mờ bởi TR, học vấn của hàng hữu học

d) **Thiền Đốn ngộ và Tiệm Tu**

Cần phân biệt khai ngộ va chúng ngộ. Khai ngộ la biết mình có Tánh va con đường để đạt được Đạo. Chứng ngộ là đạt đựợc thể nghiệm Biết để có thể nghiệm đẳng cấp gần hơn trên con đường tim ve Phật Tánh/Bản

Tâm. Vậy đốn ngộ gồm ba giai đoạn: Khai ngộ, Chứng ngộ và Giác ngộ (Tam minh Luc thông) va cuối la Toàn Giác của Đức Phật. Thiền đốn ngộ được nói nhiều nhất thời Thiền tông sau khi Đạt ma đến Trung Hoa. Đốn ngộ để chỉ ra đối cực là Tiệm tu của Thiền Tông phía Bắc Trung Hoa khởi lên bởi Ngài Thần Tú và phía Nam Trung Hoa bởi ngài Huệ Năng. Ngài Thần Tú chủ trương Tâm như tấm gương cần lau chìu bằng Tu Thiền định.

Thân như cây bồ-đề, Tâm như đài gương sáng.
Luôn luôn phải lau chùi,Chớ để dính bụi nhơ.

Ngược lại Huệ năng chủ trương đốn ngộ vì:
Bồ-đề vốn không cây, Gương sáng cũng chẳng đài.
Xưa nay không một vật, Chỗ nào dính bụi nhơ?

Sự khác biệt giữa hai Ngài Thần Tú và Huệ Năng là quan niệm về Tâm. Cùng một chữ Tâm , nhưng Tâm mà ngài Thần Tù nói đến là Tâm Hồn của phàm phu của người chưa đạt Đạo cần rửa sạch Nghiệp. Tâm mà ngài Hệ Năng đề cập là Tâm người đạt Đạo không còn Nghiệp nên không còn Tâm Hồn chỉ còn là Bản Tâm nên Vô tướng làm gì còn Nghiệp. Bài kệ chỉ nói lên sự hiểu biết của hai Ngài hơn là Tâm của hai Ngài

Như vậy Đốn Ngộ hay Tiệm tu không tuỳ thuộc về quan niệm về đạt Đạo mà lệ thuộc vào trình độ của Tâm còn xa hay gần với bản Tâm.. Khi còn xa với Đạo/Bản Tâm thì rất khó để có thể đốn ngộ. Nghiệp/bui trần quá dày thì làm sao nhận ra Bản Tâm, nên cần thời gian rửa sạch. Dù có phương pháp để dẹp nghiệp sang một bên cũng là rất khó khăn để tìm thấy một chút ánh sánh của Phật tánh.

Ngược lại khi Nghiệp mõng, Tâm Hồn gần Bản tâm thì phương pháp thiền đúng đắn có thẻ rửa sạch hay vén màng vô minh.

Tha lực cũng có thể giúp đỡ phần nào như khi Đức phật còn tái thế hay trong pháp tu Tịnh Độ Phật A di Đà. Tuy nhiên rõ ràng là tha lực chỉ có hiệu quả tương đối vì nếu không đã không khai ngô trong suốt thời hoằng pháp của Đức Phật, dù trước đó ngài An Nan Đa nhớ thần lực của Phật được đưa lên dạo chơi hay dự lễ hội với các bật Phật Bồ tác.

e) Đi Đứng, Nằm , Làm việc và Thiền

Tuy Thiền là dùng Tâm ý, để chú ý và ngăn cản lục Nhập từ sáu căn làm căn bản. Các tư thế không phải ngồi Thiền dễ làm trở ngại Thiền Định. Đi bộ là để thư giãn nhưng để Thiền thì có hiệu quả nhưng giam hiệu quả. Vì vậy tập trung Chú tâm và ngồi Thiền tốt hơn phân tán mỏng năng lực và ý chí chú tâm trong các việc khác hơn ngồi Thiền. Các tư thế không ngồi thiền nên được dùng để thư giãn và để làm các công việc cần thiết có thể là phương pháp dùng thời gian hiệu quả hơn. Thí dụ vừa ca hát và vừa mổ xẻ là điều không bao giờ nên thực hiện. Cũng như vậy, chú ý đọc sách, chú ý nấu ăn là không phải Thiền, vì tâm trí bị thu hút vào nhiều vấn đề. Nằm là thư giãn quá đáng đối với Thiền. Làm giảm sự chú ý nên Thiền nằm thiếu hiệu quả hay dễ đi vào giấc Ngủ. Đức Phật ngồi khóa tréo chân là hạ quyết tâm rất cao. Ngài và nhiều thiền nhân thệ nguyện ngồi thiền và chỉ đứng dậy khi đạt được kết quả thiền cho thấy không ai đứng đắn hạ quyết tâm vừa thiền vừa đi thư giãn!

f) Liên hệ giữa sự Chứng ngộ và Công phu tu hành có nhiều ẩn số:"Oai thần của Đức Phật", Nghiệp/Màng Vô minh, Công phu Định - Tuệ, Tinh tấn Ba La Mật là những yếu tố chính. Lấy ví dụ:

Độ thành A La Hán.

-Anh em Kiều Trần Như sau	5 ngày được Phật hóa độ
- Kiều Mục Liên sau	5 ngày sau quy y.
- Xá lợi Phất	15 ngày
- Yasa con trưởng giả Gia Na	7 ngày
- Diệu Hương	7 ngày
- Ta ma ni	8 ngày
- Thiện sinh nữ	tức khắc

- Đạt ba vì là 16 tuổi thành A La Hán
-Bật đa là rất trẻ, thành A La Hán không bao lâu sau..
- Ca tích đã thành A La Hán khi cạo đầu.

- Ngài A Nan 25 năm theo Phật được Phật được Oai thần Đức Phật cho thấy cảnh Phật. Sau Phật diệt độ, chỉ thành A La Hán 7 ngày sau và một ngày trước ngày Kết tập lần I, sau một đêm buồn tủi thẹn vì chưa là A La Hán để dự kết tập thứ nhất.

- Tỳ khưu ni Siha bị tình dục bức bách uổng công 7 năm trời nên muốn treo cổ tự vẫn thì tức khắc thành A La Hán.

g) Khả năng Tâm linh

Có nhiều trường hợp người không tu hành giữ giới luật, tự nhiên hay sau cơn bịnh có một số khả năng tâm linh nhất là Thiên nhãn thông để thấy người, cảnh người còn sống hay đã chết và các khả năng Tâm linh khác.

Điều đó chứng tỏ khả năng siêu hình có thể là một phần của thể nghiệm tâm linh. Sự khác nhau ở chỗ khả năng Thiền Định là nhìn vào Nội Thức, còn khả năng tâm linh là phần NT kết nối với Hồn tha nhân hay các Đấng Tôn giáo. Tuy vậy cơ chế có thể giống nhau thí dụ như Ngài A Nan có thể thấy cảnh giới tâm linh khi Phật còn tại thế mà không cần Thiền Định. Hiện tượng chứng tỏ thần quyền và tha lực ảnh hưởng đến sự khai ngộ và chứng ngộ

Như thấy trong phần trên, các trường hợp sự chứng ngộ đến thình lình không tiệm tiến. Điều đó chứng tỏ có yếu tố đột phá tương tự như nhát búa khẻ nhẹ lên tấm kính đã được rạch trước bởi dao cắt kiến: dao không xuyên thủng kính nhưng kính tự bể ra với một tác động nhẹ khi vết rạch rõ nét của dao. Biết rằng Thiền chia ra từng cấp bậc (4 cấp), sự Chứng ngộ cũng thường theo từng cấp bậc một. Sự kiện trên gợi ý Ân điển đặc biệt của Đấng quyền năng hay toàn giác. Trong phản ứng khoa học, **men** xúc tác giúp hoàn thành phản ứng hóa học, nếu không có men, phản ứng hóa học không thể hay khó có thể hoàn thành dù đủ điều kiện về các hợp chất và vật lý. Đó là ý nghĩa của Đấng Đại Đạo Sư trong con đường tu học Tâm linh.

Đạo Sư Vivekananda (1863 – 1902), một đệ tử nổi tiếng của Tôn Sư Maharishi Ramana. Phóng viên Paul Brunton trong cuốn The Secret India, cho biết khi đứng gần Tôn Sư Maharishi Ramana (1879 – 1950), Đạo sư thấy một trạng thái phúc lạc tuyệt vời. Cũng như vây, ngươi gần thánh Ramakrishna tiếp nhận một nguồn an lạc vô biên khi ông chạm chân vào đệ tư.

h) Tuy nhiên khi phân tách Định ra khỏi Tuệ

Có thể có trường hợp có Định mà không có Tuệ. Vì Thiền có cơ hội nhìn vào Nội Thức để có Tưởng Thức và Thể nghiệm.Tuệ là tương ứng với Thể nghiệm: Không Tuệ là trường hợp người Người tu thiền không có cái thấu suốt vào Nội Thức và Tâm Hồn, chú ý nhiều đến thân thể hay tình cảm tha nhân. Cũng có thể do không Tỉnh Thức hay thiếu Tỉnh Thức chẳng khác nào những môn phái tu hành ép mình chỉ có sự sống cơ bản, sức khỏe hay cử bắp thịt, mà NB thiếu hay không có Tri Thức phản ảnh từ Viên thành thật. Cho nên uổng công phu. Thí dụ: người Tu thiền có công phu ở bậc thiền thứ 1,2, 3 hay 4 có thể nhập định 7 ngày hay lâu hơn nữa kể cả có thể đi vào Diệt Tận Định. Thức trong trương hợp nầy bị suy giảm và che lấp Phật tánh: Người trở thành thân cây khô không có TR. Thí dụ trương hợp kể ra bởi Thương Tọa Thích Thiện Minh trong bản đồ Tu Phật như sau:

Vào những thế kỷ 13 và 14, ở Nhật các Thiền sư sau nhiều năm tham thiền nhập định đã có kết quả, quyết tâm giữ lại cái thân cho được nguyên vẹn, mãi mãi như khi còn sống. Họ tập ăn rất ít và tránh ăn các món có chất dầu mỡ. Dần dần họ chỉ ăn một ít ngũ cốc và hoa quả. Mỡ thịt trong người họ tiêu dần, chỉ còn da và xương. Vào khoảng vài năm cuối cùng, họ chỉ uống nước, để rửa cho sạch ruột gan. Và họ ngồi tham thiền mãi như thế cho đến khi trút hơi thở cuối cùng. Các đệ tử của họ tắm rửa sạch sẽ thân thể của Thiền giả, rồi đem đến một nơi chuyên về kỷ thuật ướp xác, để giữ cho thân thể của Thiền giả được tồn tại mãi. Sau đó, các đệ tử đặt Thiền giả lên bàn thờ.

Theo nhà bác học nói trên, thì lối ướp xác nầy hơn hẳn lối ướp xác của người Ai Cập, vì người Ai Cập khi ướp xác, phải mổ xác người chết, lấy ruột gan ra để khỏi sình thúi, rồi mới tẩm thây vào các chất hóa học, để giữ cho thây đừng tan rã. Còn lối ướp của người Nhật thì không cần phải mổ bụng, lấy ruột gan ra, vì Thiền giả trong lúc sinh thời đã tự làm cho các bộ phận trong người sạch sẽ và teo dần. Và vì không mổ bụng, toàn thân được nguyên vẹn như khi sống, cho nên linh khí trong người Thiền giả không mất. Hơn nữa, Thiền giả trước khi trút hơi thở cuối cùng, vẫn sáng suốt và làm chủ được thân xác mình, chứ không phải bị thân xác chi phối. Và do đó, có thể nói rằng Thiền giả vẫn còn ở trong Thiền Định. (Có thể đó là những vị A La Hán, nhưng có lẽ là chưa đạt đến đẳng cấp trên, còn quyến luyến đến thân xác. Trong trường hợp này Tuệ chưa tương xứng với Định).

Quan niệm về Tam minh của A La Hán (thần thông thấy được quá khứ của chính mình, của chúng sinh và vũ trụ) phù hợp quan niệm phổ thông về Tam minh(Biết chính mình quá khứ vị lai + sinh tử của các chúnh sanh + cách đoạn trừ các tật xấu) của Duy Thức học. *"Thân ngũ uẩn hoại diệt còn có Phật tánh, thần thức"*

- **Thiếu nhìn vào Nội Tâm. TD** với chánh Niệm , Chánh Tư duy, chánh Nghiệp để phát triển lòng yêu thương, thích ứng với cuộc sống đê bỏ đi lo âu. Phương pháp TD có khuynh hướng thiên về xã hội của Bắc Tông ngược lại Nam Tông chuyên lo giải quyết vấn đề giải thoát vòng Luân hồi cá nhân. Vì vậy hướng nhiều vào đời sống bên ngoài, ***có thể thiếu phát Tâm bồ đề để về trở về Nguồn và nhìn vào Nội Tâm, để rửa sạch Nghịệp, cắt đứt luân hồi.***

- **Ngược lại Tu hành không Định mà chỉ cần Huệ**

Thì Huệ là có thể quan niệm được nhưng rất khó viên mãn. Trường hợp đã xảy ra cho các đệ tử Phật không cần Thiền Định mà tức khắc thành A La Hán khi gặp Phật. Có trường hợp đơn giản hơn, có "Tuệ bán phần", chẳng hạn như người có khả năng sau khi bị bịnh hay tự nhiên xuất hồn (Smith 2014), hay làm công việc Ngoại cảm tìm mộ phần người chết. Mặt khác, nói về Quán trong Tứ Niệm Xứ, hành giả Quán hơi thở. Đó là bước đầu của Quán. Cũng như trong pháp Quán âm là Quán Âm thanh. Âm thanh hay hơi thở hay thân thể không là chủ đích của Quán hay Tuệ. Vấn đề là Quán được Tâm (cũng gọi là Ý) để cuối cùng thấy được Phật Tâm. Âm thanh hay hơi thở là biểu hiện một thành phần của Nội Thức, Nội Thức là gồm Phật Tâm (làm nên Viên Thành Thật), Y tha sở tánh và Biến sở chướng. Cái Thở hay Âm thanh cảm nhận được bởi Thiền nhân thay đổi tùy theo cấp bậc thiền (Sơ thiền, nhị thiền....) Thấy được Phật Tâm là phải vượt qua khỏi Y tha sở Tánh và Biến sở Chướng. Đó cũng là quan niệm tu hành là phải đi qua cửa Ý sau khi vượt qua khỏi Ngũ căn (Tai Mắt Mũi Họng Da). Con đường vẽ ra đây thì ngắn nhưng thực hành thì dài vì cần công phu rửa sạch màng Vô minh /Nghiệp.

-Bật A La Hán cũng chia ra:

- **A LA Hań Tuệ thóat PAñññanimutti Tuệ giãi thoat** không cần Định m̀ cũng thấy được hật Tánh nên đắc Đạo. Sau đo nhờ Tuệ nên có Định

- **A La Hán Cetomutti Tâm giãi thóat vừa Định Tuệ**. Có Định trước rồi Tuệ theo sau

Thành tựu A La Háncó thể xãy ra trong coỉ nguoìi hay coỉ trên.

- **Định và Tuệ được chia ra bốn cấp**
  - Trước khi đến bậc Sơ Thiền có cấp bậc

. Sơ Định (thấy rõ sự vật do **không bị chia tâm**)

. Cận Định/sắp vào Sơ thiền (Hình ảnh thấy được là tương tự nhưng rõ ràng=**TR rỏ rang**)

-Sơ Thiền, Toàn Định (có được Tầm/nhìn/ hướng tâm đến cảnh; đưa đến và quy tụ trên đối tượng. Có tác dụng diệt trừ hôn trầm, Sát/Quan sát/ Tứ (Vicāra): là sự quan sát, dán áp tâm lên dối tượng. Tâm này diệt trừ và đè nén được hoài nghi (Vicikicchā) là một trạng thái lưởng lự phân vân, Phỉ/thỏa mãn, / phỉ lạc là trạng thái no vui với đối tượng, hoan hỷ, sung sướng, giống như sự vui mừng của một người đang khát mà gặp được nước, Lạc/Vui/ là trạng thái sung sướng do hưởng cảnh, như một người khát khi uống được hớp nước đầu tiên. Tâm này trừ diệt trạng thái phóng dật (Uddhacca) một trạng thái tán loạn, lao chao Định (Năm Thiền Chi: (Tầm-Sát-Phỉ-Lạc Định).Tìm, kiếm, thỏa mãn,vui và định dễ điều tri Năm Thiền Cái: Dục Vong, Ác Tâm,Hôn Trầm,Trạo cử/Vọng niệm, Nghi ngơ)

-Nhị Thiền có được Phỉ Lạc Định.

- Tam Thiền Lạc Định.

- và A La Hán được Định

i) Quân bình ngũ Quyền (Đức TIN-TINH TẤN-NIỆM-ĐỊNH-TUỆ)

Tu hành cần sự quân bình thiên lệch nhiều Định ít Tuệ dễ đi đến Diệt Tân Định. Đức Phật đạt đến bậc Thiền thứ 8 nhưng rồi phải bỏ vì ít Tuệ. Nhiều Tin ít Tuệ là có thể tin mù quán, nhiều Tấn ít Định dễ đi đến hôn trầm....

J. DIỆT TẬN ĐỊNH (DTD) (H6.8AB.9)

Diệt Tận Định hay Diệt Thọ Tương

Trong phép tu Thiền DTD của ngươi chưa đạt đẳng cấp A La Hán kể trên, tế bào cơ thể của Thiền nhân giống như tế bào gốc của mỗi cơ quan của cơ thể có biến dưỡng rất thấp. Hiện tượng con đi quá xa hơn là giấc Ngủ vì trong giấc Ngủ, con người còn thức tỉnh trong Ngủ REM để có Mộng mị. Trạng thái trên giống như sự chết giả vì không còn TR. Con người là sự tập hợp Ngũ Ấm theo tuần tự Sắc Thọ Tưởng Hành Thức. Nếu diệt gần hết Thọ, chỉ còn lại Sắc. Trong cơ chế Thiền, Sắc diệt xong thì Thọ rồi Tưởng mới bị diệt. Như vậy trong DTD, Sắc cũng bị diệt vì vậy thân thể mất đi cảm giác. Hành và Thức là hai tiến trình cũng bị ảnh hưởng. Những người DTD hay Diet Thọ tưởng, không được mở rộng Trí Tuệ, vì khi Thiền bị Hôn trầm. Vì vậy TR vẫn còn, và màng vô minh vẫn còn nên không thể đạt đẳng cao A La Hán. Người DTD đạt đến bật Thiền Phi Tưởng Phi Phi Tưởng là khi Tưởng đã được diệt và Hành cũng bị diệt luôn nên gọi là Phi Phi Tưởng. Khi Hành đã giảm mất, TR cũng giảm đi nhưng vẫn còn và không có Trí Tuệ hay Tri Huệ vì vẫn bị TR còn lại che mờ do Hôn trầm.

Sự chết giả là trạng thái của côn trùng phản ứng lại kích động mạnh làm hệ Đối Giao cảm hoạt động (thở nhẹ, tim đập chậm biến dưỡng thấp), đóng khoá NB bằng cách dùng LDN /Lưới Đồi Não chận đứng thông tin ngoại biên và Nội Thức. Cho nên Diệt Tận Định dĩ nhiên không là lối tu Thiền cho người của thế gian. Diệt Tận Định có thể là bằng chứng, chứng tỏ khả năng của NB có thể kiểm soát hoạt động của toàn cơ thể. Sự kiểm soát trên có thể được quan niệm vì các trung tâm khác nhau của Hypothalamus, Cuốn Não, Cầu Não và Hành tủy (Medulla) có khả năng điều khiển cơ thể tim phổi, nhiệt độ điều hoà cân bằng các trạng thái dinh dưỡng. Vấn đề là bằng cách nào các trung tâm của Hypothalamus điều hành các hoạt động toàn bộ tế bào của cơ thể có thể tư từ đi vào cơ chế trên.

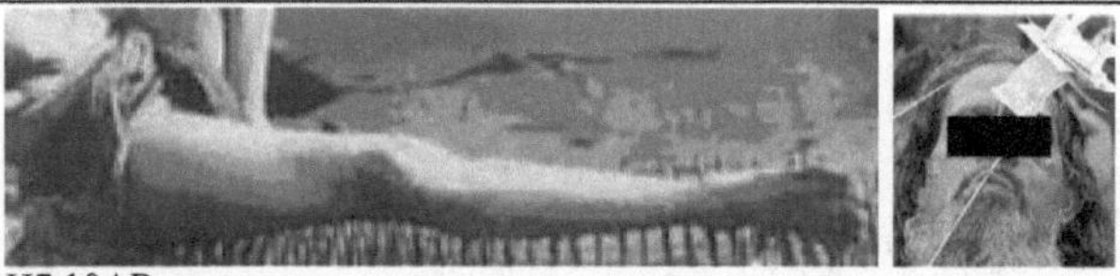

H7.10AB
Herbert Ponting's 1907 photograph of "a fakir in Benares" (Varanasi), India
God Speaks, Meher Baba, Dodd Meade, 1955, 2nd Ed. p. 305
https://simple.wikipedia.org/wiki/Fakir
A) Da trở nêncứng có thể nằm ngồi trên đinh sát
B) Phần lưỡi có mạch máu đông cứng không chảy máu khi bị đâm xuyên thủng

Phật Tánh trong DTD dĩ nhiên vẫn còn, cho nên Thức còn lại sau DTD vẫn còn bám vào Phật Tánh. Người Thiền Phi Tưởng Phi Phi Tưởng không là A La Hán.

Người Fakir ép xác xuất phát (từ Đạo Hồi hệ phái Sufism nhưng cũng thấy ở Đạo Ấn Hinduism). Họ có thể sống và không cần hay rất ít cần trao đổi với môi trường xung quanh vì Sắc đã bị diệt rồi, và chỉ cần ân Huệ từ Đấng Tối cao Allah. Người Fakir tu khổ hạnh có thể gần trần truồng, đi chân đất, nằm Ngủ trên đinh nhọn, không cần ăn uống. Thường đi xin ăn ngoài phố, ca hát về Đấng Tối cao. Sắc trở thành không bị tổn thương vì phần Hồn nhập thân (Sắc) đã bị biến đổi nên trở thành Hồn thực vật

Tế bào ở trạng thái ngưng dinh dưỡng như Tế bào mầm gốc.

Nhắc lại Đức Phật đã tu ngoài Đạo đến cấp Phi Tưởng Phi Phi Tưởng nhưng Ngài bỏ vì không đủ Tuệ.

K. Tri Thức Nhập Thân Và Tri Thức (Tâm Hồn) Nối Dài /Embodied Consciousness & Extented Mind.

Lý thuyết về TR Nhập thân (Embodied Consciousness và Extended Mind) được xây dựng bởi các nhà Triết học trong hơn một thập niên qua, và ít được chú ý bởi các khoa học gia về NB.

Như đã trình bày ở các phần trên, quan niệm cận đại của khoa học NB là TR nằm trong NB hay dựa trên NB. TR Nhập thân của triết học hiện đại có nhiều điểm tương đồng với Nội TR của Phật giáo và là cơ sở cho lý thuyết "TR là tiên đoán". Trong lý thuyết đó các nhà Triết lý xem NB như một hộp để tiên đoán. Khi nhận được thông tin sơ khởi từ bên ngoài, NB dùng cơ chế Trên-Xuống từ ACC /Angular Cingulate Cortex chuyển về ngoại biên để tham vấn. Ngoại biên gởi thông tin chi tiết đến PFC, nhất là vùng pgACC (vmPFC), từ đó tiên đoán được sửa lại hoàn chỉnh hơn để chuyển thông tin mới đến VN liên hệ.

Nới rộng phạm vi TR từ NB ra, các nhà triết học nhận thấy cơ thể cũng làm công việc gần như NB,. Thí dụ như:

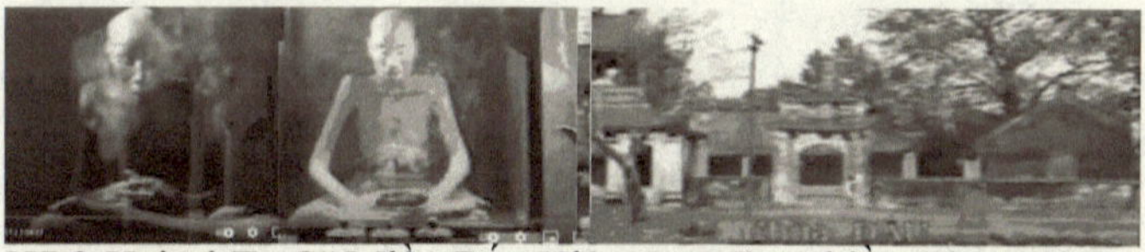

H7.9 Hai vị Tu Sĩ Miền Bắc Việt Nam Tọa thiền Nhập Định ở thể ngồi kiết già, Diệt Tân Định ở Chùa Đậu cách đây 300 năm (Thời vua Lê Huy Tông). Một vị bị lụt cuốn trôi đi hơn 30 km nhưng vẫn còn nguyên vẹn. Não Bộ được mở ra xem còn nguyên vẹn (Video Thượng Tọa Thích Thanh Từ, Giải ghĩa về Nhân quả phút 1:52:40/1:58:27, httpsn://www.youtube.cóm/watch?v=24cYdTqzIhw

a) Thở Hô hấp và NB.

i. Thở Hô hấp để cung cấp O2 và thải CO2,. Thở vào ra làm ảnh hưởng nhịp tim, huyết áp và như vậy ảnh hưởng đến NB. Nhưng hơn thế nữa nhịp thở có bóp bắp thịt lồng ngực tiến hành đồng điệu với sự có bóp các bắp thịt khác của toàn cơ thể. Bằng chứng là khi ban bop nắm tay lại sẽ mạnh hơn khi thở ra tương ứng với sự có bắp thịt ngực và cơ hoành (Li &Laskin 2006). Cũng như vậy cử động mí mắt, ngón tay cũng theo nhịp thở (phase-locked to respiration) (Rittweger & Popel, 1998), Rassler & Raabe, 2003). Động tác ngón tay (cầm viết) sẽ nhip nhàng hơn khi bắt đầu với hit vào hơn là khi thở ra (Rassler, 2000). Người chơi đàn piano cung hòa hợp Vô Thức với nhịp thở. Khi cần sự bình tỉnh, và chú tâm, hít sâu khí vào ngực sẽ tăng lên sự chú tâm và bớt đi sự lo âu (Ebert, Hefter, Binkofski, & Freund, 2002).

ii. Kích thích VN vận động vùng ngón tay với TMS (Transcranial Magnetic Stimulation), ngón tay cử động mạnh hơn khi hít thở mạnh (Li & Rymer, 2011). Cũng như vậy kích thích cảm giác sẽ nhạy bén hơn trong khi thở ra (Flexman, Demaree, & Simpson, 1974). Lại nữa phản ứng lại các kích thích không thay đổi với nhịp thở, nhưng sẽ nhanh hơn khi thở ra theo chú ý.

Cảm nhận đau ít hơn khi thở ra hay thở chậm lại.

iii. TR/Tri Thức: thở chậm kiểm soát được tình cảm, được dùng trong quân đội cảm tử. Thu hồi ký ức khi thơ vào bằng đường mũi. Khi thở mạnh và sâu bằng đường Mũi, khí thở kích động dây TK khứu giác. Từ đó kích động chuyển lên Bầu não khứu giác Ofactory Bulb, chạy thẳng đến Entorhinal Cortex (EC) (không qua trung gian của Đồi não như các loại cảm giác khác). EC có kết nối với nhiều vùng não để tạo ra các kích động khác nhau. Ở loài vật loại cảm giác này quan trọng cho sinh tồn. Thiền Vipassana, hít thở mạnh kích thích EC. EC kết nối với MMD đặc biệt là với vmPFC, hiện tượng tương tự như thiền Quán Âm chú tâm vào mắt Trí huệ vmPFC.

iv. Sóng Gamma (30-200Hz) trong EEG là liên hệ đến sự chú ý, nhận cảm giác và quyết Định. Sóng Delta (0.5-4Hz) kết hợp với hơi thở và Gamma (30-80Hz) theo nhịp thở ở Chuột (Ito, 2014), đó là thời kỳ râu mép của Chuột nhạy bén hơn qua phần Não Thính giác. Ito chứng minh là sóng Gamma ở Não Thính giác Chuột là tùy theo nhịp thở, hơn nữa các phần VN khác cũng biểu hiện như vậy (Heck et al., 2016; Liu et al., 2015). Thở qua mũi kích động dây thần kinh khứu giác sẽ làm kích động VN khứu giác, nhân Amygda, HIPPO (Zelano 2016). Sóng Gamma cũng được kích động ở người nhờ hơi thở (Heck et al., 2017; Heck et al., 2016). Ở Chuột sóng SWR/Sharp Wave Ripples (cần thiết cho HIPPO chuyển thông tin về TN lên VN để lưu giữ) từ HIPPO ở Chuột là liên hệ đến hơi thở. Ở Chuột khi cắt VN khứu giác, hệ quả của VN như trên vẫn còn lại nhưng giảm đi, chứng tỏ ngoài thần kinh khứu giác, các thần kinh cảm giác khác, và thần kinh cảm nhận nội cơ thể (Proprioceptive) như cơ khí, nhịp bụng ngực...cũng góp phần vào (Ito et al., 2014, Feldman & Del Negro, 2006).

Ở Chuột cắt bỏ TK khứu giác làm Chuột trầm cảm, nhưng hư hại khứu giác ở người ít cho kết quả tương tự vì khứu giác của người ít quan trọng (Kohli 2016).

Tóm lại nhịp hơi Thở không phải chỉ hạn chế trong trao đổi dưỡng khí, mà còn kết hợp với sóng điện. Sóng Gamma (sóng thấp và nhanh kết hợp điện thế của các Neurons liên kết nhau ở sáu tầng Vỏ não liên hệ đến hoạt động của TR) khóa chặt với hơi thở, với chuyển biến ở dạng chu kỳ lan rộng khắp NB. Sóng Gamma và chu kỳ NB liên hệ đến

TR (Heck 2017) qua kết nối cảm giác. Sóng Não hợp thành Spikes/sóng cao do nhiều tế bào TK hợp lại là biểu hiện của TR trong NB (Vaadia et al., 1995 Komiyama et al., 2010). Những thay đổi trên không lệ thuộc vào O2/CO2 nhưng lại lệ thuộc nhiều vào sự di chuyển khí qua mũi, chứng minh bởi Zelano (Zelano 2016)

b) Thần kinh ngoại biên khác, không kể thở và thần kinh khứu giác kích thích VN, Thần kinh ngoại biên khác cũng có những hiệu quả tương tự trên NB và đó là cơ chế cho thuyết TR Nhập thân (Embodied Consciousness). Thí dụ liếc mắt qua lại (Eye saccades) cũng tăng điện VN thị giác kể cả sóng Gamma. Như vậy cử động tay của diễn giả, ca sĩ, kịch sĩ có thể làm điều hợp sóng NB hơn.
Thở cũng tác động lên Trí Nhớ. Thở sâu tương ứng với TN nhiều hơn. Có thể thở có hiệu quả tổng quát trên Tri Thức hơn là không đặc thù cho một chức năng nào.

c) Khí hay Hồn Nhập Thân ngoai NB trong TD

Khi TD tréo hai chân lại và giữ đầu cổ thân ngay ngắn, tay trước bụng thường gây ra sự khó chịu của cơ thể nhất là tay chân (tê, đau mỏi). Hiện tượng thường xẩy ra nhiều nhất ở người mới tập tọa thiền và nhất là lúc mới bắt đầu tọa thiền. Người tọa thiền lâu năm và khi nhập định, hiện tượng trên giảm dần và mất hẳn khiến Thiền nhân có thể TD lâu dài nhiều giờ. Sự tan biến của sự tê mỏi và kể cả sự đau khi thiền lâu, nhập định không phải do thói quen hay cơ thể tự động thích ứng với cách ngồi lâu. Nếu sự tê, mỏi là do sự đè nén dây thần kinh hay hệ thống huyết quản, thì triệu chứng sẽ tăng lên với thời gian TD. Triệu chứng không thể tự động bớt đi khi ngồi lâu hơn , nhất là khi Thiền nhân nhập định. Vì vậy Khí (hay Hồn nhập thân= Khí trong khí công hay Khí trong châm cứu bị nghẽn là cơ nguyên của các triệu chứng trên). Khi bắt đầu nhập định là lúc các triệu chứng trên thường bắt đầu thuyên giảm tương ứng với trạng thái dễ chịu của toàn thân thể. Vai trò của TD giảm bớt hay cắt đứt thông tin ngoại biên cũng góp phần vào hiện tượng trên.

L. THIỀN CÔNG ÁN

Công Án là vấn nạn đặt ra từ Đạo/Chân Không Diệu Hữu, nên câu trả lời cũng phải tư thể gốc rễ ấy. Vi Đạo không thể diễn đạt bằng lời nên câu trả lời là biểu tượng cũng như Đức là thể tượng của Đạo. Thiền Công Án/Koan/ Kung An là phương pháp Thiền nhìn vào Nội tâm. Công án chỉ đặt ra khi Thiền nhân đã vào trạng thái Định. Vì ***vậy Công Án là dụng cụ cao cấp mà thiền sư Viện chủ Genki gọi là mở nắp lon hay gõ cửa để đi vào Tâm (Nội Tâm***) (tương ứng với sự thu hẹp Tri Thức trong thiền định). Công án dùng trước khi Định chỉ làm xáo trộn Tâm làm Tâm chạy bậy bạ. Vì mục đích không là để trả lời công án mà là dùng như một nhịp cầu ép đi vào Nội Tâm nên không cần câu trả lời. Có thể xếp thành 5 loại:

i. Buông bỏ hàng rào giữa bạn và thiên nhiên:
Tự tánh của đóa hoa hay Mang cho tôi tiếng mưa
Ngọn núi treo trên một sợi dây thừng,

ii. Các rào cản khái niệm và giả tạo đang dựng lên giữa chính bạn và Phật.
Ý nghĩa việc làm của Thiền Sư, hay Tự tánh của pho tượng, hay Người cắn vào cành cây giữa bờ vực mà tay chân đều không bám vào đâu.

iii. Đòi hỏi hành giả mở hết các cửa về đời người
Tự tánh của lão già.

iv. Đòi hỏi hành giả hiển lộ Đạo trong tự thân.
Ý nghĩa của Vô hay Cội nguồn của đất, nước, gió, lửa.

v. Hành vi bình thường.
Ngươi sẽ làm gì khi đỉnh cột cao trăm trượng.

(THIỀN CÔNG ÁN, Thiền sư Genjo Marinello, Cư sĩ Nguyên Giác dịch, Thư Viện Hoa Sen)

M. Pháp môn Niệm Phật, Tinh độ tông

Câu **Nam Mô A Di Đà Phật** là tiếng dùng đầu tiên trong giao tiếp ở phần lớn chùa Đại Thừa ở VN. Niệm NMADDP là pháp tu đơn giản để tu hành nhất và rất phổ thông.

Cõi Tinh độ la an lac , sống lâu, người có thân tướng đẹp, đao đức, ***tâm kiên cố***, ***có Tâm Bồ đề***, sanh đẻ bằng hóa sanh không do thụ thai giữa Nam Nữ, không luân hồi, co sáu món thần thông, chánh kiến,. Xứ Tinh độ đất bằng vàng châu ngọc cây cỏ tươi mát, không chiến tranh...

Người niệm với tâm bất loạn tin tưởng là có thể giải thoát luân hồi sanh tử, vãng sanh lên cõi Tây Phương cực lạc của Phật A Di Đà. Được sanh lên ở các cõi khác nhau tùy theo Phẩm Nghiêp lúc sống: chia ra Thượng, Trung, Hạ. Mỗi phẩm lại chia ra ba bậc Thượng Trung Hạ. Cao nhất la Thượng Thượng. Thấp nhất là Hạ Hạ. Người với phẩm Hạ Ha làm nhiêu tội lỗi (nhưng không phỉ báng Phật) nhờ Thiện tri thức giảng nên phát tâm niêm 10 lần thì được Quan thế Âm/Đại Thế Chi Bồ Tác rước. Nhưng phải sống trong đóa sen 10 đại kiếp.

Phần đọc thêm

Phật A Di Đà là giáo chủ cõi cực lạc Tây phương: hằng hà kiếp trước, ở đại kiếp Thiên trị, vua Chuyển Luân Thánh Vương tên là Vô Tránh Nhiệm có vị Đại thần tên Bảo Hải dòng Phạm Chí. Con ông Bảo Hải là Bảo Tánh có 32 tướng tốt. Lớn lên Ông Bảo Tánh thấy đời là bể khổ nên xuất gia đi tu thành Phật là Bảo Tạng Như Lai. Vua Vô Tránh Nhiệm nghe tin , xin đến nghe Đức Phật Bảo Tạng thuyết pháp, bèn đem lòng nguyện, muốn quy y đặng chứng Đạo Bồ đề, mong cầu một thế giới như sau thì mới chịu thành Phật: Thế giới ấy phải có đủ sự vui đẹp, không bệnh tật, không phiền muộn sống lâu thanh tịnh trang nghiêm, chúng sanh cõi ấy toàn sắc vàng, đủ phép thần thông không có Địa ngục Ngạ quĩ Súc sanh. Chúng sanh cõi ấy có tâm Đạo Bồ đề. Chúng sanh cõi ấy có thần thức đầu thai trong bông sen. Ông còn nguyện chúng sanh cõi khác đã có tu tập thiện căn , hể nghe danh Ông thì khi lâm chung sẽ được đệ tử của Ông giắt sanh về cõi ấy. .Trừ những người ngổ nghịch chê bai pháp Đại thừa phá hư chánh pháp. Cõi ấy cũng không có chúng sanh ít căn cơ tu hành và không ai là nữ nhân. Đất cõi ấy bằng phẳng đầy châu ngọc, phong cảnh cây hoa xinh đẹp, âm nhạc nhiệm màu vang lên khi muốn nghe ... Cõi ấy có thể gọi là Bất khả Tư nghì Tịnh Độ. Bảo Tạng Như lai bèn chỉ ra ở Phương Tây, cách đây trăm ngàn muôn ức cõi Phật có thể giới như vậy tên là Tôn Thiên. Đức Phật Bảo tàng ban tên cho nhà vua về sau có danh hiệu là Vô Lượng Thanh Tịnh. Sau rất nhiều trung kiếp cõi Thiên tôn đổi tên thành Di Lâu Quang Minh, sau đó đổi thành An Lạc. Đến thời kỳ Vô lượng Thanh Tịnh chứng quả về cõi đó mà thành Phật hiệu là A Di Đà Như Lai.

Phật Quán Âm, Quán Thế Âm Bồ Tác, Đại Thế Chí Bồ tác đều có liên hệ đến Phật A Di Đà. Đức Phật Mâu ni trong tiền kiếp cũng tu với Tiền kiếp của Phật A Di Đà.

Phật quang hay vô lượng quảng không thể tả bằng ngôn ngữ nhưng có thể so sánh là gấp bội phần ánh sáng của chư thiên và nhiều hơn ánh sáng với photons như trong đoạn kinh từ kinh Đại Bản (NiKaya):

một hào quang vô lượng thần diệu, thắng xa oai lực của chư Thiên hiện ra cùng khắp thế giới, gồm có các thế giới trên chư Thiên, thế giới của các Ma vương và Phạm thiên, và thế giới ở dưới gồm các vị Sa-môn, Bà-la-môn, các vị hoàng tử và dân chúng. Cho đến các cảnh giới ở giữa các thế giới, không có nền tảng, tối tăm, u ám, những cảnh giới mà mặt trăng, mặt trời với đại thần lực, đại oai đức như vậy cũng không thể chiếu thấu, trong những cảnh giới ấy,

*(đoạn kinh trên làm cho người nghĩ là còn có **vật chất và năng lượng làm nên ánh sáng** khác hơn là từ photon có thể rọi sáng chất đen??)*

1. Nguyên tắc gồm:

a) Phát Tâm Bồ đề, b) Giải thoát sanh tử trong một đời dù là thời mạc pháp (thời Đức Phật Mâu ni còn tại thế, đệ tử của Ngài cũng tu hành một đời giải thoát), chín đời thân thuộc được nhờ phước theo như 48 lời nguyện của Phật A Di Đà , c) Cầu khẩn (với Niềm Tin, phá bỏ hoài nghi, buông bỏ Tham Sân Si) được vãng sanh lên cõi Cực lạc bằng cách niệm bốn chữ ADDP với phương pháp:

Ngồi và khi sắp lâm chung (tuy đi đứng cũng có thể niệm), niệm không hở môi. Theo Hòa thượng Tịnh Không niệm khoảng 500 lần mỗi ngày.

2. Cơ chế Não Bộ niệm ADDP: Dùng hệ thống NB Trên Xuống là Ý căn dlPDC/dorsolateral PreFrontal Cortex-IntraParietal Sulcus/IPS. Hệ thống Dưới Lên là tay lần tràng hạt để đếm hay quỳ lạy (Tự cảm/Proprioceptive). Hai hệ thống trên giúp định Tâm ý.

3. Quan niệm trái chiều

Vì pháp môn đơn giãn, dễ hiểu, ít ràng buột vào kinh điển, kể cả giới luật, nên được phát triển rộng rãi và nhanh chóng trong các nước với Phật giáo Bắc truyền và Đông truyền (Việt nam, Trung Hòa Đại Hàn và Nhật Bản). Các pháp môn về Thiền đốn Ngộ và Công Án, Mật Tông Quán âm ít được phổ biến hơn. Gần đây quan niệm trái chiều khởi lên đặt nghi vấn về sự hiện thực của pháp môn Niệm Phật có được Đức Phật Mâu ni thuyết giảng không? Luận cứ là:

- Pháp môn giải thoát quá hấp dẫn với giải thoát trong một đời vượt qua chướng ngại về Nghiệp và công phu rửa Nghiệp. Lại nữa có thể đưa đến vấn nạn là không thể có hai Giáo chủ cùng một lúc. Pháp môn làm người tu phủ định cơ chế Nghiệp trong Phật pháp.

Không biết từ bao giờ và từ đâu khởi lên vấn nạn có hay không sự giả tạo, không chân chính, và không từ Đức Phật ?. Tuy vấn nạn khởi lên ảnh hưởng hơn 50% người theo Đạo Phật Bắc truyền, vấn nạn đã không được soi sáng dù được quan tâm. Quan niệm trái chiều thường dùng văn tự khẳng định là Phật tử bị lừa dối . Luận cứ là dựa hoàn toàn trên kinh điển Phật Giáo Nguyên Thủy/PGNT. Luận Sư của Đại thừa có thẩm quyền luận giải trong Google/Thư viện Hoa Sen cũng chỉ có lời khuyên là chỉ nên chú ý đến triết lý về công đức tu hành.

- Kinh Quán vô lượng cũng như pháp môn không được ghi trong Tam Tạng Kinh (Kinh, Giới và Luận) của Đức Phật lưu giữ bởi Phật Giáo Nguyên Thủy. Trong lần huân tập thứ ba khoảng 200 năm sau Phật diệt độ hơn 500 vị Thánh Tu Sĩ (nhưng chưa đạt cấp A La Hán) cũng không nhắc đến Phật A Di Đà).

- Tuy nhiên kinh sách Đường Tam Tạng thì có kinh Vô Lương Thọ, cho nên **Kinh không phải của người Trung Hoa tạo** ra. Từ đó suy diễn là Kinh sách của pháp môn Niệm Phật chỉ được giảng bởi các Tổ thời Bồ Tác Long thọ khoảng gần 600 năm sau khi Phật Diệt độ. (Nhưng Đức Phật co noi về Phật A Di Đà trong kinh Phap Hoa : xem sau)

Những quan niêm trên đã không đươc giải tỏa về sư nghi ngơ tính cách kinh điển cua pháp môn trong Google.

4. Quan niệm <u>Phản lại</u> Quan niệm Trái chiều

a) **Kinh Phật nguyên thủy** cũng như lần Huân Tập thứ 3 cũng chỉ là truyền khẩu, chưa được ghi chép nên có thể thiếu sót. Hơn thế nữa, Kinh Phật cũng không ghi tất moi buổi giảng va tất cả lời giảng. Thí du trong kinh Hữu học (thuộc kinh Trung Hàm), sau một buổi giang kinh, Đức Phật đau lưng nên Ngài A Nan thay thế giảng. Kinh chỉ ghi lời giảng cua Ngai A Nan.

Tuy Kinh PGNT không hề nhắc đến Phật A Di Đà nhưng cảnh giới tương tự như cõi cực lạc được mô tả ở thị trấn Kusanvati trong

Kinh Trường Bộ Đại Niết Bàn. Cảnh giới Tây phương cực lạc là tương tự với cảnh giới xứ Kusanvati nơi mà Đức Phật đã nhập diệt tất cả 8 lần kể cả lần sau cùng. Đức Phật nói trong **Trường Bộ kinh** như sau:

Phần đọc thêm
Tuy nhiên, trong khi Thế Tôn sắp nhập Niết bàn tại Kusanvati thuộc dòng họ Mallà. A Nan đã xin ngài đừng nhập diệt nơi này, vì nơi này hoang vu, nhỏ bé Đức Phật đã dạy rằng:

Này Ananda, kinh đô Kusàvati có bảy bức thành bao bọc, một loại bằng vàng, một loại bằng bạc, một loại bằng lưu ly, một loại bằng thủy tinh, một loại bằng san hô, một loại bằng xa cừ, một loại bằng mọi thứ báu.
Này Ananda, kinh đô Kusàvati có bốn loại cửa: một loại bằng vàng, một loại bằng bạc, một loại bằng lưu ly, một loại bằng thủy tinh. Tại mỗi cửa, có dựng bảy cột trụ, bề cao khoảng ba hay bốn lần thân người. Một cột trụ bằng vàng, một cột trụ bằng bạc, một cột trụ bằng lưu ly, một cột trụ bằng thủy tinh, một cột trụ bằng san hô, một cột trụ bằng xa cừ, một cột trụ bằng mọi thứ báu....

b) **Tây phương cực lạc hay Thiên đường** chắc hẳn cũng có đẳng cấp cực lạc tạo cơ hội cho người tiếp tục tu cũng như trong Thiên đường phải có khoảng cách xa gần với Thiên Chúa. Người tội lỗi cũng đâu có được lên cõi Tịnh độ trừ khi là những người có duyên với Phật. Tây Phương cực lạc và Thiên đường có nhiều điểm tượng tự như khả năng một đời giải thoát, cần Đức tin, có địa ngục, Sự kiện trên cho thấy có nhiều điểm tương tự giữa Thiên Chúa Giáo và Phật Giáo. Vấn đề Nghiệp sẽ được bàn luận sau.

c) **Niệm ADDP cũng giống như niệm Quan Thế Âm Bồ** Tác đều có sự cứu rỗi như nhau. Sự dễ dàng trong cách cứu rỗi có thể chỉ là cách trình bày pháp môn hơn là hiện thực.

Đức Phật thỉnh thoảng đề cập những công dụng của pháp cầu nguyện trong các kinh Phật Giáo Nguyên Thủy nhưng đề cập nhiều hơn và tán thán các câu Chú trong các kinh Đại thừa. Từ đó có thể suy ra là Đức Phật khuyến khích đệ tử cần tự tu tập hơn là nhờ Tha lực. Vì kinh PGNT chú trọng nhiều về thưc hành để xây dựng tự lực trước khi nhờ đến Tha lực (xem bài thí dụ sau).

d) **Kinh Phật A Di Đà là một kinh lớn**, phù hợp với các Kinh Phật khác. Người Tu Tịnh độ cũng có thể nghiệm về Thiền từ cảnh giới trong Nội Tâm hay ngoại cảnh của cõi Trên. Vì vậy nếu bỏ đi quan niệm hấp dẫn giải thoát trong hiện đời thì pháp tu trên có giá trị nhất định. Tu một đời giải thoát có nhiều tương tự với Thiên Chúa Giáo. Đức Phật giới thiệu Phật A Đi Đà , ca tụng thế giới Tịnh Độ. Không có vấn đề hai Giáo chủ vì chỉ có Phật Thích Ca thuyết giảng. Như đã biết có 84.000 pháp môn , ai hợp với Phật A Di Đà thì đi về đó, cũng như Bác Si chuyển bịnh nhân đến BS khac để điều trị.

e) **Các kinh khác của Đại thừa như Hoa Nghiêm, Lăng Già, Pháp hoa Kim Cang và Duy Ma Cật** cũng có đề cập đến Cõi Tịnh Độ Vô Lượng quang và Phật A di Đà. Thi dụ :

- **KinhHoa Nghiêm, phẩm Phổ hiền hạnh nguyện**

Phổ hiền Bồ tác bả Thiệ Tài đồng tử

Nếu ai muốn trọn nên công đức của Phật, thời phải tu mười điều hạnh nguyện rộng lớn. Những gì là mười điều?

Một là kính lễ các Đức Phật. Hai là khen ngợi Đức Như Lai.
Ba là rộng sắm đồ cúng dường. Bốn là sám hối các nghiệp chướng
Năm là tùy hỉ các công đức. Sáu là thỉnh Đức Phật thuyết pháp
Bảy là thỉnh Đức Phật ở lại đời. Tám là thường học tập theo Phật.
Chín là hằng thuận lợi chúng sanh. Mười là hồi hướng khắp tất cả.

Thì có lơi ích như:

-Công đức rất lớn,

- có thể dứt trừ được năm nghiệp vô gián, cả thảy thân bệnh, tâm bệnh, khổ não trong thế gian, cho đến tất cả các ác nghiệp nhiều như số cực vi trong cõi Phật đều được tiêu trừ

- lúc lâm chung: Trong tất cả thời gian nó thường ở trước dẫn đường, trong khoảnh khắc liền sanh về cõi Cực Lạc. Đến Cực Lạc rồi liền thấy đức A Di Đà Phật cùng các ngài Văn Thù Sư Lợi Bồ Tát, Phổ Hiền Bồ Tát, Quán Tự Tại Bồ Tát, Di Lặc Bồ Tát, v.v...

- **Kinh Pháp Hoa** Thích Trí Tịnh dịch

Phần đọc thêm

Các Tỳ-kheo! Ta nói với các ông mười sáu vị Sa-di đệ tử của đức Phật kia nay đều chứng được Đạo vô-thượng chánh đẳngchánh-giác, hiện đang nói pháp trong cõi nước ở mười phương có vô lượng trăm nghìn muôn ức Bồ-Tát Thanh-văn để làm quyến thuộc.

Hai vị Sa-di làm Phật ở phương Đông:Vị thứ nhất tên là A-Súc ở nước Hoa-Hỷ, vị thứ hai tên là Tu-Di-Đỉnh.Hai vị làm Phật ở phương Đông-Nam:Vị thứ nhứt tên là Sư-Tử-Âm, vị thứ hai tên là Sư-Tử-Tướng.

Hai vị làm Phật ở phương Nam: Vị thứ nhứt tên là Hư-Không-Trụ, vị thứ hai tên là Thường-Diệt . Hai vị làm Phật ở phương Tây-Nam: Vị thứ nhứt tên là Đế-Tướng, vị thứ hai tên là Phạm-Tướng.

Hai vị làm Phật ở phương Tây: ***Vị thứ nhứt tên là A-Di-Đà****, vị thứ hai tên là Độ-Nhứt-Thiết Thế-Gian Khổ. Hai vị làm Phật ở phương Tây-Bắc: Vị thứ nhứt tên là Đa-Ma-La-Bạt ChiênĐàn-Hương Thần Thông, vị thứ hai tên là Tu-Di-Tướng. Hai vị làm Phật ở phương Bắc: Vị thứ nhứt tên là Vân-Tự-Tại, vị thứ hai tên là Vân-Tự-Tại-Vương.*

Một vị làm Phật ở phương Đông-Bắc hiệu Hoại-Nhứt-Thiết Thế-Gian Bố-Úy. Vị thứ mười sáu, chính là Thích-Ca Mâu-Ni Phật ở cõi nước Ta-bà thành

(Ý kinh: Phật Thích Ca nói về mười phương chư Phật:... Tây Phương: là A Di Đà, Ta bà là Ta)

- Phẩm Dược Vương

Tú-Vương-Hoa! Nếu có người nghe phẩm "Dược-Vương Bồ-Tát Bổn-Sự" này cũng được vô lượng vô biên công đức.Nếu có người nữ nghe phẩm "Dược-Vương Bồ-Tát Bổn-Sự" này mà có thể thọ trì, thời sau khi dứt báo thân đàn bà đó không còn thọ lại nữa.Sau khi Như-Lai diệt độ, năm trăm năm sau, nếu có người nữ nghe kinh điển này, đúng như lời mà tu hành, thời khi ở đây chết liền qua cõi An-Lạc, chỗ trụ xứ của ***đức A-Di-Đà-Phật*** *cùng chúng đại Bồ-Tát vây quanh, mà sanh trên tòa báu trong hoa sen.*

Chẳng còn bị lòng tham dục làm khổ cũng lại chẳng bị lòng giận dỗi, ngu si làm khổ, cũng lại chẳng bị lòng kiêu mạn ghen ghét các tánh nhơ làm khổ, được thần thông vô-sanh pháp-nhẫn của Bồ-Tát, được pháp-nhẫn đó thọ nhãn căn thanh tịnh. Do nhãn căn thanh tịnh đó thấy bảy trăm muôn hai nghìn ức na do tha hằng-hà-sa các đức Phật Như-Lai.

(Ý kinh: Công đức của phẩm Dược Vương: Nhờ nghe phẩm nầy có thể vãng sanh ở cõi A Di Đà...)

- Kinh Lăng Già

CHƯƠNG X
KỆ TỤNG - PHẦN THỨ NHẤT

Phần đọc thêm
Bấy giờ Thế Tôn muốn nói lại các nghĩa rộng trong ***tu đa la*** *(kinh) này* ***nên nói bài kệ:***
Bao nhiêu pháp, Báo Phật, Hóa thân cùng biến hóa, Đều từ cực lạc giới của ***Di đà*** *mà ra.*
- Kinh Duy Ma Cật/Phẩm Chúng Sinh (Đoàn Trung Còn dịch)
"Tại thất này, Phật Thích-ca Mâu-ni, Phật A-Di Đà, Phật A-súc, Phật Bảo Đức, Phật Bảo Viêm, Phật Bảo Nguyệt, Phật Bảo Nghiêm, Phật Nan Thắng, Phật Sư Tử Hưởng, Phật Nhất Thiết Lợi Thành...vô lượng chư Phật mười phương như vậy đều hiện đến khi vị thượng nhân đây niệm tưởng các ngài. Các ngài thuyết rộng pháp tạng bí yếu của chư Phật. Thuyết xong, bèn trở về. Đó là pháp thứ bảy chưa từng có và khó được.

(Ý Kinh : trong phẩm nầy Bồ Tác Văn thù sư Lợi hỏi Ngài Duy Ma Cật Bồ Tác quán Chúng sinh như thế nào, Ngài Duy Ma cật trả lời la co các Đức Phật kể cả Phật A Di Đà. Trên đây là thí dụ thứ bảy.)

- Kinh Trung Bộ//Kinh Hành Sanh có đề cập đến Cảnh giới Tịnh Thiên, Vô lương Tịnh Thiên, Biến Tịnh Thiên Thọ mạng lâu dài, giống như trong kinh VÔ Lượng Thọ. Trong kinh Hành Sanh người tu du hanh khi mong về coi Cảnh giới Vô Lượng Tịnh Thiên đó, Phật nói người xứng đáng và ước mong sẽ được về cõi ấy.

- Tây phương cực lạc hay Thiên đường chắc hẳn cũng có đẳng cấp cực lạc tạo cơ hội cho người tiếp tục tu cũng như trong Thiên đường phải có khoảng cách xa gần với Thiên Chúa. Người tội lỗi cũng đâu có được lên cõi Tịnh độ và phải xuống cõi dưới.

- Niệm ADDP cũng giống như niệm Quan Thế Âm Bồ Tác đều có sự cứu rỗi như nhau. Sự dễ dàng trong cách cứu rỗi có thể chỉ là cách trình bày pháp môn hơn là hiện thực. Tha lực là một hiện tượng khó chối bỏ. **Tuy vậy Tha lực cũng phải theo quy luật bình đẳng chi phối bởi Nghiệp, không có ngoại lệ như bè phái, phe đảng, hối lộ....** Nhưng một chút ân huệ cho người thành tâm ăn năn hối lỗi là sự thông thường trong mọi cõi, kể cả cõi Ta Bà.

- Bồ Tac Long Tho trong bộ Đại Tạng Luận đã hơn một lần nhắc đến Phật A Di Đà. Một lần nữa xac nhận Phật A Di Đà là hiện hữu trong kinh Phật Đại thừa. *Sự trái ngược của thế giới Tịnh Độ và Thế giới đảo điên Ta bà là một hình ảnh trung thực nhất của sự nhị nguyên trong vũ trụ : có Tịnh có Bất Tịnh có quy cũ thi cũng co nơi điên đảo.* Cũng dễ hiểu khi người sống ở cõi đảo điên khó có thể tưởng tượng có thế giới Tịnh độ. Trong Trung Quán Luận của Ngài Long Thọ bàn về Tanh không, nên tuyệt nhiên không nhắc đến Phật A Di Đà.

Trái lại trong **Trung Quán Luân** , không co ghi chú về Phật A Di Đa. Đó là vì Trung Quaun luân la bài viết của ngài Long tho để giải thich nghĩa Trung Chánh cua cac vấn đề kho hiểu của Kinh Phật như Tánh Không, Nghiệp, Duyên , Ngũ Ấm, Tứ đế...... Cõi Tinh Đô đã không đặt ra vấn đề nào cho đến thời nay.

- Trung Hoa hóa Phật A Di Đà. Không sai, vị trí Phật A Di Đà là quan trọng và bao trùm ở Viễn Đông. Đó là sự biến hóa tự nhiên tùy theo phong tục và sở thích của các Tổ, Đệ tử và Đại chúng. Nhưng nguyên lý về cứu rỗi là bình đẳng cho mọi Tông phái, và không thể vi phạm Luật Nhận quả của Nghiệp.

- Đây là vấn đề thuộc phạm trù ảnh hưởng của Đại thừa và Phật Giáo Nguyên Thủy. Vẫn còn nhiều nghi vấn về nguồn gốc Kinh Vô Lương Thọ. Hoài nghi là chướng ngại cho Tu hành. Niệm ADDP cũng là pháp tu Thiền định Tâm và cũng có thể nghiệm như những pháp tu khác như Minh Sát, Quán Âm. Người tu Tịnh độ được đưa lên cõi Tịnh độ để tiếp tục tu cũng như Thiên nhân từ Minh sát, Quan âm đi lên Sáu Cõi Trời hay cao hơn nữa. Khác nhau ở chỗ người lên Coi tịnh độ phải là người **bất thối chuyển** nên tu hành tinh tấn.

- Có nhiều người cho rằng thời Đức Phật còn tại thế , giới luật là đủ để chứng ngộ, càng về sau thiền định là cần thiếc, thời Đạt Ma thi dưa vào thiền tông. Thời mạt pháp hiên nay thi cần tha lực, nên Tịnh độ là cần thiếc. Tuy vậy có lẽ đây là suy luận, vì thời mạt pháp, Phật xa rời cõi Ta bà, thần quyền cũng bớt đi

5. Hiện tượng Chư Phật

Có một số ít người nghĩ là Đức Phật Thích Ca Mâu Ni là độc tôn, duy nhất trong vũ trụ, nên không thể có Phật thứ hai như Phật A Di Đà. Đó là một quan niệm sai lầm và khiếm khuyết trầm trọng. Không kể kinh điển Đại Thừa nói về Vô số hằng hà các Đức Phật mà ngay cả trong Kinh điển Phật Giáo Nguyên Thủy/PGNT, Đức Phật Mâu Ni nhiều lần nhắc đến Chư Phật trong mọi kinh điển PGNT, thí dụ như :

> Kinh Trường Bộ Page 78 of 466
> ..... Cũng như tấm vải thuần bạch, được gột rửa các vết đen sẽ rất dễ thấm màu nhuộm, cũng vậy chính chỗ ngồi này pháp nhãn xa trần ly cấu khởi lên trong tâm Bà-la-môn Kùtadanta:
> "Phàm pháp gì được tập khởi lên đều bị tiêu diệt".
> 13. Thế Tôn đi ra chẳng bao lâu cuộc đàm thoại sau đây khởi lên giữa những Tỳ-kheo ấy:
> - Này các Hiền giả, thật hy hữu thay! Này các liền giả, thật kỳ diệu thay, đại thần lực, đại oai lực của Như Lai! ***Như Lai nhớ được chư Phật quá khứ, những vị này đã nhập Niết bàn, đã đoạn các chướng ngại, đã đoạn các chướng Đạo, đã chấm dứt sự luân hồi, đã thoát ly mọi đau*** khổ. Như Lai cũng nhớ đến chủng tánh của những vị này, cũng nhớ đến danh tánh, cũng nhớ đến tộc tánh, cũng nhớ đến tuổi thọ, cũng nhớ đến hai vị đệ tử, cũng nhớ đến các Tăng hội như....

Phật tánh là độc tôn. Pháp thân là thể tính thật sự của Phật, đồng nghĩa với Chân như,chỉ có một. Mười phương chư Phật là thể hiện của Pháp thân tùy theo căn cơ của thế giới, địa phương và mỗi người. Cho nên có hằng hà sa số Phật. Chúng sinh khác nhau, một vị Phật cho toàn cõi người là không hợp lý cho chúng sanh khác nhau. Cho nên có Chúa có Phật **A Di Đà.**

Tự lực và Tha Lực.

Đức Phật dạy: " Hãy tự thắp đuốc lên mà đi.... dựa trên chánh pháp. ...Mặt khác kinh sách cũng ghi lại là Tha lực phù trợ cho con người. Đoạn kinh về Tha lực có thể được tìm thấy rải rác trong các kinh sách Phật Giáo Nguyên Thủy.

Thí dụ 1. như đoạn kinh sau trong Kinh Trường bộ/Kinh Đại Niết bàn.

Phần đọc thêm

28. Này Ananda, thật giống như đã hỏi ý kiến các vị thiên thần ở cõi trời Ba mươi ba, các đại thần ở Magadha, Sunidha và Vassakara đang xây thành trì ở Pataligama để ngăn chận dân Vajjì. Này Ananda ở đây với thiên nhãn, thanh tịnh, siêu nhân Ta thấy hàng ngàn thiên thần tụ họp tại các trú địa ở Pataligama. Chỗ nào có thiên thần có đại oai lực tụ họp, các vị ấy ***khiến tâm*** *các vua chúa, các đại thần có đại oai lực, hướng đến sự xây dựng các trú xứ. Chỗ nào các thiên thần bậc trung tụ họp, các vị ấy khiến tâm các vua chúa, các đại thần bậc trung hướng đến sự xây dựng các trú xứ. Chỗ nào các thiên thần bậc hạ đẳng tụ họp, các vị này khiến tâm các vua chúa, các đại thần bậc hạ đẳng hướng đến sự xây dựng các trú xá. Này Ananda, chỗ nào các vị Ariyans an trú, chỗ nào các nhà thương mãi qua lại, chỗ ấy sẽ thiết lập một thành thị bậc nhất tên gọi là Pàtaliputta, một trung tâm thương mãi. Nhưng này Ananda, Pàtaliputta sẽ bị ba hiểm nạn về lửa, về nước hay chia rẽ bất hòa. ý kinh nói: Phật bảo Ngài A Nan là ở xứ Magada khi xây thành lớn nhỏ đều có các Thần linh đẵng cấp cao thấp tương ứng, tu họp lại để phù trợ. Đức Phật cũng tiên đoán hiểm nạn của Thành nầy trong tương lai).*

29. Sunidha và Vassakara, hai vị đại thần nước Magadha, đến tại chỗ Thế Tôn ở, khi đến xong liền nói những lời chào đón hỏi thăm xã giao rồi đứng một bên. Sau khi đứng một bên, vị đại thần xứ Magadha, Sunidha và Vassakara bạch Thế Tôn: "Mong Thế Tôn nhận lời mời dùng cơm tại nhà chúng con hôm nay cùng với đại chúng Tỳ-kheo". Thế Tôn im lặng nhận lời.

30. Hai vị đại thần xứ Magadha, Sunidha và Vassakara sau khi biết Thế Tôn đã nhận lời liền đi về nhà ở, cho soạn tại nhà của mình các món ăn thượng vị, loại cứng và loại mềm, rồi cử người đến tin Thế Tôn: "Tôn giả Gotama, giờ đã đến, cơm đã sẵn sàng".

Rồi Thế Tôn buổi sáng đắp y, mang theo y bát cùng với đại chúng Tỳ-kheo đi đến trú sở của hai vị đại thần xứ Magadha, Sunidha và Vassakara, sau khi đi đến liền ngồi trên chỗ đã soạn sẵn. Rồi hai vị thần xứ Magadha, Sunidha và Vassakara tự tay mời chúng Tỳ-kheo với Thế Tôn là thượng thủ, các món ăn thượng vị, loại cứng và loại mềm. Sau khi Thế Tôn dùng cơm xong và cất tay khỏi bình bát, Sunidha và Vassakara, hai vị đại thần xứ Magadha liền lấy chiếc ghế thấp khác và ngồi xuống một bên.

31. Sau khi Sunidha và Vassakara, hai vị đại thần Magadha đã ngồi xuống một bên, Thế Tôn đọc bài kệ cảm tạ:

Tại chỗ nào người sáng suốt lấy làm chỗ trú xứ.
Hãy nuôi dưỡng người giữ giới và người phạm hạnh.
Và san sẽ công đức với Chư Thiên trú tại chỗ ấy.
Được tôn kính, chúng sẽ tôn kính lại.
Được trọng vọng, chúng sẽ trọng vọng lại.

Chúng sẽ mến thương người ấy như người mẹ thương mến con.
Và những ai được thiên thần thân mến luôn luôn được thấy may mắn.

(Ý của đoạn kinh 29,30,31: Vị đại thần mời Phật đến dinh dùng cơm, Đức Phật nhận lời mời, rồi nói bài kệ khuyên đối xữ cung kính với Thần linh thì họ sẽ giúp đỡ.

Lời bình : thế mới hay là nhờ Phật người ta mới hiểu sâu sắc chúng sanh nào cũng trân quý ĐỨC LỄ NGHĨA TÔN KÍNH BỀ TRÊN)

Thí dụ 2:

(Kinh Tăng Chi Bộ) về **Tế Đàn Udayi**

Phần đọc thêm

1. *Rồi Bà-la-môn Udàyi đi đến Thế Tôn; sau khi đến... Ngồi xuống một bên, Bà-la-môn Udàyi bạch Thế*
Tôn:
- Có phải Tôn giả Gotama không tán thán tế đàn?

2. *- Này Bà-la-môn, Ta không tán thán tất cả tế đàn. Nhưng này Bà-la-môn, Ta không phải không tán thán tất cả loại tế đàn. Trong loại tế đàn nào, này Bà-la-môn, bò bị giết, dê cừu bị giết, gà heo bị giết,*
các loài sinh vật khác đi đến bị giết hại, loại tế đàn ấy, này Bà-la-môn, liên hệ đế sát sanh; Ta không tán thán loại tế đàn ấy. Vì cớ sao? Tế đàn có sát sanh như vậy, này Bà-la-môn, các A-la-hán, và những ai đã đi trên con đường hướng đến A-la-hán không có đi đến. Tại tế đàn nào, này Bà-la-môn, trong ấy không có bò bị giết, không có dê cừu bị giết, không có gia cầm, heo bị giết, không có các sinh vật khác bị giết, này Bà-la-môn, Ta tán thán tế đàn không có sát sanh như vậy, tức là bố thí thường làm từ lâu, tế đàn cầu hạnh phúc cho gia đình. vì cớ sao? Tế đàn không có sát sanh như vậy, này Bà-la-môn các A-la-hán và những ai đã đi trên con đường hướng đến A-la-hán có đi đến.

3. Kệ:

Tế đàn không sát sanh, Làm đúng thời thích hợp,
Tế đàn vậy, các bậc, Phạm hạnh khéo chế ngự,
Đã vén rộng bức màn, Khi còn ở trên đời,
Các bậc vượt thời gian, Đi đến tế đàn ấy.
Bậc Giác ngộ thiện xảo, Tán thán tế đàn ấy,
Hoặc tại lễ tế đàn, Hoặc tín thí vong linh,
Tế vật cúng xứng đáng, Tế lễ tâm hoan hỷ, Hướng đến ruộng phước lành,
Đối các vị Phạm hạnh, Khéo cúng, khéo tế lễ,
Khéo dâng bậc đáng cúng, Tế đàn vậy rộng lớn,
Chư Thiên đều tán thán, Bậc Trí sau khi lễ,
Tín thành tâm giải thoát.

(Ý kinh nói: Đức Phật tán thán Tế đàn CHAY vì không sát Sinh, Chư Thiên tán thán, Tín Nam Nữ có được Tâm giải thoát, có thể đạt quả A La Hán) Điều nầy chứng tỏ Nghi Lễ PGDT như Tế Thánh Thần là không đi ngược lai giáo huấn Phật.

Tha lực là một hiện tượng hiện hữu trong lời giảng trong kinh Phật trong PGNT va Phật Giáo Đại Thừa/PGDT. Tuy nhiên sự nhờ vào Tha lực là dễ hơn là phát triển Tự lực. Nên Phật luôn luôn dạy bảo phát triển Tự lực nhiều hơn là Tha lực để chủ động mọi hành vi Đạo đức.

Ngày nay nhờ truyền thông không thiếu gì hiện tượng Siêu nhiên được kể lại như: Xuất hồn trong hiện tượng cận tử, Nhập hồn trong hiện tượng tìm mộ người chết có khi cả ngàn năm trước.....Đạo Cao Đài cầu cơ cũng là một hình thức nhập Hồn của các đấng Thiêng liêng..... Cho nên Tha lực là một hiện tượng khó chối bỏ. **Tuy vậy Tha lực cũng phải theo quy luật bình đẳng chi phối bởi Nghiệp, không có ngoại lệ như bè phái, phe đảng, hối lộ....** Nhưng một chút ân huệ cho người thành tâm ăn năn hối lỗi là sự thông thường trong cõi Ta Bà.

Đọc và hiểu hết một cách chân như kinh điển, chánh pháp của Đức Phật là công đức rất lớn. Kinh sách đúng đắn nhất cũng chỉ như ngón tay chỉ mặt trăng. Phật Pháp bất ly Thế gian Pháp . Cho nên, hoằng pháp gần 50 năm gom thành kinh điển đồ sộ, nhưng Đức Phật nói Ta chẳng nói gì. Còn nữa Phật nói Ta chỉ nói cái mà các Ngươi có thể hiểu được và không nói gì mà các Ngươi không hiểu (để dễ bị hiểu là Phật nói láo). Nên Phật pháp như lá trong rừng, lời giảng trong kinh sách chỉ như nắm lá trong bàn tay. Vì vậy ý nghĩa của kinh sách của pháp môn là quan trọng. Kinh sách mới phù hợp với cốt lỏi của Đạo Phật là tiến trình của nhân loại, soi sáng Phật pháp/Thế gian pháp. Vì vậy cần được nghiên cứu để hiểu rõ. Pháp Vô Vi của Niết Bàn cũng phải bỏ huống chi là Pháp Hữu Vi là Vô thường. Vì Pháp Hữu Vi như bè qua sông. Qua sông rồi thì mang theo bè làm gì. Kinh PGNT và DT chỉ là Thế gian pháp. Khác biệt thì cần tìm hiểu kỹ lưỡng gọt rửa cái dư thừa và không Đạo đức. Kinh hợp với Đạo đức của PGNT và DT cũng chỉ là Thế gian pháp và đều là nằm trong hay bao trùm bởi Phật Tánh/Phật pháp.

Thí dụ 3 Kinh: Kinh Hanh Sanh (Sankhàrupapatti ,Trung Bộ)

Phần đọc thêm

Thế Tôn nói như sau: "Này các Tỳ-kheo, Ta sẽ giảng cho các Ông sự tái sanh do hành đưa lại. Hãy nghe và suy nghiệm kỹ. Ta sẽ giảng".

..... Lại nữa, này các Tỳ-kheo, Tỳ-kheo đầy đủ tín, đầy đủ giới, đầy đủ văn, đầy đủ thí, đầy đủ trí tuệ. Vị ấy được nghe: "Trăm ngàn Phạm thiên có thọ mạng lâu dài, có mỹ tướng, có nhiều lạc thọ". Này các Tỳ- kheo, trăm ngàn Phạm thiên, sống thấm nhuần, biến mãn trăm ngàn thế giới... Vị ấy cũng thấm nhuần, biến mãn các chúng sanh được sanh lên các thế giới ấy. Ví như một đồ trang sức làm bằng vàng ròng (jambonada), được khéo tôi luyện trong lò của một thợ vàng thiện xảo, nếu được đặt trên một tấm màn màu lạt sẽ chiếu sáng, rực sáng, chói sáng; cũng vậy này các Tỳ-kheo, trăm ngàn Phạm thiên an trú thấm nhuần biến mãn trăm ngàn thế giới... Vị ấy nghĩ: "Mong rằng sau khi thân hoại mạng chung, ta được sanh cọng trú với trăm ngàn Phạm thiên!" Vị ấy chuyên định tâm ấy... đưa đến tái sanh tại chỗ ấy.

Lại nữa, này các Tỳ-kheo, Tỳ-kheo đầy đủ tín, đầy đủ giới, đầy đủ văn, đầy đủ thí, đầy đủ trí tuệ. Vị ấy được nghe: "Chư Quang thiên... Thiểu Quang thiên, Vô Lượng Quang thiên... Quang Âm thiên có thọ
mạng lâu dài, có mỹ tướng, có nhiều lạc thọ". Vị ấy nghĩ: "Mong rằng ... "... đưa đến tái sanh tại chỗ ấy.

(ý kinh: Tỳ kheo làm tốt đủ hạnh và hạnh nghĩ đến và ước muốn sau khi chết tái sanh cõi Phạm thiên, cõi Trời Vô Lượng Quang... người ấy sẽ sanh đến chỗ ấy.

7. Y nghia của sự Cầu Nguyện

Cõi Phật là Bình Đẳng và Phật Tánh là Tự taị/cùng khắp và Không Tại chỗ vậy tại sao phải cầu nguyện?

-Đúng là cõi Phật bình đẳng và cùng khắp. Nhưng thế giới là do Vọng Niệm. Vì là do Vọng niệm nên không còn tuyệt đối bình đẳng vì vậy cầu nguyện là đệ nhị nghĩa (thứ cấp) còn Vọng Niệm là để nhất nghĩa (nguyên khởi) Sự cầu nguyện Tha lực vì vậy là khác với Tự lực. Nhưng Tự lực tốn kém nhiều công phu và thời gian, để thoát luân hồi, nhưng để thăng cấp lên ở cõi trên thì phải như nhau để phù hợp với luật của Nghiệp. Phải biết rằng cõi Tinh độ không phải là Niết Bàn, vẫn còn sanh tử nhưng không co sáu nẽo Luân hồi.

8. **Thí dụ về Tha lực:** Di dân từ nước kém mở mang đến các nước tiên tiến như USA ,Germany được giúp đỡ giai đoạn đầu về nhu cầu căn bản cho sinh sống. Nhưng Di dân đó có thăng tiến trong sự sanh sống là tuỳ thuộc vào chính họ. Cho nên có nhiều trường hợp họ trở về lại quê cũ hay những người không di cư lại có đời sống tốt hơn người di cư. Cõi Tịnh Độ chỉ là một trong những giải pháp cho sự diệt khổ nhưng không có giá trị tuyệt đối. Dựa vào chính mình như Đức Phật chỉ dẫn mới là phương pháp chắc chắn cho sự thành công.

9. **Kinh Phật la gồm kinh PGNT (Phật Giáo Nguyên thuỷ) va PGDT (Đại Thừa) Kinh Lăng Gia, Bat Nhã Ba La Mật,Tánh Không**

Kinh sách hai Đại Tông cần bổ khuyết cho nhau để giúp người học Phật có kiến thức toàn diện. Những từ ngữ như NGU SI, LỪA DỐI.... là bạo hành tâm lý cần phải xoá bỏ trong các bài viết và bình luận, dù là trích dẫn lời Phật, vi Phật là bề trên có quyền trách mắng, nhưng đệ tử Phật với nhau không thể lặp lại lời Phật quở

i. **Kinh Vi diệu Pháp (PGNT)**

Kinh được Đức Phật giảng cho Me Đức Phật trên Trời Đâu Xuất. Kinh rất là vi diệu và siêu việt. Vì là không cần máy móc kỹ thuật hiện đại chụp hình MRI, EEG, fMRI, mỗ xẻ sinh vật trong phòng thí nghiệm và khảo cứu trên hàng trăm hay ngàn người. Chỉ với Trí Huệ Bát nhã/Phật tánh, Phật đã chỉ ra cho chúng ta cấu tạo của Tâm, cơ chế biến thông tin ngoại biên thành Tri thức.

ii. **Kinh Lăng Nghiêm**.

Là Kinh không được Ngài Đương Huyền Tông đen về Trung Hoa Đức Phật chỉ ra Tri Thức/TR có được không phải từ Não bộ/ NB. NB làm một công đoạn trong tiến trình làm nên TR. Không có Phật tánh, TR không thể có được. Trái lại Tri thức vẫn có được mà không cần NB! Hơn thế nữa, NB cản trở, khúc xạ, sai lạc Tri thức.

iii. **Tánh Không**

Kinh sách PGDT chú trọng đến Tánh KHÔNG, phát triển ra và để dễ hiểu gọi là CHÂN KHÔNG DIỆU HỮU. Cái tuyệt vời của Tánh Không là không đòi hỏi cái sanh ra nó. Tự nó sanh ra cái Có nên mới dùng từ DIỆU (DIỆU=vi diệu, màu nhiệm). Lão Tử cũng nói về Tánh Không như sau:

"Có" ấy Hỗn Độn, Sanh trước Trời Đất
Yên lặng Trống Không. Dùng riêng mà Không đổi,
hay
Vạn vật dưới Trời, sanh nơi "Có", "Có" sanh nơi "Không"

(ý nói: KHÔNG là cùng cực, không được sanh ra từ cái gì khác ngoài, trừ bởi từ chính nó sanh ra. KHÔNG sanh ra cái CÓ, sanh hoài mà không cạn hết, rồi mọi vật trở về cái KHÔNG nguyên thủy).

Đến chỗ cùng cực hư Không, Là giữ được trong cái Tịnh. Vạn vật cũng đều sanh ra, Đều trở về cội rễ của nó. Sự phát sanh ra vũ trụ Từ Chân Không Diệu Hữu là đỉnh cao cua khám phá bởi Trí huệ Bat Nhã. Cơ chế là vượt lên trên Big Bang một bậc. Vì lẽ Big Bang là vụ nổ từ một điểm nhỏ. Vọng Niệm cũng tương tự và gần giống như Big Bang nhưng xuất phát từ thế Không. Thể Không = Phật Tánh nghĩa là không có cái gì và Tự Sanh ra, tức là Vô Sanh nên Vô Diệt. Trái lại Big Bang phát xuất từ một điểm tức là từ cái "Có", cái "Có" ấy phải được sanh ra từ cái gì đó, " Thinker Tank " chắc phải quờ quạng để giải thích cái gì sanh ra điểm nhỏ đó. Từ sự khởi động của Vọng Niệm giống như Big Bang Vũ trụ sanh ra,..Hơn thế nữa Đức phật trong kinh Lăng Nghiêm nói: Muôn loài (hữu tình) cùng sanh ra từ một điểm. Có nghĩa không loài nào sanh ra loài nào.. Cụ thể hơn con người không sanh ra từ con Khỉ. Coi lại Phôi thai học cũng cho thấy như vậy: con Khỉ chỉ ấp ủ trứng sanh ra Người nhưng không làm ra trứng Người như thuyết tiến hóa của C. Darwin. Kinh siêu việt như thế là khôn cùng. Tuyệt đối Trí tuệ Bá Nhã của Phật mơi có thể nghĩ và thấy đến đó được.

Tánh KHÔNG vơi Ban Tanh Không thì không được đề cập một cách sâu sắc để chỉ ra "ĐỨC" sanh ra cái "CÓ" trong các Kinh Bộ Nam Truyền (Trường, Trung Tương Ứng kể ca kinh Tiểu Không và Đai Không, Tăng Chi ,Tiểu Bộ).

Tại sao vậy? Từ xưa nay không có câu trả lời chính xác. Kẻ thì nói Tánh KHÔNG do Tổ CHẾ ra. Cũng có thể đúng, nhưng Tổ siêu việt như vậy thì cũng phải nghe theo và tôn kính. Cũng có thể là khi chuyển kinh về Nam truyền, phần tinh túy đã bị quên mất hay bị dấu kín bởi ai đó mà ngày sau PGDT được hưởng. Tục ngữ Việt có câu: "một lần dọn nhà bằng ba lần nhà cháy". (nghĩa là không thể nào dọn đi hết đồ đac trong nhà). Tuy nhiên Đức Phật không thể nào không giảng phần CHÂN KHÔNG này vì nó là gốc rễ của Sáng Thế, căn cơ của Vũ trụ, là Đạo. Cho đến nay những vấn để căn bản gốc rễ của sự sống đều được Đức Phật khai giảng.

Nói như vậy để thấy kinh Vi Diệu Pháp, nhất là kinh Lăng Nghiêm và kinh Bá Nhã Ba La Mật siêu việt ra sao, và không thể ai khác Phật sáng CHẾ ra. Từ đó có thể gợi ý Bồ Tác Văn thù Sư Lợi, Quan Âm Bồ Tác trong kinh Lăng Nghiêm và các kinh Đại thừa khác là KHÔNG do Tổ "CHẾ " ra!

65

Tom lai và Nhận xét

Phật A di Đà được Đức Phật Thích Ca Mâu Ni giới thiệu và các Kinh A Di Đà , Vô lương Thọ là những kinh Phật có lẽ có từ thời Đức Phật hoằng phap. Kinh A Dì Đà có nội dung cứu độ dựa nhiều trên Tha lực nhưng chỉ áp dụng cho người có lòng cầu Phật và phát tâm Bồ đề.. Khi pháp môn Tịnh độ Bắc truyền được Trung Hoa hóa và thịnh hành ở Cực Đông. PGNT không có bộ kinh A Di Đà cũng như một số kinh khác như Hoa Nghiêm , Lăng Già, Lăng Nghiêm, Pháp Hoa...chứng tỏ sự phân chia Phật giáo làm mất đi sự toàn vẹn quý giá của lời Phật dạy. Su kiện đưa đến sự nghi ngờ về sự CHẾ tao kinh, tông phai sau khi Phật diệt độ. Kinh Bộ, Vi Diệu Pháp, Bát Nhã Ba La Mật, Lăng nghiêm là những kinh siêu việt vươt lên trên trí tuệ của con người. Người học Phật không thể thiếu. Không hiểu biết Sự Sáng thế , Tánh Không, cơ chế làm ra Tri thức có thể đưa đến những ngộ nhận trong tu hành, hiểu bất cập sự hoành tráng vĩ đại, viên dung vô ngại, thấu suốt vạn pháp của Phật Bồ Tác. Sự thiếu hiểu biết còn nguy hiểm hơn nữa, là đưa đến sự xúc phạm không cần thiết Phật Bồ Tác và Đạo sự tôn kính.

Thế giới Tinh Độ và Thế giới Ta Bà là hai thái cực của Nhi Nguyên: Tịnh và Bất Tinh, Không Đảo điên và Đảo điên, Thường và Vô Thường, Lạc và Khổ. Biết như vậy để thấy sự dấn thân cua Đức Phật Thich Ca hay Chúa Giê Su cứu độ chúng sanh.

N. Toa Thiền bao lâu?

Thời gian Tọa Thiền là có thể vô hạn như trong trường hợp Diệt Tận Định. Tuy nhiên người mới học Tọa Thiền, sự ràng buột Não Bộ và cơ thể là có giới hạn. Giới hạn thời gian cho cơ thể có thể là thói quen. Sau một thời gian, tình trạng Hồn nhập thân làm cơ thể bớt đau mỏi. Sự Chú Tâm là việc làm của NB. NB cũng bị giới hạn, thí dụ như đọc sách, xem giải trí hay giấc Ngủ. *Thời gian của một giấc Ngủ gồm NREM+REM là từ 1-2 giờ. Vì vậy Tọa thiền khởi đầu không nên quá 2 giờ mỗi lần với người chưa bước vào thời kỳ Sơ Thiền.*

Quan niệm chung là cần ngồi để Thiền. Đi xa hơn nữa, ngồi xếp bằng , bán kiết già hay kiết già. Thế ngồi kiết già là không tự nhiên theo sinh lý của bắp thịt và khớp xương chút nào và cần sự cố gắng/ý chí. Thế ngồi trên gợi lại những tư thế khác của người thiền Yoga.. Những tư thế trên không thay đổi cả ngàn năm. Vậy ý nghĩa của các thế Thiền Định đó là gì?

-Những thế đặc biệt trên kể cả ngồi kiết già làm người Thiền tăng lên sự cố gắng và chú ý. Hệ thống DOPAergic với các nhân của Basal Ganglia cần làm việc tích cực. Lại nữa ngồi kiết già /bán kiết già hay ít nhất ngồi xếp bằng tạo toan thân người Thiền thành một khối vững chắc. Toàn thân dựa đều trên mông và hai chân. Nếu ngồi trên ghế , sức nặng của thân chỉ dựa trên hai mông làm đau mông sau khi ngồi trên 1-2 giờ. Ngồi trên ghế khó có thể ngồi lâu hơn 1 giờ vì mông sẽ bị đau. Sự đau khó được khắc phục với Ý chí.

V. HIỆU QUẢ CỦA CHÚ TÂM TRÊN MMD(H6,12)

MẠNG MẶC ĐỊNH (MMD) gồm vmPFC, Giải Bao Sau/PCC, dmPFC Precuneus, Retrosplenial Cortex, Posterior inferior Parietal Lobe, Entorhinal Cortex/ Vỏ Não Nội khứu, cả HIPPO và Giải Bao Trước /ACC + Subcórtical BF, Đồi Não/Thalamus Ant MedDorsal.

Sự Chú tâm cũng cần thiết cho TR. Ý nghĩa của sự giảm hoạt động của MMD khi chú ý vào hơi thơ hay một điểm nào đó là vì: MMD là nơi tồn trữ Trí nhớ. Trong sự chú ý của Thiền Định, không có tiến trình thu hồi Trí nhớ, vì vậy MMD yên nghỉ. TN từ Nội Thức cần thiết để ACC so sánh với thông tin mới nhận được.

Phần đọc thêm KHNB

TN Ẩn ngầm ít cần đến sự chú tâm hơn là TN HH/Hiển hiện. Khi dùng thí nghiệm để gợi Ý về TN ẩn ngầm được lưu giữ trong NB với sự chú ý toàn diện và sự chú ý bán phần, sự thu hồi TN Ẩn ngầm của hai nhóm gần như nhau (Keane 2015).

Hiệu quả của sự chú Tâm trong Thiền Định là làm yên nghỉ MMD. Chú ý vào hơi thở làm PCC/Posterior Cingulate Cortex giảm nhiều hơn khi so với chú ý vào tiếng động bên ngoài (Scheibner 2017, Garrison 2015) Trong EEG tương ứng với sóng Theta (4-7Hz = sóng chậm và cao ngược lại với sóng Alpha khi thực nhanh và thấp) với biên độ cao. Chú ý sau khi Tâm ý chạy bậy bạ thì vmPFC Trái tăng hoạt động, nhất là ở Giải Bao Sau/PCC (Trí Nhớ/TN tự kỷ). Lại nữa khi chủ Tâm vào Mắt Trí Huệ tương ứng với vmPFC thì hiệu quả có thể còn tăng lên hơn nữa và sự thay đổi sẽ nhiều nhất ở tại vmPFC. Tuy nhiên điều này cần được khảo cứu. Sự thay đổi làm bình yên MMD cũng tương đương với sự tăng bề dày chất xám của Vỏ Não tương ứng (Rainville 2002, Scheibner 2017).

Thiền Định làm thay đổi EEG: giảm sóng Beta cả hai bên Trái Phải từng vùng từ trước ra sau. Sự giảm sóng Beta được cói như là tăng hoạt động của Vỏ Não với sự chú ý. VTg (Ventral Tegmental Nucleus of Gudden) (>200hz firing): cũng liên hệ đến sự phát sinh ra sóng Theta.

Trong các phương pháp Thiền, sự chú ý là quan trọng. Ngoài Mạng Mạc Định, những phần cơ thể không thần kinh như ngực tay chân đầu cổ là chỗ cư trú của "TR không thần kinh" trong quan niệm của triết học về TR Nhập thân, có thể cũng chịu sự ảnh hưởng. Sự chú Tâm vào Mắt Trí Huệ, Âm thanh trong pháp Quán âm hay hơi thở ngực bụng hay các phần khác của cơ thể trong pháp môn Vipassana hay các pháp môn khác cũng có thể nghiệm chú Tâm vào TR của các phần cơ thể (Hồn nhập thân). Cho nên, Hồn nhập thân tạo thành vùng đệm quanh cơ thể giúp thiền nhân ngồi lâu dài, hay người Diệt Tận Định có thể nằm trên đinh nhọn... Người làm việc lao động tay chân quen thuộc như một cái máy thường ít cảm thấy mệt mỏi hơn là khi làm việc với sự chú tâm.

Cần ghi chú là Mạng Mặc Định ít bị làm bình yên bằng Thể thao nhưng có biểu hiện thay đổi do Châm cứu (Fan 2019).

VI. MẮT TRÍ HUỆ/HUỆ NHÃN/HN

Mắt Trí huệ thường được đề cập trong nhiều tôn giáo với Thiền Định. Có nhiều tên khác như Huệ Nhãn (HN), mắt thứ 3 trùng hợp với Chakra 6. Chakra là chỗ tàng trữ nguồn năng lượng tinh thần Kundalini. Kundalini là quan niệm của người Ấn độ, bắt nguồn từ chỗ tận cùng của xương sống cói như gốc rễ của sự cấu tạo phần rường cột của con người. Nguồn Kundalini càng đưa lên thì càng tinh khiết cho đến Chakra 9 là đỉnh đầu thì cói như là phần linh hồn theo người Ấn. Kundalini khác với "Chi" (Qi) hay Khí được quan niệm bởi người Trung hoa là nguyên khí sinh sống và bắt nguồn từ Thận thuộc về thủy. Về phương diện phát triển thai nhi, thận là một trong những cơ quan đầu tiên tượng hình và từ đó nhận sinh khí của Mẹ hay Trời đất. Tuy Chi và Kundalini có cùng chung một quan niệm về nguyên khí của sự sống, nhưng Kundalini chủ nhiều về tinh thần và khai ngộ trong khi Chi chủ về năng lượng nuôi dưỡng thể xác và bệnh lý. Điều đó cũng cùng với quan niệm thông thường của các Tôn giáo chia ra phần hồn (liên hệ đến Kundalini) và phần xác (liên hệ đến Chi). Chakra 6 (Ajna) là chỗ Kundalini đã biến thành Trí huệ viên mãn và không tương ứng với huyệt nào trong hệ thống kinh huyệt của Đông Y. Huệ Nhãn cũng là biểu tượng cho sự khai ngộ trong các tôn giáo, là giác quan thứ 6 (TriThức) của các nhà tiên tri. Có người cho đó là chỗ ở của trực giác. Ajna trong tiếng Sankrit để chỉ sự cảm nhận và điều khiển.

Có quan niệm HN là biểu hiện của Pineal gland/Tuyến Tùng quả. Tuyến nằm phía dưới não và trên phần sau cùng của Corpus callosum. Pineal gland tiết ra Melatonin đem giấc Ngủ đến, ngày và đêm khi được kích động bởi ánh sáng tiếp nhận qua Hypothalmus. Có người còn tin là Pineal gland tạo ra chất N. N-dimethyltryptamine là một chất liên hệ đến Thiền Định, có kích thích ảo giác, được một ít người cói là Spirit molecule. Nhưng David E Nichols (Chair in Pharmacólogy at Purdue University) chứng minh điều đó là vô lý. Ngoài ra Pineal gland còn hoạt động với Hypothamus. Ở nhiều động vật Pineal gland có cảm nhận với từ trường, nhưng tất cả đều không liên hệ gì đến trí huệ hay Tri Thức tổng quát cả. Lại nữa, ở Ấn độ và các vùng lân cận, có phong tục ghi dấu vị trí HN bằng một nốt đỏ gọi là Bindi phát nguồn từ tiếng Sanscrit: Bindu = HN. Màu đỏ biểu tượng màu dâng hiến cho Thượng đế. Bindi có thể thay bằng hạt trang sức. Ở xã hội Ấn độ Bindi cũng là biểu tượng của phụ nữ có gia đình. Phụ nữ Ấn độ mất chồng thì không còn mang Bindi. Ngoài nhiều người không phải Ấn độ cũng mang Bindi, đó là hoàn toàn có tính cách trang sức hơn là gia phong hay tôn giáo.

Trong Ấn độ giáo, HN biểu hiện bằng con mắt của thần Shiva ở giữa trán. Mắt biểu hiệu Tri Thức tuyệt vời hay sự tinh khôn lúc nào cũng nhắm, khi mắt mở ra là lúc tỏa ra ánh sáng có thể hủy diệt vật gì ở trong vùng toả sáng. Đã nhiều lần Thần Shiva mở mắt rọi sáng thế giới khi ông giận dữ. Khi nhắm mắt thì thế giới này tối tăm (theo nghĩa bóng).

Trong Hồi giáo Muslim, HN không được chú ý vì không muốn vay mượn quan niệm của Ấn độ giáo, Jainism, Phật giáo Sikhism. Tuy nhiên HN cũng có một chỗ đứng trong Hồi giáo và có tên gọi là "Khafi" nằm trong vùng thánh linh của cơ thể "Maqam as-Sirr" đó là phần gần tột cùng của tiến trình Tâm linh. Trên tận cùng là " Nur Muhammadi", ánh sáng của Giáo chủ, tương đương với Thánh linh hay Phật tánh.

Trong Thiên Chúa giáo, câu nói điển hình nhất là: "Khi mắt thành một, mắt là ngọn đèn soi sáng cơ thể". Không sai chút nào đối với người Thiền có chút ít công phu, Ánh sáng từ giữa trán sáng ngời chỉ được cảm nhận bởi người Thiền, khi nhập định dầu là nhập định chút ít. Phái Vô Vi của Thầy Tam ở Montreal(Canada) cũng mô tả ánh sáng khai ngộ từ giữa trán. Đạo Cao Đài cũng có biểu hiện con mắt thứ ba ở giữa trán, đó là con mắt khai ngộ. Phật giáo cũng đề cập rất nhiều lần đến HN: Đức Phật thường phóng hào quang từ giữa trán như mô tả trong kinh Pháp hoa. Đặc biệt Đức Phật nói: "Hãy tự mình thắp đuốc mà đi, đốt lên bằng pháp của ta không của ai khác". Rõ ràng ngọn đuốc đó không thể hiểu thế nghĩa bóng là lời giảng dạy của Ngài, vì Phật pháp là pháp mình học theo Phật chớ đâu phải tự mình làm ra. Hiểu theo nghĩa đen ngọn đuốc đó là HN, HN là ngọn đuốc sáng mà chỉ mình ta có thể tự đốt lên thôi! Tuy Thiên Chúa giáo, Phật giáo đều đề cập đến HN nhưng tuyệt nhiên không có lời chỉ dẫn trong kinh sách,và ghi chú phương cách tu hành liên hệ đến HN, rõ ràng phương pháp tu là bí mật và hạn chế, chỉ truyền cho người có duyên Phật.

Mạng Mặc Định (gồm Huệ nhãn= vmPFC) bị rối loạn và kích động trong các bịnh về Tri Thức (Xu 2016, Poerlo 2017, Linder 2007), Động kinh, Trầm cảm, Lo âu và Hyperactivity tăng hoạt động (Hypercónnectivity) trong trầm cảm lo âu. Hoạt động bất thường với sự mất kết nối Mạng Mặc Định với các phần Não khác trong Schizophrenia, và sự mất Tri Thức tăng lên hay giảm xuống hay không thay đổi hoạt động (Broyd 2009, Khadka 2013, Chang 2014, Repovs 2010). Mạng Mặc Định nhất là vùng Não Ventromedial PFC không ảnh hưởng đến hệ số thông minh IQ. Kết nối giữa các Vỏ Não của Mạng Mặc Định (vmPFC, Giải Bao Sau/PCC, Precuneus, Lateral Parietal and Temporal córtices, Hippocampus, and ParaHippocampal gyrus) giảm xuống hay tăng lên (Zhang 2014, Du 2016,Pankow 2015). Tuy nhiên rối loạn về kết nối của Đồi Não với vmPFC đã được nhiều chú ý.

Trong bịnh Post Traumatic Stress Disorder (PTSD) vùng nầy giảm nối kết kéo theo giảm NPY, thường thấy trong PTSD (Schreiber 2016).

Vùng Trán trước Vỏ Não phía giữa và phía trên (dorsal medial PFC) chủ về thực thi quyết định đưa ra từ vùng vm PFC. vmPFC là vùng Não quan trọng của Mạng Mặc Định. Vùng Posterior Cingulate chủ về Trí nhớ Tự ký. Vùng nầy thay đổi nhiều về chiều và không thay đổi vào buổi sáng sau giấc Ngủ vì vai trò Tự ký sự việc xảy ra trong ngày. So sánh với *Thiền Tâm tụ*, các thể loại Thiền khác làm Mạng Mặc Định ít bị giảm kích động (Brewer 2011, Weng 2013, Hölzel 2011, Harenski 2006, Beauregard 2001, Schaefer 2002, Creswell 2007, Raichle 2015, Lee 2018). Trong lo sợ với trạng thái đi từ cao xuống thấp thì Mạng Mặc Định đi lại từ tình trạng "*không bị kích động*" đến trạng thái "*kích động*" nhiều hơn. Trong bịnh Hội chứng Stress Hậu Chấn thương (Post Traumatic Stress Disorder -PTSD) vùng nầy giảm nối kết kéo theo giảm Neuropeptides NPY, thường thấy trong PTSD (Schreiber 2016) 72). Nói một cách tổng quát hơn, Mạng Mặc Định là hệ thống vùng Não "*Bình yên*" trong khi các phần khác hoạt động tích cực.

Vì được nghiên cứu rất nhiều, chức năng của Mạng Mặc Định đã được hiểu biết. Mạng Mặc Định là vùng Não bình yên (nhưng không ngừng hoạt động) để tiếp nhận thông tin để biến thành Trí nhớ trong Não Bộ. Khi chú Tâm suy nghĩ để làm việc cần thu hồi TN thì trái lại MMD bị kích động. MMĐ yên bình khi người ta chú Tâm hay đi vào Thiền Định vì trong TD, Thiền nhân không suy nghĩ nên không có tiến trình thu hồi Trí nhớ. Đối với người Thiền Thấu niệm/Mindfulness, nhất là người Thiền chú Tâm vào Mắt Trí Huệ (tức là vmPFC của Mạng Mặc Định) Mạng Mặc Định giảm hoạt động và đưa đến giảm kết nối và hoạt động vùng Não liên hệ nhất là hệ Vành/Limbic sẽ làm bớt cảm xúc, bình yên Tâm Hồn.

Vì Trí Nhớ là kết nối thần kinh có thể thay đổi hay chùi bỏ do học tập và Thiền Định. Nghiệp là Trí Nhớ hiện đời và tiền kiếp tồn trữ ở dạng A Lại Đa Thức sau khi chết. Hồn giữ vai trò lưu giữ Trí Nhớ để truyền từ kiếp này sang kiếp khác. Cho nên sự chùi bỏ Nghiệp là một trong những hệ luận của Thiền Định nhờ mối liên hệ giữa Thiền định nhìn vào Nội Thức với Trí Nhớ ở dạng hiện đời và Nghiệp.

vmPFC là Huệ nhãn có thể là nơi KẾT NỐI HỒN NGƯỜI VÀ NÃO BỘ, vì vị trí phía trước và vì vmPFC là nơi kết nối giữa HIPPO và PCC trong sự bảo tồn trí nhớ.

Trong các loại Thiền với Chú Tâm có biểu hiện làm bình yên vmPFC. Những phương pháp khác như Open Monitoring Meditation có hiệu lực ít hơn trên vmPFC (Hölzel 2011, Weng 2013, Brewer 2011, Scheibner 2017, Schaefer 2002 Creswell 2007, Raichle 2015 Fan 2019). Trong các loại Thiền, Thiền Tâm tụ Mindfulness/focused meditation (Minh Sát/Vipassana, Quán Âm) là có biểu hiện nhiều làm bình yên vmPFC nhất. Những phương pháp khác như Open Mind Meditation có hiệu lực ít hơn trên vmPFC (Scheibner 2017, Brewer 2011).

Trong bình luân trong kinh Hoa Nghiem:

« Thiên nhãn thông phi ngại, Nhục nhãn ngại phi thông
Pháp nhãn duy quán tục,
Phật nhãn như thiên nhựt, Chiếu dị thể hoàn đồng
Viên minh pháp giới cảnh, Vô xứ bất hàm dung ».

(Thiên nhãn Huệ nhãn, Phật nhãn là xyuên thấu, bình đẵng, bao trùm tất cả)

.

Tóm lại Ánh sáng và Nội âm (bên trong) là Vọng tưởng, nhưng cũng là thể hiện đẳng cấp về Tâm linh của người TD. Như Chúa Jesus nói (St John 9:5):" *Khi còn ở thế gian, Ta là ánh sáng"*. Cho nên nghe được Âm thanh và thấy Ánh sáng từ mắt Trí huệ là thể hiện một bước tiến bộ ban đầu khai ngộ và đáng kể của TD. Con đường không phải là đại lộ thênh thang. Đó là bước đi qua ngõ hẹp như Thánh Mathew nói (Mathew 7:13-14): "*Hãy qua ngõ hẹp sẽ đưa đến đời sống, vì con đường rộng nhiều người đi là đi vào chỗ hủy hoại"*.

Hiện tượng chứng các thế nghiệm trong thiền định gồm ba cơ chế:

a) nhìn vào Nội thức đó thiếu thông tin ngoại biến

b) thu hẹp Tri thức để lộ ra TUỆ hay SỰ BIẾT bước gần đến Phật tánh

c) tha lực thí dụ như khi Phật còn tại thế, nếu người được chứng ngộ

Chương 8: THỂ NGHIỆM THIỀN TRONG THIỀN ĐỊNH VÀ NGOẠI ĐẠO

Thiền Định có vai trò trong điều trị bệnh tâm lý về lo âu, kích động thần kinh, cải thiện Tri Thức/TR, làm dày VN.... Nhưng rốt ráo là thoát vòng sinh tử luân hồi nhờ sự thanh lọc Hồn. Trên đường tu hành, hành giả đi qua nhiều cấp bậc, cảnh giới : tăng tiến về Đạo đức, Đồng cảm, yêu thương, giảm Tham Sân Si, ... để dần dần tiến lên cảnh giới từ Sơ Thiền, ...đến Tứ Thiền đạt quả vị A la Hán (Thánh nhân) và tiến xa hơn nữa.
Trong Thiền Định, kinh nghiệm của Thiền nhân cũng như trong kinh sách của các Đại tôn giáo đều ghi nhận thể nghiệm về Ánh sáng và nhất là Âm thanh (dưới trạng thái Âm thanh "từ Thiên đường", biểu hiện qua tiếng chuông, nhạc, mõ. Thí dụ như :
Trong Phật giáo, pháp Quán âm của Bồ Tát Quán Thế Âm là lắng nghe Nội Âm.
Trong Thiên Chúa Giáo cũng ghi nhận Âm thanh như gió thổi, hay tiếng Đàn Đại Hồ Cầm (Revelation14:2, Ephesians 6:17, St John:3,3,5-8.....)
Ấn Độ giáo, Sikhism, Zoroism, Do thái giáo Bhai, Sufism Janism... đều ghi nhận Âm thanh từ cõi Trên.
Ánh sáng cũng thường được nhắc đến. Biểu tượng thông thường nhất là Ánh sáng ở dạng hào quang quanh các vị Giáo chủ, Đại Sư. Con mắt thứ 3 soi sáng cả thân thể (chỉ cảm nhận) trong Thiên chúa giáo hay Cao Đài và Ngọn Đuốc trong câu nói Phật giáo: hãy tự Đốt Đuốc Mà Đi cùng ý nghĩa với Ánh sáng trong Nội tâm. Các hình ảnh của thế gian cũng có thể thấy được ...

Thể nghiệm khác cũng thường được nhắc đến là mùi Hương Thơm khi Thiền Định đôi khi cảm nhận bởi Thiền nhân, nhất là người thiền quán hơi thở với luồng hơi thở rất gần với Vỏ não, Khứu giác. Lại nữa Thiền nhân thường cảm nhận cảm giác ngứa, nhột ở mặt có nhiều cảm nhận từ da, nhất là quanh miệng, mũi, mắt và tai (mà lại ít khi thấy ở các phần khác của cơ thể ngay cả bịnh nhân bịnh da ngứa). Về Vị giác, cảm nhận khó phân biệt nên ít được lưu tâm. Giống như trong cơ chế rửa sạch Nghiệp, trong thể nghiệm của Thiền Định, Nội Thức bị kích động cho ra thông tin để thay thế thông tin bị ức chế.

I. CƠ CHẾ CỦA THỂ NGHIỆM TRONG THIỀN ĐỊNH (H8.1,2)

Não Bộ chứa một kho thông tin đồ sộ. Thông tin là Trí nhớ được củng cố trong các cở sơ về TN, là:

MMD gồm vmPFC/ventromedial PreFrontal Cortex, MTL/Medial Temporal Lobe, Giải Bao Sau/PCC/Posterior Angular Cortex, Precuneus và RSC/Retrosplenial Cortex.

TN dưới dạng Tạng Thức được in lại trong NB và gìn giữ ở phần NB chưa được xác định rõ, nhưng có lẽ là RSC.

Phần quan trọng trong kho Thông tin đó là Nội Thức hay Nội Tâm/NT. NT là cuốn từ điển riêng cho mọi cá nhân dùng để truy cứu và so sánh với Thông tin mới đến để xác nhận và biến thành TR/Tri thức. Giải Bao Trước /ACC/Angular Cingulate Cortex là phần NB đảm trách chức vụ so sánh tra cứu đó. Tóm lại phần lớn NB giữ vai trò tiên đoán Thông tin, rồi so sánh và chẩn đoán thông tin để làm ra TR. Tuy nhiên, cấu tạo NB không cho con người tự và trực tiếp nhìn vào Nội Thức.

Trong TD, thông tin ngoại biên cần được giảm bớt như nhắm mắt bịt mắt đóng cửa phòng giảm âm thanh bên ngoài và có thể mang Headphone với chức năng giảm tiếng ồn, loại bỏ ngứa da, trị ho cảm, đau (tuy Thiền làm giảm ngứa, đau ho, bịt cánh mũi khi bị ngứa mũi làm nhảy mũi), ăn uống vừa phải. Thông tin đến Đồi não còn bị chặn lại ở LDN/Lưới Đồi Não, cho nên NB thiếu thông tin để làm việc. Để bù đắp vào sự thiếu hụt thông tin trong TD, Nội Thức tự kích động để đem thông tin từ NT ra hiện tại. Nói một cách khác, mỗi khi nhận thông tin, con người mới có dịp nhìn vào Nội Thức. Thông thường và một cách tổng quát, thông tin nông cạn và mới của phần Nội Thức được đem ra dễ dàng. (Nội Thức lại cập nhật thông tin mới làm cho mỗi ngày thêm phong phú những thông tin điên đảo). Để có cái nhìn sâu, mà không làm rối loạn Nội Thức, Chú tâm hay Định là phương pháp thường dùng nhất để nhìn vào NT. Khi Định sâu hơn, các thông tin cất giữ sâu hơn trong NT, (?) RSC (Tạng Thức).

Vì vậy thể nghiệm trong TD là từ thông tin từ NT thường được Đức Phật gọi là Vọng tưởng. Phần nhiều Hình ảnh, Âm thanh, Tư tưởng không đến từ bên ngoài NB, trong trường hợp Thiền nhân còn ở tình trạng chưa chứng A La Hán. Khởi đầu của tất cả các hiện tượng trên là sự kích động của Nội Thức, kho lưu trữ thông tin của ngũ quan được kích động khi Thiền Định. Cơ chế từ Nội Thức làm nên hiện tượng cảm giác của ngũ quan cho người Thiền Định. Cảm giác ở ngũ quan là hình thức cơ bản nhất của thể nghiệm Thiền Định và bắt nguồn cho hiện tượng Siêu nhiên làm nên thể nghiệm xuất thế gian. Vì vậy cảm nhận đúng đắn từ Cõi trên thấy, nhận được bởi Thiền nhân có thể cói như phần nối dài của hiện tượng do Nội Thức (Jerath 2012, 2015, 2016, 2019).

Song hành với sự nhìn vào nội tâm/nội thức là cái nhìn như thị hơn của cái BIẾT. Như đã trình bày trên, cái BIẾT đến trực tiếp hơn từ Phật tánh (không hay ít bi rào cản của Vô minh do Tri thức). Cho nên cái nhin nầy là gần như như thị. Khi thiền chủ tâm (mindfulness), TR bi gò ép trong một vấn đề đơn giãn (như hơi thở, hay âm thanh), thì cái biết sẽ không còn bị nhiễu lọan nên trong sáng. Cũng vì vậy , thiền nhân được chỉ dạy phải lập lại một cách nhàm chán: "tôi biết tôi thở ra, tôi biết tôi đang đi...". Tiến trình nầy trong thiền là Thiề Tuệ hay Thiền quán. Thiếu tiến trình nầy thi Thiên chỉ có định và ít huê, là con đường đi đến Diệt tận đinh

Sự thăng cấp trong Tâm linh cũng là đồng nghĩa với chứng nghiệmvà khả năng tâm linh vơ cảnh giới trong Thiền Định, Xuất hồn tăng lên vơi sự vi diệu. Tiên tri là những khả năng xuất phát từ Nội Tri Thưc, nơi tồn trữ kho TR vô tận, kể cả Phật tanh.Vì vậy cảnh giới, thể nghiệm và khả năng tâm linh có thể được cói là "Sản phẩm phụ/by-products" nhưng là cần thiết để hành giả tự kiểm chưng con đường tu hành. Lại nữa Thời gian có thể nghiệm cũng nói lên ý nghĩa của thể nghiệm, thí dụ một thoáng thể nghiệm siêu nhiên không ấn chứng được tanh chất thánh nhân của Thiền nhân.

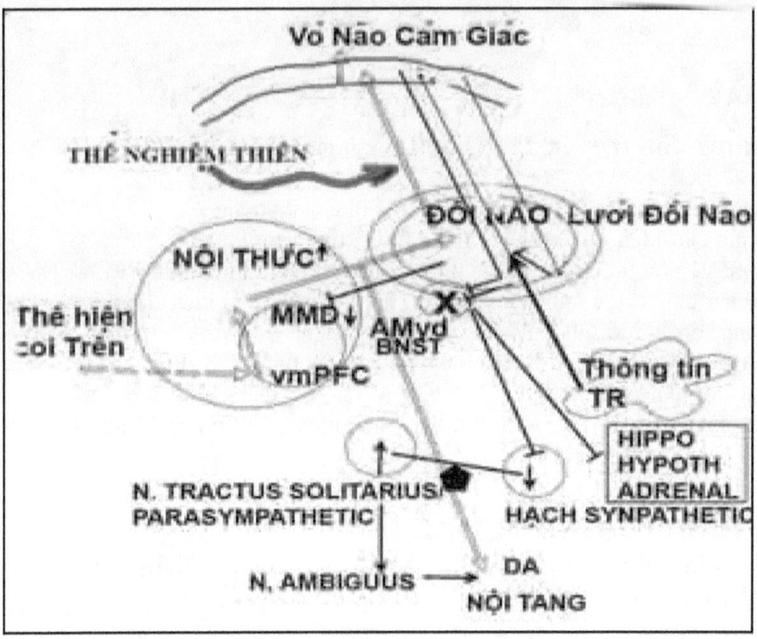

H8.1: Sơ đồ: Thiền Định (mũi tên đen) gồm Thông tin ngũ giác, Tâm chạy bậy bạ bị chận đứng khi đến DN Vỏ não (cảm giác và TR) Amydala và BNST /Bed Nucleus of Striata Terminalis (Chất kết nối: GABA) (cảm xúc, Sợ),HIPPO (TN) Hypo trục Hypothalamus-Pituitary-Adremal (HPA, làm cảm xúc lo âu) và hạch Giao cảm/Sympathetic. Hệ Giao cảm bị ức chế làm hệ Đối Giao cảm /***Parasympathetic hoạt động tăng lên làm tiết ra nhiều nước bọt ử miệng va toan có thể nóng lên vì mạch máu ở da giãn nở.***

Mũi tên mở hoạt động chỉ được kích hoạt trong Thiền Định làm nên cơ chế thể nghiệm TD: Nội Thức giảm thông tin ngoại biên và TR nên phản ứng lại gởi thông tin ngược về DN rồi đến VN da (trong cơ chế Hồn nhập thân).. vmPFC của MMD có thể nhận thông tin từ Hồn ngoài cơ thể.
Tóm lại DN AMYG và hạch Giao cảm, Hypotham, Pituitary gland, Adrenal Gland bi ức chế hay giảm hoạt động. MMD giảm hoạt động nhưng Nội Thức phản ứng ngược lại vì vậy Nội Thức và Vỏ não tăng hoạt động.

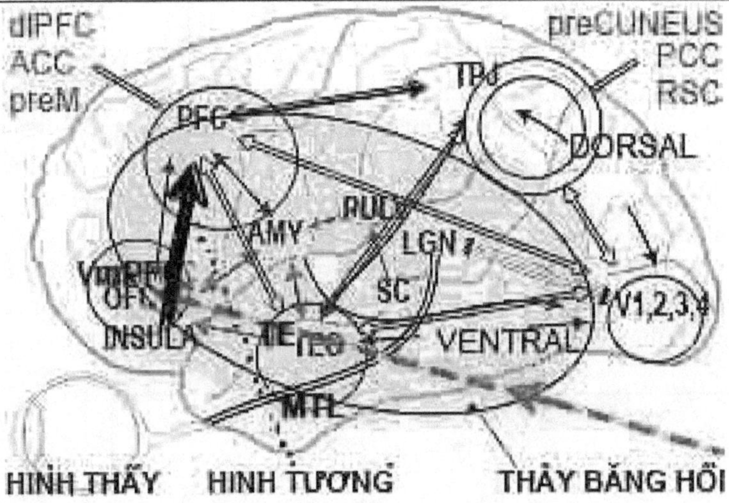

H8.2: Đường dẫn truyền Thị Giác **Khi mở mắt thông tin đi từ**
-Võng Mô -->LGN-->V1
Đường Trên Xuống V1-->V2--> TPJ--> PFC: vận động
Đường Dưới lên V1-Pem Lobe PFC : tình cảm
Khi nhắm mắt Thiền thì ngược lại để tưởng tượng hình ra hình ảnh- PFC-->TPJ --> V1 Cho nên thấy được ánh sáng và các hình ảnh do PFC kích động TPJ Hình tưởng tượng có được nhờ Mạnh Chính (Salient Network) Insular Cortex ACC/Anterior Cingulate Cortex kich 049ngTrên Xuống: IFG /PFC --> IPS/ TPJ --> Chẩm Dưới lên : IFG/ PFC-->FG / MTL---> Chẩm IFG: Inferior Frontal Gyrus, FG: Fusiform Gyrus, IPS:IntraParietal Sulcus, TEO TE: Vùng Não của Temp Lobe chuyên về thị giac.

THIÊN ĐỊNH KHÔNG TƯỚNG

Thiền Định là nhìn vào Nội Tâm. Muốn vậy Thiền nhân Chú ý nào đường dẫn truyền Trên như hơi thở và Đường dẫn truyen dưới có tánh cách Tri thức như "Tôi biết rồi thở ra..... " Chú ý là để ý vào Hình sắc Tương Tâm ...tức là hữu tướng. Nhưng vì Hình tướng trên là đơn giản và nhàm chán nên chú ý trở thành thói quen, do sự kết nối thần kinh đã được lặp lại nhiều lần: Chú ý mà giống như KHÔNG chú ý. Vì vậy, tính cách của Não bộ là hộp tiên đoán , luôn luôn tìm cái mới, đi tìm thông tin mới. Thông tin mới chỉ có trong Nội thức khi thiền định. Vậy Thiền Định Không Tướng chẳng qua chỉ là một thuật ngữ để chỉ cơ chế Thiên định nhìn vào Nội tâm

II. THỂ NGHIỆM

Có thể xếp loại thông tin theo cơ sở ngũ Ấm (Sắc, Thọ, Tưởng, Hành, Thức) tạo nên con người.

Thể nghiệm là những thông tin lưu trữ trong kho TR/Tri Thức, Tạng Thức và thông tin từ cõi trên của Tam giới và Sắc giới mà Hành gia thiền chưa đến trong quá khứ. Những thông tin của TR (chứa trong Nội thức) và Tạng Thức còn gồm cả thông tin dưới thể Tiềm Thức và Vô Thức chưa bao giờ hành gia biết đến trong quá khứ và cả tiền kiếp (Hiện tượng trên tương tự như Mộng mị gồm thông tin của Tri Thức trong quá khứ và những thông tin của Tiềm Thức và Vô Thức). Cho nên cảnh giới thấy trong Thiền Định có thể là quen thuộc và không quen thuộc. Thêm vào đó cảnh giới ở cõi Trên hay Dưới của Tam giới có thể được hội nhập vào khi Thiền Định. Thí dụ: Ngài A Nan được Phật cho thấy cảnh giới ở cõi trên. Cõi trên nầy là đẳng cấp Ngài A Nan chưa đạt đến (Kinh Lăng Nghiêm).

Sự chọn lựa cảnh giới trong Thiền Định không tùy thuộc vào ước nguyện của hành gia Thiền. Cảnh giới đến là tùy theo công phu/đẳng cấp Thiền, Nghiệp và Ân điển, không phải là sự tình cờ như trong Mộng mị.

Trong Kinh Lăng nghiêm được Đức Phật giảng rất rõ ràng với Ngài A Nan về thể nghiệm Thiền và khả năng hoán tưởng trở thành Ma chướng. Khi Thiền Định thiền nhân thấy được thể nghiệm. Các thể nghiệm này tương ứng với 5 Ấm/Uẩn cấu tạo thành con người. .

Tương ứng với mỗi loại Ấm thì có Thể nghiệm riêng
về **Sắc, Thọ, Tưởng, Hành, Thức** như đã trình bày trên.

Trong Thể nghiệm trên hiện tượng là phát xuất từ Nội Thức, mà Nội thư là ảo/Vô minh. Vì vậy Đức Phật nói cái Mê là do Vọng tưởng (có cái gốc từ Nội Thức). Thí dụ Xuất Hồn là vọng tưởng, tương đương với Xuất Hồn do thuốc hay do kim chích vô VN Temporal Lobe hay bướu vùng TPJ/Temporo Parietal Junction. Như vậy xuất hồn trong Thiền Định được Đức Phật giảng là do hoán tưởng đối với Thiền nhân chưa đạt quả vị A La Hán.

III. HIỆN TƯỢNG MA

Trong kinh Hoa Nghiêm, Phẩm Hiền Thủ nói đến Tứ Ma, gồm:
i. Thiên Ma. (thí dụ: Ma Ba tuần)
ii. Tử Ma /đang tu hành bị chết,
iii. Ngũ Ấm Ma và
iv. Phiền não Ma.

Trừ ra Tử Ma va Phiền Não Ma, hiện tượng Ma (HT Ma cần loại trừ sự nhầm lẫn biểu hiện của Ma với những hiện tượng có thật như tiếng động do đồ đạc hay sinh vật có thật nhưng biến mất đi lúc kiểm chứng). Nói một cách khác Ma là hiện tượng thường chỉ xảy ra với Thính giác và Thị giác đôi khi là Xúc giác. Khứu giác và Vị giác thì khó xác nhận nên ít được nói đến.

Những hiện tượng trên có thể xảy ra thường là riêng rẽ, Thị giác hay Thính giác; nhưng cũng có thể và rất ít xảy ra kết hợp Thính & Thị và dĩ nhiên có thể cả Xúc giác. Hiện tượng không khác gì là Hoán tưởng (Hallucination). Vì vậy hiện tượng Ma chỉ khác với Hoán tưởng ở chỗ người gặp Ma là có tâm lý và Não Bộ bình thường. Và người bị Hallucination là Tâm lý bất bình thường hay Não Bộ bất bình thường, hay do thuốc. Kinh nghiệm HT Ma không có thể chia sẻ bằng thực nghiệm với người thứ hai.

A. Cơ chế của Hiện tượng/HT Ma (Hallucination) (H7,2)

Con người (có thể súc vật cao) ai cũng có Hồn người. Như đã viết trong sách Hồn không là vô sanh vô diệt mà là có sanh diệt. Hồn Xác là một thể toàn vẹn mà không người bình thường nào có thể mô tả hay tìm hiểu thực chất; cũng như Thái cực hay Đạo là không thể mô tả bằng lời.

Trở lại quan niệm Hồn: Khi chết (phần xác triệt tiêu), Hồn vẫn còn nguyên vẹn. Tùy theo độ trong sạch /dơ bẩn của Hồn, Hồn sẽ được lên cõi Trên gần, xa với Chúa Phật, hay đợi ở dưới chờ phán xử (49 ngày), hay ở lâu dài ở cõi Sáu Neo Luân Hồi trong cõi Vía cũng gọi là cõi Trung giới (xin xem bảng 1 trang 143). Một số Hồn nầy có khả năng kết nối với người đang sống qua Não Bộ có lẽ ở vùng não vmPFC của Não Mặc Định (Default Mode Network) / Não Bộ Nội Thức và điều khiển trung tâm nghe /nhìn. Vì vậy người gặp HT Ma chỉ họ biết thôi. Hồn là trong cõi Trung giới/Vía không thể nào có thân xác làm bằng Tứ Đại (Đất, Nước, Gió, Lửa) được hay tạo ra ánh sáng nên không thể thấy bằng mắt trần được và không thể gây nên Lực xô đẩy rung chuyển, gây tiếng động, nói năng để có thể nghe bằng tai hoặc làm hại con người được.

B. HT Ma khác hoán tưởng trong bịnh tật hay do thuốc .
Vì hoán tưởng do Nội Thức bị kích động, do thương tích não bộ về thể chất hay về dinh dưỡng, thuốc men nhưng cùng dùng chung đường dây dẫn truyền về Thị giác hay Thính giác để thấy và nghe. HT Ma có nhiều điểm tương tự với HT Lên đồng và HT thường gọi là giác quan thứ 6. Hồn trong trường hợp này là Hồn ở cõi trên, hay Hồn cần được sự giúp đỡ. Hồn hay quấy nhiễu, thường là Hồn từ cõi thấp trong Sáu Nẻo luân hồi.

C.Hiện tượng Ma Ngũ Ấm trong Thiền Định
Trong kinh Lăng Nghiêm, sau khi Đức Phật chỉ rõ cách tu để thành A la Hán cho Ngài A Nan, Đức Phật đã chỉ ra Ma chướng khi tu Thiền. Ma chướng đó cũng chính là thể nghiệm của người tu khi ở vào tình trạng Định, và là bắt đầu của thể nghiệm cao hơn. Thể nghiệm là sự tự thấy tự nghe và các cảm giác sắc trần khác, gồm Nội Thức được kích động khi vào tình trạng Định.

Vì NB là một hộp tiên đoán khi nhận thông tin sơ khởi từ ngoại biên hay từ TR. Khi Thông tin bị cắt đứt, Nội Thức được kích động để bù vào khoảng trống thông tin. Tùy theo đẳng cấp Thiền, cảnh giới thấy được có thể từ cõi Ta bà hay cõi Trên. Đức Phật nói khi biết là mình không phải là Thánh nhân mà có cảnh giới thì đó là tốt. Nhưng nếu sanh ngã mạng để rồi tự tuyên dương mình là Thanh nhân sau khi xã thiền thì cảnh giới đó là Ma. Như vậy, cảnh giới là Ma hay thể nghiệm là tùy nơi mình.

Như đã trình bày trong phần Màng Vô Minh trong chương I, sanh vật tạo ra với năm Uẩn, ngăn chia sự vật và Tri Huệ Bát Nhã/THBN. Vì vậy tu hành và Thiền định là gọt rửa năm Uẩn. Trong quá trình trên, thường có sự nhầm lẫn do Vô Minh, nên mỗi khi mỗi lớp của màng Vô minh đuoc gọt rửa, Trí tuệ mở mang hơn,cũng là lúc có sự nhầm lân là đã được khai ngộ hoàn toàn, giống như người đi đường nhầm lẫn quán trọ với nhà muốn đi về
Tùy theo loại cảnh giới có 5 loại Ma Ấm (kinh Lăng Nghiêm, quyển số 9,10) (Ấm: trong Phật giáo, tiếng để gọi thế giới hiện tại vận hành). Có thể nghiệm trong Thiền Định là tốt, nhưng vẫn là Vọng tưởng, không tự cho mình là Thanh nhân, nếu sanh ngã mạn thì gọi là Ma chướng vì khi tu chưa tới mà tưởng mình đã tới đích.

a) Ma ***Sắc*** Ấm: Thấy cảnh giới thể hay cõi Siêu hình: thấy ánh sáng khi nhắm mắt, nghe âm thanh, thấy Phật Bồ tát, thiên đàng , địa ngục chẳng ngần ngại, xuất hồn thấy thấu qua vật chất, thấy bà con, phố xá, thấy thiên Ma thuyết pháp lúc Thiền Định. Xincói phần 5) Nhận định tổng quát về Hiện tượng Cận tử và hiện tượng Xuất Hồn

b) Ma *Thọ* Ấm: Sinh ra ***tình cảm*** yêu thương, dũng mãnh sánh như Phật, hoặc bị lạc lõng lo âu, bị Ma đâm chém, hoặc thủ thắng, an nhàn, ganh chê Thánh nhân, chư Phật, tự đại, bác bỏ nhân quả...

- A Nan! Người tu thiền định, khi dứt được SẮC ẤM, tâm thấy chư Phật như bóng hiện trong gương, dường như có sự chứng đắc, nhưng chưa được thọ dụng. Cũng như người bị bóng đè, tay chân vẫn còn, thấy nghe rõ ràng, vì tâm bị tà bên ngoài xâm nhập, chẳng thể cử động được, ấy gọi là phạm vi của THỌ ẤM. Nếu bóng đè hết tâm lìa sắc thân, được tự thấy mặt mình, ở đi tự do vô ngại, gọi là THỌ ẤM hết, thì lúc ấy được siêu việt Kiến Trược. Nhưng quán xét nguyên nhân là do HƯ MINH VỌNG TƯỞNG ([2]) làm gốc

i. thấy ánh sáng chói rọi, trong tâm ức chế quá mức, bỗng sanh lòng buồn bã, cho đến thấy các loài ruồi muỗi như con của mình

ii. thắng cảnh hiện tiền, kích động quá phần, bỗng trong đó sanh lòng dũng mãnh, phấn chí sánh bằng chư Phật, cho là một niệm có thể siêu việt ba A Tăng Kỳ kiếp

iii. tu tâm mà chẳng huệ

iv. tự tưởng là Phật Lô Xá Na, được ít cho là đủ,

v. cảm thấy khó khăn, bỗng sanh long lo âu, tâm chẳng muốn sống, mong cầu người khác sát hại thân này để mau được giải thoát,

vi. lòng vui mừng vô cùng, chẳng thể kềm chế được

vii. tâm sanh đại ngã mạn, hoặc khinh mạn người, hoặc ngạo mạn mình hơn người, hoặc tăng thượng mạn, hoặc ty liệt mạn (khinh người hơn mình), đồng thời phát ra. Đã dám khinh chê mười phương chư Phật

viii. tự nói chứng Thánh, được đại tự tại,

ix. bác bỏ nhân quả, luôn luôn chấp không.

x. bỗng sanh lòng yêu vô hạn, yêu quá phát điên, liền thành tham dục

c) Ma ***Tưởn**g* Ấm: Làm chuyện không chính đáng như tưởng mình là Thánh Phật...

- A Nan! Người tu thiền định, khi dứt được thọ ấm, dù chưa dứt hết tập khí,nhưng tâm đã được rời khỏi thân thể, như chim ra khỏi lồng, đã được thành tựutừ thân phàm trở lên, trải qua 60 cấp bậc Thánh vị Bồ Tát, được Ý-SANH-THÂN,đi ở vô ngại. Ví như có người ngủ say nói mớ, người ấy dù không hay biết gì, nhưng lời nói của họ đã làm cho người thức nghe biết, ấy gọi là phạm vi của TƯỞNG ẤM. Nếu động niệm và vọng tưởng dứt trừ, trong tâm sáng tỏ như gương sạch hết nhơ bụi, được sự chiếu soi, chẳng thấy có tướng sanh tử, gọi là tưởng ấm hết, thì lúc ấy được siêu việt Phiền Não Trược. Nhưng quán xét nguyên nhân là do bởi DUNG THÔNG VỌNG TƯỞNG ([3]) làm gốc.

i. bỗng trong tâm ham đắm sự hư minh, tham cầu sự khéo léo, khi ấy thiên ma được dịp nhập vào thân người khác để thuyết pháp; người đó chẳng biết đã bị ma nhập, tự nói đã được Vô Thượng Niết Bàn, đến nơi người cầu khéo léo, thuyết pháp cho họ, hoặc hiện thân Tỳ Kheo, hoặc Đế Thích, hoặc phụ nữ, hoặc Tỳ Kheo Ni, hoặc trong phòng tối thân phát ánh sáng, người ấy ngu mê chẳng biết cho là Bồ Tát, tin theo lời dạy của họ, tín tâm lay chuyển, phá hoại giới luật, lén làm việc tham dục. Ma ưa nói những việc biến đổi của tội phước, hoặc nói Như Lai sẽ ra đời chỗ này chỗ kia, hoặc nói những điềm kiếp hỏa, binh loạn, hăm dọa người ta, làm cho gia tài người ta vô cớ bị tiêu tan, ấy gọi là Quái Quỷ (quỷ tham lam) tuổi già thành ma, nhiễu loạn người ấy, đến khi ma sanh lòng chán, rời bỏ người ấy, lúc đó đệ tử lẫn thầy đều bị sa vào lưới pháp luật. Các ngươi nên sớm giác ngộ để khỏi bị luân hồi, nếu mê lầm chẳng biết, sẽ bị đọa ngục A Tỳ.

ii. bỗng trong tâm ham thích đi chơi, tham cầu sự du lịch. Khi ấy thiên ma được dịp nhập than người khác để thuyết pháp; người đó chẳng biết đã bị ma nhập, tự nói đã được Vô Thượng Niết Bàn, đến chỗ người tham cầu du lịch, thuyết pháp cho họ, người nghe pháp bỗng thấy thân mình ngồi trên bửu liên hoa, toàn thân hóa thành sắc vàng, cả chúng nghe pháp đều được như vậy chưa từng có, ngu mê chẳng biết, cho là Bồ Tát, tâm ham dâm dục, phá hoại giới luật, lén làm việc tham dục. Ma ưa nói việc chư Phật ra đời; hoặc nói người này người kia, chỗ này chỗ nọ là Phật Bồ Tát hóa thân đến đây

Iii. *bỗng trong tâm tham cầu sự luôn luôn khế hợp. Khi ấy thiên ma được dịp nhập thân người khác để thuyết pháp, người đó chẳng biết đã bị ma nhập, tự nói đã được Vô Thượng Niết Bàn, đến chỗ người cầu khế hợp thuyết pháp cho họ, khiến người nghe chưa nghe pháp đã được tỏ ngộ, niệm niệm dời đổi, hoặc được túc mạng thông, hoặc được tha tâm thông, hoặc thấy địa ngục, hoặc biết các việc tốt xấu của thế gian, hoặc nói kệ, hoặc tự tụng kinh, mỗi mỗi đều vui vẻ, được chưa từng có, người ấy ngu mê chẳng biết, cho là Bồ Tát tâm ham ái dục, phá hoại giới luật, lén làm việc tham dục. Ma ưa nói Phật có lớn nhỏ trước sau, có chơn giả, có nam Phật, nữ Phật, Bồ Tát cũng vậy;*

Ivtự nói đã được Vô Thượng Niết Bàn, đến chỗ người cầu phân tích cội gốc thuyết pháp cho họ, ma có uy thần thuyết phục các người, khiến chưa nghe pháp, tự nhiên tâm đã hàng phục, nói Bồ Đề Niết Bàn, pháp thân thường trụ tức là cái sắc thân hiện hữu này, cha con đời đời tương sanh với nhau tức là pháp than thường trụ chẳng dứt, cái trước mắt đã là cõi Phật, chẳng có cõi Tịnh Độ và Đức Phật nào khác. Người nghe tin nhận, quên mất bản tâm, đem cả thân mạng quy y, được chưa từng có, ngu mê chẳng biết, cho là Bồ Tát, tâm ham suy xét, phá hoại giới luật, lén làm việc tham dục

v. ham cầu sự tiên tri cảm ứng, thiên ma được dịp nhập thân nên tự nói đã được Vô Thượng Niết Bàn, đến chỗ người cầu cảm ứng, thuyết pháp cho họ. Ma khiến người nghe tạm thấy thân họ như trăm ngàn tuổi,

vi. lòng sanh yêu mến viham cầu tĩnh tịch, khắc khổ siêng tu, ưa thích chỗ vắng lặng. Khi ấy thiên ma được dịp nhập thân người khác để thuyết pháp, người đó chẳng biết đã bị ma nhập, tự nói đã được Vô thượng Niết Bàn, đến chỗ người cầu tĩnh lặng thuyết pháp cho họ. Ma khiến người nghe mỗi mỗi đều biết nghiệp báo của mình

vii ham muốn tri kiến, siêng năng nghiên cứu, tham cầu túc mệnh. Khi ấy thiên ma được dịp nhập thân người khác để thuyết pháp; người đó chẳng biết đã bị ma nhập, tự nói đã được Vô Thượng Niết Bàn, đến chỗ người cầu tri kiến, thuyết pháp cho họ.]

viii. ham cầu thần thông biến hóa. Khi ấy thiên ma được dịp nhập thân người khác để thuyết pháp, người đó chẳng biết đã bị ma nhập, tự nói đã được Vô Thượng Niết Bàn, đến chỗ người cầu thần thông, thuyết pháp cho họ.

Ix. muốn nhập diệt, tham cầu đi sâu vào cái rỗng không. Khi ấy thiên ma được dịp nhập thân người khác để thuyết pháp, người đó chẳng biết đã bị ma nhập, tự nói đã được Vô Thượng Niết Bàn, đến chỗ người cầu rỗng không, thuyết pháp cho họ.

x. bỗng trong tâm ham muốn sống lâu, vất vả nghiên cứu, tham cầu trường thọ chẳng diệt. Khi ấy thiên ma được dịp nhập thân người khác để thuyết pháp, người đó chẳng biết đã bị ma nhập, tự nói đã được Vô Thượng Niết Bàn, đến chỗ người cầu trường thọ, thuyết pháp cho ho

d) Ma ***Hành*** Ấm: Chánh TR , khởi Tâm suy nghĩ so đo thí dụ như so đo gốc của các loài (nguyên chúng cùng chung một gốc). Đến cấp bật này không còn bị ma nhập được nưa ,nhưng vì chưa đạt TIIDN nên sự suy nghĩ còn bị nhiều bất cập do thiếu THBN , nên sanh ra ngộ nhận, vì vậy con đường tu hành bị ngưng trệ. Lầm tưởng về gốc của chúng sanh, chấp thường, chấp thân ngã tự, hiểu lầm Vô Hữu, ĐIÊN ĐẢO, BẤT TỬ, CÀN LOẠN.

A Nan! Người tu thiền định, khi dứt được Tưởng Ấm, những mộng tưởng bình thường tiêu sạch, thức, ngủ thường như một, chẳng còn đuổi theo cảnh trần, cái giác minh vắng lặng như hư không, thấy các núi sông, đất đai của thế gian như bóng hiện trong gương, tùy duyên chiếu soi, ở đi đều chẳng dính mắc, biết hết các tập khí xưa, cái nguồn gốc của sanh diệt từ đây được hiển lộ, thấy khắp 12 loại chúng sanh trong mười phương, dù chưa thông suốt manh mối của từng loại, nhưng đều từ một nguồn gốc phát sanh ra,

e) Ma *Thức* Ấm: Thiếu sáng suốt, có thể mê lầm đẳng cấp khởi lại tâm điên đảo. Nhận định sai lầm về gốc của chúng sanh và các sự vật

A Nan! Người tu thiền định, khi dứt được HÀNH ẤM, các tính sanh diệt lăng xăng chuyển động *của thế gian bỗng được tan rã, các nghiệp báo luân hồi, sự cảm ứng vi tế như chỉ tơ gần được đoạn dứt, sắp được minh ngộ nơi cõi Niết Bàn, như gà gáy lần chót, trời bắt đầu rạng đông. Lục căn hư tịnh, chẳng còn giong ruổi cảnh trần, trong ngoài trạm nhiên sáng suốt, cho đến nhập vô sở nhập: thấu suốt cội gốc thọ mạng của 12 loại chúng sanh trong mười phương, chấp vào cái cội gốc đó, các loài chẳng đến với nhau, mà ở nơi mười phương đều đồng một cội gốc, sự phát hiện chỗ ẩn bí đó, như trời gần sáng mà chưa sáng, rạng đông kéo dài, đây gọi là phạm vi của THỨC ẤM. Nếu ở chỗ đồng ấy, nhờ sức thiền định mài giũa lục căn, đến thấy nghe thông nhau, sự dụng của lục căn muốn hợp lại hay tách ra đều được tự do thành tựu, trong ngoài sáng suốt như lưu ly, gọi là thức ấm hết, thì lúc ấy được siêu việt Mệnh Trược. Nhưng quán xét nguyên nhân là do bởi VÕNG TƯỢNG (mường tượng) HƯ VÔ, ĐIÊN ĐẢO VỌNG TƯỞNG ([5]) làm gốc.*

Biện Luận **Hiện tượng Ma, Mộng mị và Thể nghiệm Thiền Định có những dị đồng cần được làm sáng tỏ**

- *Mộng Mị*

Xảy ra trong giấc Ngủ REM (có **Tri Thức**/TR nhờ có Acetycholine, nhưng bắp thịt cơ thể-trừ bắp thịt mắt-không cử động được).
Luồng kích thích PGO khởi từ Cầu Cuống Não đi lên vùng DN ở Lateral Geniculate body. (tương ứng với vùng Não Nội Thức), Kích động:

- **BF và Hypo làm ra Acetylcholine để có Thức tỉnh.**
- Hệ vành Trước: **Giải Bao Trước** /ACC AMYGD HIPPO, Para HIPPO làm ra tình cảm, lo sợ trong Mộng mị - Basal Ganglia Tiểu Não (cảm giác thúc đẩy và vận động).

Luồng kích thích cuối cùng đi về PFC VN Chẩm để thấy, VN Cảm giác và Vận động nhưng không kích động được, vì VN bị ức chế bởi GABA: nên cho ra ảo giác về cảm giác và vận động.

- *Hiện Tượng Ma* :

Do Hồn nhập vào NB trong lúc VN vẫn Thức Tỉnh và có TR.

- *Hiện tượng Thiền Định*:

Nội Thức bị kích động do thiếu thông tin ngoại biên trong lúc VN vẫn Thức tỉnh và có TR. Vì vậy HT Thiền Định có tình tiết hợp lý vì thông tin từ trong Nội Thức ở tầng lớp gần hay xa tùy theo trình độ Thiền.

Tóm lại HT Ma là HT Tâm linh và có nhiều tính chất của Mộng Mị. Trong Thiền Định, Thể nghiệm bị gọi là Ma chướng khi Thiền nhân xử dụng cảnh giới cho mục đích vật chất, tư lợi thay vì dùng nó để làm ấn chứng cho sự tiến bộ của Tu hành. Chỉ tiếc là HT dễ bị phê phán và làm đề tài cho câu chuyện trong phim ảnh hay tiểu thuyết để giải trí vì tính cách "Trừu tượng". HT cũng nói lên sự kiện là con người đang sống trong một thế giới chứa đựng nhiều dạng thể khác nhau của thể khẳng định. Hồn là thể Không Ảo giác. Những hiện tượng Ảo giác, nhất là những hoài nghi về vấn đề Siêu hình và dối gạt do sự thiếu thông tin và tìm hiểu các cơ chế đã được khám phá trong Não Bộ học.

D. PHÂN BIỆT PHẬT VÀ MA hay CHÂN /GIA

Phật là Đấng Toàn Giác có Trí Tuệ Bát nhã cho nên không bao giờ sai lầm, nhưng Phật không thể nói hết tất cả cái gì Phật biết vì chúng sanh ngu mê nên khi nói ra hết có thể nghĩ là Phật nói láo. Ma chỉ ở đẳng cấp từ Sắc giới trở xuống (từ Tâm Thiền trở xuống), cho nên có sai lầm khi tiên đoán. Đối với phàm phu là rất khó nhận biết khi so sánh Phật và Ma dựa trên sự kiện hiện tiền. Tuy nhiên Sai lầm về tiên tri của vị Thầy không phải là Chân sư sẽ hiện rõ với thời gian là sai vì không có sự Toàn Giác và Trí tuệ Siêu Việt Bát nhã của Phật.

E. Cảnh giới trong kinh Phật

Phật có 32 tướng tốt, 80 vẻ đẹp là Đấng toàn giác, không gì là không biết. Nhưng Đức Phật chỉ nói ra những gì chúng sanh có thể hiểu được và không nói những gì chúng sanh không thể hiểu thời Đức Phật còn tại thế (chứ không phải Phật không nói vì không liên quan đến vấn đề Tu hành Sinh Tử- Chú ý: Mọi vấn đề của cuộc sống đều liên quan đến Sanh Tử). Cảnh giới Phật và quyền năng là bất khả tư nghì. Hai kinh Hoa Nghiêm và Kinh Diệu Pháp Liên Hoa được cói là hai kinh lớn nhất của Đức Phật nói thời kỳ đầu Hoằng Pháp và thời kỳ gần cuối Hoằng Pháp. Khi nói Kinh Diệu Pháp Liên hoa , Đức Phật phóng hào quang khắp vũ trụ làm kinh ngạc chúng Thiền Bồ tác. Đức Phật không muốn nói ra sợ làm gây động lòng ngờ vực của các đệ tử, có thể gây nghiệp cho họ. Nên sau ba lần Ngài Xá Lợi Phất nài nỉ Đức Phật mới chịu nói sau khi gần nửa hội chúng bỏ ra về vì không thể tin Đức Phật có gì để nói sau hơn 40 năm, Cũng vậy khi nói Kinh Hoa Nghiêm hàng nhiều ngày, Kinh đã không được lan truyền. Ngài Long Vương đem cất để hàng ngày trì tụng dưới Thủy cung. Bồ Tác Long thọ rạch biển xuống Long cung học rồi về để ghi lại. Cả hai kinh nói về công đức và cảnh giới Phật và Bồ tác mà phàm phu và kể cả hàng Đại Bồ tác cũng khó tin nổi.

Trong kinh Phật, mặt trời ở ngang lưng chừng núi Tu di. Núi Tu di xuất hiện trong cõi Dục giới từ trời Tứ Thiên vương (tầng trời trên thế giới Ta bà và trên cả cõi A tu La). Núi Tu di còn có thể thấy ở cõi Dục giới ở tầng trời Dục giới, ở cõi Sắc giới Vô Sắc Giới và đến cõi Phạn Thiên Bồ đề. Cảnh giới đó không thuộc về phan Khoa hoc có thể kiểm nhận đươc (=Non Baryonic matter) , cho nên Núi Tu Di là cảnh giới của Thiền Định không thể kiểm nhận bằng phương tiện đo lường quan sát hiện nay. Vũ trụ của chúng ta gồm thế giới có vật chất thấy được (Baryonic Matter) chỉ chiếm 5% vũ trụ . (95% là không thấy được gồm Dark Matter 25% và DarkForce 70% (?=nghi ngờ về sự hiện hữu, nhưng có nhiều bằng chứng về sự hiện hữu). Mặt trời là trung tâm của Thái Dương hệ. Thái Dương hệ xoay quanh trung tâm của Ngân Hà 300 triệu năm một lần.

Nhiều người vì thiên kiến hiểu lầm hay chưa thông suốt kinh Phật đã thừa nhận là Vũ trụ quan của Phật giáo là không hấp dẫn bằng khoa học thực nghiệm. (Khoa học đã có những thành quả to lớn về Thiên văn học, Lượng tử, Nguyên tử học và Sinh Vật học. Những thành quả to lớn trên thì ra quá nhỏ bé với Vũ trụ bao la và không vượt qua 5% Vũ trụ và chưa tới đâu khi đi sâu vào vì thể sự vật như Tâm hồn). Cho nên họ khuyên Phật giáo "phải từ bỏ khía cạnh Vũ trụ học". Dĩ nhiên có những nhà Phật học sai lầm khi diễn tả Lục địa của Trái đất phía Nam Ấn Độ hay gán cho núi Tu Di chính là dãy núi Pamir, ở tây bắc Kashmir hay Tu Di được bao quanh bởi núi Mandrachala ở phía đông, núi Supasarva ở phía tây, núi Kumuda ở phía bắc và núi Kailasha ở phía nam. Theo A-tỳ-đạt-ma-câu-xá luận (Abhidharmakośabhāṣyam) của Thế Thân (em của ngài VôTrước/Duy Thức Luận), núi Tu Di cao 80.000 tuần. Đó là điều đáng tiếc cho một số Phật tử nổi tiếng nhưng không hiểu Phật (tức phỉ báng Phật).

IV. BỊNH TRONG THIỀN ĐỊNH : HÔN TRẦM và các Bịnh khác

Khi TD ngắn dưới 15-30 phút các vấn đề như Hôn trầm, Vọng tưởng ít khi xảy ra. Sau 30 phút , Thiền nhân bắt đầu có sự an tâm, đó là lúc có nhiều vấn đề, vì Thiền Định thường kết hợp các triệu chứng sau làm trở ngại kết quả của việc tọa Thiền.

i. - Bịnh tật hay chuyện bất thường xảy ra.
 - Thoái chí.
 - Đau Mỏi Tê chân, lưng.

ii. Hôn Trầm.

iii. Trạo cử hay Vọng niệm với ý nghĩ chạy lung tung.

A. Bênh Tật thông thường

Đây là bịnh có nguyên nhân dễ thấy và có phương cách hợp lý để sửa chữa điều chỉnh. Nhiều người nghĩ rằng Nghiệp là nguyên nhân sâu xa. Vì người muốn TD đều có Nghiệp, nên cơ nguyên gây ra các trở ngại về thiền là không có tính cách đặc thù thiếu thực tế, nếu không muốn nói là vì có nghiệp để đổ lỗi cho trở ngại TD.

1, Bịnh và chuyện bất thường trong đời sống cần được giải quyết thỏa đáng hợp lý trước khi tọa thiền.

2, Thoái chí: TD là quyết định có lựa chọn giữa Vô minh và Diệu Minh, không tự nhiên, không do nhân duyên. Không tự nhiên vì TD là đi ngược lại cuộc sống đảo điên. Mà Đảo điên là do Vô minh chứ không phải tự nhiên sanh ra vì vậy quyết định TD là không tự nhiên và không do nhân duyên mà là do Tự Ý của Ý chí. Vì vậy Thoái chí cũng là quyết định riêng không có nguyên nhân nào.

3. Cảm giác Đau, Mỏi Tê chân, lưng.

Nếu loại đi các bịnh về thể xác cơ bắp gân xương khớp thì nguyên nhân của Cảm giác Mỏi là vì thiếu thói quen, ngồi thiền sai vị thế.

Hồn nhập thân tương đương với khí lực của người tập Khí công. Sự Tê Mỏi là do Khí ứ tụ (làm tê, đau) hay thiếu Khí (gây nên cảm giác Mỏi).

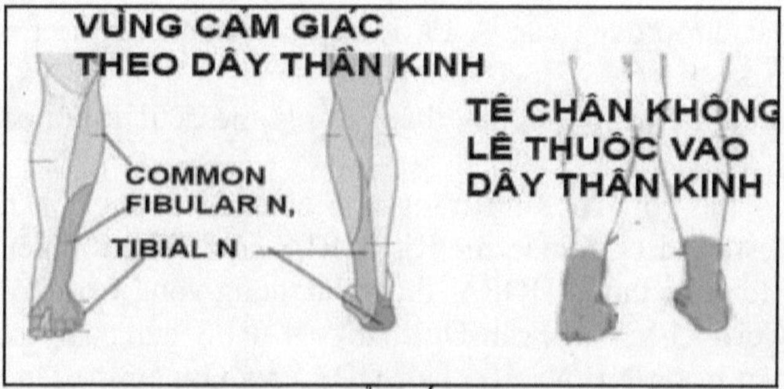

a. *Thói quen*: có thể khắc phục với thời gian, kiên nhẫn/ý chí. Khi TD có chút công phu, Thông tin ngoại biên sẽ bị chặn và giảm bớt ở DN/Đồi Não nên cảm giác Đau Tê sẽ giảm.

b. *Hồn Nhập thân.* Cũng như vậy khi TD có chút công phu, toàn cơ thể, nhất là tay chân, được bao phủ bởi nguồn khí lực tạm gọi là Hồn. *Thiền nhân có thể cảm nhận cảm giác tê, hay như điện kích thích nhẹ lên toàn cơ thể nhiều nhất ở đỉnh đầu.* Cảm giác Đau Tê không phải luôn luôn do máu và dây thần kinh bị nghẽn (thí dụ như tê chân không theo vùng của dây thần kinh). Có thể do khí lực /HỒN vận chuyển bị nghẽn. TD giúp khí lực/HỒN lưu chuyển điều hòa hơn, cho nên tê đau tự bớt, nhất là sau khi thay đổi vị trí ngồi, vị trí chân một chút, không đủ gây tiếng động cho người ngồi kế bên. Hòa Thượng Thích Thanh Từ, đã không sai, khi nói trong một video của Ngài , rằng đau tê thường xãy ra khi ngồi thiền từ 1-2 giờ, nhưng tiếp tục ngồi thì hiện tượng trên tự nhiên bớt. Nhất là khi quyết tâm tập trung ý chí không bị sao lãng bởi vọng niệm, thì mỏi, tê, đau tự động biến mất. Thay vào đó, toàn thân được bao phủ bởi Hồn nhập thân. Điều đó phù hợp với sự đau tê ***không*** do mạch máu hay dây thần kinh bị đè ép.

Vị thế Thiền thường là ngồi xếp bằng là tốt nhất và tỏ ra hiệu quả vì có thể ngồi nhiều giờ mà không mỏi (bởi đa số người ngồi thiền). Ngồi trên ghế có lẽ không có hiệu quả cao. Nằm thiền dễ đi vào giấc Ngủ và thường không giúp tăng lên sự chú tâm vì thế nằm quá thoải mái.

Ngồi tréo chân lại, bán kiết già hay kiết già là thế làm ràng buột có căng gân bắp và dĩ nhiên là không tự nhiên thư giãn gân bắp thịt. Vị thế trên có phần nào tương tự các thế đặc biệt của người thực hành Yoga. Mục đích là tăng lên cơ chế chú ý của toàn cơ thể trong đó có NB. Nor-epinephrine và nhất là DOPA tăng lên với thế ngồi trên, làm tăng sự Thức tỉnh. Vì vậy TD khi nằm thường dễ đi vào Hôn trầm/Trạo cử vì DOPA và nor-epin thấp.

Tương tự như trên Thiền nhắm mắt là thoải mái nhưng dễ đi vào Hôn trầm. Trái lại Thiền với mắt mở lim dim thì ít thoải mái nhưng giúp nâng cao sự Thức tỉnh, cho nên bịt mắt mà mắt vẫn mở là tối ưu. Thức tỉnh là tình trạng song hành với Định /Chỉ làm nên Trí Tuệ trong Thiền Định. Thiền Định thiếu Trí tuệ dễ đi đến Diệt Tận Định của

Thiền nhân chưa đạt được đẳng cấp A La Hán, thiền nhân có thể trở thành như vô tri, gỗ đá.

c. Gối thiền không nên cao quá hay thấp quá, là thế để đầu gối có vị trí ngang với bắp đùi.

d. Mỏi chân có thể cói như tình trạng nhẹ của hội chứng Chân không Yên Nghỉ/Restless Leg Syndrome/RLS. RLS có cơ chế ít nhiều di truyền và do rối loan hệ thống DOPA thuộc hệ thống vòng Corticó-Striatal-Thalamic-Cortical/VN-Thểvân-Đồi não-VN. RLS cũng xảy ra khi chất sắt/Iron thấp trong NB/Não bộ làm DOPA và Glutamine tăng lên (để phụ giúp NB khi thiếu chất sắt) và hạ thấp Adenosines (làm buồn ngủ). Thiếu chất sắt trong NB xảy ra trước khi thiếu máu (Lanza G, The neurophysiology of hyperarousal in restless legs syndrome: Hints for a role of glutamate/GABA. Adv Pharmacól. 2019;84:101-119PMID: 31229167).

e. Lưng cổ thẳng để tránh buồn Ngủ và các bệnh tật lưng cổ khi TD lâu dài.

B. Hôn Trầm

Là buồn Ngủ trong khi Thiền

a. TD khác với Ngủ ở chỗ Tỉnh/Wakefullness và Thức /Consciousness.

-Tỉnh là do hệ thống LKT/Lưới Kích Thượng bị kích động bởi thông tin ngoại biên, rồi LKT kích động VN, DN và LDN cũng góp phần vào sự Tỉnh. Trong TD, LDN và DN được cố tình làm giảm hoạt động nhưng LKT thì chỉ bị giảm vì khi TD người TD tìm chỗ vắng vẻ, không tiếng ồn và nhắm mắt.

Tỉnh là do Sự Chú ý làm cho LC/Locus Ceruleus tiết ra nhiều Nor-epinephrine.

- Thức là có hệ thống Thức của NB hoạt động cần Acetylcholine từ Basal Forebrain (khi tirnh), LDT PPT **(khi ngủ và tỉnh).** Thức trong TD là toàn vẹn hơn hay tăng lên.

b. Hôn Trầm hay buồn Ngủ là do các nhân Thức không hoạt động vì:

DOPA Serotonin giảm vì ngồi yên, không có gì vui thích hào hứng.

Nor-Epinep có thể cũng bị giảm vì mất đi hay quên sự chú ý. Và vì thiếu hoạt động. *Cho nên để chống hôn trầm thiền nhân cần quyết tâm chú ý để tăng lương Nor-epinephrine*

Nhắm mắt có thể ảnh hưởng đến nhân Suprachiasmatic N./SCN, rồi ức chế nhân DorsoMedial Hypo/DMH, làm giảm chất Orexin . (Orexin tác động lên nhân Thức)

Thiếu Ngủ, chất Adenosine là sản phẩm dư thừa sau khi phân tử năng lượng ATP bị biến thành cAMP + Adenosine. cAMP cần thiết cho các tiến trình biến hóa trong tế bào. Đây có lẽ là nguyên nhân quan trọng bậc nhất mà các Thiền sư huấn luyện TD ít để ý đến. Adenosine kích động sự Ngủ. Bịnh tật, mỏi mệt cũng góp phần vào.

Trong các nguyên nhân trên Thiếu Ngủ là dễ sửa đổi và có hiệu quả hơn hết. Người ta cần ít nhất 5 giờ để Ngủ. Người làm việc lao động bắp thịt nhiều có thể cần hơn 5 giờ để Ngủ. Người già thì 5 giờ là đủ, người trẻ thì cần 7 giờ. Nếu trước khi TD , mà thấy buồn Ngủ thì tốt nhất là đi Ngủ rồi mới TD, vì Ngủ trong khi Thiền thì thua lỗ quá nhiều.

Quá mỏi mệt do làm việc hay bệnh tật cũng làm hôn trầm.

Hôn trần trong Thiền, thương biểu hiện bằng ngủ có thể qua cac giai đoạn ngủ NREM và REM kéo dài một chu kỳ daii đến một giờ, Ngủ REM trong Thiền là ngủ thường gục đầu xuống do nhũn cơ. Khi mới ngủ NREM giai đoạn I (Ngủ giai đoạn đầu tiên), thi có cảm giác giảm TR hôn trâm tưởng như chưa ngủ. Khi ngủ NREM 2-4,, người thiền có thể ngáy

và đến giai đọan ngủ REM thi co the thấy Mộng mị, cơ nhũn nên đầu thương gục xuống

C. Trạo cử hay Vọng niệm

Có thể rất vi tế, giải quyết bằng sự Chú Tâm. Vọng niệm sẽ ngày càng bớt đi khi TD thành thói quen, có thể nghiệm với Tâm Thân An lạc. Sự thoải mái vui thích trong TD là yếu tố quan trọng để giảm bớt Vọng niệm.

Vọng niệm cũng là thể nghiệm TD.

Như đã trình bày trước đây, khi nguồn thông tin ngoại biên từ sáu Trần bị cắt giảm, thông tin từ Nội Thức bị kích động để bù vào chỗ thiếu hụt thông tin mà Võ Não cần có. Vì VN làm thành hộp tiên đoán, nó cần thông tin để làm việc. Vì vậy Thông tin Nội Thức được lấy ra. Thông thường những thông tin dễ mới, thông tin thuộc TN/Trí Nhớ hiển hiện rồi TN Ý nghĩa được đem ra trước sau đó lần lượt đến TN Ẩn ngầm, thông tin từ Tiềm Thức, Vô Thức rồi Tạng Thức. Vì vậy các cảnh giới thấp rồi cao hiện ra chạy lăng xăng. Dầu cảnh giới cao hay thấp thì đó cũng chỉ là Vọng tưởng. Cho nên Nhà Thiền có câu: Gặp Phật chém Phật, Gặp Ma chém Ma. Biết là Vọng tưởng nên không nhầm lẫn là đang trở thành Thánh nhân là được. Vì vậy không theo Vọng tưởng và vẫn tiếp tục chú tâm thì cảnh giới Vọng tưởng sẽ tiếp tục hiện ra có thể làm vui thích Thiền nhân.

Khi vào Định cũng có thể là lúc có Hôn trầm /Ngủ và có thể Ngủ REM. Trong Ngủ REM thì có thể có Mộng mị . Mộng mị và Vọng tưởng khác nhau và cần được phân biệt.

Mộng mị : các hiện tượng xảy ra bất hợp lý vì không có sự tham dự của mạng quản lý Trung ương.

Vọng tưởng: sự kiện hợp lý hơn.

Vọng tưởng cũng có thể kết hợp với Hôn trầm và Mộng mị. Tạo ra Lucid Dream (LD) trong khi Thiền. LD la Mộng xảy ra trong Ngủ

REM trong đó người Mộng biết mình đang Mộng và có thể điều khiển giấc Mộng theo ý muốn. Thường xảy ra ở người có Tri Thức cao về Metacógnition/TR tự kiểm biết tự kiểm tra phản hồi, tự kỷ. Có thể dùng LD để thêm ý kiến sáng tạo và điều trị bịnh Ác mộng.

D. Bản ngã trong Thiền Định

Tu hành là thực hành Vô Ngã. Trong thiền định nếu được Vô ngã thì không còn Tâm viên y mã, tê mỏi tay chân và vọng niệm hôn trầm. Bản Ngã là dễ nhận biết bởi chính mình nếu tự nhìn và suy nghĩ vì suy nghĩ chính là Bản ngã. Cho nên phát tâm Vô ngã và tâm niệm Vô ngã trong Thiền định là sự nhắc nhỡ hiệu nhất để đi đến Định và Tuệ

Tóm lại:

Thiền đáng lẽ là việc làm tự nhiên, nhưng vì con người quen với đảo điên nên Thiền trở thành công việc cần sự Quyết tâm, Chú ý, Cố gắng, ràng buộc và luyện tập thành thói quen. Sự Chú tâm / Tỉnh Thức và Vô Ngã là ba yếu tố quyết định.

Vì thế, ở thế giới đảo điên, Thiền là không tự nhiên, cần sự cố gắng để chú ý, để tránh thối chí buồn Ngủ và tâm lang thang

Chương 9: TUỔI THỌ VÀ THIỀN ĐỊNH
với Tra cứu các Tài liệu Y Học

Khi đức Phật đi đến ngôi tháp Già-ba-La, trước khi nhập Niết bàn, Đức Phật nói với Tôn-giả A-nan-Đà- *Này A-Nan, người nào thường xuyên tu tập Bốn Món Thần-Túc, có thể tùy ý muốn sống đến một kiếp hay hơn một kiếp cũng được. Này A-Nan, Như-Lai đã nhiều lần tu tập Bốn Món Thần-Túc này, chuyên chú nhớ mãi không quên. Bởi vậy cho nên Như-Lai tùy ý muốn sống một kiếp hay hơn một kiếp cũng được để diệt trừ sự tăm tối cho đời, đem lại* lợi ích cho Người và Trời.

Bốn môn Thần Túc có thể tóm lược như sau" (4T)

1. Dục (**Tham**) thần túc, để sống lâu,
2. Cần (**Tinh tấn**) thần túc tu tập,
3. **T**âm thần túc Thiền Định,
4. Quán (**Tư duy**) thần túc: quán sát Phật lý.

Gom bốn pháp trên, khi cầu mong sống lâu, Thiền Định tự nó đã gồm cả ba pháp còn lại. Nói một cách đơn giản đạt được Thiền Định có thể sống lâu. Thêm nữa theo truyền thuyết, Trưởng lão Maha Ca Diếp lớn tuổi hơn Đức Phật được trí huệ viên mãn và được truyền Y bát và làm Sơ tổ của Phật giáo Ấn Độ. Ngài viên tịch khi 120 tuổi. Tương truyền rằng Ngài đang Thiền Định ở núi Kê Túc chờ ngày để "Truyền y" mà Ngài nhận từ Phật Mâu Ni đến Phật Di Lặc!. Nhìn vào 33 vị Tổ Phật giáo Ấn Hoa, còn có A Nan, Nhị Tổ, Tam tổ Trung Hoa cũng sống trên 100 tuổi. Vì vậy mục đích của bài viết này là tìm hiểu sự liên hệ giữa Thiền Định , bịnh tật và tuổi thọ.

I. VẤN ĐỀ VỀ TUỔI THỌ VÀ TRƯỜNG SINH

Con người từ cổ đại thường băn khoăn với sự bảo tồn sức khỏe, tuổi trẻ để kéo dài tuổi thọ và trường sinh. Tuổi thọ là một phương trình chi phối bởi những yếu tố sinh học bao gồm:

- Hệ di truyền có thể bị biến đổi vì Telomeres ngắn đi vì bị hao mòn,
- Hư hại khác của tế bào với thời gian và môi trường và tiến bộ y khoa gồm việc trị liệu và phòng ngừa.

Nghiên cứu chống lão hoá lạc quan về khả năng sửa đổi hệ di truyền, dinh dưỡng. Ở loài ruồi, có thể tăng tuổi thọ gấp đôi, với những động vật lớn hơn, sự tăng tuổi thọ lên cũng đáng kể (http://www.

niapublications.org/engagepages/lifeext.asp, Olshansky 2006). Một ít người tin tưởng vượt trần tuổi thọ 120 tuổi lên đến 150 tuổi (Olshansky 2002 Mykytyn 2008, Vincent 2008, Viidik 1999). Dĩ nhiên kết quả thử nghiệm trên động vật nhỏ không thể hoàn toàn ứng dụng với loài người.
Khảo cứu những người già cao tuổi ở miền ngoài thành phố giảm vì thiếu tiện nghi và y tế (Singh 2014, Wright 2021, Zhang 2021).

Y khoa quốc tế dự liệu tổng dân số toàn thế giới tăng lên từ 7.3 tỉ với tuổi thọ trung bình là 70 tuổi vào năm 2015 lên 11.2 tỉ với tuổi thọ trung bình sẽ tăng lên 83 tuổi. Người già trên 80 tuổi tăng từ 125 triệu lên gần 1 ti. Riêng ở USA cùng thời gian đó người già trên 80 tuổi tăng tư gần 1.2 triệu lên gân 5.2 triệu, tương ứng với Việt Nam tăng từ gần 2 triệu lên 13 triệu (United Nations 2015). Thêm vào gánh nặng y tế xã hội cho quốc gia có nhiều người sống thọ, bản thân người có tuổi thọ cao cũng cần thích ứng về văn hóa xã hội với hiện trạng này (Cicirelli 2011, Parridge 2011, Kogan 2011).

A. Tại Sao Sinh Vật Phải Chết

Người ta thường hay nói "Sinh Lão Bệnh Tử" hay "Sinh Thành Lão Bệnh Tử", như vậy chết là hiện tượng đương nhiên của Tạo hóa/Vũ trụ này chi phối bởi Nghiệp / Định mệnh. Những bậc Vua chúa quyền quý ở Trung hoa thường mơ ước đến thuật Trường sinh Bất tử với các thảo dược và linh đơn. Nổi bậc nhất là Luyện kim đơn, có lẽ ngày xưa có ngụ ý rằng kim loại là bền chắc nhất do chứa tính khí trường tồn. Kết quả là kim đơn đã gây nên sự chết non của những vị vua thông minh nổi tiếng như Tần Thủy Hoàng, Đường Thái Tông, Lý Thế Dân. Minh Thế Tông, Chu Hậu Thông giết hàng ngàn cung nữ đồng trinh để lấy kinh nguyệt điều chế đan dược trường sinh mà gần bị chết vì cung nữ nổi loạn.

Nhà sinh học August Weismann (1834-1914) cói sự chết của sinh vật như phản ứng của thiên nhiên để dành chỗ sống cho đồng sinh vật non trẻ hơn. Quan niệm trên cũng gần với quan niệm Sinh lão bệnh tử, nhưng không giải thích được nhiều sinh vật chết trước tuổi thọ; nhất là những sinh vật may mắn được sống trong điều kiện tốt hơn đồng loại. Nói một cách khác sự chết là kết hợp của nhiều yếu tố, và dĩ nhiên không có yếu tố nào độc tôn có hiệu năng phủ quyết hoàn toàn các yếu tố khác:

1. ***Môi trường quanh sinh vật gồm thực phẩm, bạo hành, và độc hại.***

• Thiếu thực phẩm gây nạn đói và chết chóc, nhưng nhiều thực phẩm cũng độc hại cho cơ thể như bịnh béo phì.

• Mọi sinh vật bị các sinh vật đồng loại và khác loại cạnh tranh hiếp đáp gây ra xung đột chiến tranh.

• Môi trường sống hiện hữu không đặc thù cho một sinh vật nào, tốt cho loại nầy xấu cho loại khác.

2. ***Cấu tạo của sinh vật gồm hình tượng bên ngoài (như râu tóc, vỏ bọc tốt), nanh vuốt thân thể to bắp thịt căng ...***

• Phần nhiều các sinh vật càng to càng có tuổi thọ cao, tuy nhiên đó không phải là định luật có tiêu chuẩn cao. Thí dụ: con người sống lâu hơn so với chim chóc, nhưng Hydra chiều dài 2-3mm có thể sống trên 1000 năm. ``Jelly Fish bất tử`` có thể ``cải lão hoàn đồng`` khi bi gặp phải môi trường bất lợi.

• Ốc rùa có vỏ bọc cứng tương ứng với sống lâu. Ốc Ocean Quanhog còn có tên là ``Ming`` vì có từ đời nhà Minh ở Trung Hoa sống tới 507 tuổi nhờ di chuyển chậm chạp.

• Con nhím có lông cứng có thể chống lại với đối thủ muốn ăn thịt nó.

3. ***Hình thức sinh hoạt***:

• Những sinh vật di chuyển nhanh như chim thường có tuổi thọ ngắn. Sinh vật di chuyển chậm như rùa ốc có tuổi thọ cao.

• Thực vật như những cây cổ thụ có tuổi thọ ngàn năm.

4. ***Trí thông minh và sự cư xử với sinh vật trong môi trường***: con người là sinh vật thông minh nên có tuổi thọ cao. Nhưng trí thông minh cần xử dụng đúng lúc trong môi trường sống. Người ta thường nói: Khôn chết dại chết biết thì sống. Con chuột rất ranh mãnh nhưng thường bị sa bẫy vì thường cậy vào sự ranh mãnh của nó. Con người thông minh nhưng biết thích ứng với thời thế nên sống thọ.

5. ***Cấu tạo bên trong gồm tế bào gốc và hệ di truyền.***

6. ***Bài học về con Dơi***

Con Dơi (Bat) có thân thể như con chim hay chuột nhỏ nhưng có tuổi thọ 10 năm và có thể hơn 40 năm. Sự sống lâu là nhờ cơ thể của Dơi có sức đề kháng cao, khả năng thích ứng, học tập lẫn nhau và có khả năng di chuyển tới vùng khí hậu thích hợp, như về mùa đông tới vùng ấm hơn. Nhất là khả năng của hệ di truyền để gìn giữ Telomeres không bị mòn đi theo năm tháng (Foley 2018, Teeling 2017, Fleischer 2017, Huang 2016, Seim Brunet-Rossinni 2013).

B. Sự già nua của cơ thể

Tế bào gốc thường được cói là bất tử hay gần bất tử vì ít hoạt động dinh dưỡng và tăng trưởng (tế bào phân đôi). Tế bào gốc có nhiệm vụ thay thế các tế bào bị hư hại. Khi không có việc làm, tế bào gốc không phát triển chia đôi cho nên không bị thiếu dinh dưỡng, nhiễm độc, hư hại vì môi trường, và bị biến dạng hệ di truyền. Hydra là thủy vật miền biển Coasta Rica và cũng có loại ở nước ngọt. Nó có hình ống có miệng với hình thể như râu để hút, cuốn bám như cây leo và không có mắt. Nếu cắt thân thể thành 2, 3, ... thì có thể mọc lại phần bị cắt như thực vật vì có rất nhiều tế bào gốc và vì vậy sống lâu cả ngàn năm. Thực vật có khả năng tái tạo cao vì có nhiều tế bào gốc.

Dinh dưỡng làm tế bào hấp thụ các chất từ ngoài và xả ra những chất độc hại. Phân đôi tế bào cần sự chế tạo các gene theo mẫu của genes từ tế bào mẹ. Tất cả những hoạt động từ hấp thụ bài tiết đến chế tạo đều có thể bị hỏng vì tình cờ (Murphy's Law) hay vì độc hại môi trường tăng lên với thời gian. Cơ chế tu sửa của tế bào và hệ truyền nhiễm bị hư hại và thoái hoá. Đó là chưa kể sự thiếu dinh dưỡng môi trường độc hại và nhiễm trùng. Tế bào con và ngay cả tế bào gốc càng ngày càng lệch lạc từ tế bào mẹ nguyên thủy nên hoạt động không còn hữu hiệu. Sự biểu hiện về tuổi già là hiển nhiên với mắt nhìn quan sát hay phương tiện chụp hình quang tuyến/ siêu âm /từ tính/nội soi. (Xray/ultrasound/MRI/endoscópy), các thử nghiệm. Ở tầng lớp tế bào và nguyên tử, đặc biệt là genes chứa trong 23 cặp đôi nhiễm thể.

Có thể tóm lược như sau:

1. Hao mòn hai đầu nhiễm thể (Telomere). Sự hao mòn nầy do khi nhiễm thể (Chromosome) tách đôi, một số lớn nhiễm thể không tách đôi phần cuối của nhiễm thể là Telomeres, kết quả là sau mỗi lần phân chia tế bào, Telomeres bị ngắn đi chút ít. Telomeres có nhiệm vụ che chở Genes trong nhiễm thể. Sự hao mòn này là thể hiện sự bất ổn di truyền.

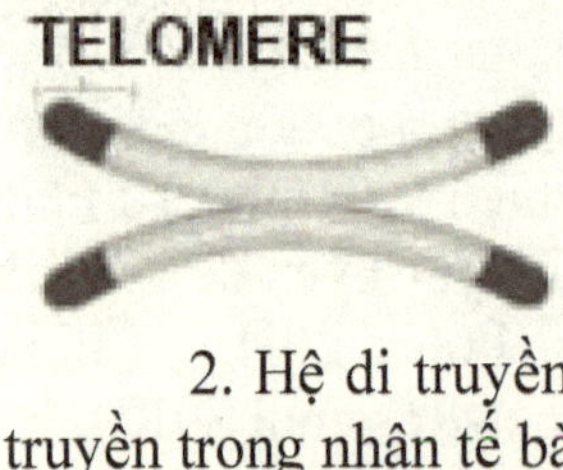

nhiễm thể gìn giữ bằngTelomeres

2. Hệ di truyền bất ổn định (Genomic instability) gồm hệ di truyền trong nhân tế bào và trong Mitochondria.

3. Thay đổi hệ thống biểu sinh di truyền (Epigenetic alterations) liên hệ đến

a. Histone: có nhiệm vụ điều hòa và gói DNA gọn gàng hơn để chứa trong nhân tế bào.

b. DNA methylation, làm ảnh hưởng hoạt động của genes. Tuy nhiên ảnh hưởng đến tuổi thọ chưa được nghiên cứu.

c. Chuyển biến từ DNA thành RNA (Transcription) (trước khi chế tạo ra protein trong tiến trình tạo ra protein theo mệnh lệnh gene DNA).

d. Hư hại hệ thống tu sửa genes qua cơ chế biểu ngoại di truyền/ Epigenetic alterations. .

4. Mất hệ thống tu sửa protein cần thiết cho hoạt động trong tế bào . 5. Hư hại hệ thống dinh dưỡng tế bào đặc biệt là về chất đường Glucóse.

6. Mitochondial trục trặc trong hoạt động cần thiết cho cơ chế điều hành trong trường hợp bị Stress, rất hữu hiệu trong kéo dài tuổi thọ.

7. Tế bào già đi thôi/giảm phân chia vì chứa các chất p53 và p16, những chất dùng để ngăn cản tế bào đang phát triển phân chia quá nhiều.

8. Tế bào gốc mệt mỏi, tuy làm việc ít nhưng lâu dài cũng bị yếu

9. Hư hại hệ thống thông tin liên lạc giữa các tế bào qua sự viêm sưng, nội tiết , cytokinin, hệ thống miễn nhiễm, ... Hệ thống thông tin liên tế bào có thể giải thích sự già nua của tế bào/cơ quan làm già nua tế bào/cơ quan khác, thí dụ: liên hệ tim-thận.

C. Khảo cứu tăng tuổi thọ

Các phương pháp phòng ngừa chết sớm gây ra do tai nạn, bệnh tật do nhiễm trùng, độc hại từ thực phẩm và môi trường là hiển nhiên, Những nghiên cứu gần đây đã hé lộ một số phương pháp ảnh hưởng đến hệ di truyền có tác dụng kéo dài tuổi thọ. Ngoài ra còn có tiến bộ về y khoa ghép tạng, cấy tế bào gốc và dược chất bảo tồn tế bào gốc.

Kỹ thuật đông lạnh: tiến bộ đã giúp có thể đông lạnh cơ quan như thận gan... để dành cho việc ghép nội tạng đang gặp khó khăn trong nguồn cung cấp. Những viễn ảnh đông lạnh toàn cơ thể về làm hồi sinh lại là gần như không tưởng vì do sự cấu tạo của các cơ quan phức tạp khác nhau.

Thuốc Sirtuin (Novartis, MA, USA) chống lại Rapamycin. Rapamycin có tác dụng như một trụ sinh kết hợp với cytosolic protein FK-binding protein 12 (FKBP12). Hợp chất này bám vào mTOR (chất quan trọng cho sự tăng trưởng) làm vô hiệu nó và làm công việc chống hệ miễn nhiễm và chống sinh trưởng. Vì vậy Sirutin kích động được tế bào gốc và có năng lực chống lão hóa (O'Callaghan 2018, Singh 2017, Maiese 2017, Pan 2017, Carmona 2016, Jenwitheesuk 2014, Kolovou 2014) Thử nghiệm trên chuột (tuổi thọ 1 năm), có thể kéo dài tuổi thọ lên 3 năm (Zhang 2014, Harrison 2009, Wood 2004, Baur 2006, Harrison 2009). Thuốc tăng tuổi thọ, tuy tăng hoạt động của tế bào gốc, nhưng có thể sẽ tăng lên biến hoá ung thư, nên thuốc cần phải qua nhiều năm quá trình thử nghiệm.

Biện Luận: *Tế bào gốc là tế bào trừ bị, ít phân chia, và chỉ phân chia một cách tích cực khi các tế bào không phải là gốc bị hư hại cần được thay thế. Vì vậy tế bào gốc ít bị ảnh hưởng môi trường, hư hại di truyền và biểu sinh di truyền. Nói một cách khác Sự chết không là điều bắt buộc vì tất cả nguyên nhân đưa đến Sự chết có thể được trừ giảm đi khi chuyển từ thế hoạt động sang thế không hoạt động và nhàn hạ hoặc thiền định. Thiền định kết hợp với yếu tố cơ thể, môi trường, dinh dưỡng và y tế có thể giúp cho thuật trường sinh.*

II. TÁC ĐỘNG SINH HỌC CỦA THIỀN ĐỊNH (Leuders 2019, Travis2021)

Nhà khoa học và y sĩ cận đại thường dựa trên những sự kiện được đo lường được để thẩm định sự kiện thiên nhiên và con người. Nhưng khoa học thực nghiệm càng tiến triển đến trình độ nguyên tử và xa hơn nữa có thể cảm nhận được bằng máy móc càng nhận ra rằng khả năng con người vẫn chưa vượt tới tầng lớp siêu hình. Cảm nhận của con người về bệnh tật cần phải được xây dựng trên một y khoa toàn diện, trong đó Tâm Hồn của người bệnh phải được lưu tâm đúng đắn, nhất là với những bệnh kinh niên. Tâm lý và phân tâm học có thể thẩm định phần nào tình cảm và tâm lý con người trong tình trạng bình thường và bệnh, nhưng vẫn chưa đủ để giải quyết trong nhiều trường hợp. Như trên đã nói, Thiền Định giúp con người đi xa hơn nữa trong cõi Siêu hình: trong đó Ý Thức được tồn tại trong cõi sắc giới, và Ý Thức được dần loại bỏ trong cõi vô sắc giới để Phật tánh/Thánh linh dần dần lộ ra rõ hơn. Ở tầng lớp Ý Thức trên, Thiền Định có thể là phương tiện mà con người có thể tiếp cận. Tuy Thiền Định khó có thể đo lường và thẩm định bằng quan sát, nhưng kết quả của Thiền trên bệnh nhân qua tâm lý và thay đổi lâm sàn và cận lâm sàn có thể ghi nhận được. Có nhiều loại Thiền Định và vì vậy mỗi loại Thiền Định có thể có những kết quả Lâm sàn /Cận lâm sàn khác nhau. Rất khó khăn để phân loại người ngồi Thiền theo mức độ chiều sâu đi vào Thiền Định Thiền thường khó tiên đoán sự liên hệ khách quan giữa trình độ và thời gian thâm niên Thiền. Lại nữa Thiền gồm hai thành phần: Định và Tuệ.

Định:g ồm sự chú ý dùng sự vận hành mạng quản lý tổng quát và đường đẫn truyền Trên. Trong Định, thông in ngoại biên và suy nghĩ giảm thiểu thường có ảnh hưởng để bệnh tâm lý thần kinh.

Tuệ: liên hệ đến Trí tuệ vận hành bằng đường dẫn truyền Dưới đi qua vỏ não Thaí dương

Traí và Phaỉ

Bán cầu bên Trái là bán cầu giữ vai trò quan trọng, nhất là phân tách điều hành cử động cảm giác lý luận thực hành và sự hiểu biết. Bán cầu bên Phải thiên về trực giác nghệ thuật quan niệm ý nghĩa, nghệ thuật, nhận diện và trừu tượng tổng quát. Nguời hành thiền có chất xám nhiều hơn so với người không thiền (Vestergaard-Poulsen 2009) và nhiều hơn nữa bên Trái (Fujino 2018) Grant 2010), (phần não bộ chính của người thuận tay Phải), não Temporal Trái và Hyppocamus Phải (Hölzel 2008).

Phần đọc thêm KHNB

Các phần khác cũng có thay đổi như Insula Phải, VN Ventromedial Orbitofrontal, Thái dương dưới , Đỉnh (VN xã hội, tình cảm). (Hernandez 2016) , VN Angular (có nhiệm vụ trong điều hành tâm lý và trí tuệ) , VN Parahippocampal (Leung 2012). Trong LKM /Loving Kindness Meditation khám phá cho thấy vùng Angular Phai có nhiệm vụ điều hành tâm lý và trí tuệ thay đổi người Thiền LKM/Loving Kindness Meditation cùng lúc với tăng chất xám vùng Thái dương Trái. (Leung 2013). Ngược lại thanh thiếu niên có vấn đề tâm lý xã hội thường có chất xám giảm thiểu ở vùng Insula, Amygdala/Hạnh Nhân, Frontal và Temporal (VN chuyên về tình cảm) (Rogers 2016), Thiền cũng làm teo đi chất xám Amygdala/Hạnh Nhân/Lo sợ bên Phải, tương ứng với sự kiện Thiền giảm lo sợ (Gotink 2018 72). Dùng Functional near Infraredspectroscópy (fNIRS) với tiếng gõ mõ thì thấy chấn động Não bên Trái của người Thiền đang nghỉ và bên não Phải với người Thiền đang Thiền (Gundel *2017,*(Moyer 2011, Kurth 2014)

Yoga liên hệ đến thay đổi Amygdala/Hạnh Nhân Phải (chuyên về lạnh cảm và hành động dứt khoát), (không thay đổi bên Trái- chuyên về Trí nhớ và Tình cảm nồng nhiệt) (Gotink 2018)

Thiền Định *Thấu Niệm Tâm/Mindfullness* Meditation: dày vỏ não dlPFC/quản lý, ACC Phải, Precuneus và Fusiform gyrus Trái và Đồi Não/Thalamus Phải (Boccia 2015) và mỏng cho vỏ não Trán Phải (Tomasino 2015, Davidson 2003)

Các khảo cứu khác cũng cho thấy người TD:

Vùng NB kích động: mPFC, PCC,VN vận động, ACC, claustrum, Precuneus, ParaHippo, VN Chẩm, IPL, Đồi não (Boccio 2015Berkovich-Ohana 2020)

Chất xám tăng lên ở Right orbito-frontal córtex; Right thalamus; Left inferior temporal; Right hippocampus, HIPPO ACC, MidCC và các dây chất trắng tương ứng (Luders 2pp9,2011, Fox 2015 Areas

B. Giảm viêm sưng

Viêm sưng trong NB và ngoài NB làm tăng các chất được cói là dâu hiệu thể hiện cho sự viêm sưng như: C-Reactive Protein/ CRP TNF-α and IL-1β và IL6 (sản xuất phần lớn bởi Microglia) đê phá hủy kết nối TK hư hại tế bào TK và các tế bào Glia. Thiền cải thiện hệ miễn nhiễm.

Ngược lại Stress làm hư hại Protein của tế bào TK như làm hư hại protein Tau. Tau dính chùm nhau làm nên thoái hóa TK như trong bịnh Alzheimer. Stress làm hư hại Mitochondiria là nơi cung cấp năng lượng cho tế bào. Stress cũng làm biến đổi Histone (có nhiệm vụ nâng đỡ bao bọc nhiễm thể) làm biến đổi biểu ngoại di truyền (Epigenetic) (Lurie 2010).

Cơ chế chính là Thiền làm giảm hiệu quả viêm sưng Nuclear factor kappa B pathway, trái ngược lại với Stress. Nuclear factor kappa B bị kích động bởi hệ giao cảm khi bị Stress làm ra các Cytokinines về viêm sưng từ tế bào: Conserved Transcriptional Response to Adversity (CTRA). CTRA là một chất tìm thấy ở người bị stress, ung thư, buồn. Chất này làm hệ thống viêm sưng kích động. Viêm sưng là tai hại cho hệ thần kinh gây ung thư, thoái hóa TK, bịnh trầm cảm, TK phân liệt (Buric2017).

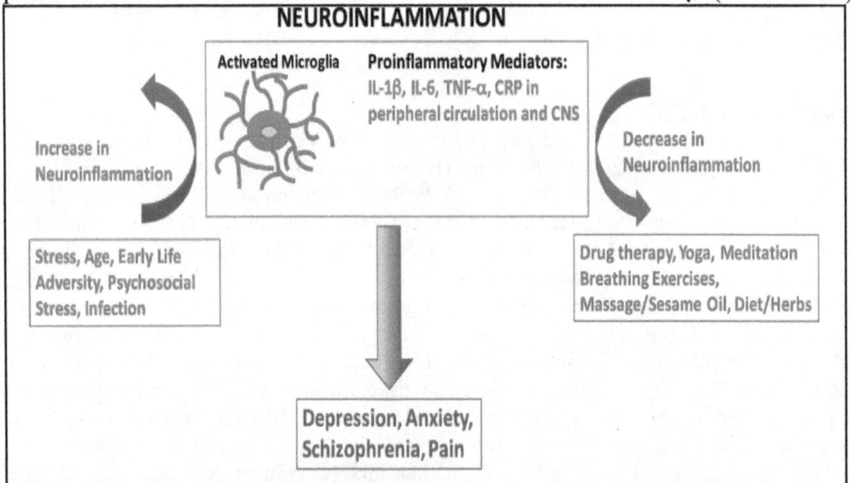

early-life adversity, psychosocial stress, age, and infection can prime microglia and activate neuroinflammatory proces

C. Thiền va thay đổi vật ly của Nao Bộ va cai thiện bịnh ly

Thiền Định nói chung, và Thiền Định *Thấu Niệm Tâm*/Mindfullness ảnh hưởng những phần khác nhau của Vỏ não và các thể chất xám khác phía trong não. Tuy tế bào thần kinh của Não Bộ không còn khả năng sinh sản ở trẻ em và người lớn, nhưng não vẫn có thể tăng thể tích. Đó là nhờ tăng thể tích neurons, tăng râu neuron, tăng số tế bào phụ dịch để nâng đỡ và nuôi dưỡng neurons ở loài chuột (Biedermann 2016). Tăng thể tích tương ứng với độ tăng hoạt động và nối kết giữa các neuron. Dùng Rheoencephalography để đo lượng máu lưu thông trong não và độ dãn nở mạch máu: Thiền tăng lên ở Trán, Chẩm, (Jevning Wang).

1. Tổng quat

- TD thấy ánh sáng và nghe nội âm cũng làm dày vỏ não (Lazar 2005).
- Chất xám được cải thiện ở Cuống não (Brain stem) kiểm soát phổi tim, hệ thống miễn nhiễm hệ Thần kinh tự giác (Sympatheticva para sym) tình cảm và Hiểu biết (Emotional, Cognitive) Vestergaard-Poulsen 2009, Wamsler 2009)

2. Tri Thức/Bịnh Thoái hóa TK

- TD lâu cải thiện Tri Thức khi bị hư hại nhẹ (mild dementia) và bịnh trầm cảm, tính gây gổ. Bịnh Alzheimer ít thấy ở Nữ tu (Snowdon 2003). Các phần não chủ động cho hoạt động về **Tri Thức,** điều hành tình cảm trí nhớ, cảm giác, chú ý (**insula-ACC**), tình cảm **PFC giữa**) (Hölzel): Tăng chất xám.

Đối với bệnh Alzheimer, trong thập niên qua có nhiều khảo cứu chỉ cho thấy Thiền cải thiện TN, đẩy ngược tiến trình bệnh Alzheimer nhẹ cũng như bệnh đã thành hình. Phần nhiều bằng chứng là dựa trên thay đổi NB ở vùng về điều hành và TN, là vùng bị ảnh hưởng bởi bệnh Alzheimer. Không có khảo cứu nào đi ngược lại những khám phá trên. So sánh với Thể dục thể thao, Thiền và Thể dục đều cải thiện bệnh Alzheimer, nhưng cơ chế khác nhau. Thể dục ảnh hưởng qua cơ thể nói chung : ảnh hưởng trên Giải Bao Trước /ACC, Basal Ganglia hệ đối giao cảm. Thiền ảnh hưởng trên hệ miễn nhiễm viêm sưng (tuy thể dục cũng ảnh hưởng lên miễn nhiễm nhưng ít hơn) (Peña-Bautista 2020 tang 2020 Khalsa 2021 Dwivedi2021 Chen2021, tang 2021 innes 2021 whitfield 2021,
Âm nhạc cũng có chút ảnh hưởng tốt

- Chất xám được cải thiện vùng thoái hóa (trong bịnh Parkinson's Disease (Pickut 2017)
- Bịnh thoái hóa thần kinh khác như Parkinson (Solberg 2004, Ngô 2013, Cha 2015, Lieder 2017, .Martin 2011, Elias 1995, Infante 1998, Jindal 2013, Veening 2015Newberg 2014Marciniak 2014, Leach 2015, Bédard 2003, Fitzpatrick 2009, Barnes 2013, Pickut 2013, .Smart 2016, Last 2017)

3. Đau

- Thiền chú ý đến hơi thở làm làm giảm đau và phản ứng về tình cảm. Cảm nhận về đau cùng với cảm nhận sự đau đớn cũng thay đổi độ thiền, tương ứng với chất xám của vỏ não dày ra: như ở các vùng não cảm giác liên hệ **Prefrontal/PFC, Premotor, Limbic và Central autonomic area, anterior/posterior Insula, TPJ PCC, secondary somatosensory cortices, striatum (caudate and putamen và Đồi não** (Critchley 2004Craig 2003Hlzel 2011Hlzel 2008 Zeidan 2012 Hlzel 2011Fujino 2018, Hilton 2017, Hölzel 2007, Brefczynski-Lewis 2007, Grant 2010 Jang 2018 Kakigi 2005, Grant 2009, Palkovits 2010 Pagnoni)

• Bịnh Đau nhứt cơ gân Vai Fibromyalgia với sự thay đổi **Brodmann area 20 (inferior temporal gyri)**, tương ứng với vùng liên hệ đến Lo âu và Trầm cảm (Cash 2015Van Gordon 2017Adler-Neal 2017Fayed 2017)

4. Lo Âu, Sợ sệt

• Chất xám các phần não kích động bởi Thiền thì dày, đặc biệt ngoại trừ **Amygdala/Hạnh Nhân** chủ về sự lo âu sợ sệt thì teo lại Goyal2014, ,Bishop 2004, Etkin 2015, Pessoa 2015, 2006, Chen 2018)

• Tâm lý: lo trầm cảm, và cải thiện cuộc sống , đau nhức vùng bịnh mệt kinh niên : **prefrontal cortex (vmPFC) (subgenual anterior cingulate cortex hippocampus và Amygdala/Hạnh Nhân** (Goyal 2014, Black, Tang 2007, Carlson 2013, Tang 2015, Hölzel 2011, Tang 2010,Taren 2015 Hilton 2017, Gotink 2018, Priya 2018, MacLean 1997, Tang 2012, Stewart 1995, MacLean 1994, Walton 1995, Jevning 1978, Jevning 1978 Walton1995. MacLean1994 Stewart1995 Tang2012 MacLean1997 Priya2018 Gotink2018. Hilton2017). Lam giảm phản ứng sơ sệt (Cahn 2009)

• Giảm triệu chứng Irritable Bowel syndrome/IBS/ hội chứng kích động nhu động ruột già,dolo âu Zernicke 2013).

Giao tế xã hội và nhận diện, về tình cảm, kiểm soát và kiềm chế tình cảm (**ACC và MCC, orbito PFC dorsolateral prefrontal cortex/dlPFC**) Giảm cảm nhận tình cảm và đau đớn hay bịnh đau kinh niên. Giảm cảm nhận đau được tương ứng trên MRI với độ tăng bề dày (**bilateral parahippocampal gyrus ACC và anterior Insula/**đau kinh niên) (Boccia 2015, Boccia 2015, Hölzel 2014, Fox **2014, Manna** 2010) thay đổi chất trắng của não: phẩm lượng Myo-inositol, Glutamate, N-acetyl-aspartate (NAA) và N-acetyl-aspartate/Creatine (NAA/Cr) là những chất thừa từ dinh dưỡng thay đổi tương ứng với thâm niên Thiền (Boccia 2015Davidson 2003).

• Làm giảm Tâm chạy loạn : do giảm sự kết nối giữa Ventral striatum va Visual córtex (kiềm giam độ chú ý) va Retrosplenial córtex (bớt trí nhớ trong TD) (Fujino 2011). Rất hiệu quả để giảm Stress trong mọi cuộc khảo cứu Hippocam ít bị teo.

• Thiền gạt bỏ ý nghĩ chạy loạn, cải thiện được Trí nhớ một cách ngăn nắp, chú tâm và cảm nhận (Hypocampus trái, PCC và vmPFC, **Đồi Não/Thalamus, caudate, nao trán giữa, SII-insula và PCC caudate, mPFC, and superior temporal gyrus, parahippocampal gyrus** (Jang 2018,Gotink 2018).

• **Ventral striatum, vmPFC** *nâng cao sự chú ý* .

Giảm nghiện hút thuốc đến 60%) có hiệu quả cho binh khó Ngủ, mất Ngủ (Black), bịnh IBS, Fibromylgia, lo âu (Hölzel 2016, Robb 2019, Wagner 2013, Kaliman 2014)

• **<u>HIPPO/TN ngắn hạn</u>:** trí nhớ tăng lên (Phelps 2004Holzel2011,Pickut 2013, Murakami 2012). Vipassana tăng lên sự củng cố TN khi so sánh với người không thiền. (Solomonova 2020).

• **<u>Chất trắng</u>**

Thiền trong 11 giờ với hoạt động hiệu quả của chất trắng (Corona radiata) nối Giải Bao Trước /ACC với các phần não khác trong các tình trạng tâm lý rối loạn. (Murakami 2012, Tang 2010, Taren 2015)

• <u>Nôi Tiết, Huyết ap, Hô hấp</u>: Thùy Đảo/Insula, VN Vvận động /Pre, supplementary motor córtices, Gaii Bao Trước phía Lưng/dorsal ACC, CV Trán Trước gần mắt/ OPFC, VN Thị giác/Visual córtex, nhân Đáy/Basal ganglia (Caudate body), hệ Vành/Limbic system (enthorinal córtex) và Medial PFC) (Sperduti 2011Fox 2016Fujino 2018)

• <u>Giảm,</u> xuống cân vừa phải, huyết áp, giảm glucóse máu, bệnh Tiểu đườnh loai I (Insulin resistant), Hba1c các chất dầu mỡ trong máu triglycerides, HDL, cholesterol, chất CRP/chỉ số viêm sưng, hội chứng metabolic syndrome/Bịnh về rối loạn dinh dưỡng với bụng phệ dư đường cao máu , BMI, những chức năng của tế bào nội mạc mạch máu có thể hay không cải thiện (Lee 1997, Ekblom-Bak 2013, Wilczek 2017, Zeng 2016, Vidacek 2017, Schnohr 2017, Wade 2018Kujala 2017Sundin 2012, Babizhayev 2015,To-Miles 2016)

• <u>TD làm giảm HA khi tim có và giãn</u> (đặc biệt cho bịnh nhân có HA>160mmHg) tăng hệ thống tuần hoàn đến các mô do sự nới giản động mạch ngoại biên, tăng máu bơm từ tim, hạ huyết áp 96.6%) được xác nhận với 32 thiền sinh TM thiền trong 20 phút và một nhóm không thiền làm chứng (Yeh 2010. Lorenc 2014, Himashree 2016 Wang 2018 Barnes 1999)

• <u>Tài Chi tăng lượng khí hít vào</u>, FEV1 ở những người Thiền chú tâm ý vào hơi thở. Cơ chế ảnh hưởng của Thiền có thể liên hệ đến: giảm nhịp thở (Yeh 2010. Lorenc 2014, Himashree 2016 Wang 2018), ảnh hưởng hệ thống thần kinh tự động sympathetic (Phillips Moreira 2014, Matute-Llorente 2017, Chen PMID: 3945246, Paffenbarger 1986) Travis 1997Amtul 2014, Vasudev 2016, Pascóe 2017.),

• <u>Tăng lượng endorphine, enkephalin (chất như thuộc phiện tạo ra bởi cơ thể), nitric oxide</u>, <u>melatonin/ nội tiế từ tuyến Tùng, setotonin/nội tiết làm nên vui.</u> ảnh hưởng tốt lên hệ tuần hoàn (Kumar 2015, Dada 2018, Stefano 2010, Fernandes 2012, Kemper 2015, Jacóbs 2013, Turakitwanakan 2013, Tang 2016, Cahn 2017, Bansal

Những ảnh hưởng trên được tác động xuyên qua hệ Vành/Limbic system đặc biệt là vùng Hypothamus có vị thế then chốt trong việc điều khiển hệ thống nội tiết. Tuy nhiên những nghiên cứu trên chỉ dựa vào một số ít người.

- Giảm các chất nội tiết như córtisol TSH, GH testosterone (Priya 2018MacLean 1997)

- Kích động trục Hypothalamopituitaryadrenocórtical , và lượng córtisol trong máu. Ảnh hưởng của chất nội tiết trong đường ruột làm nở mạch máu/VIP/vasoactive neuropeptide nội bì huyết quản cũng tác động lên mạch máu (giam endothelin-1 là chất làm có mạch máu và nitric oxide là chất làm giãn mạch máu .

Những kết quả trên là do TD ảnh hương

- Làm giảm hoạt động các genes chú về viêm sưng (RIPK2 and COX2) (Kaliman 2013) nên cai thiện tiến trình bịnh Alzheimer (S1 table), giảm chất viêm sưng cytokines, IL-6, IL-8, NKCA, INF-gamma, TNF-alpha, IL-10, giam córtisol, tăng Brain-derived neurotrophic factor (BDNF), steroids tăng DOPA. TD làm tăng hệ thống miễn nhiễm, tăng hoạt động Não Bộ bên trái.

Một cách khái lược, Thiền nhiều năm có nhiều tác dụng được cói là tốt lên các yếu tố ảnh hưởng đến các bịnh về tim mạch kể luôn cả tai biến mạch máu não. Cũng như vậy tác động lên sức chịu đựng của cơ tim có kết quả tốt cho người Thiền 6/7 tháng. Tuy nhiên khảo cứu trên những người ngắn hạn 2/3 tháng cho thấy không có sự khác biệt với nhóm kiểm chứng. Khác với thể dục có một vị trí quan trọng trong điều trị và ngăn ngừa binh tim mạch và trên quan niệm trường sinh, vai trò của Thiền là cũng có thể quan trong so với Thể dục thể thao. Theo hội tim mach USA/AHA Thiền chưa được cói là có tác dụng khẳng định để ngăn ngừa cấp 1 [cho những người chưa bị tai nạn tim mạch] và cấp 2[cho những người đã bị tai nạn tim mạch] (primary and secóndary prevention) bệnh tim mạch vì các khảo cứu còn dựa trên một số lượng nhỏ và ngắn hạn. Có lẽ do khó khăn sưu tập người Thiền lâu năm trong một thời gian nhiều năm. Vi tính cách đơn giản và ít tốn kém, phương pháp Thiền Định vẫn được cói như là hỗ trợ cho các phương pháp ngăn ngừa tim mạch (Statement From the American Heart Association)

III. THIÊN và THỂ DỤC

Thiền lúc đi bộ trong lúc tâm theo hơi thở vào mỗi bước đi,

Phap luân công

Hatha yoga

La kết hợp Thiền với Thể dục. Một cách rất sơ lược, mục đích chính của các động tác trong Thiền và Thể dục là tập trung tâm ý vào những động tác của cơ thể có thể giúp tâm ý không lang thang, vì vậy giúp tâm ý tạm định vào những điều kiện có quy củ dễ kiểm soát. Động tác có thể rất tự nhiên và hợp với sinh lý của cơ, gân, nhiều khi các động tác không hợp với sinh lý tự nhiên, nhưng lại giúp tâm ý hội tụ nhiều hơn vào tình trạng đã lựa chọn sẵn. Lẽ đương nhiên là nếu tâm ý lệ thuộc vào những điều kiện luyện bắp thịt và gân cốt, TĐ sẽ giảm hiệu quả và sẽ không đi quá xa.

Đi bộ và Thiên c̃ng đã được Đức Phật đề cập đến như một pháp thiền. Nhưng phải hiểu rằng đó pà trự pháp, không là pháp tu chính. Bằằng chứng là khi hạ quyết tâm tu thiên, người ta ngồi tréo khóa chân lại và thệ nguyện v chỉ đứng dậy khi đạt công phu. Chanẵng có ai thệ nguyện vừa đi vừa thiên thệ nguyên không đi nũ khi chưa đạt mục đích!

1) ***Yoga***

- Xuất phát từ Ấn độ, một trong sáu trường phái đưa vô triết lý kinh Vệ đà của Ấn Độ: Nyaya (đưa vào lý trí để diệt khổ), Vaisheshika (vật thể được cấu tạo từ 6 nguyên thể khác nhau gần như lý thuyết về nguyên tử ngày nay), Samkhya (vật thể cấu tạo bởi hai đối chất: vật chất và tinh thần), Mīmāṃsā (chấp nhận một quyền lực tối thượng điều hợp linh hồn và thế giới hiện hữu), Vedanta (thể hiện của trí thức) (veda: trí thức toàn hảo, anta : phần kết cuộc), va Yoga căn cứ vào kinh Vệ đà khởi sắc trước thời Đức Phật Mâu ni, và là sự kết hợp Thiền và Thể dục. Yoga dựa trên phần căn bản và cốt tuỷ nhất của kinh Veda (Upanishads) và có cùng phần tinh túy của Phật giáo và Jainism. Yoga được phổ biến qua Tây phương từ đầu thế kỷ 20 dưới hình thức thể dục nhiều hơn là phần tâm linh Thiên Định. Có nhiều thể đang ví dụ như:
- Hatha Yoga: vừa Thể dục và Tâm linh, với Asana Yoga chủ về thể dục.
- Pranyama chủ về Kỹ thuật kiểm soát hơi thở nhất là kiểm soát cơ hoành cách mô. Phương pháp nầy thích hợp cho người hành thiền có vấn đề để giữ Tâm viên ý định khi ngồi yên.

2) ***Thiền đi bộ*** (Thiền sư Thích Nhất Hạnh)

Tập trung ý vào mỗi bước đi và hơi thở: chống trầm cam tập cơ gân, nở mach mau tốt hơn la đi bộ không Thiền (Prakhinkit 2013).

Thể Thao và Sức Khỏe

Thể dục với quan niệm một tinh thần minh mẫn trong một thân thể tráng kiện là cách duy trì sức khoẻ tốt nhất. Vận động cơ bắp đã được chứng minh hỗ trợ sự hồi phục chức năng các bịnh gây ra do tai nạn tim mạch, Não Bộ, cao máu, bệnh béo phì, tiểu đường, ung thư vú, đại tràng, bệnh trầm cảm (Teramoto 2017, Lee 2012, Franklin 2013).

Làm giảm lượng đường và cholesterol trong máu cao huyết áp, bị mất cân nặng [Santos 2017, Fretts 2016 Werner 2009, van Ockenburg 2014Steptoe, Mann 2014, März 2017, Wang 2017Mul 2015Han 2016, Hatamoto 2017].

Trong một tra cứu tài liệu y khoa, lực sĩ thể thao điền kinh với hoạt động bắp thịt cao độ, dù có thể gây ra loạn nhịp tim chết thình lình (Zaidi 2013Benito 2011, Garatachea 2013, O'Keefe 2017Santos 2014), vẫn có tuổi thọ cao hơn đại chúng vì giảm tỉ lệ về các tai nạn tim mạch và ung thư (Schnohr 1971, Menotti 1990, Marijon 2013Baron 2012),

Cải thiện bệnh Parkinson's disease (Block 2016, Cusso 2016, Mak 2017 Morris 2010Tamboscó 2014, Canning 2015Harrison 2017, Yotnuengnit 2018)

Vận động liên hệ đến sự tạo ra chất Brain-derived neurotrophic factor (BDNF) va cá chất tng trưởng như Growth factors (Cotman 2002). Sự thay đổi của Não Bộ (Neuroplasticity) là ảnh hưởng nhiều nhất tới bộ phận não liên hệ đến phần về cơ thể liên hệ đến hoạt động đang đươc chú ý/nghiên cứu . Nhưng vì có sự liên lạc với các phần Não Bộ chuyện về điều hợp và hiểu biết nên hầu như toàn thể vỏ não, chất xám dưới vỏ não và chất trắng cũng được tăng thể tích. (Erickson 2012, Hötting 2013, Bherer 2015, Voss 2016, Cassilhas 2016, Saraull 2017;Johansen-Berg 2016, Batouli 2017)

Vì vậy vận động làm chậm lại tiến trình thoái hóa thần kinh trong tuổi già (Jansson 2015McPhee 2016, Tuka 2017), làm mất khả năng hiểu biết nhất là khi kết hợp với chế độ ăn uống tự nhiên. Thực phẩm tự nhiên gồm chấc béo Omega hay Polyphenols từ thực vật, trà, trái cây, đồ gia vị và sinh tố (Jeromson 2017, Kuroda 2017, Vecchioli, Farioli 2018, Freitas 2017). Sự kết hợp trên giúp hệ tuần hoàn trong Não Bộ chống Tai biến mạch máu não (Chouinard 2006 Tan 2014, Stewart 2016, Veldsman 2016, Rist 2017 Kubota 2017 , Wen 2017), nối kết tín hiệu và sinh lý của Neurons và phục hồi Não Bộ sau thương tích và chống bệnh Trầm cảm (Andersson . 2015). Có thể làm sinh sản Neurons ở các vùng não như ở Hypocampus olfactory bulb/VN khứu giác, Dentate gyrus ở các loại động vật nhiều hoạt động. Thức ăn nhiều chất Cholesterol cũng như dầu mỡ saturated fatty acids. Nhiều trong mỡ heo, gà, bơ, it trong dầu Canola oilĐsẽ tạo ra nhiều chất Oxyt hóa có hiệu quả ngược lại (Bouzid 2015 Godala 2015 de Sousa 2017 Freitas. 2017 Ranchordas . 2017). Khảo cứu tài liệu y khoa tác động trên được thấy rõ nhiều nhất ở trẻ em cũng như sinh viên với cải thiện về học tập (Esteban-Cornejo 2014, Gomes 2015, da Silva 2015, Mura 2015, McPhee 2016), và ngay cả người lớn tuổi nhưng tác dụng ít hơn (Zubala 2017).

Thể dục giảm sưng phù biểu hiện bằng sự giảm C-reactive protein và các chất liên hệ đến viêm sưng : toll-like receptor-4-activated monocyte production of interleukin-6 (IL-6), tumor necrosis factor-α (TNF) từ các genes làm hư hại tế bào gây ung thư và già nua (Wu 2013, Palmefors 2014, Li 2016, Kasapis 2005, Plaisance 2006, Palmefors 2014, Fedewa 2016)

Thể dục làm tăng Telomerase làm cho Telomeres dài hơn(Sundin 2012, Babizhayev 2015, Balan 2018). Telomeres là phần hai đầu của nhiễm thể có nhiệm vụ bảo vệ Genes khỏi bị hư, biến hoại. Thể dục Tăng oxygen, Tăng tuổi thọ (Moreira 2014 Paffenbarger 1986 Lee 1997 Ekblom-Bak 2014, Wilczek 2016, Zeng 2017, Vidacek 2017, Schnohr 2017, Wade 2018, Kujala 2018).

Stress lo âu Hút thuốc làm Telomere ngắn, (Chen 2014 Matute-Llorente 2017)

Trầm cảm làm giảm nhanh Tolemerase (Seim 2013, Huang 2016)

Thể dục tăng xương (Teeling 2018 Fleischer T 2017)

Thể dục và Não Bộ

Thiền Thể dục là hoạt động làm tăng nhịp tim và tiêu năng lượng, cải thiện hô hấp hệ tim và tuần hoàn. Tăng thêm trí nhớ, giúp học hỏi, ảnh hưởng tốt trên não, giảm sự mất Neurons. tăng thêm râu thần kinh tăng BDNF, Insulin-like growth factor,

(Phillips 2017 Voss 2018)

Thể dục làm tăng Hippcampus trong 1 số khảo cứu bịnh Alzheimer (Li 2017, Intlekofer 2013, Erickson 2012 Duzel 2016, Jaroudi 2017 Frederiksen)

Và HIPPO tới15% và tăng sự kết nối với HIPPO trong người bị MS so với người ít thể dục, tăng chất xám vùng temporal và toàn thể NB trong tuổi già (Leavitt 2013)

Tăng thể tích MMD/Mạng mặc Định về TN, tăng kết nối hệ vành chuyên về TN, tình cảm MMD. TD cũng làm thay đổi MMD, nhưng ngược lại với Thiền thể dục không làm MMD bình yên (Li 2017).

IV. TUỔI THỌ

Ngoài yếu tố di truyền, tuổi thọ tăng lên với môi trường, dinh dưỡng hạn chế thức ăn cao năng lượng, đời sống vui vẻ, ăn chay, vitamins, Ngủ , giáo dục , đời sống theo thời khoá biểu, phong cảnh, Tôn giáo Thể dục, thể thao, và Thiền Định. Trong 5 loại nhân cách : Khoe khoang (Extraversion), Cởi mở (openness), Dễ chịu (agreeableness), Suy tư (cónscientiousness), Lo âu (neuroticism), thì 3 loại đầu thường sống lâu (Gonzalez 2008).

Đều có ảnh hưởng đến cơ thể, trí tuệ hay Não Bộ và tuổi thọ. Ngược lại nghệ sĩ, lực sĩ nổi tiếng có đời sống ngắn, liên hệ đến cách sống hơn là sức khỏe. Để tìm hiểu ảnh hưởng của vận động thể xác và Thiền Định đến tuổi thọ cũng như khả năng trường sinh, sau đây là những tìm hiểu:

A. Tuổi thọ Thể dục Thể thao

Thể thao có thể gây nên Atrial fibrillation nhiều hơn ở đại chúng có lẽ do tăng nở thể tích Tâm nhĩ Trái, Viêm xơ cơ tim tác động hệ Parasympathetic và di truyền. Lực sĩ điền kinh và thể thao có tuổi thọ cao hơn là đại chúng và có tỉ lệ bệnh tim mạch và ung thư thấp. Từ 1.5 đến 10 năm, khoảng 4.5 năm trong một cuộc tra cứu 157 nghiên cứu (Lemez 2014.Garatachea 2014 . https://www.livescience.cóm/50386-exercise-recómmendations-longevity.html), Tuy nhiên có nhiều yếu tố như cách sống của lực sĩ sau thời gian hành nghề, khac biệt về các môn thể thao, sức chiu đựng cho mỗi loại thể thao, chưa kể triết lý sống của người lực sĩ nổi tiếng khác với đại chúng. Những lực sĩ chịu đựng dẻo dai và thể thao kết hợp (như túc cầu) có lẽ có lợi thế nhiều hơn về tuổi thọ (Teramoto 2010) và thường có giáo dục thể thao từ thuở nhỏ (Baker 2004, Holt 2008). Trong hai khảo cứu , lực sĩ chết sớm hơn đại chúng vì dùng steroids, chiến tranh và thiếu chăm sóc sức khỏe (Löllgen 2009 Sarna 2000). Người già trên 70 cũng có lợi khi luyện tập (Stessman 2009). Lực sĩ điền kinh có telomere dài hơn (Simoes 2017), lực sĩ cao to (big guys) có tuổi thọ ngắn hơn (Lemez 2017), lực sĩ có thành công sớm hay chết sớm hơn đến 5 năm.

B. Tuổi thọ và Nghề nghiệp

Có sự khác biệt rất lớn về tuổi thọ trong nghề nghiệp. Nghề về quang tuyến, văn phòng cách biệt với nghề cần người làm việc đi lại nhiều: sự cách biệt về tuổi thọ có thể đến 10-15 năm (Luria 1969)

262 Họa sĩ chết sớm hơn điêu khắc gia 3 năm (63+-0.9) versus 67+-1.1 (Greenspan 2008)

Văn sĩ và Nhạc sĩ ở vùng Belgium,Netherlands 1700-1850: sống lâu bằng giới thượng lưu(50 tuổi) https://psmag.cóm/social-justice/artists-musicians-live-longer-lives-72840

Y sĩ kể cả BS giải phẫu sống lâu hơn đại chúng khoảng 10 năm. Tuy nhiên nữ BS giải phẫu có tuổi thọ thấp hơn nam BS giải phẫu. Ở Thái lan BS thường bị cao huyết áp, tiểu đường, dư mỡ, bịnh tim, tiền liệt tuyến, tim, có tuổi thọ 68-93 năm (75.1 +/- 4.86). Bác sĩ chuyên khoa về gây mê thường chết về tai nạn, tự tử. Radiologist do ung thư máu , pancreas (lá mía) , phổi. Pathologist do bướu não, tự tử. Giải phẫu thần kinh do ung thư máu, tai nạn máy bay, bịnh về hệ thần kinh kể cả bịnh Alzheimer. Psychiatrist có tỉ lệ suicide cao chỉ

sau BS nội khoa. Nhờ phương pháp phòng ngừa, phóng xạ không còn là nguy cơ cho BS về quang tuyến.
So sánh với các nghề nghiệp, Y sĩ có tuổi thọ cao hơn luật sư hay các nghề nghiệp trí óc khác. Tuy nhiên Tu sĩ sống lâu hơn Y Khoa Bác Sĩ khoảng 9 năm (le Riche 1985, PMID: 4042048, Sterling 1985 Mitura 2018, Mitura 2018 Shin 2005Frank 2000 Matanoski 1975 Asp 1979Rimpelä 1987 Lollis 2010 Carpenter 1997 Hikiji 2013 Lin et 2017).
Một cách tổng quát nghề nghiệp cần vận động bắp thịt thì tăng tuổi thọ.

C. Tuổi thọ người Tu hành

Tu sĩ sống lâu hơn đại chúng vì đời sống đơn giản, nhất là gần đây khi điều kiện về y tế được cải thiện ở Netherlands và Ba lan sống lâu hơn đại chúng từ 2.5-3 năm (Jenner PMID: 12183972, de Gouw 1995 Guralnik 2002). Tôn giáo có thể làm tăng tuổi thọ nhưng vẫn còn chưa được xác nhận trong một tra cứu (Sloan 2002). Hơn nữa Tu sĩ về già thường bị buồn vì ảnh hưởng của sự cô đơn. So sánh các Đức Giáo Hoàng với nghệ sĩ đồng thời, có khuynh hướng trong thống kê cho thấy Nghệ sĩ nổi tiếng sống lâu hơn Giáo hoàng (Allison T 1999 Hanley 2006, https://paa2012.princeton.edu/papers/122836).

D. Tuổi thọ của Nam và Nữ

Dù quốc gia giàu hay nghèo, phụ nữ sống lâu hơn Nam giới khoảng 5-7 năm (279 Barford 2006) và cách biệt giảm đi một chút gần đây (Mesle). Nguyên nhân là vì phái Nam có bịnh về tim mạch, ung thư và tai nạn nhiều hơn (281) xuất phát từ sự kiện là:
1) Nữ có 2 nhiễm thể X trong khi Nam có một nhiễm thể X, Bịnh do hư hại gene trong X có thể được thay thế bởi nhiễm thể X còn lại ở người nữ. (Christensen 2000),
2) Nữ ít dính líu đến vấn đề xã hội như ghiền hút, xe cộ... cũng áp dụng cho Lực sĩ (Antero-Jacquemin 2015) và Tu sĩ (Luy 2009).

E. Tuổi thọ và Thiền Định

Thiền cải thiện tuổi thọ qua ảnh hưởng của sự giảm cholesterol, glucóse , hiệu ứng viêm sưng (qua hypthalamus làm giảm nội tiết) hệ miễn nhiễm. Vì vậy bịnh tim mạch bớt đi. Hơn nữa Thiền làm bớt bịnh Alzheimer, lo âu làm giảm tuổi thọ. Telomere cũng bị ít hao mòn, thay đổi di truyền giảm (jacóbs 2010, Huang 2018, Schutte 2014, Conklin 2018, Gilson 2009,.Herbert 2011, Falus 2010, Dusek 2017). Thiền và các trạng thái tâm lý có thể ảnh hưởng đến hệ miễn nhiễm nhưng có lẽ không ảnh hưởng trực tiếp đến ngăn ngừa hay gây nên bệnh ung thư (Sampson 2002). Nhưng Thiền nâng đỡ tâm lý người bệnh ung thư.

V. KẾT LUẬN

Tuy sự già nua và chết tuy vẫn là một điều tất yếu, nhưng với tiến bộ về di truyền, tế bào học và người ta có thể thấy tuổi tho có thể được tăng lên. Quan niệm chết để nhường chỗ sống cho lớp trẻ của Weismann trở nên thiếu được sự hỗ trợ trên phương diện sinh vật học. Ngược lại hiện nay nhiều nhà Sinh vật học tiên liệu kỹ thuật có thể làm chậm lại sự già nua. Nhà sinh vật học Ed Aubrey nói đến có thể kéo dài sự sống vô hạn, hay 2500 năm, 1000 năm và rồi hạ xuống 200 năm. Tuổi ngày nay có thể tăng lên 120 - 200 và người 90 tuổi có hình thể của người 50 tuổi và tuổi trung bình chết có thể từ 100 - 120 tuổi. Tuy nhiên mong muốn sống lâu cũng chưa được sự đồng tình của đại chúng với phân nửa người chống đời sống lâu.

CHƯƠNG X: GIẤC NGỦ

Ngủ say và thiền có cái
gì đó tương tự và cái gì đó khác biệt.
Một điều là tương tự - trong cả hai, suy nghĩ biến mất.
Một điều là khác biệt -
trong Ngủ say, nhận biết cũng biến mất,
nhưng trong thiền nó còn lại
Osho trong Awareness/Nhận biết.

TÓM LƯỢC

Nhập đề

Giấc Ngủ chiếm gần 30% của đời sống ở người trưởng thành và thường được tin tưởng là cần thiết cho đời sống, vì thiếu Ngủ thì cơ thể mệt mỏi và Ngủ được đủ thời gian thì thấy khỏe với tinh thần minh mẫn và Trí Nhớ được rõ ràng hơn. Loài vật cũng Ngủ, giấc Ngủ thay đổi theo môi trường sống của từng loài động vật. Mục đích của bài này là trình bày sự Ngủ qua cơ chế điều hành của đồng hồ trong NB, các nhân chất xám của Não Bộ kiểm soát các giai đoạn Thức Ngủ, mô tả vai trò của Đồi Não/DN)/Thalamus và LKT/Lưới Kích Thượng, biến đổi EEG điện Não đồ, một phương tiện nghiên cứu giấc Ngủ quan trọng và các rối loạn gây nên do bịnh thiếu Ngủ.

Kết quả và nhận xét

Hypothalamus là phần NB quan trọng chuyên về điều hòa các chức phận thuộc về cơ thể và ít liên hệ đến TR/Tri thức. Nhân SCN/SupraChiasmatic Nucleus được cói là đồng hồ chính của cơ thể có chu kỳ 24 giờ 11 phút độc lập với ánh sáng và mùa màng. Đồng hồ này được điều chỉnh giờ theo ngày bởi nhân SCN và theo mùa bởi Tuyến Tùng. Nhân SCN nhận dây thần kinh Thị giác và có nhiều loại tế bào nhạy cảm với ánh sáng với chu kỳ ngày khác nhau để thích ứng với thời gian ánh sáng. Để thích ứng với chu kỳ thay đổi, tế bào của SCN dùng Genes để thích nghi với ánh sáng để làm thành chu kỳ. Nhân kết nối với Dorsal Medial Hypothalmic Area DMH và làm thay đổi chu kỳ. Thần kinh Thị giác cũng kết nối với Tuyến Tùng/Pineal Gland qua kết nối trung gian của Cervical Ganglion/Hạch TK cổ và Tuyến Tùng cũng nhạy cảm với ánh sáng điều chỉnh giờ theo mùa màng.

Trong tình trạng Thức, VN được kích động từ phía dưới: Hệ Đồi Não và Lưới kích thượng, và các nhân Thức (ở phía sau của Hypothalmus) như LDT, PPT BF với Acetylcholine, DR/MRN với Serotonin, LC với Norepinephrine, TMN với Histamine và vlPAG/VTA với DOPA. Những nhân này không những kích thích Vỏ Não mà còn kích thích Đồi Não và HIPPO để làm ra các Neuro hormones cần thiết cho các nội tạng và toàn cơ thể. Thêm nữa Orexin là một hormone mới tìm ra có nhiều ở khắp Não Bộ nhưng nhiều nhất ở LHA/Lateral Hypothalamic

Area là chất làm nên Thức. Thiếu Orexin gây ra bịnh Ngủ kích phát (có thể Ngủ nhiều ngày) với nhũn cơ hay Ngủ nhiều mà không bị giãn cơ. Orexin kích thích các nhân làm Thức và tăng lên sự ăn uống.

Thức lâu sẽ tăng chất Adenosine trong Não Bộ và kích thích Basal Forebrain BF rồi kích thích trung tâm Ngủ (ở phía trước của Hypothal) là vlPO /MnPO và ức chế các nhân làm Thức kể cả Orexin, MDH với MCH làm nên giấc Ngủ NREM.

REM có thể ghi nhận với Electro-Oculogram (EOG) REM: Tiếp đến, nhân MDH/MedioDorsal Hypothalamus với chất MCH/MelanoCortical Hormone được kích động để ức chế các nhân Thức và cũng ức chế nhân Ngủ vlPO/ventrolateral PreOptic và MnPO/MedianPO (làm nên giấc Ngủ NREM). Nhân kích thích SLD/PC (sublaterodorsal nucleus and precóeruleus)
với GABA được nghi ngờ làm thư giãn bắp thịt trong REM, tuy nhiên cơ chế còn cần được nghiên cứu thêm. SLD/PC cũng kích thích Basal Forebrain BF làm tăng Acetylcholine nhiều hơn khi thức, BF có hai loại tế bào tiết ra Acetylcholine và loại kia làm thức và Ngủ REM vì Acetylcholine có thể làm ra REM hay thức. Mộng Mị có thể xảy ra trong bất cứ thời gian Ngủ nhưng nhiều nhất ở thời kỳ REM với sóng PGO, với nhũn cơ nên người nằm mộng không có phản ứng bắp thịt có thể làm nguy hại cho bản thân và người chung quanh.

Nhờ vậy EEG và EOG (ElectroOculogram) giúp chia giấc Ngủ làm 5 thời kỳ từ 1-4 là Ngủ NREM và thời kỳ 5 là Ngủ REM. Sóng K cómplex <1 hz thường nhất ở vùng Trán đến Đồi Não liên hệ về Trí Nhớ xảy ra trong thời kỳ NREM-2 hay khi bị kích thích. Sóng Sigma còn gọi là Sleep spindle trong 0.5-2hz liên hệ nhất là đến Lưới Đồi Não. Mạng Mặc Định (có đặc tính hoạt động thấp khi chú ý), ventromedial PFC trong giấc Ngủ hoạt động mạnh có thể do vai trò bảo tồn Trí Nhớ cụ thể.

I. Tổng quát.

Ngủ là phần quan trọng của đời sống, và ảnh hưởng đến đời sống vật chất và tinh thần của mọi động vật. Hypnos là thần Ngủ trong hang động của sông Lethe chạy qua đảo Lemo. Dòng Lethe chỉ có trong thần thoại Hy Lạp, linh Hồn uống nước sông này sẽ quên hết chuyện quá khứ để được nhập vào xác tái sinh. Câu chuyện cũng tương tự như truyền thuyết bình dân Việt nam rằng linh Hồn trước khi đầu thai phải đi qua cầu Nại Hà có một quán ăn bán cháo Lú, ăn cháo Lú làm linh Hồn quên đi tiền kiếp. Hypnos là anh em song sanh với thần Thanatos. Người xưa kể cả Aristotle quan niệm Ngủ là gần với chết. Tùy theo môi trường và nhu cầu sống, sinh vật Ngủ khác nhau, Dơi, Chipmunk, Mèo Ngủ hơn 12 giờ mỗi ngày, Hươu chỉ Ngủ 2-3 giờ mỗi ngày. Thủy vật chỉ Ngủ mỗi lần ½ giờ vì do nhu cầu để sinh vật có thể bơi lên mặt nước tìm dưỡng khí. Thai nhi và Em bé thì Ngủ rất nhiều. Trong giấc Ngủ Thần kinh tự động vẫn hoạt động nhưng có thể chậm lại, Thần kinh cảm giác và TR giảm sút tùy theo tình trạng Ngủ. Tâm ý và Tạng Thức cũng suy giảm nhưng Tâm linh thì không bị ảnh hưởng. Nếu Thức tỉnh là cần thiết cho sự sinh tồn sinh lý, kiếm thức ăn và bảo vệ an ninh thì giấc Ngủ cũng cần để phục hồi các chức năng sinh lý nhất là bảo tồn Trí Nhớ khi thông tin được ghi nhận.

Ngủ là một phần quan trọng và thiết yếu của đời sống vì vai trò bảo tồn năng lượng để có thể phục hồi cơ thể bù lại năng lượng đã dùng. Não Bộ làm việc không ngừng nhưng giảm hoạt động khi Ngủ để phục hồi các chất quan trọng như Glutamate mà NB không thể hấp thụ được từ ngoài NB. Glutamate không xuyên qua được rào cản Máu-NB nên Glutamate được sản xuất bởi Glial cells dùng chất Glucóse. Cũng vì NB làm việc không nghỉ, nên kết nối thần kinh chỉ có thể được hủy khi phần NB giảm hoạt động để thay thế bằng kết nối cần thiết.

Theo Dallenbach (1924), Trí nhớ có liên hệ đến giấc Ngủ vì Ngủ sau khi học thì nhớ nhiều hơn để Trí nhớ từ HIPPO chuyển lên Vỏ Não làm Trí Nhớ bền vững, chắc chắn (Rasch and Born, 2013). TN là phần hoạt động quan trọng cần cho Tri Thức/TR. Khi Ngủ thì thông tin đến HIPPO được lưu giữ một thời gian ngắn. Trong giấc Ngủ NREM sau đó, khi TR không hoạt động TN mới được chuyển lên VN vmPFC để bảo tồn và lưu giữ ở VN khác nhau lâu dài hơn. Sự làm cho Trí Nhớ được bền chặt sẽ được bàn đến sau đây. Trí nhớ khởi nguồn từ thông tin ngoại biên đến NB, nhất là đến HIPPO với sóng Delta, nên khi sóng Delta bị cản lại (dùng virus để tăng GABA- là chất chuyên làm ức chế- cản trở sự dẫn truyền thần kinh trong HIPPO trong thí nghiệm ở Chuột) thì Trí nhớ giảm đi. Trí nhớ ghi lại được trên Vỏ Não nhờ khả năng

Neuroplasticity cùng với khả năng tạo ra Protein cần thiết cho sự ghi lại Trí nhớ. Những khả năng trên làm kết nối thần kinh được bền chặt, vì Trí Nhớ được biểu hiện bằng sự kết nối thần kinh.

Phần đông các nhà nghiên cứu NB thường quan niệm Giấc Ngủ là một cơ chế cơ bản của các Sinh động vật. Quan niệm ấy có thể là chủ quan: giấc Ngủ là sự thích ứng của cơ thể về ban đêm. Có thể sự Ngủ và Thức là tình trạng tự nhiên của mọi sinh vật với biểu hiện khác nhau tùy theo chu kỳ ngày đêm. Cho nên khi đặt vấn đề: Tại sao sinh vật Ngủ?, cũng giống như Tại sao sinh vật thức? đều có những lý do của mỗi trạng thái và những trường hợp ngoại lệ.... Thí dụ trẻ Sơ sinh khi phát triển thì sự Thức tỉnh ngày càng tăng lên. Quan niệm như trên là phù hợp với trạng thái sinh lý của mọi sinh động vật: giấc Ngủ và sự Thức tỉnh là tự nhiên và không có tình trạng nào là trạng thái hoạt động cơ bản và Mặc Định (Default mode) của mọi sinh vật. Trong bài viết này, sau khi ôn lại các cơ chế kiểm soát giấc Ngủ, quan niệm trên sẽ được bàn luận trên căn bản Giấc Ngủ hay Thức tỉnh (Siegal 2005, Porkka-Heiskanen T. 1999. Frank MG. 2006, (Kanda 2016). Vyazovskiy2011, nir 2011
https://healthysleep.med.harvard.edu/healthy/matters/benefits-of-sleep/why-do-we-sleep)

Ở mọi sinh vật, Ngủ có thể chỉ xảy ra ở một vùng hay 1/2 NB , nhiều nhất ở động vật thấp nhưng Ngủ từng vùng cũng xảy ra ở người, được thấy khi giải phẫu NB (Vyazovskiy2011, Nir 2011).

Để cập đến Ngủ thì không thể không nhắc đến khám phá quan trọng về sự Ngủ. Đó là EEG và Lưới kích thượng/LKT (ARAS= Ascending Reticular Activating System) ở Cuống Não, thêm vào đó là đại dịch viêm Não Encephalitis Lethargica hay là bịnh Ngủ Von Ecónomo's ở Âu châu và Bắc Mỹ làm bịnh nhân Ngủ suốt ngày (hư Hypo Posterior thuộc Lưới kích thượng) hay không Ngủ được (hư Anterior Hypo). Nhưng trước khi trình bày về cơ chế của giấc Ngủ, hãy nói về đồng hồ chu kỳ ngày đêm.

Ấu trùng Jellyfish có hệ thần kinh rất sơ bộ nhưng có biểu hiệu của chu kỳ thay đổi Ngủ Thức, và được chứng tỏ là Não Bộ có vai trò quan trọng trong sự điều hành giấc Ngủ (Nath 2017).

II. Cơ Chế Ngủ và Tỉnh

Cơ chế ngủ và tỉnh la tự nhiên của hai thái cực âm dương trong đời sống nhị nguyên. Cho nên không cần đặt ra câu hỏi tại sao sinh vật phải ngủ.

Tuy Ngủ cần cho TR nhưng cơ chế tạo ra giấc Ngủ là gần như hoàn toàn tự động ngoài tầm kiểm soát của TR. Điều đó có nghĩa là các trung tâm kiểm soát giấc Ngủ Thức không ở trên VN hay là phần trung tâm của NB như TR hay TN, mà nằm ở vùng Hypothalamus, vùng NB tự động kiểm soát hoạt động của nội tạng và các cơ chế tự động khác.

NB hoạt động trong Thức và Ngủ tóm lược như sau:.

- Tình trạng Thức là phức tạp gồm sự Thức tỉnh, TR, phản ứng nhanh (dùng nor-epinephrine), để sinh tồn.
  Phản ứng chậm có TR dùng nhiều Acetylcholine,
  các nhân giác quan đau ngứa dùng Histamine;
  cơ chế tự động thúc đẩy dùng DOPA;
  cơ chế vui chơi dùng Serotonin

Vì vậy, cơ thể phải dùng :

- N**hân SCN**, là đồng hồ báo Thức
- Nhân Lateral Hypothalani

c Area /LHA tiết ra Orexin kích động các nhân Thức

- Năm trung tâm (liệt kê sau) cho sự Thức chưa kể Basal Forebrain/BF LateroDorsal Tegmental/LDT và PedunculoPontine Nucleus/ PPN để có Aetylcholine cho TR trong lúc Ngủ REM và Thức.

Ở thú vật Ngủ một nửa não với NREM và nửa NB kia Acetylcholine cao hơn.

Acetylcholine làm căng cương cơ quan sinh dục, cả xuất tinh.

- Tình trạng Ngủ tương đối đơn giản hơn được chia ra:
  Ngủ NREM, không Thức tỉnh/không có TR, và

Ngủ REM không Thức nhưng có một phần TR còn các cơ bắp thì bị nhũn lại.

Để đảm nhận các chức vụ của Ngủ, NB dùng:

- Nhân vlPO tiết ra GABA áp chế các nhân Thức.
- Nhân DorsoMedial Hypothamus/DMH làm ra Melanin cóncentrating hormone/MCH '
- Để chuyển từ NREM sang REM và BF làm ra Acetylcholine để có TR trong Mộng Mị.
- Để khởi động cơ chế cho Tuyến Tùng tiết ra Melatonin hạ thấp hoạt động toàn cơ thể tạo điều kiện cho sự Ngủ

-Adenosine (là chất cấu tạo nên AMP ,ADP,ATP) tích tụ khi Thức, để lượng cao trong NB làm buồn Ngủ.

A) Trung tâm điều khiển

1. Đồng hồ chu kỳ ngày đêm khởi động chu kỳ thức ngủ

Sinh vật kể cả một số vi trùng (bacteria), cây cối động vật

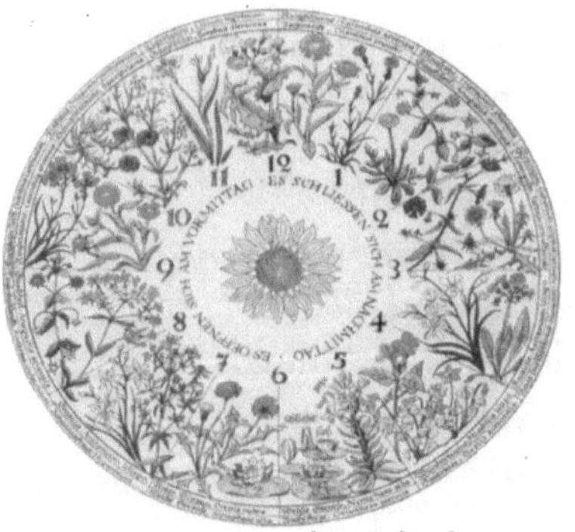

Lannaeus lập một đồng hồ gồm các loại bông hoa nở khác nhau theo giờ

có chu kỳ biến đổi ngày đêm như: Thức Ngủ, nhiệt độ, chất nội tiết, hệ miễn nhiễm. Năm 1751 Lannaeus lập một đồng hồ gồm các loại bông hoa khác nhau theo giờ của ngày (Xem hình). Điển hình nhất là lá cây Mimosa đóng mở theo giờ. Tuy nhiên nghiên cứu trên cây, lá, hoa, động vật và người bị phê bình là chu kỳ còn bị ảnh hưởng bởi lực hấp dẫn trọng lượng địa cầu quay vòng 24 giờ. Điều đó chỉ được chứng minh là không đúng khi ở trên phi thuyền không gian tạo trọng lượng zero, chu kỳ 24 giờ vẫn được thể hiện. Kế đến khảo cứu trên động vật trong phòng thí nghiệm mới tìm ra đồng hồ chính là nhân Supra-Chiasmatic Nucleus (SCN) nằm ngay trên Optic Chiasma là chỗ thần kinh mắt Trái Phải gặp nhau chuyển thị trường Trái Phải. Khảo cứu tiếp trên Ruồi đã khám phá ra gene PER là khởi điểm của chu kỳ. Khám phá đã giúp cho ba khoa học gia Jeffrey C. Hall, Michael Rosbash and Michael W. Young được giải thưởng Nobel 2017.

Vì sự thay đổi ngày đêm dài ngắn dần theo mùa nên đồng hồ chính là nhân SCN/SupraChiasmatic Nucleus (điều chỉnh theo từng ngày). SCN dùng nhân Dorsal Medial HIPPO (DMH) để điều chỉnh giờ ăn uống và dùng các đồng hồ ngoại biên cho mỗi cơ quan, theo ngày và tuyến Tùng điều chỉnh theo từng mùa. Ngoài ánh sáng ban ngày, những liên hệ đến Giấc Ngủ, ăn uống và những hoạt động khác cũng góp phần điều chỉnh đồng hồ ngoại biên.

a) Nhân SCN: Đồng hồ chính/Master Clock (H8.2)

SCN là một nhân nhỏ chứa khoảng 1000 tế bào thần kinh, đã được đề cập trong phần trên.

Nhân SCN được cói là Đồng hồ chính (Master clock) ngay cả khi tối thuộc về vùng HypoThalamus và nằm trên Optic Chiasma. Có nhiệm vụ điều khiển chu kỳ ngày đêm. Cả hai nhân Trái Phải có khoảng 20,000 tế bào thần kinh. Mỗi nhân gồm hai phần: Core (Lõi) và Shell (Vỏ). Tế bào SCN riêng rẽ cảm ứng với nhiệt độ, ngoài ra còn có bằng chứng SCN nhạy cảm với thay đổi các hoạt động thể chất, ăn uống, tình cảm, thuốc men và các hóa chất.

Nhưng nổi bật nhất là tế bào trong SCN chịu sự chi phối của ánh sáng để điều chỉnh đồng hồ. Để hiểu rõ làm sao SCN điều chỉnh đồng hồ hãy xem thí nghiệm sau, cơ chế thay giờ ở độ phân tử và các kết nối với các nhân:

Thí nghiệm với Tế bào cấy, cho thấy các tế bào SupraChiasmatic Nucleus/SCN có điện thế khác nhau. Khi cho ánh sáng đến, một số tế bào với điện thế cao nhất liên kết với nhau. Điều đó chứng tỏ SCN gồm từng nhóm tế bào với chu kỳ khác nhau để thích ứng với chu kỳ của môi trường trong thiên nhiên. Khi chu kỳ của môi trường thay đổi thì chu kỳ của SCN cũng thay đổi theo để thích nghi với hoàn cảnh mới. Hệ thống tế bào có chu kỳ thích hợp sẽ giữ vai trò lãnh Đạo nên có điện thế cao, những tế bào không có chu kỳ thích hợp sẽ không kết nối vì có điện thế thấp (Hafner 2012).

Khi có ánh sáng nhân SCN được kích động, SCN kích động DMH/Dorsal Medial Hypo, *DMH kích động LHA/Lateral Anterior Hypo làm tăng Melanocórtical H./MCH và Orexin*

- MCH tăng Melanin sắc tố đen da, báo hiệu có ánh sáng làm Tuyến Tùng quả ngưng sản xuất ra Melatonin (điều chỉnh đồng hồ theo mùa)
  - Kích thích ăn uống.

Phần đọc thêm KHNB

PACAP tìm thấy ở TK ngoại biên và NB. PACAP cũng gây ra bịnh Migraine (Holland 2018, Ashina 2018). Giữ vai trò trong sự điều hợp nhân SCN với ánh sáng ngày đêm và theo mùa và các đồng hồ ngoại biên qua hệ TK tự động ngoại biên). PACAP và Glutamate là hóa chất dẫn truyền giữ Võng Mô-HIPPO .(H10. 4)

Ánh sáng làm tiết ra Glutamine làm TB SCN kích động. dzpPACAP làm chuyển giờ ban đêm và ban ngày: thêm PACAP vào TB SCN làm đồng hồ SCN đi trước lên trong ban ngày. Đầu ban đêm, PACAP + glutamate làm chậm đồng hồ lại; cuối ban đêm PACAP + Glutamate (Holland 2018, Chen 1999, Nielsen 2001) làm đêm dài hơn.

Tóm lại, PACAP là cách HIPPO dùng để điều chỉnh đồng hồ SCN Tế bào ganglion từ mắt cho tín hiệu ánh sáng ---> nhân MDH --->.nhân LH cho ra Orexin--->LDT và PPT làm ra Acetylcholine và TMN làm ra Histamine quan trọng cho sự trỗi dậy để Thức tỉnh. Histamine ---> LDT và PPT. Orexin ---> LC (Adrenaline). Nhân vlPAG/LPT, nhân này ức chế
SLD/PC (GABA).

SCN, là đồng hồ chu kỳ ngày đêm được điều chỉnh bởi thần kinh mắt và Melatonin từ tuyến Tùng để điều chỉnh theo mùa. Nếu chu kỳ dài ra hay ngắn đi, chắc chắn sẽ làm rối loạn cho sự Thức Ngủ.

- Chu kỳ ngắn sẽ làm Ngủ nhiều.

Chu kỳ dài hơn sẽ làm mất Ngủ. Hiện tượng thường xảy ra ở người già, có khuynh hướng Ngủ trễ rồi đưa đến có đêm không Ngủ mà vẫn thấy khỏe nhưng rồi lại Ngủ ngày cho đến khi chu kỳ trở lại bình thường, rồi sau đó là Ngủ trễ...

SCN gởi thông tin đến nhân DMH (Dorsomedial HIPPO) > DMH kiểm soát vlPO nhân (Ngủ dùng GABA), MPO (Thermoregulation) PVH (córticó release) và nhân LHA /Orexin. Ngoài ra SCN kết nối toàn Vỏ Não các trung tâm có Acetylcholine, Nhân thần kinh từ Võng Mô Ganglion cells chứa (Melanopsin) truyền tin Monoaminergic, Hippocampus, Subiculum, Basolateral Amygdala/Hạnh Nhân, Vỏ của nhân accumbens, Ventromedial nucleus, Arcúate, Tuberomammillary, Dorsolateral Pons Dorsal Raphe, và Locus Coeruleus.

Nhân DMH và Zona Incerta/ZI kết nối với toàn Não Bộ kể cả Nhân Dorsal Raphe/DR và nhân Raphe ức chế MDH. MCH là một trong ba Neuropeptides (Gene Pmh với hai Neuropeptides kia là NGE và NEI chưa được hiểu biết nhiều) có Receptor MCHR1 và MCHR2 (chỉ có ở động vật như Chó Mèo và cao hơn) có mục đích kích động GABA là chất ức chế thần kinh nên làm Ngủ. Chích MCH vào nhân DR làm Ngủ REM, và chích MCH vào DR (Serotoninergic) và MR gây tính trầm cảm, có thể chống lại bằng thuốc Antidepressant (Torterolo 2015).

MCH làm tăng REM.

Kích thích tế bào thần kinh MCH qua GABA ức chế TMN, kích thích MCH trong REM làm tăng REM nhưng không làm tăng NREM và ngược lại ức chế MCH không thay đổi REM sleep nhưng làm giảm Theta rythms từ HIPPO (liên hệ đến bảo tồn Trí Nhớ).

b) **BASAL FOREBRAIN** là trung tâm Acetylcholine chính và lập thành hệ thống Acetylcholine với LDT và PPT.

i.. Ngoài ra còn có tế bào thần kinh GABA và Glutamate, Somatostatin có thể tìm thấy ở BF gồm: -Ventral Basal Ganglia (including Nucleus Accumbens and Ventral pallidum), Nucleus basalis or **Nucleus basalis of Meynert** or nucleus basalis Magnocellularis kết nối nhiều với các nhân khác để giữ vai trò điều hợp về tình trạng tỉnh Thức, ngon miệng, tình trạng chủ ý, học hỏi và Trí nhớ.

ii. Có nhiệm vụ trong Thức và Ngủ REM. Khi bị ức chế chuyển sang Ngủ slow wave.

iii. . **BF cũng là một trung tâm của Trí Nhớ Học** hỏi, nhận input từ Hypo LHA dùng Orexin để làm tỉnh.

Thức tỉnh là bước đầu tiên cho sự chú ý, các bịnh suy thoái thần kinh như Alzheimer, PD làm giảm Orexin sẽ làm giảm Acetylcholine. Bịnh ADHD làm mất quân bình giữa Orexin và Acetylcholine. Ngủ REM giảm Orexin tuy nhiên có lúc Orexin cao.

BF Somatostatin kết nối với nhiều nhân trong Não Bộ gây nên sự ăn uống vui chơi (Hedonic feeding) (Zhu 2017). Ăn uống khen thưởng làm tăng sự chú ý vì kích thích BF làm ra Acetylcholine làm tăng lên Tri Thức.

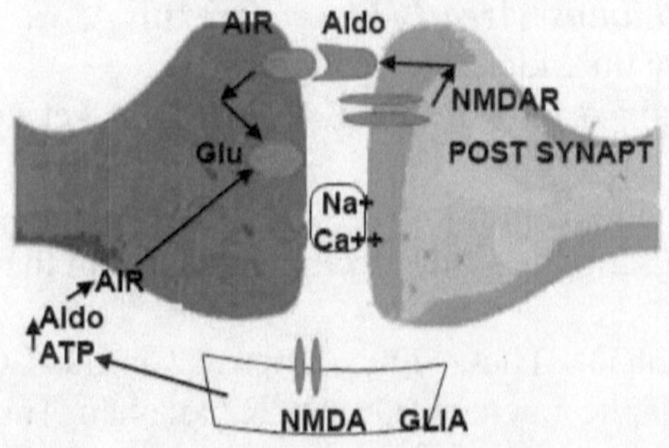

H10.1 Từ phan ứng thuy phân/Hydrolysis, từ postsynaptic Neuron hay từ glial cells đi ngược về Presynaptic Neurons để lam nên Giấc Ngu, ức chế Glutamate cần thiết cho dẫn truyền TK kể ca TN (Aldo=adenosine, AIR=Adenosine Receptor 1)

c) Adenosine (H10.1) là chất cơ bản cho cơ chế Ngủ và Tỉnh (Wakefulness). Khi Tỉnh có được tư thuỷ phân/ hydrolysis thải ra

Adenosine tư các chất :
-S-adenosylhomocysteine (SAH),
- ATP (Adenosine Triphosphate), ADP (Adenosine Triphosphate) AMP (Adenosine monophosphate) và cAMP (cyclic AMP liên hệ đến tiến trình làm ra TN được dung để cung cấp năng lượng và trong quá trình lập thành Tri nhớ

Adenosine dần dần tăng lên trong NB, bám vào các Adenosine Receptors A1R va A2R trở thành áp lực cần thiết để tăng lên ở BF và Nucleus Accumbens/NAc (Nucleus Accumbens/NAc là nhân làm vui thích khi cảm thấy nhàm chán). Mặt khác giúp tái tạo nên AMP, ADP và ATP khi có men Adenosine deaminase (ADA), các phản ứng hóa học trên xảy ra trong Glial cells, ngoại trừ cAMP) tăng làm nên áp lực Ngủ. (ghi chú Caffein cạnh tranh Adenosine receptor nên làm mất Ngủ trong khoảng 6 giờ). Adenosine nối kết với hai loại Adenosine Receptor AR.

- A 1 R ở trong Basal Forebrain/BF làm kích động BF kích động nhân ngủ (MnPO và vlPO) làm ra GABA. BF cũng làm ra GABA ức chế vùng bên Hypothalamus (LHA/ Orexin).
- ***A 2 R ở trong Nucleus Accumbens***/NAc. Receptor A 2 R ở Nucleus Accumbens/NAc là liên hệ để hiện tượng buồn ***Ngủ khi cảm thấy nhàm chán***. (NAc la nhân lam vui)
- AR còn tìm thấy ở ngoài NB (A 1, 2, 3 R) cho cảm giác đau (Vincenzi 2020)

(Vanini 2021, Myslivecek 2017, HUT 2011, Van Drunen 2021, Castaneda 2005, Lazarus 2019, Calabro 2019, Abrahamson2001, Bjorness 2009, Yu 2018, Thakkar 2010, Arnaldi 2015, Vanini 2018, Vu 2011, Schwartz 2016, Van Someren 2020)

d) Nhân vùng Lưng Giữa /DorsoMedial (DMH) của Hypo.
Là nhân chính tiếp nối từ SCN. Tiết ra MCH Melanin cóncentrating Hormone là hormone làm nên sắc tố da và có các **chức phận khác là: chuyển ngủ NREM sang Ngủ REM.**

e) Orexin A và B (Hypocretin 1 và 2).

***Vùng bên/Lateral Hypothamus Area/LHA*-->** **Orexin A và B (Hypocretin 1 và 2).** (Thức tỉnh, kích thích ăn uống,)

Orexin Tế bào thần kinh Orexin ở Lateral Hypo Area (LHA) kết nối với nhiều Vỏ Não và tủy sống.

Receptors gồm hai loai R1 ít nhạy cảm hơn R2 được tiết ra khi có sự kiện liên hệ đến Thức như ánh sáng, môi trường chung quanh cần thám hiểm xem xét.

Orexin R1 có nhiều ở nhân Thức như Locus Cerulus/LC, VentralTegmentalarea/VTA Raphe nucleus. Orexin R2 ở nhân Thức VMH, LH, TMN, VTA vàArcueus/ARC và Raphe nucleus.

OREXIN nuclei còn được kích thích bởi Hệ Kích Thượng, Vỏ Não, đường máu thấp (Fuller 2011, Saper 2011)

Orexin được tiết ra khi Thức, cùng lúc với NPY (Neuropeptide Y, nhiều ở Arcủate N. làm bớt lo âu, ăn nhiều, uống rượu) AgRP (cùng với NPY làm ăn nhiều).

Giảm Orexin sinh **bịnh Narcolepsy (bệnh Ngủ đột phát; Ngủ ngày nhiều, say Ngủ-drowsiness *(Ngủ rũ)*, có thể bị mất sức bắp thịt bất ngờ khi bị cảm ứng (Cataplexy**) do thiếu Orexin hay Orexin receptor. (Ahrens 2013, Lemon 2015).

Giảm Orexin cũng sinh bịnh Ngủ nhiều (Idiopathic Hyper-Somnia không bị mất sức bắp thịt); Bịnh PD, Guillain Barré cũng liên hệ đến Orexin.

Tế bào Orexin kết nối với nhân Solitary Tract làm cao Huyết Áp và các nhân của trung tâm tự động của Hành tủy kích động tế bào Orexin làm tăng HA (Cruz 2018)

Bịnh Narcólepsy do thiếu Orexin

- Kích động các nhân Thức,
- **Áp chế nhân vlPO, một động cơ giấc Ngủ REM và NREM**

(Ponomarenko 2017, Messina 2014 Messina A),

Phần đọc thêm KHNB

Cơ chế ở độ phân tử (Molecular level)

Nghiên cứu ở Ruồi (Drosophilia) đã khám phá ra gene đồng hồ PER và protein PER và ở Chuột có gene BMAL1 tương tự. Ở Ruồi, gene hiện diện ở SCN và ở mô ngoại biên kể cả Não Bộ, tim thận, hệ tiêu hóa... (Oishi 1998) Protein của gene CLOCK/MBAL1 này có khả năng bám vào gene PER ở động vật có vú (Per1, Per2, Per3) và CYTOCHROME (Cry1, Cry2).

Per, Cry proteins là những chất làm ngưng gene hoạt động (gene repressor=ngưng tạo ra protein). Từ đó tạo ra sơ đồ phát triển và tự chế lẫn nhau để làm ra chu kỳ (Cox 2019, Xie

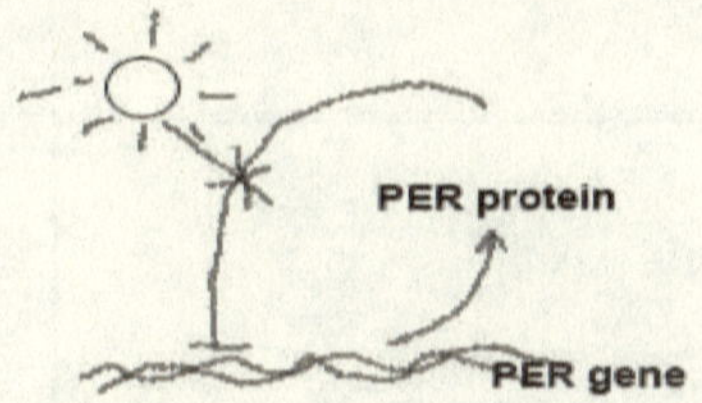

2019)C

H10.2 Cơ chế PER gene, Protein trong Thức Ngủ

2. Trung tâm làm Tỉnh kích động VN để làm Thức và giúp sinh ra TR (H10.2,3,4,5) Thuộc LKT

i.Nhân ***Locus Ceruleus-->*** **Nor Epinephrine** (Tỉnh, lo âu, phản ứng mạnh, nhanh, kích động căng cương cơ quan sinh dục, và dục tính) ít trong NREM và không tiết ra trong REM. Khi Epin thấp làm mỏi mệt buồn Ngủ và mất TR.

Basal Forebrain-- Acetylcholine (Thức tỉnh, phản chậm, mộng mị)

ii. Nhân ***TuberoMammillary Nucleus /TMN--*** **Histamine** (Tỉnh. Ngứa, nở mạch máu, đặc biệt mạch máu cơ quan sinh dục nam nữ, nhưng trong NB Histamine điều hoà tính Sinh dục)

iii. Nhân ***Dorsal Raphe/DR--*** **Serotonin** (Tỉnh, vui vẻ nở mạch máu). ***Tăng Serotonin làm Ngủ NREM bị cắt ra từng đoạn***, nhưng bớt tính sinh dục. **DR ức chế Bulboreticular Facilitory Area (làm Ngủ)** của Lưới Kích Thượng/ RAS (Murray 2015)

iv Nhân ***PAG*** *PeriAqueductal Gray /DOPA/, cử động, căng bắp thịt)*

v. Nhân LateroDorsal Tegmental/ ***LDT*** *(Thức/Acetylcholine)*

Chú ý: Phần lớn các nhân Tỉnh đều nằm phía sau của Hypothalamus và nhân Ngủ nằm phía trước. Bịnh Ngủ suốt ngày trong Von Ecónomo 's Encephalitis Lethargica được chẩn đoán từ năm 1917 do vùng phía sau Hypothamus bị phá hủy do virus làm cho khoảng 1 /2 triệu người chết. Tuy nhiên mới đây, có một nhân nhỏ vùng Preoptic có gồm Neurons Glutaminergic làm nên Thức (Reitz 2021, Mondino 2021, Reitz 2021, Vincenzi 2020, Van Dort 2016)

Khi Thức Não Bộ cần Lưới Kích Thượng kích động Đồi Não để Đồi Não kích động Vỏ Não. Đồi Não và Lưới Kích Thượng nhận thông tin ngoại biên Tri Thức/ TR và Thức thứ 7 làm cơ sở thông tin. Chu kỳ Thức Ngủ bắt đầu với nhân SCN.

3. Trung Tâm Ngủ NREM (Slow wave EEG)

vlPO và MnPO cũng tiết ra nhiều GABA (80 percent trong NB) để ức chế các nhân Thức như Lưới kích thượng LHA/Orexin, TMN/ Histamine và LDT-PPT/Acetylcholine)

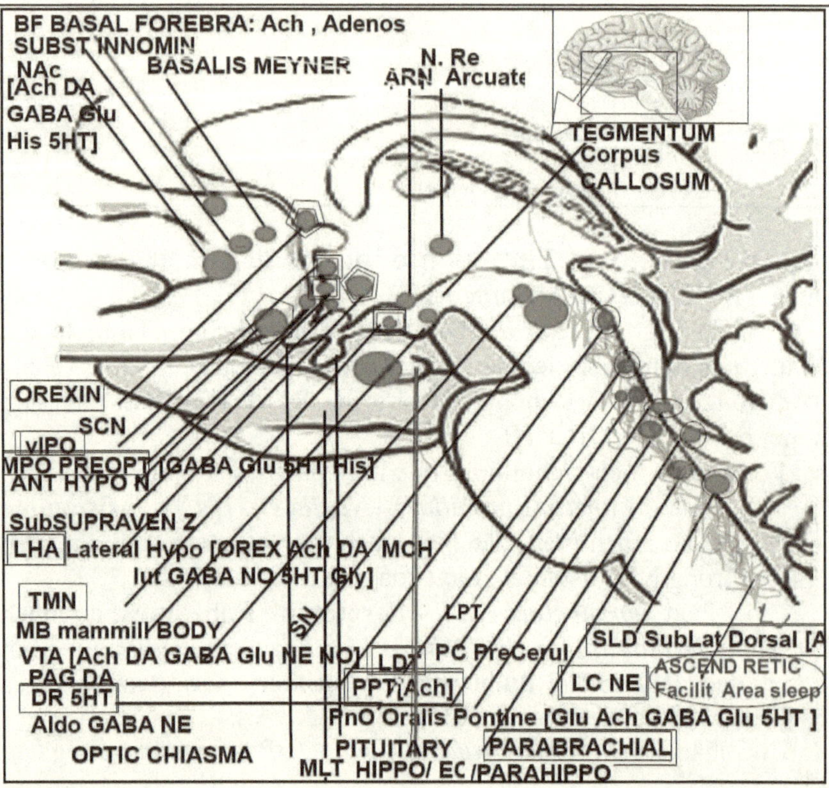

H10.3

4. Trung tâm Ngủ REM (Theta wave-No Slow wave) lam ra TR, TN va chu ý.

MCH / Melanin-Concentrating Hormone (Posterior Hypoth, ZI(?) bị khích động trong NREM, nhất là trong REM

- ức chế nhân thức như LC, PO, LCBFB DR, PnO Nucleus Pontis Oralis (Weber).
- Kích đông BFB, LDT-PPT--> Acetylcholine (giúp có TR trong Mộng mị trong giấc Ngủ). *(Mesopontine Tegmentum /MPT gồm PPT va LDT) (Maskos 2008)*
- *Kích động S***LD-PC(SubLateral Dorsal)-->GABA--> Nhũn cơ**.

LHA-->MCH giúp NREM thành REM (MCH tăng lên trong REM) (Ponomarenko 2017).

- **Pn**O/Pontine Reticular Formation/Lưới Cầu Cuống Não *dùng GABA nhưng làm nên Tỉnh (Watson 2007)*

- Medullary Reticular Formation (ở gần nhân của dây TK VII) làm ra NREM và REM với nhũn cơ (Vanini 2021) va cảm giac đau (Gray 2013)

GABA (khoảng 30% tế bào thần kinh) cũng liên hệ đến reward cógnition vì kết nối với PFC, (Watson 2010

5. Các Cơ chế khác ảnh hưởng Ngủ Thức (H10.4,5,6,7,8)

Vai trò của Basal Ganglion (BG) và Nhân Nucleus Accumbens/NAc (chủ về vui chơi đã được làm sáng tỏ trong giấc Ngủ. BG/kỹ thuật tay chân, kết nối với Đồi Não , VN và nhân DOPAergic của Cuống Não. Cơ chế giải thích vui chơi và kỹ thuật tay chân làm nên Thức.

BF và LDT/PPT và tiết ra Acetylcholine nhiều hơn khi Thức, Acetylcholine làm ra Thức và TR trong Ngủ REM. Đặc biệt nhân LDT và PPT có hai loại tế bào thần kinh có cách tiết ra Acetyl khác nhau làm nên Thức và loại kia làm Thức và REM. Glutamate, hay GABA, kích động Basal Forebrain và Vỏ Não gây nên thư giãn bắp thịt và REM. SLD/PC (Sublateral Dorsal nucleus còn gọi là Subceruleus area) dùng GABA làm nhũn cơ (Peever 2016)

Cũng như trên, khen thưởng hay lo sợ cũng làm mất Ngủ, mộng mị do cơ chế kết nối Mesolimic pathway (**Perogamvros 2012).**

Phần đọc thêm KHNB

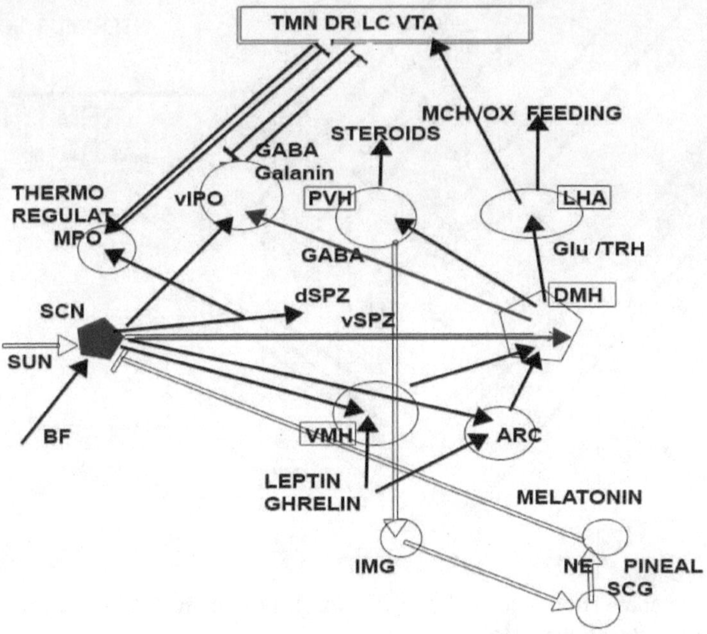

BF và

Tegmen (Acetylchol) (Saper2005, Hut and Van Der Zee 2011 **O'Leary** 2014 Oakman 1995).

H10.4 : Sơ đồ cho thấy SCN nhận kích động từ ánh sáng, kích hoạt Thức ức chế Ngủ và ăn uống. SCN cũng nhận kích động từ vùng Basal Forebrain và Tegmentum (dùng Acetylcholine). Hypo kiểm soát Ăn uống Huyết áp và Ngủ.

VMH: The ventromedial hypothalamus (VMH) trung tâm về sợ, đói, sinh lý nam nữ ăn uống làm béo phì.

MnPO median preoptic nucleus :Homeostasis /điều hòa giấc Ngủ, nhiệt độ osmoregulation (nồng độ dung dịch), điều hòa các thành phần máu.

DMH: Dorsomedial hypothalamic NPY (NPY có nhiều nhất ở ARc) điều hòa năng lượng và lượng Glucóse.

PVH: paraventricular nucleus (PVN, PVA, or PVH) ăn uống ảnh hưởng bởi ánh sáng vì Orexin được tiết ra từ LHA.

LHA/ Lateral Hypothalamuc Area :Orexin va MCH

Tegmentum: phần dưới midbrain gồm: Red nucleus SN PAG VTA va phần trên cua ARN/Ascending Reticular Network

(dSPZ/chuyên về nhiệt đô., vSPZ: dorsal/Thức Ngủ của ventral SubParaventricular Zone Vùng Paraventricular, phía trước Hypothamus hoạt động với SCN về Circadian cycle/chu kỳ thời giờ vì vậy SCN hoạt động kết hợp với dorsal /ventral SubParaventricular Zone)\

IMC: Intermediolateral cólumn of spinal córd

Ở Ruồi DMH kích động PVH và vlPO làm Ngủ NREM (Deurveilher 2005, Liu 2017)

SCG: Superior Cervical Sympathetic Gland,nhận ảnh hưởng hệ Giao cảm

Muĩi tên mơ : SCN -Tuyến Tùng va Melatonin

<u>Phần đọc thêm KHNB</u>

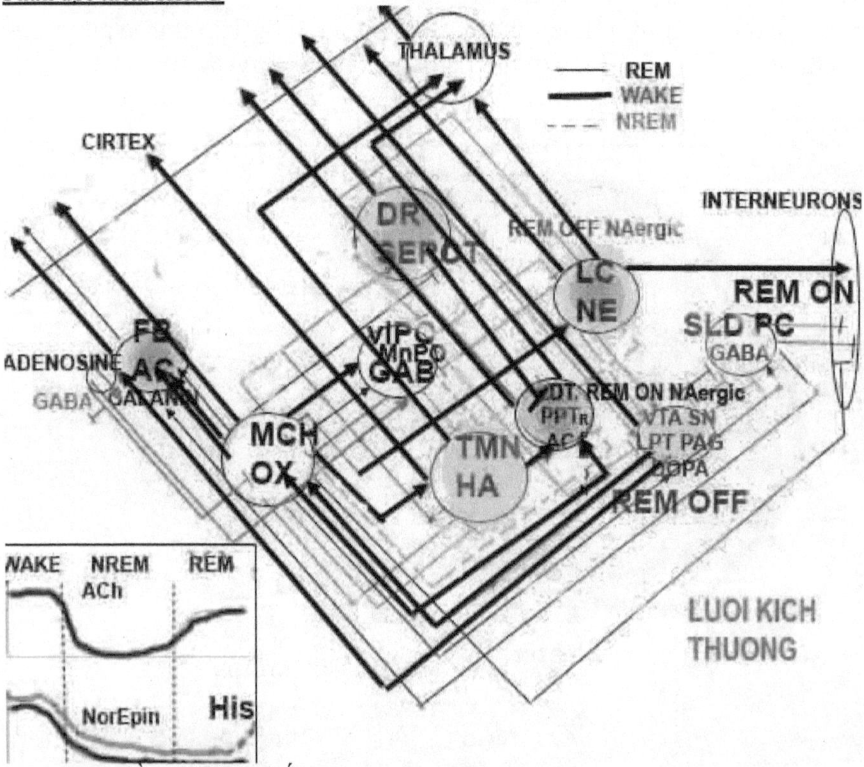

H10..5 Sơ đồ cac nhân Thức Ngu NREM REM Inset: Lượng Acetylcholine (trên) và Norepin (dưới) **(Becchetti 2016**

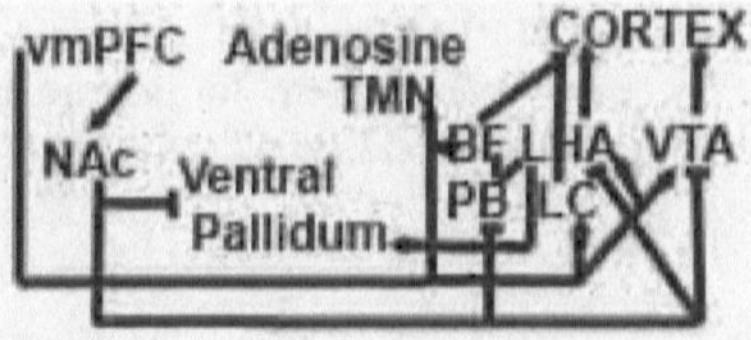

H10.6 (PB:Parabrachial N. Mũi tên : kích thích, gạch ngang: ức chế.) (Lazarus 2013,Qui 2010)

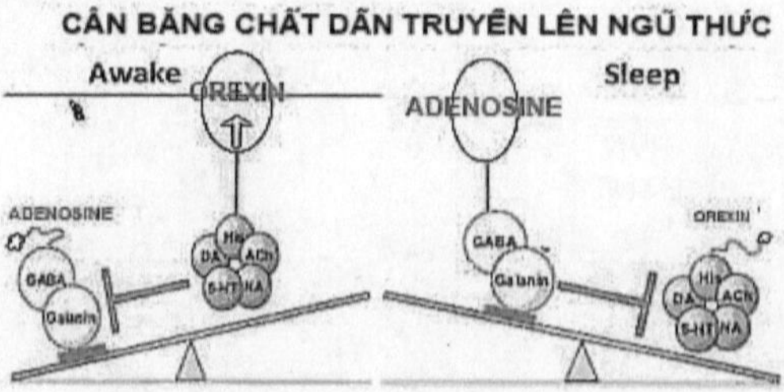

PHẦN ĐỌC THÊM KHNB

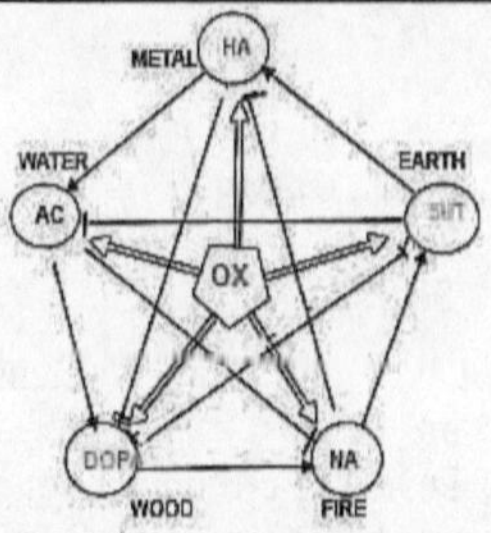

H10.7: Sơ đồ Thức Ngủ (Nhân Thức với DOPA, Histamine Acetylcholine Noradren và Serotonin dưới tác dụng của Orexin, "ON") và Ngủ (nhân Ngủ vlPO với GABA Galanin 'ON") (Brown 2012)

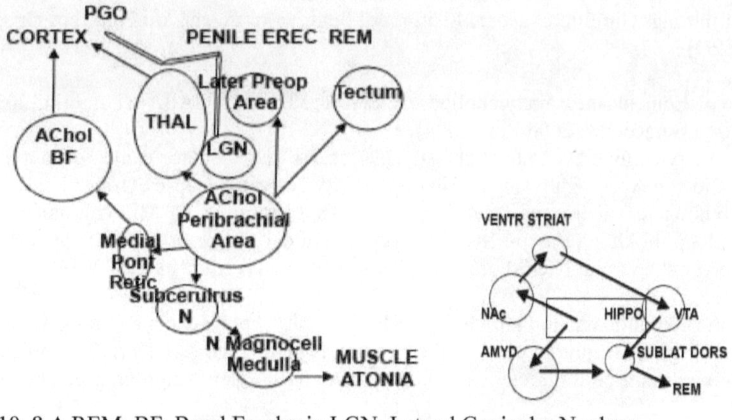

A B

H10. 8 A REM: BF: Basal Forebrain,LGN: Lateral Genicular Nucleus
cơ chế nhũn cơ, Mộng Mị với sóng PGO, REM và căng cương cơ quan nam nữ. *Chú ý theo quan điểm riêng thì căng cương cơ quan nam nữ do Histamine bắt đầu tăng lên khi sắp Thức trong lúc nhũn cơ vẫn còn tác dụng.*(Luthi 2016, Kovalzon 2016, Saper 2010 Gompf 2020) (Holland 2018)

BHệ thốnng DOPA trong Ngủ REM Xin xem thêm về SCN REM khi SLD bị kích thích. Note: (Brown 2015) Takakusaki, Kaoru. (2017). Functional Neuroanatomy for Posture and Gait Control. Journal of Movement Disorders. 10. 1-17. 10.14802/jmd.16062

Phần đọc thêm KHNB

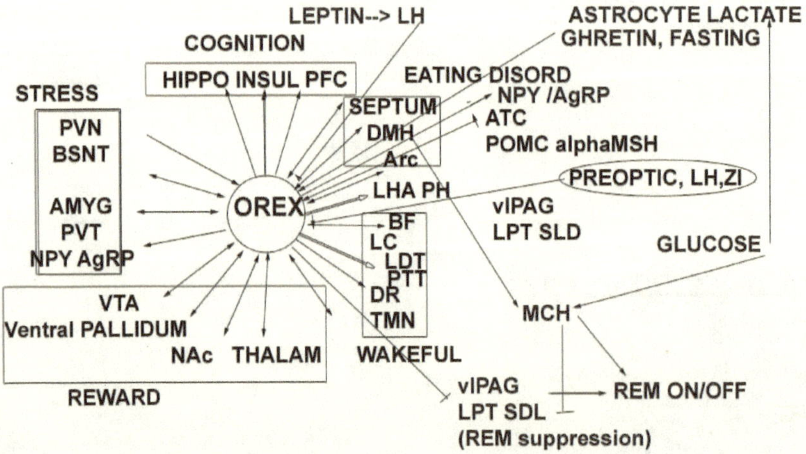

H10.9 (Arrigoni 2019) 4 MCH kích thich ăn uống qua cơ chế cua Nucleus Accumbens/NAc và REM khi kich thich nhân REM **off** hay REM **on**.
Nhân ngủ VLPO bị ức chế bởi Acetylcholine, Norepinephrine, DOPA, Serotonin nhưng không bởi Histamine. Vết thương vlPO chỉ làm giảm Ngủ vì còn MnPO và BF. Basal ganglion cũng có góp phần vào giấc Ngủ.
NREM–REM chuyển qua lại: Trong NREM, nhân Serotonergic DR và Noradrenergic LC ức chế tế bào thần kinh LDT/PPT --->giảm Acetylcholine. Ức chế vlPG LPT --->giảm Histamine. Ức chế SLD/PC ảnh hưởng làm nhũn bắp thịt (Anaclet 2012).
Lateral Hypo (LH) với nhân Orexin và MCH: Orexin khi bị kích thích bởi sự sợ sệt, căng thẳng, khen thưởng, Ghrelin, Glucóse, Leptin, đói bụng và bị ức chế khi Ngủ (bởi GABA từ vlPO MnPO)

Thức Ngủ với Epinephrine, Acetylcholine, DOPA Serotonin và GABA, (Lambrini 2018, Becchetti 2016 Beracóchea 2006 Roth 1984)
Norepin và Acetylcholine là cần thiết cho sự Thức và Tri Thức, Epinep cần cho bảo tồn và lưu giữ Trí nhớ còn Acetyl giúp ích cho Neuroplasticity của các Synapses.Trong Ngủ REM, Acetyl cao chứng tỏ vai trò của Acetyl trong Tri Thức trong Mộng Mị. Tuy nhiên nếu không có Epinep thì không thể giữ Synapses kết nối lâu dài được nên Tri Thức bị kém đi. Lại nữa Acetych thấp trong NREM giúp tăng lên sự bảo tồn Trí Nhớ (Innayat 2019).

Trí Nhớ Hiển Hiện được bảo tồn khi khi Ngủ REM. Trí nhớ Ẩn ngầm cũng thường được tin là bảo tồn khi Ngủ REM nhưng cũng có thể cả trong Ngủ NREM. Khi Thức, Trí nhớ cũng có thể được bảo tồn. Serotonin cần cho Thức và cần cho bắt đầu Ngủ nhưng ức chế Ngủ REM.
DOPA (SN và VTA) có thể ức chế Norepin và làm người ta bạo động.

DOPA bị thiếu trong bịnh Parkinson disease do tế bào DOPA ở Sustantia Nigra bị chết. Thuốc DOPA không xuyên qua rào cản Máu-Não nhưng L-DOPA qua rào cản được và làm tế bào DOPA sản xuất ra DOPA.

Bịnh Restless syndrome có cơ chế không rõ nhưng có thể điều trị với LDOPA.

GABA liên kết với GABA receptor A (cùng khắp) và B, Benzodiazepine ức chế dẫn truyền vì làm tăng GABA bám vào GABAA receptors (BZ1/Cerebellum và 2./V HIPPO, Cortex). Chất Sắt (Fe) có thể bị thiếu

Benzo làm giảm Trí Nhớ Hiển hiện gần, không ảnh hưởng đến Trí Nhớ xa và có thể tăng thu hồi Trí Nhớ xa gần. Propofol có tác dụng như Benzodiazepam, nhưng mạnh hơn (MItchell 2010). Làm tăng tác dụng ức chế của Benzo ở các nhân Thức, LDN. Vì vậy VN phản ứng lại hoạt động mạnh lên biểu hiện bằng sóng beta là sóng thấy trong EEG ở tình trạng Thức. Chất Sắt (Fe) có thể bị thiếu trong bịnh thiếu Ngủ

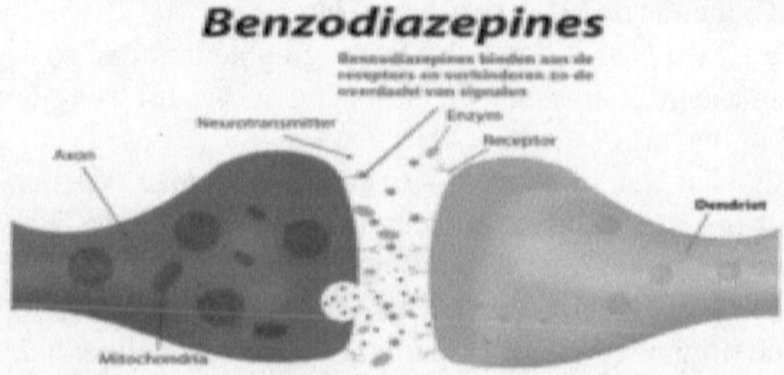

H6.10 BZ bam vao Receptors A ở Synapses

GABAA receptor dùng cho Cl- GABAB reptot cho K+

a. Thay đổi Não Bộ trong giấc Ngủ là toàn diện theo chiều rộng và chiều sâu của Não Bộ trong thời khắc tính bằng millisecónds. Khảo cứu được thực hiện từ những sinh vật có hệ thần kinh đơn giản và dễ quan sát như ở ấu trùng Zebrafish, ấu trùng Drosophilia (Ruồi) với Light sheet microscópe. Nghiên cứu thực hiện ở ấu trùng lúc Ngủ với Slow Wave Sleep (SWS là tình trạng Ngủ dễ dàng dùng để quan sát nhất). Màng tế bào thần kinh biến đổi từ (+) trở nên (-) gọi là Up (Depolarized) và ngược lại là Down (Polarized) tương ứng với sự phát lên dòng điện. Ở Chuột, điện thế phát ra từ mọi tế bào cùng một lúc và nối với nhau có thể cách xa nhau 12 mm. Tương ứng với EEG, Up/Down có thể là biểu hiện của ON/OFF, nhưng điều đó chưa được xác nhận. Nut kiểm soat ON/OFF được biết la nhan ngủ NREM/VLPO do tac dung cua Orexin.Theo nguyên tắc Hebb, tế bào thần kinh gần nhau và cùng kích động cùng một lúc thì nối với nhau và sau nhiều lần kích thích thì tạo nên sự kết nối bền vững, sự kết nối như vậy là bằng chứng cho Tri nhớ. Vì vậy Ngủ là tương ứng với học và nhớ biểu hiện qua thay đổi ở râu kết nối thần kinh Dendritic spines (spines làm nên chỗ nối dây thần kinh). Dendritic spines được kích thích ở thời kỳ Sóng Điện Chậm/ Slow Wave Sleep/SWS NREM và không ở thời kỳ REM (Saper 2010, Xin xem sau về NREM và REM).

b. Đồi Não: chức năng về Thức Ngủ và chú ý. *Sóng Delta và sóng Slow oscillation có thể được tạo ra từ Vỏ Não hay Đồi Não* nhưng Sleep spindle thì chỉ được tạo ra từ Đồi Não. Tuy có nhiệm vụ quan trọng trong sự Thức tỉnh, nhưng vai trò của Đồi Não trong sự Thức Ngủ chưa được hiểu biết nhiều. Khi Thức tỉnh, thông tin từ Cuống Não và BF/Basal Forebrain được đưa lên Đồi Não từ đó thông tin được chuyển tiếp lên Vỏ Não. Vết thương Đồi Não thường không ảnh hưởng đến giấc Ngủ có lẽ vì thông tin từ cuốngNão và BF còn được chuyển trực tiếp lên Vỏ Não (Gent 2018). Đồi Não được bao bọc bởi Lưới Đồi Não có nhiệm vụ gạn lọc thông tin đến từ cuống Não và Vỏ Não. Khảo sát cơ cấu Lưới Đồi Não cho thấy Lưới Đồi Não có thể chia ra từng vùng tương ứng với các nhân khác nhau của Đồi Não, thí dụ vùng Thị giác, vùng xúc giác và vùng vận động/cảm tình (Hệ Vành). Mỗi vùng của Lưới Đồi Não có những hóa chất khác nhau như GABA, Calretinin, Calbindin và tạo ra sóng SWA riêng biệt tương ứng với vùng Lưới Đồi Não liên hệ đến sự Ngủ giới hạn tại mỗi vùng (Local sleep). Tuy nhiên ý nghĩa của sự chia vùng như vậy vẫn còn chưa được hiểu (Vantomme 2019, Fernandez 2018,). Theo quan niệm kết hợp những nghiên cứu gần đây nhất, Lưới Đồi Não kết nối với vùng tế bào primary và vùng tế bào cao cấp của Đồi Não, nhưng không kết nối với vùng Đồi Não vùng Midline (Runiens, Rhomboideus, Centromedial (CMT), Intermediodorsal, IntraLaminar Paraventricular) (Gent 2018a,b) chứng tỏ bởi liên lạc giữa Đồi Não, Lưới Đồi Não và Vỏ Não Trán Chẩm ghi trong EEG (Gent 2019).

i. Sóng SWS/Slow Wave Sleep ở Vỏ Não Trán bắt nguồn từ Centromedial Thalamus (CMT) truyền đến Vỏ Não associative (Vỏ Não Chẩm).

ii. Tế bào primary kết nối qua lại với Vỏ Não để ức chế qua lại (feedback).

iii. Tế bào cao cấp kết nối với Vỏ Não Associative và không kết nối với Midline nuclei của Đồi Não.

Quan niệm trên có vẻ hợp lý vì không những gán cho Lưới Đồi Não vai trò thanh lọc các thông tin mà Lưới Đồi Não còn liên hệ Đồi Não đến các hình ảnh thấy trong Mộng mị. Lại nữa nhân CMT/Centralmedial Đồi Não/Thalamus liên hệ đến sóng SW với hiện tượng UP/DOWN kết hợp với HypoThalamus để kiểm soát Ngủ Thức.

c. Tiểu Não: Tiểu Não ít được chú ý trong nghiên cứu về sự Ngủ. Tiểu Não bị tổn thương thường bị mất Ngủ. Lại nữa Tiểu Não cũng có vai trò trong học hỏi và ghi lại Trí Nhớ Ẩn ngầm về Ý nghĩa và Kỹ thuật.

Tuy nhiên khi mất Ngủ, kết nối Tiểu Não bị giảm đi với Vỏ Não xúc giác, Vỏ Não Trán và Vỏ Não Thái dương Phải. Kết nối với Caudate nucleus thì tăng lên (Zhang 2019, Canto 2017). Kết quả trên phù hợp với những rối loạn về cử động khi thiếu Ngủ.

.**NHÂN VTA (VENTRAL TEGMENTAL AREA) VÀ LC (LOCUS CERULEUS)** tiết ra lần lượt và theo thứ lớp liên tục (in tandem) chất Dopamine và Noradrenaline để kích thích tế bào HIPPO, (thí dụ: tế bào nơi chốn=place cells). Dòng dẫn truyền "offline" (sau sự học hỏi) truyền đến

- RMTg: Rostromedial tegmental nucleus (tail of VTA=tVTA): GABAergic, là cái thắng (brake) mạnh của Midbrain cho hệ thống DOPA. Nhờ kết nối với VTA SN nên kim chế tác dụng của Opioid từ trong người hay từ ngoài. Opioid làm tăng DOPA là cơ chế của nghiện ngập.
- Habenula: cuống của tuyến Tùng Pineal, phía sau và trên lưng của Đồi Não, và thường một bên to hơn.
- Nhân ZI phát sóng 13-25Hz rồi kết nối với sóng Theta qua tế bào TK GABA và Glutamate).

Tóm lại, Ngủ Thức là hai tình trạng liên hệ với nhau trong đời sống của Sinh động vật. sự Thức tỉnh là kết quả của sự áp chế nhân vlPO bởi Orexin cùng lúc với sự kích động các nhân Thức khác.

- ***VTA (cử động , khen), SN (cử động), PAG***-->DOPA

(Thức tỉnh, cử động, thôi thúc, điều chỉnh hành động/fine tuning) liên hệ đến khen thưởng từ nhân VTA Nucleus Accumbens/NAc trong REM Mộng mị, không làm căng cơ quan sinh dục, nhưng cần thiết cho vấn đề giao hợp.

và PAG *(tự động tác động lên tình cảm, parasympath)* ***(Opioid receptors***). Tác động có thể làm tăng mạch huyết áp hay ngược lại làm chết giả. Làm giảm đau. Làm nên TR.

- **GABAA receptor**

Có ảnh hưởng rất mạnh và là mục tiêu của thuốc Ngủ (Benzodiazepine làm tăng tác dụng của GABA ở GABA receptor) và thuốc mê. Có nhiều ở Lưới Kích Thượng (và nhiều nơi khác nữa). Chấ t giống như GABA cho vào có thể làm Ngủ, *nhưng GABAergic cho vào trong Pontine Retic (ARAS) làm Thức (xin xem* **Pn**O/Pontine Reticular Formation/Lưới Cầu Cuống Não *)*.

- **Slow wave Sleep (SWS)**

Trong thời kỳ Ngủ thứ 3 (hay 3+4): Não Bộ gồm sóng Delta, quan trọng cho Tri nhớ và Growth hormone/ và phục hồi cơ thể các hao mòn và tinh thần. Tế bào Glial phục hồi chất đương cho Não Bộ. Chất liên kết thần kinh là Acetylcholine, Norepinephrine, Serotonin, Histamine, và Orexin.

Đái dầm, ác mộng, mộng du, ăn mà không biết và không nhớ khi thức dậy. Nhiều sinh vật tạm nghỉ/shut-down, nếu bị thúc đẩy phải lâu người ta mơi tỉnh lại được. Phần Não Bộ kiểm soát *SWS là phân Não làm ra GABA*: tế bào thần kinh Parafacial Zone ở hành tuy, nhân Accubens trong Striatum vlPO, và Hypothamus, lateral làm ra Melanin (not Melatonin)

- **Mạng Mặc Định trong Giấc Ngủ**

Mạng Mặc Định hoạt động cao trong giấc Ngủ chứng tỏ Mạng Mặc Định liên hệ có vai trò với Nội Tâm hay Nội Thức và không liên hệ trực tiếp đến thông tin đến từ bên ngoài trong khi Thức (Zellner 2013). MMD ghi và củng cố TN trong NREM và thu hồi TN trong Mộng Mị trong REM. Những vùng Não Bộ của Mạng Mặc Định được ghi nhận thay đổi trong Mộng Mị là vmPFC và Temporo-Occipital junction...

5. Melatonin (MT) **8.2)**

Melatonin là hormone từ tuyến Tùng quả về ban đêm để điều chỉnh giấc Ngủ theo mùa và thường được dùng làm thuốc làm đi vào giấc Ngủ, khi đổi mùa hay đổi giờ nhưng ít làm kéo dài giấc Ngủ. Melatonin có thể gây ra các phản ứng phụ nhẹ như nhức đầu khó chịu, khô miệng. (Hafner 2012)

Melatonin/MT tác dụng lên MT receptors có ở SN,CA2,3,4 của Hippocampus, Supra Optic nucleus/ SCN, LC, DR. So với Placebo tác dụng Ngủ Tác dụng có thể tin được là làm cho đi vào giấc Ngủ nhưng tăng nhẹ lên giấc Ngủ. Dùng để đưa vào giấc Ngủ do Jet lag (đi phi cơ làm sai giờ Ngủ), người mù, người bị rối loạn về chu kỳ Ngủ Thức. Thuốc được chấp nhận bởi FDA nhưng bán không cần đơn thuốc của Bác sĩ /OTC (Atkin 2018)

Ánh sáng từ Mắt kích động SCN, chuyển xuống hạch cổ/Superior Cervical Ganglion (dùng Norepin) rồi mới chuyển lên Tuyến Tùng,.

MT giảm trong tuổi già và trong các bịnh Thần kinh thoái hóa, tim mạch, thần kinh căng thẳng (Hardeland, 2012,2018, 2022). Ban đêm, Melatonin tăng lên trễ hơn bình thường. Ánh sáng làm giảm Melatonin, như thường thấy ở người làm việc ban đêm.

Lượng sản xuất Melatonin bị chậm lại khi lớn tuổi, thường khiến người già Ngủ trễ hơn về đêm. Sự kiện trên cũng tương ứng với Tuyến Tùng quả bị teo lại và hoá vôi khi về già. Vì vậy Melatonin có thể giúp người già và người bịnh thoái hóa tế bào thần kinh dễ Ngủ hơn và do đó giúp ích trong điều trị bệnh Thiếu Ngủ. Tuy vậy quan niệm như trên chưa được nghiên cứu đầy đủ. *Cơ chế Melatonin cho Ngủ vẫn chưa được các nhà NB học hiểu. Có lẽ vì Melatonin không tác dụng lên trung tâm Thức Ngủ nào. Chắc chắn Melatonin không đơn giản là phát súng hiệu lệnh cho NB để ngủ như có người lầm tưởng. Nhưng Melatonin làm giảm biến dưỡng cơ bản và hoạt động tổng quát của cơ thể (như hạ nhiệt, huyếp áp mạch, nhịp thở, lượng đường máu tạo nên cảm giác "buồn Ngủ") tạo điều kiện tốt cho trung tâm Ngủ tác dụng lên NB. Vì Ngủ là kết hợp với sự giảm Biến dưỡng đến 15% năng lượng, Tác dụng của Melatonin trên biến dưỡng có thể là tác dụng quan trọng trong cơ thể tạo nên sự buồn Ngủ. MT ức chế Thyrotrophin Release Hormone (Tiết ra từ LHA để kích thích làm ra TSH/Thyroid Stimulating Hormone từ Tuyến Yên). Nhưng MT lại làm tăng T3/T4 và thể tích*

tuyến Giap (Pohanka 2012, Gordon 1980). Cho nên khi dùng Melatonin, không nên có hoạt động gì làm mất đi sự buồn ngũ như cói truyền hình, đọc thư, suy nghĩ, thể dục...
Ngoài ra MT còn hiệu quả trong bịnh Trầm cảm, đau kinh niên, lú lẫn, cao huyết áp, ngừa bịnh Migraine làm tăng platelet.

Ngoài ra Melatonin có tính chất Antioxidant và chất bảo quản NB nên có chút ít tác dụng trên bịnh Alzheimer. Melatonin giảm nhẹ áp huyết trong bịnh áp huyết cao, liên hệ đến hệ miễn nhiễm, giảm nhẹ bịnh Autism, bịnh Tiền liệt tuyến làm đái đêm, bịnh vui buồn lưỡng cực, giảm nhẹ khó thở trong COPD (hư nang phổi), bệnh tiểu đường...Gần đây Melatonin có thể có tác dụng phụ để điều trị bịnh viêm phổi do Covid 19, do làm giảm viêm sưng (Hooper2021).

Thuốc tác dụng lên thực quản
MT1 ở SCN, võng mô, vú, buồng trứng, dịch hoàn, mạch máu lớn, thận, da....
MT2: ở NB, phổi, tim....
Melatonin ức chế men làm giảm cAMP dùng trong tế bào TK cho TN.

II. Lưới Kích Thượng

Là gồm các nhân thức đã liệt kê trên và hệ thống neurons làm thành mạng lưới quanh ống tủy và não thất.

Lần đầu tiên được mô tả riêng rẽ bởi Cajal và Delters vào cuối thế kỷ 19 và cói là phần không được phân hóa và lộn xộn khó tìm hiểu. Kandel về sau này cho là Mạng Lưới là chỉnh đốn liên kết với chất xám của Tủy sống (Spinal córd). Lưới kích thượng được khám phá bởi Frederic Bremer vào năm 1937 ở Brussels khi ông cắt ngang Cuống Não của Mèo và thấy Mèo rơi vào trạng thái Ngủ tương ứng với Ngủ trên EEG. Cho đến năm 1949 Moruzzi và Magoun mới khám phá ra ARAS (Magoun 1952)

Lưới Kích Thượng là một mạng gồm những vùng chất xám tập hợp tế bào thần kinh có nhân (có khoảng 100 nhân = nuclei) chạy dài từ Hành tủy (Medulla), Cầu Cuống Não (Pons) Cuống Não (Peduncles) còn gọi là Não giữa (Midbrain hay Mesencephalon) và phần phía giữa (Intralaminar Nuclei) của Đồi Não (Đồi Não/Thalamus). Phần lớn Lưới Kích Thượng chiếm phần Não quanh ống tủy (Aqueduc), Não thất 3 và 4 và quanh các nhân phát xuất ra các dây thần kinh đầu và một số các nhân lớn khác. Vì phần lớn tế bào thần kinh trong Lưới Kích Thượng không có đuôi (axons) dài lắm, nên râu thần kinh tạo nên mạng Lưới.

Chất kết nối thần kinh khác nhau tùy theo loại nhân (với nhiệm vụ khác nhau) và gồm: (Bảng 6.1)

-Monoamine (chỉ có một vòng lục giác carbon thơm = aromatic ring): Norepinephrine, Epinephrine, Serotonin, Histamine, DOPAmine và Melatonin.

-Acetylcholine, Glutamine, GABA, Orexin....

Vì là một cơ quan không có giới hạn nhất định, Lưới kích thượng khó xác định bằng quan sát những mẫu cắt ngang Cuống Não. Nhưng Lưới kích thượng, tương đối dễ nhận qua phương pháp chụp hình Diffusion tensor imaging (DTI). Đó là phương pháp giúp đánh giá chất trắng, vì có thể nhận ra chất nước thấm thấu trong mạng Lưới tế bào thần kinh giữa các thân tế bào thần kinh tạo nên Anisotropy (tính Không đẳng hướng = khác biệt trong môi trường nhìn thấy được). Cho nên DTI có thể cho thấy được chùm giấy chất trắng.

Các nhân của Hệ ARAS tác dụng đến sóng điện EEG nhất là sóng Theta (sóng 3.5-7.5Hz dễ thấy ở HIPPO: liên hệ đến Trí Nhớ và di hành), và kiểm soát giấc Ngủ Thức NREM REM.

IV. Điện Não Đồ (Bảng 8.2&3)

Khám phá bởi Richard Carloos (1842–1926) và lần đầu tiên ghi lại năm 1912 ở súc vật. EEG gần như được biết và phổ biến từ năm 1947 bởi The American EEG Society. Để khảo cứu giấc Ngủ, EEG xem xét cử động của tròng mắt, đặc trưng bằng Rapid Eye Movement (REM). Giấc Ngủ được chia ra thời kỳ Non-REM (NREM) và thời kỳ REM. EMG và fMRI là những phương tiện khác thường được xử dụng để nghiên cứu sự thay đổi của Não Bộ trong giấc Ngủ.

EEG là kết quả ghi lại biến chuyển điện thế của từng vùng Não nhờ cực điện đặt trên da đầu. Điện thế phát ra từ Vỏ Não do tế bào thần kinh tạo ra điện thế để dẫn truyền thông tin từ tế bào thần kinh này sang tế bào thần kinh khác ở các tầng Vỏ Não khác nhau; giữa hai vùng Não khác nhau và giữa Vỏ Não và các nhân chất xám nằm dưới Vỏ Não, trong Đồi Não,... và các nhân trong Cuống Não. Ngoài ra Đồi Não, Cuống Não, Tiểu Não cũng góp phần tạo ra các sóng đặc biệt có thể nhận ra được ở EEG.

Giảm/mất hoạt động của Não Trán ở EEG /MEG là dấu hiệu đầu tiên đi vào giấc Ngủ, kế tiếp là giảm hoạt động ở các phần Não khác có thể nhìn thấy qua fMRI khi giấc Ngủ tiến sâu vào trong những giai đoạn NREM (Kaufmann 2006 Dang 2005, Braun 1997, Maquet 2000). Nghiên cứu EEG không những giúp chẩn đoán bệnh lý của một số bệnh của Não Bộ, mà còn giúp nhà Não Bộ học nghiên cứu cơ chế hoạt động của Não Bộ, đặc biệt là giấc Ngủ Mộng Mị và bệnh Động kinh.

Đồi Não bị kiểm soát bởi hệ Lưới Đồi Não (LDN/TRN) tương ứng với Slow Wave (tương ứng với điện thế của màng tế bào lúc nghỉ /sóng Delta, (Delta oscillation 1-4 Hz) và sóng hình thoi (Spindle wave) trong NREM sóng Gamma và Spike Waves/Sóng kích động cao trong Động kinh (Herrera 2015).

V. Năm giai đoạn trong giấc Ngủ.

Nghiên cứu về REM với Electroocculogram=EOG có thể dùng để đo REM và EEG, người ta chia Giấc Ngủ làm 5 giai đoạn, cho mỗi chu kỳ khỏang 90-12 phút, mỗi đêm 2-5 chu kỳ

1. NREM 5-10 phút giấc Ngủ (Non- Rapid Eye Movements), chuyển tiếp giữa Thức và Ngủ EEG sóng Apha giảm bớt tần số (số lần trong mỗi giây) + sóng Theta. ***Khi bị đánh thức, có cảm giác chưa Ngủ.***

2. NREM, 10-20 phút giấc Ngủ nhẹ,

3. NREM, 5% giấc Ngủ thời kỳ Ngủ say, sóng Delta chậm (0.5-4/sec) và cao nhưng sóng Theta thấp hơn sóng K, bắp thịt thư giãn hơn. Ngủ NREM 3-4. là thời kỳ có thể phục hồi các chức năng của cơ thể. ***Đái dầm, Mộng du. Nói mớ (có thể do REM intrusion). EEG ghi sóng chùm thoi spindle phù hợp với Trí nhớ được cũng cố***

4 hay 3b giống như #3 nhưng sâu hơn Giấc ngủ trở lại NREM 3-2

5. REM sau cùng chu kỳ kết thúc với REM, 10% giống như #3) nhưng sóng Delta nhiều hơn 50% thời gian, tim phổi chậm lại, được gọi là thời kỳ Slow Wave Sleep. Chuyển đổi giai đoạn Ngủ là khoảng 90 phút-110 phút. REM xảy ra sau 60 -90 phút. Ngủ REM càng về sau càng dài ra, và giai đoạn Ngủ NREM 3,4 ngắn đi.

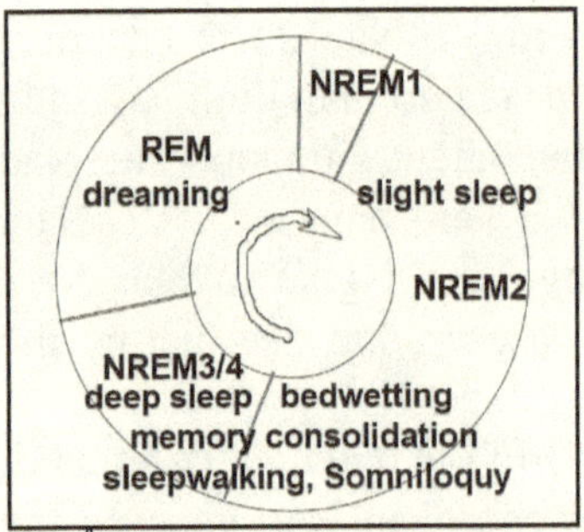

Ngủ được cói là giai đoạn cần thiết cho sự bồi dưỡng cơ thể sau ngày làm việc và Trí nhớ nhất là Trí nhớ Hiển hiện (Declarative Memory). Cùng lúc đó Growth hormone và chất đường Glucóse rất cần thiết trong giai đoạn phục hồi của Não Bộ. Bắp thịt thư giãn hơn, tim phổi chậm lại, và cơ quan sinh dục không căng cương, có hay không Mộng Mị và giảm Hệ Sympathetic và tăng Hệ thần kinh Parasympathetic. Trong

NREM Mộng Mị thường là ngắn hơn trong khi Ngủ với REM, ít cảm xúc, ít hình ảnh và có tính cách phản ảnh theo nếp sống. NREM làm Ngủ say hơn (Buxton 2010, Knutson 2007, Laposky 2008, Tasaki 2008). Đánh thức ở giấc Ngủ 3,4 thì mệt mỏi cảm thấy Ngủ chưa đủ. REM: EEG có sóng điện thế thấp, nhanh, còn gọi là Paradoxical sleep hay là Ngủ hoạt động (Active sleep).

5. REM: 25% mỗi chu kỳ, chuyển động mắt nhanh hơn vì không còn kiềm chế bởi Vỏ Não, được khám phá chỉ mới từ năm 1953: thư giãn bắp thịt hoàn toàn (có ý nghĩa quan trọng là ngăn cản người ta không phản ứng trong Mộng Mị, cho nên Mộng Du không thể xảy ra trong thời kỳ nầy), nhiệt có thể giảm. Các vùng Não Bộ cùng bán cầu hay hai bán cầu giữa vùng Trán và Chẩm liên lạc giảm xuống. Dù có nhiều Mộng Mị và vì bắp thịt thư giãn nên dù bị ác mộng người ta cũng không có phản ứng bằng tay chân được. Tuy nhiên nhịp tim phổi nhanh khi Mộng Mị với xúc cảm, và cơ quan sinh dục nam/nữ căng cương. Huyết áp thay đổi trong REM là biểu hiện của sự thay đổi trong hệ tự động. Cơ nguyên có lẽ là LDT kích động Amygdala/Hạnh Nhân hay cũng có thể ngược lại. Sóng PGO (Pontogeniculo Occipital - từ Cầu Cuống não/Pons chuyển đến Vỏ Não Chẩm) làm nên Mộng mị, cảm giác run sợ do kích động từ Amygdala/Hạnh Nhân, thay đổi nhịp tim thở. Bị đánh thức thì khi Ngủ lại sẽ Ngủ bù vào thời gian bị mất. Sóng PGO làm nên kết nối cục bộ Não Bộ nên trong thời kỳ này có TR/Tri Thức.

Gây mê: Trái với suy nghĩ trước đây, gây mê có cơ chế Trên Xuống tức là bắt đầu từ Vỏ Não rồi lan truyền tác động được phân đến các nhân dưới Vỏ Não. Thí nghiệm trên Chuột cho thấy gây mê với Propofol và Dimedetomidine cũng giống như giấc Ngủ tự nhiên có cơ chế Dưới Lên và bắt đầu từ Đồi Não và Lưới Đồi Não (Baker 2014) làm Đồi Não giảm hoạt động đưa đến sự giảm hoạt động của Vỏ Não.

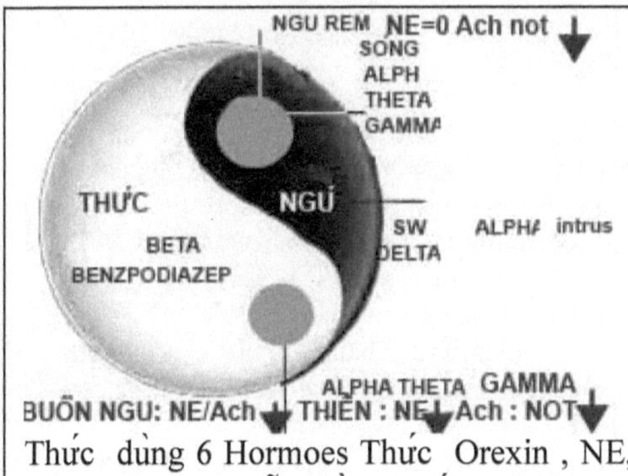

Thức dùng 6 Hormoes Thức Orexin , NE, Ach, His, DOPA SEROT song beta. Benzodiazepan cũng làm ra sóng Beta.

Ngủ NREM: GABA tăng lên, ức chế VN và các Nhận Thức : Sóng Delta , đôi khi sóng Alpha trộn vô chứng tỏ có chút ít Tri Thức.
Ngủ REM: chỉ có Acetylcholine cao nên có TR. Sóng Alpha/Theta đôi khi Gamma.
Thiền: Norepinephrine và Ach cao nên Thức và Tỉnh , Sóng Alpha (Tỉnh Thức), Theta (Tâm viên ngưng chạy), Gamma khi Định.

Điện Não đồ (Bảng 8.2)

EEG có đặc tính là sóng nhanh thì thấp, sóng chậm thì cao. EEG giúp chia giấc Ngủ làm 5 thời kỳ từ 1-4 là NREM và thời kỳ 5 là Ngủ REM.

-Delta <4 Hz) -Theta 4–7Hz
-Apha 8–12 Hz -Beta (13–25Hz
– Gamma 25Hz-200Hz hay cao hơn,

Apha Sleepiness, REM sleep	8-12 Hz	Most cómmon. Seen in Occipital córtex, not seen ehen openning the eyes ở **Apha wave in REM seen in Frontal crtex semiarousal sleep**. Alpha wave intrusion sen with Delta in NREM in Fibromyalgia.
Beta Wakeful state	>13	Low amplitude, regular in the Anterior part of the Brain. When opening the eyes alpha waves chang to Beta
Theta, Cx HIPPO CA1 Denta, Attention	3.5-7.5	High amplitude in HIPPO, Lower in the córtex. In mice, seen with deep breathing during the attentionn focused on prey. In REM sleep HIPPO Theta related to MM uploading to vmPFC for MM cónsolidation. Theta cao nhất ở giữa. Theta in the córtes are not related to Theta wave from HIPPO.
Delta,SWS deep sleep NREM 34,	<3	due GABA from Thalamus , ARAS Occasionally associated with K cómplex . when Theta waves are present *córtex inhibited by GABA, Deleta waves are seen , cónsisten with MM cónsolidation in vmPFC Decrease with aging, insomnia, Increase in Parkinson.
Gamma **-In thinking -In deep meditaytion**	>25	Faster tha Beta waves, from Thalamus and ARAS (Urbano 2012)sent to all córtex. Disappear inThalamic lesions, Depression, decreased in schizophrenia, late appearance with high amplitude in Alzheimer), seen in Dream REM Related to thinking (more frequently seen in Temporal Lobe), dreaming
K cómplex	Often<1	100 microV, (-) then (+) trong 0.5-1 sec, NREM stage 2 of sleep, From Frontal Lobe sent to Thalamus .tooppose the inhibition, in thinking/MM retrieval.
Mu	7.5-12.5	Related to eye movement
Sigma Or Sleep spindle Necessary for MM		Associated with extensive areas of córtex in the cónsolidation of declarative (Holz,2012). In addition, sigma waves are also related to sensory input in sleep. Female displays Spindle waves more than Male 1.16 times due to Estrogen cóntributing to the enhancement of MM, particularly in menstruation (high level of estrogen increase CS (Dzaja 2005, Genzel, 2012, Manber 1999. Created from the Thalamic Reticular and Thalamic nuclei Network during NREM2 sleep), spindles are sent to the córtex (GABAergic and NMDA receptor Glutaminergic) SWS present in 80-85% of sleep. Slow waves (0.5-2Hz, lower amplitude than Alpha waves) in a deep sleep NREM ở giai đọan 3 và 4 (with Delta waves). (De Gennaro 2008). The córtex is inhibited by GABA in sleep.

PGO waves or P waves	Ponto geniculo Occipital	From Peduncle →LGN→ Occipital córtex in REM, Modulatory involving Aminergic (Serotonin, dopamine and Norepinephrine), cholinergic nitroxergic và GABAergic neurons. PGO also involve vestibular, Amygdala suprachiasmatic (regulating REM sleep), auditory and Basal ganglion. In REM sleep PGO represents Dreaming state. Nhiều PGO (Gott 2017, Hutchindon 2015)

Thiền Định: Delta (tương ứng với sự thư giãn) và sóng Theta (tương ứng với sự chú ý) liên hệ đến chú ý sâu hơn
(Cahn 2006, Lee 2018).

Phần đọc thên KHNB
EEG sóng Theta có biến đổi thể từng chùm sóng 7-15 waves/sec (*Spindle waves*) (sóng có cường độ cao- quan trọng để ghi thông tin thành Trí nhớ)
và hội sóng K (K cómplex) (sóng chậm hơn và cao hơn sóng Spindle waves có thể thấy khi bị kích động trong lúc Ngủ), tương ứng với trạng thái nhĩ ngơi của VN thừi gian thư giãn, nhịp tim, thở chậm, tròng mắt chuyển động chậm. Vỏ Não chuyển đổi cơ chế sang thụ động sau kích động.
Trong bảo tồn TN, K cómplex xay ra sau khi ghi TN.
Trong động kinh, K cómplex đi trước NREM va giữa NREM va REM
Trong binh Chân không yên nghỉ, K cómplex đi trước cử động chân va không giảm khi diều tri với LDOPA

VI. Các hiện tượng trong khi Ngủ

1. **Nhũn cơ** là một trạng thái rất đặc biệt trong Ngủ REM. Vì trong Ngủ REM thường có Mộng mị, vì vậy thiên nhiên sắp xếp như vậy để tránh bạo lực khi Ngủ REM.

Phần đọc thêm KHNB
Cơ chế nhũn cơ trong Ngủ REM-NREM:
GABA ức chế giữa tế bào REM-off của vlPAG và tế bào REM-on của **LC/PreLC và SLD/Sublaterodorsal**. SLD ức chế bởi LC để làm ra REM và **SLD cũng ức chế Interneuron ở hành tủy nghi ngờ để làm nhũn cơ**. Tuy nhiên cơ chế nhũn cơ cho tới nay cũng còn là một bí ẩn. Trong thập niên đầu thế kỷ 21 người ta nghĩ là tác dụng của TB TK Glycinergic là cơ chế, nhưng khảo cứu đã cho thấy cơ chế còn rắc rối hơn nhiều và có thể là cùng cơ chế với Sleep apnea (Berger 2008, Arrigoni 2016)

2. REM Intrusions tương ứng với Ngủ gục

Ngủ REM là tình trạng Ngủ đặc biệt với nhũn cơ và Mộng mị. Ngủ REM có Tri Thức vì Acetylcholine cao trong REM, nhưng Serotonine Histamine và Norepinephrine thấp, REM Intrusions là Ngủ REM trong khi Thức. Được chú ý gần đây vì REM Intrusions có thể giải thích được tình trạng Xuất Hồn OBE khi Cận tử (NDE) theo một số nhà nghiên cứu. Có bằng chứng cho thấy REM Intrusions xảy ra nhiều hơn là trước đây như người ta nghĩ. Nhưng ở những người càng đi sâu vào cái chết thì REM Intrusions lại ít xảy ra. Hơn nữa, giả thuyết Mộng Mị trong REM, trong NDE/Near Death Experience làm ra OBE/Out of Body

Experience khó có thể so sánh bằng trình độ hoàn hảo của thể nghiệm OBE trong NDE (Mobbs 2011). Vì vậy giả thuyết REM intrusions làm ra OBE không có nhiều cơ sở.

3. RBD= REM Sleep Behavior Disorder

Là tình trạng Ngủ REM nhưng có thể cử động được. Cho nên khi người bị RBD khi thấy Mộng có thể làm cử động mạnh nguy hại đến chính mình hay người thân Ngủ bên cạnh. Thường xảy ra ở người nam giới trên 50 tuổi, có bịnh Narcólepsy dùng thuốc trầm cảm, đang cai rượu, thuốc và có bịnh về suy hoại thần kinh (Neurological degenerative disorder). Kết hợp với bịnh và tuổi cao có thể giải thích là cơ chế thần kinh nhũn cơ bị hư hại là nguyên nhân làm cho Ngủ REM không bị nhũn cơ kết nối.

<u>Phần đọc thêm KHNB</u>

4. Thiếu Ngủ REM (REMSD=REMS deprivation)

Tế bào NAergic (LC=REM On, LDT/PPT= REM Off) giảm làm việc khi Ngủ NREM và không làm việc khi Ngủ REM. LC bi ức chế bởi LDT/PTT thì sẽ làm Ngủ REM. Ở sinh vật khi cắt liên lạc nhân NAergic với các nhân ở Diencephalon làm mất REM. Tế bào Achergic của PPT và NAergic của LC kết hợp nhau để điều hòa REMS (McCarley 1975, Kumar 2012, Mehta 2017): Somatostain antagonist Acetylcholine tin vào LC và Orexin làm giảm REMS, Ach antagonist hay DOPA làm tăng REMS. Ngược lại Serotonin không có vai trò gì trong REM (Arnaldi 2015)

Histamine dùng H1 H3 receptors, Histamine giảm REMS và NREMS vẫn cần cho sự Thức tỉnh. TMN (Histamine) và vlPO (GABA và Galanin) là nút tắt mở Ngủ Thức (Thakar 2011, Cheng 2020),

Các nhân khác điều hòa Ngủ REM. Trong thiếu Ngủ REM, NAergic vẫn tiếp tục làm việc nên NA tăng lên. *Mất Ngủ thường liên hệ đến rối loạn Ngủ REM.* Rối loạn Ngủ REM là cơ nguyên thay đổi tính tình, quá hưng phấn, vui buồn lưỡng cực, Alzheimer, Parkinson, động kinh, bịnh Ngủ không nhũn cơ (Narcólepsy), kém TR, bịnh tim mạch, hô hấp, miễn nhiễm làm dễ nhiễm trùng, nóng sốt và dễ gây ra tai nạn.

5. Ngủ cục bộ Não Bộ (Local sleep)

Một trong các cơ chế được đề nghị để giải thích hiện tượng Mộng Du (MD) là một phần Não Bộ đang Ngủ trong khi các phần khác làm việc.

Não Bộ được cấu tạo bằng nhiều phân bộ liên lạc chặt chẽ với nhau để thi hành các chức phận khác nhau, cho nên quan niệm một phân bộ Ngủ trong khi các phân bộ khác làm việc là có thể xảy ra. Điều nầy trái ngược lại với quan niệm thông thường là Ngủ là hiện tượng toàn bộ của Não Bộ.

Khởi đầu đó là quan niệm Ngủ NREM thời kỳ Ngủ 3 hay 4 là hệ thống cục bộ. Slow Waves có thể thấy ở từng cục bộ của Não Bộ trong khi máu vẫn lưu chuyển. Ở động vật như cá Dolphins và một số cá có thể Ngủ NREMS một bên Não Bộ. Cũng như vậy có loại cá và chim Ngủ một bên bán cầu Não Bộ (Mukhametov 1984, Oleksenko1992, Rattenborg 2017, Mascetti 2013) để thích ứng với đời sống trong môi trường đặc biệt.

Ngủ cục bộ cũng là hiện tượng chung của cấu tạo Não Bộ Neuroplasticity để giúp tế bào kết nối sửa chữa qua cơ chế viêm sưng dùng các nguyên tử Interleukin 1, 6 và TNF để Não Bộ tu sửa và trưởng hành (Kruger 2019, Mark 1995)

5b. BUỒN NGỦ

Là tình trạng chuyển tiếp từ Thức sang Ngủ. Tình trạng hầu như không được nghiên cứu về cơ chế và thể trạng tâm lý có thể và thời gian kéo dài. Thông thường Buồn ngủ kéo dài từ vài phút đến hàng giờ. Buồn ngủ ngắn ở những người dễ Ngủ và dài ở những người mất Ngủ.

Yếu tố làm buồn Ngủ gồm thuốc an thần, Adenosines , Melatonin, mệt mỏi do hoạt động cơ thể và tình trạng buồn tẻ khi chú tâm (như trong Thiền Định), suy thoái thể chất tinh thần, làm giảm sức lực nhất là các bịnh và các thể trạng cấp tính. Ngược lại thể trạng suy thoái kinh niên có thể làm buồn Ngủ nhẹ nhưng không đưa đến giấc Ngủ.

Thay đổi cơ thể là: Giảm biến dưỡng cơ bản /Basal Metabolism với hạ nhiệt độ, hạ huyết áp, hạ mạch tim, thở, giảm đường huyết, cơ bắp giảm đó căng cương, kể cả nhu động ruột. Cảm giác tinh thần là mệt mỏi, giảm sự Thức tỉnh và Tri Thức.

Những triệu chứng trên tương ứng với giảm TSH, Thyroxin, Cortisol, Adrenaline, Acetylcholine và các chất dẫn truyền thần kinh khác.

Sự giảm các yếu tố và lượng chất trên là nhẹ và có tính cách giai đoạn. Tuy nhiên vì chưa được nghiên cứu nên, sự liên hệ giữa các yêu tố trên là chưa được hiểu rõ ràng. Thyroxin và Cortisol có thể là quan trọng.

Những thay đổi trên là tổng hợp của nhiều nguyên nhân nhưng quan trọng hơn hết là ảnh hưởng do Metalonin tăng lên do nhân ParaVentricula Hypothalamus PVH bị kích động trong khi Thức. PVH ức chế SCG là hạch thần kinh Giao cảm Sympathetic, ức chế giúp cho Melatonin được tiết ra. Vì vậy kích động hệ Giao cảm làm Melatonin giảm không làm cho buồn Ngủ.

5c. Ngủ Gục (Dozing)

Là tình trạng Ngủ khi ngồi hay đứng của người đang muốn Thức. Theo tiến trình, người Ngủ đi qua giai đoạn buồn Ngủ rồi vào Giấc Ngủ NREM 1-4 rồi chuyển sang Ngủ REM. Khi đến Ngủ REM , cơ bắp bị mất lực (atonia) nên gục đầu. Vì Ý chí muốn Thức vẫn còn có trong Ngủ REM, nên Giấc Ngủ đi ngược lại NREM 3-4, đủ để người Ngủ lấy lại lực cơ bắp nhưng lại mất Thức tỉnh trong NREM.

Cần phân biệt với bệnh

Ngủ bị Bóng đè (Sleep Paralysis)

Trong Ngủ REM , bắp thịt nhũn cơ + Mộng Mị cho nên người Ngũ REM khi thức dậy chưa hồi phục lại cơ bắp đang bị atonia và còn đang cơn Mộng Mị (ác mộng) nên hoảng sợ. Hiện tượng ngắn trong 1-3 phút, thường gặp khoảng 8% trong dân số suốt đời người, nhiều nhất ở em bé với Ngũ Ngưng thở .

Ngủ rũ (Narcolepsy) va Đột Ngủ (Cataplexy) mất căng cơ bấp liên hệ đến thiếu Orexin.

6. Thiếu Ngủ

Giấc Ngủ là rất quan trọng cho cơ thể và Não Bộ. Trung bình Ngủ 7-8 giờ mỗi ngày, nhiều hơn ở em bé, Người già Ngủ từ 5-9 giờ mỗi ngày. Não Bộ kiểm soát cân nặng cơ thể/giấc Ngủ dùng cùng một hệ thống kết nối thần kinh gọi là Dorsal vagal cómplex (DVC) (Bariohay 2011)

Thiếu Ngủ do Khó ngủ thường kèm theo giấc **ngủ bi phân đoạn/fragmentation**, nhất là phần đầu giấc ngủ, mỗi đoạn kéo dai 1-2 giờ

Chu kỳ rối loạn do làm việc ca đêm đưa đến mất Ngủ ảnh hưởng đến TR, bịnh tim mạch, ung thư vú, tiểu đường, béo phì vì chất TNF/Tumor Necrotic Factor và Interleukin, giảm Melatonin và Cortisol (Jehann2017). Phải kể đến các bịnh viêm loét bao tử ruột (IBD) và miệng.

Biến dưỡng cơ bản của cơ thể (basal Metabolism) giảm 15% trong khi Ngủ , Phần còn lại khó có thể giảm vì cần cho sự sinh sống Tế bào và hoạt động các cơ quan.

a) Nguyên Nhân

Trước đây người ta lầm tưởng là giảm mất cảm giác ngoại biên đến Vỏ Não làm nên giấc Ngủ. Morruzzi thí nghiệm trên Mèo mới khám phá là Lưới kích thượng là then chốt kiểm soát Thức Ngủ. Từ đó người khám phá thêm vai trò của Đồi Não-Vỏ Não. Chất kết nối thần kinh: Glu, ACh, NA, Ser, Hist, DA, và Orx được xử dụng để làm Vỏ Não Thức. Quan trọng nhất là vùng Basal Forebrain và Lateral HypoThalamus area (LHA). Thêm vào đó để làm Thức là Orexinergic (vai trò hướng dẫn) và Histaminergic (vai trò điều hợp).

i. Melatonin (xem ở trang 468)

ii. Suy kém động cơ làm nên giấc Ngủ: GABA không đủ để ức chế nhân vlPO va MnPO.

iii. Quá tải động cơ làm Thức:

- Epinephrine cao về đêm do Locus ceruleus tăng hoạt động vì các lý do khác nhau, như phì đại Locus Ceruleus, thiếu hoạt động ban ngày nên có thể không tiêu dùng hết Epinephrine . Kích động thần kinh nhiều quá, suy nghĩ quá độ hay chú ý sẽ làm mất Ngủ (Yu

2018, Thakkar 2011, Arnali 2014, Vu 2009 yoshikawa 2021). Vai trò nổi bật nhất là Locus Ceruleus sản xuất ra Nor-epinephrine.

- Đau Ngứa (LHA, LC, DR, TMN PAG,...). (Moses 2003).. Histamine thấp trong Ngủ NREM và Ngủ REM, nhưng có thể tăng vì dị ứng và khi gần Thức thi Histamine tăng lên trước khi norepinephrine tăng dần để làm nên sự Thức tỉnh - Serotonin vì kích động vui vẻ trước khi Ngủ.
- DOPA tăng lên về đêm do kích động tâm lý thôi thúc, luyện tập kỹ thuật tay chân và các bịnh suy thoái thần kinh. DOPA cao làm chân mỏi mệt, Restless Leg Syndrome và ngứa.
- vlPO làm tăng lên lượng GABA ức chế Orexin. Mất Orexin trong NB là tiến trình làm nên mất đi sự Thức tỉnh như trong Narcólesy (Ngủ suốt ngày quá nhiều -Ngủ REM nhiều hơn NREM làm nên Mộng mị gây nên sợ hãi-và có thể có nhũn cơ thình lình cataplexy khi đang Thức tỉnh). Vì vậy suy yếu vlPO và MnPO với GABA đưa đến giảm ức chế các nhân Thức có thể là nguyên nhân quan trọng. Ở người già, Tuyến Tùng bị vôi hóa và teo lại, nên Melatonin bị giảm và sản xuất chậm trể. Cho nên dùng thêm Melatonin là hợp lý để dẫn đầu giấc Ngủ.
- Cà phê, kích động lo âu, thao thức, đau, rát ngứa, quá nhiều ánh sáng (tăng Orexin) và thiếu hoạt động là những nguyên nhân của Thiếu Ngủ ở người không có bệnh lý. Các bịnh thoái hóa thần kinh như Alzheimer, các loại dementia và thiếu TN khác và Parkinnson disease là những bệnh lý cũng làm mất Ngủ. (Gong 2021)

Kích động ngoại biên: như bịnh nghẹt/ngưng thở khi ngủ/Sleep Apnea, ngứa đau, lo âu, chân không yên nghỉ, ngáy, môi trường ồn ao....

iv. Rối loạn chu kỳ Ngủ Thức

Khi đêm tối đến, nhân SCN kích động vlPO, tăng GABA, Galanin , Adenosine Receptors và ức chế DMH-LHA để giảm Orexin và để ức chế các nhân Thức khác . Đồng thời làm tăng Melatonin để giảm biến dưỡng cơ thể. Mất Ngủ có thể do cơ chế ức chế của GABA trên nhân Thức không hoạt động vì sự kích động thần kinh trước ngay trước khi Ngủ. Cơ chế Ngủ có thể được tiến hành khi ngồi dậy làm việc không áp lực thần kinh khoảng 30 phút rồi đi Ngủ trở lại. Hiện tượng tương tự như làm RESET cơ chế NGỦ THỨC.

v. Binh TK thoái hóa ảnh hưởng hư hại đến trung tâm thức ngủ

b) Rối loạn gây ra do Thiếu Ngủ

i. Làm giảm đi sự chú ý.

ii. . Khô Miệng do giảm bài tiết nước miếng

Nor epinephrine không giảm khi đi ngủ làm thiếu ngủ ,và giảm nước miếng. Thường thấy ở người già thiếu ngủ. Người già có lượng nước trong người giảm biểu hiện qua triệu chứng da nhăn và khô. Theo quan niệm Đông Y đó cũng là triệu chứng suy thận. Tuy vậy thí nghiệm cận lâm sàng vẫn bình thường. Có lẽ chỉ số cận lâm sàng không đủ nhạy cảm về chức năng suy thận nhẹ. Cơ chế của Đông Y dựa trên căn bản Thận chủ về Thủy kiểm soát lượng nước.

Bệnh khô miệng có thể kiểm soát được bằng cách uống nước trong suốt ngày cho đủ lượng nước trong cơ thể. Tránh ăn mặn và thức ăn khô, cháy. Nếu chỉ uống nước trước khi đi ngủ là không đủ và làm đi tiểu nhiều về ban đêm.. Khi nước vào đường ruột kích động chất VIP/ vasoactive intestinal peptide rồi kích động dây thần kinh đối cảm vùng Gan Tĩnh mạch Cửa (HepatoPortal Area) . Từ đó luồng dẫn truyền đi lên trung tâm Khát nước ở Hypothalamus. Vì vậy trước khi đi ngủ không nên uống nước lạt mà uống nước ngọt hay mặn vừa đủ nồng độ thì sẽ không đi tiểu đêm (Ichiki 2022).

iii. Bịnh Thiếu Ngủ : Rối loạn Nội tiết và Viêm trong NB

a) **Ảnh hưởng đến biến dưỡng chất đường, giảm ức chế Glucose tolerance, tăng nguy cơ Tiểu đường và Béo phì**. Mất Ngủ làm phản ứng tăng Peroxisome proliferator-activated receptors (PPARs) và Ketone (Acetoacetate=AcAc and b-hydroxybutyrate, BHB), AcAc làm tăng slow waves Sleep (SWS), là quan trọng trong giấc Ngủ có ảnh hưởng đến biến dưỡng chất đường và steroids. Thiếu Ngủ làm tăng kích thích tố nội tiết như Growth Hormone , Polactin, Testosterone catecholamine, ăn nhiều. Ketones là chất rất cần cho tế bào thần kinh, tăng Orexin, giảm Leptin (từ Adipocytes tác dụng lên tế bào thần kinh Neuropeptide Y trong Arcủate Nucleus để điều chỉnh độ béo phì) (Kohno 2003). Ghrelin (từ bao tử và Arcủate nucleus in Hypo) giảm độ nhạy cảm với Insulin (trong các thí nghiệm 4 giờ trong giường trong 3 đêm). Arcủate nucleus có Ghrelin và Leptin receptors. Thí nghiệm ở Chuột, hư hại Gene thì béo mập, tiểu đường và insulin trong máu cao. Khi chích Leptin vào Arcủate nucleus thì trở lại bình thường (Coppari 2005).

Ghrelin được tiết ra từ bao tử và Arcủate nucleus. Ghrelin kích thích tế bào thần kinh Neuroptide Y của Arcủate nucleus làm tăng GH và ăn nhiều (Kohno 2003).

b) Lại nữa mất Ngủ tăng độ tiêu dùng năng lượng. Ngoài sự giảm thời gian và thể chất của giấc Ngủ, rối loạn thời biểu Ngủ cũng ảnh hưởng đến đồng hồ chu kỳ Ngủ, cũng làm giảm Glucóse tolerance cho dù tăng Insulin, giảm Leptin và Ghrelin (Nedeltcheva 2014), bệnh tim mạch với cao huyết áp (Javahari 2017). Thiếu Ngủ cũng làm giảm TR, giảm chú Tâm, giảm học hỏi, tăng bệnh "giảm TR nhẹ"/ Mild

Cognitive Impairment, bệnh lú lẫn, tăng nguy cơ bệnh dây thần kinh trong tiểu đường.

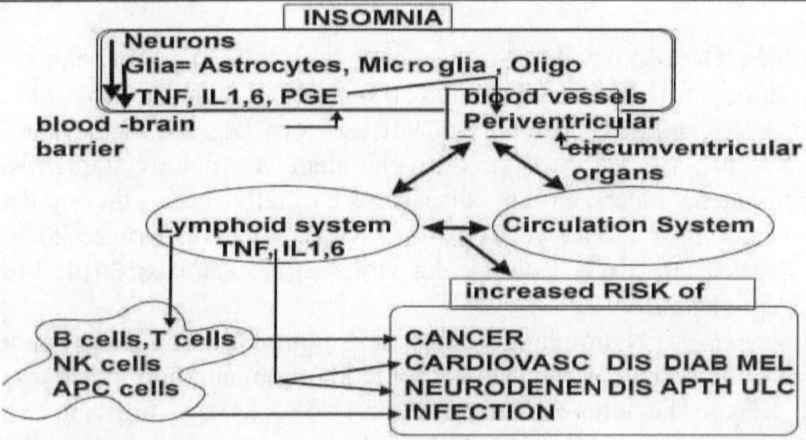

APC Antigen Presenting cells, Natural Killer
TNF Tumor Necrotic Factor
IL : Interleukin

c) Obstructive Sleep Apnea (OSA) làm thiếu Ngủ giảm Oxy trong Não Bộ, nên cũng gây ra các chứng tương tự như Tiểu đường và Béo phì (Hollingue 2018).

Chất độc phế thải từ biến dưỡng trong Não Bộ được xử lý bởi thực bào, hệ tĩnh mạch máu và nước tủy sống. Nghiên cứu nước tủy sống trong giấc Ngủ với kỹ thuật "two photon imaging" cho thấy khoảng trống mô liên kết tăng lên giúp chất phế thải chuyển vào nước tủy sống (Xie 2013).

d) Thiếu Ngủ và Tumor Necrotic Factor (TNF Apha/ cachexin), Interleukin-1 và 6.

e) TNF là chất làm ra từ Microglia, trong Não Bộ và Macrophages /Monocytes và các tế bào liên hệ đến viêm sưng như T Lymphocyts, Neutrophils mast cells eosinophils (là các tế bào bạch cầu máu). Microglial-like cells, Glial-like cells tế bào thần kinh cũng làm ra TNF (Gahring 1996). Interleukin cũng có thể tìm thấy trong Epithelial cells.

f) TNF liên hệ đến viêm sưng, bịnh sưng loét ruột (IBD), loét bao tử (Peptic ulcer) loét miệng (Aphtous stomatitis), Alzheimer, trầm cảm và hủy hoại ung thư/chống u bướu và giúp kéo dài NREM trong giấc Ngủ. Thiếu Ngủ làm tăng TNF, khi tiêm TNF vào Hypo làm bớt bệnh mất Ngủ. Vai trò của TNF trong thiếu Ngủ và các bịnh đường tiêu hóa chưa được nghiên cứu là nguyên nhân hay hệ quả của các bệnh về đường ruột. Tuy nhiên trong một nghiên cứu cho thấy sinh viên thiếu Ngủ có bệnh Aphtous ulcer/lở miệng nhiều hơn là sinh viên Ngủ đủ. Tương tự như vậy, trong bệnh IBD mất Ngủ là thường hay gặp. Từ những nhận định trên thiếu Ngủ có thể là một nguyên nhân quan trọng trong các bệnh viêm loét miệng, dạ dày, ruột non và ruột già.

Tuy nhiên, cho đến nay mất Ngủ vẫn chưa được cói là nguyên nhân mà là chỉ được cói là hậu qua của các căn bịnh trên hay là sự tình cờ kết hợp (Fang 2019, Marinelli 2020, Swanson 2020, 2011, Habibi 2019, Edgar 2017, Chaudhuri 2018, Hegde 2018, Rockstrom 2017, Ma2014). Cần ghi nhận là Aphtous stomatitis, Gastroduodenal ulcers, Crohn's disease và Ulcerative cólitis thường kết hợp với lượng máu cao về TNF, IL-1 và 6 (Wu2018, Kruger 2008, 2013 Rockstrom 2017, Izakovicóka Holla 2017, Karakus 2014, Liu 2018, Vgontzas 1999,2002)

g) Ngược lại với bệnh IBD, bịnh IBS (bịnh Đường ruột bị kích động = Irritable bowel syndrome không bị ảnh hưởng bởi trục HPA: HypoThalamus-Pituitary-Adrenal) vì lượng Cortisol và Cytokinine trong nội bì ruột không thay đổi đáng kể trong bịnh IBS (Chang 2009).

Thiếu Ngủ ở người già có thể do hệ thống Norepinephrine đã không giảm khi muốn Ngủ vào ban đêm, do lượng Norepin trong NB đã không được dùng hết ban ngày khi Thức vì thiếu hoạt động (Berridge 2015).

h) Ngoài ra bịnh thiếu Ngủ làm tăng lên sự viêm sưng với các chất như IL6,1beta TNF-alpha. C-Reactive Protein cao (Fernandez-Mendoza 2016) Inflammasome (multiprotein oligomers của hệ miễn nhiễm làm kích động phản ứng viêm sưng gồm Caspase Activation and Recruitment domain (CARD) or Pyrin domain (PYD), và Receprors : NLRs -Nucleotide-binding oligomerization domain and Leucine-rich repeat-cóntaining Receptors là một cơ chế quan trọng trong bịnh tim mạch, tiểu đường, béo phì và suy thoái TK. NLRP tăng lên trong bịnh thiếu Ngủ (Wang 2020).

i) Trong đường ruột giảm lượng vi trùng, mất vi trùng kỵ khí/Anaerobes, và Short-chain fatty acid (SCFA)-producing vi trùng/bacteria. Giảm vi trùng Lachnospira and Bacteroides là loại vi trùng thiếu Ngủ cấp tính, Faecalibacterium và Blautia trong thiếu Ngủ kinh niên (Li 2020).

j) Brain Derived Neurotrophic Factor (BDNF) là chất của NB giúp cơ chế hủy tạo cần thiết cho sinh sản râu và biến hóa TK cần cho học hỏi TN. Chất này bị giảm khi viêm sưng do thiếu Ngủ. Bịnh Alzheimer , điên loạn BDNF giảm (Miranda 2019, zielinsky 2014).

k) Trong khi Ngủ thời kỳ REM, EEG với cọc điện hai bên Medial Temporal Lobe có thể thấy làn sóng ghi từ vùng PGO (Pontogeniculooccpital) của Mèo có lẽ **tương đương với sóng từ**

PPT (Pedunculopontine nucleus) ở người, tương tự như khi có Saccades của mắt (để rà tìm) lúc Thức (Hobson 2000). Mộng Mị với nhiều tư tưởng hơn hình ảnh (MM như đang Thức, giảm sóng theta, delta , tăng sóng alpha) (Benz 2020). Tình trạng trên tương tự Lucid dream. Trong một khảo cứu, người Thiếu ngủ huấn luyện để có Lucid Dream cảm thấy không có các triệu chứng Thiếu Ngủ (Sellman 2021, https://insomnia.sleep-disorders.net/living/lucid-dreaming, Ellis 2020, Carr: https://www.psychologytoday.cóm/ca/blog/dream-factory/202003/lucid-dreaming-treatment-insomnia). ***Nếu Lucid Dream bị điều khiển bởi người Ngủ, thì giấc Ngủ có thế bị giảm hiệu quả.***

j) Mất Ngủ áp chế hệ miễn nhiễm qua các chất cytokinins như IL1,6 , interferons làm nên dễ bị nhiễm trùng, giảm đề kháng ung thư (Garbarino 2021).

iv. Bịnh Thiếu Ngủ và Bịnh Suy thoái Thần kinh

a. Bịnh Parkinson (Chahine 2017 Gros 2020, Bollu 2017

RBD/REM sleep Behavior Disorder,

Thiếu Ngủ, Tiểu tiện ban đêm.

Ngủ ngày do rối loạn chu kỳ ngày đêm (Melatonin) và có thể do thiếu Orexin (Arnulf 2008). Bịnh nhân với Parkinson Ngủ ngày quá đáng (excessive daytime sleepiness) và Thiếu Ngủ ban đêm có hai cơ chế khác nhau nên không bù trừ nhau (Ligouri 2019).

Restless legs syndrome , Periodic limb movements/ tay chân cử động, Ngủ nghẹt Thở /Obstructive sleep apnea (OSA), Central Sleep apnea, Sleep related Hypoventilation and Sleep related Hypoxemia

Nhiều Mộng Mị, Ác mộng.

Nhiều mồ hôi.

b. Binh Progressive Supranuclear Palsy/PSP

40% Ngủ đứt đoạn 50% dậy sớm, ác mộng có thể xảy ra trước khi có triệu chứng vận động. Một phần do tuổi già.

c. Binh Alzheimer

25% trong AD nhẹ và 50% AD nặng: không buồn Ngủ, dậy sớm, Ngủ nghẹt thở OSA/Obstructive Sleep Apnea, có thể do mệt, mất trí hay thay đổi SCN/SupraChiasmatic N.

7. Bipolar disorder (Vui buồn Lưỡng Cực),

Binh là một nguyên nhân làm mất khả năng cho nhiều người nhưng có cơ chế gây bịnh cho đến gần đây vẫn còn khó hiểu vì vậy sự điều trị chưa được cải thiện đáng kể.

Bịnh có nguyên nhân liên hệ đến di truyền, kết nối TK, hệ thống Oxit hoá, Mitochondria viêm sưng, Chu kỳ ngày đêm (bịnh nặng về buổi chiều do rối loạn chu kỳ ngày đêm (Melo 2016) và Chất liên kết TK DOPA (Scaini 2020)

Về di truyền, genes CACNA1C và ANK3 liên hệ đến cửa khẩu cho Ca++ di chuyển qua lại màng tế bào. Lưu chuyển Ca ++ kiểm soát bởi VGCC (=voltage-gated calcium channel) protein và genes liên hệ được biết ảnh hưởng đến bịnh (Harrison 2018).

Thay đổi chất xám/trắng của các vùng Não là liên hệ đến triệu chứng bịnh nhưng không cho thấy cơ chế gây ra bịnh. fMRI cho thấy giảm tính bất đẳng hướng cách phân (Fractional anisotropy) của chất trắng và giảm chất xám tương ứng với rối loạn vòng kết nối vPFC Trái Phải -HIPPO AMYGD về tình cảm và vòng kết nối vPFC - Striatal Trái về hưng phấn và OFC về khen thưởng (Phillips 2014). Thay đổi khác về chụp hình chất trắng: Giải Bao Sau/PCC Trái và Genu của Corpus Callosum (Wise 2015). Tóm lại các vùng mỏng chất xám là PFC, Thái dương Đính, với nhiều nhất là Opercularis Trái, Fusiform Trái, PFC Trước. Sự giảm chất xám tỉ lệ với độ thần kinh phân liệt (Hibar 2018). Tế bào Microglial giữ vai trò về miễn nhiễm viêm sưng bị kích động và liên hệ đến Trục Hypo Pituit Adren trong phản ứng viêm (Maletic 2014). Lưới Kích Thượng giữ vai trò làm bịnh nhân Thức lâu dài là cần cho sự sinh tồn, tuy nhiên vai trò trong bịnh không được hiểu rõ ràng, dầu rằng có vai trò hiển nhiên. Nhân PPN của LKT phát sóng Gamma lên Vỏ Não, bị ức chế bởi NCS-1. Lithium thì lại ức chế NSC-1 giúp cải thiện bịnh (Garcia-Rill 20190. Có bằng chứng gợi ý PPN bị ức chế trong bịnh Vui buồn lưỡng cực. (Moruzzi 1974 Garcia- Rill 2019 Nir 2011).

Phần đọc thêm KHNB

VII. Bịnh Thần Kinh Thoái hoá /NeuroDegenerative

Parkinson's Disease, Parkisonism Alzheimers, PSP, Pick's disease, CBD...

Mất đi những nhom TB TK hoat động chon loc va khac với Thoái hoá do biến dưỡng hay chất độc hai, không theo chức năng cua TBTK,

Phân loai

A. Amyloidosis : Protein bi thoái hóa thành chất bột với kết hợp đặc biệt (beta pleated) đóng thành từng mãng nhỏ trong mô NB.

1. Creutzfeldt–Jacób disease (di truyền, nhiễm trùng truyền nhiễm, thuốc men) (PrP), Striatum, DN, TN NB biến thoái thành thể xốp (Spongiform.

2. Gerstmann–stra¨ussler–scheinker disease (PrP) VN Trí Nhớ (TN), biến thoái thành thể xốp : VNTN.

3. Familial British Dementia (ABRI), mạch máu/mô NB: VNTN.

B. Taupathies

Protein Tau (gene MAPT) làm bền vững Microtubules trong TB TK (Microtubles ít hơn trong Glial cells), và dùng để chuyên chở và làm nâng đỡ của TB . Khi có nhiều Phosphorylation thi xoắn lại nên không hoạt động tạo nên Tangles Tau protein có 6 isoforms 3 loại 3R và 3 loại là 4R có chức phận TN lâu dài, thói quen không cần học hỏi vì vậy bịnh làm hư TR về các thói quen (Vaquer-alicea 2021, Gao 2018). Có thể có 25 loại Tauopathies khác nhau.

1. Alzheimer Disease: Bịnh do Amyloid beta đóng thành từng mảng nhỏ làm hư protein Tau 3R và 4R quấn lại thành Neurofibrillary Tangles NFTs, Neutropil Threads. Amyloidosis làm ra amyloid angiopathy: Neocórtex and limbic regions.

2. Pick's disease: Tau 3R, Pick bodies,Pick's cell phinh ra (ballooned): Frontal, temporal, and parietal lobes

3. Progressive supranuclear palsy/PSP: Tau 4R, NFT thành từng cuc trong Neurons, Neuropil threads nghẹt dây Astro va thể xoắn trong Oligo: Subthalamic nucleus, superior cerebellar peduncle và hilum của cerebellar dentate nucleus.

4. Corticóbasal degeneration (CBD): Tau 4R, PreTangles, Neuropil threads, Neuron phinh ra (ballooned): Frontoparietal córtex, Neostriatum, Substantia nigra.

5. Argyrophilic grain disease; binh nặng hay nhẹ, có thể kết hợp với các bịnh Neurodegenerative khác như PSP, CBD. Tau 4R, Hạt nhuộm đen với silver stain, thể xoắn, TB phình, Astrocytes nhiều nhánh: Amygdala/Hạnh Nhân, limbic córtex, medial temporal lobe, và temporal neocórtex Yokota, 2018).

6. Chronic traumatic encephalopathy: Tau 3R, 4R, Neuropil threads, NFT, Tanges trong Astrocytes: Frontal, temporal, and parietal lobes, quanh mach mau, khe nao.

7. Primary age-related tauopathy Tau 3R, 4R, NFT: Basal forebrain, Brainstem, Medial temporal lobe, Olfactory bulb.

8. Aging-related tau astrogliopathy Tau 4R, Astro hinh gai, hat đen trong Astrocytes: Subpial and perivascular spaces, Mediobasal forebrain, Amygdala/Hạnh Nhân.

9. FTDP-17 Tau 3R:4R (more 4R) la binh thóai hóa TK / neurodegenerative với biến loan TR va tinh cam , Co đến 50 loai khac nhau tuy theo biến đổi genes.

Taupathies trong các bịnh Progressive Supranuclear Palsy (Tau trong Neuron và Glial/Astro và Oligo), Corticóbasal degeneration, Guam Parkinson Dementia cómplex, chronic traumatic encephalopathy.

C. Synucleinopathies, bịnh Parkinson's disease PD

Nhân chất xám bị bịnh: Substantia Nigra (cómpacta)+Putamen+ Caudate N.= DOPA Pathway.

Lewy 's Inclusion Bodies (LB) thường kết hợp với Demenia. Vì vậy PD và Dementia with Lewy Bodies (DLB) có điểm chung. DLD có nhiều LB và PD có ít LB. Bịnh Alzheimer có khi cũng có LB. Bịnh PD thời kỳ cuối, và trong thể di truyền, các nhân khác bị bịnh là Median Raphe, Locus Ceruleus, tế bào Acetylcholine trong basalis N. và có thể cả hệ Vành và VN (làm nên Dementia, Trầm cảm). Alpha-2 Synuclein trong tế bào TK lập thành 3 hay 4 dây. Nhờ Lipid có điện tích (-) như Phopholipids (của màng tế bào) thì Synuclein uốn quanh lại ở dạng Alpha , nên rời rạc không dính chùm (aggregation) nên hoạt động bình thường. Khi không quấn ở dạng Alpha thì Synuclein dính chùm lại, nên không hoạt động được và có thể gây ra bịnh. Dạng Synuclein độc hại là Oligomeric sau đó biến thành to hơn và làm lan truyền trong NB (các dạng trong PD là β-sheet-rich amyloid-like (non-A cómponent of amyloid or Nucleus Accumbens/NAc), Trong Lewis Body : 5–10 nm filaments dài do Serine 129 phosphorylation, ubiquitination, và C-terminal truncation).

Synuclein tụ lại trong Lewy Bodies và Lewy Neurites (Lewy-related pathologies) làm nên Multiple System Atrophy (MSA) kể luôn Tiểu Não . Synucleins inclusion còn thấy trong oligo cells.

Kết luận

Não Bộ kiểm soát Thức Ngủ bằng một cơ chế rất phức tạp và cho đến nay vẫn chưa được hiểu biết hết. Điều đó có nghĩa việc điều trị bệnh thiếu Ngủ còn lệ thuộc vào thuốc an thần. Thuốc làm Ngủ gây

nhiều hệ lụy như: quen thuốc, làm mất Trí Nhớ và các phản ứng phụ khác như say, chóng mặt...
Sở dĩ Não Bộ phải dùng đến nhiều trung tâm liên hệ đến nhiều hóa chất dẫn truyền khác nhau vì giấc Ngủ có nhiều liên quan đến sự vận hành của nhiều cơ quan để thích ứng sự vận hành ngày đêm và bốn mùa, chưa kể ảnh hưởng trực tiếp đến Não Bộ quan trọng nhất là Tri Thức/TR và Trí nhớ.
Norepinephrine cao trong giấc Ngủ làm táo bón và khô miệng, nhất là ở người già, ít uống nước, ăn mặn và thức ăn khô, cháy. Hoạt động bắp thịt ban ngày nhất là trước khi Ngủ làm tiêu hết Norepinephrine trong Não làm dễ Ngủ ban đêm và buồn Ngủ ban ngày. Ở người già ít hoạt động, lượng Norepinephrine trong NB đã không được dùng hết khi Thức (Berridge 2015). Sự chú ý trước khi Ngủ làm tăng Epinep làm mất Ngủ. Vì vậy tập thể dục với sự chú ý trước khi Ngủ không giúp cho giấc Ngủ. Sau REM, lúc tỉnh, Histamine, bị ức chế trong REM, cao lên làm căng cương cơ quan nam nữ và tăng ngứa khi Thức dậy.
Khảo cứu về Thiếu Ngủ cũng như các bài viết ôn lại bịnh thiếu Ngủ không thiếu trong sách vở y khoa (Xie 2017, Patel 2018, Riemann 2019, Burman 2017, Brewster 2017, Yang 2012 Levenson 2015, Sutton2014 Feinsilver 2017,). Nhìn chung các bài khảo cứu nghiên về lâm sàng, các triệu chứng Tâm lý thần kinh về thư giãn và các dược phẩm. Các khảo cứu Polysomnography thường không cho được những thông tin đáng kể về bịnh Thiếu Ngủ. Cognitive Behavioral Therapy thường có kết quả hạn chế. Vận động thể dục tương đối có nhiều kết quả (Reid 2010), nhưng khi kết hợp với Yoga thì không cho kết quả gì (Elavsky 2007).

Trong bịnh Thiếu Ngủ, Antihistamine có hiệu quả yếu chứng tỏ Histamine có vai trò ít quan trọng trong mất Ngủ. DOPA thì thiếu trong bịnh Parkison nhưng bịnh nhân Parkinson disease chỉ Ngủ nhiều ban ngày. Bịnh Restless Leg syndrome/chân không yên nghỉ do thiếu chất Sắt và có thể thiếu DOPA tác dụng trong Não Bộ. Tuy nhiên lượng DOPA trong NB cao trong các khảo cứu, có thể do DOPA receptor không làm việc. Nghiên cứu về sự liên hệ giữa thiếu chất Sắt và Genes về DOPA Receptors/Thụ quan và chưa cho ra ánh sáng về bịnh nầy. Nhưng DOPA chỉ có tác dụng nhiều trên BG và ít trên VN. Orexin thì phải thấp xuống lúc ban đêm kể cả NREM và REM.

*Vì vậy Norepinephrin tăng cao có lẽ là một nguyên nhân của thiếu Ngủ. **Thể dục, tiêu dùng hết năng lương dự trữ làm cơ thể mỏi mệt** và **không tăng sự chú tâm** căng thẳng có thể làm dễ Ngủ. Người thiếu Ngủ thường chỉ Ngủ rất trễ về gần sáng và giấc Ngủ thường đứt đoạn,*

mỗi đoạn từ 1-2 giờ. Thiền, thư giãn trước khi Ngủ đã cho thấy không đem kết quả mong muốn và có khi cho kết quả trái ngược. Người thiền thường Ngủ ít vì không phải thiền là một hình thức Ngủ mà trái lại thiền là một hình thức Thức tỉnh của Tri Thức cao do sự chú Tâm và dùng không hết lượng Norepinephrine trong NB. Đó là những bằng chứng cho cơ chế Orexin trong bịnh thiếu Ngủ. Lại nữa bịnh Aphtous Stomatitis/Loét Miệng bớt đi khi Ngủ đủ giờ, nhưng không bớt sau khi Thiền, dù là Thiền nhiều giờ, vì Thiền cần sự chú tâm tương ứng với Norepinephrine cao.
Thuốc Benzodiazepines (Benzos) giúp Ngủ nhưng gây nhiều phản ứng phụ , đặc biệt làm mất đi TN gần.

Dùng Melatonin có thể hợp lý cho người già vì lượng Melatonin giảm sản xuất ở người già. Tuy cơ chế của Melatonin có lẽ do tác dụng giảm Biến dưỡng cơ bản của cơ thể có thể là có chế quan trọng để cơ thể đi vào giấc Ngủ vì Melatonin lam cho buồn ngủ. Vì vay sau khi dùng Melatonin tranh những hoat động tri thức va bắp thịt lam tăng lượng Nor-epinephrine

Chương 11: MỘNG MỊ

Có lần Trang Chu nằm mộng thấy mình hóa bướm
vui vẻ bay lượn, mà không biết mình là Chu nữa,
rồi bỗng tỉnh dậy, ngạc nhiên thấy mình là Chu.
Không biết phải mình là Chu nằm mộng thấy hóa bướm
hay là bướm mộng thấy hóa Chu. Trang tử

Mộng là thực khi còn mộng
Con người không sống trong mộng sao?
Dreams are true while they last,
and do we not live in dreams?'-Alfred Tennyson, Poet

I. TỔNG QUÁT

Mộng Mị là hiện tượng cảm nhận thấy và có thể ghi nhớ tự nhiên trong giấc Ngủ, thường nhất trong REM, nhưng có thể xảy ra bất cứ thời kỳ nào kể cả các thời kỳ của NREM. Mộng Mị có thể kéo dài đến 30 phút và có thể có đến 5 lần mỗi đêm và càng dài hơn về cuối giấc Ngủ. Trong Mộng Mị ngoài hình ảnh còn có âm thanh mùi vị và cảm giác. Cho đến nay ý nghĩa của Mộng Mị không được hiểu rõ. Khoa đoán mộng gọi là Oneirology. Súc vật cũng có Mộng mị. Ngày xưa thường được cói là lời nhắn nhủ chỉ dẫn của bề trên siêu hình. Người Assyrians sống từ thế kỷ 25-6 trước Công nguyên, xây đền Mamu là thần của Mộng mị. Người Hy lạp và Cổ Ai cập tin là thần Morpheus đến trong giấc Ngủ. Theo Hippocrates thông điệp được gởi tới Hồn lúc ban ngày để ban đêm thành ra mộng. Người Trung đông hay người Công giáo, Á Rập thuở xưa cũng tin Mộng mị là thông điệp của Đấng Thiêng Liêng. Mộng Mị cũng có thể là phản ảnh hoạt động tình cờ của Não Bộ nên thường phi lý và không phản ảnh đúng sự thật lúc tỉnh. Mộng Mị thường xảy ra nhiều hơn khi bị áp lực khi so sánh với những kinh nghiệm vui vẻ (Malinowski 2019). Đối với phần đông các Tôn giáo tin vào sự hiện hữu của Hồn thì Mộng Mị có thể là biểu hiện sự kiện xảy ra hay là sự nhắn nhủ của người đã khuất hay Đấng Thiêng Liêng. Tuy vậy phản ứng tình cảm với sự kiện xảy ra trong Mộng Mị thường lại được cảm nhận khi Thức dậy. Mộng mị đẹp như thần tiên có thể đem niềm vui trong nhiều ngày. Nói một cách khác có thể không có sự liên tục trong các sự kiện trong Mộng Mị và đời sống sau mộng mị, nhưng lại có thể có hay không sự liên tục tình cảm khi mộng và tỉnh (Kahn 2019).

Freud cho Mộng Mị là từ Tiềm Thức gây nên do Tâm thần âu lo, bắt nguồn từ thời thơ ấu do kích động Tâm lý. Theo Freud ý nghĩa sâu xa của Mộng Mị có giá trị liên hệ đến Tiềm Thức. Freud chỉ ra rằng phần siêu hình ID/bản năng thể hiện bản năng duy trì nòi giống sinh lý nam nữ và vui chơi không được kiểm soát. EGO là bản ngã có trật tự và kiểm soát bởi TR nhưng có thể không có TR (Vô Thức), và SuperEGO liên hệ đến giá trị cao trong xã hội và là Lương tâm. Freud nói: Mộng Mị là hoàng Đạo đi vào Tiềm Thức (Dreams are the royal road to the Uncónsciousness) Khi Ngủ thì phần superEGO ít làm việc tương ứng với vùng Não Trán. Mộng đẹp liên hệ đến những ước vọng, ác mộng cho những vấn đề khó chưa được giải quyết. Cho đến cuối thập niên 1960, người ta không cho đó là lý thuyết hàng đầu để điều trị bệnh Tâm lý.

Carl Jung tuy là bạn của Freud nhưng bài bác về quan niệm Mộng Mị là những gì bị đè ép bởi lề luật xã hội về vấn đề liên hệ nam nữ. Ông tiến xa hơn và khuyên người Mộng Mị để ý đến ý nghĩa của Mộng Mị, (thí dụ: đang đi trên đường cắt đứt bởi dòng sông là biểu hiện của sự cản trở) nhất là sự Mộng Mị được lập lại nhiều lần. Jung cói Mộng Mị là một phần của toàn thể con người "Individuation/Mộng Mị cá nhân hóa, vì vậy là bắt nguồn từ mọi phần của cơ thể diễn biến theo tiến trình riêng, trong toàn cơ thể. Cho nên ác mộng biểu hiện sự mất quân bình trong cơ thể nói chung, "tinh thần và thể xác". Có khi là thể hiện trái ngược lại với hiện đời. Nhân vật trong mộng có thể biểu hiện một hạng người trong xã hội (Tranference).
Theo**Fritz Perl**, nhân vật trong Mộng Mị là để phản ảnh một phần của chính người Mộng Mị vì lý do rất đơn giản : sự kiện bên ngoài là phản ảnh tư tưởng bên trong (Nội Thức).

II. CƠ CHẾ (H11.1)

Nghiên cứu với EEG trong lúc Mộng Mị cho thấy Vỏ Não Đính Chẩm là vùng biểu hiện có sự thay đổi EEG (Siclari 2017). Đặc biệt bề mặt PFC/PreFrontal Cortex thì kém hoạt động và là đặc thù cho giai đoạn Ngủ REM (giai đoạn có nhiều Mộng mị) khi so sánh với trạng thái Thức.

Sóng PGO làm ra Mộng Mị:

Theo Hobson (Hobson 1977, 2000) hệ thống Lưới kích thượng vùng Cuống Não kích động vùng Não Forebrain (nơi sản xuất ra Acetylcholine nhiều nhất). Sóng phát xuất từ PGO/Pontine GeniculoOccipital ở súc vật và có thể có ở người (những nhân PPT/PedunculoPontineTegmental Nucleus) trong thời gian Ngủ REM làm ra Mộng mị. Sóng điện từ các nhân trên kích thích xuyên qua Geniculate bodies-Đồi Não đến Vỏ Não Chẩm. Khi Thức tròng mắt có chuyển động lướt qua lại saccades (https://en.wikipedia.org/wiki/Saccade). Sóng PGO có thể ví tương đương với sóng điện gần tới mức có thể gây ra động kinh (Sub-threshold epileptiform burst). PGO có thể được tạo ra bằng cách kích thích Brainstem (vùng Caudolateral peribrachial area ở Pons) với Acetylcholine.

Phần đọc thêm KHNB

Vùng nầy bị ức chế bởi Serotonin (kích thích vui chơi) từ Raphe nucleus. (https://www.youtube.cóm/watch?v=D_y56PQvZZA) tạo ra những sóng tương tự như PGO gợi ý hình ảnh. Vì trong cơ chế Saccades, tròng mắt lướt qua lại vật nhìn vào chủ đích để làm scanning vật, giúp Não Bộ tạo ra hình -3D của vật. Khi mắt lướt từ vị Trí của mắt sang vị Trí kế tiếp hình ảnh thấy được trong thời gian mắt lướt không được ghi nhớ trong Não Bộ; tình trạng y như mắt thấy các hình ảnh đứt đoạn nhưng kế tiếp của một thước phim. Sóng PGO tương đương với hình ảnh ghi lên Medial Temporal Lobe tạo ra hình ảnh ảo giác. Với MEG người ta cũng còn thấy sóng liên hệ đến Saccades phát ra từ vmPFC, Amygdala/Hạnh Nhân và ParaHippo...>... REM được biết là liên hệ với sóng Gamma. Nghiên cứu sóng Gamma trong REM cho thấy vùng Não Trán và Đính kém hay mất liên lạc nối nhau chứng tỏ Não Trán mất kiểm soát vùng Não Đính và là phù hợp với quan niệm về TR: khi Ngủ thì cả vùng Vỏ Não mất liên lạc với nhau nên bị giảm TR. Khi có sóng PGO, sóng Gamma cho thấy Não Trán bên và giữa vẫn liên lạc với nhau: những thay đổi trên có lẽ liên hệ đến Mộng Mị (Corsi-Caberra 2008).

PGO là sóng đi trước Mộng Mị một thời gian ngắn. Như vậy Mộng Mị tạo ra là do sóng PGO từ Midbrain phát ra và kết nối Vỏ Não Trán-Đính.

Khi Thức dorsolateral FPC là trung tâm điều hành quản lý mọi vận động cơ bắp, cảm giác (kể luôn Thị giác) và tư tưởng theo thứ lớp. Thương tích dorsolateral PFC không ảnh hưởng Mộng Mị chứng tỏ dorsolateral PFC không làm ra Mộng mị. Khi Ngủ Slow wave Sleep (SWS), hình ảnh được điều hành bởi HIPPO (để bảo tồn Trí Nhớ xa). Nhưng khi Ngủ, Vỏ Não PFC và HIPPO bị cách ly vì lượng cao Acetylcholine. Vì vậy PGO là dòng điện để kết nối DLPC HIPPO để tạo ra hình ảnh theo quan niệm của Hobson., Hobson cho thấy Mộng Mị có được ở trạng thái Ngủ REM, low Serotonin và khi Não Bộ bị kích động PGO).

Thương tích ở cuống Não (Brain stem) của Mèo làm Ngủ và Atonia (nhũn cơ). Trong thí nghiệm, Mèo trong trạng thái Ngủ REM, Mèo nhảy lên vồ mồi trong tưởng tượng của Mộng Mị hay lẫn trốn vì bị đe dọa ảo tưởng (Morrison 2014, Revonsuo 2000): Điều đó chứng tỏ Mèo khi Ngủ trong thí nghiệm đã ôn lại cảnh tượng đã học hỏi trong quá khứ. Trong một nghiên cứu mới, Mộng Mị không phát xuất từ Midbrain mà từ Forebrain khi nghiên cứu bịnh nhân có tổn thương Não Bộ. Bịnh nhân có vết thương vùng Vỏ Não Đính thì ngừng không còn có Mộng Mị (như Hobson đã tìm thấy) và bịnh nhân bị thương ở Midbrain nhưng vẫn có thể tạo ra sóng PGO (như thí nghiệm ở Mèo) không bị mất Mộng Mị. Kết luận như vậy là có thể đi ngược lại với quan niệm của Freud quan niệm Mộng Mị là sự trỗi dậy của Tiềm Thức. Cho đến gần đây, nhiều người vẫn còn quan niệm là Mộng Mị có thể là cửa ngõ giúp đi vào Tiềm Thức.

Đó là quan niệm hiện đại, và có người cho là trái ngược với Freud vì Freud cho rằng Mộng Mị là hình ảnh của Tiềm Thức (Datta 200, Smith 2000). Khảo cứu về PGO và hình ảnh Mộng Mị gần như mở một hướng nghiên cứu mới về Mộng Mị nhưng sau đó gặp trở ngại lớn vì phải đặt kim điện vào sâu nên chỉ có thể thực hiện trên súc vật như Mèo. Mèo lại không thể cung ứng thể nghiệm cho nhà nghiên cứu. Sau nầy nhờ

MEG có thể thấy tín hiệu sóng điện sâu trong Não Bộ nên nghiên cứu về PGO lại được làm sống dậy.
Mộng Mị và REM tuy không đồng nhất trong liên hệ với nhau nhưng kích động trong REM thì có Mộng Mị. Tuy Bulkteley có một số lượng hồ sơ về Mộng Mị nhưng cho đến gần đây (2017) phân tách về Mộng Mị còn đang tiến hành và chưa có kết luận gì (Bul kteley 2017, Paulson 2017).
Hiện nay có sự khác biệt lớn: có người cói Mộng Mị như một hình thức xáo trộn của Não Bộ, mặt khác có người cói Mộng Mị như cửa ngõ để đi vào Tiềm Thức (A Lại Đa Thức) (Paulson 2017).

sau:

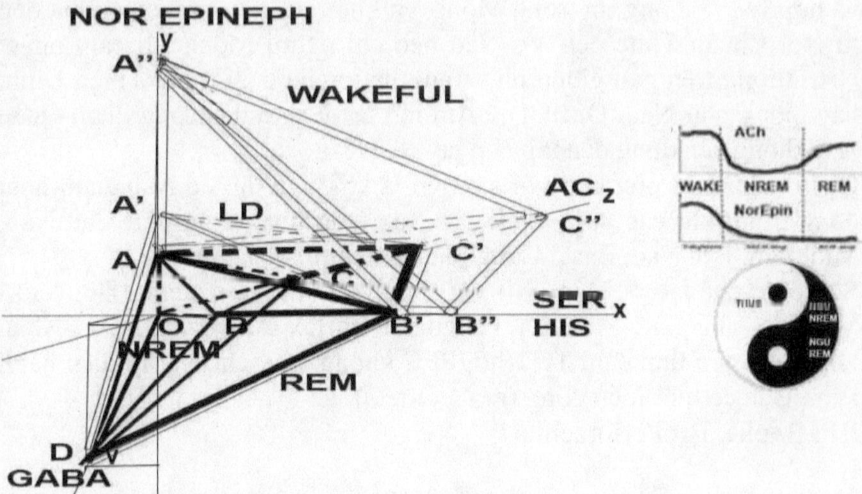

H11.1: Biểu đồ cho thấy liên hệ ức chế Ngủ REM và mộng như Thức GABA, Histamin Acetylcholine, Serotonin và Norepinep.
Hình tháp,đường gạch trong, dày, AA"B'B''C'C'', Thức
Hình tháp gạch đen mõng OABCD Ngủ NREM,
Hình tháp đường gạch đen đậm ABB'CC'D Ngủ REM nhũn cơ
Hình tháp , đường gạcch trong mõng AA'B'C': Lucid dream

Trục ov là GABA, Histamin, Oz là Acetylcholine, Ox là Serotonin/histamine và Oy Norepinephrine (Arrigoni 2016, Scammel 2019, Thakkar, 2011 Yokikawa 2016)
Khung trong: Trên: Biểu đồ Acetylchol và Norepin:REM có Acetylcho cao và Norepi thấp
Dưới: Tượng hình thái cực sanh lưỡng nghi Thái Âm/Đêm -TháiDương/Ngày. > Trong Thái Dương tượng hình Thiếu âm/tương ứng với buồn Ngủ ban ngày và Thái âm sanh Thiếu âm/tượng hình Ngủ REM=Ngủ nghịch lý=paradoxal sleep
NREM Ngủ
Wakeful Thức

III. VÙNG NÃO

Tuy những thay đổi về Não Bộ trên có vẻ đối nghịch nhau, và quan niệm về Mộng Mị trước và nay có nhiều khác biệt, nhưng nếu quan niệm TR có được là do Nội Chuẩn Thức là nơi ghi lại TR trong quá khứ thì Mộng Mị có thể được quan niệm như

Có thể quan niệm hình ảnh âm thanh cũng như những cảm giác khác trong Mộng Mị là xuất phát từ Nội Chuẩn Thức. Người Mộng Mị nhận thông tin từ ngũ giác và TR từ Nội Chuẩn Thức mà không qua ngũ quan và đi thẳng vào Tri Thức/TR. Sóng PGO từ Midbrain hay kích thích từ Forebrain có nhiệm vụ kích thích để thu hồi thông tin từ Nội Chuẩn Thức. Vì không được sự điều hành của Vỏ Não vùng điều hành DLFFC cho nên thông tin thu hồi từ Nội Chuẩn Thức không theo thứ tự và hợp lý. Vì thông tin trong Mộng Mị không đến từ ngũ quan, mà đến từ Nội Chuẩn Thức đến Vỏ Não nên chỉ người Mộng Mị cảm nhận. Hiện tượng trên gần giống như trạng thái nghe thấy trong Thiền Định, hay giống như Ngài Quan Thế Âm mô tả về sự nghe trong Pháp Quán Âm không cần dùng đến tai và ngay cả TR (Hobson (2009)..

Quan niệm trên phù hợp với sự kiện là khi Ngủ thì Vỏ Não giảm hoạt động trong khi các vùng dưới Vỏ Não tăng hoạt động như Cầu Não, Midbrain, Đồi Não, Basal Ganglion và Ventral Striatum.

Sơ đồ cơ chế tạo ra Mộng Mị với sóng PGO từ brain stem - Đồi Não - Vỏ Não Thị giác, Anterior Cingulate Cortex Amygdala/Hạnh Nhân Hipp gây nên tình cảm Trí Nhớ, PFC không có ý chí, phi lý điều hành kém, BG; có một ít cử động (Pace-schott 2000)

RP: Raphe, BP Peribrachial.

A)Vùng Vỏ Não tăng hoạt động để làm ra Mộng Mị gồm:

- Hệ Vành limbic (Vành) và Paralimbic (piriform Cortex, entorhinal Cortex, the ParaHippocampal Cortex) còn gọi là vùng *Anterior Paralimbic REM Activation Area* (APRA) = bilateral cónfluent Paramedian zone,
- Anterior Cingulate Cortex
- Anterior Insula,
- Orbital Frontal Cortex, Temporal pole caudalParaHippo, mPFC
- Amygdala/Hạnh Nhân HypoThalamus và
- Vỏ Não Thị giác high -order. Những thay đổi trên tương ứng với cảm xúc có được trong và sau khi Mộng Mị. (Mutz 2017)

B) Kết nối Vỏ Não hoạt động từng phần và yếu: *(H6.2)*

Sự thiếu mạch lạc và không hợp lý trong sự kết nối của các thông tin trong Mộng Mị chứng tỏ sự thiếu điều hợp. Lý do là trong Mộng Mị chỉ một phần của Vỏ Não hoạt động thôi và có thể phần Não điều hành dlPFC và dmPFC ít có dịp tham dự vào tiến trình.

Dầu Mộng Mị là do sóng PGO và có thể có cả sự ức chế như theo quan điểm của Freud, những thông tin trong Mộng Mị là có gốc nguồn từ thông tin có sẵn trong Não Bộ dưới dạng Trí Nhớ/TR hay từ Tạng Thức. Sự thu hồi thông tin từ những kho lưu trữ có thể cần sự hiện diện của Hồn, mà trạng thái của Hồn cũng có thể thay đổi theo hoàn cảnh thời gian và tình cảm. Thông tin trong Vô thức và Tiêm thức cũnh la yế tố quan trong theo Freud. Mộng Mị là sự chắp nối pha trộn lẫn lộn những thông tin đến từ Vỏ Não tình cảm. Mộng Mị thường không được phiên dịch theo cơ chế của Mộng Mị về tình trạng Tâm lý trước khi Ngủ của người Mộng Mi. mà lại được diễn dịch theo quan điểm của đời sống lúc Thức tỉnh sau khi Ngủ dậy. Vi sự bất hợp lý trên, Mộng Mị thường không được đánh giá đúng về Tri Thức/ *TR hay Tiên tri.*
Lại nữa trong giấc Ngủ sự xâm nhập Hồn từ bên ngoài là khả thi, cho nên khía cạnh Tiên tri hay khuấy nhiễu của Mộng Mị cũng cần được nghiên cứu một cách khoa học.

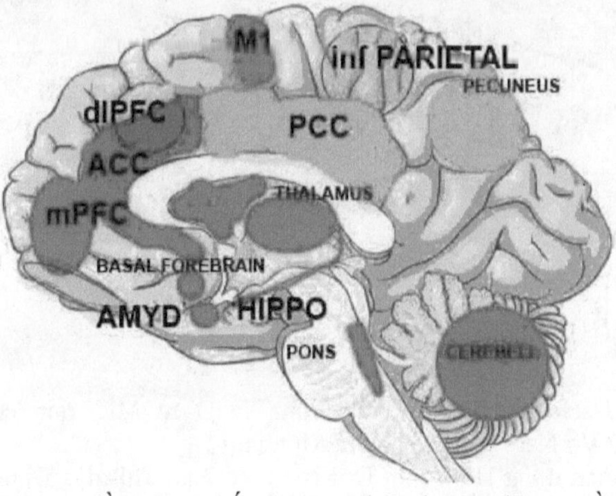

H11.2 Sơ đồ cho thấy vùng kém hoạt động gồm PCC (ký ức), Precuneus (Tiền tiểu thuỳ nem chuyên về Trí Nhớ thời điểm) vmPFC, dlPFC (điều hành), Inferior Parietal lobe (cảm giác), làm cho Mộng Mị có sự kiện rời rạc bất hợp lý.

C) Vỏ Não kém hoạt động là: Vỏ Não Frontal giữa và dưới, Đỉnh dưới và TemporoParietal junction (H11.2)

D) Sóng PGO và Mộng Mị (H11.3)
Nghiên cứu với EEG, MEG biến dưỡng Glucóse xác nhận Paralimbic REM Activation Area/ APRA có biến dưỡng cao, trùng hợp với REM saccades tương ứng với sóng PGO liên hệ đến LGN và Vỏ Não Chẩm.

Vì vậy người ta nghĩ APRA liên hệ đến Mộng Mị với sự chú ý và hình ảnh trong Mộng Mị (Wehrle 2007, Pace-Schott 2010).

E) Mạng Mặc Định (MMD/DMN) và Mộng Mị.

Năm 1997, Shulman và cộng sự đã khám phá ra một hệ thống vùng Não có biểu hiện ngược chiều với các vùng Não còn lại. Mạng Mặc Định có kết nối dày đặc với nhân trong Mạng Mặc Định và vmPFC là một trục kết nối quan trọng của Não Bộ . Khi người ta thực hiện một động tác nào, thí dụ như chú ý, thì Mạng Mặc Định luôn luôn giảm hoạt động. Đó là các vùng:

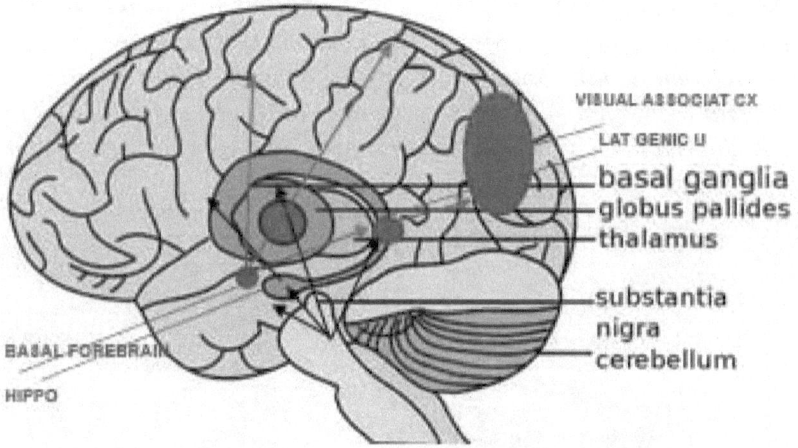

.

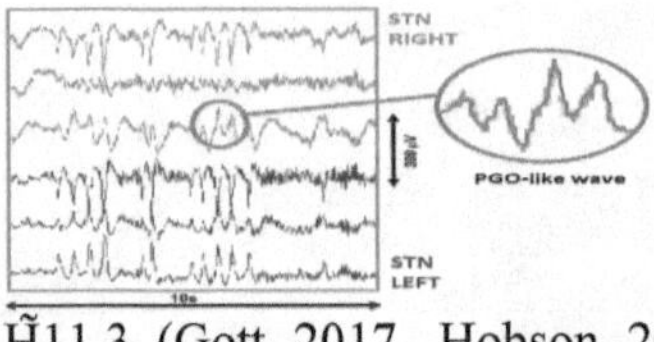

Ĥ11.3 (Gott 2017, Hobson 2012) Trái: Sóng PGO từ MidBrain chuyển lên geniculate body và Vỏ Não Thị giác gây ra Mộng mị
Phải: Sóng PGO kích động Hệ Vành, Đồi Não, Vỏ Não Thị giác Đính, DLPFC. Serotonin giam trong giấc Ngủ trong khi Acetyl cao trong REM
Ventral medial PFC là vùng có nhiều kết nối thần kinh quan trọng nhất. Chất Neuropeptides Y (NPY) được tìm thấy ở vmPFC, Amygdala/Hạnh Nhân, và Hippocampus. Vùng này không kết nối cảm giác trực tiếp từ thế giới bên ngoài qua ngũ giác nhưng kết nối đến Hypothamus, Amygdala/Hạnh Nhân và chất xám quanh ống tủy trong Midbrain. Sự kết nối trên đã nói lên vai trò của vùng nầy trong sự vận hành nội tạng, tình cảm cư xử xã hội và nhân cách].

1. vm PFC liên hệ đến cảm tình, thẩm định giá trị,
2. Dorsal medial PFC, thẩm định người khac- (Theory of mind)

và

3. Vỏ Não liên hệ đến thu hồi Trí Nhớ ký sự (Posteromedial Parietal region/PPC Posterior Cingulate/ Giải Bao Sau/PCC,

Precuneus, và Retrosplenial córtices/RSC), và Lateral-inferior-Parietal/superior-Temporal region, và Temporo Parietal Cortex/TPJ (gần vùng Não Broadmann 39 tương ứng với Angular gyrus/AG liên hệ đến Aphasia). Não Entorhinal /EC cũng thường được ghép vào Mạng Mặc Định Trong giấc Ngủ, liên kết giữa các vùng của Mạng Mặc Định/ MMD thường thay đổi và được kích động ở MMD phía trước (vmPFC) và *ít được kích động ở MMD phía sau (*Giải Bao Sau/*PCC)*. Trong Mộng mị, dmPFC (chức phận về tinh thần cao về tình cảm xã hội) liên hệ đến HIPPO liên hệ đến Trí Nhớ và từ đó tạo ra hiện tượng tương lai. Tiến trình như vậy cũng xảy ra ở vùng Giải Bao Sau/PCC lo về Autobiography (Buckner 2008). Tuy nhiên sự kết nối với TN Tự ký và TN Thời điểm (Posterior Cingulate) thường là hạn chế vì vậy Mộng Mị có thể ít liên hệ đến quá khứ quá xa.

Sự kiện đó chứng tỏ tromg Mộng Mị, MMD liên hệ có vai trò với Nội Tâm hay Nội Thức/NT và không liên hệ trực tiếp đến thông tin đến từ thần kinh ngoại biên hay suy nghĩ trong khi Thức (Zellner 2013). Những người có nhiều Mộng Mị (hay đúng hơn có thể nhớ lại Mộng mị) có chất trắng vùng vmPFC dày đặc hơn, chứng tỏ vmPFC hoạt động nhiều với người nhiều Mộng Mị (Vallat 2018). Thay đổi trên là cơ sở của giả thuyết "Forebrain dream-on Hypothesis". Vùng TPJ là phần Não Bộ làm ra hình ảnh trong trí tưởng tượng (Mental imagery). Hình ảnh trong trí tưởng tượng thường được làm ra khi người ta tưởng tượng ra một đề án nào đó. Thí dụ lực sĩ nhảy cao với sao thường phác hoa trước hình ảnh của sự nhảy cao sắp thực hiện (Eichenlaub 2014). Trong một tường trình khác, người bị kích thích vùng Giải Bao Sau/PCC Trái trong khi mổ Não Bộ có thể bị mất TR trong chốc lát. Khi có lại Tri Thức/TR, bịnh nhân kể lại là vừa qua cơn Mộng Mị và ở ngoài phòng mỗ thấy mặt trời (có lẽ vì TN tự ký trong Giải Bao Sau/PCC Trái đã được thu hồi dùng trong Mộng Mị), kích thích chỗ khác thấy ở trong Mộng đi trên bãi biển, kích thích chỗ thứ ba thì thấy ở trong một khung cảnh toàn màu trắng. Lại nữa, sau giải phẩu, bịnh nhân có triệu chứng mất cái Tôi DP/Depersonalization và DR/Derealization (Herbet 2014). Posterior Cingulate Cortex (Giải Bao Sau/PCC) cùng với mPFC và Medial Temporal Lobe/MLT (Thái Dương Giữa) là những vùng quan trọng của Mạng Mặc Định va Nội thức cũng như thông tin về cái Tôi/Bản Ngã gia hiệu. Thuốc Psilocybin làm nên hoán tưởng cũng có tác dụng làm rối loạn kết nối trong Mạng Mặc Định (Giải Bao Sau/PCC với mPFC). Thí nghiệm trên cũng tương tự như phúc trình của Penfield tạo ra hiện tượng OBE/Out of Body Experience khi kích thích MTL/Middle Temporo Lobe lúc bịnh nhân Thức tỉnh (không gây mê) đang được mổ cho bịnh Động kinh (Penfield 1957, Blanke 2004, Carhart-Harris 2014). Một trong nghiên cứu Vỏ Não Giải Bao Sau/PCC cho thấy vết thương Giải Bao Sau/PCC làm hư hại TR đến từ vùng Não Đính về cảm giác (somatosensory) (Herbert 2014). Kích thích vùng Não Đính Thái dương thường làm nên các cơn Mộng Mị (Vignal 2006). Tri Thức về cơ thể được ghi nhận ở vùng này qua khảo cứu với phương pháp Somatosensory-Evoked Potential SEP (P45=45ms) (Bekrater-Bodmann 2020).

F)Thông tin trong MM

Từ những sự kiện trên, MM phát khởi từ Cuống não (Pons) đại diện bằng sóng PGO. Thông tin trong MM như vậy phải đến từ NB: Nội Thức, Tạng Thức và kể cả thông tin ngoại lai nhập Hồn xuyên qua vmPFC. Nói về Nội Thức, thông tin gồm hai loại: Tri Thức/TR có được do sự chú Tâm, và thông tin không đươc chú Tâm dưới dạng Tiềm Thức và Vô Thức. Theo S Freud: Giải MM là đường hoàng đạo đi vào Vô Thức ("The interpretation of Dreams is the royal road to a knowledge of the uncónscious activities of the mind" — Sigmund Freud, The Interpretation of Dreams). Theo quan niệm nhị nguyên, TR và Vô Thức là một thể thông tin toàn thể, bất khả phân chia. Tùy theo người, thông tin trong TR có thể ít hơn hay nhiều hơn Vô Thức.

Cho nên trong MM, nhiều khi người ngạc nhiên thấy cảnh giới chưa hề gặp trong đời sống trước đó.

IV. Phân loại

A) Mộng Mị và Mộng Tưởng (Mind wandering).

Mộng tưởng trong bài viết này là chỉ định tình trạng người trong trạng thái Thức tỉnh nhưng có ý nghĩ đang sống trong mơ ước hay mộng tưởng vì vậy khác với Mộng mị. Mộng tưởng khác với Mộng du (Sleep walking) ám chỉ người Ngủ nhưng đứng lên và đi trong lúc Ngủ. Cũng cần phân biệt với Mộng như tỉnh (Lucid dream), mộng trong Ngủ REM với tình trạng Thức Tỉnh cao. Mộng tưởng kết hợp với Thính Thị (Âm thanh và Thị giác), tình cảm có tính cách nhiều tưởng tượng kết hợp với những Trí Nhớ xa xưa gồm những giao tiếp xã hội có ích lợi để nghĩ đến các kế hoạch.

Vùng Não thay đổi là mPFC MLT (Thái Dương Giữa), Giải Bao Sau/PCC. Nghiên cứu cho thấy: Mộng mị- Mộng tưởng và suy tư có nhiều điểm chung (Fox 2013)

B) Mộng Mị và các hóa chất dẫn truyền thần kinh.

1. Acetylcholine: Cao trong Ngủ REM và Thức, thấp trong Ngủ NREM Thức nhưng yên lặng (quiet).

Acetylcholine (ACh) là một hoá chất kết nối quan trọng trong Não Bộ và có nhiệm vụ làm Thức tỉnh hay trong Ngủ REM và nhất là liên hệ đến Mộng mị.

Phần đọc thêm KHNB: Nhân liên hệ REM ở cuống Não gồm LDT/PPT/SLD/PC và tiết ra ACh, Glu, hay GABA, kích động Đồi Não Basal Forebrain và Vỏ Não gây nên thư giãn bắp thịt và REM (hình REM) và Dreaming. Sự kiện trên được kiểm chứng lại khi chích Acetylcholine vào cuống Não có thể tăng mê sảng hay ảo giác.Tình trạng thiếu hay dư Acetylcholine đều làm ảo giác do các tác dụng khác nhau trên Vỏ Não. ACh tác dụng lên tế bào thần kinh GABA /hay giảm tác dụng lên GABA tế bào thần kinh của Đồi Não không ức chế được Vỏ Não khi Ngủ. Serotonin được biết ức chế Lateral Geniculate N./LGN, trong khi ACh thì kích thích nghi ngờ gây ra chứng Peduncular Hallucinosis.

2. Serotonin: thuốc làm ức chế Reuptake hay

Serotoninergic gây nên Mộng Mị vì làm kéo dài thời gian tác dụng của Serotonin làm tăng lên Glutamine của tế bào thần kinh Glutaminergic.

C) Mộng du (MD) hay là Miên du và Nói Mớ

1. Nói Mơ/Sleeptalking (Somniloquy)

Triệu chứng ít được nghiên cứu thường xảy ra ở tuổi 30-70 khi Ngủ REM thường ở người có triệu chứng REM Behavial Disorder/RBD và với chứng MD, nhưng Nói Mơ xảy ra hơi nhiều hơn khi Ngủ NREM. Lời nói thường ngắn, có văn phạm, thường nói "không", giọng điệu khác nhau như nói thầm hay là to và có khi nói tục (khoảng 10% trong tất cả trường hợp). Lời nói thường không hiểu được vì có lẽ hệ thống phát thanh không được điều hợp. Khi nói ra hiểu được là luc hệ thống phát thanh trở lại làm việc (Cơ chế chưa được nghiên cứu). Nhưng nếu xảy ra trong NREM, thi REM Intrusions có thể đóng vai trò vì cần có TR. Xảy ra trong REM thi RBD đóng vai trò để bắp thịt có thể không bị nhun nên nói được. Nếu không có TR trong NREM thì người Nói Mớ không biết mình nói gì.

2. Mộng du (MD) hay là Miên du

Thí dụ về MD: Đêm 23 tháng 5 1987 tại Ontario Canada, ông KP thức dậy, đi quanh nhà, rồi lái xe tới thành phố cách xa 20 km để đến nhà bà mẹ kế và cha kế, dùng thanh sắt giết mẹ kế và thương tích cha kế. Sau đó ông đến trạm cảnh sát và khai hình như ông vừa giết người và lầm bầm là lỗi tại ông. Ra tòa sau đó với tội giết người nhưng luật sư biện hộ cho là trường hợp MD nên được tha bổng (Parks 1992).

MD là sự thức dậy giữa giấc Ngủ và có hoạt động gồm đi đứng, ăn uống lái xe, bạo động tình dục trong thời kỳ Ngủ say NREM 3 hay 4. Vì vậy Mộng du xảy ra phần lớn trong đêm, phần đông người tuổi từ 7-14, kéo dài từ phút đến giờ, một lần mỗi tháng đến nhiều lần trong tuần. MD có thể gây ra vấn đề pháp lý quan trọng.

Người MD không có cảm nhận, với mặt ngó lên và hành động không được ghi vào Trí Nhớ. Hoạt động là "Vô Thức" và theo "thói quen". Không thể đánh thức và có thể dẫn đến hành động bạo lực khi đánh thức người đang MD gây nên tâm loạn xạ trong một thời gian.

Cơ chế (Popat 2015)

- Độ phân cách các vùng Não Bộ về Tri Thức/TR. Những hành vi của người MD cho thấy sự mất đi phần tư tưởng về xã hội Đạo đức, gợi ý sự mất liên lạc với vùng Não vmPFC vì là đang Ngủ (Kruger 2019)
- Vì vậy có quan niệm Ngủ và Thức không loại trừ lẫn nhau mà lại có thể kết hợp xen vào lẫn nhau như trong Ngủ REM sleep Behavior Disorder (RBD)
- Các cơ chế điều hành từ vùng Não dorsolateral PFC tạm thời điều hành cục bộ Não Bộ nhưng không toàn diện vì vậy việc làm chỉ thích hợp cho một số phân bộ của Não Bộ và không có sự điều hợp của toàn Não Bộ. Cho nên việc làm thường thiếu giá trị văn hóa Đạo đức xã hội, và thường không được ghi lại trong Trí Nhớ.
- Theo quan niệm Cận đại, vùng cuống Não phát sóng PGO làm nên Mộng mị (và ảo tưởng) do tổn thương làm mất quân bình của luồng kích thích Acetylcholinernic/Serotoninergic tới Forebrain (Serotonin thấp khi ở giấc Ngủ REM và Acetylcholine cao như khi Thức và Ngủ REM).
- (Có thể tương tự như cơ chế của hội chứng Charles Bonnet thường xảy ở những em bé hoạt động mạnh ban ngày. Kích thích vùng Vỏ Não tương ứng với hội chứng Charles Bonnet làm thành "Epileptic Hallucinosis")

MD khác với REM sleep Behavior Disorder (RBD) xảy ra trong thời kỳ REM nên cơ bắp bị nhũn (Atonia) từng lúc (Intermittently) trong thời kỳ cho nên RBD có thể cử động tay chân (làm tổn thương người Ngủ bên cạnh) nói năng thiếu ý thức như: la lối, nhảy, chụp, đánh... nhưng cũng có thể có Trí Nhớ chút ít. Khi đánh thức không bị Tâm thần rối loạn. Sự kiện không nhũn cơ trong REM là do sự rối loạn cơ chế làm nhũn cơ trong REM ở người già và người bị bịnh thần kinh thóai hóa.

Có quan niệm MD là ảo giác về Thị giác do sự tổn hại về thông tin Thị giác và sự chú ý. Sự kiện như vậy tạo ra sự méo mó trong tiếp thu thông tin. Trong giấc Ngủ NREM, Lưới kích thượng kích thích Thị giác khi người MD có vấn đề về sự chú ý, cho nên hình ảnh có thể hòa hợp với giấc mộng hiện đang có và có thể điều khiển những cảnh trí kế tiếp trong giấc mộng. Vì Mộng Mị không cần dùng đến Trí Nhớ Hiện hành (Working memory), những cảnh Trí có thể được điều khiển bởi Hệ Vành với cơ chế từ trên đi xuống, nên cảnh Trí cũng có thể hòa hợp ngay cả khi giấc mộng bị ngưng trước đó vì Thức dậy (Collerton 2005)

Biện luận:

Sự kiện MD (Miên Du= Somnambulism) là mộng và vì mộng xảy ra trong Ngủ REM có nhiều điểm bất hợp lý:

i. Ngủ REM là thời kỳ Ngủ trong đó các cơ bắp bị nhũn (Thiên nhiên cấu tạo như vậy để không cho người đang mộng, hành động do ảo tưởng của mộng, làm tổn hại chính mình hay người khác). Vì vậy giả thuyết trên phải kèm theo hai điều kiện là người Ngủ REM có xen kẽ với Ngủ NREM (cơ bắp không bị nhũn). Trong NREM thì không có Tri Thức (TR). Vì vậy, theo giả thuyết nầy người trong MD khó có TR thì không thể cử động, và khi cử động được thì không có TR.

ii. Ảo giác trong MD cần có nhiều điểm điều hợp trong tiếp nối của các diễn tiến để làm ảo giác trở nên hợp lý hơn khi so sánh với những giấc mộng thường gặp: điều đó thật khó xảy ra.

iii. Năm 1889, Janet bảo vệ luận án Tiến sĩ với nhan đề: L'automatisme psychologique (Tự động Sinh lý). Janet nghiên cứu về Hysteria đã đưa ra lý thuyết để giải thích hiện tượng chia cách TR trong Tâm lý bình thường (như việc làm tự động trong công việc có tính cách thói quen) và trong bịnh Chia cách Nhân thể (Dissociative disorders of Identity).

Quan niệm bắt đầu với Charles Richet là nhà Sinh lý học, giải Nobel 1905, với công trình nghiên cứu với gần 2000 bài viết về khoa học đặc biệt là về Thôi Miên, trong đó có bài "Du somnambulisme provoqué". Một cách khái lược, ngoài con người với Hồn bình thường, người ta còn có một (hay nhiều) Hồn trong người để làm những công việc tự động. Hồn thứ hai này không hay ít có liên hệ với Trí Nhớ của Hồn chính. Hồn thứ hai có TR riêng, thường bị áp chế nằm trong Tiềm Thức, nên không được biểu hiện tuy nó có thể dùng một số Tri Thức (TR) hiện đời của Hồn thứ nhất để làm công việc tự động theo thói quen của Hồn chính như nói, ăn, đi làm công việc cơ bản. TR mà Hồn thứ hai dùng chỉ là TR liên hệ đến Trí nhớ về Thủ thuật /Hành động và Trí Nhớ Ẩn ngầm, đó là loại Trí Nhớ không cần bảo tồn và chứa trong Tiểu Não và Basal Ganglia. Trong Thôi Miên, Hồn thứ hai được thể hiện và Hồn chính bị áp chế. Trong Mộng du, hay có thể gọi là ***Miên Du*** *(tương tự như Thôi Miên, Miên=Ngủ), mảnh Hồn thứ hai trỗi dậy trong giấc Ngủ và xử dụng một số Tri Thức thường nhật nên có thể đi, nói, vui chơi hay bạo hành. Trí Nhớ được giữ ở một chỗ riêng không chia sẻ với Hồn chính vì vậy Hồn chính không biết chớ không phải là mất Trí Nhớ như người ta thường nói về Amnesia/mất TN trong Somnambulism. Vì vậy MD không phải là mộng mà là đời sống của mảnh Hồn thứ hai. MD đã được kích động làm ra bằng cách Thôi Miên gọi là Artificial Somnambulism (MD nhân tạo) bởi Mesner trên bịnh nhân tên là Victor.*

Vấn đề TR thứ hai(Alter personality) đã được đề cập trước đây trong Chương Tri Thức ở phần Mở đầu và phần Phân cách Nhân thể: Bào thai trong thời kỳ Hồn nhập xác có thể có một hay nhiều Hồn nhập vào xác. Nhưng chỉ có một Hồn được phát triển để làm thành con người sau này. Các Hồn khác phát triển ít hơn và bị áp chế. Khi Hồn chính bị bịnh Tâm thần các Hồn khác có thể có cơ hội biểu hiện trong Du Miên, trong bịnh chia cách Nhân thể.

D) Hội chứng Peduncular Hallucinosis (Cuống Não gây Ảo Thị) (H11.4)

Bịnh nhân thấy khi nhắm mắt: hoạt cảnh người vật và cảnh trí dị dạng, "rất nhỏ"/Lilliputian nhưng rõ ràng. Nhận biết là không thật, xảy ra ban đêm hay ban ngày khi buồn Ngủ trong trạng thái REM, kéo dài phút - 1/2 giờ. Có khi bịnh nhân lo sợ và tưởng là thật. Khác với hoán tưởng vì bịnh nhân không điên loạn (Trí Nhớ, Chú ý và Tri Thức bình thường), Nội Thức thường không bị tổn thương,

Bịnh PD, Lewy Body Dementia (lú lẫn) và Động kinh Temporal Lobe u bướu, mạch máu thường hay bị chứng nầy (Penney 2014, Spiegel 2020 Tegos 2015).

Vì xảy ra khi có giấc Ngủ REM nên căn bịnh được nghĩ là phát xuất từ Vết thương ở vùng cuống Não xáo trộn LKT/Lưới Kích

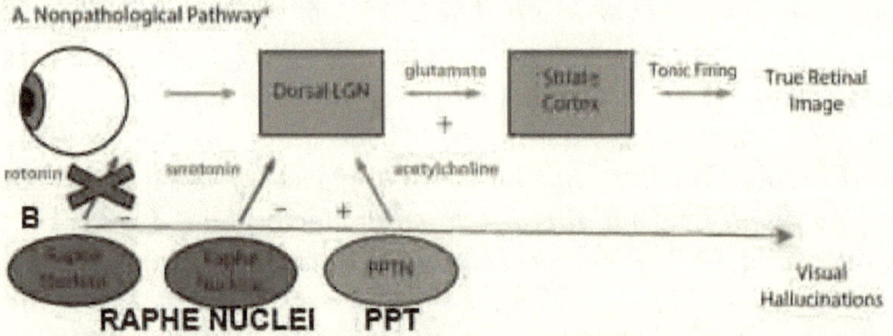

H11.4 A Binh thường Cuống Nao ức chế sự dẫn truyền để lam ra hinh anh binh thường

B vết thương cuốn nao lam mất ức chế nên sanh ra "visual hallucinosis"

Đường dẫn truyền Thị giác đến LGN ức chế bởi Median Raphe và kích thích bởi PPT> V1 Đường làm ra Hallucinosis: Serotonin bi hư nên khônguứ chế được LGN làm ra hình dị dạng

Thượng hay Đồi Não làm LKT với sóng PGO, Hệ thống Acetylcóline, Norepi kích thích. Hệ thống Serotonin (DR) để ức chế bị hư nên không ức chế /Lateral Geniculus Nucleus/LGN. Kết quả là LGN hoạt động quá mạnh. Hệ thống Thị giác từ Võng Mô, hay từ MTL gởi thông tin đến LGN có thể ảnh hưởng nhưng không là nguyên nhân của bịnh. Nguyên nhân là ở đường dây Bụng phía sau của Thị giác bị rối loạn gồm LGN và Pulvinar. Cũng có thể nguyên nhân là từ đường dẫn truyền Inferior Temporal Lobe-SN-Globus Pallidus/SubSN, trong đó hệ thống ức chế từ SN/SubSN không ức chế được Lưới Đồi não/LDN, Đồi Não.

E) Bịnh Cuống Não Điên Loạn

Bịnh có triệu chứng của Peduncular Hallucinosis + Thần kinh phân liệt vì bị ảnh hưởng của LKT tác động lên LDN và DN (Spiegel 2020)

F) Hội chứng Charles Bonnet

Thí dụ: Bịnh nhân 38 tuổi bi sưng màng óc với bọc mủ ở Vỏ Não Chẩm làm mù cả hai mắt, sau đó Thị giác trở lại một ít. Đến năm 75 tuổi Thị giác kém đi nhiều chỉ thấy mờ mờ ở khoảng cách 30 cm. Sau đó bịnh nhân thấy hoán tưởng Thị giác với màu sắc, các em bé đi lên xuống cầu thang hay cây cối, kéo dài hàng giờ. Hoán tưởng mất đi khi nhắm mắt hay khi trả lời với các em bé dù bịnh nhân biết đó là hoán tưởng. MRI, EEG không phát hiện gì ngoài sẹo vùng Vỏ Não Chẩm. Bịnh bớt đi khi dùng thuốc chống động kinh Phenytoin (Duggal 2002)

Hội chứng là ảo giác Thị giác do mất Thị giác vì mắt, dây thần kinh hay hư hại Vỏ Não Thị giác hay Cuống Não. Cơ chế chưa hiểu rõ, có lẽ là khả năng phản ứng của Vỏ Não Thị giác tự tạo ra hình ảnh để khỏa lấp chức năng Vỏ Não bị mất tiếp nhận thông tin ngoại biên trên căn bản là hiện tượng thường xảy ra ở người lớn tuổi có nhiều yếu tố như mạch máu thị giác nghẽn hẹp, ít tiếp xúc với xã hội (Manford 1998).

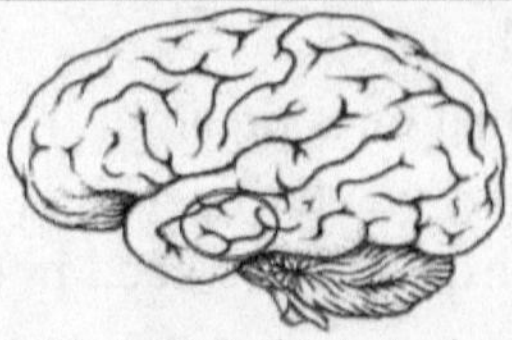

H11.5 Kích thích ở vị trí 19 bịnh nhân NC làm thấy mộng đang ôm cuốn sách và nói chuyện với một người đàn ông. Kích thích ở 1 cm trước điểm 19: Mẹ tôi đang nói chuyện với tôi. 15 phút sau, cũng cùng một điểm: bịnh nhân cười to và nói:" câu chuyện dài, và cô sẽ kể sau..." (Penfield 1958)

Biện luận

Xét hội chứng Bonnet trong khuôn khổ khám phá của Penfield khi ông kích thích Vỏ Não vùng Thái dương. Ở một vài bịnh nhân Penfield khám phá ra vùng Vỏ Não có chứa một Video nhỏ ghi lại phần quá khứ của bịnh nhân. Rất có thể vết thương Vỏ Não Chẩm là nguồn kích thích phần Trí Nhớ còn tàng trữ trong Não Bộ (H.8.2). Lại nữa mất nguồn thông tin cũng góp phần vào cơ chế tạo ra ảo giác vì Não Bộ là hộp "dự đoán ".

G) Cảm thấy Tê Liệt trong Mộng Mị (Miên Liệt=Sleep Paralysis)

Không cử động các bắp thịt được khi Mộng mị. Thường có đến 8-50 lần/đời người bị khi đang Mộng mị. Cơ chế là do giấc Ngủ chuyển từ NREM thường kéo dài 60 phút rồi chuyển sang REM kéo dài 30 phút. Trong REM bắp thịt bị nhũn nên không thể cử động. Hiện tượng làm người ta lo sợ nghĩ đến trạng thái bất thường siêu nhiên như ma quỷ ám ảnh. Lý do gây nên là: giấc Ngủ bị xáo trộn, bịnh lưỡng cực vui buồn, thuốc giãn cơ, kích thích thần kinh cho ADHD và các thuốc ghiền.
Bại liệt có thể kéo dài một chút sau khi tỉnh dậy vì nhũn cơ được kiểm soát bởi một trung tâm khác với NgủThức.

H) Lucid dream (LD) (Mộng Mị như Tỉnh) (H11.1)

- Biết là đang Mộng Mị (Awareness of the dream state (orientation)
- Biết là có khả năng quyết định (Awareness of the capacity to make decisions)

- Biết là có khả năng ghi nhớ (Awareness of memory functions).
- Biết là chính mình (Awareness of self).
- Biết xung quanh (Awareness of the dream environment).
- Biết ý nghĩa của cơn mộng (Awareness of the meaning of the dream).
- Biết là có khả năng chú ý (Awareness of cóncentration and focus (the subjective clarity of that state)
  Năm 1992, by Deirdre Barrett đưa thêm tiêu chuẩn:
- Biết là đang Mộng Mị (The dreamer is aware that he is dreaming).
- Vật mất đi sau Mộng Mị (Objects disappear after waking).
- Không cần quy luật vật lý trong Mộng Mị (Physical laws need not apply in the dream).
- Có Trí Nhớ khi tỉnh (The dreamer has a clear memory of the waking world).
- LD xảy ra khi đang Mộng mị.

LD khi đang Thức nên không mất Tri Thức/TR.
LD thường bắt đầu từ tuổi 20, kéo dài khoảng 14 phut, 55% trong dân số có thể có LD, 23% có nhiều lần trong đời. Người có nhân cách cởi mở thường có LD Mộng Mị lúc mới Ngủ nhưng còn biết là đang Mộng Mị và có thể hay không kiểm soát ít nhiều giấc mộng về tính chất, đối thoại, hoàn cảnh và liên kết đến REM (Green 1968). Lần đầu tiên được phát hiện do Bác sĩ thần kinh Frederik van Eeden vào năm 1913 trong khảo cứu A Study of Dreams. Ông phân biệt 7 loại Mộng mị: Initial dreams (Mộng Khởi đầu), Pathological (Bịnh lý), Ordinary dreaming (Mộng Thường), Vivid dreaming (Mộng Sống động), Demoniacal (Ác quỉ), General dream-sensations (Mộng Cảm xúc), and Lucid dreaming (Mộng Như tỉnh).

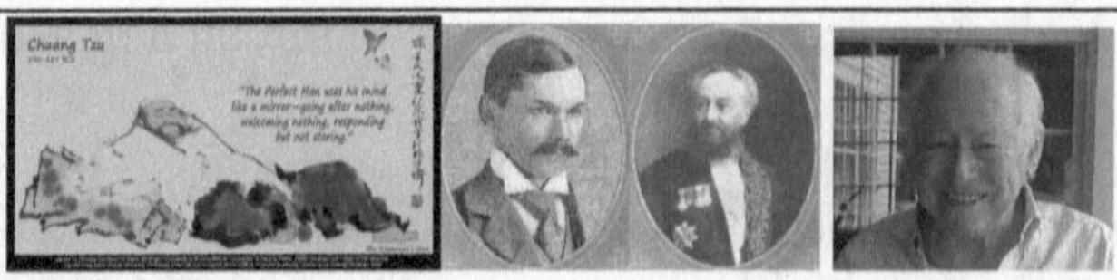

A B C D

H11.7 A: Trang Tử (Chuang Zhou) (Mộng hồ điệp): Có lần Trang Chu nằm mộng thấy mình hóa bướm vui vẻ bay lượn, mà không biết mình là Chu nữa, rồi bỗng tỉnh dậy, ngạc nhiên thấy mình là Chu. Không biết phải mình là Chu nằm mộng thấy hóa bướm hay là bướm mộng thấy hóa Chu. Trang tử (Ứng Đế Vương, phần F), câu nói trong tranh: "*Bậc Thánh nhân có Tâm như gương soi, không theo ai, không nhận lấy, ứng xử nhưng không chấp chứa*" B: Frederik van Eeden (1913), C;Marquis d'Hervey de Saint Denys, D:John Allan Hobson.

hời gian trong Lucid dream dài bằng thời gian ngoài đời (Laberge 1980).

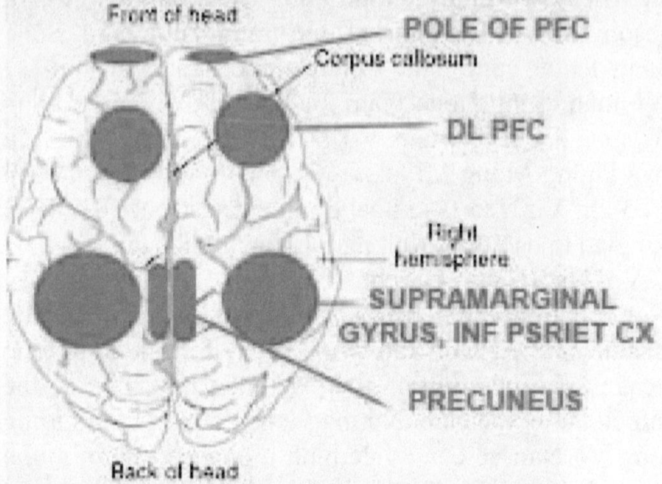

H11.8 fMRI Vỏ Não chóp Trán hoạt động mạnh tương ứng với vai trò điều hành của Vỏ Não Trán và bilateral Precuneus and inferior Parietal lobules (angular and supramarginal gyri) A: lucid dreamer b) trạng thái nghỉ ngơi hay có lucid dream. Baird 2019, Christoff et al., 2003; McCaig et al., 2011, Dresler 2012)).

Gần đây nhiều tác giả đã dùng LD/ Lucid Dream để điều trị bịnh ác mộng và vẽ ra một viễn tượng sống thực sự trong mộng theo ý thích của riêng cá nhân. Tuy nhiên muốn có LD không phải là dễ cũng như không buồn Ngủ mà muốn Ngủ vậy. Một cách để đưa đến LD là dùng Thiền Định để chú Tâm và rồi thu về nội Tâm trong khi vẫn tỉnh táo để thấy LD và hướng dẫn LD theo ý muốn.

Vì LD dùng nhiều sự chú Tâm, gạt bỏ nhiều những thông tin không liên hệ nên tư tưởng dễ hướng dẫn LD trong sáng hơn trong công việc sắp đến như hoạch định một đề án về thủ thuật, viết sách, nói chuyện, ngay cả để điều trị bệnh Tâm lý thần kinh căng thẳng sau tai nạn /PTSD. Có thể nào người làm LD bị dính luôn vào dòng đời ảo trong mộng không?, Điều đó đã được bàn đến nhưng chưa có trường hợp nào như vậy.

Laberge cũng xác nhận là LD bắt đầu với REM cũng vì sóng Beta-1 (13-19Hz) ở Vỏ Não Đỉnh, gợi ý LD được đi vào TR khi đang mộng. Hobson tìm ra cơ sở Não Bộ của LD liên hệ đến Cầu Não, Vỏ Não Đỉnh -Chẩm bị kích động, Amygdala/Hạnh Nhân HIPPO ít kích động hơn, dorsolateral PFC (vùng Vỏ Não liên hệ đến Trí Nhớ hiện hành) giảm kích động. Tholey là giáo sư và nghiên cứu Tâm lý học hướng dẫn người thí nghiệm tiếp tục bền bỉ tin rằng đời sống là mộng cho đến khi nào đến LD và có nhiều người làm được như vậy để có LD. Thuốc Galantamine cũng có khả năng làm người ta có LD. Laberge nghĩ rằng LD gồm tình trạng Microawakening vì tình trạng REM chứng tỏ người ta còn Thức. Hobson cho là LD là có hai tình trạng Thức Ngủ. Sóng Gamma (40Hz) tăng lên ở vùng Trán Đỉnh khi so sánh với non-LD REM trong 3 bịnh nhân. Sóng Delta giảm xuống với điện cọc ở vùng Trán, (khi so với sóng Delta ở vùng Vỏ Não Chẩm trong khi Ngủ NREM và REM và không Mộng Mị (Siclari et al., 2017) phù hợp với quan niệm LD thường có khi Vỏ Não tăng hoạt động. Sóng Delta (0.5-4Hz) tương ứng với thời gian tế bào thần kinh nghỉ ngơi và phục hồi.
Vết thương của Vỏ Não vùng liên hệ trên cũng có thể gây nên LD (Sagnier 2015). Ngược lại thương tích Đồi Não không gây nên LD. Mặt khác, Intralaminar nuclei trong Đồi Não thuộc về Hệ Lưới kích thượng giúp Não BộThức tỉnh cho nên thương tích các nhân này cũng có thể gây nên LD với nhiều âu lo xúc cảm. Những vùng Vỏ Não trên thường tương ứng với vùng Vỏ Não về công việc hình tượng khi người muốn vẽ ra trong đầu óc một hình nào đó, thí dụ họa sĩ vẽ tranh hay lực sĩ nhảy cao.
LD thường gặp ở người tin hay có thể nghiệm về siêu nhiên (thí dụ như thấy người chết). Nhưng người có thể nghiệm siêu nhiên tương ứng nhiều với LD hơn là tin tưởng về siêu nhiên. Vì kinh nghiệm là tương ứng với cơ sở vật chất giữa thể nghiệm siêu nhiên và LD.
LD có thể dùng để đều tri bịnh thiếu Ngủ (xin xem trang 484)

Dược phẩm và hóa chất liên hệ đến LD(Lucid Dream)
Acetylcholine có vai trò quan trọng trong giấc Ngủ REM. Aricept và Galantamine là chất ức chế Acetylcholinesterase làm tăng LD.
LD có thể được dùng để trị bịnh có ác mộng để bịnh nhân tin ác mộng là Mộng Mị hay để tăng khả năng sáng tạo.
Giảm Delta độ cao ở Vỏ Não sau khi Mộng Mị khi so với Ngủ REM và NREM .

Ngược lại LD có thể làm người ta sống thiếu thực tế, cách biệt, tê liệt khi Ngủ (sleep paralysis)=tình trạng giữa Mộng Mị và Ngủ (Drinkwater 2020) .

I) Ác mộng

- làm người ta thức dậy với run sợ, mộng xấu xảy ra trong ngủ REM, thường gặp ở trẻ em bị áp lực và người lớn bị căng thẳng thần kinh PTSD, sốt cao, Ngủ với vị thế không thoải mái, thuốc trị bịnh thần kinh, cao máu.... Hình ảnh thấy được có thể giải thích qua cơ chế tự thấy Imagery. Cơ chế này đã bàn trong phần TriThức , bắt đầu tư PFC/NB Trán là nơi quản lý tổng quát, kích động hình ảnh trong NộiThức rồi chuyển về VN Chẩm V1 Thị giác. Hành trình là ngược chiều với hành trình thấy hiện thực khi tỉnh. Có khuynh hướng phân biệt Ác Mộng (Nightmares, làm thức dậy) với Mộng Xấu (Bad Dream, người mộng không thức dậy). Ác Mộng có thể làm mất ngủ, liên hệ đến Ngủ ngưng thở. Freud liên hệ Ác Mộng đến tinh thần trong quá khứ. Trong PTSD ac mộng có thể được điều trị khi bịnh nhân tự thu hồi trí nhớ và ghi lại hình ảnh thường thấy lặp lại nhiều lần
- Phân biệt với **Hoảng sợ trong giấc Ngủ (Night Terror)** xảy ra khi Ngũ NREM chuyển sang REM nên không phải là Mộng Mị và không ghi lại trong Trí nhớ. Thường xảy ra nơi em bé, thức dậy hoảng sợ , tung mền gối. Vì vậy đây là phản ứng của người chưa tỉnh Thức nhưng có trong ký ức kinh nghiệm xấu xảy ra trong giai đoạn chưa bị nhũn cơ

J) Các hiện tượng khác về mộng

a) Mộng nghe được âm thanh.
b) Đồng mộng: hai người khác nhau cùng thấy một giấc mộng.
c) Thiên thông mộng: Đồng mộng khi hai người cách xa nhau.
d) Báo mộng,
- Thấy người thân.
- Tín hiệu như:

Té: báo trước một vấn đề lớn sắp xảy ra.
Gãy răng: báo hiệu sự gãy đổ lớn vì răng biểu hiện sự cứng bền chắc.
Trần truồng: tiên đoán giai đoạn mới trong cuộc đời.
Thi cử: thường có ở người còn đi học.
Bị rượt đuổi: mộng tốt cho sự kiện sắp xảy ra.

K) Hồn báo mộng

Hiện tượng thường được kể lại trong đại chúng cũng như trong báo chí: (https://en.wikipedia.org/wiki/Greenbrier_Ghost https://www.youtube.com/watch?v=44UosbwFRMs)

Hiện tượng khác với các giấc mộng thông thường ở chỗ thông tin không liên hệ nhiều đến Trí Nhớ và Tiềm Thức. Vì vậy sóng PGO hay những cơ chế khác của Não Bộ không có thể liên hệ được với Não Bộ nếu không dùng đến quan niệm về Hồn nhập vào TR. Hồn nhập vào hệ thống TR cũng như khi Lên đồng rồi xử dụng hệ điều hành như dlPFC để làm việc như tạo ra hình ảnh hay tiếng nói...

L) Hồn nhập vào người đangThức

Câu chuyện được kể bởi CNN vào tháng 3 năm 2015: Buổi tối thứ 6 tuần qua, bà mẹ trẻ GLJ 25 tuổi, lái xe trên đường lộ dọc theo bờ sông Spanish Fork River bang Utah, chở con gái L 18 tháng tuổi ngồi băng sau trong chiếc ghế an toàn. Chẳng may cô bị lạc tay lái, đụng vào thành cầu làm chiếc xe bị lộn ngược và đâm xuống sông. Chiếc xe chìm xuống, nước sông lạnh như đá ngập kín chiếc xe, chỉ còn 2 bánh sau ló lên trời, lại bị che khuất sau đám lau sậy nên từ đường lộ không ai nhìn thấy. Mãi đến sáng hôm sau, 1 người dân địa phương ra sông câu cá mới phát hiện, ông lội lại gần xem nhưng không thể làm gì được nên vội gọi cứu hộ đến.

Khi 4 nhân viên cứu hộ đầu tiên đến hiện trường thì đã sau 12 tiếng kể từ khi chiếc xe bị nạn. Nhìn tình hình xe ngập sâu dưới nước với độ lạnh cắt da, họ đoán là không còn ai sống sót nổi nên định quay đi lên để gọi xe cần cẩu đến câu xe, thì đột nhiên họ nghe tiếng phụ nữ kêu cứu vọng ra từ trong chiếc xe " Cứu tôi với ! "

Cả 4 nhân viên cứu hộ đều nghe rõ ràng, họ sửng sốt nhìn nhau rồi lật đật quay lại, liều ngâm mình dưới nước lạnh để đập kính xe cứu người bên trong. (Nước lạnh đến nỗi sau đó cả 4 người phải nhập viện chữa trị vì bị hạ thân nhiệt quá thấp). Khi họ đập được kính xe thì kỳ diệu thay, tuy bà mẹ GLk đã chết, nhưng bé gái L, bị đeo dính trong ghế an toàn vẫn còn sống, mặc dù bị treo ngược đầu, bị hôn mê bất tỉnh và đã phải chịu cái lạnh gần 0 độ suốt 12 tiếng. Một điều kỳ diệu nữa là mặc dù toàn bộ chiếc xe ngập trong nước, và nước tràn theo khe cửa kính vào bên trong, nhưng chỉ vừa ngập sát đến đầu bé Lily là ngừng lại. Bé Lily được cứu và sau khi nằm viện vài ngày, đã trở về nhà và nay được dì của bé nuôi nấng. Người dì cho biết bé hoàn toàn khỏe mạnh, không bị di chứng gì cả.

Còn 4 người cứu hộ vẫn thắc mắc không nguôi vì những điều chính mắt họ thấy, chính tai họ nghe nhưng không thể lý giải. Theo lý bình thường thì nước ngập vào 1 chiếc xe lật ngược như vậy không thể chỉ ngập 1/2 rồi ngừng, 1 em bé chưa đầy 2 tuổi bị treo ngược trong cái lạnh cắt da suốt 12 tiếng đồng hồ mà vẫn còn sống, và *nhất là họ không thể giải thích tiếng người phụ nữ kêu cứu vọng ra từ trong xe mà cả 4 người đều nghe rõ mồn một* ("The four of us heard a distinct voice cóming from the car," Warner told CNN. "To me, it didn't sound like a child's voice."
The voice gave the rescuers a surge of Adrenaline needed to push the vehicle upright, he said).

Baby who survived car crash into Utah river gets better | CNN

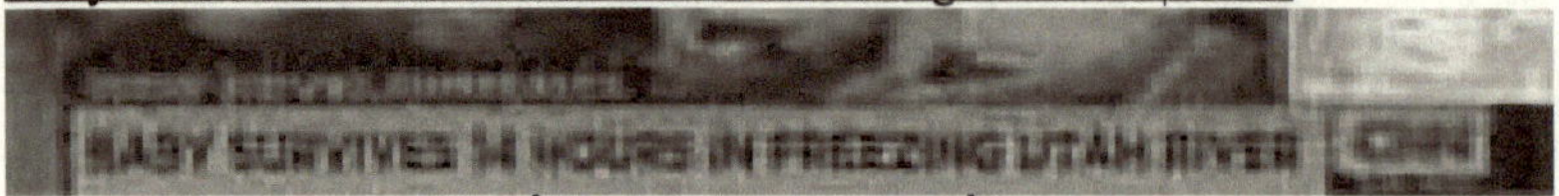

Câu chuyện chỉ có thể giải thích bởi Hồn người mẹ đã nhập vào Hồn/ TR của cả 4 nhân viên cấp cứu để phát ra Nội âm. Nội âm ấy chỉ bốn nhân viên nghe thôi.

M) Quan Niệm phổ thông và cận đại về Hiện tượng Hồn, Siêu nhiên, Mộng Mị như tỉnh Ác Mộng, cảm thấy Tê Liệt khi Mộng Mị

Những HT như Mộng Mị như tỉnh Ác Mộng, cảm thấy Bại Liệt khi Mộng Mị thườ22ng được giải thích qua các cơ chế REM (nhũn cơ) NREM trong giấc Ngủ. Những quan niệm khác về Hồn, các hiện tượng siêu nhiên như gặp người chết, "Giác quan thứ sáu/ Clairvoyance, ESP/Extrasensorial perception, Tha Tâm thông."..càng ngày càng được tin là một hiện tượng có thật. Khảo sát cho thấy số người tin thay đổi từ 10% ở Tô cách Lan đến tới 97% ở Bắc Mỹ, thường thường ở khoảng 20-30 % ở Âu châu và 25-50% ở Mỹ châu. Song song với sự tin tưởng, người có thực sự thể nghiệm từ 10 đến 50% nhiều nhất là người Á châu. Ở Canada, USA có đến 2/3 người khảo sát có thể nghiệm Extrasensorial perception/ESP. Đặc biệt là có sự liên hệ về Mộng Mị như tỉnh và HT siêu nhiên mật thiết hơn là Mộng Mị như tỉnh và niềm tin ở HT siêu nhiên (Drinkwater 2020, Wahbeb 2020, 2019, 2017).

N) Tóm lại

- *Mộng Mị là những mảnh hình ảnh nội tại và dĩ nhiên là ở trong Nội Thức gồm thông tin bên ngoài, tình cảm yêu thương ghen ghét giận hờn lo lắng sợ sệt hoảng hốt, âm mưu dự tính.*
- *Hình ảnh được kích động và thu về hiện tại do sóng kích động đại diện là sóng PGO. Nhưng vì thiếu sự điều hợp của vmPFC, DLPFC và IPS nên những mảnh thông tin được đưa lên Tri Thức một cách lộn xộn không lớp lang và thiếu ý nghĩa.*
- *Lại nữa nhiều thông tin về hình ảnh không có trong TR. Điều đó cũng không loại trừ được là các thông tin đó là từ Tạng Thức/Tiềm Thức hay là những thông tin mới có được từ hiện tượng thiêng liêng.*
- *Lucid dream là hiện tượng của Mộng Mị tương đối có sự điều hợp của PFC và IPS qua sự kiện thấy được là hiện tượng Mộng Mị với sự tham dự nhiều của TR trong Mộng mị.*
- *Ngược lại có Mộng Mị không được ghi vào TR và không nhớ được khi thức dậy là trường hợp Mộng Mị không có sự tham gia của TR.*
- *Mộng du hay đúng hơn là Miên Du là một hiện tượng rối loạn trong giấc Ngủ và thường bị nhầm lẫn bởi hầu hết đại chúng và các nhà khoa học là rối loạn về Mộng mị. Thực chất Miên Du là hiện tượng gần tương đồng với hiện tượng chia cách nhân thể hay Đa nhân thể nhưng xảy ra trong giấc Ngủ.*

  Cho nên Mộng Mị là một hiện tượng tự ôn lại những việc làm trong quá khứ, có thể của cả tiền kiếp và có thể là cơ hội để thấy được tương lai gần xa.

Chương 12: THÔI MIÊN và CÁC TÌNH TRẠNG TRI THỨC KHÁC

I. THÔI MIÊN

A) Tổng quát

Hypnosis hay Neural hypnotism = Neural sleep = tình trạng chủ ý Tâm thần và mắc vào một vật không có tính cách kích thích. Dựa trên sự nhạy cảm bởi người được Thôi Miên, người làm Thôi Miên dắt dẫn tình trạng chú ý đến một điểm nào đó để làm thay đổi hay mất Tri Thức về một số vấn đề cần được lưu Tâm. Những thay đổi là: Tâm thần của người được Thôi Miên là thư giãn cao độ, thoái bộ về nội Tâm" (Mental absorption), giảm khuynh hướng theo dõi và phán xét, ngưng trệ định hướng thời gian và không gian và phản ứng tự động trong một số vấn đề. Tóm lại, đó là: Nhạy cảm cho sự chỉ dẫn + bắt đầu bằng sự quy thuận với lời chỉ dẫn và lời đề nghị + chú ý + giảm Tri Thức từ bên ngoài.

Trong lịch sử nhân loại và trong tôn giáo, Thôi Miên gần đồng nghĩa với sự Lên đồng. Quan niệm như vậy vì Thôi Miên có tính cách huyền thoại: BS người Đức tên Franz Mesmer cho rằng có một lực lượng siêu nhiên chuyển từ người làm Thôi Miên đến người được Thôi Miên. Gần đây nhờ sự hiểu biết về Tri Thức (TR), quan niệm về Thôi Miên được tìm hiểu nhiều hơn và khuynh hướng dễ được chấp nhận bởi các nhà khoa học về Não Bộ. Dựa trên căn bản Nhận /Tri Thức rất cần sự chú ý, khi sự chú ý dời đi đến một vấn đề khác, thì những thông tin trở thành Vô Thức hay đi vào Tiềm Thức (xin cói lại phần Chú Tâm).

Có hai cách: Stage Hypnosis để biểu diễn và Hypnotherapy để điều trị bệnh. Trong trị bệnh, thường điều trị bệnh đau cấp tính hay kinh niên. Bệnh nhân sẽ thay đổi Trí nhớ, cảm giác và tự biết mình, cơ chế giảm đau cói như Placebo effect. Các đặc điểm là: chia nhân cách, dễ cảm ứng, dễ Ngủ, Du miên (mộng du)...

B) Độ nhạy cảm cho Thôi Miên.

Có nhiều tác giả như Braid chia độ nhạy cảm ra ba trạng thái: Subhypnotic -Full hypnotic -Hypnotic cóma. Từ thế kỷ 20, nhờ khảo cứu, Davis–Husband và Friedlander–Sarbin scales (1930) kế tiếp là André Weitzenhoffer và Ernest R. Hilgard đặt ra Stanford Scale of Hypnotic Susceptibility (1959), gồm 12 tests về độ nhạy cảm sau khi hoàn thành Standardised Hypnotic eye-fixation induction script. Sau cùng, Ronald Shor and Emily Carota Orne đặt ra Harvard Group Scale of Hypnotic Susceptibility (HGSHS, 1962). Thay vì đánh giá qua độ

Thôi Miên làm mất đi Tri nhớ thì người ta đánh giá trên độ nhạy cảm, cho Thôi Miên như độ nhạy cảm về cánh tay cơ cứng (Arm rigidity= Catalepsy) và tiêu chuẩn độ nhạy cảm ra ba loai: "cao" (high: 10% số người), "vừa" (medium: 80%) và "thấp" (low: 10%). Nhóm "cao" gồm loại "Fantasiers " (Daydream, óc tưởng tượng) và "Dissociates, phân Tâm" (có lịch sử là em bé bị abused, vi bi hanh ha nên trốn tránh thực tế).

C) Làm nhạy cảm cho Thôi Miên.

1. Phương pháp:

Giữ yên mắt (Braidism).

Mắt nhìn ở vật sáng giữ ngón tay Trái 1/ 2/ 3 cách xa 7-15", trên mắt cốt làm mắt căng thẳng chú ý và không được cử động tròng mắt và chú Tâm vào vật. Ban đầu con ngươi có lại rồi từ từ mở rộng ra. Sau đó dùng ngón 2/3 phải đi từ vật sáng đến hai mắt cho đến khi mắt nhắm lại tự ý hay theo ý muốn. Mí mắt sẽ mở nhắm hay không trước khi nhắm mắt https://en.wikipedia.org/wiki/Hypnosis (Vào năm 1941, Robert White viết: "Có thể là an toàn để nói rằng 9/10 kỹ thuật Thôi Miên xử dụng thế nằm, thư giãn bắp thịt, mắt dẫn vào mục tiêu nào đó rồi nhắm mắt".

2. Hướng dẫn

Phần chính: dùng lời đề nghị trực tiếp hay gián tiếp gợi hình hoặc bằng hình ảnh, dịu dàng và thoa bóp cơ thể ấm áp một cách chủ động hay thụ động. Sự thu hồi về nội Tâm sẽ giảm đi nếu bị điều khiển hay bị kích động bên ngoài hay tư tưởng.

3. Tri Thức và Tiềm Thức trong Thôi Miên

- Cơ chế của Thôi Miên được nghĩ là sự hướng dẫn Tri Thức (Braid và Berheim) hay Tiềm Thức (theo Sigmund Freud và Pierre Janet) của người được Thôi Miên.
- Erickson tin là từ Tiềm Thức sẽ khởi dậy từ người được Thôi Miên nên người làm Thôi Miên dùng những mẩu chuyện để gợi ý, để hỗ trợ sự khơi dậy ý đó.
- Ngược lại, Barber và Apanos tin là người làm Thôi Miên đi thẳng vào Tri Thức nên dùng những gợi ý trực tiếp. Sự gợi ý trên có thể trở thành khởi điểm cho một phản xạ trong phần sâu của cơ thể (phần Hồn) (Ideo-dynamic reflex), thí dụ như ý nghĩ về miếng chanh làm nên phản xạ chảy nước miếng (Mind body). Nhà Thôi Miên vì vậy gợi ý về hình ảnh, Trí nhớ... Freud thì tin rằng làm như vậy đã đem vào Tiềm Thức những điều có thể làm quấy nhiễu Tiềm Thức.

4. Tri Thức và sự Xử trí trong Thôi Miên (Cognitive-behavioural) (Chapman 2006)

Gần giống với Cognitive-Behavioral Therapy, nhưng ở đây dùng Thôi Miên để trị bệnh Tâm lý như sưng loét ruột già IBD, đau kinh niên và là nền tảng cho việc dùng âm nhạc, tẩy não.

5. Cơ Chế: Sự thoái bộ về nội Tâm

Trong Thôi Miên, fMRI cho thấy Tri Thức vùng Não Bộ có cơ sở giống như Tri Thức lúc Thức tỉnh, đó là những vùng Đỉnh Phải dưới (Right inferior Parietal Cortex), Precuneus, và vùng Vỏ Não cảm giác (Blakemore 2001; Ruby 2001). Trong Tri Thức còn cần có sự tham dự các phần trước của Anterior Cingulate Cortex (phần này thường được liên hệ đến hành động, khám phá sai lầm, để xử trí và thường thấy trong trường hợp thi hành công việc khó khăn (Bush, 2000; Cohen, 2000; Badgaiyan & Posner, 1998; Posner 1998, Paus 1998). Đó là những vùng Não Bộ sẽ giảm hoạt động khi thoái Bộ về nội Tâm. Điều đó có nghĩa là Tri Thức trong hành động phải cần đến sự "Thoái Bộ về nội Tâm", thu về vùng Não Bộ tương ứng với Đồi Não, cuống Não. Nội Tâm làm việc một cách có thứ lớp trong hành động, Đồi Não tăng hoạt động để bù vào sự giảm hoạt động cho sựThức tỉnh và để tránh bị Ngủ (Portas 1998). Đồi Não (Intralaminar và Mediodorsal) và Anterior Cingulate Cortex có kết nối chặt chẽ là có thể được cói là giúp do sự Thoái bộ về nội Tâm (Vogt 1993).

Sự Thoái bộ về nội Tâm (Đồi Não) thường là giai đoạn nối tiếp với sự chú Tâm. Như đã nói trong phần Tri Thức, sự Chú Tâm được điều khiển bởi trung tâm hành động (Executive center) nằm ở phần Vỏ Não dorsolateral PFC với sự tham gia của Vỏ Não IntraParietal sulcus. Sau khi sự chú Tâm thành công, thông thường sau nhiều công phu tập luyện với thời gian thay đổi tùy theo mỗi trường hợp từ nhiều tháng đến nhiều năm, với kết nối Hebbian trở thành thành thuộc trong sự chú ý, thì không cần đến trung tâm hành động chỉ huy có nghĩa là sự chú Tâm trở thành tự động. Trong phương pháp Thiền BS James Austin học phương pháp Thiền của Thiền sư Nhật bản Nenrei Kobori-Roshi, Ông đã nhấn mạnh đến việc bỏ cái Tôi khi Thiền. Không biết ở trạng thái nào thì bỏ cái Tôi đi, nhưng chắc hẳn không phải là giai đoạn đầu của Thiền. Thầy Tám trong môn phái Vô vi cũng đề cập đến khi Thiền đã có chút thể nghiệm trong đầu thì cũng phải: Tự ru vào giấc Ngủ (nhưng không Ngủ) để gạt bỏ cái Tôi. Trong kinh Lăng nghiêm, khi Bồ tát Quan Thế Âm miêu tả về pháp tu nghe, cũng đề cập đến cái nghe lúc đầu cần Sở nghe (Tai), sau đó dùng Năng nghe (Tri Thức), tiếp đến diệt cả Sở Năng nghe. Hãy cói Kinh Lăng nghiêm cuốn thứ 6 nói: "*Bước đầu trong sự nghe được nhập lưu mà quên sở nghe. Sở nhập (nhập lưu) đã tịch (hết), thì hai tướng động và tịnh chẳng sanh, như thế dần dần thêm (năng nghe) thì năng nghe và sở nghe đều hết.* Diệt Năng nghe là

diệt Tri Thức tức là cái Tôi. Tóm lại sự chú Tâm và rút về nội Tâm là hai giai đoạn kế tiếp nhau.
Tóm lại **Thôi Miên** làm thay đổi hoạt động Não Bộ, giảm Tri Thức, tăng kiểm soát nội Tâm, tình cảm, bớt lo âu.

6. Thay đổi Não Bộ trong Thôi Miên (H7.1)

Khảo sát với rCBF cho thấy trong Thôi Miên: tăng Não Chẩm Trán dưới Trái Phải giữa, Thái dương trên, Insula Trái, Cingulate Cortex GiãoBao Trước Giữa Sau/ ACC,MCC, PCC, Precuneus/Tiền Tiểu Thùy Nem, Não Đỉnh dưới Phải, Thái dương sau.

Thư giãn và Thoái bộ: giảm estimated Cerebral Blood Flow/eCBF ở Cuống Não, Tegmentum, tăng regional CBF/rCBF ở Đồi Não, và vmPFC (perigenual Giải Bao Trước /ACC) (Rainville 2002)

Khảo sát ở Stanford University in July 2016 với fMRI (57 subjects in hypnosis)

a) Thôi Miên xử dụng khả năng của Não Bộ để kiểm soát Tri Thức PET chứng minh tuần hoàn máu rCBF ở Anterior Cingulate Cortex (Giải Bao Trước /ACC), Đồi Não và Cuống Não tăng máu vào Vỏ Não Chẩm tương ứng với sự thu hồi về Nội Tâm (Rainville 2002)
PFC liên quan về chú ý làm tăng lên khả năng điều hành.

Mental imagery /Hình ảnh tưởng tượng trong đầu là cách tập luyện trong đầu không cần đến cảm giác và hành động (Jeannerod, 1994, 1999,2004), fMRI cho thấy hình ảnh thực tập (bên Phải) trong đầu và thực hành có cùng chung vùng Não (Left Middle Frontal Cortex, Precuneus, and Posterior Cingulate). Trong Thôi Miên còn có thêm Đồi Não bị kích động.

fMRI trong Thôi Miên kích động superior PFC Trái, Giải Bao Trước /ACC Trái và Đồi Não Trái (vùng Não về mô hình cho hành động (Imagery, tương ứng với mạng Salience chuyên về hành động cấp cao) phù hợp với quan niệm Thôi Miên liên hệ đến imagery cho hành động (Muller 2012).

Nhạy cảm cho Thôi Miên tỉ lệ với bề dày chất xám của vùng Não Bộ liên hệ (Superior và Medial Frontal gyri Trái, lấn tới Pre-supplementary Motor Area, chất xám mỏng hơn ở Superior Temporal Gyrus Trái và Insula. Nhạy cảm Thôi Miên tỉ lệ nghịch với sự kết nối Fronto-Parietal Phải và Đồi Não Phải. (Huber 2014)

b) Tăng hoạt động PFC về chú ý làm tăng hoạt động điều hành. (H12.1)

Vỏ Não Trán chuyên về khả năng chú ý để điều hành những việc làm như lý luận giải quyết vấn đề uyển chuyển trong công việc. Nhưng khả năng đó tăng lên với Thôi Miên và bị hư hại trong ADHD/Attention Deficit - Hyperactivity Disorder .

c) Tăng kết nối giữa dorsolateral PFC (vùng Vỏ Não chuyên về Điều hành (Executive cóntrol network in planning and decision making) và Insula (thuộc hệ Salience network chuyên về cảm giác nội tạng, Thấu cảm/ Empathy, cảm tình giận hờn buồn bã một cách sâu sắc của cái Tôi). Tương ứng với sự tăng sự kiểm soát cơ thể với cảm tình.

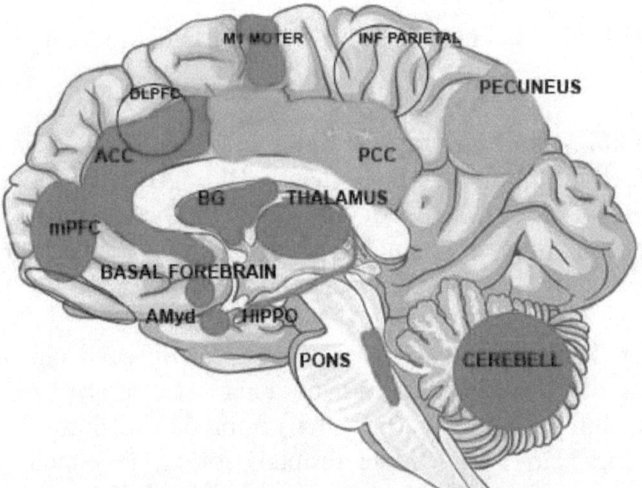

H12.1 fMRI cho thấy vùng Não: PFC, GIẢI BAO SAU , TRƯỚC, và Precuneus

d) Giảm kết nối (kết nối) vùng dorsolateral PFC (dlPFC) và Posterior Cingulate Cortex (Mạng Mặc Định) (vùng Vỏ Não cần cho sự chú ý). Sự giảm kết nối tương ứng với tình trạng Thôi Miên vì trong Thôi Miên trong tình trạng thu hồi về nội Tâm thì bịnh nhân hành động không còn cần chú ý hay suy nghĩ.

e) Hoạt động dorsal Anterior Cingulate Cortex (Giải Bao Trước /ACC, insula /Mạng Chính/ salience network) chuyên về đánh giá sự sai lầm, Dorsal ACC chuyên về sự toàn hảo tương ứng với sự tự nhiên khi thu hồi về nội Tâm.

Phần đọc thêm KHNB

EEG, fMRI và tuần hoàn vùng Não Bộ rCBF cho thấy sự thay đổi ở các vùng Não Bộ chuyên về Tri Thức: Giải Bao Trước/ ACC Anterior Cingulate Cortex, Đồi Não, Cầu Não và Cuống Não dưới kể luôn cả Não Chẩm. rCBF tăng lên khi người được Thôi Miên (Maquet 1999, Aston-Jones1999; Kinomura, Larsson Gulyas, &

Roland, 1996; Steriade & McCarley, 1990). Sau khi chú ý, đến giai đoạn "Thoái bỏ về nội Tâm" (Mental absorption), tuần hoàn vùng Não Bộ (rCBF) liên hệ sẽ giảm và sẽ kéo theo giảm sự Thức tỉnh, Ngủ và Tri Thức tương ứng với sự thay đổi kích thích Cholinergic như trong SWS (Paus, 1997 Kajimura 1999; Braun 1997; Hofle 1997; Maquet 1997), với sóng Delta (Rainville1999). Giải Bao Trước ACC và Insula liên quan đến sự đau đớn vì kết nối với hệ cảm giác, kết nối với Đồi Não, Amygdala/Hạnh Nhân. Insula hội nhập thông tin xúc giác. Giải Bao Trước /ACC có nhiều dây thần kinh về Opioid, Dopaminergic, Noradrenergic, Serotoninergic và Substance P Corticótropin-releasing factor, Neurotensin and Prosomatostatin derivative peptides (Paus 2001)

Vai trò của cuống Não được đánh giá vì LKT/Lưới Kích Thượng là cơ sở cho sự Thức tỉnh. Sự kết hợp Thôi Miên với sự chú ý tương ứng với sự thay đổi trong Hệ Noradrenergic kiểm soát bởi LC/Locus Ceruleus (Kinomura 1996).

Ngoài thay đổi Giải Bao Trước/ACC, Insula trong Thôi Miên, PET cho thấy Mid-Cingulate Cortex cũng kết nối với Insula, Pregenual ACC, Premotor, PreFrontal Cortex Phải, Striatum, Đồi Não và Cuống Não. Sự liên hệ đến sự giao kết, sự Thức tỉnh nhận thức và xúc cảm trong thôi miênlàm giảm đau.

f) Posterior Cingulate Cortex (Giải Bao Sau/PCC, thuộc về Mộng mị) đã được khẳng định là giữ vai trò trong Thôi Miên (Rainville 1999) vì Giải Bao Sau/PCC được cho là giữ vai trò Tri Thức trong Hôn mê và gây mê liên hệ đến sự đau đớn (và thu hồi Trí nhớ về nơi chốn không gian). PCC cũng có vai trò cho sự thu hồi Trí nhớ về bản thân (Autobiography), về tình cảm cá nhân. Mạng Mặc Định bị kích động khi sự chú ý, để xoay chiều và trở thành chú ý nội Tâm như tính toán, Mộng Mị vì PCC cũng liên hệ đến "Dorsal Attention Network" (Top-Down cóntrol of visual/eye movement) và Fronto-Parietal Networh (executive motor cóntrol) của đường dẫn truyền Thị giác.

Khi chú Tâm suy nghĩ, rồi thu hồi Nội Tâm, Thôi Miên Thiền Định làm giảm hoạt động của Mạng Mặc Định, vì Thôi Miên và Thiền Định dùng đến sự chú ý, thu hồi về Nội Tâm, nhưng không làm giảm đi Tri Thức (TR), trái lại làm tăng TR sáng tạo và nhận xét sâu sắc.

7. Thôi Miên, Nhân điện và Miên Du (Mộng du=MD)

Jean Martin Charcót là một Bác sĩ TK nối tiếng người Pháp đã có công hợp thức hóa Thôi Miên trong Y học vào năm 1882. Cũng như vậy Charles Richet, giải Nobel 1907 đã thành công để gạt bỏ quan niệm Thôi Miên là sự gạt gẫm. Trước đó năm 1784 một môn đệ của Mesmer thành công Thôi Miên dùng phương pháp Animal Magnetizatism (phương pháp thường được biết là Nhân điện). Hiện tượng dựa trên tin tưởng người và vật có làn sóng điện từ có thể ảnh hưởng nhau: phương pháp có thể làm như cho người bịnh cùng cầm một thanh kim loại đã được làm "nhân điện" hóa hay chuyền nhân điện qua bàn tay. Một số người bị mất Tri Thức/TR, té xuống Ngủ và sau đó bớt triệu chứng bệnh. Có một bịnh nhân nổi tiếng tên Victor trong giấc Ngủ say đã nói chuyện rất thông minh. Sau đó khi thức dậy Victor không nhớ gì. Về sau hiện tượng trên trở thành cách để làm Mộng du (Du miên) Nhân tạo. Người MD nhớ lại tất cả những gì đã làm trong những lần trước nhưng khi tỉnh lại thì không nhớ gì đã làm trong MD. Hiện tượng Mesmerism đã gợi ý tình trạng chia Nhân cách hay chia cách Hồn. Hiện tượng MD hay đúng hơn là Somnambulism/Du miên đã được đề cập ở phần Mộng mị. Cách điều trị bịnh trên đã thịnh hành một thời suốt 75 năm cho đến năm 1925. Sau đó hoàn toàn bị quên lãng trong Y giới nhưng vẫn còn được thực hành ở một vài nơi, tuy không được công nhận là một Y thuật. Như sẽ đề cập ở phần Tri Thức, Nhân điện, Chi Gong, có thể là một hình Thức *Tri Thức (TR) của cơ thể không thần kinh.* Quan niệm nầy phù hợp với lý thuyết TR Nhập thân/Embodied cónsciousnes và TR Nối dài thí dụ như người xử dụng Internet có TR tăng lên.

II. HIỆN TƯỢNG LÊN ĐỒNG, ĐỒNG BÓNG, BÓI TOÁN.

Hiện tượng thường được cói là phản khoa học, kém văn minh, kém văn hóa. Tuy nhiên gần đây hiện tượng có một vị trí đặc biệt trong Xã hội Văn hóa và Tư pháp để tìm ra thủ phạm những vụ tội phạm khó khăn rắc rối, và cũng dần dần được giới phổ thông biết đến với ít nhiều chấp nhận. Thể nghiệm cá nhân về người có thêm thông tin do Đồng bóng, Bói toán và những người muốn đi tìm Tri Thức cao, sâu, rộng, càng ngày được sự lưu Tâm của đại chúng. Hiện tượng trên được biết dưới nhiều hình thức:

- Nhập Hồn vào người Đồng bóng.
- Medium hay là Spirit Medium được nói là có khả năng liên hệ đến Hồn người chết hay người còn sống, mất tích.
- Tự động: như cầu cơ, qua chữ viết, con lắc.
- Tâm linh: do cảm nhận trực giác, cảm thấy trước, cảm thông trước.
- Qua giấc Mộng.
- Bói toán.
- Tiên tri.

Hiện tượng Lên Đồng (Mediumship=Channelling, Mediumship trance). Đó là hiện tượng ở một số Tôn giáo hay không tôn giáo dưới hình thức cầu xin cúng tế, lễ lược hay cầu cơ. Trong một nghiên cứu 13 người đang ở trong hiện tượng Lên đồng và sau hay trước lên đồng, kiểm tra âm thanh tiếng nói và EEG. Kết quả là tiếng nói thay đổi lúc lên đồng nhưng EEG không có thay đổi gì (Wahbeh 2019). Trong một khảo cứu khác, với 8 người lên đồng và 8 người không biết lên đồng để so sánh. Trong trạng thái lên đồng, fMRI cho thấy kích động các vùng Vỏ Não lateral Occipital Cortex, Posterior Cingulate Cortex, MTC, OFC. Kết nối thính giác với Sensorimotor với Resting State Networks (RSN) (Mộng mị) cũng tăng lên. Nhưng không có thay đổi người trong hai nhóm để so sánh khi họ cũng làm trạng thái Non-trance state (Imaginary trance). Khác với người bị bịnh thần kinh phân liệt Schizophrenia, Hệ Mạng Mặc Định vẫn giữ trạng thái kết nối bình thường (Mainieri 2017). Mạng Mặc Định thường bị kích động trong những người bị Schizo, người có triệu chứng nhẹ Schizo và ngay cả thân nhân của bịnh nhân (Galindo 2018)

Khảo sát người Lên đồng, người ta thấy có sự thay đổi giọng nói, tuy nhiên các chỉ số sinh hoạt khác như EEG, ECG, huyết áp nhịp tim không có gì thay đổi. Sự kiện không thay đổi trên nhất là không thay đổi EEG nói lên phần nào sự độc lập với Tri Thức của người lên Đồng. Tuy nhiên Wahbeh người thực hiện cuộc khảo sát vẫn còn dè dặt và đề nghị kiểm chứng lại với fMRI.

Khảo cứu Tâm lý người lên đồng cho thấy có chỉ số về Tâm lý phân Tâm cao nhưng vẫn trong giới hạn của người bình thường chứng tỏ không có vấn đề bịnh Tâm lý thần kinh Wahbeh 2017.

Một cách tổng quát, những hiện tượng trên đều không thể giải thích bằng những cơ chế khoa học vật lý, sinh lý hay khoa học Não Bộ. Những hiện tượng trên sẽ được dễ hiểu hơn, nếu chấp nhận sự khiếm khuyết về khoa học hiện tại, để hiểu và chấp nhận sự hiện hữu của Tâm linh, Linh Hồn. Cũng như khoa học đã từng chấp nhận âm thanh, lực hấp dẫn trọng lượng dù chưa tìm ra được chất cơ bản về âm thanh, trọng lượng.

III. Đoán đọc Tâm người khác (Mentalization of another person's mind =Theory of Mind= ToM) (Saxe) http://saxelab.mit.edu/sites/default/files/publications/Saxe%2C%20R.%20%28in%20press%29.%20Theory%20of%20mind%20-%20neural%20basis%20%28Encyclopedia%20of%20Consciousness%29.pdf)

Là khả năng đoán tâm lý người khác và là then chốt cho sự giao tiếp xã hội để phân tích phán đoán người đối diện. Đương nhiên người bị ám thị, điên loạn, nghiện thuốc, rượu là những người thiếu Đồng cảm. Vì Đồng cảm là hiểu tình cảm của người đối diện trong hoàn cảnh để kích động tâm lý của chính mình.

Vỏ Não TemporoParietal Phải là VN liên hệ với Temporal pole mPFC và Precuneus (Amygdala/Hạnh Nhân). Khảo cứu về cơ sở vật chất của ToM hiện còn trong giai đoạn phôi thai.

IV. Mirror neurons (H12.2) là tế bào thần kinh ở trong Vỏ Não Premotor bị kích động khi con vật hành động hay thấy con vật khác làm như mình, tế bào này có cả ở người. Mirror neuron có thể là cơ chế về học tập bắt chước cho những vấn đề sau: ToM, hiểu người khác để học tập, học tiếng nói, hiểu tình cảm người khác, bênh tự kỷ (Rizzolatti G, 2019). Filmer 2019, Carluer 2013, Francis 2018, H10.11 Rizzolatti G, Craighero L. "The mirror neuron , System". Annu Rev Neurosci. 2004; 27:169-92.

Nhìn việc làm hay hành động của người khác là một thông tin quan trọng trong đời sống. Hành động được chụp hình bởi hệ thống tế bào ở Vỏ Não Premotor. Hệ thống trên được lần đầu tiên khám phá bởi Rizzolatti năm 1990, nhưng không được tạp chí Nature đánh giá cao và chỉ được xuất bản bởi tạp chí có tầm quảng bá thấp hơn. Tuy vậy sau này hệ thống Neuron trên là đề tài nghiên cứu và dùng để giải thích nhiều cơ chế hoạt động quan trọng của Não Bộ (Rizzonatti 2004).

Mirror neuron/Tế bào thần kinh nằm ở vùng tiền vận động tương ứng với Vỏ não Brocạ liên hệ đến tay, miêng để bốc đồ ăn. vùng vỏ nao khác la Inerior Parietal/Đỉnh dưới Mirror. Neurons giúp động vật bắt chước nhau cả về hình ảnh lẫn âm thanh. Tế bào liên kết với TN và cảm giác vận động kể cả ngôn ngữ/ ca hát và kể cả nhân Nucleus Accumbens/NAc/khen thưởng vui chơi. Ở loài chim Sơn ca Zebra Finch khi học hát, chim học tốt hơn khi chú Tâm vào chim mẹ, có nghĩa là sự chú Tâm rất cần cho học hỏi trong khi dùng Mirror neurons ở HVC/High Vocal Center (Jeon 2018). Khi bắt chước, tế bào gởi tín hiệu đến các vùng liên hệ và Trí Nhớ để điều hợp cùng với vùng tam biên. Phản hồi âm thanh lên vùng VN nghe giúp chim thay đổi tiếng hát theo ý. Điều đã được chứng minh khi khảo cứu ở các loại chim Sơn ca khác nhau (Giret 2017). Kết nối Mirror neurons với Đồi Não trước, BG trước -LMAN/ Lateral Magnocellular nucleus of anterior Nidopallium, area X của BG chỉ thấy ở chim Sơn ca, và ở ? người, nhưng không thấy ở loài vật không biết hát (Jarvis 2004, kao 2006. Hư hại LMAN làm thay đổi tiếng hát (Kao 2006, Metzger 2018, Liman 2021,Ramsey 2021, Nakano 2017Ishida 2015, Kilner 2007, Kubikova 2014, mooney 2014)

Mirror Neurons hoạt động nhiều o ở sinh vật còn nhỏ để bắt cgướt cha mẹ chúng, Giúp học hỏi, cả thông đồng cảm, đoán tâm lý người khác/Theory of Mind, phản quang tự kỹ, tựđộng bắt chước. Bênh tợ ky có the liên hệ đến rối loạn của Mirror Neurons. Phaỉ nữ manh hơn về Mirror Neurons

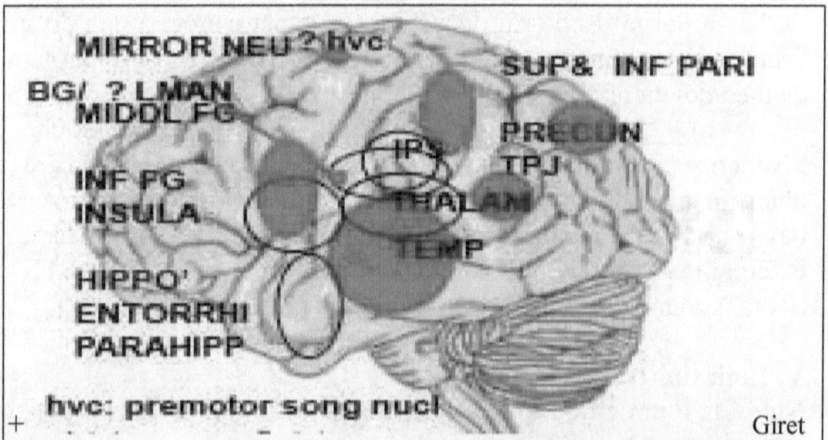

Giret 2017 H12.2 Hệ thống vùng não cho sự bắt chước và học hỏi

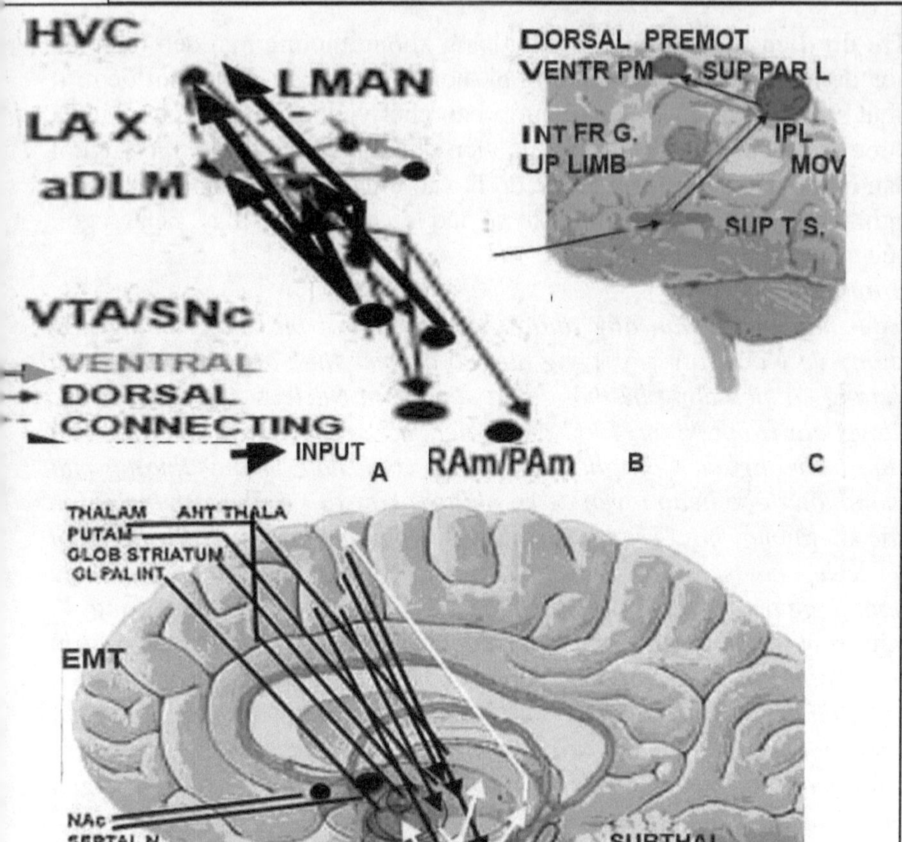

(**Metzer 2018)**
H12.3 Vùng não về học ca hát học nói và cà lăm (xem bài viết)

a Parital Lobe rồi đến Temp L để bắt chước. Vùng đỏ inferior Frontal để cử động tay chân bắt chước và màu green ở vùng tam biên để theo dõi cử động.

c) Người nói cà lăm (H12.3): Vỏ Não kích động SNcómpacta,Stratum và subThal (STN). Nhân substa. Nigra córe (SNc) nhận tín hiệu dùng Glut kích thích Stratum và SNreticularis. Đường dây bị kích động quá tải (DOPA) là từ Striatum>GP external>SubThal> SNc, và STN >SNr>Thal> Vỏ Não và STN>SNc, SN ra Ngoại biên.

V. Linh tính

Người ta thường đề cập đến như là giác quan thứ 6, Tâm linh hay siêu hình giúp người ta tiên đoán sự kiện tốt hay xấu sắp xảy đến.

Thí dụ điển hình: Một phi công hàng không thương mại đến tiệm tạp hóa để mua đồ, và tự nhiên ông bị thôi thúc phải bước ra khỏi tiệm. Ít phút sau tiệm bị cướp và kẻ cướp bắn chết viên cảnh sát. Câu chuyện được kiểm chứng lại là trong lúc viên phi công ở trong tiệm, có người đàn ông mặc áo ấm (nhưng lúc đó là vào mùa hè). Cô cashier thấy khả nghi vì ở ngoài còn có một chiếc xe đậu lại và đang nổ máy, nên cô gọi kêu cảnh sát.

Bình luận:

Hình ảnh người đàn ông được thấy bởi người phi công nhưng ông không để ý đến, tuy vậy, cũng như cô cashier hình ảnh ấy không bình thường đã kích động hệ thống báo động gồm Nucleus Accumbens/NAc Amygdala/Hạnh Nhân, PFC đủ để tiết ra Norepinephrin làm ông khó chịu bỏ ra ngoài. Cần ghi thêm là phi công hàng không thương mại luôn luôn được huấn luyện để có những phản xạ Vô Thức nhưng chính xác khi lái máy bay. Trong Free Will/Tự do hành động và trong Sense of ownerhip hay sense of Agency/ Tính Gia trưởng, Não Bộ có biểu hiệu hoạt động trước ý chí hay Tri Thức và Tri Thức có trước hành động. Vì vậy trong trường hợp người phi công thật ra hành động của ông là hoàn toàn Vô Thức. Nói một cách khác hành động dựa trên sự chú ý Vô Thức đã trình bày trong phần chủ Tâm Ý. Bình luận trên quan điểm của khoa học Não Bộ có thể tương đồng với quan niệm thông thường về giác quan thứ 6 hay Tâm linh nếu không muốn nói cả hai cách giải thích là cùng một cơ chế.

Chương 13: ĐAU, NGỨA NGHIỆN

I. Đau (H13.1,2)

Chất TRPV1 (Transient Receptor Potential cation channel subfamily member V1 = capsaicin receptor) tìm thấy trong Não Bộ, tế bào thần kinh Dorsal Root Ganglion (DRG) ở tủy sống và Trigeminal ganglion. TRPV1 là protein có nhiệm vụ phát hiện đau và nhiệt độ>43 degree C để điều hòa nhiệt độ. Ngoài nhiệt độ, TRPV1 còn bị kích thích với Vallinoids như Capsaicin và Acids.

> Các phân tử hay hơi nóng đi vào tế bào qua TRPV1 kích động Phosphorylation PHC hay PKA để cho ra Ca++. Ca++ trong tế bào làm nên chuỗi phản ứng viêm sưng gây triệu chứng ngứa đau.

Mạng Mặc Định có biểu hiệu bằng sự giảm hoạt động trong sự chú Tâm và Trí nhớ. Đau kinh niên làm rối loạn Mạng Mặc Định và vì vậy sẽ mất đi sự chú Tâm và Trí nhớ cần thiết cho đời sống bình thường. Ngộ độc kinh niên, đời sống xáo động cũng gây nên những rối loạn tương tự cho Mạng Mặc Định *NeuroImage: Clinical 17 (2018) 222–231*

Tuy những khám phá về sự thay đổi của Não Bộ với fMRI, DTI, PET, MEG và EEG trong chứng đau kinh niên đã cung cấp nhiều hiểu biết về thay đổi trong Não Bộ, nhưng những thay đổi trên không có tinh đặc thù và không có thể dùng để chẩn đoán bịnh cho chứng đau kinh niên (Davis 2017). Đau và vui sướng là hai hiện tượng đối nghịch nhưng liên quan với nhau.

a) Đường dẫn truyền Dưới Lên, từ tủy sống (cảm giác thân thể) và dây TK số V (cảm giác đầu mặt) đến DN. Từ đó thông tin đến VN cảm giac. Đường thứ hai từ) Đồi não/DN đến các nhân AMYD/lo sợ, NAc/vui chơi, dorsal Striatum/hành động ràng buộc, ventral Pallidium/Vui chơi, /cảm thấu va cuối cùng đến vmPFC: dùng cho cơ chế chống đau. Đường dẫn truyền đau từ Dưới Lên có hai lối dẫn truyền: chính đến Đồi Não và đường song hành đến các vùng như ACC NAc Striatum. ..((Becerra 2001, Ploghaus 2001, Braz 2005)

b) Đường dẫn truyền Trên xuống, từ PFC sự đau được ức chế. Vui bị giảm khi Đau và ngược lại. Dorsal ACC, PeriGenual ACC, OPFC có nhiệm vụ thông báo cho dlPFC để làm nhiệm vụ ức chế (Larenz 2003). Đường dẫn truyền Trên Xuống (từ các nhân như OPFC, dlPFC, kể cả Dorsal ACC, PeriGenual ACC,) ức chế đường dẫn truyền đau từ Dưới Lên. Khảo cứu cho thấy dlPFC (quản lý tổng quát của NB) nhất là dlPFC Phải ức chế cảm giác đau từ Đồi Não. Cơ chế ức chế là hệ thống Mesolimbic Pathway DOPA làm nhân NAc tiết ra nhiều hơn chất Morphine/opioids. Cho nên người đau kinh niên nghiện opioids , mất nhạy cảm nên không còn vui thú hơn khi NAc tiết ra opioids. Đó là một trong những cơ chế làm nên trầm cảm. Vì vậy tìm vui thú khi đau là con đường đi đến Nghiện. Quan niệm này là một quan niệm lưỡng nan trong đau kinh niêm với sự tham dự quan trọng của DOPA trong cơ chế đau.

Tuy amphetamine là đồng hoạt/agonist với DOPA làm giảm bớt cường độ/tonic đau nhưng không làm thay đổi chu kỳ thời gian/biến đổi/phasic đau. Vì vậy cơ chế DOPA cho sự đau vẫn chưa được hiểu hoàn toàn vì có thể DOPA chỉ là phản ứng của NB để tránh né sự đau.

Nhân Đáy được biết nhiều đến vận động của cơ thể nhưng cũng giữ vai trò quản lý cảm giác đau qua cơ chế DOPA. Kích thích Dorsal Caudate nucleus và Putamen (Nigrostriatal/ có thụ quan DA D2) làm tăng dau. Ngược lại kích thích NAc (có D thụ quan ĐA D2, D3 /Mesolimbic DOPA) thì giảm đau (Scótt 2006).

Kích thích dlPFC Phải hay mặt ngoài và phía trước Phải PFC và dorsalACC thì làm giảm bớt đau chứng tỏ yêu tố tình cảm trong sự kiểm soát đau (Weich 2006).

Tóm lại, cảm giác đau là hiệu quả của tác động đau từ dưới lên và phản xạ có điều kiện Pavlov/học hỏi chống đau từ Trên (Vỏ Não vmPFC/tình cảm) Xuống đến Nhân xám dưới VN. DOPA có chức năng thôi thúc làm nên cảm giác không thể chịu đựng được của sự đau. GABApentin có công thức hóa học tương tự như GABA nhưng lại không tác dụng trên các thụ quan của GABA. GABApentin ức chế kết nối TK và không hiểu vì sao lại điều hoà sự điều tiết DOPA nên làm giảm đau, chống nghiện, làm giãn cơ và thư giãn

CƠ CHẾ CUA VIÊN THUỐC PLACEBO.

Viên thuốc tac dụng trên cơ chế của người đau đang chờ đợi hiệu quả của thuốc từ VN từ trên xuống ức chế đồi não. Kết quả là mong chờ làm giảm hoạt động của Đồi não, Insula ACC (các NB nhận nguồn đau đi đến) và kích động PFC/perigenual ACC dlPFC và NAc (Wager 2003, Zubieta 2005). Nói một cách khác, Placebo tăng hoạt động cơ chế Trên Xuống

LO ÂU SỢ SỆT trái lại tăng lên cảm giác đau qua trung gian vùng OPFC giữa/medial khi Lo Âu và OPFC bên khi sợ sệt (Oschner 2006). Lo âu thường kế hợp với rối loạn của vmPFC. Thêm nữa NAc cũng được kích động chờ đợi sự khen hay chê /đau khổ (Jensen2003).

OPFC, ACC va Insula cho thấy bị kích động (trong fMRI). khi cảm giác vui sờ mó lên da thì OPFC rostral/trước ACC và Insula Trước hoạt động. Ngược lại khi đối diện cảm giác đau thi dorsal ACC, Insula Sau bị kích động. Vùng giữa insula kích động với cảm giác trung tính (Rolls2003)

Ngoài ra nhân AMYG, PAG VTA và bầu Khứu giác/Olfactory bulb cũng có dấu hiệu thay đổi khi chờ đợi cảm giác đau.

TD trong điều trị bệnh đau tác dụng lên OPFC/đạo đức xã hội, Subungenual CC- Giải Bao Trước ACC (so sánh thông tin) và Anterior Insula/Đau, khác với TD giả (chỉ ảnh hưởng đến dlPFC (Zeidan 2015). Vì vậy, diêu chỉnh vmPFC n với Thiên Định giup bớt lo âu va giảm đau

Thêm vào cơ chế trên, nhắc lại là các tế bào không thần kinh (Glial cells) tham gia các hiện tượng đau và ngứa vì hiện tượng Neuroplasticity do Tiền viêm sưng (Pro-inflammatory process) với các chất như Interleukin, Tumor necrotic factors interferons... cùng các hóa chất liên kết thần kinh.

Phần đọc thêm KHNB

Khi làm phosphorylation cho TRPV1 trong trường hợp viêm sưng sẽ tăng sự đau hơn.

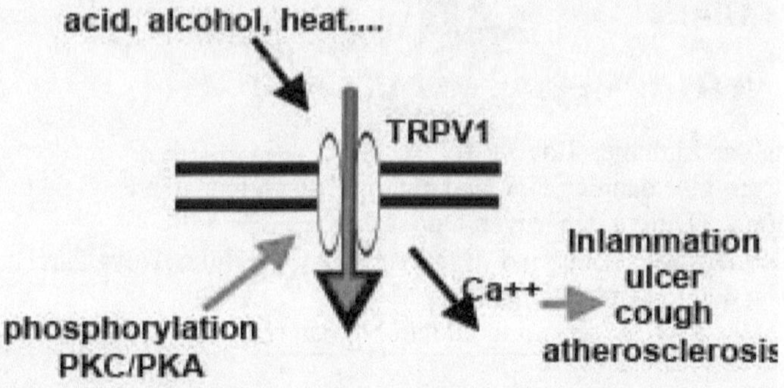

.

H13.1: Transient receptor potential cation channel subfamily member V1 (TRPV1) bị kích động bởi nóng, acid, cay, rượu giúp Ca++ chạy vào trong tế bào gây nên chuỗi phản ứng (NGF: nerve growth factor)

Đau kinh niên khám phá thay đổi kích động Vỏ Não Occipital, Parietal, Precentral, Premotor, and ventrolateral PreFrontal Trái va Occipital và anterior Cingulate Phải.

Giảm Vỏ Não Precuneus, T/P temporal, medial PFC va Premotor Phải

PET Kích động Anterior Cingulate Cortex) va phần lớn PFC, Insular, va Pre-SMA, Đồi Não/Thalamus, HIPPO, Hypothalmus Stratum Cuống Não va Tiểu Não (Davis 2017).

Trong tình trạng bất thường đau nhiều gây bệnh lý, cảm giác đau cũng đi theo tuần tự như trên. Tình trạng kinh niên làm Vỏ Não thay đổi trở nên mỏng hơn/hay dày hơn. Sự thay đổi tùy theo chất lỏng tăng lên do viêm sưng. Kỹ thuật Diffusion Tensor Imaging (DTI) để đánh giá chất trắng cho thấy cũng có sự thay đổi ở đó Fractional Anisotropy (FA=bất đẳng hướng phân bộ) do sự kết nối không đồng đều. Thí dụ bịnh nhân đau vùng bụng dưới DTI cho thấy Corticóspinal tract có FA, bịnh IBD Thalamic radiation có FA. Lại nữa sau khi lành bịnh hết đau thì không còn FA, chứng tỏ FA liên hệ đến sự đau.

Đi xa hơn nữa kỹ thuật chụp hình PET cũng có thể khám phá thay đổi các chất kết nối thần kinh như Neurotransmitter N-acetylaspartate and glutamate ở PFC và Vỏ Não Đỉnh hay ở Vỏ Não Insular.Kết hợp PET với Radioligand cho GFAP đưa đến nhiều triển vọng hơn. (Martucci 2018, Ching 2018, vấn đề Miesen 2019).

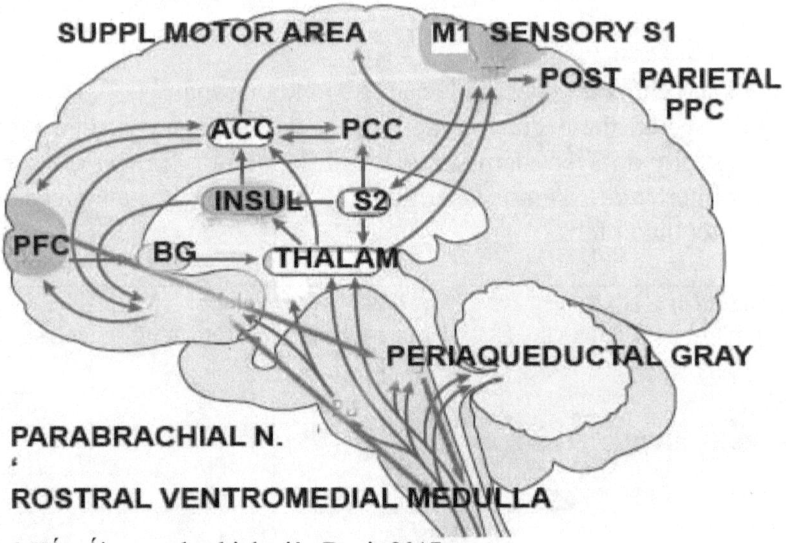

13.2 Kết nối trong đau kinh niên Davis 2017:
a) từ Dưới Lên Cảm giác đau đến Đồi Não nhận, VN cam giac đến PCC để tự ky va đến VN vận động, (Đường dẫn truyền Dưới Lên)
b) từ Dướ lên dén Đồi Não , đến Giải Bao Trước /ACC Isnula, Amygdala/Hạnh Nhân để phan đoán đến PFC để cam nhân;
từ PFC đên BG, NAc, PAG để phan ứng lai lam bớt đau (Đường Trên Xuống).

II. Ngứa (H13.3)

Cảm giác ở da hay màng nhầy khó chịu cần được gãi gây ra do:

- *Lộ trình Histamine*: Cảm giác được đem lên Vỏ Não bằng hai đường: Histaminic và non-Histaminic (Protease-activated receptors (PARs), thay đổi theo Tâm lý, Stress, có thể thay đổi với chu kỳ ngày đêm (Misery 2018). PAR là chất ở trong cơ thể khi bị phân hóa bởi chất men Proteinase có từ vi trùng, một số sinh vật nhỏ, trái cây như thơm, thành chất có thể làm đau ngứa, sưng (Heuberger 2019).

-*Lộ trình Serotonin va Gastrin* releasing peptide GRP-GRPR

Phần đọc thêm KHNB

Ngoài ra ở Chuột, tế bào thần kinh Serotonin ở RN (Raphe nucleus ở cuống Não gồm cả Nucleus raphe magnum NRM) làm tăng ngứa qua cơ chế Serotonin kích thích Serotonin R (5HT1A). 5HTA1 kích động GRP (ở trong Dorsal Root Ganglion/DRG và Trigeminal ganglion/TG- hạch thần kinh thứ 5) kích động

GRPR. 5HTA +GRPR (ở trong spinal córd tủy sống) làm Ca++ từ trong Endoplasmic reticulum ER chạy ra ngoài làm ngứa (Zhao 2014)

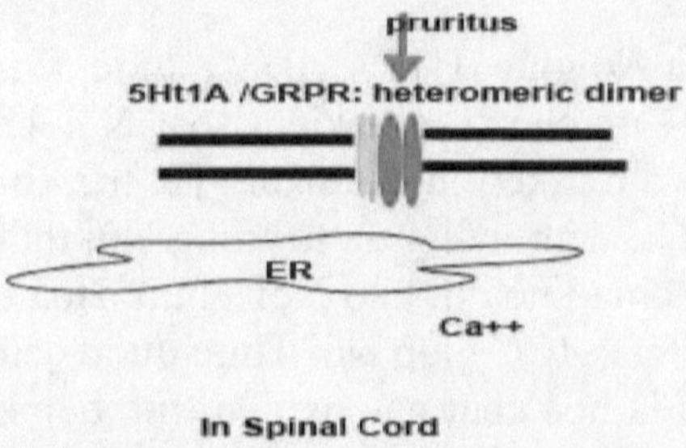

H13.3Kết hợp 5HT1A và GRPR trong spinal córd làm tăng ngứa

III. Sự Nghiện ngập hóa chất: (H13.4)

Sự vận hành cơ thể cần sự kết nối TK và hoá chất kết nối để thích ứng với môi trường. Nhưng khi sự kết nối và hóa chất vượt qua giới hạn sinh lý, thì sự kết nối đó làm nên bệnh hoạn: Nicótine, alcóhol, caffeine, các hóa chất và thói quen có thể làm tổn hại.

Lịch sử nhân loại về các lễ lược, dùng các loại cây cỏ hoa lá làm nên trạng thái tâm thần hoán tưởng và ảo giác, làm thay đổi nhận thức tạo thành ảo giác tiếp cận với thế giới vô hình như psilocybin, mescaline, ibogaine, ayahuasca dimethyltryptamine (DMT), ibogaine and ayahuasca (một loại cây cỏ làm nghiện) cannabis...

Các Ảo tưởng và ảo giác được thể hiện trong sách vở, hình vẽ và điêu khắc với các hình tượng trong văn hóa hay tôn giáo như: thiên thần, quỷ sứ, nửa người nửa thú với thân hình yêu ma....,

Có thể xếp loại Tác dụng như sau:

- Thần bí (Mysticómimtic) về quan niệm đời sống, thiên nhiên, vũ trụ
- Hình tượng (Perception) như kích thước méo mó, về chiều dài, về không gian ba chiều , về thời gian.
- Tiềm thức, Vô thức của quá khứ đem về Tri thức hiện hữu.
- Tinh thần làm nên vui thú, cười, lo âu quá độ, - Hệ thần kinh ngoại biên như khô miệng, mùi vị ... và hệ thần kinh tự động làm nhứt đầu, có thể như điên loạn.

-Thị giác: (LSD) thì màu sắc rõ hơn, màu sắc biến thành âm thanh hay ngược lại (Synesthesia), có ý nghĩa sâu đậm về tâm lý, hình 2 chiều trở thành hình 3 chiều, màu sắc biến đổi (kaleidoscópy).

-Thính giác : âm thanh sâu đậm huyền ảo, rõ hơn.

-Xúc giác: rõ hơn.

-Nội giác; hình ảnh thân thể thay đổi về màu sắc hình dáng...

- Cảm giác sinh dục vui thú tột đỉnh với LSD, psilosybin, ibogaine.

-Synestheia (hợp/loạn cảm) cảm giác lẫn lộn giữa ngũ quan.

-Nhạy cảm với cảm ứng : dễ bị chiêu dụ.

- Không gian thời gian, trọng lượng sai về số đo.

-Tư tưởng lý luận sai quấy,

-Trí nhớ xa xưa đã quên,

-Tình cảm đem về hiện tại với nhiều đồng cảm. -Mất bản ngã.

Cơ chế làm ra Ảo tưởng và Ảo giác (H13.4AB) đã được đề nghị và cơ chế là các hoá chất trên đã ức chế cơ chế kiểm soát Nội Thức. Nội thức không tự động hay dễ được kéo ra để thành TR trừ khi có thông tin đến Não bộ làm cho ACC đem thông tin từ trong Nội thức ra hiện trường. Như vậy ACC giữ chìa khóa đi vào Nội Thức. Hoá chất về nghiện ngập *ức chế cơ chế ức chế ACC* giúp Nội Thức được đem ra hiện thực dễ dàng. Cơ chế khác là hoá chất gây nghiện trực tiếp kích thích Nội thức làm Nội thức biểu hiện ra hiện tượng và cảm tưởng.

Cơ chế Nghiện(H13.4AB)

Thuốc nghiện kích động hệ **Mesolimbic, Mesocortical và NigroStriatal** tăng DOPAmine (hoá chất làm nên sự thôi thúc) nhất là ở nhân NAc. (Xem hình)

Khảo cứu genes đã tìm thấy hơn 100 genes liên hệ đến Nghiện. Tuy nhiên, vấn đề khó hiểu la cac thay đổi lai ở những vùng không hoạt động của genes. Mới đây nghiên cứu sự thay đổi chromatin/chất nhiễm sắc (là chất làm thay đổi genes để genes chuyển từ trạng thái nghỉ sang trạng thái hoạt động). Nghiên cứu cho thấy genes liên hệ đến Glutaminergic ở cac vùng VN dlPFC va vmPFC tăng lên. Nhưng rõ ràng hơn hết la genes DOPAminergic ở vùng Midbrain tương ứng với các nhân VTA, NAc, Amygdala. Sự kiện chứng tỏ lần nữa vai trò hệ thống DOPA cua mesolimbic pathway và cơ chế biểu ngoại di truyền trong Nghiên . Nghiên cứu trên chỉ nhắm vào người nghiện rượu va thuốc hút (Sey 2022)

.

Trong trường hợp mephedrone (thuốc Lắc) DAT (DOPAmine transporter chuyển DOPAmine từ ngoài tế bào vao trong tế bào chất) làm tăng Monoamines (như adrenaline, serotonine) làm tăng lên hệ giao cảm và serotonin.

.

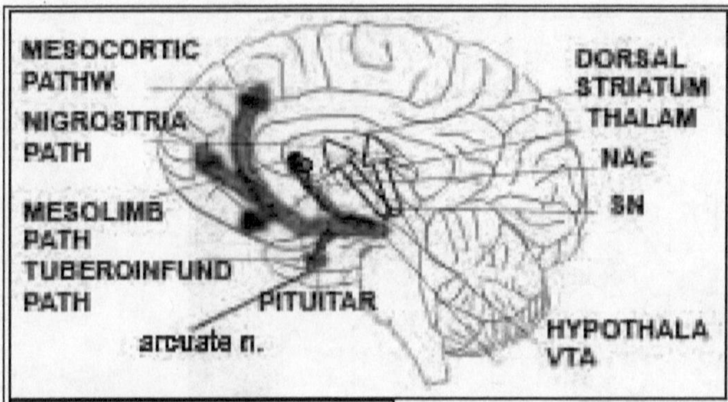

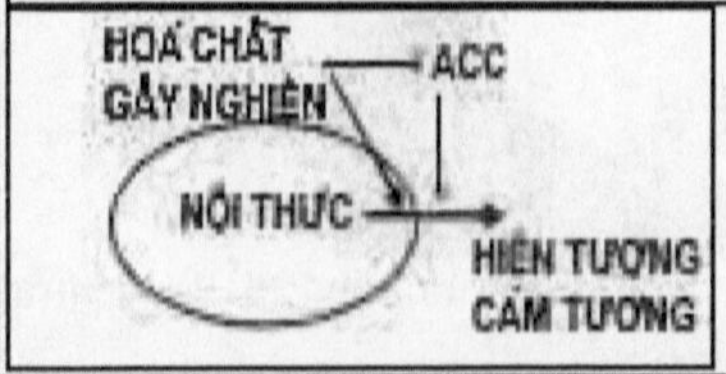

Insula với kết nối đến Amygdala/Hạnh Nhân, Giải Bao Trước ACC về tình cảm, Parietal bolule, Đồi Não/Thalamus OFC về cảm giác, vmPFC và dorsolateral PFC về trung tâm điều hành cảm xúc (Ibrahim 2019, Fryer 2013). Để chữa trị bịnh ghiền người ta có thể gắn Microchip ở Dorsolateral PFC hay Insula để ức chế cơn ghiền. Người mới cai nghiện thường thấy tăng hoạt động vùng dorsal của ACC+Parietal. Người cai nghiện lâu năm thì hoạt động Hệ Vành giảm đi

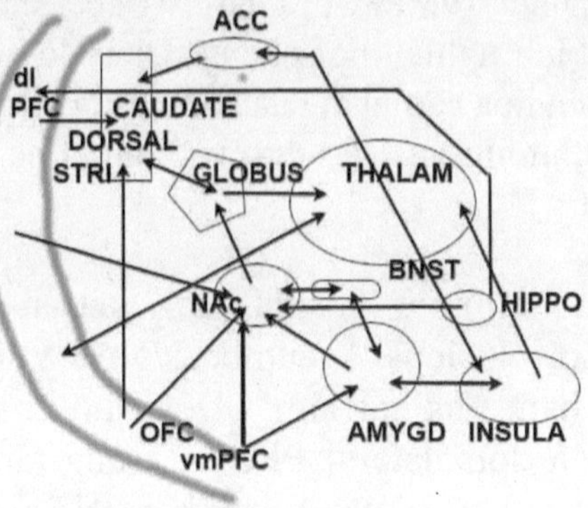

H13.4A. Đường dẫn truyền DOPA

B. Đường dẫn truyền làm nên Tưởng Thức

C. Sơ đồ cho thấy Insula kết nối với Giải Bao Trước ACC , PFC (dlPFC, vmPFC và OPFC) là VN kiểm soát sự nghiện đưa đến Basal Ganglia làm ra DOPA, kích động Nucleus Accumbens/NAc là nhân về vui vẻ. Mặt khác Insula kết nối với Amyd về Lo sợ và HIPPO về TN .

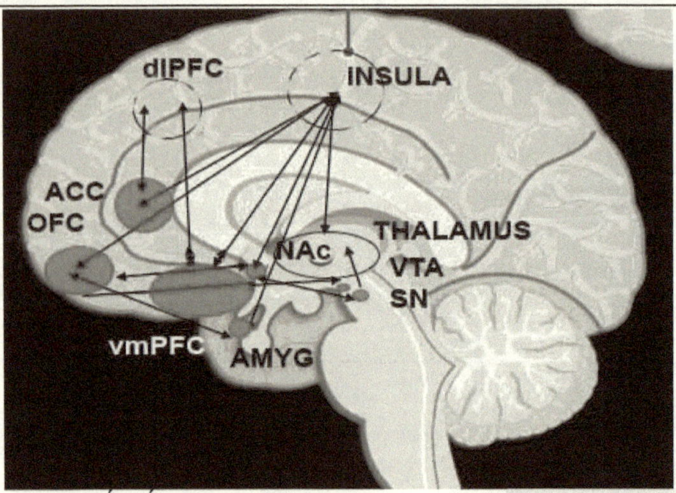

H13.5: Kết nối trong nghiện ngập trung tâm là Insula. (ibrahim 2019), ventral medulla.

Thường có sự hư hại kết nối giữa dorsolateral PreFrontal CortexVỏ Não (VN) về điều hành (dlPFC) và Tri Thức Đạo đức (vmPFC và OPFC) và Anterior Cingulate (Giải Bao Trước ACC=khám phá sai lầm) /ventromedial PreFrontal córtices (vmPFC) (VN của Mạng Mặc Định) (Peteson 2012,Himelstein 2000). Nhiều khảo cứu cho thấy Giải Bao Trước ACC, Mạng Mặc Định (vmPFC, Giải Bao Sau/PCC, Precuneus...) bị hư hại trong bịnh nghiện nói chung. Điều đó cũng dễ hiểu vì vmPFC là vùng Não tiến hóa cao nhất của con người chuyên về giao tế xã hội, tình cảm yêu thương và Đạo đức và Giải Bao Trước /ACC là VN khám phá sai lầm.

Tâm điểm Tình cảm sâu đậm là Insula với kết nối đến Amygdala/Hạnh Nhân/ Lo sợ, Nucleus Accumbens/NAc/Vui chơi, Giải Bao Trước /ACC về khám phá sai lầm, Đồi Não/Thalamus OFC về cảm giác, vmPFC và dorsolateral PFC về trung tâm điều hành cảm xúc (Ibrahim 2019, Frye 2013). Nucleus Accumbens/NAc giữ vai trò rất quan trọng vì sản xuất nhanh và cao độ DOPA vào Receptor D1 và Opioid tạo nên cảm giác vui được khen thưởng. Ngược lại Receptors D2 không làm vui vẻ. Các vùng khác như Amygdala/Hạnh Nhân, Hypothalamus. Dùng nhiều hóa chất kết nối như: Enkephalins, GlutamateGABA, Norepinephrine, Corticótropin-releasing factor (CRF), Dynorphin, Neuropeptide Y, and Endocannabinoids.

Người mới cai nghiện thường thấy tăng hoạt động vùng dorsal của Giải Bao Trước /ACC+Parietal. Người cai nghiện lâu năm thì hoạt động Hệ Vành giảm đi.

IV. Nghiện Internet, Cờ bạc.
Thường có sự hư hại kết nối giữa dlPFC/Dorsolateral PreFrontal Cortex (Vỏ Não/VN về điều hành Tri Thức) và Anterior Cingulate (Giải Bao Trước /ACC) /ventromedial PreFrontal córtices (vmPFC) (VN của Mạng Mặc Định). Nhiều khảo cứu cho thấy Mạng Mặc Định (vmPFC, Giải Bao Sau/PCC, Precuneus...) bị hư hại trong bịnh nghiện nói chung. Điều đó cũng dễ hiểu vì vmPFC là vùng Não tiến hóa cao nhất của con người chuyên về giao tế xã hội, tình cảm yêu thương và Đạo đức.

Tâm điểm là Insula với kết nối đến Amygdala/Hạnh Nhân, Giải Bao Trước /ACC về tình cảm, Đồi Não/Thalamus OFC về cảm giác, vmPFC và dorsolateral PFC về trung tâm điều hành cảm xúc (Ibrahim 2019, Frye 2013). Để chữa trị bịnh ghiền người ta có thể gắn Microchip ở Dorsolateral PFC hay Insula để ức chế cơn ghiền.

V. Nghiện Đau
Khi đau kinh niên thì nhân DOPAmine thì tăng lên. Dược tính của DOPAmine là thôi thúc dồn ép. Khi hệ thần kinh của DOPA từ SSNR/Sustantia Nigra/pars Reticularis thì cảm giác mới đưa lên nhân và VTA (Ventral Tegmental Arec) rồi đưa đến nhân Nucleus Accumbens (Yang 2021).

Từ đó đến Đồi Não/Thalamus, Vỏ Não, chia ra đến Não Trán Trước (Prefrontal córtex) và nhất là Orbicular Prefrontal córtex là nơi làm ra cảm nhận Đồng cảm/ Empathy và Tình cảm khi Đau: Anterior Insula và anterior MidCC. Vì vậy chỉ những người đã bị đau mới cảm nhận đau thế nào để an ủi người bị đau. (Rütgen2015, Elman 2015, Uhl 2019 Koob 2016)
Não Bộ phản ứng lại nguồn đau với NAc làm ra Endorphins để tự giúp mình bớt đau. Cũng như khi bị thương con người cảm thấy tê, không những vì thần kinh bị tổn thương mà vì Endorphins làm nên. Endorphins này không khác gì Morphine chích vô người.

Cho nên người bị đau lâu ngày cảm nhận tác dụng của Endorphins nên ghiền với nó. Khi mất cái đau , không còn Endorphins nữa người bịnh thấy trống trải nên tự họ đi tìm nguồn đau. Bằng chứng rõ ràng nhất là phụ nữ bị chồng đánh đập kinh niên thường vẫn dính lâu năm với người đàn ông đó chứ ít khi tự thoát ra, trừ phi tánh mạng bị đe dọa.

Một số rất hiếm (khoảng 4 người) Bịnh nhân không biết Đau (Congenital Insensitivity to Pain/ CIP). Vì họ thiếu TR về Đau nhưng vẫn có phản ứng với các cảm giác khác. fMRI cho thấy hình NB về Đau là bình thường.Những người bịnh này ít có Đồng cảm về Đau khi thấy người khác đang đau. Người bị CIP cho thấy ngoài AI và mCC bị kích động như bình thường, vmPFC và Giải Bao Sau/PCC bị kích động, chứng tỏ cảm giác đau của người khác được cảm nhận từ VN về xã hội giao tế để đưa đến VN về TR là PCC (Danziger 2018, Borsook 2018).

Thêm nữa, Hệ thống thần kinh Đối giao cảm, theo Porges' Polyvagal Theory chỉ ra rằng kích động nhiều làm hệ Đối giao cảm hoạt động làm cho con người tê dại (giống như con kiến khi bị người tấn công thì giả chết).

Chương 14 : ĐẠO ĐỨC TÌNH CẢM

I. ĐẠO ĐỨC (MORAL SENSE=CONSCIENCE) chỉ có ở con người

• Đạo đức, Luân lý, Phẩm hạnh= nguyên lý được đặt về Đúng/Sai (=Moral=Ethical, Morality=Ethic) (wikipedia). Khi đứng riêng luôn luôn là tốt : Có thể phân biệt Moral *thuộc về cá nhân*, Ethical cái gì liên ***hệ đến cộng đồng phán xét: vì vậy Đạo đức tùy thuôc vào quy định đặ ra***

• Triết lý về Đạo đức (Nhận Thức luận) là để phân biệt Trái và Phải qua cảm xúc với sự kiện.

• Lương tri/Lương Tâm (=Conscience: Cảm nhận từ Tâm Hồn để phâb biệt Thiện hay Ác), Tiếng nói từ Tâm để hướng dẫn cho Tốt Xấu, nên có Lương tri tốt hay xấu nhưng khi nói Lương Tri thì có nghĩa là Lương tri tốt.

• Lý thuyết về cảm nhận Đạo đức (Wikipedia) ="Moral sense Theory also known as Moral Sentimentalism) ly thuyết về nhận Thức và tập quán về Đạo đức dựa trên cảm xúc và trải nghiệm."

Đạo đức cũng gần giống Pháp luật, Pháp luật có quy định làm việc tốt, nhưng Đạo đức có tính cách tự nguyện. Pháp luật thi cưỡng ép và có nhiều khe hở chưa được quy định. Người ta thường nói Đức là cái Dụng (tức là biểu hiện) của Đạo. Đạo không thể định nghĩa được như Lão tử đã nói Đạo không thể diễn đạt bằng lời. Đạo mà nói thành lời thì không còn là Đạo nữa. Người ta chỉ có thể thấy Đạo qua Đức (Lão Tử: *Đạo khả Đạo phi thường Đạo*)

Vì vậy khi đi tìm một thực thể cho Đạo Đức cũng như đi tìm thực thể cho Tâm Hồn là sẽ đi vào ngõ cụt. Cho nên chỉ có thể có hy vọng tim thực thể cho Đức **những quy ước chọn lọc**. Điều đó được sự hỗ trợ với những bằng chứng ở bịnh nhân thay đổi từ người bình thường sang người có Tâm lý Đạo Đức vượt ngoài khuôn thước bình thường của xã hội.

Những đại Triết gia Tây phương như Plato, Kant, và Hume, đã nêu lên vấn đề này nhưng không làm sáng tỏ. Mạnh tử là Triết gia và kế thừa tư tưởng của Khổng tử có thể cói là Triết gia đầu tiên nêu lên vấn đề Đạo đức: "**Nhân chi sơ tính bổn thiện**". BS Cesare Lombroso năm 1876 mô tả người kiểu mẫu tội phạm có gương mặt của người tiền sử. Nhiều BS Tâm ly học mô tả người tôi phạm có nhiều tình cảm bất thường nhưng không mất Tri khôn.

~~Xxxx~~

Theo Paget, em bé phát triển Đạo đức theo thời gian đẻ thích ứng với quy luật xã hội va gia đình

Skinner dặ nạng vai trò xã hôi và môi trường

Nhưng những lý thuyết trên không chống lại voi yư tưởng của Mạntử: Nhan chi Sơ tánh bổn Thiên ở chx môi trương sống của trẻ thơ là đảo điên, nên s quy luật gia đình va xã hội lầ cần thiết

a) Đinh nghia

- *Moral=Ethical, (Morality=Ethic)* = Đạo đức, Luân lý, Phẩm hạnh=cóncerned with the principle of Right or Wrong Behavior (wikipedia). Khi đứng riêng luôn luôn là tốt; Có thể phân biệt Moral thuộc về cá nhân, Ethical cái gì liên hệ đến cộng đồng phán xét.
- *Triết lý về Đạo đức (Nhận Thức luận)* là để phân biệt Trái và Phải qua cảm xúc với sự kiện.
- *Conscience: Lương tri/Lương Tâm* (=inner feeling/voice to guide to the wrightness or wrongness. Conscience can be bad or good), Tiếng nói từ Tâm để hướng dẫn cho Tốt Xấu, nên có Lương tri tốt hay xấu. Nhưng khi nói Lương Tri thì có nghĩa là Luơng tri tốt.
- Tuy Đạo la một nhưng Đức là thể của đa nguyên thay đổi va thích ứng theo Tôn giáo, triết lý va gia đình/xã hội. Cho nen quy luật Đạo đứcKhac nhau như sau:

  -Tổng quát: :
  - Có Hiếu với Cha Mẹ
  - Đồng cảm, Thuoeng yêu nguòi, bố thi tha thứ
  - Không Ngã mạn
  - Không ăn cắp , nói dối
  - Không tà dâm

  -Phật giáo: Năm giới Không: Sát sanh, Ăn cắp, Nói dối, Nghiện ngập, Tà Dâm

  -Công giáo: 10 điều răng: 10 Khong thờ Chúa nào khác, 2) không thờ thần tượng, 3) Khônng gọi Chúa tự tiện, 4) Nhớ ngày Chúa Nhật, 5) Có Hiếu không giết người, 6) không ăn cắp, 7) không nói dối, 8) Không tà dâm, 9) không làm chứng gian 10) không tham lam

b) Theo thuyết tiến hoá Darwin,

Con người tiến hóa từ một Tế bào, tiến lên theo chủng loại học phát triển để rồi từ loại Khỉ Vượn tiến lên hình thái người. Nói về hệ thống thần kinh, sự phát triển cũng tuần tự lớp lang như vậy. Khỉ Vượn có thể là cói gần giống nhất với con người nếu so sánh với các động vật thấp hơn. Sự giống nhau về hình thể có thể làm các nhà nhân chủng học và tâm lý gia tìm thấy sự liên hệ về tinh thần giữa người và các loài động vật.

Darwin đã mô tả tình cảm đồng loại rất tự nhiên ở các loại vật như chim có thể kiếm thức ăn cho con chim mù, ngay cả con bò cũng nhìn con bò sắp chết với cặp mắt đồng cảm. Tuy nhiên có bước nhảy vọt đáng kể về tình cảm giữa con người vẻ mặt tinh thần của người có Tri Thức/TR thấp và con vật cao về chủng loại thí dụ như khỉ không thể làm ra dụng cụ để cải tiến sinh hoạt hằng ngày. So sánh phát triển tình cảm củaTrẻ em từ lúc liên lạc đầu tiên Mẹ Con với các hệ thống về tình yêu giữa Mẹ Con đã đề cập trong phần trước đây. Trẻ Em dưới hai tuổi cũng đã biết làm thế nào để người khác cảm thấy vui. Như đã trình bày trước, có khoảng cách giữa người và Khỉ Chimpanzee. Khoảng cách đó là Đạo đức. Từ Đạo đức mới có sự thông cảm hòa đồng kết nối làm nền văn minh thay đổi cơ thể. Khoảng cách về Tình cảm không quan trọng

Đi xa hơn nữa Darwin và Lamarck đã đặt vấn đề di truyền về sự học hỏi những thói quen. Những gì các sinh vật học được, sẽ giúp cho thế hệ con cháu của sinh vật học dễ dàng các thói quen hơn khi cha mẹ chúng học trước đó. (Inheritance of acquired habits). Vấn đề đã được bàn cãi rất nhiều vào tiền bán thế kỷ trước. Ngày nay vấn đề này đã được sáng tỏ hơn, đó là di truyền qua hiện tượng Ngoại biểu di truyền (Epigenetic) (Chen 2015, Rodgers 2015, Gapp 2014, Rassoulzadegan 2006, sharma 2015, Han2019 Hans 2019, Liu 2018, Dias2016, Galton 2016, Bernacer2014). Thí nghiệm dùng RNA tiêm vào tinh trùng đã chứng tỏ hiện tượng biểu ngoại di truyền là cơ chế di truyền. Hiện tượng trên là quan trọng, giúp loài vật có thể thích ứng với môi trường, thay vì dùng cơ chế thay đổi hình dáng thân thể có thể mất hàng triệu năm. Khám phá trên cũng loại bỏ cơ chế thích ứng môi trường là do sự học tập và dạy dỗ của cha mẹ của loài vật.

Xung đột thế giới qua hai cuộc Đại chiến, các cuộc chiến tranh tàn khốc khác và khủng hoảng kinh tế khắp nhiều châu cũng cho thấy Đạo Đức của con người là không tiến lên với sự tiến hoá vật chất, hay nói một cách khác là đi ngược lại sự tiến bộ về khoa học và kỹ thuật. Cũng như vậy khoa học xã hội ngày nay cũng đi ngược lại sự nâng cao Đạo Đức/ĐĐ (Wilson 2010)

Cuối cùng là quan niệm của nhà Triết học và NB học là sao?. Kant có quan niệm là con người có quyền tự do (Free will) để làm tốt (" A free will and a will under moral laws is one and the same"). Ở phương Đông, Lịch sử Triết học đã cho thấy những nhà Triết học như Khổng Tử, Mặc Tử, Mạnh tử tin ở tính thiện là khởi nguồn Đạo đức của con người. Các nhà Triết học sau đó như Tuân Tử, Hàn Phi tử và nhất là Lý Tư thừa tướng của Tần Thủy Hoàng tin tưởng ở một chế độ Pháp trị vì bản chất con người là xấu.

Tổng kết hai khuynh hướng trên: NB của con người phát triển với sự tiến trình chủng loại tạo nên VN PFC to lớn nhất là cơ sở vật chất của tình cảm Đạo đức và khôn ngoan. Theo Darwin Đạo đức/ĐĐ là sản phẩm phụ trội (by-product) của Tiến hoá. Sự khác biệt nằm *trên độ cao của Tâm hồn* nhưng giống nhau ở tính chất (như yêu thương đồng loại). Mặt khác ĐĐ cũng là tiến trình học tập của mỗi cá nhân cùng với sự cộng nghiệp của xã hội. Sự tiến hóa dùng cơ chế học tập, hủy tạo là một quá trình thường có khả năng đi ngược lại ĐĐ. Thêm vào sự tiến hóa, cơ chế di truyền đức tính và thói quen, và cơ chế Hồn tái sinh mang theo hành trang Nghiệp từ kiếp trước /hay tội nguyên thủy. Nói một cách khác, con người có nhiều cơ sở thần kinh hơn để làm tốt hơn hay xấu hơn về ĐĐ. Cơ sở thần kinh chỉ là dụng cụ có thể hướng thiện hay hướng ác.

c. Vùng Não

Trường hợp của Phineas Gage là thí dụ điển hình: Phineas bị thương vùng vmPFC cho thấy sau khi bị thương vmPFC tính tình của Ông thay đổi, trở nên thiếu thiện cảm, chống xã hội. Nếu so sánh với trước khi bị thương, Phineas đã là một người gương mẫu trong xã hội. Sự kiện nói lên rằng sau khi bị thương Ông đã mất đi mẫu người Đạo đức mà Ông có trước khi bị thương.

Marazzeti trong bài tra cứu dựa trên các bài khảo cứu về tình trạng Đạo đức đăng trong Pubmed trong internet từ năm 1980 đến 2012, đã đưa ra kết luận là hệ thống thần kinh cho Đạo đức có trung tâm nằm tại vmPFC nhất là vmPFC phải (Morazetti 2013). Không những thế vmPFC Phải có khuynh hướng tăng cường Đạo đức (tốt) và có thể làm lu mờ vai trò của dorsolateral PFC trong công tác điều hành tình cảm (Moll 2002).

Có tình trạng ngược lại, người bị hư hại vùng OFC (OrbitoFrontal Cortex =vmPFC) có đặc tính Hypermoral sense (Siêu đạo đức), tính tình cứng rắn với người làm chuyện sai lầm (Mimura 2010).

vmPFC (Xem trường hợp Phineas trang 600).

Insula cũng góp phần vào sự đồng cảm, cảm nhận về cảm giác của cơ thể.

VN Thái dương Trên và sau giúp hiểu chủ ý của người khác.

Marazzeti trong bài tra cứu dựa trên các bài khảo cứu về tình trạng Đạo đức đăng trong Pubmed từ năm 1980 đến 2012, đã đưa ra kết luận là hệ thống thần kinh cho Đạo đức có trung tâm nằm tại vmPFC nhất là vmPFC phải (Morazetti 2013). Không những thế vmPFC Phải có khuynh hướng tăng cường Đạo đức (tốt) và có thể làm lu mờ vai trò của dorsolateral PFC trong công tác điều hành tình cảm (Moll 2002).

Có tình trạng ngược lại, người bị hư hại vùng OFC (OrbitoFrontal Cortex =vmPFC) có đặc tính Hypermoral sense (siêu đạo đức), tính tình cứng rắn với người làm chuyện sai lầm (Mimura 2010).

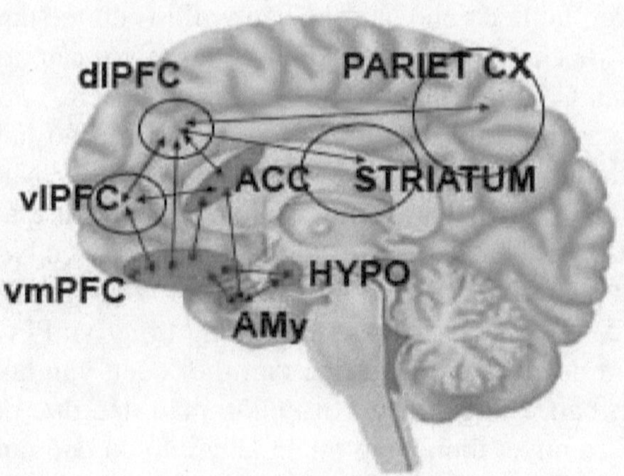

H14.1: kết nối vmPFC với các nhân khác để làm thành tiến trình đạo đức (Marazziti 2013)
VLPFC: overide or inhibit motor response, cómponent of motor, language emotion, attention system

d) Chất kết nối thần kinh về ĐĐ:

- Oxytocin: thường gọi là kích thích tố cho tình yêu và ĐĐ, tiết ra từ HYPO/Hypothalamus sau và chuyển đến tuyến Yên (Pituitary gland) để chuyển ra máu giúp có bóp tử cung khi sanh đẻ và có bóp tuyến Vú để nặn ra sữa. Oxytocin làm tăng lòng tin và quảng đại và là kích thích tố cho tình Mẹ Con.
- Prolactin sản xuất từ Mẹ lẫn Cha khi nuôi dưỡng con cái và cho tình yêu nam nữ. Ở người Mẹ là nơi tiết cho ra sữa, nhưng khác với oxytocin Prolactin không ảnh hưởng lên sự sanh đẻ có bóp tử cung
- Serotonin tiết ra từ đường ruột thường gọi là kích thích tố. Nhưng Serotonin không xuyên qua rào cản Mạch máu - NB vì vậy NB phải tự làm ra Serotonin làm cho sự vui vẻ, gây hấn tiết ra nhiều nhất từ Dorsal Raphe Nucleus và có thể từ phần lớn các nhân chất xám khác kể cả Vỏ Não.

II. vmPFC với hoạt động trong Đạo Đức, Triết lý về sự dễ tin và chỉ số phản ứng cơ thể trên Não Bộ.

Thông tin ngoại biên từ thiên nhiên, xã hội, gia đình và chính bản thân đều được đưa về Não Bộ, phần lớn qua Đồi Não để biến thành Trí Nhớ và Tri Thức. Cơ chế ghi lại Trí Nhớ là ở HIPPO và được bảo trì ở những phần Não Bộ như Thái dương, PFC. Đối với đạo đức, Dễ tin và

SM/Somatic Marker những thông tin về Trí Nhớ xa là rất cần thiết. Với bằng chứng chứng tỏ vmPFC là nơi làm ra các quyết định về Đạo đức, Dễ tin và SM, vmPFC là nơi lưu trữ hay thu hồi những thông tin đó. Khả năng thu hồi Trí Nhớ xa của vmPFC đã được minh chứng trong nhiều cuộc khảo cứu. Cũng vậy, triết lý SM cũng cùng một quan điểm về vai trò của vmPFC. Còn lại là cơ chế làm thế nào vmPFC có thể đưa vào các dữ kiện quá khứ để cho ra một quyết định phù hợp với câu hỏi đặt ra từ thông tin hiện tại. Câu hỏi cũng tương tự như vấn đề TR. Làm sao khi nhìn trái táo hay người quen, người ta biết đó là trái táo hay người quen vì đã có hình ảnh sẵn trong đầu. Đối với thuyết vùng Não Mặc Định Tri Thức đó là vùng Nội Thức. Duy Thức học của Phật giáo cũng cùng quan niệm trên, Tri Thức chỉ phát sanh ra khi trong ta có Nội Thức về những vật và sự kiện tương tự. Trở lại với vmPFC Đạo đức/Dễ tin/SM chỉ có được khi đã có sẵn khuôn mẫu tương ứng trong vmPFC. Các khuôn mẫu đó tạo ra do truyền thông, học tập, thói quen văn hóa gia đình, xã hội và nhân bản. Cái gì đúng với khuôn mẫu đạo đức do được lắp sẵn thì vmPFC ra quyết định chấp thuận là cái đó có đạo đức tốt. Cũng như vậy cho khuôn mẫu Dễ tin hay SM. Sự kiện vmPFC hoạt động theo cơ chế đề nghị như vậy cũng phù hợp với quan điểm phổ thông như người ta vẫn thường đề cập về khuôn mẫu Đạo đức hợp với khuôn mẫu đạo đức của đại chúng. Quan niệm phổ thông là ngoài sự lập thành khuôn mẫu, lập thành được khi con người trưởng thành, khuôn mẫu còn lệ thuộc vào cá tính bẩm sinh của mỗi người. Nói một cách khác khuôn mẫu cũng có phần được định sẵn trước khi trưởng thành, do sự kết nối thần kinh khi tạo nên vmPFC. vmPFC cũng là nơi Hồn kết nối với Não Bộ. Tuy nhiên vì Hồn là một thực thể không thể kiểm chứng vai trò của Hồn trong sự tạo thành, phát triển của vmPFC và Hồn là nơi tàng trữ Trí Nhớ cần được sự lưu Tâm. Những yếu tố khác cũng quan trọng là hệ thần kinh nội tiết kích thích hay ức chế kết nối thần kinh và các tuyến nội tiết ngoài thần kinh như Cortisol...

Tóm lại mỗi người có mỗi khuôn mẫu về những giá trị tinh thần (Nội Chuẩn Thức= mẫu TR). Dĩ nhiên sống trong cùng một xã hội khuôn mẫu của mỗi người có những điểm chung với những người khác và cũng có những điểm riêng. Khuôn mẫu đó được tạo ra do bẩm sinh và học tập trong đời sống hiện đại. Khuôn mẫu bẩm sinh được sao chép từ Hồn từ trong bào thai, vì vậy mang nhiều dấu ấn của Nghiệp. Khuôn mẫu đó học tập được tạo thành từ cơ chế Neuroplasticity/hủy tạo TK với cắt bỏ kết nối thần kinh dư thừa và làm thêm kết nối thần kinh mới. Tất cả khuôn mẫu là thành phần của Nội Chuẩn Thức.

II. FALSE TAGGING THEORY (TRIẾT LÝ VỀ SỰ DỄ TIN)

Cơ chế đặt nghi vấn cho những vấn đề về tín ngưỡng tôn giáo, quảng cáo thương mại, tình ái ... là cơ chế sinh tồn cần thiết nếu dùng trong giới hạn bình thường. Người già hay bịnh nhân bị tổn thương ở vmPFC nhất là bên Phải mất đi cơ chế đó (nên dễ tin người, dễ bị lừa gạt) và thường phạm một sai lầm lặp đi lặp lại. Họ chỉ thấy được cái lợi trước mắt và không còn rút được kinh nghiệm quá khứ đau thương về cùng sự kiện xảy ra (Asp 2012a,b). Khảo cứu cho thấy tình trạng của vỏ nao Tiền Trán tương ứng với khả năng nghi ngờ. Ngươi giá suy thoái não Tiền Trán dể tin người và dễ bị bị dụ dỗ hơn ngươi ở tuổi 50-60 tuổi

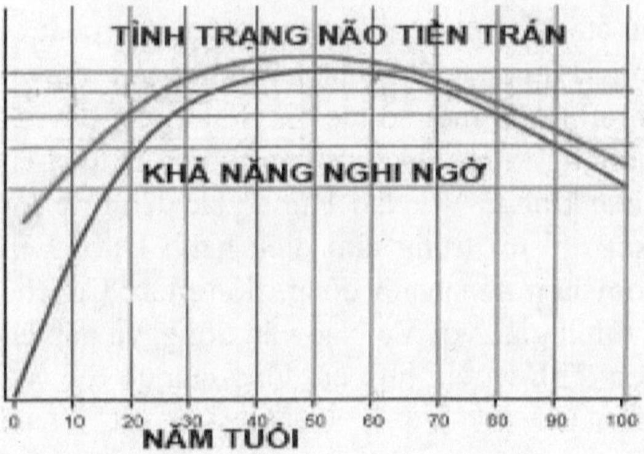

III. SOMATIC MARKER THEORY (SM=TRIẾT LÝ VỀ CHỈ SỐ PHẢN ỨNG CƠ THỂ TRÊN Não Bộ)

Antonio Damasio, là Chairman của Department Psychology, UCLA đề nghị là Tình cảm hướng dẫn quyết định của con người. Tình cảm được tạo nên từ biến chuyển sinh lý của cơ thể như tim đập, bắp thịt, tuyến nội tiết, lo âu, ganh ghét, được chuyển về vmPFC và Amygdala/Hạnh Nhân. Từ đó một mẫu tình cảm được hình thành và ghi vào ký ức. Đó là Somatic marker = chỉ số tình cảm từ cơ thể. Ngược lại với kinh tế gia quyết định dựa trên tính toán từ các số liệu. Thí dụ về Phineas Gage là điển hình (Xem trang 600)

Quyết định thường dựa trên Tri Thức và Tình cảm đã có sẵn. Cho những vấn đề quá phức tạp, Tri Thức bị quá tải về những thông tin nên Tình cảm xen vào

VI. Tình cảm, Giao tế Xã hội và Làm quyết định.

vmPFC có nhiệm vụ quyết định khen thưởng hợp cùng với Amygdala/Hạnh Nhân và Ventral Striatum/Nucleus Accumbens/NAc, tạo ra và điều hòa cảm xúc buồn cùng với Amygdala/Hạnh Nhân, Red nucleus of Stria terminalis (RNST), Periaqueductal Gray/PAG, Hippocampus, and dorsal Anterior Cingulate Cortex/dACC.

vmPFC có nhiệm vụ lo cho dự kiến về xã hội, con người trong xã hội, dùng những gợi ý để thu hồi Trí Nhớ (Dang 2018) và Đoán tâm lý người khác (Theory of mind) (Hiser 2018).

Hư hại vmPFC đưa đến quyết định sai lầm tuy hệ số IQ không bị ảnh hưởng. Lý do là mất khả năng rút kinh nghiệm từ thất bại hay khen thưởng trong quá khứ như trong cờ bạc/ gambling. Điều đó thấy rõ nhất ở sinh vật nuôi trong phòng thí nghiệm. N. Accumbens/Nucleus Accumbens/NAc liên hệ với vmPFC trong khen thưởng.

VII. Âm nhạc và Nhịp Điệu Cơ thể (H14.2,3).

Theo quan niệm tiến hóa của Darwin, nhịp nhàng trong âm nhạc liên hệ đến điệu bộ của cơ thể được phát triển do sự tiến hóa từ loài vật tiến đến người. Loài vật có những cử động nhịp nhàng của âm thanh phát ra cùng một lúc. Điều đó cũng là quan niệm của Edelman với thuyết Neural Darwinism. Trái ngược lại với môt số tác giả, Patel gần đây đã đề nghị cơ chế vận hành hệ thống thính giác với hai cơ chế Dưới Lên chuyên về tình cảm kết nối thần kinh từ Vỏ Não Thính giác đến Inferior Frontal Cortex/IFC, từ đó kết nối tới trung tâm điều hành Dưới Lên PFC/Pre Frontal Cortex là nơi làm nên hành động, động tác. Cơ chế Trên xuống, kết nối Vỏ Não thính giác với Vỏ Não vận động, và gặp cơ chế Dưới Lên tại đó để hoạch định và chỉ huy cử động của cơ thể (van den Hurk 2001).

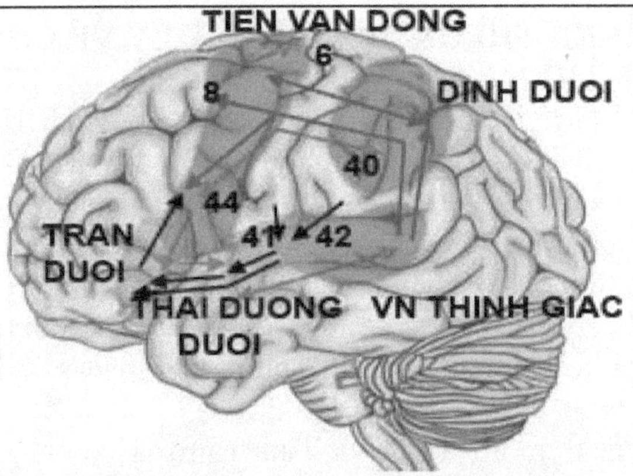

H142: cho thấy có hai hệ thống kết nối VN Thính giác với PreFrontal, hệ vành (dorsal màu blue và green) và (ventral màu vàng và đỏ)

.Lại nữa, theo quan niệm Tri Thức/TR Nhập thân/Embodied Consciousness, thí dụ như thở, hơi thở qua mũi ảnh hưởng đến hành khứu giác/Olfactory bulb rồi sẽ lần đến Hệ Vành. Cuối cùng trong Thiền quán hơi thở Vipassana sóng Theta có thể thấy ở Trán. Những động tác của bắp thịt vận chuyển trong nhịp thở cũng ảnh hưởng đến EEG, và nói chung tất cả cảm giác ngoại biên cũng ảnh hưởng đến Não Bộ thông qua thần kinh ngoại biên chứ không phải qua sự trao đổi O_2/CO_2.

VIII. Hài hước và Cười.

Hài hước và chọc cười (jokes) khi thông tin đến ngoài sự chờ đợi. Cười cói như điểm then chốt chấm dứt phần câu chuyện. Cười làm kết nối trong xã hội và có tính cách để truyền cảm, để gây thiện cảm giao tế và tạo nên không khí tươi vui.
Không những vậy cười là kích thích làm người chung quanh cười theo vì tính cách lây lan (Contagious), khi được chia sẻ ít nhiều yếu tố hài hước hay vui tươi và vượt lên trên ngôn ngữ và phong tục tập quán. Vì cười là một phần ít bị ràng buộc vào các điều kiện tạo ra do học hỏi hay lễ nghi. Tuy vậy phong tục lễ nghi có thể làm thay đổi tiếng cười. Vì vậy cười cũng có thể do bịnh tật hay tự ý nhưng thường không hoàn toàn, như cười do phản xạ vì thường không kèm theo sự điều tiết ra Endorphins. Loài vật có thể cười như khỉ, vượn khi bị cù lét nhưng chưa chắc loài vật có thể làm ra câu chuyện cười vì đó là phần cao nhất của sự tiến hoá Não Bộ. Vì cười là để truyền cảm trong xã hội, và hài hước khi có tính cách chủ động hay bị động để tạo ra không khí vui vẻ, nên bịnh nhân bị trầm cảm ít hài hước nhưng vẫn có thể cười nhiều hơn, (nhưng thường ngắn và nhỏ hơn). Cho nên cười to cũng nói lên sức mạnh tinh thần. Về bịnh Sinh lý học, tuy cười không phải luôn luôn do sự tươi vui nhưng cuối cùng lại làm người ta tươi vui, hơn nữa cười làm tăng hệ miễn nhiễm, giảm huyết áp bớt âu lo và đau đớn. Cười kích thích các bắp thịt mặt, tuyến nước mắt làm cho trộn lẫn với khóc.

Cười cũng biểu hiện trạng thái của Tâm hồn qua quá hiện tượng Hồn nhập thân. Tỉ như Tâm thanh tịnh uy nghi thường tỏa ra nơi thân thể dáng oai vệ. Vì vậy khi Tâm bị kích động thì gây nên biểu hiện ngoài cơ thể, trong tiếng cười, khóc, sầu thảm, giận hờn , trong điệu bộ, lời nói. Ví Diệu Pháp chỉ ra 121 Tâm khác nhau trong đó Tâm gây nên Cười: gồm Tâm Tham, Đại Thiện, Đại Duy Tac (không có ta kiến).

Cười thấy được
Trên khuôn mặt không hở khoé răng : là nụ Cười của Phật
Vừa hở khoé răng: Thánh
Ra tiếng: Thánh và Phàm phu
Tiếng lớn: Thánh Tu Đà hoàn-A Na Hàm/Phàm phu
Tiếng lớn+ chảy nước mắt: Phàm phu
Đười ươi cười không ngớt: do Tham vô duyên cớ (cười như Đười ươi ôm ống=Đười ươi bị gạt cho ôm ống tre)

Tri Thức giữ vai trò then chốt thông tin cho mPFC biết là câu chuyện vui và đáng cười. Cười là một hình thức ghi dấu sự chuyển hướng một sự kiện hay câu chuyện đến tình trạng tình cảm vui tươi ở Não Bộ. Từ đó, vmPFC nhận ra được thông tin đáng lưu ý, đi tìm Tri Thức thích hợp rồi ra quyết định và tăng kích động để biến thành vui và phần thưởng để kích thích các trung tâm: gởi thông tin đến Nucleus Accumbens/NAc Accumbens về khen thưởng. Não Bộ tiết ra hóa chất kết nối làm cử động, vui như Dopamine. Vi diêu Pháp của Phật giáo chỉ ra Tâm Vui, Tham, Từ Hỷ Xã là động cơ cho Cười

Phần đọc thêm KHNB
Serotonin, và nhất là các Endorphins từ Đồi Não/Thalamus, Caudate nucleus, and anterior Insula, the Anterior, Cingulate Cortex (Giải Bao Trước /ACC), and the Posterior Cingulate Cortex (PCC), làm tim, các bắp thịt kích động. Những chất trên còn xuất phát từ các nhân ở mid-brain (Nucleus Accumbens/NAc: DOPA và endorphin). PET (scans with [11C] carfentanil,
a ligand specific to mu-opioid receptors -MORs). MOR trong Anterior Cingulate Cortex, Posterior Cingulate Cortex, OrbitoFrontal Cortex (OFC), va ventral Stratum (VS) chưa bị dính với opioid tỉ lệ thuận với Cười (Manninen et al. (2012 caruana 2017).

MOR/Mu-Opioid Receptors nhiều ở PFC/Pre Frontal Cortex: tăng lên với dự đoán sẽ cười. Cần ghi chú là MOR tăng lên khi thân thể được tay người khác chạm vào là cơ chế của sự thân thiện vui tươi giữa các loài động vật và người. Endorphins được cói là hoá chất gây nên sự thân thiện giữa các súc vật bậc cao. Nước tuỷ sống/CSF Endorphin tỉ lệ về sự thân thiện với nhau ở loài khỉ. Sự thân thiện tạo nên sự kết nối giữa thành viên của từng nhóm nhỏ trong một tập thể lớn và là cơ chế sinh tồn vì một tập thể lớn khó sinh tồn (Kaverne 1989, Dunbar 2012).

Vỏ Não thái dương là nơi tiếp nhận thông tin thính thị xúc giác. Nghệ sĩ hài hước chuyên nghiệp có Vỏ Não này được kich động mạnh và mPFC và Stratum it kich động hơn. Striatun là nhân liên hệ đến hệ thống vui và giải thưởng. Medial PFC có lẽ không phải là nguồn gốc để làm hài hước, ngược lại nghệ sĩ it chuyên nghiệp cần dùng nhiều Tri Thức (hệ dẫn truyền trên xuống để tìm kiếm Tri Thức) nên PFC kich động nhiều hơn (Amir 2016). Như vậy có thể là Vỏ Não thái dương là Vỏ Não cho những gợi ý về Hài hước. Vùng Não Thái dương kem hoạt động ở người buồn tẻ (Amir 2016).

Nhân Ventral Stratum, Midbrain, Amygdala/Hạnh Nhân, Vỏ Não OrbitoFrontal Cortex, và Ventral medial PreFrontal Cortex là Vỏ Não chuyên về chuyện vui liên hệ đến thức ăn, sex, thuốc và âm nhạc (Blood 2001). Bịnh nhân bị teo Vỏ Não Temporofrontal kém khả năng khám phá được chi tiết hài hước trong câu nói chuyện (Clark 2014), Vỏ Não liên hệ đến hài hước là Medial Temporal Lobe Phải, hai bên mPFC Phải và hai bên Vỏ Não Trán (Dorsolateral PFC), Vỏ Não Đỉnh, hai bên ParaHippocampal gyri và hai Amygdala/Hạnh Nhân (Chan 2012, 2013). Trong một nghiên cứu Vỏ Não, dorsolateral PFC Phải và Medial Temporal Lobe Phải, có biểu hiện về đoán trước cho hài hước (Sawahata 2013).

XI. Hiện tượng Khóc, Cảm xúc

Vì Khóc là tự nhiên ở em bé sơ sanh nên Khóc là phản xạ không điều kiện (không cần học hỏi). Hiện tượng tương đương với tiếng kêu của loài vật như chim hay gà con khi xa Mẹ. Như vậy có thể cói Khóc là biến thể tiếng kêu thảm từ loài vật. Ở người Khóc còn thấy ở người và kèm theo nước mắt (bắt đầu từ tuần thứ 4-8) của tuổi sơ sanh và sự thay đổi gương mặt qua các bắp thịt mặt. Thường hơn ở phụ nữ. Khóc có thể xảy ra khi vui, là cơ hội khiến tình cảm sâu đậm. Vì vậy nước mắt có thể là phản ảnh của tình cảm, và lệ thuộc vào sự nhạy cảm của người khóc.

Cơ chế Thần kinh: nhân thần kinh X Vagus kích động từ Cầu não đi xuống đến tủy sống+ lên Tiểu não và PAG.(Bylsma 2019)

Thần kinh mắt mặt, số X, kiểm soát tuyến nước mắt, mũi . Hệ Giao cảm tác dụng trên tuyến nước mắt ít hơn là hệ X với chất dẫn truyền : Acetylcholine Vasoactive intestinal peptide, Norepinephrine Neuropeptide Y. Enkephalins là chất đối kháng làm vui vẻ và chấm dứt khóc. Vasopressin, Oxytocin, Prolactin, giữ vai trò trong liên hệ xã hội. Theo thuyết PolyVagal khi khóc, hệ Ventral Vagal Complex quá tải nên hệ Giao cảm làm việc và tăng nhịp tim.

Trung tâm Não Bộ:

-Insula, medial PFC liên hệ đến cảm xúc, cảm nhận thắm thiết.

- Amygdala/Hạnh Nhân và BNST/bed nucleus of the stria terminalis,: liên hệ đến sợ sệt lo âu.

-Hypothalamus tác động lên nội tạng.

- Giải Bao Trước /ACC-PAG, được nghiên cứu là liên hệ đến khóc cười vì liên hệ đến sự thẩm định tình trạng hiện tại.

- Nucleus Solitary tract (tractus solitarii) dây thần kinh X, làm cảm giác tê cóng ngất xỉu.

-Kết nối Tiểu não-Cầu cuống - hệ Vành (Tình cảm)- Vỏ Não.

Người đang khóc không thể chấm dứt khóc tức khắc vì nhân thần kinh X còn trong trạng thái bị kích động.

XII. BUỒN/XUC CAM (H14.3)

Buồn thấy trên khuôn mặt với châu mày, khóe miệng kéo xuống, khóc, ảm đạm, thấp giọng...Bắp thịt làm gương mặt buồn là: Orbiculars, Corrugators va Pyramidals tạo nên Omega sign và Veraguth lines. Theo giả thuyết James & Lange (1884-1885) đề nghị là khi có kích động buồn xảy đến thì những bắp thịt trên có lại làm khuôn mặt người có vẻ buồn. Từ đó có đường dây lên đến Vỏ não làm người ta buồn. Ngày nay đã rõ là đường dẫn truyền trên là không đúng. Thông tin buồn trước tiên đến Đồi não rồi đến Cingular Cortex (có người gọi là Vỏ Não của Nội tạng) - Hyopothalmus - có thể đến nhân thần kinh số X kích động Polyvagal pathway đi khắp cơ thể và nội tạng và thay đổi nhịp tim, thở, đường ruột, các biến dưỡng khác, viêm sưng và **kể cả**

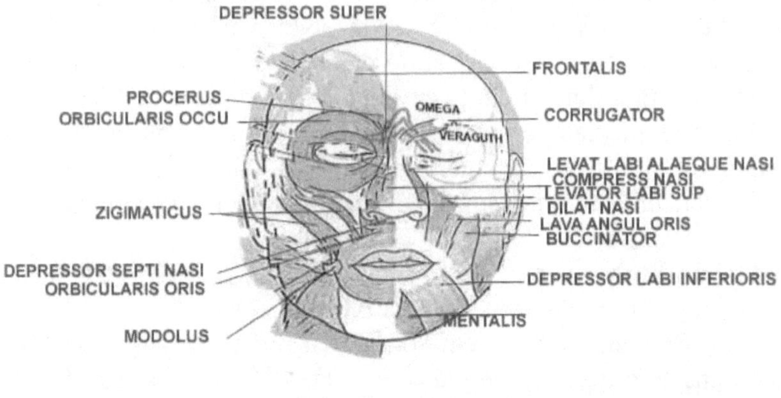

H14.3 Vẽ mặt xúc cảm

hiện tượng ngoại biên di truyền (Kolcun et al., 2017; Tracey, 2007, 2002,Berthoud, 2008; Dienel, 2019, Malbert et al., 2017; Pavlov and Tracey, 2012,Bonaz et al., 2018, *(Kolcun et al., 2017; Tracey, 2007, 2002)*, Biggio et al., 2009; Follesa et al., 2007 (Porges and Dana, 2018 (Porges, 2011) Porges (2009), và đến Vỏ Não cảm giác từ đó đến thần kinh vận động ngoại biên bắp thịt mắt (Franklin and Mansuy, 2013, Dalgleish,2004,Franklin and Mansuy, 2013).

Vào năm 1994 Damasio đề nghị thuyết Somatic marker. Somatic marker là một hình thức về chỉ số/index cơ thể ghi thành mẫu trong Não Bộ để làm chuẩn cho những biến đổi mới đến để có thể so sánh với mẫu có sẵn trong Não Bộ. Somatic marker vì vậy chỉ là một thành phần của Nội Thức. Những hiện tượng trên đưa đến hiện tượng hội nhập thần kinh và nội tạng xuyên thời gian (Neurovisceral integration across the cóntinum of time) và mẫu hội nhập Di truyền-Môi trường-thần kinh X-Xã hội cho sự bền vững để trường thọ (Genomics-environment-vagus nerve-social interaction-allostatic regulation-longevity=GENIAL) (Kemp et al., 2017a, b) . Trong mô hình nầy Dây thần kinh X làm kết nối quan trọng cho tình cảm/cảm xúc.

Tình cảm và Cảm xúc có biểu hiện tiến hoá trong chủng loại học gồm hiện tượng Tri Thức/TR qua ngũ quan và sinh lý qua Hypothalamus.

Người Đông phương chia ra Hỉ Nộ Ái Ố Ai Lạc Dục.

Tình cảm là thể hiện chiều sâu của tâm hồn và cơ thể , vì vậy cơ sở thần kinh của cảm xúc là chất xám là tương ứng nằm sâu dưới Vỏ Não (Panksepp 2005, 2000) liệt kê như sau: Tìm Kiếm (SEEKING), Ố (RAGE), Sợ (FEAR), Ham Muốn (LUST), Yêu thương (CARE), Lo buồn (PANIC/GRIEF), Vui chơi (PLAY=Hỉ) cũng gần tương đồng nhau trong đó Seeking=tìm kiếm gần với chữ Lạc thú. Lạc thú ở động vật là do tìm kiếm được gì theo ý muốn. Hết Lạc thú là chuyển từ Lạc sang Giận -Buồn. Cho nên Trung tâm của Giận-Buồn là AMYGD (chủ về lo sợ) và Hypoth (điều hành nội tạng) (Abellan et al., 2014; Herold 2014; Janak and Tye, 2015; Martinez-Garcia 2002; Reiner 2004),

Tóm lại các trung tâm kết nối nhau:

- Ventral Septum (thuộc về hệ vành), Dorsal Preoptic area (Phần nhạy cảm của Hypothalamus), Bed Nucleus of Striata Terminalis (lo sợ), Dorsal Median Đồi Não/Thalamus (đau), ACC (tình cảm), PeriAqueductal Gray/PAG (phản ứng tự động khi bị xúc phạm).
- Cingulate Cortex (tình cảm), Insula -vmpFC-, OPFC- dmPFC (Thấu cảm), dlPFC -vlPFC (điều hành), Superior Temporal Gyrus/STG (Thính thị giác) (*Arias 2020)*

XIII Cách Ly xã hội.

Cách ly với xã hội là vấn đề khi xem xét bịnh nhân với bệnh Tự kỷ và còn là vấn đề hiện nay với Cách ly xã hội trong chiến dịch chống bệnh Covid-19. Loài người cũng như Khỉ Vượn sống thành tập thể. Sống ngược lại đem lại sự căng thẳng Tâm Hồn. Liên lạc gia đình và xã hội ảnh hưởng đến tử vong cao về bệnh tim mạch (Holt-Lunstad 2010). Nghiên cứu cho thấy thành viên trong nhóm người vui vẻ ít bị trầm cảm, Liên lạc xã hội làm người ta vui vẻ, hạnh phúc với đời sống. Ngược lại cách ly làm tăng lên bạo hành, lo âu, béo phì, giảm Trí Nhớ (Malick 1979, Marsden 1996, Gutman 2003, Hall 1998, Nonogaki 2007, Jones 1991, Juraska 1984)

Ở Ruồi, cách ly xã hội làm thay đổi trong tế bào chất chứng tỏ tế bào chất bị căng thẳng (stress - tăng unfolded protein response) (Brown 2017)

Vùng Não Bộ liên hệ là vmPFC, nucleus Accumbens với sự tăng endorphin. Ở Khỉ số lượng Khỉ sống trong đoàn tỉ lệ thuận với thể tích vùng Trán, TPJ Amygdala/Hạnh Nhân và Hệ Vành (Sallet 2011, Meguerditchian 2020, Bzdok 2020) là những vùng Não Bộ chủ về tình cảm xã hội.

Chương 15. Hạnh Phúc và Vui Sướng

The secret of Happiness is not founding seeking more,
But in developping the capacity in enjoy less
Socrates, tam dich (KM)
Bi quyết cua Hanh phuc la không phai tim kiếm nhiều hơn,
Nhưng la phat triển kha năng hương thu vơi cai it hơn.

Hạnh phúc là khó diễn giải bằng ngôn từ, và là Tri Thức chủ quan và tương đối về những cảm giác của tình trạng tâm hồn được nâng cao lên hơn tầm mức đang có, gồm : vui, thích, muốn, hãnh diện, ân nghĩa, an tâm và yên lành trong sinh tồn. Các tình trạng tâm hồn của Hạnh phúc dựa trên thông tin từ ngũ quan và Tri Thức. Vì vậy khi cơ hội hay duyên hết thì không còn Hạnh phúc tức là đến giai đoạn Đau khổ. Vì vậy một trong yếu tố để có Hạnh phúc là mong muốn sự lâu bền của Hạnh phúc. Đó cũng là một trong bốn thánh Chân lý của Tứ Diệu Đế Khổ, (Tạp, Diệt và Đạo Đế) mà Đức Phật đã giảng cho năm anh em Kiều Trần Như lần đầu tiên sau khi Ngài thành Đạo: Khổ Đế (thực trạng Đau khổ), Tạp đế (nguyên nhân Đau khổ=Tham Sân Si), Diệt Đế (bỏ đi nguyên nhân là Tham sân si) và Đạo Đế (Bát chánh Đạo). Tình trạng trung gian không Hạnh phúc và Đau khổ là tình Trạng mất cái Tôi cói như không còn cảm xúc, mất Thực tế (Derealization), mất Nhân thể (Depersonalization) hay tình trạng tự cói mình không hiện hữu (Cotard's syndrome). Tình trạng này cũng không làm ai thích muốn. (Xin xem lại phần Mất Cái Tôi trong Chương Tri Thức)

Lão Tử đã nói:

"Họa mạc đại ư bất tri túc.
Cữu mạc đại ư dục đắc".

(Tai họa không gì lớn bằng không biết đủ. Lo âu không gì lớn bằng cứ muốn chiếm hữu mãi).

Và khuyên con người hãy:

"Tri túc, tri chỉ...Khứ thậm, khứ xa, khứ thái"
(Biết đủ, biết dừng... Từ bỏ sự quá mức).

Song hành với bốn chân lý của Đức Phật, ngày nay các nhà nghiên cứu Khoa học Não Bộ/KHNB đã có thể giúp chúng ta hiểu thêm về bốn chân lý của Tứ Diệu Đế. Các nhà KHNB thường định nghĩa Hạnh phúc là: Sự vui thích trong 20% và, Cuộc sống yên lành và dự đoán tốt trong tương lai trong 80% trường hợp (Oishi 2007Kesebir 2008 Berridge 2008; Kringelbach 2010 Kahneman 1999).

Chủng loại học cũng cho thấy Khoa Học NB ở người hay động vật là gần giống nhau và gồm các trung tâm kích động kích thích. Sự kích thích và kết nối giữa các vùng Vỏ não và các trung tâm là đặc trưng tạo nên Tri Thức và Tình cảm (Kringelbach 2004) để lập thành Tri Thức dựa trên thông tin từ ngũ giác (Kringelbach 2010). Sau khi kết nối lại với nhau, thông tin trở thành Tri Thức. Tri Thức trở thành Vui và Hạnh phúc sau khi so sánh với Nội Thức Hạnh phúc cùng loại đã có sẵn trong Nội Thức.

Vỏ Não: - Orbitofrontal, Medial prefrontal.

- Cingulate, Insular córtices, Giải Bao Trước / ACC (giữ vai trò tình cảm, thấu cảm, so sánh) làm chức phận cao trong Tri Thức để thẩm định, tiên đoán và dự hậu thông tin bằng cách so sánh với những thông tin trước đó qua Nội Thức. Vì Hạnh phúc là sự tương đối so với những gì con người đã có hay mong chờ sẽ có. Cho nên " Biết đủ là đủ" là Hạnh phúc. Chức năng đó là từ Nội Thức làm nên tiêu chuẩn hay Nội quy (Code) riêng cho mọi người, để đánh giá thông tin là Hạnh phúc. Vùng này gồm phần lớn MMD gồm vmPFC, Giải Bao Sau/PCC và Precuneus. Khác với sự chú tâm hay suy nghĩ vùng MMD bị kích động trong cảm giác Hạnh phúc. Chức năng làm tiêu chuẩn trong Nội Thức chẳng qua chỉ là Trí nhớ.

Chức năng quan trọng khác gây nên cảm giác Hạnh phúc có thể thấy được ở phòng thí nghiệm trên Động vật, ở vùng Não Orbitofrontal phía trước và bên ngoài (Midanterior và khoảng Midlateral) PFC và Insula. Trái lại, vùng Não PFC bên ngoài và phía sau làm thành cảm giác bực dọc khó chịu. Thêm nữa vùng Ventral Pallidium khi bị cắt đi làm con vật mất sự vui. Ở người bị thương, vùng Ventral Pallidium làm người trở nên lạnh lùng với nguồn kích thích vui sướng (Kringelbach 2010).

Hạnh phúc là một hệ luận tự động của sự nâng cao tình cảm tạo ra từ Tri Thức. Vì vậy Sự khôn ngoan (kết hợp của Thông minh và Đạo đức) là một yếu tố cần thiết cho Hạnh phúc. Đạo Đức cũng như Thông minh có thể phát triển với huấn luyện, học hỏi và tuổi đời.

Các kích tích tố được tiết ra là:

-Oxytocin làm nên trạng thái yêu đời và cũng là kích thích tố tình yêu, kích thích tố sanh đẻ và cho con bú, làm người có thêm Thấu cảm/Empathy, kết nối người với người.

-Endorphin làm giảm đau, làm sảng khoái như được

-Serotonin : Serotonin thường gọi là kích thích tố cho sự vui vẻ, tiết ra từ đường ruột. Nhưng Serotonin không xuyên qua rào cản Mạch máu - NB vì vậy NB phải tự làm ra Serotonin, nhiều nhất từ Dorsal Raphe Nucleus và phần lớn các nhân chất xám khác kể cả Vỏ Não

-DOPA: thôi thúc kích động.

Chương 16: ĐỒNG CẢM/EMPATHY VÀ VỊ THA, THAM SÂN SI, TỪ BI HỶ XÃ

Đồng Cảm/Thấu Cảm/Empathy và Vị Tha

Tóm lược

Tình yêu thương đồng loại thể hiện dưới Đồng Cảm/Thấu Cảm/Empathy và Vị Tha là phần biểu hiện tình cảm sâu đậm giữa Sinh vật hay người với nhau. Tình cảm trên có phần tự nhiên do cấu tạo NB gồm các nhân chất xám như Amygdala (phản xạ có điều kiện), Nucleus Accumbens/NAc, VTA (vui, khen thưởng) và Basal Ganglia (học hỏi) với các chất thần kinh dẫn truyền về yêu thương Oytocin Vasopressin (yêu thương ràng buộc) và DOPA (thôi thúc) đều có ở Sinh vật và Người. PeriAqueductal Gray kết nối với nhân thần kinh X (Porges' Polyvagal)thêm vào các Hormones trên làm ra biểu lộ tình cảm ngoại biên. Tiến lên cao trong phát triển chủng loại, Khi Vỏ não Insula (tình cảm sâu đậm), Giải Bao Trước */ACC (phân tích, so đo)và PreFrontal Cortex (giao tế xã hội),dlPFC/ dorsolateral PreFrontal Cortex (quản lý trung ương) lập thành, thì tình cảm càng sâu đậm hơn nhưng thêm vào đó là Lý trí suy tính và lợi dụng. Từ căn bản NB trên, Tình yêu thương đồng loại chia ra nhiều trạng thái khác nhau và phản ứng tình cảm hành động có thể cá biệt. Sự hiểu thấu cơ chế phát triển tình cảm đồng loại có thể góp phần hiểu tình cảm của loài vật nhất là thú yêu . Hơn thế nữa Tình yêu đồng loại có thể tăng lên do giáo dục học đường xã hội, để hợp với Thiên nhiên trong khuynh hướng bảo tồn giống nòi.*

1. Đồng cảm được ghi nhận trong lịch sử Tâm lý học (H15.1) chỉ cách đây khoảng nửa thế kỷ cho các tình cảm liên hệ về vấn đề trên. Trong đồng cảm, Tri Thức ngũ quan và TR nói chung (Thức thứ 6), không những thấy ở người mà còn ở súc vật. Có thể chia ra hai loại: Đồng cảm do cảm động và do hiểu biết (MacLean 1967 Marsh 2018).

Đồng cảm là sự hiểu biết, nhạy cảm trong tình cảm để biểu lộ với người đang có một hay nhiều hiện trạng. Thí dụ người Đồng cảm đã có kinh nghiệm về hiện trạng, nhưng người được đồng cảm thiếu cách để diễn tả tâm trạng .

Có thể gây nên kích động hậu chấn thương/ PTSD, Tâm lý lo âu (Burn out) cho người đồng cảm.

Biểu lộ Sự Đồng cảm thường lây lan đến người thứ ba do:

- Bắt chước nhau (mimicry) vì sự diễn tả tâm trạng bằng ngôn ngữ, nét mặt, điệu bộ tay chân... (dùng Tế bào gương /Mirror cells ở PFC là nhóm tế bào ở PreFrontal córtex nằm trước Premotor

Cortex) giúp sinh vật bắt chước nhau. Nghiên cứu ở loài chim Sơn ca, chim con nhìn chim mẹ đang hát để tập hát.

- Tình cảm lây lan, có thể do Đồng cảm hay không: Thí dụ như trẻ em khóc theo lẫn nhau.

Tuy vậy trạng thái tình cảm người thứ ba không hoàn toàn phù hợp với định nghĩa Đồng cảm vì nhiều khi thiếu kinh nghiệm về thực trạng.

-Đồng cảm cũng là một quá trình kinh nghiệm, Tri Thức/TR và học hỏi. Người có kinh nghiệm dễ có Đồng cảm.

Phân loại chính :

Đồng Cảm về : Thu nhận vật cho.
- - Hiểu biết (chia sẻ hiểu biết).
- - Phản ứng trở lại, trả lời câu hỏi.
- - Hòa đồng với người khác trong nhóm.
- - Trong Y khoa, giữa Bịnh nhân và Y sĩ.

2. **Vùng kích động** là gồm nhiều phần khác nhau của NB tùy theo loại tình cảm : (H15.2)

a) Đồng cảm do tự nhiên tình cảm (Cognitive) làm kết nối qua lại các nhân sau: **Anterior Insula** (Đồng cảm về sự Đau và Ghê tởm, Suy nghĩ sâu đậm= cảm giác mạnh), Giải Bao Trước /**ACC** (điều chỉnh hay kiểm tra lại...), mPFC (giao tế xã hội tình cảm), Amygdala (lo sợ, đường phản xạ Pavlov đến Amygdala/Hạnh Nhân để tạo ra vòng cung phản xạ), Ventral Striatum/Nucleus Accumbens/NAc về khen thưởng, subgenual ACC Giải Bao Trước / phân biệt sai trái, TPJ: điều hành.

b) Đồng cảm do TR (Mentalizing) thêm các vùng về liên lạc Xã hội như: mPFC, Posterior và Superior Temporal córtex, học hỏi và thường có ở người lớn.

c) Kích động PAG/PeriAqueductal Gray -Hệ thống Polyvagal (Porges) cũng có thể bị kích động (cảm giác tê người, ngất xỉu, khóc, cười...)

3. **Phân biệt với**:

a) *Thấu cảm* cũng là Đồng cảm nhưng tình cảm thường đi sâu hơn vô tâm hồn người đang có hiện trạng: Insula bị kích động mạnh hơn. Cho nên Đồng cảm và Thấu cảm là hiểu người khác rồi từ đó kích động hệ thống NB và tình cảm.

b) *Thiện cảm*: Gần với Đồng cảm nhưng Đồng cảm là quan niệm mới hơn và người Thiện cảm có thể không có kinh nghiệm về tình cảm về vấn đề đang gặp. Vùng mPFC cần được kích động.

c) *Đoán tâm lý người khác* (Theory of mind) Khả năng hiểu tâm lý người khác và gắn nhãn hiệu tâm lý đó lên nhân vật ấy. Đó là khả năng cần thiết để giao dịch. Khả năng nầy kém ở người bị bịnh Tự kỷ/Autism, ADHD, nghiện rượu, thuốc, điên loạn.

d) **Lòng Trắc Ẩn, Từ bi, Bố thí**: Tình cảm ít hơn Đồng cảm nhưng nặng về ý nghĩa chia sẻ để cho nhẹ đi gánh nặng của hiện trạng (thí dụ như đau) của tha nhân. Đó cũng là lòng nhân hậu. Lão Tử nói:

Ngã hữu tam bảo: Nhất viết từ, nhị viết kiệm, tam viết bất cảm vi thiên hạ tiên"

(Ta có ba của báu, một là lòng nhân hậu, hai là đức giản dị, ba là hạnh không tranh hơn với ai).

Lòng trắc ẩn cần sự tham dự của hệ điều hành trung ương (dlPFC-IPS) để vạch ra kế hoạch giúp đỡ có tính toán mà không cần có nhiều biểu lộ tình cảm như trong Đồng cảm.

Lòng trắc ẩn kích động hệ khen thưởng:
bố thí.

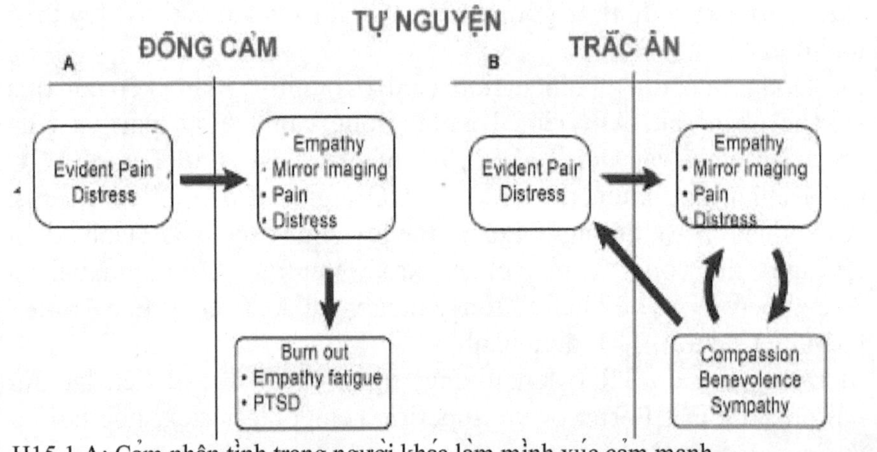

H15.1 A: Cảm nhận tình trạng người khác làm mình xúc cảm mạnh
B: Cảm nhận tình trạng người khác làm mình hành đông có tình cảm

-Ventral Striatum Nucleus Accumbens/NAc, VTA, vmPFC OPFC (chuyên về Đạo đức) (Klimecki, 2014) Tusche 2016) .

- Có thể đưa đến sự Đồng cảm, lo âu mệt mỏi gây nên lòng trắc ẩn mới và **e) Bố thí**:

Có nhiều ích lợi vì làm vui người nhận người cho, bớt tính tham diệt Ngã. Vì quan niệm của cải là phục vụ cho thân thể mà thân thể là tạm bợ, nhưng phước bố thí là trường tồn. Con người không sở hữu gì trong thiên nhiên, nhưng được phép xữ dụng tài sản theo nhu cầu, theo công sức và Nghiệp phước. Bố thí đi những gì dư dùng

Phân biệt hai loại Bố thí:

• <u>Bố thí vì đồng cảm</u> : tương ứng với Bố Thí Tịnh/Vô Tướng, (Độ chúng sanh mà không thấy chúng sanh nào được độ/Không trụ nơi Tướng) xuất thế gian, không cầu phước, không Ta , không người nhận, không có vật bố thí vì vật bố thí vốn là vay mượn, tức là Tâm không điên đảo.

Bố thí Thanh Văn là Bố thí vì sợ sanh lão Bệnh tử. Bố thí Phật là cho toàn chúng sanh. Pháp thí thì trọng hơn là Tài thí.

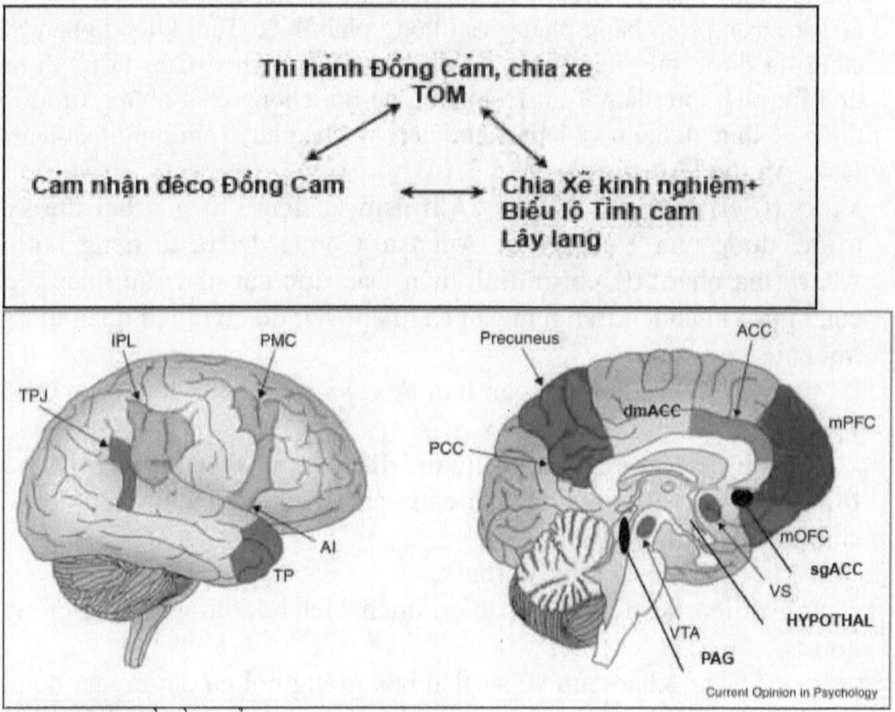

H15,2A Sơ đồ Tình cảm

A: Liên hệ giữa TOM, Cảm nhan va Chia sẻ Đồng cảm

B: Khởi đầu từ AI, tùy theo loại tình cảm các vùng trên kết nối với nhau .

VS: ventralstriatum, AI /Anterior Insula, TOM: Theory of Mind/Đoán tâm lý người khác

IPL, PMC+ Giải Bao Trước /ACC : chia sẻ, TPJ+ Temporal Pole+ MPFC+ Giải Bao Sau/PCC+Precuneus: Trí nhớ, so sánh (Giải Bao Trước /ACC) tình cảm bị kích động, OPFC+ VTA (DOPA)+ Ventral Striatum: Đồng cảm (Zaki 2012). TOM: Theory of Mind

Vùng NB: VN anterior insula (AI) và anterior mid cingulate córtex (aMCC) (Singer and Lamm 2009) cũng được kích động trong Đồng cảm. Đó là tình cảm vô vị lợi vì lòng quảng đại. AI-aMCC là vòng dẫn truyền chia sẻ bởi người đang đau và người đồng cảm.

- <u>Bố thí có dự kiến tính toán</u>/perspective taking hay Bố thí có Tri Thức/Cognitive empathetic giving : tương ứng với Bố thí Bất Tịnh như vì mê si, sợ sệt hiềm khích, khoe khoang, kiêu mạng.

TPJ/ Temporoparietal và Superior Temporal Sulcus tương ứng với Vỏ não liên hệ đến hoạch định và quan điểm/Perspective taking (Tusche et al., 2016,Singer, 2006, 2012; Kanske et al., 2015a)).

f) Ngã, Nhân, Chúng sanh và Thọ giả. Phát xuất từ quan niệm Chân không diệu hữu : Ngã (cái Tôi) Nhơn (người khác) Chúng (các chúng sanh) Thọ giả (người vật thọ hưởng) có bản chất là không. Vô ngã là Tâm trong trẻo bằng phẳng và không phân biệt. Tâm không phân biệt cũng đã được thể hiện trong Thiên chúa giáo: Theo Cựu ước, Vì suy tư/Tâm phân biệt làm Tâm Hồn nặng nề bởi chồng chất những tư tưởng thiên về thực nghiệm và làm triệt tiêu (hay che phủ) Tâm linh/Phật tánh.

4. Vị tha (Altruism) - H15.3A,B

Vị kỷ ((Selfishness). Vị tha /Altruism là tiếng, từ gần hai thế kỷ trước, được nhà Tâm lý học Auguste Comte đặt ra từ tiếng Latin Alteri (tha nhân) để chỉ ra tinh thần Đạo đức đặt nhu cầu thiết yếu của người khác lên trên nhu cầu cá nhân. Từ đó có nhiều quan điểm trái chiều:

a) **Con người có căn bản là vị kỷ**, để tự bảo tồn (Dawkins, 1976).

b) **Ngược lại là quan điểm của con người là Vị tha** (Davidson 2015) dựa trên căn bản và xã hội (Sonne 2018) để sinh tồn giúp đỡ lẫn nhau.

c) Lý do có lòng Vị tha

Thường liên hệ đến người thân, quen biết hay đồng chủng/giống nòi.

i. Khảo cứu về sự tiến hóa giống nòi đã đặt ra vấn đề di truyền nòi giống sống còn dựa trên lý thuyết ưa thích lựa chọn không khách quan người thân thuộc của con người (Simon et al., 2013; Gardner,2015). Sự thân thuộc được thể hiện trên tính cách sinh tồn của Genes giống nhau hơn là sinh tồn của cá thể. Lý thuyết được hỗ trợ bởi khảo cứu khoa học (Madsen 2007). Sự kiện trên có thể liên hệ đến sự gần gũi nhau hơn là trên tính cách di truyền của genes (Stewart-Williams 2008).

ii. Có nhà nghiên cứu thì cho rằng cá nhân thích hợp nhau là yếu tố nổi bật (Zhang et al., 2014; Kennedy et al., 2018) phù hợp với thuyết tiến hoá dựa trên căn bản văn hóa và ngoại hình. Bản năng nuôi dưỡng con cháu là một yếu tố quan trọng. Ngoài ra vì bản năng sinh tồn sinh vật có thể hi sinh lợi ích cá nhân cho lợi ích chung cho tập thể. Tóm lại tình cha mẹ, gia đình, di truyền là những thông số.

iii. Yếu tố văn hóa xã hội cũng quan trọng. Nghiên cứu cho thấy trẻ em 3-10 ở USA ít vị tha hơn ở Phi châu Kenya. Khi AMYGD (dùng chất DOPA) bị kích động (dùng phương pháp chụp hình fMRI) con người hướng nhiều về vị kỷ (Rule et al., 2010). Schreiber et al. (2013). Đảng viên phái Bảo thủ Republican ở Mỹ thấy tăng kích động ở AMYGD Phải (phản xạ có điều kiện), trong khi đảng viên Dân chủ có kích động Anterior Insular (tình cảm) (Kanai et al. 2011). Người có khuynh hướng Vị tha có Giải Bao Trước /ACC (khuynh hướng chọn khen thưởng , sửa sai lầm) to và dày hơn. VN fusiform Trái (của Temporal Lobe) và AMYGD Trái thường được kích động ở người bố thí tiền bạc cho người nghèo.

d) Hóa chất kết nối:

-Oxytocin (Paraventricular Nucleus) là kích thích tố về cho con bú sữa cũng liên hệ về yêu thương thường tăng lên và liên hệ đến sự thân mật giữa người và người (dễ tin và lòng quảng đại). Oxytocin giảm sự sợ hãi, kỳ thị chủng tộc, tăng sự đồng cảm, *Oxytocin cũng làm tăng lành vết thương da thịt.*

-Vasopressin là Hormone về Antidiuretic, làm tăng tình thương người, kết nối người với nhau trong xã hội.

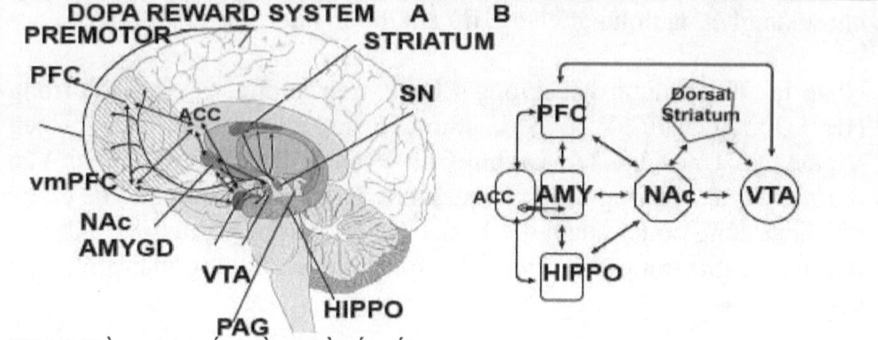

H15.3 Vùng chât xám và sơ đồ kết nối

Người bịnh Nhân cách (Psychopath) là người thiếu tình cảm, thiếu đồng cảm, phạm luật, thiếu thành thật, hay gây gổ. PFC, AMYGD và Hypo kém hoạt động nhất là vùng vmPFC có vai trò về Đồng cảm. Amyd kết nối nhiều với Hypo là vùng sản xuất ra Oxytocin và Vasopressin AMYGD kém hoạt động ở trẻ em lì lợm không biết sợ và thường không chịu học hỏi. Sự gan dạ tỉ lệ với thể tích của Basal ganglia. Ventral Striatum, VTA làm ra DOPA, kích động Nucleus

Accumbens/NAc làm nên gan dạ (vì được vui thích ở Nucleus Accumbens/NAc).
Di truyền của Psychopath là 40-70% và liên hệ đến Oxytocin và Vasopressin receptor genes có thể tìm thấy bị hư hại ở Psychopath.

e) Vị tha thái quá (Zealous Altruism, Good Samaritans) (Sonne 2018)
H15.4 Vùng chất xam
Ở trẻ em từ 4-7 tháng đường dẫn truyền kết nối về đọc tâm ý người được lập thành (vmPFC) giúp trẻ em nhận diện người thân. Từ đó gia đình xã hội và văn hoá giúp hệ thống trên phát triển để nhận ra người giúp đỡ chúng hay người có thể hại chúng. Đến 1-2 tuổi chúng biết giúp đỡ người khác. Trẻ em ở Viện mồ côi ít có tình cảm xã hội do hệ thống Dopamine trong khen thưởng của Striatum, như NA, VTA và Substantia Nigra là nơi có Receptor của Occytocin thấp.

Một số người sẵn sàng hi sinh mạng sống để cứu người khác là do Tự tánh (Instinctive) và Hiểu biết (Cognitive). Darwin cho đó là đức tính của con người trong tiến hoá. Ngoài ra còn có yếu tố khác : đó là con người được trang bị phần NB đoán biết tâm lý người khác để đồng cảm cũng là yếu tố quan trọng trong tiến hoá. Yếu tố ấy chưa được biết ở thời điểm của Darwin

f) Thiền Yêu thương và Tử tế (Loving Kindness Meditation, tiếng Pali=Metta)
Là pháp Thiền để phát triển tình cảm tốt đẹp và dứt bỏ tình cảm xấu như giận ghét, lạnh lùng ích kỷ, trù ếm, buồn bực...

Nhắc lại Thiền dùng hai đường Chú Y trên xuống và dưới lên trong NB. Đường Chú Ý trên là thở vô ra như trong phép Thiền Vipassana /Tứ Niệm Xứ, Đường Chú Y Dưới lên là nghĩ đến sự Yêu thương Tử tế. (Trong Thiền Vipassana: đường dưới lên dùng để chú ý đến hoạt động cơ bắp/thân thể). Sau đó hồi hướng về người mình yêu thương và giữ trạng thái tinh thần trong khoảng không gian tình cảm đang co.

Cũng như các phương pháp Thiền khác, pháp Thiền này cũng làm giảm đau, nhất là khi bịnh nhân có yếu tố tức giận (td: đau lưng). Telomeres dài ra tương ứng với sự sống lâu (Hoge et al 2013). Ngoài ra, pháp Thiền giúp phát triển tình yêu thương biểu hiện tình đồng cảm (Goleman and Davidson (2017) Mascaro2015 Lee et al 2012 . Các vùng NB liên hệ như Perceptual/motor Amygdala/Hạnh Nhân Cảm nhận về lo sợ, InferiorfrontalgyrusAnteriorinsula Anterior cingulate córtex (tình cảm) DorsomedialPFC, dlPFC Temporoparietal (quản lý về bố thí) hệ Polyvagal được kích động (biểu lộ tình cảm).

Tuy nhiên cách Thiền như trên hướng về đời sống hiện tại và ít chú trọng đến Nội Thức nên phần Tuệ của Thiền Định ít được phát triển.

Tóm lại

Tình yêu Đồng loại bàn ở trên vừa có tính chất tự nhiên và vừa có tính cách hấp thụ từ sự trưởng thành trong môi trường gia đình, học đường và Xã hội. Sự kiện trên tạo nên nhân cách đặc biệt của mỗi người trong Xã hội. Tình yêu đồng loại vừa thể hiện sự ràng buột không được tự do hành động (hành động theo bản năng) và Tự do hành động theo ý muốn. Đó cũng là cơ cấu tạo nên Nghiệp của mọi người.

5. THAM SÂN SI, Mạn, Nghi va TỪ BI HỶ XÃ.

Tham Sân Si (TSS) thường được gọi là Tam Độc thường đi đôi với Mạn (ngã mạn) Nghi (ngờ) và là nhân cho các Tâm bất thiện. Trái lại Tâm Thiện là Tâm không có nhân TSS hay có nhân không TSS. TâmTSS là ở trong sáu nẻo luân hồi, với Dục giới, giảm bớt ở cõi Sơ thiền và còn chút ít ở Nhị Thiền. Ở bậc Tam thiền và Vô sắc giới thì TSS bị triệt tiêu. Tham còn bao gồm Được/Thua,Khen/Chê/Vinh/Nhục Vui /Buồn

Hành vi Đạo đức thể hiện bằng Bố Thí, Đồng cảm, Trắc ẩn nếu do TSS thì Nghiệp tốt bớt đi rất nhiều.

TSS xuất phát từ Vô Minh tạo nên Bản Ngã/Cái Tôi Xã hội, có Nhân là Nghiệp, sống trong môi trường gồm: bạn bè, người thân xấu, thiếu tiếp xúc với thầy tốt, không học hoi được điều tốt . Thêm nữa là thiếu quyết tâm tu hành, thiếu suy nghĩ (hay có Tà kiến, suy nghĩ không sâu sắc, ít học) ít làm việc Đạo đức.

Quả của TSS là Nghiêp ác để tái sanh trong tầng dưới của sáu neo Luân hồi.

Tham lam, Dục vọng Sự Lo âu và Sợ sệt, https://alo.mit.edu/wp-cóntent/uploads/2015/12/lo.pdf)

Sợ sệt được kiểm soát bởi hệ thống vùng Não Bộ gồm Amygdala/Hạnh Nhân, PFC (vmPFC, medial PFC), HIPPO và Hypothalmus. Amygdala/Hạnh Nhân kết nối với HypoThalamus và Periaqueducal để tạo ra các hormones cho sự sợ sệt. Kết nối liên hệ đến sợ sệt là: Nucleus Reuniens/nhân Đoàn tụ (NRe) điều hợp giữa HIPPO -medial PFC, là vùng chủ yếu cho TN sợ hãi về nơi chốn và xúc cảm.

Chú Ý : Nhân Amygdala là trung tâm cho phản xạ có điều kiện (Pavlov). "Điều kiện" vì nhân cần kết nối với HIPPO, vmPFC (thể hiiện kinh nghiệm + suy tư trong quá khứ) để có phản xạ hợp lý (H4.6)

Ức chế NRe/Nucleus Reuniens bằng dược chất có thể kiểm soát được sợ sệt và TN. Vai trò của NRe được công nhận là quan trọng trong nhiều khảo cứu (Ramanathan 2018). RE cũng là chốt quan trọng trong TN Hiện hành cùng với PFC (Engle, Kane, & Tuholski, 1999; Engle, Tuholski, Laughlin, & Conway, 1999)
Sau khi TN được bảo tồn, cũng như các loại TN khác TN sợ sệt cũng có thể được lấy ra được và sau đó sẽ được bảo tồn trở lại. Chích Anisomycin, hay ức chế NMDAR bằng D,left-2-amino-5- phosphonovaleric acid vào vmPFC sau khi huấn luyện làm mất TN xa LTM (24 giờ) nhưng không làm mất TN gần /STM /Short Term Memory (3 giờ). Điều đó chứng tỏ Thụ quan NMDAR là cần thiết cho bảo trì TN ở vmPFC (Akrirav 2006)
Thêm nữa đã có nhiều khảo cứu về vai trò quan trọng của giấc Ngủ trong sự bảo toàn cho TN, kể cả TN về sợ sệt hay xúc cảm vui buồn, phấn khởi cũng như trầm cảm. Hệ luận của giấc Ngủ là sự thay đổi Tâm tư tình cảm và hạnh kiểm vì TN lo sợ được duy trì trong Não Bộ. Lại nữa theo quan niệm chung là giấc Ngủ đầy đủ sẽ bồi dưỡng Não Bộ và điều hòa tình cảm. Mặt khác sự sợ sệt lo âu cũng là bản năng sinh tồn của mọi loài vật kể cả con người, và cũng có thể cói là một phản xạ có điều kiện. Phản xạ có điều kiện trên có thể không cần dùng nhiều đến Tri Thức. Sự đối nghịch trên được điều khiển bởi một vùng ở Cầu Não là Dorsal subceruleus nucleus (SubCL). Sinh vật vẫn giữ được khả năng bảo tồn TN sợ hãi sau khi được huấn luyện làm cho sợ hãi nếu SubCL không bị hư hại, và ngược lại khi SubCL bị hư hại thì mất khả năng bảo tồn tế bào sợ hãi. SubCL cũng là nơi Cầu Não làm nên sóng P trong EEG (Siwek 2014)

Cơ sở KHNB của TSS và TBHX là: (Li 2019)
Sợ sệt là sự lo âu không chính đáng. Làm tăng Adrenaline và Cortisol và tăng huyết áp và mạch do kích động hệ thống Sympathetic và cũng liên hệ đến di truyền hay thói quen do học tập hay môi trường xã hội. Lo âu cần cho sự sống nhưng sợ sệt có thể giúp đỡ hay làm hại. Loài vật bị cắt Vỏ Não thái dương mất Amygdala/Hạnh Nhân trở nên không còn sợ sệt. Trong phản xạ của Pavlov, luồn thần kinh thính giác của tiếng chuông đi đến Amygdala/Hạnh Nhân. Amygdala còn được kiểm soat từ đó tiết ra chất Glutamine gây nên tác động của phản xạ có điều kiện Pavlov.

Tham lam và Dục vọng là đặc tính sinh tồn của loài vật, thường bị ức chế bởi Đạo đức. Đạo đức có trung tâm ở vmPFC thường đối chọi lại với tham lam dục vọng. Sự tham lam là phản ứng tự nhiên của sự sợ sệt. Trong khủng hoảng kinh tế, nhà đầu tư có thể rút tiền đầu tư để mua công khố phiếu có tiền lời cố định, phản ứng lại sự sợ sệt bị mất tiền nhiều hơn nữa và thấy vui hơn. Nhà đầu tư kinh nghiệm thường đặt ra quy luật "Double cóincidence of wants" (đổi chát hàng không dùng tiền) để ức chế bớt phản ứng lại dục vọng kích động bởi một trung tâm kiểm soát sự ưa thích (bởi thức ăn, âm nhạc, sắc đẹp, yêu đương, sex). Homo Ecónomicus có thể được cói là khuôn mẫu kinh tế học thường dùng như đạo đức và là thành phần của Nội Chuẩn Thức. Có quan niệm Tham thường thấy ở người Nam, các nhà độc tài. Testosterone có thể làm tăng DOPA. Quyền lực làm tăng Tánh Tham bằng chứng là người phạm luật giao thông có khi là người có quyền thế am hiểu luật lệ. Nhân cách Tham /Greed personality và nhân cách liều lĩnh có thể song hành nhau (Seuntjens et al., 2015Mussel and Hewig, 2016; Mussel et al., 2015),. nhưng có khảo cứu cho thấy không có sự liên hệ đáng kể (Mussel et al., 2015; Seuntjens et al., 2015).

Nhân chất Xám Amygdala , NAc VTA, Striatum cho TSS . Chất DOPA làm việc gây thôi thúc cho người Tham. Mất tế bào Thần Kinh ở mOPFC làm tăng tánh Tham kích động bởi nhân chủ về vui thích như NAc /Ventral Striatum (Seuntjens et al., 2015, Baumann and Odum, 2012; Lejuez et al., 2003; Pack et al., 2001; Zaleskiewicz, 2001(Barkley-Levenson et al., 2013; Kahneman and Tversky, 1979; Ko¨bberling and Wakker, 2005; Tversky and Kahneman, 1992).

Trung Tâm Não là Nucleus Accumbens/NAc dùng DOPAmine và thuộc về hệ thống khen thưởng (Reward system) còn gồm cả Hypothamus, VTA và Amygdala/Hạnh Nhân. Cocaine, Amphetamine cũng tác dụng qua sau biến dưỡng để trở thành DOPAmine. Mê cờ bạc (Gambling) cũng vận hành dưới sự kiểm soát của Nucleus Accumbens/NAc. Tóm lại nghiện thuốc phiện, mê cờ bạc, tham tiền bạc kinh doanh là biểu hiện khác nhau của lòng Tham. Lại nữa lòng Tham thường kéo theo sự mạo hiểm, cho nên chịu đựng sự mạo hiểm cũng từ Nucleus Accumbens/NAc mà khởi ra. Kết quả với fMRI về mạo hiểm xác nhận điều này (Kuhnen and Knutson (2005). Wicker et al. (2003), Wright et al. (2004).

Oxytocin là chất nội tiết từ HYPO sau/Nhân ParaVentricular (Buồng Trứng Dịch hoàn cũng tiết ra), chuyển xuống tuyến Yên/Pituitary Gland giúp sản phụ lúc sanh con, và để Yêu thương (NAc/vui thích). ***Oxytocin làm bớt Tham, bớt lo âu sợ sệt (AMYG/sợ sệt), nhưng không ngăn được tính Tham (De Dreu 2015).***

Sự thực hiện hành động Tham là tùy thuộc vào nhiều yếu tố: DOPA, Oxytocin, mPFC, tình cảm lo sợ mất của cải, lo âu từ Amydala. Tuy nhiên sự liên hệ giữa Nac, AMYG và dlPFC không được xác nhận. Điều đó chứng tỏ Tham là tình trạng Tình cảm không được quan lý dựa trên lý luận hợp lý và gần với quan niệm chung của đại chúng là Tham nghiên nhiều về tình cảm (DOPA, NAc) và thiếu về lý trí (giảm mOPFC và dlPFC). Khảo cứu cho thấy nhân cách Tham có vai trò quan trọng. Người Tham it nhạy cảm với DOPA khiến cho có nhiều DOPA trong NB hơn, làm kích động Tham muốn nhiều hơn,. dlPFC hoạt động thấp.

Sự quyết định được đặt trên cơ sở NB: Anterior Insula có vai trò chính suy nghĩ sâu xa . dlPFC: làm quyết định, Lateral OPFC sợ bị phạt, NAc vui thích khi làm ra quyết định, AMYD: lo sợ rủi ro, bớt đi khi có Oxytocin. Quả của TSS là Nghiệp ác để tái sanh trong tầng dưới của sáu nẽo Luân hồi.

Giận dữ.

Tình cảm quá đáng bị gây ra do tác động của Adrenaline và nor Adrenaline làm tim đập nhanh, huyết áp tăng lên, thay đổi các bắp thịt mắt, tiếng nói. Giận dữ có thể là cần thiết để thay đổi sai lầm nhưng phần nhiều là gây hậu quả trầm trọng. Giận dữ có thể thụ động, bạo động hay khẳng định (phạm lỗi).

Nhân cách Tình cảm để Xử lý với xã hội được kiểm soát bởi hệ thống trên xuống từ Vỏ Não đến Amygdala/Hạnh Nhân + hệ thống vành. Vỏ Não trong hệ thống nầy gồm vmPFC OFC (Đạo đức), Anterior Cingulate Cortex (phát hiện sai lầm) đi theo Stria terminalis đến Hypothal và Fronto-ThalamoStriatal (Blair 2013). Nhân Mediobasal HypoThalamus có thể là khởi điểm kích động hệ thống Dorsal periaqueductal làm nên Giận dữ. Lateral Hypothal thì làm nên phản ứng mạnh hơn có tính cách gây hấn. Hóa chất tiết ra gồm Serotonin, Catecholamin, Testosterone, Glutamate/GABA (Jager 2017).
Khảo cứu trên bịnh nhân có nhân cách Tâm thần Cá Tính giáp Biên (Borderline Personality), tình cảm không được ức chế bởi PFC (dorsolateral PFC, PFC trước, dorsal Mạng Mặc Định) làm cảm xúc ở Hệ Vành đặc biệt là Amygdala/Hạnh Nhân tăng lên quá mức. Giảm kết nối giữa PFC và Amygdala/Hạnh Nhân đã được chứng minh (Volman 2016, Bertsch 2018). Ventral Mạng Mặc Định kết nối với Medial Temporal Lobe và Posterior Cingulate Cortex liên hệ đến Trí Nhớ Tự kỷ (Sethi 2018, Kiehl, 2001; Maddock et al., 2003), social (Buckner, 2008; Vollm et al., 2006) và tinh thần (Greene et al., 2001; Harrison et al., 2008, Birstch 2018, Chen 2018)

b) TỪ BI HY XA (TBHX)

Thường gọi là Tứ Vô Lượng Tâm (là đối nghịch với TSS), phát xuất từ Nghiệp tốt hết đi Nghiệp xấu, môi trường tốt, được học hỏi đạo đức và lòng Phát Tâm Bồ đề. Quả là Nghiệp tốt giup tai sanh lên tầng trên của sáu nẻo luân Hồi hay cõi Vô sắc. TBHX thực hiện vơi khuynh hướng Vô Ngã thì Nghiệp tốt tăng lên gấp bội vi hành động là Vô Tác (không dụng ý) của bậc Bồ Tát /A La Hán và hiểu lẽ Vô Thường. Ngược lai TBHX phat xuất từ Tâm Hữu Ngã, Vị kỷ hay làm theo sự gợi ý thì không tốt bằng TBHX với Vô Tác/không chủ ý.

1. TỪ: lòng Thương yêu.
2. BI: lòng Đồng cảm đau buồn cho tha nhân trong lẽ Vô Thường.
3. HỶ: Chia vui với người khác.
4. XÃ: Buông bỏ để Hòa đồng và Đồng cảm. (xem tiếp sau)

6. BUÔNG BỎ

Buông bỏ là không dính vướng và rồi bỏ đi những gì làm chướng ngại cho mục đích của đời sống. Mục đích của đời sống là Diệt Khổ để có hạnh phúc bằng cách đi theo con đường Đạo, vì đường đời là đi vào biển Khổ. Khổ gây ra do Tham Sân Si . Vì Si mê nên dính mắc vào ham muốn, cạnh tranh sanh ra Tham lam và Sân giận. Si Mê là vì Vô minh tạo nên Tham và Sân. Đó là chân lý của Tứ Diệu Đế. Nhưng làm thế nào mới gọi là sáng suốt, không Vô Minh? Đó là vấn đề cốt tủy của học Phật.

Muốn hiểu Vô minh, thì cần phải hiểu cơ chế tạo ra Thế giới Vũ trụ nầy. Trong Thiên chúa Giáo, và Phật Giáo, Vũ trụ được tạo ra từ khoảng Không. Cựu Ước nói: Thánh Linh (Chúa Trời) lướt trên trên mặt Nước và dưới khoảng Không, và ra ý chỉ tạo ra Ánh sáng , rồi Trời Đất....

Trong Kinh Lăng Nghiêm: trong Thiền định Đức Phật phát hiện ra sự Sáng thế là từ thể "Không" tạm gọi là Chân Không Diệu Hữu. Từ "Chân Không" bỗng nhiên khởi nên Vọng Niệm. Thể Không nói trên là Nhất Nguyên tương tự như Monism, quan niệm bởi Spinoza hay Thái Cực trong Dịch Lý, hay Thể Lù mù của Lão Giáo, hay thể Không chứa điểm khởi động của Big Bang. Vọng Niệm là thuộc về thế giới của Nhị Nguyên, nên: có thể là

a) Diệu Minh (Tốt đẹp), thì tạo ra Niết Bàn tương tự như Chân Không;
b) Vọng Niệm có thể là Vô minh do lỗi lầm tạo nên Thức (tương đồng với Thủy). Rồi từ đó tạo nên Đất Gió Lửa và rồi Vũ trụ. Biết rằng Chân KHÔNG là Đạo thì không diễn tả được. Trí Huệ Bát Nhã là ĐỨC của ĐẠO. Vì vậy khi nói về Vọng niệm tức là nói đến Trí Huệ dần dần bị Vô minh che mờ thành ra Trí Tuệ rồi thành Tri thức gây ra *thất điên bát đảo* của thế giới ngày nay.

Như vậy, vì Vô Minh nên có Lỗi lầm mà có Vũ trụ nầy. Nói cách khác vũ trụ nầy sanh ra là có Nhân duyên chứ không phải Tự tại. Chân không là Tự tại vì không cần được sanh ra nên Thường hằng và là Tự chủ với mọi uy quyền. Vũ trụ này là do Chân không Tạo ra, nên sinh vật trong Vũ trụ không có quyền làm chủ và không có quyền tự do hành động. Thí dụ như trong một gia đình chỉ có người Cha (hay Mẹ) là có quyền, con cái lúc nhỏ làm theo sự chỉ dẫn của Cha Mẹ. Cũng như vậy, diễn viên trên sân khấu là được tạo dựng ra do Đạo diễn viết nên kịch bản. Diễn viên hành động theo kịch bản. Chỉ có Đạo diễn mới có quyền sửa kịch bản.

Cho nên Con người (và mọi sinh động vật khác) hành động theo kịch bản. Kịch bản được viết ra bởi Đấng sáng thế (hay Đạo) và Đạo lập nên quy luật Nghiệp: Làm trái với Đạo là tạo Nghiệp. Việc làm theo Đạo luôn luôn là Đạo Đức (Đức là thể hiện của Đạo). Tóm lại Vô minh thường hành động Vô Đạo đức. Đạo hay Diệu Minh tạo ra Niết Bàn là nơi không có Tội lỗi/Nghiệp.

Vọng niệm khởi lên trong thế giới Vô minh cũng có thể là Vô minh và Hữu Minh.

Vô Minh là Tạo nên Nghiệp như trên đã nói. Cơ Chế tạo nên nghiệp là vì:

- **Vô Minh** nên lầm tưởng Thế giới là thật. Vì Vô minh nên làm thế giới bất Tịnh . Bất tịnh là m ra đảo điên, THAM SÂN SI, mất đi Đạo Đức là Tứ Vô Lượng Tân TỪ BI HỶ XÃ. Cho nên Vô Mình là gốc của Khổ

- Thế giới /Vũ trụ là đuoc sanh ra . Vì có Sanh nên cô Diệt.. Cho nên là Vô thường. Lầm tưởng thế giới là Thường hằng nhưng thật ra là **Vô thường**

- Mọi Sinh động vật là con cái của Đấng Tạo hóa nên không có Tự nga=**Vô Nga**. Vô Ngã: cái Tôi người ta thường dùng là giả hiệu . *Chỉ duy nhất* Chân Không hay Phật Tánh hay Thánh Linh là Chân Ngã Tự Tại là Ông chủ thật sự. Chỉ Ông Chủ thật sự mới có quyền ra lệnh. Cái Ngã giả hiệu, biểu hiện bằng Nội thức và Nội Tâm.

(Trên đây là ba Pháp Ấn [Ấn=quan trọng])

Cho nên khi biết mình không là chủ, sở hữu bất cứ gì trên thế gian này, và hơn nữa biết mọi sự việc đều là Vô thường, thì mọi hành động tất sẽ là Đạo Đức).

Nội thức làm cho con người có cái nhìn thiên lệch. Cho nên cùng một sự việc mà mỗi người nhìn thấy khác nhau . Đó là cái nhìn cái biết (gọi là Tri Thức) không Như Thị. Nội Thức che mờ Phật Tánh . Não bộ làm ra Tri thức nhưng phải dựa lên Phật Tánh vì con người luôn luôn câu thông với nơi sanh ra nó là Phật Tánh. Giống như con cái thường cọ liên hệ với Bố Mẹ. Hiên tượng giống như ổ điện trong nhà câu thông với nhà máy điện. Khi đường dây nối với nhà mày điện quá tải, không thông suốt thì Điện thế ở nhà sẽ yếu. Khi thông suốt thì điện thế sẽ mạnh. Khi nhà máy điện hư thì không có điện gì cả. Vì nậy, cái Tôi Giả hiệu làm trở ngại Tri thức. Không cái Tôi giả hiệu thì Tri thức là Trí Huệ Bát nhã , thể hiện Phật tánh 100% . Mọi sự kiện thấy được là chân như của bản chất thực sự của chính nó. (Cotard's syndrome là chứng, trong đó Não bộ tạm thời mất liên lạc với Phật Tánh. Bịnh nhân nói mình đã chết rồi !).

Vì vậy Diệt Bản Ngã để thực hiện Vô Ngã là rốt ráo để thực hiện Buông bỏ. Còn Ngã thì không thể nào buông bỏ toàn vẹn được. Có thể nói Bản Ngã cao mà thực hiện buông bỏ là Buông bỏ giả hiệu hay tạm bợ thường xảy ra ở người có Tri thức cao, nhưng yếu về Đạo đức , hay cố tình làm Đạo đức giả để giả vờ Buông bỏ nâng cao Bản Ngã giả hiệu. Có thể đó là một cách để hiểu " Buông bỏ cái Buông bỏ" tức là buông bỏ Đạo Đức Giả hiệu, cái Tôi giả hiệu.

Hữu Minh là Đạo Đức: biểu hiện cho Đạo Đức là Tứ Vô lượng Tâm: Từ Bi Hỷ Xả, thực hiện với Tâm Vô Ngã. Từ là thương yêu, Bi là chia sẻ ưu phiền, Hỷ chia sẻ vui vẻ, Xả là buông bỏ.
Vật chất, Kỹ thuật kể cả Y học là sản phẩm của Hữu Minh và Vô minh và là Vô thường. Vật chất Kỹ thuật tự nó là Tịnh, không quấy nhiễu phiền hà , có sở Hữu chủ là Chúa Phật chứ không phải của riêng ai. Con người làm nên vật chất và kỹ thuật, nhưng làm ra là nhờ vào Vũ trụ/đấng Sáng thế. Cũng như nhân viên lãnh lương Công ty làm ra sản phẩm thì sản phẩm thuộc về sở hữu của Công ty. Nhận lầm sở hữu chủ của sản phẩm là tạo Nghiệp. Vì là sản phẩm của Tạo hóa như đất nước không khí, con người có thể dùng nó nhưng không được lạm dụng. Cũng như con cái trong nhà có thể tiêu dùng của cải của Bố Mẹ khi còn nhỏ. Xử dụng vừa đủ theo yêu cầu là hợp với Đạo đức. Lạm dụng hay nhận lầm Sở hữu chủ là tạo Nghiệp và có thể tăng thêm Ngã giả hiệu, kích động Tham đưa đến Sân.

Còn Tri thức thì sao có phải bỏ hết Tri thức cả đời trước khi tu hành không?. Tri thức cũng do Vô minh và Hữu Minh. Gột rửa TR hữu lậu (dơ bẩn) là công việc trong Bát chánh Đạo trong đó Chánh Kiến Chánh Tư duy Chánh Niệm là cần thiết để bỏ đi TR sai lạc của Biến Sở chấp (TR lệch lạc) và Y Tha Sở Tánh (TR thông dụng trong Đại chúng nhưng vẫn còn ít nhiều lệch lạc.

Tóm lại Vô minh tạo nên cái Ngã giả hiệu, diệt Ngã là là cách để diệt tận gốc Tham Sân Si và để thực hiện Từ Bi Hỷ Xả. Buông Xả là một trong Tứ Vô lượng Tâm. Đây là một quá trình Tu hành toàn diện đầy công sức, sáng suốt thấu hiểu Đạo pháp và quyết tâm lâu dài để gạt bỏ cái gì và giữ lại cái gì.

Thí dụ 1. Câu chuyện Buông bỏ và Vô Ngã Giả hiệu: Vua Nghiêu là vị Vua Hiền triết tài đức trong lịch sử cổ Trung Hoa. Sau khoảng 100 năm trị vì, nghe tiếng Hứa Do là một ẩn sĩ danh tiếng, không ham danh lợi nên không ra làm quan. Vua Nghiêu đến thuyết phục Hứa Do thay mình trị vì thiên hạ, nhưng Do dứt khoát không chịu nên nhà Vua ra về. Hứa Do sau đó ra bờ suối rửa tai, ý muốn gạt bỏ đi điều nghe bẩn tai. Sào Phủ giắc trâu để trâu uống nước, hỏi Hứa Do. Sau khi biết sự tình Sào Phủ giắc trâu lên khúc suối trên mới cho trâu uống nước không bị bẩn bởi danh sắc ô trược!

Lời bàn của BS. NKH: Hứa Do từ bỏ danh sắc cuộc đời, nhưng vẫn khoe khoang với Sào Phủ cái Buông bỏ của mình. Hứa Do còn có cái Ngã quá lớn, cho mình trên cả Vua Nghiêu, nhưng làm bộ Vô Ngã và không Tham. Cho nên Buông bỏ cái Buông bỏ mới thực sự thực hành Vô ngã rốt ráo: Đó là Buông Bỏ Vô Ngã.

Thí dụ 2. :
Tâm Phật biết mà không lưu giữ những sự việc của cõi Vô Thường . Đó là Tâm Buông Bỏ của Phật Bồ Tác.

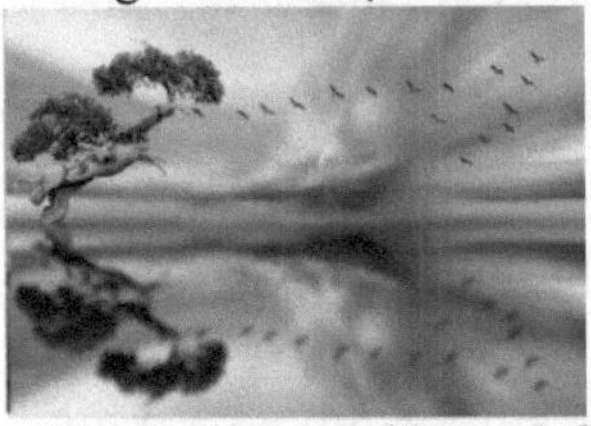

Nhạn quá trường không ảnh trầm hàn thủy, Nhạn vô di tích chi ý, thủy vô lưu ảnh chi tâm (Hương Hải Thiền Sư) (Bóng chim Nhạn in trên dòng nước lạnh, Nhạn không cố ý ghi dấu, Nước không có Tâm lưu giữ bóng hình)

7. PHẢN ỨNG VỚI BẠO HÀNH VÔ ĐẠO ĐỨC

Hành động Đạo đức/DD là Từ Bi Hỷ Xã/TBHX, có thể có Bản Ngã hay do Vô Ngã (TBHX có Bản Ngã là không tốt như TBHX Vô Ngã). Trái lại là hành động bạo hành theo nghiệp hay tự ý và vô minh (do Tham Sân

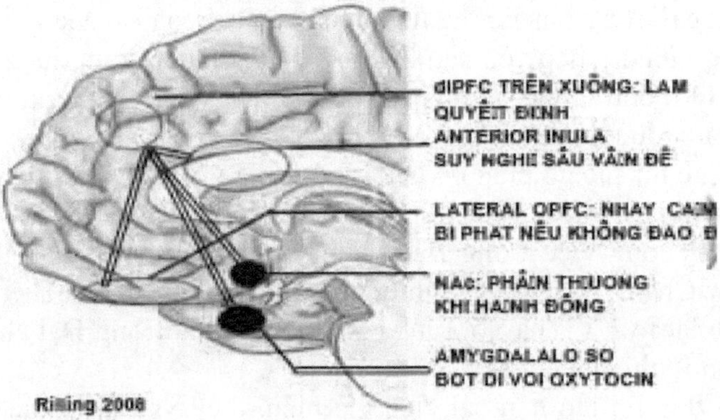

Nữa bán cầu Trước

VN PFC , đặc biệt vung đáy (inferior), giữa va trước cho cac Tâm Thiện (Xem trang 204)

Si).Tình trạng bạo hành biểu hiện bằng Thân Khẩu Ý (Thân /bạo hành thân thể, trộm cắp cướp giựt, xâm phạm /xâm lăng, Khẩu /lời nói khiêu khích, xúc phạm, xúi dục, và Ý /mưu đồ). Dù là khởi lên từ Nghiệp hay không hành động Vô Đạo đức/VDD là xấu và tạo Nghiệp xấu. Nghiệp mới chồng chất lên Nghiệp cũ làm thế giới càng thêm điên đảo. Tham Sân có gốc là Si. Si là sự mê muội do Vô minh. Vì Vô minh nên Tham lam, vướng dính vào thế giới rồi đi đến ý muốn chiếm hữu và để đi đến Sân hận.

Đại tôn giáo cũng như Đạo học thường có lời giáo huấn là phản ứng với phản xạ thái quá chống lại tình trạng VDD không làm giảm sự VDD mà chỉ tăng lên và kéo dài hơn sự VDD. Ngoài ra còn tạo nên Nghiệp xấu cho chính mình. Phản ứng tự vệ phải là vừa đủ cho sinh tồn. Thế giới hiện tại là bất bình đẳng, bất tịnh, đảo điên vì vậy sự cạnh tranh xâm lăng tranh giành vô Đạo đức là phổ cập. Kishnamurti nói:. *"Cuộc khủng hoảng hiện nay của nhân loại là vô tiền khoáng hậu, cần phải cấp tốc cứu chữa như cứu chữa một ngôi nhà đang cháy."* Phản ứng tự vệ vì vậy cũng thường kèm theo Tham Sân Si, đưa đến xung đột không cần thiết và tai hại dây chuyền. Vậy làm sao mới là phản ứng tự vệ vừa đủ?.

Vũ trụ kể cả sinh động vật được sanh ra từ Đấng Tạo hóa (đồng nghĩa với Đạo hay Chân Không Diệu Hữu. Đạo hay Chân Không Diệu Hữu bị Vọng Niệm Vô minh khởi lên tạo nên Vũ trụ). Vì vậy Đấng Sáng Thế sở hữu tất cả và là Tự ngã có mọi quyền hành. "Muôn vật đều là từ Ngài, bởi Ngài, và hướng về Ngài" (Romans 11:36). Con người là con cái của Đấng Sáng Thế, không có quyền sở hữu và quyền tự do hành động ngoại trừ hành động Đạo Đức. Đức là thể hiện của Đạo. Như con cái khi còn nhỏ trong nhà, con cái có phúc lợi thừa hưởng của cải theo nhu cầu và theo tình trạng gia đình, con người cũng có cơ hội hưởng phúc lợi của thiên nhiên vừa đủ cho sự sinh tồn và phát triển. Của cải dư thừa quá nhu cầu cần được chia sẻ. Nhu cầu gồm cả vật chất và tâm hồn liên hệ đến phần vật chất ấy. Thí dụ gia đình, nhà cửa quê hương lãnh thổ gắn bó với con người với thời gian tạo nên sự ràng buộc thể hiện qua liên hệ tình cảm. Tình cảm đó cũng là một phần của đời sống. Sự bất bình đẳng trong phúc lợi thiên nhiên cũng là một yếu tố của xung đột. Thí dụ Canada là lãnh thổ của người Inuits. Người da trắng chiếm lãnh thổ của họ. Nhưng ngày nay Chính sách dành nhiều đặc quyền phúc lợi cho người Inuit là một quốc sách. Hy vọng người Chàm và người Miên cũng được hưởng phúc lợi tương tự xứng đáng với di sản Tổ tiên họ để lại nếu họ chưa được hưởng. Phản ứng là để bảo vệ sự sanh tồn cần phải được biểu hiện một cách Vô ngã, TBHX với người liên hệ trực tiếp hay gián tiếp với sự xung đột và cả với người gây nên xung đột. Phản ứng không thích hợp hay yếu kém và bất cập có thể làm kích động cho người gây nên hành động Vô Đạo Đức/VDD. Cũng như vậy, phản ứng thái quá làm tăng lên cường độ xung đột, có thể gây ra hậu quả xấu cho chính mình và người xung quanh. Thế giới sẽ có trật tự hơn và bớt đi điên đảo khi người gây ra sự kiện VDD bị kiềm chế. Cho nên phản ứng chính xác có trí huệ là then chốt trong sự sanh tồn.

Ví dụ:

- Để bảo vệ, cơ thể con người được xây dựng với hệ thống phản xạ không điều kiện (như phản xạ đơn giản kết nối thần kinh của đầu gối) và hệ thống có điều kiện cần nhiều kết nối như sự học hỏi; phản xạ loại nầy thường kết hợp với Trí Tuệ, thường có kết quả tốt. Phản xạ đơn giản không điều kiện có khi làm hại thí dụ khi ngã té do mất thăng bằng rồi chống tay có thể làm gảy tay. ... Tương tự như vậy, cơ thể phản ứng với thuốc hay thức ăn dị ứng có thể làm tử vong. Nóng sốt cao khi nhiễm trùng có thể làm hại cơ thể vì vậy bịnh nhân nhiễm trùng sốt cao thường được điều trị với thuốc giảm nhiệt hay thuốc giảm phản ứng cơ thể với chất steroids.

- NB phản ứng với kích thích làm đau là một bài học cho cách ứng xử với kích động xấu được thiên nhiên tạo ra trong Não bộ:
Đau là cảm giác làm khó chịu bởi chất DOPA từ các nhân chất xám dưới vỏ não như AMYG, VTA, BG làm thành hệ thống mesolimbic DOPAergic (hệ thống hạ vành) làm nên sự bó buột và thôi thúc sinh vật phải phản ứng lại. Vì vậy sự thôi thúc và khó chịu góp phần làm nên cảm giác đau. Phản ứng với cảm giác đau gồm: vmPFC (DD, giao tế Xã hội) kích động nhân NAc/Ventral Pallidium tiết ra Endorphins (giống như Morphine) và Norepinephrine làm giảm đau. Sự thôi thúc gây ra bởi DOPA chỉ làm cơ thể quằn quại nhưng không làm giảm đau.

Nạn nhân của bạo hành nhiều khi có thể áp chế người bạo hành. Kiềm chế hành động phản ứng thái quá là rất cần thiết để tránh đưa đến sự kéo dài và chồng chất bạo hành trong tương lai gây thêm Nghiệp xấu cho hai phía bạo hành và bị bạo hành. Nạn nhân của bạo hành khi phản ứng tuyệt đối là để tự vệ. Hành xử không được dùng sự phán đoán va xử phạt (thuộc quyền của tòa án Nghiệp/Đấng Tạo hóa) vì lý do là tâm Tham Sân Si/Hữu Ngã làm thiên lệch hành động va phán
đoán.

Trong sự xung đột giữa người gây ra xung đột VDD và người chịu đựng sự VDD thường có thành phần thứ ba làm trung gian giúp đỡ người bị xâm phạm. Thành phần thứ ba nầy hành động do Nghiệp hay tự ý từ tâm TBHX. Hành động với tâm TBHX và vô ngã làm nên môi trường đệm giảm bớt sự xung đột. Ngược lại với Tâm hữu Ngã/Bản Ngã, thiên kiến Thảm Sân Si có thể làm tăng lên cường độ xung đột. Thêm nữa, thành phần thứ ba nầy có thể lợi dụng cơ hội để phát triên lợi thế riêng tư ma không phục vụ cho lợi ich hòa giải (Trai Cò đánh nhau, Ngư ông đắc lợi). Sự xung đột được giàn xếp bởi thành phần thứ 3 thường là tạm thời, nguyên nhân sâu xa là từ hai phía xung đột có bớt đi hay không Bản Ngã vị kỷ, Tham Sân Si , để phát triển TBHX và rửa đi Nghiệp. Đức Phật đã cứu dòng họ Thích một phen khỏi sự tàn sát của Vua Tỳ Lưu Ly ngày trước khi bị họ Thích làm nhục, nhưng sau đó họ Thích vẫn bị tiêu diệt bởi vua Tỳ-Lưu-Ly khi Đức Phật đi xa. Đức Phật không thể rửa Nghiệp cho ai khác mà chỉ tự họ rửa Nghiệp. Bạo hành tạo ra cho chính thân thể mình, chiến tranh dù là với danh nghĩa bảo vệ Tôn giáo, lòng yêu nước vẫn là Nghiệp xấu. Tuy là Nghiệp này sẽ được giảm khinh vì mục đích cao thượng.

Trong Kinh Tương Ứng, đoạn kinh Vũ Thế: vua A Xà Thế (Ajātasattu) nước Ma Kiệt Đà (Māgadha) khởi lòng tham, muốn mở mang bờ cõi, đem quân đánh chiếm thành Kusi thuộc nước Kiều Tát La (Kosala) dưới quyền cai trị của vua Ba Tư Nặc (Pasenadi). Vua A Xà Thế sai đại thần Vũ Xá đến thỉnh ý đức Thế Tôn về việc nên hay không nên đánh chiếm. Đức Phật có bài kệ sau

Thắng trận sanh thù oán,
Bại trận nếm khổ đau,
Ai bỏ thắng, bỏ bại,
Tịch tịnh, hưởng an lạc

Cũng như vậy trong bài giảng trên núi (kinh Thánh), Chúa Giê-su nói: "Đừng chống-cự kẻ dữ, trái lại, nếu ai vả má bên hữu ngươi, hãy đưa má bên kia cho họ luôn" (Mathew 5:39). Nên nhớ rằng câu nói : Mạng đền mạng, Mắt đền mắt, răng đền răng, tay đền tay, chân đền chân Exodus 21:24, Leviticus 24:20 là phát xuất từ tâm bình đẳng không phân biệt của Chúa Trời và không là phán quyết của người bị hành hung Romans 12:17-19. Cho nên, trên căn bản, là Đạo thì đều chủ trương bất bạo động để đáp lại với bạo động.

Chương 17: Tình Yêu
Tình Yêu và Luyến Ái Lãng Mạn.

Socrates cómments: ''The irrational desire that leads us toward the enjoyment of beauty and overpowers the judgment that directs us toward what is right, and that is victorious in leading us toward physical beauty when it is powerfully strengthened by the desires related to it, takes its name from this very strength and is called love''
Tam dich (KM)
Socrates nói: Đòi hỏi phi lý đưa ta tìm đến lạc thú vì sắc đẹp và vượt lên trên phán đoán hướng về lẽ phải.
Và là thành công huy hoàng khi vì cái đẹp thể chất mà ý muốn ấy lại càng mạnh hơn, thì sức mạnh đó gọi là Tình yêu.
Socrates trong Plato's Phaedrus

1. Định nghĩa

Tình yêu là cảm tình với xúc cảm gồm mong muốn, ước vọng và thỏa mãn khi được kích động qua lục giác, ràng buộc với người, vật hay ý niệm dựa trên ràng buộc cá nhân, sinh lý, thán phục, quý mến, tin tưởng, nồng nhiệt (yêu thiên nhiên), tâm huyết (yêu thể thao), sùng kính (yêu Chúa).

2. Tình Yêu Nam Nữ

a) Vấn đề Tình Yêu và Luyến Ái

Là rất gần với con người và là chủ đề của các chuyện cổ tích, kịch truyện xã hội và phim ảnh. Nhưng nghiên cứu khoa học thì lại bắt đầu rất trễ chỉ từ hậu bán thế kỷ 20. Trong Khoa Học Não Bộ, Tình Yêu là sự kết hợp hiện tượng về niềm tin, vui thú, khen thưởng trong cơ cấu Não Bộ (NB) gồm:

Hệ Vành (Limbic System: tình cảm), Đường Dẫn Truyền Khen Thưởng (Ventral Tegmental Area/VTA, Striatum, Nucleus Accumbens/Nucleus Accumbens/NAc) chứa đầy chất Dopamine và các hóa chất dẫn truyền thần kinh như Oxytocin, Vasopressin, là chất liên hệ đến ràng buộc con người hay sinh vật lại với nhau, hay khi sanh đẻ mang thai và cho con bú sữa.

Đó là chất của ràng buộc luyến ái lãng mạn giữa nam nữ và giữa mẹ con. Chất được tiết ra khi cảm xúc cực mạnh giữa nam nữ hay khi người mẹ cho con bú, hay lúc sanh đẻ. Serotonergic , Endorphin và cơ chế Endogenous Morphinergic + Nitric xide cũng làm vui sướng. Những chất tự nhiên trên của NB thường là không mạnh bằng thuốc làm kích thích vui thú. Tất cả là để giúp đỡ về sinh tồn, ăn uống, vui chơi, sinh sản và trị bịnh. Nghiện Ngập và giảm Tri Thức cũng có thể xảy ra với Tình Yêu hay Thuốc Kích Thích. Trục Hypothalamus Adrenal Axis (HAA) góp phần vào sự kích động tâm lý lo âu với Cortisone và Oxytocin. Serotonin tiết ra từ nhân Dorsal Raphe ở Cuống Não và Tuyến Yên/Pituitary gland cũng cho ra Endorphin góp phần vào vui thú. Nhất là Dopamine tiết ra từ Substantia Nigra và Basal Ganglia (Esch 2014).

b) Các vùng Vỏ Não (VN) giảm hoạt động là: H16,1

-VN Trán dorsolateral Prefrontal córtex (dlPFC) và IntraParietal Sulcus (IP Sulcus) là mạng chuyên về quản lý điều hành theo lý trí, lý luận và nguyên tắc.

- Amygdala/Hạnh Nhân chủ về sợ sệt và gây hấn.
- Middle Temporal Lobe chú về tình cảm nghe nhìn và thơ văn.
- Vùng Não vmPFC chuyên về đoán tâm lý người khác (Theory of mind),
- Orbital PFC về đạo đức gia đình xã hội và
- TemporoParietal Junction/TPJ chuyên về tưởng tượng hình ảnh âm thanh cũng bị giảm hoạt động.

Vì các vùng Vỏ Não (VN) trên giảm hoạt động khi yêu, nên người đang yêu thương thường bị mất lý trí, kém lý luận có khi trở thành mê muội. Vai trò giảm hoạt động những vùng này rất quan trọng làm hai người yêu nhau có thể hòa hợp với nhau, mất đi Tâm Phân Biệt, và có thể đi đến tình trạng yêu đương như điên loạn, mất phán xét đưa đến tự tử và là một yếu tố quan trọng trong tự tử về hôn nhân.

Đó cũng là lý do người ta cảm thấy dễ chịu an toàn và hòa hợp lại thành một thể duy nhất bên cạnh người yêu, bất kể môi trường bên ngoài đầy đe dọa, hay đang ở trong một môi trường có tình trạng đẹp xấu, hay nghệ thuật hay dở. Vì vậy khi yêu nhau vẽ đẹp ngoại hình không còn là yếu tố quan trọng.

c) Ngược lại các vùng được kích động khi yêu nhau là:

-Dorsal Striatum với VN liên hệ, Dorsal Striatum và Basal Ganglia chuyên về vận động để học hỏi thành thói quen (có Trí nhớ không cần bảo tồn) và là vùng liên hệ về tình cảm vui sướng và khen thưởng vì vùng này kết nối với Caudate Nucleus và Ventral Putamen.

- Hippocampus về Trí nhớ liên hệ chuyện "chúng mình".
- Các nhân dưới VN gồm Nucleus Accumbens (Nucleus Accumbens/NAc) (vui vẻ), và VTA/Ventral Tegmental Area (vùng giữa Cuống Não và Hypothalamus) (vui vẻ) kết với Striatum (vui chơi) lập thành đường dây dẫn truyền về khuyến khích khen thưởng vui vẻ.
- Insula là VN nằm sâu dưới Rãnh Sylvian ngăn cách Thùy Trán và Thùy Thái Dương. Vị trí nằm sâu là tương ứng với chức phận Cảm Giác Nội Tạng, Tình Cảm sâu đậm thấm thía, và Đồng Cảm (=Empathy) kết hợp với Tri Thức.

Insula Trước là vùng của xã hội, giao tiếp người với người gây ra cảm giác ê chề ngao ngán về thính và thị giác; nhưng về Sinh lý Nam Nữ thì đó là vùng làm nên cảm xúc mạnh, tạo nên tình cảm và Vui Sướng Tình Dục Cực Điểm (Orgasm=STDCD). Tại sao vậy? Có lẽ là vì STDCD cần phải có cảm giác ê chề ngao ngán để tăng độ STDCD lên cao nhất, tương tự như người ta thêm muối vào chè để làm ngọt hơn. Khảo cứu trên 29 nữ sinh viên ở độ tuổi 20 cho xem hình ảnh bạn trai đáng yêu nhất và làm thuật để có STDCD cho thấy vùng Insula Trước /Giữa bị kích động. STDCD liên hệ nhiều đến liên hệ giới tính thân mật và không liên hệ nhiều đến tình yêu. Tình yêu được liên hệ đến vùng não Angular Gyrus chứng tỏ tình yêu liên hệ nhiều đến VN có Tri Thức/TR cao (Ortigue 2007, Lanciego 2012). Vì vậy Tình yêu và SCDTD không có liên hệ chặt chẽ.

-Anterior Cingulate Cortex (ACC: Giải Bao Trước) có nhiệm vụ về TR để tiên đoán thông tin sơ khởi đến Não bộ trước khi VN nhận thông tin xác thực từ ngũ quan để điều chỉnh tin tức cho xác thực. Còn có chức vụ về tình cảm và cảm xúc.

Phần đọc thêm KHNB

Giải Bao Trước /ACC kết nói với Amyd chuyên về sợ sệt làm bớt sợ sệt trong tình yêu , ACC kết nối với Hypothal ảnh hưởng đến nhịp tim thở và huyết áp.

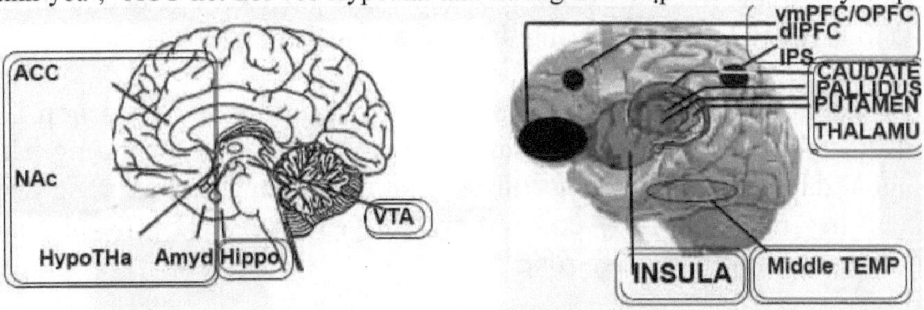

H16,1 Vùng Vỏ Não: vmPFC/OPFC dlPFC IPS: Cao Tri Thức
Phần Não đóng hai khung: Tri Thức thấp

3. Tình yêu Cha Mẹ với Con

a) Tình Mẹ Con

Tình Yêu Mẹ Con có nhiều điểm trùng hợp vơi Tình yêu Nam Nữ với sự giảm kích động các vùng Não Trán, Đỉnh và Thái Dương vi cùng chung một mục đích gìn giữ giống nòi và giúp tăng lên sự ràng buộc con cái với Cha Mẹ một thời gian lâu trong đời sống. Vùng khác biệt là vùng Vỏ Não Thái Dương nhận Mặt cần thiết để Cha Mẹ xem xét trạng thái của con mình. Sự giống nhau nhiều nhất là ở đường dây dẫn truyền về khen thưởng thỏa mãn của Nucleus Accumbens/NAc. Sự khác biệt lớn nhất là Hypothal ít bị kích động trong Tình Mẹ Con.

Khảo sát gần đây cũng đặt nặng vùng VN Tam Biên (ParietoTemporal Occipital) và Phia ngoài cua PFC (lateral PFC) trong việc đồng cảm giữa người và người, nhất là Mẹ Con qua mắt nhìn, tai nghe và vuốt ve (Schore 2021).

b) Tình Cha Con (Fatherhood)

Tình cha con ít được nghiên cứu hơn cho đến gần đây, và có phần khác với tình Mẹ con vì sự khác biệt về cách nuôi con cái, về cơ quan sanh đẻ và vì phong tục tập quán xã hội. Tuy nhiên theo nhiều nhà khoa học sự khác biệt về cơ cấu sanh đẻ là không đáng kể nếu tìm hiểu các chất nội tiết và cơ cấu Não Bộ thì gần như nhau giữa Cha và Mẹ. Nếu người cha lo công việc nội trợ cho gia đình thì sự dị biệt là gần như không (Feldman 2018).

Dùng phương pháp chụp hình 3 chiều Voxel based Morphometry, chất Xám ở hypothalamus, Amygdala/Hạnh Nhân and striatum và lateral PFC, subungenual ACC Giải Bao Trước / tăng lên trong thời gian cha con tiếp xúc nhau qua mắt nhìn, ngôn ngữ và ve vuốt. Ngược lại vùng ở OrbitaryPFC (chuyên về đạo đức), Insula/tình cảm sâu đậm, chất xám lại giảm đi vì đó là vùng chuyên về lo âu sợ sệt và ít luận lý cùng lúc với sự tăng lên Oxytocin và Vasopressin. Khác với người Mẹ vùng kích động nhiều nhất của người Mẹ là Lateral PFC (Rogers 2014 Musser, Kaiser-Laurent, & Ablow, 2012,Atzil et al., 2012; Kuo et al,. 2012).

Oxytocin và Vasopressin cũng tăng lên khi Cha con giao cảm.
Prolactin ở người cha cũng tăng lên trong thời kỳ người Mẹ có thai.
Testosterone sẽ giảm xuống khi Cha nuôi con.
Hệ thống kết nối Não Bộ của người Cha nuôi con và không nuôi con cho thấy sự khác biệt làm cho tăng lên Tình yêu và sự đồng cảm. Cho nên ngược lại sự giao tiếp Cha Mẹ-Con cái làm Não Bộ của Con Cái tăng lên về tình cảm và cách tìm sự an ủi, Oxytocin tăng lên nơi em bé. H16,2

c) Bịnh Trầm cảm Hậu sản kích động Nucleus Accumbens/NAc và VTA

Bệnh Trầm cảm Hậu sản xảy ra khoảng 10% ở bà Mẹ. Triệu chứng gồm lo âu, ám ảnh thôi thúc và các triệu chứng Trầm cảm khác. Ở súc vật, bịnh đi kèm với sự giảm cơ chế Hủy Tạo ở PFC, HIPPO,Nucleus Accumbens/NAc, Amygdala do giảm sự tái tạo ra râu thần kinh. Các chất kết nối thần kinh là gồm Norepinephrine, Serotonin, and Corticótropin-releasing hormone, GABA và Oxytocin.

Phần đọc thêm KHNB Lộ trình Khen thưởng dưới hệ Vành/MesoLimbic Reward Pathway

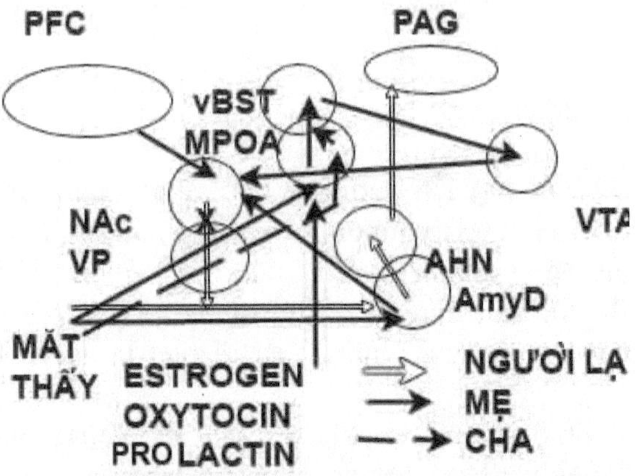

H16,2Mesolimbic Reward Pathway/Hệ Thống Nucleus Accumbens/NAc: Nucleus Accumbens:, VTA: VentralTegmental Area: Vui thích
VP: Ventral Pallidum; Vui thích hành động
MPOA: medial preoptic area, Liên hệ đến Optic nerve
PAG: PeriAqueductal Gray, Hành động, bỏ chạy hay ngó lơ, AHN = anterior hypothalamic nucleus.
vBST: ventral bed nucleus of the stria terminalis, liên hệ đến Amygdala: sợ sệt gây hấn

Chú giải hình cho thấy Bà Mẹ, Cha và người lạ có kích động khác nhau khi nhìn em bé.

- Bà Mẹ: PFC kích động Nucleus Accumbens/NAc và VP (Ventral Pallidum)
  Amyg kích động

Preoptic Area và vBST/ventral bed nucleus of the stria terminalis= tương tự như Amyg (được kích động bởi Oxytocin, Estrogen Prolactin và thấy Em bé) kích động VTA VTA kích động Nucleus Accumbens/NAc: tình yêu, và vui sướng.

- Người Cha: Không có cơ chế VTA, Nucleus Accumbens/NAc: tình yêu, và vui sướng, có thể ít hơn.
- Người lạ không phải là Mẹ: Amyg kích động, đưa đến kích động AHT anterior Hypo Kích động PAG đưa đến việc ngó lơ không đồng cảm.

- Trầm cảm Hậu sản (khác với Trầm cảm không Hậu sản): giảm kích động ở DLPFC và Giải Bao Trước /ACC Amg HIPPO.
- Không Hậu sản: giảm cógnitive regions (DLPFC, posterior cingulate, and precuneus/cuneus) và tăng perigenual PFC,ACC, ventromedial PFC, dorso medial, thalamus, pulvinar, ventral pallidum/putamen, ventral tegmental area (VTA), substantia nigra, tectum, and periaqueductal gray) (Alcaro 2010, Northoff 2011)

Bịnh Trầm cảm của bà Vú Em cũng có thể xảy ra: vùng Giảm hoạt động DLPFC vì vậy ảnh hưởng đến sự săn sóc cho Em bé.

Bịnh Trầm cảm Hậu sản cũng thấy ở người Cha với giảm Orbitofrontal córtex, Posterior cingulate córtex and Insula do giảm râu thần kinh (Giảm cơ chế Hủy Tạo). Khảo cứu rất ít về bịnh này ở người Cha (kim 2014).

Em Bé: phát triển tốt khi có tình thương Bố Mẹ. Sự thay đổi không nhất thời, mà là sự thay đổi Epigenetic/ ngoại biên di truyền trong Não Bộ của Em bé, làm Não Bộ của Em bé phản ứng nhiều với kích thích tố dẫn truyền, về sau khi lớn lên làm Em bé có sự tin tưởng với Bố Mẹ(Felderman 2018).

d) Lòng Hiếu Thảo của Con Cháu và Cơ chế NB

Lòng hiếu thảo là một trong cốt lõi của Đạo Khổng (551-479 BCE). Tiêu biểu cường độ nhất là khi Cha Mẹ chết con dựng lều bên mộ ba năm, tạm ngưng các lễ nghi cưới hỏi trong thời kỳ chịu tang.

Trong quan niệm. Công sanh thành và Dưỡng dục gần như nhau

Hiếu thảo với cha Mẹ nuôi cũng quan trọng tuy ít được Khổng Mạnh bàn luận. Cha mẹ đẻ có công bao bọc che chở trước khi sanh và có thân thể mang hệ di truyền gần nhất với hệ di truyen genes của con cháu.. Cha Mẹ Nuôi có công Nuôi con có công bao bọc che chở và giáo dục sau khi sanh. Cả hai bậc Cha Mẹ (và cả loài Vượn Khỉ) không hề tạo ra Em bé. Đấng Tạo hóa tạo ra Em bé theo Dòng Tế Bào Mầm Giống. Cha Mẹ đẻ còn được ân huệ từ Đấng tạo hóa cho nuôi dưỡng hướng dẫn và dạy dỗ để thành người Đạo đức.

Trong phần lớn trường hợp, sau khi Trứng thụ thai, một thời gian có thể thay đổi tùy trường hợp, Hồn nhập vào Thai nhi. Sự kết hợp này là sự hòa hợp của ý nguyện của Cha Mẹ Đẻ và Hồn. Tuy nhiên có trường hợp Hồn tự nguyện nhập mà không cần nguyện vọng của Cha Mẹ đẻ như trường hợp cưỡng hiếp, cưỡng hôn hay Cha Mẹ đẻ không có ý nguyện nào.

Tóm lại Công Sanh và Dưỡng nặng nhẹ tùy theo hoàn cảnh: tự ý hay bất đắc dĩ sanh con, tự ý hay bất đắc dĩ không nuôi con đẻ ra, và tự ý hay bất đắc dĩ nuôi con nuôi. Khổng Mạnh đặc quy luật lễ nghĩa: QUÂN SƯ PHỤ. Hiểu rằng Vua thay Trời/Đấng Tạo hóa, Thầy giáo có thiên chức dạy dỗ tinh thần nên đặt trên Cha Mẹ là người có công lao về thể xác. Ở Âu Mỹ ngày nay thì thế giới đảo điên hơn, Xã hội có khi quan niệm CON/VỢ CHỒNG là ưu tiên hơn BỐ MẸ!

Phân tích lòng hiếu thảo bị suy giảm với văn minh kỹ thuật. Các nhà Tâm lý học đưa ra Khuôn Mẫu Hiếu Thảo Lưỡng Nghi/ MHTL (DualFilial Piety Model/DFPM). Cha Mẹ thương con cái theo nguyên tắc Trên Xuống/Nước Mắt chảy xuôi. Con cái phát triển tình yêu thương là kết quả do Cha Mẹ: đó là Lòng Hiếu Thảo Tương tác/Reciprocal Filial Piety phát triển từ sự Yêu thương của Cha Mẹ lâu dài. Ngược lại là Lòng Hiếu Thảo do Uy lực đặt ra do truyền thống Gia đình (Authiritarian Filial Piety) (Bedford, Yeh2019).

Tương ứng với hai loại Hiếu thảo trên là đến từ khi em bé lớn lên với cách hành xử của Cha Mẹ qua sự Kiểm soát, Che chở Kỷ luật áp chế /cho tự do phát triển và sáng tạo, giúp đỡ yêu thương , hòa hợp và Thông cảm lẫn nhau. Học thức và nếp sống thấp thường có con cái có lòng hiếu thảo cao (Ho and Yu, 1974). Tuy nhiên tình yêu, sự hòa hợp trong gia đình còn ảnh hưởng nhiều (Yang, 1988; Ishii-Kuntz, 1997).

Trong NB học Tình Cha Mẹ Con được vật chất hóa với nhân Ventral Striatum/N. Accumbens kích động do sự cho bú sữa bồng ẵm. Con cái phát triển do sự tạo dựng cơ chế Nội TR trong Trí nhớ đặc biệt với vùng vmPFC về Đạo đức và Đồng cảm để đáp ứng lại khi lớn khôn. Mẫu Hiếu thảo qua hình ảnh Công sanh thành Dưỡng dục trong Nội Thức của con cái lớn mạnh với thời gian ở tuổi trưởng thành, nhất là trước khi con cái có gia đình riêng là hình ảnh chuẩn để Con cái áp dụng trong đời sống khi hành xử với Cha Mẹ. Cơ chế trên cũng là cơ chế TR nhập Thân và tình cảm Nhập thân (Embodied Cognition , Embodied Emotion) chắc chắn là cơ chế NB xử dụng để hành xử Hiếu thảo vì tính cách sẵn sàng của nó, ít cần đến năng lượng/dùng phản xạ tự động (không suy nghĩ). Dĩ nhiên sự hình thành Mẫu TR về Hiếu thảo còn liên hệ đến cấu tạo NB, nhất là vùng vmPFC chuyên về Đạo đức, ngoại biên Di Truyền/epigenetic, xã hội và môi trường sống. VmPFC có vai trò rất quan trọng vì là vùng NB của hành xử Đạo đức nhất là khi con cái đã lập gia đình. Vì tánh cách ít tự nhiên như tình Cha Mẹ thương con Trên Xuống, tình Hiếu thảo Dưới Lên có được qua kinh nghiệm học hỏi và Giáo dục nên Tôn giáo nào cũng nhắc nhở đến như một điều răn.

4. Tình Ái Nam Nữ (TANN)

TANN là hiện tượng phổ thông trong sinh động vật trong chủng loại học, cần thiết cho sự duy trì giống nòi, nhưng thường ít được đề cập đến. Hiện tượng tiến hành song song với sự tiến triển của hệ thần kinh trung ương và ngoại biên. Hiện tượng là thông thường như vui thú và nhu cầu nhưng thường bị ràng buộc bởi Đạo đức, phong tục và luật lệ (Calabro 2019).

a. Hệ Vành và các nhân về vui thích của hệ thống MesoLimbic như Nucleus Accumbens/NAc Ventral Tegmental Nucleus/VTA, SN từ Tegmentum ventral pallidum, and Rostromedial tegmental nucleus modulate dùng DOPA là những hệ thống về khen thưởng. Vì vậy DOPA giữ vai trò quan trọng. PFC OPFC: cân nhắc dự định và thi hành TANN dùng Glutamine kích thích Amygdala/Hạnh Nhân, Hypothalamus ức chế. Đồi Não/Thalamus là trạm tiếp liên thông tin về vai trò trong căng cương cơ quan sinh dục nơi động vật thấp vì thông tin từ ngoại biên.

b. Hypothalamus:

- Vùng MPOA (Medial Preoptic Area) liên hệ về TANN. Kích thích MPOA AH chỉ cho kích thích vừa đủ cho cảm hứng sinh dục.
- Vùng DMH và VMH kết nối với ARN Ascending Retic Network, LC, Dorsal Gray làm căng cơ quan sinh dục.
- PVN liên hệ đến Oxytocin, Vasopressin opioid về yêu thương.
- Hệ thống MesoLimbic/ Hệ giữaVành và các nhân Nucleus Accumbens/NAc VTA, SN từ Tegmentum.

c. Striatum.

d. Amygdala/Hạnh Nhân: hung hăng gây hấn trong ham thích.

e. Orbitary PFC Đạo đức suy nghĩ kế hoạch. Subgenual Cortex làm giảm kích thích sinh dục.

f. Cingulate Cortex thuộc hệ Vành Giải Bao Trước /ACC bị kích động khi có hứng khởi sinh dục.

g. Insula: Kích động trong Sinh dục. Đặc biệt vùng Trước cửa Insula trong kích thích cực độ.

h. Vùng VN của cơ quan sinh dục về cảm giác, Thị giác. Đường dẫn truyền gồm hệ Vành (Hypothalamus, Hippocampus, and Amygdala/Hạnh Nhân) và Paralimbic areas (Giải Bao Trước /ACC, Frontal lobe, and Insula), kết hợp với (Inferior temporal và occipital córtices).

i. Hóa chất: Norepinephrine, DOPA, Serotonin, Acetylcholine, và Histamine.

Chương 18: THÔNG MINH, ÓC SÁNG TẠO

Sự Thông minh, Đạo đức, Sự khôn ngoan, Sự Tưởng Tượng, Sáng kiến.

I. Sự Thông minh

a) Định nghĩa: Sự Thông minh

Vì sự khác nhau trong sự hiểu biết học hỏi thích ứng, Sự Thông minh rất khó định nghĩa, nên cần có sự thống nhất và hòa đồng các quan điểm khác nhau của các Tâm lý gia.

Wikipedia định nghĩa là khả năng lý luận, hiểu biết, biết về chính mình, học hỏi, lý luận, kế hoạch sáng tạo suy nghĩ về những vấn đề then chốt và giải quyết vấn đề. Những khả năng trên có được là do thu nhận chuyển tải thông tin làm thành Tri Thức/TR để áp dụng khi cần thiết.

Chỉ số thông minh IQ tỷ lệ với Cha Mẹ Anh em và nhất là với song sinh đồng bào thai

Tỷ lệ với Cha Mẹ Anh em và nhất là với song sinh giống nhau.

Một cách tổng quát Sự thông minh chia ra:

- **g** (General Cognitive Ability): Khả năng TR tổng quát.
- **gf** :Fluid Intelligence liên hệ đến khả năng lý luận, Phân tích và Giải quyết vấn đề mới (Novel problem solving ability) là yếu tố quan trọng, khả năng đến từ các trung tâm vùng PFC: tương ứng với TN để làm việc.
- **Gc** (Crystallized intelligence) là khả năng về cách học tập lâu dài, thủ thuật kết tinh từ những lần học trước, có được do học tập Tri Thức/TR về ngữ vựng, toán học, khoa học... . người có **gf** cao thì thường có **Gc** cao.

Hệ số IQ là do tuổi tinh thần và tùy theo tuổi đời.

Tham Sân Si làm giảm IQ. Sự thông minh có thể tăng lên với bớt lòng tham, tính tình điềm đạm về tình cảm. Sự Thông minh giảm xuống khi kém Đạo đức.

IQ từ 120-140 rất thông minh (2,5% dân số), trên nữa là thiên tài, IQ<120 tạm được

<110 trung bình, <90: kém, <25: quá kém

Song hành với IQ, người ta còn đặt ra

SQ: Spiritual Quotient về tinh thần

EQ: Emotional Quotient về Xúc cảm

AQ : Adversity Quotient: về hành xử

CQ: Creativity Quotient: về sáng tạo

b) Các vùng NB liên hệ về Thông minh

Bề dày của Vo Não được cho là tỷ lệ thuận với IQ (Intelligence Quotient) theo nghiên cứu ở McGill, Montreal Canada (Dr Sherif Karama).

Hư hại PFC/PreFrontal Cortex thường không ảnh hưởng đến IQ tuy người bệnh bị hạn chế làm ra quyết định về tình cảm, hành động và xử trí. Sự trái nghịch có thể là do IQ không xác thực với trí thông minh. Cho nên người ta nghĩ đến do Trí thông minh "Lỏng" (Fluid Intelligence), nhưng những test mới vẫn chưa tìm ra sự khác biệt với các bịnh nhân bị thương ở Dorsolateral, Ventromedial, and Dorsolateral +Ventromedial PFC. Tuy nhiên những kết quả trên cũng nói lên vấn đề về sự thông minh và tình cảm xử trí trong xã hội không có sự liên hệ theo tỷ lệ thuận.

VN Trán, Đính và Thái dương. Tùy theo loại khảo sát Sự Thông minh nhưng phần lớn vùng được chú ý là PFC/PreFrontal Cortex (Gray 2004).
Hiện nay chưa có thuốc làm tăng sự Thông minh (Haier 2014)

Sự khôn ngoan/Wisdom là kết hợp sự Thông minh (khéo léo) và Đạo Đức. Sự Khôn ngoan thường song hành với sự Sáng tạo (Fengyan 2012).
Trí thông minh liên hệ đến chất xám Vỏ Não dày hơn khi so sánh với người có IQ thấp. Đặc biệt là vùng Thái dương (cùng với dlPFC, VN Đính) chứa nhiều tế bào (TB) thấp có nhiều râu dày đặc (tương ứng với độ dày Vỏ não). Thân và râu to hơn bảo đảm truyền tín hiệu nhanh hơn (Goriounova 2019).

Trí Thông minh ở **Phụ nữ** tỷ lệ với Vỏ Não thùy **Đính dưới Phải** /Inferior Parietal Lobule /IPS kết nối với Putamen và Tiểu Não (tiếng nói và thủ thuật) tương ứng với **tiếng nói và khéo** tay.

Ở người **Nam**: Vỏ Não thùy **Đính dưới Trái** /Inferior Parietal Lobule /IPS kết nối với HIPPO , MMD liên hệ đến **di hành và suy nghĩ lý trí** (Jiang 2020). Chứng tỏ người Nam Nữ thông minh có sự khác biệt về cách giao tiếp. Điều đó là dễ hiểu vì NB Sau là nơi nhận thông tin ngũ quan: ***càng nhiều thông tin thì càng thông minh***. NB Trước là về hành động/quyết định, lệ thuộc vào thông tin nhận được. Trong quan niệm NB là rào cản của thông tin, NB có nhiệm vụ hội nhập và gạn lọc thông tin, NB càng lớn thì sư hội nhập càng vi diệu. Nếu NB nhỏ, không đủ cơ chế hội nhập, thông tin bị ngăn chận bỏ mất. Ngược lại, không NB và nếu không có Nghiệp, thông tin đến Bản tánh là như thị, nguyên vẹn.

- Não Bộ dùng cho thông minh được giả thuyết là dùng Network Neuroscience Theory, là lý thuyết về kết nối thần kinh làm thành những vùng nhỏ và những vùng này lại kết nối lẫn nhau (Barbey 2018) theo

nguyên tắc chung: kết nối càng nhiều thì TR càng nhiều và sâu sắc và tương ứng với độ dày của Vỏ não. Độ dày chất xám có được do tăng trưởng các râu thần kinh.
-Trí thông minh và Đạo đức không liên hệ nhau vì Đạo đức liên hệ đến vùng OPFC/vmPFC và thông minh liên hệ đến dlPFC, VN Đính và Thái dương.

II. Sáng tạo và Nghệ thuật.

- Sáng tạo là làm ra những ý nghĩ mới, giúp nhân loại phát triển về mọi mặt. Anterior Cingulate Cortex là bộ phận của Mạng Chính/Salience Netwok (SN= ACC+Insular Cortex). SN giữ vai trò trong Tri Thức về sáng kiến, duy trì các hành động và cư xử tình cảm. Các Vỏ Não khác là: left Inferior Parietal, lobule (IPL), right Angular Gyrus, dorsolateral PFC), left Middle Temporal Gyrus, left Precuneus, right Posterior Cingulate Cortex (Posterior Cingulate Cortex), bilateral IPL (Mạng Mặc Định); dlPFC Phải, Anterior Cingulate Cortex Phải, Insular Cortex Phải Trái (SN). Einstein 's brain: Vỏ Não Đỉnh (Parietal Cortex) 15% rộng hơn và rộng nhất về phía sau, phù hợp với Vỏ Não của các nhà vật lý khác. Hsao tìm thấy Medial temporal gyrus Middle Occipital gyrus /MTG MOG liên hệ đến Creativity,

Sự dày VN ở các vùng trên cũng có thể chỉ là thay đổi do sự luyện tập, làm việc và suy nghĩ. Tương tự như VN dày lên với Thiền Định. Thiền Định có thể tạo Lucid dream (LD) và LD có thể giúp người đang Mộng tạo ra sáng kiến va ghi nhớ được khi tỉnh sau LD.

- ***Nghệ thuật***: right Lateral PreFrontal Cortex, left Ventral Đồi Não/Thalamus, bilateral Frontal Temporal lobe, anterior Hippocampus, Bilateral Temporal pole, inferior Temporal gyrus, MTG/Middle Temporal Gyrus và left Amygdala/Hạnh Nhân.

Năm 2017 Shi tìm thấy chất xám của nghệ sĩ nhỏ hơn, kể cả Anterior Cingulate Cortex, và ngược lại chất xám ở vùng Trán giữa Middle Frontal gyrus MFG (?dPFC) và IPG (IPS) nhiều hơn vì cần sự chú Tâm.

III. Toán học.

Học sinh học về toán có các vùng Vỏ Não Kich động: Parietal (e.g., inferior Parietal lobule, Precuneus) và Vỏ Não Trán (e.g., superior and medial Frontal gyrus), là các trung tâm về toán học Mental-arithmetic. Kể thêm các Vỏ Não khác như Insula và Claustrum, (Arsalidou 2019). Nhắc lại Einstein 's brain: Vỏ Não Đỉnh (Parietal Cortex) 15% rộng hơn và rộng nhất về phía sau, phù hợp với Vỏ Não của các nhà vật lý học khác.

IV. SỰ KHÔN NGOAN /Trí Khôn (Wisdom)

Chúng ta thường chứng kiến trí Thông minh và Đạo Đức thường không đi song hành. Người Lãnh đạo thường là thông minh, tuy nhiên có nhiều ngoại lệ. Thế giới từ Đông sang Tây đã chứng kiến trong quá khứ cũng như gần đây sự tàn bạo của nhiều nhà Lãnh đạo độc tài hà khắc cũng như thiếu Đạo đức trong cách cai trị. Ngược lại cũng có những nhà cai trị Đạo đức như Mahatma Gandhi.

Sự Thông Minh/STM, Sự Sáng Tạo, Đạo Đức đã được trình bày trong các phần trước.
Sự Khôn ngoan là kết hợp giữa Thông minh và Đạo đức để phát triển Tri Thức/TR, đưa đến phán đoán đúng có Đạo lý và hiệu quả. Có ĐĐ sẽ làm phát triển STM/Sự Thông Minh và ngược lại, thiếu ĐĐ làm giảm STM.

Sự khôn ngoan hay Trí khôn là hợp lại của Sự Thông Minh và ĐĐ giúp đối phó với tình tạng phức tạp để đưa tới giải pháp dựa trên Đạo đức, cho ra kết quả hữu hiệu nhất. Các đặc điểm chính là:

-Quyết định về sự giao dịch trong xã hội,
-Điều hoà tình cảm phù hợp với hoàn cảnh xã hội, -
Chuẩn bị sẵn sàng cho các tình trạng về Thấu cảm, lòng Từ bi,
-Điều chỉnh bản thân, chấp nhận những rủi ro trong đời sống,
-Quả quyết và
-Có đời sống Tâm linh.

Vùng Não là PFC/PreFrontal Cortex và hệ vành. Bịnh Pick's disease (FrontoTemporal Dementia) thường không bắt đầu với mất trí nhớ như bịnh Alzheimer disease mà với mất sự khôn ngoan vì do PFC/PreFrontal Cortex teo suy thoái lại.
Vùng PFC bề ngoài dlPFC là thuộc mạng điều hành kiểm soát Amyd và Ventral Pallidium kiềm chế tình cảm vui lo quá đáng. Trái lại Insula nằm sâu trong rãnh Sylvian là vùng kích động sự suy tư thấu cảm, cân nhắc giữa lý trí và tình cảm.
Cũng như vậy mPFC với khả năng đoán tâm lý người khác (Theory of mind) là nơi thích hợp làm quyết định về xã hội Đạo đức. Người Thiền Định hay cầu nguyện thì vùng vmPFC được chú ý nhiều nhất so với vùng Vỏ Não phía sau. Khi vùng Não sau bị ức chế thì con người tăng lên khả năng Thiền định và có thể tăng lên cả Đạo đức.
Trí Khôn tăng lên với tuổi thọ và giúp cho con cháu kinh nghiệm sống lâu với châm ngôn "Grandma Hypothesis" /Giả thuyết của Bà về Trí khôn. Trí Khôn ngoan khác với người khôn ngoan ở điểm người khôn ngoan lúc nào cũng có Trí khôn ngoan. Sự khôn ngoan dựa trên ý chỉ tốt, hành động Đạo đức và kết

quả tốt. Trí khôn cần Tri Thức/TR và làm giàu cho TR. Có Trí Khôn thườ là có đời sống thoải mái, sức khoẻ tốt , dẻo dai trong mọi tình huống và hạ phúc.

- Trí Khôn đạo đức là Trí Khôn dựa trên căn bản đạo đức.
- Trí Khôn tự nhiên là Trí Khôn dựa trên IQ do TR từ khoa học.

Sự sáng tạo là một đặc tính của Trí Khôn.
Vì Trí Khôn là IQ+ đạo đức, nhưng IQ và đạo đức không đi liền với nha Tuy nhiên người thấp IQ không thể có Sự Sáng tạo cao và không thể có T Khôn. Ngược lại sự Thông minh cao có thể kết hợp với sự thiếu Khôn ngo vì kém đạo đức. Môi trường sống, sự cố gắng bản thân ảnh hưởng đến T Khôn.

Tóm lại Trí Thông minh, Khả năng lý luận quản lý thuộc về vùng não phía sau rãnh Trung ương Rolando nằm mặt ngoài của PFC. Khả năng Đạo đức suy tư thấu cảm là thuộc về mPFC, vmPFC, Giải Bao Trước / *ACC và Insula. Khả năng làm vui tươi hưởng thụ là thuộc về hệ Vành, mặt ngoài PFC và các nhân dưới Vỏ Não như Ventral Pallidium, Amygdala/Hạnh Nhân/Hạnh Nhân, Nucleus Accumbens/NAc, VTA. Sự điều hợp của ba trung tâm trên làm nên con người Đạo đức, Khôn ngoan, thông minh hay hưởng thụ. Sự kết nối và điều hợp có thể có được và thay đổi/hủy bỏ do huấn luyện, học tập từ học đường , gia đình và bị chi phối bởi môi trường sống và phong tục xã hội.*

V. Trí Tưởng tượng (H18.1 H15.3)

Là khả năng TR thuộc về cảm giác và ý nghĩ tự tạo ra trong NB, do kích động tâm lý/cảm hứng hay áp chế và tự nhiên,. Những khảo sát gần đây cho thấy mất nhiều thì giờ với suy nghĩ để nhớ hay tưởng tượng cho tương lai (Killingworth 2010)

Có thể phát xuất từ TR và ngũ quan với sự góp phần của TN gần xa được thu hồi về hiện tại, từ Mộng mị Tiềm Thức, Vô Thức và từ Tính hiếu kỳ. Thiền Định có thể giúp khơi lại thông tin từ Vô Thức và Tiềm Thức. Khi Trí tưởng tượng là tự nhiên, thì không cần tác động của cảm giác ngũ quan. Khác với TN, hay Hiếu kỳ, Trí tưởng tượng không có giới hạn về không gian, thời gian và tính chất vì vậy có thể rất phong phú vô hạn. Vì là sản phẩm của Tri Thức/ TR, nên Trí Tưởng Tượng là gần với cuộc sống con người và thường có thể thực hiện được. Những câu chuyện Thần tiên hay tiểu thuyết Giả tưởng như của Jules Verne (1828-1924) dần dần trở thành hiện thực với tiến bộ khoa học trong thời gian và trong hoàn cảnh thích hợp. Thơ Cao Bá Quát, nhà thơ "vô Tiền Hán" trong áp lực về thân phận đã nói ra được quan niệm trên như sau:

"Vắt tay nằm nghĩ chuyện đâu đâu,
Đem mộng sự đọ với chân thân thì cũng hệt

...

Cho nên, con người có thể đã phung phí không dùng hết khả năng trên để sống trọn vẹn hơn kiếp người, khi nhà thơ chỉ ra rằng:

Kho trời chung, mà vô tận của mình riêng"
(trong Uống rượu tiêu sầu)

Trí tưởng tượng giúp sự Sáng tạo, Học hỏi và tạo ra những cảnh tượng có ý nghĩa và có thể trở thành câu chuyện kể lại, viết lại trên sách báo thành những chuyện Thần kỳ. Trẻ em có thể dùng Trí Tưởng tượng để tự chơi với chính mình. Vùng Não Bộ cho Trí tưởng tượng gồm mặt bên PFC (=DLPFC) do ý muốn. Nhưng trong Mộng mị REM không thể dùng DorsoLateral PFC/dlPFC được. Trong Mộng tưởng (Day dream), ảo giác hình Tưởng tượng (Imagery) dùng cả hình ảnh cũ trong một môi trường tưởng tượng. Trong khoa học Trí Tưởng tượng là khởi sinh ra các giả thuyết khoa học dựa trên TN Ý nghĩa và TN Thời điểm. Trí tưởng tượng có thể tạo ra sự tưởng tượng hào hứng, hay buồn tẻ.

TN Xa của ngũ quan và Tự ký thường được dùng nhiều hơn trong Trí tưởng tượng. Aphantasia là bịnh không có thể làm ra Trí tưởng tượng. Nhận Thức cũng là yếu tố trong Trí tưởng tượng .

Các vùng Não Bộ quan trọng là: Chẩm/Occipital, Trán Đỉnh/FrontoParietal, Đỉnh sau/Posterior parietal, Tiền Nêm/ Precuneus, và dlPFC/dorsolateral prefrontal.

Tiến hoá chủng loại học cho thấy: khoảng 6 triệu năm con người tiến hoá bằng cách tách ra khỏi loài vượn khỉ. Khoảng 3 triệu năm sau đó, PFC phát triển đã xuất hiện, và khoảng 70,000 năm trước đây, con người cải tiến các vật dụng (Vyshedskiy 2019).

Để làm Tưởng tượng Não Bộ dùng Mạng Chính /Salient Network (Insula- Giải Bao Trước /ACC) điều khiển hai mạng MMD/Mạng Mặc Định và điều hành như sau:

- DLPFC vùng Não để làm ra Hình tưởng tượng. Trái lại, Mộng mị thì không dùng PFC vì LPFC có vùng dlPFC là mạng điều hành làm nên thứ tự lớp lang cho hình ảnh là đặc tính của Tưởng tượng, không thể có được trong Mộng mị. Vì vậy trong Mộng tưởng /Daydream và Tưởng tượng cơ chế dùng LPFC là khả thi. Cơ chế trên kích động MTL/Medial Temporal Lobe dùng trong cơ chế Mộng mị.

- Hình tưởng tượng trong Mộng Tưởng dùng cơ chế Mạng Mặc Định (có thể còn bao gồm MTL) được chuyển về Thùy chẩm theo cơ chế Dưới lên (Thái dương IPS và Thái dương (MTL) VN Chẩm. VN MTL là nơi tồn trữ TN ý nghĩa, mặt người, âm nhạc/âm thanh. Biết rằng Tế bào thần kinh không đặc thù cho một thông tin nào nhưng kết nối thần kinh thì đặc thù.

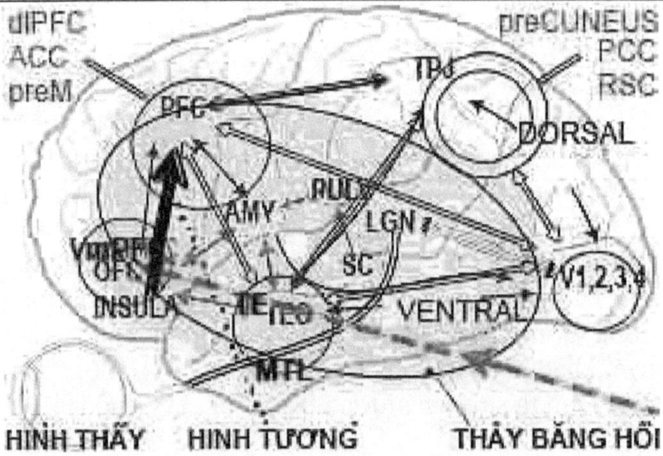

H18,1 Ba cơ chế thấy Hình, tuy cùng một đường dây tiến trình nhưng khac chiều hướng.

-**Mắt nhìn** : đến Lateral Geniculate body (LGN) rồi đến Vỏ não chẩm theo đường Trên đến PFC và theo đường dưới đến Temporal Lobe .

- **Hồn**: hay nhìn không cần Mắt đến PFC và đi ngược lại đến Vỏ Não Chẩm.

-**Hình tưởng tượng** Dùng Mạng chính (Dorsal ACC Giải Bao Trước -Insula kích hoạt PFC /dlPFC đi ngược lại như hinh thấy bởi Hồn.

- **Hình bầu dục** lớn bao gồm PFC, Temporal lobe: Vùng của Nội Thức /Hồn.

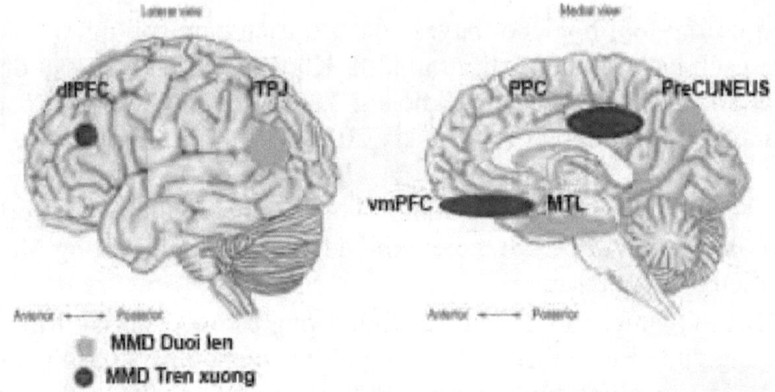

A B

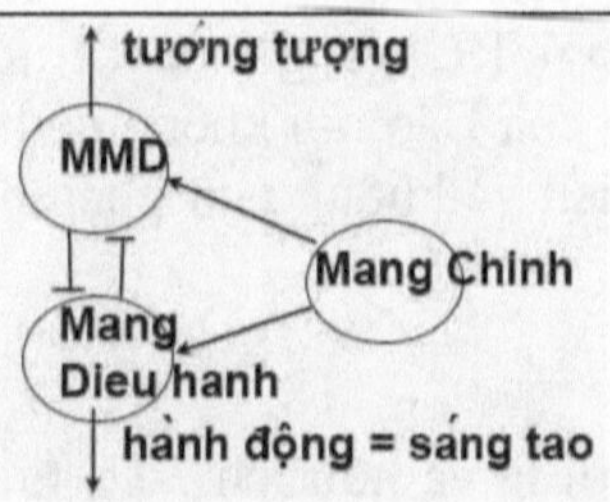

C C

Vùng Não MMD và mạng điều hành
H18,2 Các vùng chất xám và sơ đồ

Mạng Chính (Salient Netwok=dACC-Insula) : điều khiển hai Mạng MMD và Chính.

- Ngoài MTL/Middle Temporal Lobe , Mạng Mặc Định còn dùng HIPPO, ParaHipp, Retrospleinial Cortex và vùng VN Tam biên. Thu hồi hình chứa ở thùy Thái dương thường cho ra hình rõ ràng. Dẫn truyền thần kinh kết nối với VN chẩm, và VN Tam biên là có thể làm nên TR.
- PPC/Posterior Parietal Cortex và vmPFC cũng thuộc về MMD với cơ chế Trên xuống với nhiệm vụ thẩm định và để so sánh hình ảnh mới có với hình ảnh làm chuẩn của Nội Thức (vì vmPFC và PPC là vùng của Nội Thức). Cũng như các chức vụ khác của NB hai mạng trên ức chế lẫn nhau để cho ra hình ảnh có ý nghĩa khi Tưởng tượng (Lee 2021).
-Vùng vmPFC cũng là vùng não làm nên Theory of Mind (Đoán tâm lý người khác) cũng là vùng giao tiếp xã hội và thấu cảm. Kiểm soát MMD.

- Mạng chính gồm:
  - Giải Bao Trước /ACC/Anterior Cingulate Cortex (kết nối cung khắp) để điều chỉnh sai lầm, rồi làm quyết định cho chức vụ tổng quát về Tri Thức/TR.
  - Insula chuyên về cảm nhận từ bên trong cho nên vấn đề đặt ra trong Trí tưởng tượng thường được nâng cao vượt hơn tầm mức thực tại nhờ sự thấu cảm. Để phát triển Trí tưởng tượng, tư tưởng trong Trí tưởng tượng hội nhập với phần siêu việt của vấn đề.

Ngược lại Trí tưởng tượng chỉ có ấn tượng với con người, lại bị hạn chế bởi lý luận lề luật và TR. Ví như con diều bay lượn được trong gió: diều chỉ có thể bay lượn đẹp mắt khi nào được điều khiển bởi sợi dây. Cũng như Trí tưởng tượng cũng phải cần có Tri Thức kìm chế và hướng dẫn để Trí tưởng tượng không bị phung phí rơi vào cõi lãng quên vô tận. Nguyên tắc trên cũng dễ hiểu: Trí tưởng tượng vẫn là sản phẩm của thế giới nhị nguyên nên phải chịu sự quản lý của lực đối kháng: Tri Thức và Tưởng tượng. Cho nên "Vô tận của mình riêng" của Thi Sĩ Cao Bá quát đã đưa đến đại nạn cho chính thi sĩ, có lẽ vì thiếu TR.

Trí tưởng tượng không bị hạn chế bởi TR, trong một ít trường hợp có thể bay xa vào khoảng trống không của Đạo nơi không có hiện thực, không lời, không thời gian, không gian và không tâm phân biệt, thể hiện Trí huệ Bát Nhã Ba La Mật.

VI. Sự Sáng Tạo

Đó là khả năng tạo nên những ý tưởng mới lạ và hữu ích. Trí tưởng tượng là một yếu tố chính cho sự Sáng tạo. Vì vậy cơ chế Não Bộ có nhiều điểm giống nhau.

Sáng tạo có thể kết hợp với nhân cách như vừa hướng nội -hướng ngoại và hoài nghi (Csikszentmihalyi (1996,Lubart and Sternberg (1995), tham vọng thôi thúc, mạo hiểm, tự động, tự do, tưởng tượng, đố ky, tò mò, tự tin (Abler et al. 2006, Li et al. 2015); (Prabhu et al., 2008) và linh hoạt/versatility (Cassandro and Simonton, 2010,Batey et al. (2010) Gosling et al., 2003) (Peterson et al., 2002. Những sự khác biệt trên có thể cho thấy khả năng sáng tạo rất phức tạp.

Dùng cách khảo cứu dựa trên: sáng tạo các thực dụng thông thường (điểm thấp), Thực dụng hữu ích cao (điểm cao) để đo sự Sáng tạo.

Sự Sáng tạo bắt nguồn từ hai cơ chế:

a) Kinh nghiệm sống,

b) Hoàn cảnh và môi trường thúc đẩy để tiến bộ, ganh đua và sinh tồn. Cơ chế Não Bộ dựa trên sự kiện là các sinh vật dưới loài người ít có sự sáng tạo.

Cũng như sự Tưởng tượng, các vùng và mạng Não là :

i. *Mạng Mặc Định/MMD*: mạng bị kích động khi suy nghĩ ý tưởng chạy lung tung, giúp sự suy nghĩ để đi đến nhiều giải pháp khác nhau. Trái ngược với khi Chú tâm làm mạng giảm hoạt động. Đây là mạng để thu hồi TN, Tưởng tượng tức là dùng TN Xa có ý nghĩa, đồng cảm với nhân văn hay phong tục tập quán. Mạng còn có thể liên kết với VN Thái dương, Đính (Beaty et al., 2014; Takeuchi et al., 2011(Beaty et al., 2016; Smallwood and Schooler, 2015)

ii. *Mạng Điều hành*: chuyên về quản lý điều hành để phối hợp các vùng não khác, thay thế các lựa chọn sẵn có cho phù hợp. Mạng được kích động khi cần chú ý để lựa chọn với xử dụng TN Hiện hành hay Chú tâm vào việc đã được chọn. Mạng điều hành có thể là một cản trở cho tư tưởng về sáng tạo và hội nhập với hiện thực, vì vậy giảm hoạt động của mạng này nhưng không triệt tiêu hẳn có thể giúp sự Sáng tạo lên cao độ.

iii. *Mạng Não chính* giúp chuyển hoạt động Mạng Mặc Định sang Mạng chính hay ngược lại. Mạng được xử dụng để thích ứng với thực tế đang xảy ra, kết nối Insular córtex với Anterior Cingulate Cortex/ Giải Bao Trước /ACC .

Các vùng não khác gần đây cũng được nhận ra là Vỏ Não Trán dưới (IFG), Đính dưới (IPL, gồm các vùng chất xám và chất trắng liên hệ kết hợp với MMD. (Sunavsky 2020). Kết hợp với giảm Chất trắng (đo bằng Fractional Anisotropy /FA) ở các vùng Trán dưới (Inferior Frontal Gyrus=IFG) Trái, Inferior Fronto-Occipital Fasciculus, Cingulate Gyrus/Giải Bao, Inferior Longitudinal Fasciculus, và Uncinate Fasciculus (xem hình trang 36), Hemisphere Phải cùng tỷ lệ nghịch với Sáng tạo cao (Wertz 2020). Có lẽ sự giảm chất trắng tương ứng với sự giảm ức chế.

Trung tâm về sự Sáng tạo là ở bên bán cầu Phải. Điều đó cũng không muốn nói là bên Trái không sáng tạo vì hai bán cầu liên lạc với nhau. Cũng như vậy vai trò của PFC/PreFrontal Cortex là hiển nhiên, nhưng tầm mức quan trọng bao nhiêu trong Sự Sáng tạo vẫn chưa được hiểu chính xác. Vì ngoài tính đồng cảm, Sáng tạo còn lệ thuộc vào độ Thông minh và Điều hành. Phần Não Bộ làm ra sáng kiến vẫn còn chưa được hiểu hoàn toàn, có lẽ là lệ thuộc vào sự điều hợp giữa ba mạng trên. Lại nữa Sự sáng tạo về âm nhạc hội hoạ điêu khắc và Khoa học cũng chưa được nghiên cứu thỏa đáng. Hơn thế nữa bình phẩm văn học, nghệ thuật cũng là óc sáng tạo và cũng có phần khác với Sự sáng tạo hiểu theo nghĩa đen.

Sự Sáng tạo thường tăng lên với kinh nghiệm, động cơ thúc đẩy từ bên trong người và bên ngoài. Vì Sáng tạo là khám phá ra cái mới nên hẳn nhiên cơ chế Hủy Tạo là có vai trò trong sự Sáng tạo. Nhưng hiện thực là chưa được khảo cứu.

Ba hệ thống trên thường không kích động cùng một lúc, thí dụ như khi hệ điều hành kích động thể MMD lại giảm hoạt động.Tùy theo độ kích động, khả năng Sáng tạo có thể được tiên đoán ở những nghệ sĩ âm nhạc jazz, hòa âm, thi sĩ, họa sĩ.

Vấn đề là có thể cải thiện sự Sáng tạo bằng cách tăng sự kết nối các mạng trên xuyên qua học hỏi không? (Fink et al., 2015; Onarheim and Friis-Olivarius, 2013; Saggar, et al., 2017; Stevenson et al., 2014). Trong nghiên cứu về học âm nhạc, học có thể tăng lên sự Sáng tạo (Zioga 2020). Trong một thí dụ khác áp dụng phương pháp Applied NeuroCreativity có thể làm tăng Sự sáng kiến (Onarheim 2013).

Quan niệm thông thường là nghệ sĩ, văn sĩ, thi sĩ thường có đời sống phóng túng. Phóng túng có lẽ là sự kém về quản lý về sinh hoạt hằng ngày, ngay cả tình cảm và tài chánh/của cải. Nghệ sĩ thường có tình cảm dào dạt sâu đậm, thấu cảm với thiên nhiên, xã hội và con người. Đó là đặc trưng chức phận của vùng Não vmPFC. Lại nữa vùng vmPFC là vùng não quan trọng của MMD và tương ứng với mắt Trí huệ, có thể giải thích tính cách "*Siêu thế gian của một số nghệ sĩ*". Sự yếu kém về quản lý là vì mạng quản lý dlPFC-IPS (VN Tam biên) hoạt động yếu. Âm nhạc, hội hoạ, hay khoa học là có thể liên hệ đến các vùng não Thái dương, Premotor hay Vỏ não Đính nhất là vùng Tam biên Đính -Thái dương-Chẩm.

Trẻ em từ lớp 3-6 thường thấy có sự giảm Sự sáng tạo ở mọi các sắc dân và văn hóa. Có lẽ đó là thời kỳ người nhỏ tuổi hướng nhiều hơn về thế giới bên ngoài và xã hội (Reiss 2019).

Sự kết hợp nhân cách hướng nội-ngoại cũng đáng lưu ý. Kích động Putamen làm giảm biểu lộ tình cảm, hướng về tâm thần kích động cơ chế để hướng ngoại và sáng tạo (Shen 2018 Sweitzer 2018; Thames 2012, Peterson 2002). Nhân cách cởi mở cũng là phù hợp với Sự sáng tạo (Batey et al., 2010; Hughes et al.,2013; Singh and Kaushik, 2015b).

Đi xa hơn nữa Sự sáng tạo liên hệ đến vùng Trí nhớ về thủ thuật tức là liên hệ đến DOPAmine. Có thể DOPA từ PFC và từ BG, VTA/SN, Caudate nucleus trái và Đồi Não là khác nhau trong vai trò (Heilman et al.2003). (Boot 2017; Lhomm_ee et al., 2014; Takeuchi et al.,2012). (Tik et al., 2018 Sự kết hợp Sáng tạo với tính Quá lo âu (Neuroticism) Perkins et al. (2015) làm tâm hồn bất an nên bay bổng lên (Schuler 2019)

Khảo sát về Văn từ cũng cho thấy liên hệ đến vùng Vỏ Não Trán dưới IFG (Pars orbitalis and triangularis) và Thùy Thái dương giữa (Middle) ở mặt ngoài VN (khác với MTL) (Becker 2020)

VII. Tinh Hiếu ky/ Curiosity (H17.3).

Khả năng tự động căn bản và thông thường của sinh vật để sinh tồn thường trực tiếp kèm theo sự khen thưởng tránh nguy hiểm và vui chơi. Tính Hiếu kỳ cũng là một tính cơ bản và tự động của sinh vật thu hút bởi những mới lạ, một trong những cơ cấu căn bản của sinh vật để sinh tồn: kiếm ăn, tránh nguy hiểm và vui chơi. Sự Hiếu kỳ trái ngược với bản năng trên, thường có kết quả, bất định và tốn kém hay nguy hiểm như trong thành ngữ "Curiosity killed the Cat " (Con Mèo chết vì tò mò). Nhưng có khi đưa đến kết quả bất ngờ bổ ích với khám phá nhảy vọt phá hủy thành kiến lạc hậu. Sự hiếu kỳ và bản năng sinh tồn thường thấy trong đời sống vì vậy song hành nhau trong đời sống.

- Bản năng sinh tồn được quản lý những mạng NB gồm Mạng Chính/Salience Network (Insula-dACC) và mạng Điều hành Trung ương dlPFC-IPS dùng sự chú tâm. Như đã biết sự chú ý nhằm vào ngũ giác, mà quan trọng nhất là Thị giác và Thính giác. Thí dụ hệ thống Thị giác dùng hai đường dẫn truyền Trên dưới để nhắm vào mục tiêu và hệ thống Dưới Lên dùng để nhìn quanh mục tiêu , khám phá ra những bất thường quanh mục tiêu

- Tính Hiếu kỳ dùng cơ chế tạo cho con người có khả năng khám phá những cái mới (Tian 2021) nhưng ít được nghiên cứu cho đến thập niên qua và ít được hiểu ý nghĩa của sự hiện diện cơ cấu nầy trong NB. Dùng fMRI các vùng :

i. HIPPO (TN để liên hệ đến thông tin có trước đó),

ii. VN dlPFC, IPS là Mạng điều hành trung ương.

iii. dACC và Insula: Mạng chính, chủ trì hoạt động NB

trong đó :

- VN Insula có vị trí nằm sâu là đặc biệt tương ứng với chức vụ thông tin về nội tâm, ghiền và tâm lý (Namkung 2018).

- dACC có nhiệm vụ phát hiện sai lầm thông tin: những thông tin mới đến dACC sẽ được kiểm chứng bằng cách so sánh với thông tin có trước đó trong Nội Thức , để phát hiện sự sai biệt. Sự sai biệt sẽ được đưa đến vmPFC để phân tách và quyết định.

- Subungueal Cingulate Cortex/VN Giải bao phía dưới để kiểm chứng thông tin có sai lầm hay không.

Tiểu Não được thấy đóng vai trò quan trọng trong kết nối với các vùng trên và Tiểu Não (Tian 2021, Jepma 2021).

Midbrain (thông Não) gồm SN, VTA dùng chất dẫn truyền DOPA (liên hệ đến cử động, vui chơi) hoạt động mạnh kết nối với HIPPO /TN và Nucleus Accumbens/NAc/khen thưởng (Gruber 2014). Tính chất của sự Hiếu kỳ, sự Khen thưởng (thành quả tốt) có được từ sự Hiếu kỳ là những cơ chế bên trong NB phải được kết nối với động cơ từ bên ngoài kích thích sự Hiếu kỳ.

Trong đời sống TR thường được kích thích bởi Sự Hiếu kỳ (Kang 2009) cả 3 vùng SN/VTA, the Nucleus Accumbens, và Hippocampus. Sự kích động trên cho thấy sự kết nối trong sự Hiếu kỳ. Sự kết nối trên làm kích động Dorsal striatum, vmPFC và dlPFC (Kang 2009; Knutson., 2001).

Thêm vào những vùng trên, vùng giữa của Zona Incerta (ZIm) gần đây đã được khám phá có vai trò quan trọng trong Sự Hiếu kỳ về cái mới. Khi VN dACC nhận được thông tin kích động ZI medial, ZIm kết nói với PAG (có chất Enphakin/Opioids, Serotonin, liên hệ đến cảm tình và cảm giác để phản ứng cho sự đau, đề kháng, yêu thương) để làm tăng lên sự Thức tỉnh để chú ý (Ahmadlou 2021, Farahbakhsh 2021). ZI cũng là nhân gây nên sự sợ sệt cùng với nhân Amygdala, làm nên phản ứng tự vệ cùng với nhớ lại ký ức về sợ từ HIPPO, Thức tỉnh và Chú ý (Venkataraman 2021, Wang2020).

Thông tin gây Hiếu kỳ khác với thông tin quen thuộc ở chỗ không có sự đoán trước về hiệu quả của nó. Tuy vậy các sinh vật nhiều khi chọn những thông tin gây Hiếu kỳ để thử hay tìm hiểu. Vì vậy phải dùng đến VN Đính và OPFC để phán đoán (van Lieshout 2018).

Tóm lại

Tính Hiếu kỳ là một khả năng sinh tồn song hành với khả năng sinh tồn đã được chuẩn định (Ăn uống, tránh nguy hiểm và vui chơi). Tính Hiếu kỳ giúp sinh vật và con người phát huy khả năng cao cấp là tìm cái mới, sự Sáng tạo để giúp cải thiện đời sống.

VIII. Sự Hoài Nghi (Skepticism)

Sự Hoài nghi gần giống với sự Hiếu kỳ nhưng không có thành phần khen thưởng (Nucleus Accumbens/NAc). Thay vào đó có sợ sệt lo âu hay gây hấn vì vậy Amygdala/Hạnh Nhân giữ vai trò quan trọng trong Hoài nghi. Các nhân về khám phá sai lầm và quyết đoán dACC, SubGenual córtex và PPFC hoạt động mạnh hơn. Ngoài ra hệ thống DOPA với Caudate Nucleus, VTA , Mạng Chính và Mạng Điều hành Trung ương cũng cần hoạt động.

Trong Tu hành chánh pháp, hoài nghi la một trở ngại lớn vì làm giảm đi quyết Tâm bồ đề. Trái lại khi đi tìm chánh pháp thì sự hoài nghi là cần thiết để để tìm hiểu rõ chánh pháp, tránh sa vào ngoại Đạo.

Yếu kém vùng vmPFC và mạng quản lý làm nguời già dễ tin, dễ bi lừa

IX. Động cơ thúc đẩy (Motivation)

Là sự làm tăng lên ý chí biểu hiện bằng sự nồng nhiệt để đi đến mục tiêu. Trái ngược lại là sự thờ ơ, hời hợt hay lạnh cảm. Động cơ thúc đẩy tự động/nội tại cho các việc làm của NB và động cơ thúc đẩy vì lợi ích và khen thưởng, do chủ tâm vì mục đích và hoàn cảnh dưới các hình thức sau: Chỉ Đạo, Ý muốn (Volition), Giá trị (Value), Thúc đẩy nội tâm (Intrinsic Motivation), Tác động bên ngoài (Extrinsic motivation), Theo dòng (Flow) trào lưu, Ước vọng (Expectancy), Thích nghi (Self Efficacy), Điều hợp (Self regulation) và Mục đích (Goal) (Simpson 2016, Di Domenicó 2017, Reeve 2012,)

Các vung NB la:

- **VN** Prefrontal córtex, vmPFC, OPFC: kiểm soat về Tri Thức/TR.
- VN dlPFC, Giải Bao Trước /ACC Quan ly trung ương va kiểm tra sửa sai.

The Basal Ganglia: (Thuc đẩy) dung DOPAmine la chất dẫn truyền.

- Dorsal striatum Caudate Nucleus and pl1tamen,
- Ventral striatum-Nucleus Accumbens/NAc/Khen thưởng,
- Globus Pallidus
- VTA, SN, Ventral pallidium.

Hệ vanh:

- Amyg/ Lo sợ.
- Hypoth/Nội tang.
- HIPPO TN.

- Insular córtex /Tinh cam.

Tiến trinh cua sự thôi thuc co thể từ :

-Hệ vanh chu về tinh cam Tham Sân Si (Cai Tôi/Ban Nga) hay

-Từ suy nghi PFC va Giải Bao Trước /ACC hay

- Từ ban năng VTA kết hợp với Striatum (Nucleus Accumbens/NAc, Caudate N va Putamen).

Để đưa đến thi hanh qua Substantia Nigra va Globus Pallidus để điều khiển VN vận động hay TN/TR.

Trí Tượng tượng, Óc Sáng tạo vừa có thể là nguyên nhân sâu xa (Tiền đề) mà cũng có thể là tiến trình của Sự Thôi thuc.

X. Thiền Định và Sự Sáng tạo

Thiền Định càng ngày càng phổ thông không những trong xã hội Đông phương mà cả Tây phương. Trong Não Bộ, Thiền Định làm dầy Vỏ não, tăng Glutamate là chất kết nối thần kinh và trí nhớ, tăng Cortisol, tăng Serotinin oxytocin (chất kết nối thần kinh cho yêu đương giao dịch xã hội), tăng DOPA (ích lợi cho thủ thuật, thúc đẩy tư tưởng suy nghĩ, thích ứng với hiện trạng, sáng tạo), và giảm Epinephrine là chất làm lo âu.

Ngoài tăng các hoá chất trên, Thiền Định có thể giúp được gì cho óc sáng tạo của con người cũng đã được nghiên cứu. Sự Chú tâm khi dùng mạng quản lý Não Bộ dlPFC-IPS, làm bình yên MMD là hai mạng thường được dùng trong sự Sáng tạo và Tưởng tượng. Thiền định là cách để nhìn vào Nội thức, màng vô minh, làm thu hẹp lại để lộ ra cái Biết và Phật tánh, biển trí huệ vô ngại, vô biên giới

Tuy nhiên cũng cần lưu ý là Thiền Định không phải chỉ có mục đích thư giãn, sống hạnh phúc hay tăng tuổi thọ, sức khỏe hoặc óc sáng tạo làm việc có hiệu quả. Mục đích tối hậu của Thiền Định là đạt được Trí Huệ bát nhã để giải thoát.

Bình Luận *(viết bởi MTK và NKH)*

Sự Tưởng tượng và Sáng tạo là sự phát triển cao nhất của con người trong Chủng thể học. Khả năng trên giúp con người tách rời các động vật khác. Cấu tạo NB là căn bản thiết yếu để làm nên sự Tưởng tượng và Sáng tạo. Mạng Mặc Định/MMD là những vùng NB có hoạt động đặc biệt khác với các vùng khác. Khi suy nghĩ với Chủ tâm hay trong Thiền Định, MMD lại giảm sự kích động. Sự giảm đi MMD cũng là vùng lưu giữ Trí nhớ và là va là màng Vô minh che mở Trí Huệ Bá nhã. Cho nên trong Sự Tưởng tượng, MMD cũng là Nội thức giả đi hoạt đông để Phật tánh làm nguồn cung cấp những trạng thái, hình thức và lựa chọn khác nhau có thể dùng cho óc Tưởng tượng. Nguồn cung cấp dữ kiện có thể là vô tận và sẵn có ở mọi người. Bằng chứng là sự Tưởng tượng cần dùng đến sự chú ý hay là không cần chú ý (Trực giác). Hồn là Tâm câu thông với Phật tánh, là nguồn cung cấp dữ liệu vô tận cho Trí tưởng tượng. Khi có đủ dữ kiện, Mạng điều hành mới làm việc, sắp đặt lại các dữ kiện thành cấu trúc khả dĩ thực hiện được. Hiện thực và Trí tưởng tượng có thể kết hợp với nhau để làm thành quả của Trí tưởng tượng dễ hiện thực hơn. Tuy Sự tưởng tượng là sản phẩm của Tâm Hồn nhưng vật chất và Tâm Hồn là một thể duy nhất, tùy theo cách nhìn. Bởi vậy theo Murphy's Law: điều gì Tâm nghĩ ra thì có thể xảy ra, như người ta đã thấy nhiều sự Tưởng tượng của Jules Verne ngày nay đã trở thành sự thật khả thi. Thuyết Tương đối hay khám phá về Sự hấp dẫn vạn vật hay lực đẩy Archimedes cũng là đi từ Trí tưởng tượng.Trí tưởng tượng, sự sáng tạo và hiếu kỳ la những Tri Thức mơi, vì vây phần lơn TR liên hệ

Chương 19: TỰ DO HÀNH ĐỘNG (HD) / TỰ DO KHÔNG HÀNH ĐỘNG (KHD) (FREE WILL AND FREE WON'T) VÀ NGHIỆP (MTK,NKH)

I. Quan niệm về Tự do Hành Động và Thí nghiệm Libet

1. Đã từ lâu con người thường tự hỏi có quyền tự do hành động theo ý muốn không? Người Đông phương với ảnh hưởng của Ấn Độ giáo và Phật giáo có quan niệm về Nghiệp và Luân hồi. Quan niệm về Luân hồi khó được kiểm chứng bằng khoa học nhưng lại có thể giải thích những hiện tượng bất cân bằng trên bình diện khoa học: sự kiện xảy ra trong đời sống hiện tại có thể là kết quả của việc làm ở nhiều kiếp trước. Vì vậy sự Tự do hành động hiện tại bị chi phối và hạn chế rất nhiều bởi việc làm trong quá khứ. Trong khuôn khổ văn hóa Đông phương, không ai nói là quyền Tự do hành động và Không hành động chiếm một tỉ lệ nào trong đời sống. Tự do HD có thể là 5% đến 30% hay ít hơn nữa và có lẽ tùy thuộc vào Nghiệp tốt hay xấu của mỗi cá nhân.

Trạng Trình Nguyễn Bỉnh Khiêm (1491- 1585) nói:
"Thế nhân thập nguyện, cửu thường vi"
(Trong mười điều mong cầu, thì chín điều là không đạt).
Hay: Milarepa Đạo sư Tây Tạng (1055-1135):
"Hoạch định kế hoạch cho tương lai giống như
việc câu cá trên cạn, sẽ không bao giờ bắt được cá".

Đó là lý thuyết Định mệnh: con người (hay động vật khác) gần y như nghệ sĩ trên sân khấu, sống, hành động, suy nghĩ theo kịch bản đã được viết trước.

Người Tây phương với chủ nghĩa Nhân bản và Hiện sinh ít có quan niệm về Linh Hồn và ít tin vào Luân hồi và Tái sanh, suy giảm niềm tin nơi Thần quyền (nhưng tôn trọng quyền tin vào Thần quyền của kẻ khác trên căn bản quyền làm người) thường tin nơi quyền tuyệt đối của mỗi cá nhân. Tuy vậy vấn nạn về quyền Tự do hành động và Không hành động đã có từ lâu trong văn hoá Tây phương. Làn sóng xâm nhập của văn hóa Đông phương vào các nước tiên tiến về kỹ nghệ đã thay đổi rất nhiều cảm nhận sống trong xã hội được kỹ nghệ hóa.

Hơn nữa chính sự phát triển khoa học và kinh nghiệm sống với tuổi đời cũng làm thay đổi con người. Trong hơn ba thập niên qua với sự phát triển của Khoa Thần kinh Não Bộ các nhà khoa học đã đặt vấn nạn lớn là mỗi cá nhân có quyền Tự do hành động và Không hành động trên căn bản duy lý

Năm 1827 lần đầu tiên "The General Conference of Free Will Baptists " được tổ chức ở Tennessee, U.S., and Seat Davidson cóunty, Nashville. Nhưng mãi đến năm 2006 Hội nghị về Free Will mới được chính thức tổ chức với Triết lý gia và khoa học gia Não Bộ tai Sweeden và thành hình khoa học mới: Neurophilosophy.

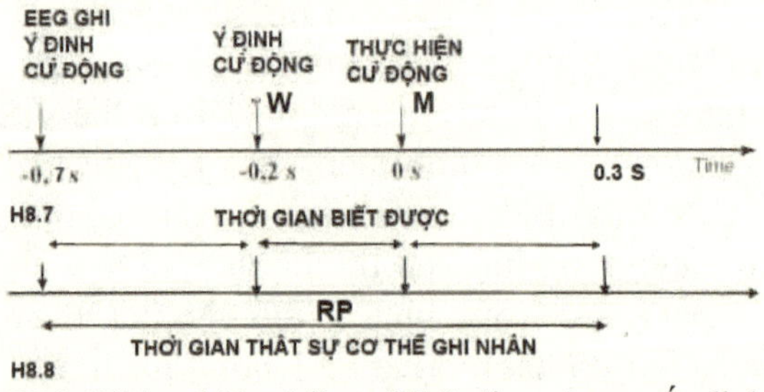

H18.1Thi nghiệm Libet: EEG đi trước quyết định và hành động. Ferstein là giải phẫu gia Não cho phép bạn là Benhjamin Libet làm thí nghiệm trên Não bịnh nhân.

Vào năm 1983, Libet đã làm thí nghiệm nổi tiếng như sau (H18.1): Người thử nghiệm được yêu cầu làm một cử động cùng với ghi chú bằng EEG để khám phá thay đổi Não Bộ, ghi thời gian W (Will) lúc quyết định làm cử động, ghi thời gian M (Movement) là lúc thực hiện cử động và ghi RP (Readiness Potential) là thời gian chuẩn bị. Thời gian từ W-M=300ms, RP trước khi M =1sec, RP-W=700ms.

Tóm lại thay đổi trong Não Bộ để dự định thực hiện ý muốn (RP) đi trước ý muốn cử động (W) và đi trước lâu hơn nữa thời điểm làm cử động (M).
Kết luận là ý muốn và việc làm là đã được định sẵn. Mark Hallett và Matsuhashi thêm vào thí nghiệm trên bảng thí nghiệm thứ 2 bằng cách yêu cầu thí nghiệm viên KHÔNG cử động sau khi làm quyết định cử động khi được ra tín hiệu (thí dụ bằng ánh đèn). Thí nghiệm sau này để xem xét khả năng "Tự do không làm" (Free won't). Dĩ nhiên Free won't cũng đã được định sẵn trước đó ở Não Bộ.
Trong thí nghiệm khác người ta có thể chứng minh bằng cách dùng fMRI có thể đoán được người được thí nghiệm dùng tay Phải hay Trái trước khi có ý định bấm nút.

Vì vậy khoa học gia Não Bộ gọi "Free Will" là ảo giác vì người ta suy nghĩ hay hành động có cảm giác như mình được tự do làm mà không biết là đã làm theo một mệnh lệnh trước đó.

Khoa học Não Bộ cũng cho thấy Não Bộ cho Free Will gồm cả Vỏ Não và phần chất xám dưới Vỏ Não và cuống Não có cấu tạo thành những bộ phận chuyên môn liên lạc chặt chẽ với nhau. Cơ cấu tổ chức có thể đơn giản hóa như các Bộ, Tổng cục, Cục, Sở, mỗi bộ phận có chuyên môn riêng.

Ngoài cấu tạo vận động gồm Vỏ Não, Basal Ganglia, cơ sở NB cho Free will là những trung tâm sau:

- Insula- Giải Bao Trước /ACC : Mạng chính gồm Insula về yêu thích ham muốn và Giải Bao Trước /ACC về phân tích sự sai biệt. Mạng dựa trên kinh nghiệm HIPPO, MTL và Giải Bao Sau/PCC (chuyên về TN Ý nghĩa và TN Tự ký)
- dlPFC-TPJ : Mạng quản lý trung ương của NB quản lý các trung tâm hành động gồm VN Vận động, tình cảm đã được cài lắp sẵn từ trước, gồm:
  - OPFC và vmPFC trung tâm xã hội /Luân lý và Đạo đức do giáo dục và môi trường.
  - Basal ganglia gồm: Dorsal Striatun, Dorsal Pallidus, Ventral Striatum= NAc va Ventral Pallidus và VTA

Đã gần 4 thập niên từ ngày Libet chứng minh không có Free Will, làn sóng tranh luận gần như không dứt trong giới Triết học và Não Bộ học. Phần đông vẫn tin là con người có Free Will. Họ đưa ra nhiều lý do, nhưng thực chất các lý do đưa ra lại không có căn bản khoa học như thí nghiệm của Libet. Cuối cùng là họ dùng vào trực giác và cảm nhận tự nhiên: "Tôi tự do làm việc nầy nọ hằng ngày". Nhưng thực chất là ảo giác.

2. Biện Luận

Thế giới là nhị nguyên (Trật tự và Điên đảo) thì vấn đề quyết làm là có hai đáp số: Tự do và cũng Không Tự do.

Xem lý do sau :

a) thiên về Free Will là:

Định luật vật lý cũng chưa phải là định luật Thiên nhiên (Như ta biết Định luật Vật lý ngày nay cũng có thể sai sót nếu chúng ta hiểu biết rõ hơn về Thiên nhiên/Vũ trụ). Vì vậy sự đo lường cũng chỉ là tương đối thì kết quả của đo lường không thể nào được dùng làm bằng chứng cho Triết lý không có Free Will (Horst 2011, Roskies 2010). Khoa học Vật lý hay Khoa học Não Bộ không chấp nhận Dualism/Nhị nguyên (chỉ chấp nhận Monism/Độc tôn) và chỉ chấp nhận sự vật là khẳng định (Determinism/Newtonism= "God doesn't play dice with universe" = Thượng đế không chơi đỏ đen của Albert Einstein). Tuy vậy Heidenberg lại đưa ra thuyết Hoài nghi (cho một hạt nhỏ lượng tử quantum người ta không thể cùng lúc xác nhận vận tốc và năng lượng).

b) **Không Tự do Hành động/No Free Will** Khởi đầu Thế giới được tạo ra không phải tự nhiên cũng không phải nhân duyên mà tự ý của Đấng Tạo hoá Tối cao hay Lý Duyên khởi. Cho nên Đấng Tạo hoá Tối cao là chủ thể có quyên hành tối thượng. Con người được làm ra bởi Đấng Tạo hoá Tối cao. là con cái, nô lệ của Ngài nên làm việc và hành động theo luật của Ngài đặt ra, luật đó là Nghiệp. Tương tự như con cái trong nhà khi còn nhỏ: vâng lời Cha Mẹ. Con người không sở hữu gì hết trong thiên nhiên. Nhưng vì là con cái của Đấng Tạo hoá Tối cao nên có quyền hương thụ theo nhu cầu và tương xứng với công sức của việc làm. Hưởng nhiều hơn là tạo nghiệp.

Lại nữa vì là con cai của Đấng Tạo hoá Tối cao thừa hưởng được đức tánh của Đấng Tạo hoá Tối cao này nên có quyên hành động Đạo Đức (Vô Ngã và Từ Bi Hỷ Xã). Thí dụ khi Đức Phật nói về quyết định Tu hành của con người, Phật nói đó là quyết định do ý chí đạo đức, không do nhân duyên hay tự nhiên.

Nói một cách khác, theo Trung Quán Luận của Bồ Tát Long Thọ/Tổ thứ 14 Phật Giáo, cái gì không có tự Tánh thì hành đông của nó là tạo Nghiêp. Vì không Tự Tánh thì không Thường hằng là hư ảo. Hành động bởi Tác nhân không tự Tánh là thuộc về thế giơi đảo điên.

Tương tự như vậy, theo quan niệm thông thường: Người chủ là có quyền tối hậu trong một công ty. Ngược lại nhân viên là người chấp hành mệnh lệnh. Con người nói chung là nhân viên nên là Vô Ngã (không được có Cái Tôi, theo Triết lý Đạo Phật), nên chỉ làm theo chỉ dẫn của ông chủ Nghiệp. Chỉ khi nào nhận ra Phật Tánh hay làm theo Phật Tánh (Đạo Đức) thì có Free Will/quyền hành động (đạo đức)

c) Con người có thể được xem tương tự như một người Robot. Hơn thế nữa nếu người ta có thể điều chỉnh hệ thống kết nối mạch điện trong Robot thì con người cũng có thể thay đổi mạng kết nối giữa các tế bào thần kinh giữa các vùng Não Bộ (Modules) qua sự luyện tập, học hỏi, hay phương pháp Tâm lý trị liệu. Hành động dù có tự ý cũng phải theo quy luật đã có sẵn. Minh chứng cho sự thay đổi kết nối trong Não Bộ làm thay đổi quan niệm sống là trường hợp bệnh PTSD/Rối loạn

TK hậu Chấn Thương có thể được trị liệu với nhiều kết quả Thiền Định Mindfulness.

Để minh chứng thêm cho quan niệm NO Free Will, sau đây là ví dụ thường được nói đến: Phineas Gage (1821-1960) là một nhân viên gương mẫu có trách nhiệm và nhiều tình cảm. Sau khi bị thương Não vmPFC thì trở thành một nhân viên vô trách nhiệm và chống lại mọi người (thay đổi Đạo đức). Sự thay đổi đó là Vô Thức vì Ông Gage không hề biết và không muốn (Soon 2008, wegner 2002 Heisenberg 1984)
Mặt khác nghiên cứu fMRI trên những bịnh nhân mất ý chí (Volition) về hành động và ngôn từ (Akinetic mutism) nhận thấy bịnh nhân biểu hiện hư hại nhiều vùng Não Bộ tạo nên hệ thống vết thương có điểm chung là Anterior Cingulate Cortex (liên hệ đến bịnh Akinetic mutism) và Precuneus (liên hệ đến bịnh Alien limb = Chi Ngoại lai) (Darby 2018, Panikkath 2014). Ngược lại là những người có Bản ngã lớn hay có tính hay kiểm soát người chung quanh hay tính "Gia trưởng" (sense of Agency=SoA) và Sở hữu chủ (sense of Ownership=SoO) (xin xem sau đây).

d) Chỉ số Somatic Markers (SM): là phản ứng tình cảm của mỗi người qua nhịp tim hơi thở, vui buồn giận.. được ghi lại trên vmPFC là tiêu chuẩn cho tình cảm làm nên quyết định trong hành động. Làm theo chỉ số trên con người thấy vui và khi ngược lại thấy buồn để báo động người hành động. Tình cảm trong SM thường vượt qua lý trí nhưng không nhất thiết đối chọi nhau.. Nhưng chỉ số này chẳng qua cũng chỉ là hệ số của Nghiệp/nhân duyên. Vì vậy khi hành động thấy vui không có nghĩa là Đạo đức

e) Trong " Free Will/Tự ý " có No Free Will/Định mệnh và trong "No Free Will"/Định Mệnh có "Free Will" / Tự ý. Trích dẫn:
Trong truyện Kiều Thi hào Nguyễn Du bắt đầu bằng hai câu thơ sau;

Trăm năm trong cõi người ta,
Chữ Tài chữ Mệnh khéo là ghét nhau

Chử Tài ở đây là Ý muốn để thể hiện Tài năng và Mệnh là do Nghiệp. Câu thơ trên có thể tóm lược ý nghĩa thông thường là hành động con người là biểu hiện tương quan của Nghiệp (Mệnh) và Ý muốn (chử Tài).

Nghiệp là: *Bắt phong trần phải phong trần*
Cho thanh cao mới được phần thanh cao

Người là Phật sẽ thành nên Ý muốn cương quyết như **vàng đá** có thể thấy qua câu thơ:

(Thúc Sinh) *Sinh . rằng: "Giải cấu là duyên, Xưa nay nhân định thắng thiên cũng nhiều.*

Tuy vậy, Ý chí là Tự ý cần đặt trong khuôn mẫu Đạo đức phản ảnh qua văn thơ:

- Khi Ý chí Tài năng xử dụng không đúng chỗ như:

Có Tài mà cậy chi Tai
Chữ Tài liền với chữ Tai một vần

- Và khi dùng với căn bản Đạo đức:

Thiện căn ở tại lòng ta
Chữ Tâm kia mới bằng ba chữ Tài

- Kant cũng đã nói: Tự do hành động là quyền Đạo đức chứ không Vị kỷ (free will as moral, not selfish: Kant's Third Antinomy' in *Critique of Pure Reason* (1781) sees us on the ***one hand determined by natural law and on the other free because of our capacity to obey moral law***. Ngược lại là không Đạo đức.
- Vi vậy trong con đường tu học, có hai quyền tự do:

i. Quyền tự do Phát tâm Bồ đề để quay lại Bản Lai diện mục,
ii. Quyền tự do thực hành Bát chánh Đạo/hay Sống và Hành động tốt!. Nghệ thuật sống là hoàn thành sứ mệnh, sáng tạo và vươn lên tầm mức Đạo đức.

Ngoài ra các hành động khác là không Tự do Hành động điều khiển bởi Nghiệp.

3. No Free will và Hình Sự

Hệ thống Tư pháp tòa án không đồng tình với Khoa học NB về Không có quyền tự ý hành động và tội phạm. Dù cho Thẩm phán am hiểu về hiện tượng Không Tự do Hành động, quyết định về phạm tội dựa trên sự kiện mà không dựa trên NB học hay Nghiệp.

4. **Vật lý: Cơ Lượng Tử và Free Will: EPR nghịch lý (EINSTEIN PODOLSKY ROSEN PARADOX) gợi ý sự tương đồng của hai thể khác biệt trong cùng một hệ thống.**

Hiện tượng "EPR nghịch lý" (Einstein, Podolsky, Rosen paradox) trong Quantum Mechanic được Einstein nghĩ ra để chứng minh sự suy diễn của trường phái Copenhague (Bi) của Bohr về Cơ Lượng Tử/Quantum Mechanic là không toàn vẹn. Hiện tượng được tạo ra từ sự tưởng tượng của ba khoa học gia trên trong thập niên 1930 để phản biện về quan niệm của trường phái Copenhagen về Cơ cấu lượng tử (Quantum mechanic) là không hoàn chỉnh:

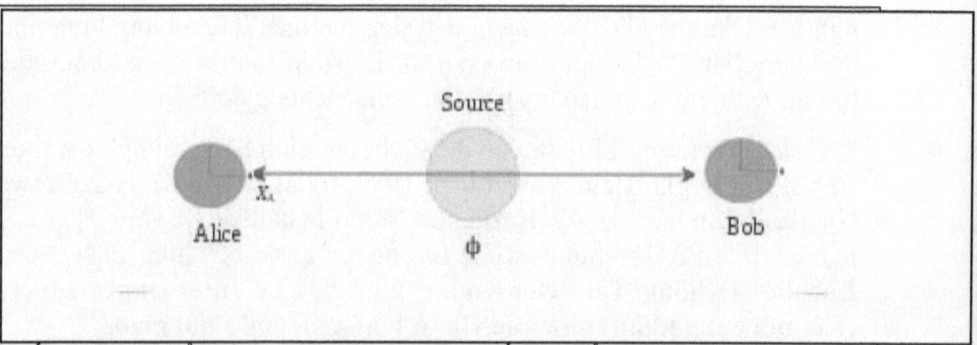

Thí nghiệm tượng tượng EPR nghich lý , khoảng 50 năm sau Alain Aspect làm thí nghiệm thực sự.

Hai electrons hay photons trong một hệ thống được bắn ra từ hai phía khác nhau theo hình trên. Mỗi Photon được quan sát chiều xoay (spin) cùng chiều hay nghịch chiều bởi hai quan sát viên Alice (Trái) quan sát Photon thứ nhất và Bob (Phải) quan sát Photon thứ hai. Kết quả là Electron thứ nhất (Alice) và thứ hai (Bob) lúc nào cũng cùng một chiều trên trục z (chú ý: vì Alice và Bob ở hai chiều đối nghịch nên chiều quay thành đối nghịch). Kết luận là hạt đi về phía Alice và hạt kia đi về phía Bob luôn luôn liên lạc với nhau. Từ đó Einstein kết luận là:

- Đặc tính của Photon hay electron có thể quan sát được (hướng quay spin, tương đương với sự kiện là Photon thứ hai có trị số nhất định trước khi đo) mà không bị ảnh hưởng bởi người đo và

- Chứng tỏ Quantum Mechanic còn có ẩn số (ám chỉ ẩn số làm hai Photon dầu chúng đã tách rời ra vẫn liên lạc nhau).

- Ẩn số "local **hidden**-variables" để giải thích Nghịch lý EPR được Einstein đặt ra thành vấn nạn vì Einstein tin tưởng ở thế giới là khẳng định/ Deterministic/God Doesn't Play Dice.

Cho nên Hạt không có Free Will phải xoay theo chỉ định sẵn có trước đó đã được lập ra. Einstein chủ trương Hạt trong Quantum Mechanic có trị số nhất định bởi quan niệm của thuyết định mệnh:" Thượng đế không chấp nhận may rủi". Nhưng Nielson Bohr bảo vệ quan điểm trường phái Copenhagen với thuyết nghi ngờ của Heisenberg. Theo quan điểm đó là vị trí và vận tốc không thể có được số đo cùng một lúc vì bị ảnh hưởng bởi người thí nghiệm. Thực tại không được biết trước khi quan sát. Trái với Enstein 's Moon: Mặt Trăng lúc nào cũng có dù có quan sát hay không.

Bohr cho là thí nghiệm trên không thực sự chứng minh hoàn toàn là có sự độc lập của Photon được quan sát bởi người làm thí nghiệm. Hai nhà khoa học hàng đầu tiếp tục biện luận nhưng hình như họ không lắng nghe người kia nói gì. Einstein sau đó cũng không thể tìm được thí nghiệm nào hoàn chỉnh hơn để chống đỡ thêm.

Hiện tượng EPR sau đó được chứng minh bằng thí nghiệm thực sự bởi Vật lý gia Alain Aspect năm 1982 (Giải Nobel Vật lý 2022) và Nicólas Nisin năm 1998. Einstein's Moon là có thật !. Thực chất của nghịch lý EPR là chứng minh Lượng tử cũng có tính chất **Non-Locality (Không Tại chỗ/Không Cục bộ) và Interconnectedness (Kết nối cùng khắp) như của Chân Không trong Phật giáo.**

Đi xa hơn nữa là định lý Bell (Bell's Theorem) trong đó hai hạt photons không cho đi trên đường thẳng và đối chiếu nhưng đi trên hai đường có góc độ θ thí dụ 90^0 thì độ đồng điệu là 0%, ở độ 60^0 chỉ còn 50% theo phương trình : C=cósθ. Định lý nầy chỉ là để làm rõ hơn nghịch lý EPR

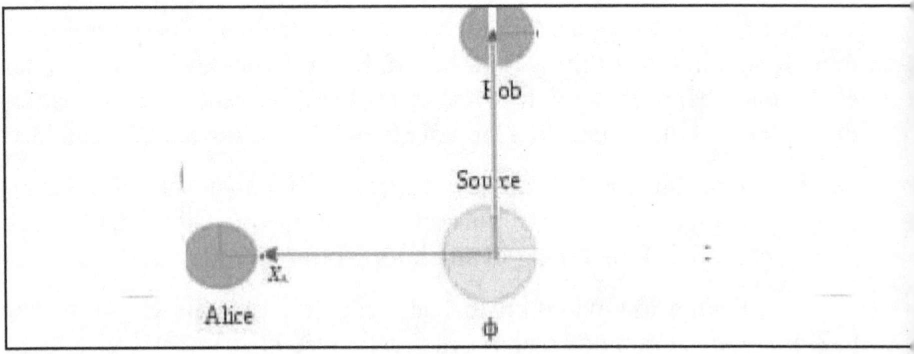

Khi nghịch lý EPR và định lý Bell được xác nhận bởi Alain Aspect thì rõ ràng thiên nhiên ở dạng vi mô kết nối cùng khắp và không tại chỗ. Vậy thực tại, tại chỗ, của Einstein chính là cơ chế **Non-Locality (Không Tại chỗ/Không Cục bộ) và Interconnectedness (Kết nối cùng khắp) của Chân Không**. Nhà Vật lý hiện nay sẽ không trả lời được nếu không nhờ đến Tôn giáo giải thích bằng Chân Không là Bản tâm không phân biệt và đồng dạng dù nhìn từ muôn chiều hay như khi với quan điểm Vô Ngã.

Như vậy theo EPR nghịch lý, ***trước khi rời xa nhau theo đường thẳng, Hạt đã được chỉ định chiều quay rồi, và tùy theo điều kiện của thí nghiêm. Điều kiện thí nghiệm ở đây là tương đương với Nghiệp***. Trước đó, Hạt chưa được chỉ định chiều quay. Giống như con người phải chấp hành Nghiệp. Nhưng con người được tự do làm việc Đạo đức. Và chỉ có tự do ấy thôi.

Định lý Free Will theorem của John H. Conway và Simon B. Kochenla: ***If we have a certain amount of free will, then, subject to certain assumptions, so must some elementary particles****/Nếu chúng ta có chút tự do theo Mặc định nào đó, thì Hạt cũng phải có.* Vậy thì Hạt có tự do là làm theo chỉ thị của Chân Không là Bình Đẵng/Đồng dạng và Kết nối cùng khắp. ***Có lẽ đó là Ẩn số cho vấn nạn của Einstein.***

Trở lại nghịch lý EPR, thí nghiệm trên chứng tỏ hai Photons/hay Electrons riêng rẽ nhưng cùng một hệ thống vẫn ràng buột với nhau (Entanglement) vì là cùng chia xẽ một điều kiện Thí nghiệm/Nghiệp. Vì vậy Hạt Lượng tử cũng có Nghiệp của nó và tuân theo Nghiệp (và sẽ không cải lộn với Vật lý gia rằng "tôi" có tự do muốn quay chiều nào tùy tiện). Nếu Einstein không nghĩ ra EPR nghịch lý nầy, thì có thể cho đến ngày nay, người ta vẫn nghĩ photon có tự do quay spin theo ý của nó.

Nghiệp (xấu) là khi làm ngược lai ý chỉ của Đấng Sáng Thế/ cũng là Luật của Chân Không. Nghiệp xấu là VỊ NGÃ và Không TỨ VÔ LƯỢNG TÂM (TỪ BI HỶ XÃ) tức Tham Sân Si. Một tánh của Chân không là: không phân biệt, đồng dạng, tất cả là một, một là tất cả nên tuy ở nhiều chỗ khác nhau nhưng cũng như nhau. Nhưng thật là không đúng nếu nghĩ là hai photons chỉ là một: cái nầy là hình ảnh của cái kia hay như hai mặt của đồng xu.

Tóm lai NO Free Will là định luật phổ cập của Vũ Trụ. Có người sẽ phản đối vì quan niệm là "vi phạm nhân quyền!". Nhưng Nghiệp thì không có thể trốn lên trời, dưới biển hay trong hang động được như Đức Phật từng nói

II. **CÂM BẤT ĐỘNG AKINETIC MUTISM (AMocked in)** (Arnt 2020)

Bịnh mất ý chí và khởi động ngôn ngữ ,cử động mặt/tay chân va tình cảm, không thể biểu lộ tình cảm/apathetic va kông cảm thay đau, đối....

.

Cơ chế Bịnh Lý: (H18. 2,3)

Một cách tổng quát Câm bất động là do sự hư hại của sự giao hợp của Tâm và Lực (Tâm Lực bất giao hợp). Khác với Locked in syndrome (Thân bị khóa chặt do vết thươngc vùng Cầu não/Pons làm liệt thân thể tay chân ngoại trừ cử động mắt)

Giải Bao Trước /**ACC /Anterior Cingulate Cortex**

Có kết nói với Premotor, PFC, DN, PAG/PeriAqueductql Gray (*chuyên về diễn tả cử động cho tình cảm và thần kinh X đối giao cảm*)> ACC có vai trò kích động nguồn năng lực của ý chí. Nghẹt mạch máu Não trước (Anterior Cerebral arteries), cắt bỏ ACC có thể làm ra AM tạm thời nhưng bịnh nhân lần lần phục hồi được. Lại nữa cắt bỏ ACC hai bên lại không làm ra AM chứng tỏ có nhiều bộ phận khác bị hư hại trong AM . Vì vị trí trung gian giữa VN Premotor, PFC va PCC và Hệ Vành, nên ACClàm trung gian cho cơ chế làm quyết định về yỉnh cam như la đông cơ thuc đẩy tỉnh cảm va vận động.

- **Striatum** (caudate nucleus and putamen (dorsal striatum, and nucleus accumbens (ventral striatum,) Nucleus Accumbens/NAc làm vui vẻ trong ý chí. Bed Nucleus of Stria Terminalis) kết nối với PFC và ACC là động cơ chính cho mọi hành động (có Tri Thức/TR) Dorsal Striatum liên hệ nhiều đến Ý chí với ý chí hoạch định. H[Caudate N./Dorsal Striatum làm nên lanh cam/apathy, Ventral Striatum đến ước muốn. Hư Ventral Striatumlam mất hứng thú (anhedonia)
- **Hệ Vui Khen Thưởng Hạ Vành MesoLimbic and NigroStriatal DOPAergic pathway** (VTA, SN/Substantia Nigra +**Nucleus Accumbens/NAc+ Amyd+ HIPPO+ PFC**)

Điều hợp động cơ thúc đẩy Ý chí=**Vui Chơi, Khen thưởng**
Dopa=Mesolimbic Pathway

Biên luận: *NB là hộp tiên đoán cho TR, vai trò chủ chốt cho tiên đoán là ACC để nhận diện thông tin ngoại biên /Nội tạng bằng cách so sánh với Nội Thức và Tình cảm Nhập Thân (Embodies Emotion). Vì vậy hư hại ACC làm mất khả năng nội tại liên quan đến TR mới Tình cam mới có được từ thông tin mới nhưng không mất TR đã sẵn có*

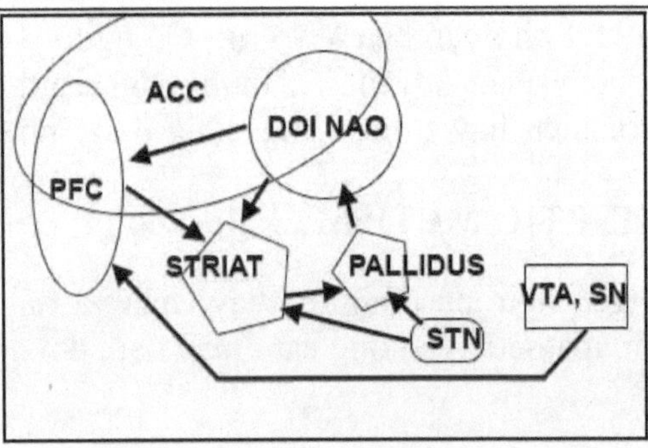

H18.2,3 ACC; Anterior Cingulate Cortex (*chức vụ khám phá sai biêt thông tin ngoại biên với Nội tâm để khơi lên ý chí cho ý tưởng mới*), BG: Basal Ganglia== Stratum+Pallidus, VTA:Ventral Tegmental Area, STN: SubThalamic N. dùng DOPA *để làm công việc thôi thúc cho hành động , ý chí và vui chơi*)**Đồi Não /DN**

Ventral anterior (VA), midline/intralaminar and mediodorsal thalamus có nhiệm vụ về hướng đến muc tiêu (Tekin and Cummings, 2002) Kích động bởi Ventral Pallidus và Globua Pallidium, rồi lại kích động PFC và Dorsal và Ventral Striatum

Điều hợp động cơ thúc đẩy Ý chí (Arnt 2020)

Tình trạng của một chi (tay, chân) cử động ngoài ý muốn hay ngược lại, cử động có thể phức tạp.

III. CHI NGOẠI LAI/ ALIEN LIMB (H18.4)

Thí dụ khi hành động qua thị giác, luồng dẫn truyền Trên không được điều hợp và ức chế từ Basal Ganglia và PFC nên kết quả là không kiểm soát , chỉ làm như theo ý riêng của ai khác làm cho bịnh nhân hoảng sợ, như hình (Wolpe 2019, Panikhath 2014, Graff-Radford 2013 Darby 2018,) (H18.4)

IV. Bản Ngã Cao: Tính Gia Trưởng và Sở hữu chủ (H18.5)>>>

Chủ trương Tự do Hành động, Ngã mạn

Tính Gia trưởng (sense of agency=SoA) và Sở hữu chủ (sense of ownership=SoO) fMRI cho thấy vai trò vùng Não Bộ Angular gyrus (AG) IntraParietal Sulcus/IPS (Rao 2017, Braun 2018). Thùy Đảo/Insula Vùng Não Bộ nầy kết nối với Giải Bao Trước /ACC để kiểm soát hoạt động của dorsolateral PFC (Chambon 2013), VN Nội Thức gồm Giải Bao Sau/PCC. vmPFC , Tiểu Não và Tiền Vận động (David 2009). Đặc tính quan trọng của tính Gia trưởng là tính Vị Ngã/Hữu Ngã trầm trọng.

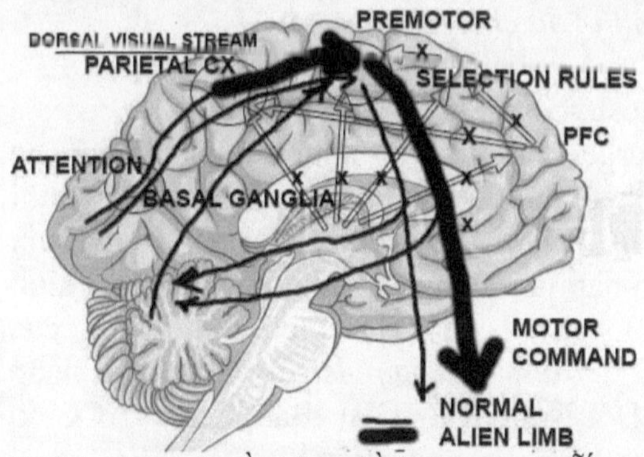

H18.4: Trong trường hợp bình thương (mũi tên mỏng) Đường Trên khởi lên tứ PFC được ức chế bởi Basal Gangliạ (mũi tên trống) là điều hợp động tác

Trong AM: không được ức chế nên hành động quá trớn

SoA/Sense of Agency va SoO/Sense of Ownership cũng bao gồm cả sở hữu cơ thể và liên hệ đến Free will. Thí nghiệm: Rubber hand illusion/Ảo giác tay nhựa (Braun 2018), (RHI) được thực hiện với bàn tay thật dấu dưới bàn và bàn tay giả bằng nhựa để trên mặt bàn ngay trên bàn tay thật. Bàn tay giả được nhìn bởi người được thí nghiệm và được kích thích cùng lúc với bàn tay thật dấu dưới bàn. Xúc giác và thị giác chuyển lên Vỏ Não làm người ta có cảm giác từ tay giả tạo nên SoO. SoO sẽ dễ có được nếu tay thật và giả giống nhau, đặt gần nhau và cũng được kích thích giống nhau. SoO có thể được gây ra cảm giác như vậy mà không cần bàn tay giả hay với bộ phận cơ thể khác với bàn tay, có thể áp dụng cho toàn cơ thể. Cơ chế tạo nên cảm giác được đề nghị theo cơ chế Neurocógnitive model (*Mẫu Trí Thức Não Bộ*): cảm giác được đưa đến Não Bộ và được so sánh với hình mẫu đã có sẵn trong Não Bộ như đã đề cập trong phần Nội Thức. Nếu cảm giác tạo nên hình ảnh phù hợp với hình ảnh trong Não Bộ thi SoO được tạo thành.

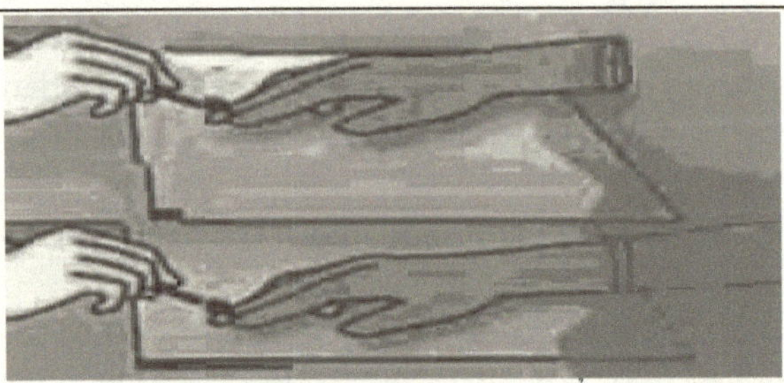

H18.5 Rubber hand illusion (RHI):: Tay giả và tay thật cũng bị kích thích, sau 1, 2 phút có cảm giác tay giả là tay thật (Braun 2018).

Rối loạn SoO cũng được dùng để giải thích các hiện tượng như: Không nhận ra phần cơ thể, Phantom limb, Ảo giác có thêm tay chân, Ghét tay chân,...Cảm nhận có người thân bên cạnh, Xuất Hồn, Autoscópy, Heautoscópy (*tự thấy*). Nặng hơn nữa là Delusion (hoán tưởng), Depersonalization, Dissociation (*nhiều nhân thể*), Cotard's syndrome (*hoán tưởng rằng mình đã chết*) (Debruyne 2011).

V. Giải phẫu Tâm lý/Psychosurgery (H18.6)

Cơ chế điều trị với Psychosurgery là dựa vào những hiểu biết về các vùng Não và những phản hồi kết quả sau giải phẩu. Psychosurgery khởi đầu với kết quả do *Deep Brain Stimulation* (DBS) trong bịnh Parkinson. Gần đây phương pháp này dùng để chữa trị bịnh thần kinh Ám ảnh-Thôi thúc. Dựa vào fMRI và DTI, mục tiêu chính của Psychosurgery điều trị (OCD=*Obsessive cómpulsive*) và Nghiện ngập (bịnh OCD, do tăng kết nối Đồi Não-OFC- Giải Bao Trước /ACC có thể thấy bằng fMRI (Piras 2013), Bịnh Nghiện (Lin 2012, Joutsa 2011). Người ta nhắm vào các vùng sau với kết quả rất tốt đẹp là: dACC (Cingulotomy), Nucleus Accumbens/NAc (subCaudate tractotomy) và phần trước của Internal Capsule (gồm dây Trán, Đồi Não- Cầu Cuống Não-Striatum) (Anterior Capsulotomy (Cắt kết nối của Insula- ACC, Nucleus Accumbens/NAc). Sự thành công của Psychosurgery trong các trường hợp không kiểm soát với phương pháp không giải phẩu, là minh chứng cho hiện tượng tính tình đã được cài lắp sẵn và khó được thay đổi do giáo dục, thuốc và Thiền.

Cách khác là nhắm vào Subgenual ACC/để điều trị Trầm cảm, Amyd và Hypo sau /để điều trị tính tình gây hấn.
Phương pháp định vị trong NB và kết quả Psychosurgery để điều trị bệnh OCD/Obsessive cómpulsive/Ám ảnh-Thôi thúc với kết quả trên 50% và cả bệnh Thần kinh phân liệt (Psychiatric disorders)

- Cingulotomy (anterior) để cắt dây giữa dACC-OPFC, Amyg, HIPPO,
- Capsulotomy (anterior) để cắt OFC, subgenual ACC đến Medial, DorsoMedial, va Anterior Đồi Não/Thalamus
- Subcaudate Tractotomy cắt dây từ VN- Striatum-Đồi Não/Thalamus
- Limbic Leucótomy: cắt frontothalamic loop và một phần của Papez circuit.
- DBS/Deep Brain Stimulation có lợi thế là không tạo ra vết thương đáng kể nên ít có phản ứng phụ DBS ở ventral capsule/ventral striatum of với kết quả 80% và 60% khi dùng tiêu chuẩn 'Yale scale".

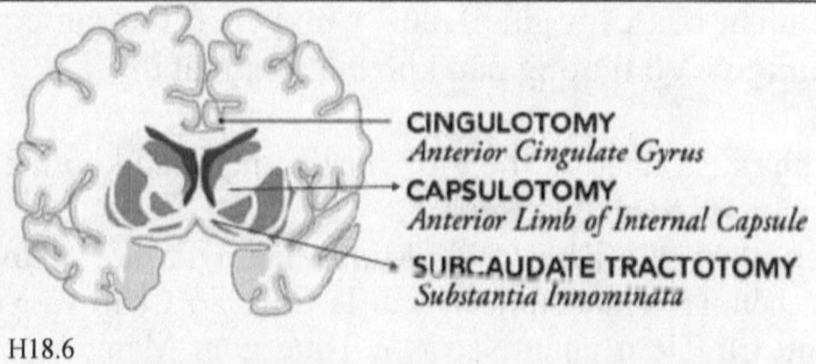

H18.6

Cac vung Não được lưu y để điều tri trong Psychosurgery

Khoa Giải phẫu thần kinh Tâm lý (Psychosurgery) từ năm 1947 có thể tác động lên các vùng Não Bộ lam thay đổi kết nối với cac vung Insula/ chê bai, Amygdala/Hạnh Nhân/lo sợ, gây hấn, Caudate N./tiên đoán sai lầm để hướng dẫn tình cảm, Nucleus Accumbens/NAc,VTA /khen thưởng.

-vmPFC Pregenual ACC-OFC-Anterior Thalam radiation nối với pgACC và minor forcep (dây vòng cung nối OFC đi qua Giải Bao Trước /ACC), về khen thưởng: đó là vùng tiên liệu tổng quát (vmPFC-pgACC=vùng Não Trán trước)-dlPFC, dACC Nucleus Accumbens/NAc, tiên đoán về giải pháp để đi đến quyết định (chủ về tiên đoán khen thưởng (kết nối với VTA (mesolimbis DPAergic, reward) (Hampton 2007, Donoso2014,, De Ridder 2016)

Chương 20: LÝ NHÂN DUYÊN, LUÂN HỒI /TÁI SANH, NGHIỆP và TỰ DO QUYẾT ĐỊNH CON ĐƯỜNG TÂM LINH

I. Tứ Diệu Đế

Tứ diệu đế (Khổ đế, Tập đế, Diệt đế và Đạo đế) và Thập nhị Nhân duyên là căn bản của triết lý Đạo Phật. Tứ diệu đế là để giải thích sự đau khổ của chúng sinh từ khi Vô minh làm nên điên đảo thế giới vũ trụ. Vì vũ trụ này có Bản chất là Không, nên các Pháp, vật thể là giả tạo Vô thường, Vô Ngã, Bất tịnh, nhưng con người lầm tưởng ngược lại. Vì vậy gọi thế giới nầy là thất điên bát đảo vì Vô Minh cũng là Si, nên Tham nhận lầm Thân Ngũ Uẩn là của mình, vì Tham nên lầm lẫn sở hữu chủ, nên gây nên tranh chấp xung đột tạo nên Sân. Vì Vô minh nên mất đi con đường Đạo Đức là Tứ Vô Lượng Tâm: Từ Bi Hỷ Xã.

Vì vậy Vô minh là nhân của cảm giác Khổ. Chú ý: Vô thường có thể tạo nên Khổ, nhưng vì Vô thường nên khổ cũng tự mất đi

A) Khổ đế (Dukhha): là nhận ra thế giới chỉ làm nên đau khổ mà thôi, gây ra do Sắc Trần với Sanh Lão Bệnh Tử.

B) Tập Đế > nguyên nhân gây Khổ là Vô Minh: Sắc Trần hội nhập vào Não Bộ/NB làm nên Tri Thức sai lệch (gọi là Biến Sở Chấp và Y tha sở tánh). NB lưu trữ TR ở phần Não Nội Thức gồm Mạng Mặc Định và Medial Temporal Lobe/MTL kết hợp với Amygdala (Lo sợ) và N. Accumbens (vui thích). Nội Thức làm nên TR không như thị mà theo Nội Tâm có thiên kiến. Ngay cả niềm vui mà TR tạo ra cũng là giả tạm. Nguyên nhân là Vô Minh gây ra Tham Ái

C) Diệt Đế: Nhận biết thế giới vũ trụ là giả tạo , không lạc thú, Vô Ngã , Vô chủ, không có quyền tự do hành động, Hạnh Phúc hay Đau khổ là mong manh. Nhận biết đó là từ cơ chế Đạo đức do học hỏi, quán xét của phần NB (vmPFC). Tiến trình là tương đương với Vi Diệu Pháp diệt trừ và điều phục Tâm Bất Thiên để chuyển thành Tâm Thiện. Khi được học hỏi , thực tập Đạo Đức, phần NB trên sửa đổi lại Nội thức, giãm Tham Sân Si, tăng Từ Bi Hỷ Xã và Vô Ngã

D) Đạo đế là con đường do Phát tâm Bồ đề theo Bát Chánh Đạo (Chanh kiến//Tư duy/Ngôn ngữ/Tinh Tấn./Quan Niệm/Thiền Định). Cơ sở NB là Insula -ACC/Giải Bao trước (Mạng NB Chính) và dlPFC-IPS (Mạng Điều hành). Insula là Vỏ não thuỳ Đảo nằm sâu dưới rãnh Sylvius là kết hợp với suy tư; ACC là vùng NB so sánh các thông tin với Nội Thức để khám phá sự sai lầm và cái mơí; dlPFC là vùng NB Trán có chức vụ v cao về quản lý điều khiển các vùng NB theo chỉ thị của vmPFC và Insula. IPS là VN ở vùng giao điểm của thùy Đỉnh về cảm giác, Thùy Chẩm về thị giác và thuỳ Thái dương về nghe, ngửi nếm và tình cảm.

II. Lý Nhân duyên

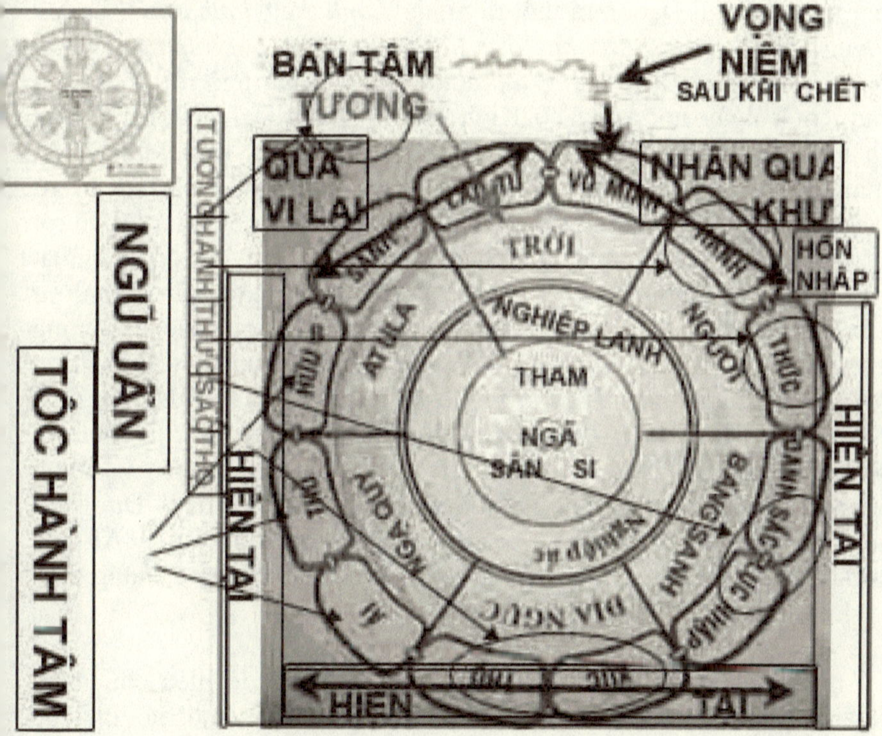

H19,1 Trái: Vòng Luân hồi, Phải: Bánh Xe chuyển pháp luân thường được biểu hiện tùy ý từ 6-12 cánh. Đức Phật chuyển Bánh xe là đầu tiên khi khai ngộ cho anh em Kiều Trần Như và từ đó bánh xe tiếp tục lăng mãi không ngừng, đè bẹp Ác nghiệp. Sáu cánh biểu hiện Sáu Nẻo Luân hồi (đầu tiên chỉ có 5 cánh sau đó thêm cõi Atula) do Đức Phật lập ra để đại diện Phật pháp từ sự kinh nghiệm và nhận xét của Tôn giả Kiều Mục Liên khi hành đạo. Mười hai cánh biểu hiện 12 Nhân duyên, Tám cánh biểu hiện Bát chánh Đạo. Tốc hành Tâm là tiến trình tạo nên Tâm kéo dài 7 Sát na (khỏang 100mcec)

Ngũ Uẩn (Sắc Thọ Tưởng Hành Thức) :Khoanh vòng tròn/bầu dục
Ái Thụ Hữu: **Tốc hành Tâm**= cơ chế tạo **Nghiệp** trong Não Bộ
Hữu Nghiệp tạo ra gồm:Dục hữu: Dục giới, Sắc hữu: Sắc giới, Vô Sắc hữu: Vô sắc giới..
Thập nhị Nhân duyên là tiến trình dùng nhân khổ từ quá khứ để làm kiếp người chồng chất thêm Nghiệp để tạo Nhân mới. Trong phần lớn trường hợp nhiều nhân khổ chồng chất thêm.

a) Thập Nhị Nhân duyên: Mắt xích 12 Nhân duyên

Lý nhân duyên không phải là một lý thuyết do Phật suy nghĩ ra , khám phá ra và là duy nhất trong các tôn giáo. Đức Phật Thiền Định dưới cội Bồ đề, Ngài ngồi kiết già phát thệ nguyện rằng: "Nếu không thành Phật thì không rời khỏi chỗ nầy"! Ngồi như vậy đến ngày thứ bốn mươi chín. Vào ngày 8 tháng 12 lần lượt chứng ngộ 4 bậc Thiền. Thấy sao mai mọc mà ngộ Đạo, mới thốt ra rằng: "*Lành thay, lành thay ! Tất cả chúng sinh đều có đủ trí huệ đức tướng của Như Lai, nhưng vì vọng tưởng chấp trước nên không thể chứng đắc*". Khai ngộ rồi, trong hai mươi mốt ngày nói xong bộ Kinh Hoa Nghiêm Đại Phương Quảng Phật có các vị Bồ Tát. Khi đã toàn giác, đạt được Tam Minh (Biết chính mình quá khứ vị lai + sinh tử của các chúng sanh + cách đoạn trừ các tật xấu/lậu). Đức Phật soi lại sanh tử luân hồi từ hiện tại lùi về rốt ráo quá khứ đến tận Vọng niệm phát xuất từ Bản Tâm. Từ đó Đức Phật thấy được các giai đoạn khác nhau của mọi kiếp người và sự Sanh tử luân hồi bất tận. Sự quán triệt Sanh tử luân hồi đã được nhắc lại rõ ràng trong kinh Lăng nghiêm. Cho nên Thiền nhân chưa thấy được trọn vòng sanh tử luân hồi, ***Viên thông nơi Tịnh Diệu của Tịnh Diệt, thấy Tánh Giác Minh Viên Dung và thâm diệu sự thanh tịnh*** là chưa tới đích. Vì vậy Đức Phật cũng thấy được sự Vọng niệm làm nên Vô minh là khởi đầu của sự phát sinh ra Vũ trụ sự sống và Điên đảo. Đức Phật nói "Yo paṭicca-samuppādaṃ passati, so dhammaṃ passati," "Ai thấy được Lý Duyên Khởi người đó thấy Pháp" và ngược lại : không thấy Lý Duyên Khởi thì không thấy Pháp.

Lý nhân duyên tuy là Lý căn bản nhưng không dễ hiểu chút nào. Ngài A Nan cũng đã có vấn đề thông suốt về Lý nầy nên đã hỏi Phật để Phật giải thích. Các khoen tiếp nối nhau, khoen trước là nhân duyên tạo ra khoen sau để tạo thành vòng tròn lẩn quẩn cho Luân Hồi và sự Khổ đau trong hiện đời

Ngày nay có hai quan niệm: Một số người trong Phật Giáo Nguyên Thuỷ /PGNT và Phần đông PGNT+ Đại Thừa, Lý nhân duyên được hiểu khác nhau về Thời gian của 12 khoen xích.

►Quan điểm Đại thừa chia 12 khoen trong ba thời kỳ Quá khứ (Vô minh-Hành), Hiện Tại (Thức-Danh Sắc-Lục Nhập-Xúc - Ái - Thọ Thủ) và Vị lai (Sanh -Lão Tử). Quan niệm như vậy Tiến trình của mỗi kiếp người khởi đầu từ Vô minh và kết thúc với Lão Tử sau đó Nghiệp Thức/Hồn lại Tái sanh làm nên kiếp mới. Không Tái sanh là chấm dứt 12 Nhân duyên trở nên bất tử của Bậc Thánh. Quan niệm nầy chủ về Luân hồi thoát Sanh tử

Sau đây là tóm lươc Thập nhi Nhân duyên cùng với quan niện Ngũ Uẩn Duy Thức học và Não Bộ học

- **Nhân Qua khứ**

Từ Bản Tâm (Chân Không) yên lặng, bỗng nhiên khởi lên Vọng niệm (Diệu Vong Niệm) điên đảo hàng tỉ năm trước không thể nghĩ đếm. Vô minh được sanh ra.

Theo Venerable Sayadaw Dr Nandamālābhivaṃsa trong The Analytical Study of Dependent Origination (Paṭiccasamuppāda) in the Perspective of Conditional Relations (Paṭṭhāna) Bản Dịch Tiếng Việt Của Pháp Triều NHÀ XUẤT BẢN TÔN GIÁO, PL: 2565 DL: 2021, Nhân của Vô minh là từ Lậu Hoặc [1. Dục lậu (kāmāsava), 2. Hữu lậu (bhavāsava), 3. Kiến lậu (diṭṭhāsava), 4. Vô minh lậu (avijjāsava)]; Vô Minh

đoạn diệt khi hết Lậu Hoặc. Sayadaw Dr Nandamālābhivaṃsa giải thích như vậy vẫn là chưa rốt ráo. Khi Chân Không Diệu Hữu khởi vọng niệm, Vô Minh xảy ra thì cũng có Minh (theo nguyên tắc Nhị nguyên). Vì Minh là Niết Bàn/Thiên đường nên không có Vũ trụ đảo điên , còn lại Vô Minh làm ra Vũ trụ đảo điên nầy. Như vậy Niết Bàn không là thể liên tục của vũ trụ đảo điên mà là đối cực của Đảo điên

Vô minh kích động Hành làm nên Nghiệp sau khi kích động Thức-Danh Sắc.....:Trong Lý Duyên khởi, Vô Minh là quan trọng bậc nhất khi kết hợp với Ái (taṇhā)> Ái là yếu tố của vị lai. Vô minh và Ái là rất mạnh tạo ra Nghiệp. Khi đau khổ thì Vô minh dẫn đầu vì Ái không thích đau khổ. Ngược lại thì Ái lại dẫn đầu Nhưng Nghiệp sẽ không được tạo ra khi không có Phiền não. Phiền não vì Ái tạo duyên Thụ rồi tạo duyên Hữu. Hữu làm ra phiền não tạo ra quả của Luân Hồi

Khi Vô Minh đã tạo nên Vũ trụ, thì Ngũ Uẩn cấu tạo thành Con Người gồm Xác và Hồn. Xác là Sắc gồm Tứ Đại và Hồn là phần còn lại của Ngũ Uẩn. Sự phân chia là không dứt khoát: trong Xác có một ít Hồn (Trí nhớ) và trong Hồn có một ít xác gồm phần Não Bộ lưu giữ Hồn như hình Thái cực đồ dưới đây. Sau nhiều lần Luân hồi là đến kiếp nầy. Diễn trình có thể được hiểu, lồng vào quan niệm Xác /Hồn, Duy Thức học và Não Bộ:

i. ***Vô minh*** :Do Vô minh mà Hồn có Vọng tưởng, nên Hồn nhập Thai mang theo chủng tử là Tạng Thức của tiền kiếp ghi vào NB (? RSC/RetroSplenial Cortex được nghi ngờ là nơi tồn trữ của Tạng Thức). Cũng như trong Thiên Chúa Giáo có tội Nguyên thuỷ/Tổ Tông, Tội Vô minh là lớn nhất:

Sơ Tổ Bồ Đề Đạt Ma Bodhidarma (? – 528) nói:

"Không có tội lỗi nào cả, chỉ có một tội duy nhất là tội Vô minh, không thấy được Phật Tánh chính tâm của mình.

Chủng tử Hồn nhập vào Trứng thụ thai. Rõ ràng là Trứng thụ thai không thuộc về Hồn, mà Hồn ***chỉ vay mượn Trứng****.*

Chú ý: Trong vòng Luân hồi 12 nhân duyên sau khi ***Hồn nhập thai nhi do Vô minh, sự sanh ra cỏi là tương ứng với Hành trong Ngũ Ấm và Ưng lúc Thức bắt đầu sự hoạt động ở dạng Mạc Na Thức.*** Từ đó Tri Thức lớn mạnh dần. Song hành với Tri Thức/TR là năm giác quan (ngũ quan=căn)

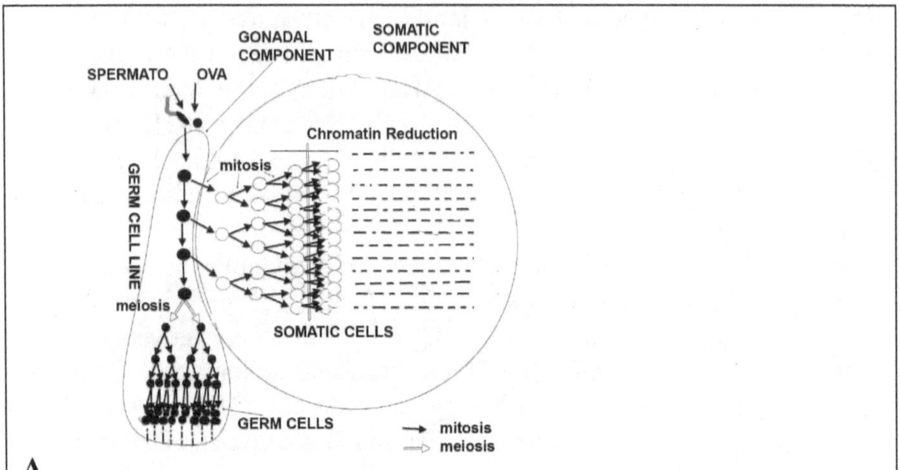

H19,2 A) - Germline: chỉ dòng TBMGDT/Tế Bào Mầm Giống Đơn Thuần, một TB được sanh ra sau mỗi lần TB chia cắt trong 4 lần chia cắt đầu tiên. Từ lần chia cắt thứ 5 và về sau nữa thì mỗi chia cắt có hai rồi 4, rồi 8... TB Mầm giống sanh ra

- Somatic line: TB mầm giống có khả năng thành TB cơ thể (TBMGCT). Loại TB nầy sau 3 lần chia đôi mất đi khả năng TB Mầm giống. Khả năng mất là tương ứng với sự giảm Chromatin (Chromatin Dimunition=CD) là chất sắc tố trong nhân TB có nhiệm vụ về ngọai biên di truyền (epigentic) (CD có lẽ là cơ chế giảm đi Chromatin không cần thiết trong trứng và tinh trùng). CD biểu diễn bởi đường gạch ngang trong nhóm TB hệ cơ thể (Grishnin 2018)

Nhưng vay mượn của ai?

Một sự kiện Khoa học có Ý nghĩa Tôn Giáo

Trong phân đoạn về Tế bào Mầm giống Trứng của Mẹ và Tinh trùng của Cha không do Mẹ Cha sanh ra!. Trong tiến trình phát triển của Cha Mẹ, Trứng và Tinh trùng là Tế bào "anh chị em" của Tế bào cơ thể của Mẹ Cha: Nhưng trong thiên nhiên, Trứng/Con cái liên hệ di truyền gần nhất vơi Cha Me. Tế bào Mẹ Cha không sinh ra Trứng và Tinh trùng mà chỉ che chở nuôi dưỡng nên sơ hữu Trưng/Tinh trùng. Tế bào của Cha Mẹ cũng từ một nguồn và cũng một thế hệ với Tế bào của Con Cái. Nói một cách khác Tế bào Mầm giống là nguyên vẹn từ nguồn. Đây không phải là quan niệm mà là một Sự kiện Khoa học. Sự kiện khoa học nầy hỗ trợ quan niệm của Thiên Chúa Giáo :"Chúng ta sanh ra từ Đấng Tối cao": Ý muốn của Đức Chúa Trời hay Vọng Niệm từ Phật Tánh. Động vật cao xuất hiện trước loài người nhưng không là Tổ tiên của con người. Trong Phật giáo, Tế bào Mầm giống sanh ra từ Vọng niệm qua quá trình tiến hoá. Cho nên Tế bào Mầm *` nhập Thai.*

ii. ***Hành***: Hồn nhập Thai: Từ Tạng Thức mới nhập, có hoạt động Trí tuệ là Hành=Mặc Na Thức/Mental Formation

Biện Luận: *Sở dĩ Kiếp người không bắt đầu bằng Sắc trong hành trình Sắc Thọ Tưởng Hành Thức, mà lại bắt đầu bằng Tưởng Hành là vì:*

- Trứng thụ thai và Thai nhi là chưa phải cơ cấu của Ngũ Uẩn tạo nên Cái Tôi Hữu ngã/Xã hội này. Trứng thụ thai thuộc về Sắc của Cha Mẹ. Cho nên Cái Tôi Xã hội hay Thân thể hiện đời này bắt đầu từ Tưởng Hành. Tưởng này là kết hợp Vọng tưởng của Cha Mẹ để có con"nối dòng" và nhất là Vọng Tưởng của Hồn muốn tái sanh nơi Cha Mẹ. Cũng như vậy, Thân thể làm nên Cha mẹ là kết quả từ Vọng tưởng của Ông Bà....

Sau khi Hồn nhập Trứng thụ Thai, tiến trình lập thành Ngũ Ấm mới thực sự bắt đầu. Kế theo Hành là Thức: Bé sơ sanh có nhận thức từ thế giới chung quanh Tạo nên Sắc ở Ngũ Giác và Nội Tri Thức. Danh Sắc này (Danh= Mind/TR+ Sắc= Matter) mới chính là Sắc của Ngũ Ấm tạo nên Thân thể của cái Tôi hữu Ngã/Xã hội này. Tóm lại Trứng thụ thai cũng là Sắc nhưng thuộc về Sắc của Cha Mẹ. Sắc của Thân thể hiện đời là Ngũ quan có Tri Thức/*TR và TR tổng quát.*

- Thân thể người phát triển từ tiến hoá chung của muôn loài. Tuy loài Khỉ Vượn tiến hoá trước loài người, nhưng hiện tượng Mầm giống trên khẳng định là Con người không làm ra bởi mà chỉ tiến hóa từ Khỉ Vượn nên Khỉ Vượn không là Tổ tiên của loài người. Nhắc lại Cha Mẹ không là sanh ra con cái mà chỉ che chở nuôi dưỡng. Con người phát xuất theo đường liên tục từ một điểm chung tứ Đấng Tạo hóa. Các loài động vật (Hoa sanh, Noãn sanh và Thai sanh) khác cũng vậy, Không loài nào sanh ra loài kia mà cùng tiến hoá tuần tự cùng nhau. [*Ghi chú: các loài từ Thực vật và thấp hơn không sanh ra trực tiếp từ Đấng Sáng thế mà từ tế bào thân thể (somatic). Tế bào thân thể, do cơ chế đặc biệt, tự chuyển thẳng tế bào mầm giống*]. Thêm nữa, Planarians (động vât dẹp) có cả hai khả năng dòng mầm giống va tự tạo ra mầm giống

- Quan niệm trên phù hợp với Cựu ước trong đó hình ảnh con người có tính cách tượng hình: Đức Chúa Trời nặn thành hình người y như hình Đức chúa Trời: *" Giê-hô-va Đức Chúa Trời bèn lấy bụi đất nắn nên hình người, hà sanh khí vào lỗ mũi; thì người trở nên một loài sanh linh". Sáng thế 2:7*

Đức Phật Thiền Định cũng thấy là:" muôn loài cùng chung một gốc" (kinh Lăng Nghiêm, quyển 10)

- **Bắt đầu tao Nghiệp**

iii. ***Thức*/Mind hay TR** /Consciousness, Trí tưởng tượng thành Nội Thức.

iv. **Danh Sắc/ Mind and *Matter***: từ Thức /TR gồm Trí nhớ là kết nối thần kinh được gắn lên Não bộ để tạo ra Tư tưởng (Thức hay Tâm Thức). Não bộ với tư tương kết hợp với phần còn lại của cơ thể làm ra con người. Sự hòa hợp Danh Sắc thành một thể bất phân ly: Hồn và Xác ở người còn sống là thể toàn vẹn. Sự phát sanh của Sắc từ Thức là cần đươc bàn luận. Trong Vật lý phương trình liên hệ giữa vật chất và năng lượng $E= mc^2$, chúng sanh như: Atula,Thiên nhân, cõi Vô Sắc không có Sắc mà chỉ có Thức/Nghiệp. Cũng như vậy, Hồn và Xác là không thể chia cắt: trong Xác có Hồn, trong Hồn có Xác. Thêm nữa trong tiến trình Thức duyên tạo Danh Sắc là tiến trình biến Sắc của Bào Thai từ Bố Mẹ thành Danh Sắc cho hiện đời. Tóm lại chưa có lý giải về cơ chế cho sự liên hệ Danh Sắc.

Đức Phật nói trong kinh Lăng Nghiêm, quyển 10 về:

- Kiên cố Vọng tưởng :Tưởng của Hồn nhập thai hơp với Tưởng ca Bố Mẹ thì tạo ra Thai nhi (Tạng thức)
- Hư Minh Vọng Tưởng thấy giốc cao thì mỏi chân (Tâm lý, Nội thức)
- Dung Thông Vọng Tưởng: Tâm sanh ra Vọng thì Thân làm theo (Mạc Na thức= tư tưởng)
- U Ẩn Vọng tưởng: Vọng tương không hay biết lam ra sự kiện như mọc tóc, dai móng tay (sức sống/ hormones...làm nên sự sống)
- -Điên đảo Vọng tưởng: Tri thức

v. ***Lục Nhập***: Nhận Thức+ Lục Trần/Six Senses hoạt động. Lục Nhập là nhập Lục Trần vào Lục Quan.

vi. ***Xúc***: Cảm nhận/Feelings-Emotions Tình Cảm (mPFC+ Sensory Cortex Temporal Lobe) ,.. *Xúc và Thọ là phần Thọ trong Ngũ Ấm của Thân xác hiện đời.*

vii. ***Tho***: Nhận Thức /Perception (Ventral Striatum+ Amygdala/Hạnh Nhân.) .

viii. ***Ái*** /Attachement: Tình cảm được phân tách bởi Giải Bao Trước /ACC .

ix. ***Thụ/Chấp***: sau khi được ACC kiểm chứng nhận Thức để cập nhật vô Nội Thức= làm nên phần Tình cảm trong Bản Ngã giả hiệu gồm Y tha Sở Tánh+Biến Sở Chướng.

x. ***Hữu*** / Possession: và trở thành Trí Nhớ tự kỷ/ Giải Bao Sau/PCC + RSC+Precuneus

xi. ***Sanh***: Rebirth: Tạng Thức cập nhật chờ Tái Sanh.

Ai, Thụ Sanh, Lão, Tử là thuộc về Tưởng của Ngũ Ấm hiện đời. Sở dĩ xếp Ái Thụ vào Tưởng vì là vọng tưởng của Ngũ Ấm chấp nhận cảm xúc từ Ngũ quan và Tri Thức/*TR. Hữu cũng thuộc Tương vì tàng trữ cảm nhận. Sanh Tử là giai đoạn chuyển tiếp để Tưởng nhập vào Trứng thụ thai.*

- **Qua Vi lai**

xii. ***Lao, Tử***/Aging-Death mang theo Tạng Thức là ký sự trọn kiếp của Hồn .

Đảo điên là ở đây vì nhận lầm thân Ngũ Uẩn vay mượn là của Tôi gây ra điên đảo. Lão tử nói về Điên đao như sau:

"Thiên chi Đạo, tồn hữu dư nhi bổ bất túc. Nhân chi Đạo tắc bất nhiên: tổn bất túc nhi phụng hữu dư"
(Đạo Trời bớt chỗ dư, bù chỗ thiếu, Đạo Người thì không theo Thiên Nhiên, mà lại bớt xén chỗ thiếu để cung phụng cho chỗ dư thừa).

►►Một số người trong **Phật Giáo Nguyên Thuỷ**

Mười hai khoen xích là hiện đời. Chủ về Thiền Định. Đặc biệt cắt bỏ khoen Xúc Thọ làm nên cảm giác (cắt bỏ kích động bên ngoài) , và cắt bỏ khoen Sanh Lão sanh ra Tâm sở hữu (xa lánh thế tục) là hai khoen quan trọng mà người tu hành có thể dựa vào đó để be gãy vòng Nhân duyên thoát đau khổ và cuối cùng là giải thoát Luân hồi. Các khoen khác như Lục nhập, Ái, Thụ, Hữu cũng có thể dùng để bẻ gãy Vòng trong Thiền đinh. Cơ chế trên có thể thấy rõ ở Thiền Định trong Tâm lý trị liêu bịnh PTSD là ở đây: Cắt bỏ Ái Thụ để diệt Khổ trong PTSD

Với quan niệm nầy, khoen **"Lão Tử" là tương đương với "Diệt"**. Vì vậy vòng 12 Nhân duyên với khoen "Lão tử" lập ra cho ba thì Quá khứ, Hiện tại và Vị lai

►►► **Hai quan niệm trên không đối kháng** nhau mà lại bổ khuyết cho nhau theo nguyên tắc Nhị nguyên: Mọi sự kiện, quy tắc nào đều có ít nhất hai ý nghĩa tùy theo thời điểm và phương cách áp dụng. *Cho nên tranh luận là không đưa đến kết luận thực tế. Khác với tranh luận Tái Sanh và Không Tái sanh là thuộc về vào của quan điểm với tầm nhìn cá nhân hơn là dựa trên sự kiện Tái sanh và lý giải*

Để cập nhật Lý nhân duyên với quan niệm Duy Thức học phát triển 1000 năm sau đó và cập nhật với kiến thức Khoa Học NB hiện tại, sau đây là đề nghị những cơ chế móc nối của 12 khoen xích trên, liên tục dường như không bắt đầu hay chấm dứt nên gọi là ***Trùng Trùng duyên khởi***:

Đó là Thập nhị nhân duyên Sanh. Ngược lại Bát canh Đạo là Thập nhị nhân duyên sanh Diệt.

-Vòng thứ 2 và 3 của hình : Sáu nẻo Luân hồi và Nghiệp Lành tương ứng Cõi Người và Trời.

Ác: Bàng (Súc) Sanh Địa ngục, Nga quỷ.

A tu La: Nơi trú ngụ của Hồn nhiều Loại Thiện Ác.

Vòng thứ 4: Động Lực của Luân Hồi là Tham Sân Si.

-Tâm điểm= Ngã: cội nguồn của Tham Sân Si.

Bản chất của vòng Luân Hồi là Ngã (Ngã Xã hội) là động cơ xoay chuyển vòng Luân hồi, Khi hết Ngã thì Vòng Luân hồi ngưng xoay chuyển.

III. Tai Sanh trong Phật Giao

A) Sự Tái sanh hay Đầu thai là sự Xuất Hồn sau khi chết, và nhập nguyên thể Hồn ấy vào một Thai nhi mới vừa được tạo ra. Hồn là một thể riêng của mỗi người, được bồi đắp thêm bởi Nghiệp mới trong kiếp trước đó, nên Hồn luôn luôn được "cập nhật" sau mỗi kiếp. Sự Tái sanh xảy ra trong Sáu nẻo Luân Hồi: ***Trời (và Tiên nhân), Người, A tu la (cõi Vía*=Trung Giới=Asura *-có tình cảm), Quỷ thần (Quỷ: Ma đói, Thần=gần cõi trời nhưng còn nhiều hung ác Tham Sân Si), Súc sanh, Địa ngục(=đau khổ).***

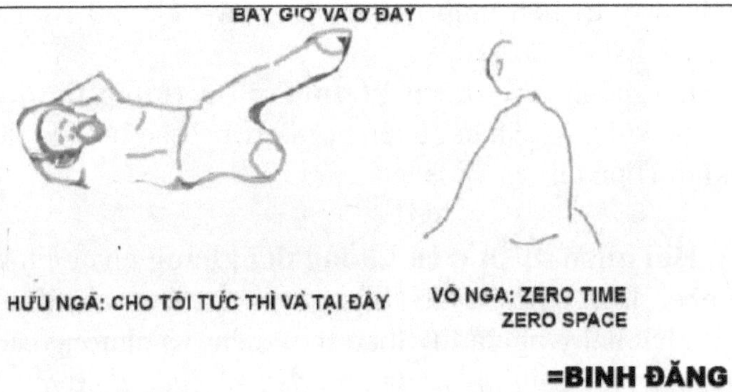

19,3

Hữu Ngã (Ngã giả hiệu) trên là tiền đề của Luân hồi

Vô Ngã là cơ chế để rửa sạch Nghiệp chấm dứt Luân hồi

Lời Phật :

"Người mất Ngủ mới thấy đêm dài, người mệt mỏi mới thấy đường xa, kẻ vô minh mới thấy có luân hồi, sinh tử"

Kinh Pháp Cú (Dhammapada), Phẩm Bàlavagga.

Cõi A Tu la hay Vía=Trung giới, gồm Linh Hồn /Hồn của Chân sư tạm trú, Đệ tử của Ngài, Người có nhiều phát triển Tâm linh có thể xuất hồn, của một số người bình thường nhưng có khả năng Tâm linh, Hồn sắp chết, Hồn sau khi chết, Hồn của Súc vật, Thực vật có khả năng tâm linh ....).

Tuy sự Tái sanh và Luân hồi được cói là quan niệm phổ thông trong Đại chúng của người học Phật và thực hành Phật pháp, nhưng thỉnh thoảng cũng có quan niệm trái chiều và nghi vấn. Quan niệm Tái sanh có thể không được đề cập trong Tôn giáo lớn nhưng đã có từ trước Đạo Phật ở Ấn Độ Bà La Môn. Đạo Hồi cũng đề cập đến Tái sanh cho mỗi Linh Hồn trong một thời gian nhất định là 500,000 năm

Trong Đạo Đức kinh Lão tử nói:

"*Tử nhi bất vong, giả thọ*"

(Chết là không diệt vong vĩnh viễn, nên gọi là sự trường tồn). Hay

"*Sinh giả, tử chi đồ. Tử giả sinh chi thủy... tệ tắc tân.*"

(Sống là bạn của chết, không tách rời cái chết. Chết là khởi đầu của cái sống… cái cũ nát, già nua cực điểm sinh ra cái mới mẻ, thanh tân.).

Xác bị tiêu hủy khi chết cùng với một ít Trí nhớ (TN)

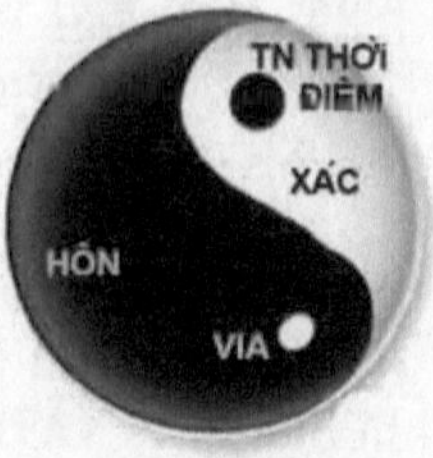

H19,4 HỒN + Vía
là một phần TN Thái cực đồ để biểu diễn Hồn và Xác bất khả phân chia dứt khoát.

Trong sự Tái sanh, Luân hồi, Nghiệp tốt xấu tiếp nối thêm vào sau mỗi kiếp sống. Nghiệp là TN. Mà TN là có một phần của kết nối TK ở Não Bộ được mang theo Hồn mỗi khi Hồn xuất Thân khi chết và nhập Thân khi sanh vào kiếp mới. Thai nhi là kết hợp của Trứng và Tinh trùng. Trứng và Tinh Trùng trú ngụ và được che chở trong Cơ quan Sanh sản của Mẹ Cha nhưng không sinh ra từ Mẹ Cha (Xin xem Phần Tế Bào Mầm Giống). Đức Phật bảo với Ngài A Nan trong kinh Lăng Nghiêm: sự nhập Hồn là do Niệm tưởng của Hồn và Niệm tưởng của Cha mẹ. Hai Tưởng hợp nhau thì có Nhập Hồn.

Bất kể là từ nhãn quan nào của Phật Giáo Tái sinh là một mắt xích trong 12 mắt xích gọi là Thập nhị nhân duyên. Không có Tái sanh là mất ý nghĩa Lý Nhân duyên. Cho nên học giả Đạo Phật nghi ngờ về sự hiện hữu Tái sanh sẽ rất khó khăn để biện luận cho quan điểm trái chiều nầy mà không đi ngược lại lời Phật dạy. Họ lễ phép chọn câu: "Để cho thành thật Tôi trả lời là Tôi không biết" cho một sự kiện trên 2500 năm.

Luân hồi lưu chuyển/Tái sanh và Nghiệp thường được cói là quan trọng trong giáo lý Đạo Phật. Tuy vậy quan niệm trên đã có từ lâu, cuối thời đại Phạm thư, trước hồi Đức Phật hoằng pháp. Đó là quan niệm Bà La Môn giáo dựa trên căn bản Hồn là thường hằng luân hồi tạo thành Tiểu Ngã trong Đại Ngã của Vũ trụ. Luân Hồi của Phật giáo tuy có sự tương tự với Ấn độ giáo, nhưng Vòng Luân hồi là được chứng nghiệm bởi Đức Phật khi đạt được Tam minh (mình, người và lậu) và Lục Thông (nhãn, nhĩ, mạng, tâm,bay nhảy, dứt nghiệp), Đại Khai ngộ và cói như không liên hệ từ quan niệm Luân Hồi đương thời của Bà La Môn..

Trong xã hội với trào lưu tư tưởng như vậy, Đức Phật đã tạo nên một hệ tư tưởng mới lạ lúc bấy giờ. Đức Phật phủ nhận quan niệm Tiểu Ngã và Hồn là thường hằng. Con người với Hồn và Xác được tạo nên bởi Ngũ Uẩn (Sắc Thọ Tưởng Hành Thức) trong đó Sắc gồm Tứ Đại (Đất Nước Gió Lửa) và Hồn là Thọ Tưởng Hành Thức. Có sanh thì có diệt. Ngũ Uẩn là Vô thường vì Ngũ Uẩn được tạo ra khi Bản Tâm khởi nên Vọng Niệm. Vọng Niệm là đảo điên, vì vậy Ngũ Uẩn bị thay đổi theo Vọng tưởng của Con người Hữu Ngã. *Hữu ngã và Nghiệp không thể nói cái nào trước cái nào sau tạo nên sự ràng buộc của người và vật trong cuộc sống xã hội và thiên nhiên, cũng như Trứng và Gà con vì cùng sanh và phát triển song hành*
Vì vậy con người có cái Tôi Hữu Ngã/ Xã hội phải sống chết luân hồi trong sáu Nẻo. Khác với Bà La Môn Giáo, Hồn hữu Ngã trong Phật giáo không trường tồn vĩnh viễn, khi biết quay về Bản lai diện mục, rửa sạch Nghiệp thì Nghiệp hết, Hồn trong sạch trở thành Phật tánh là hết Luân Hồi tái sanh. Giáo lý thấy là hợp lý luận nhân bản bình đẳng không thể bị hiểu lầm nếu không muốn có thiên kiến.

Ngũ Ấm là Vô thường và tự nó là Vô Ngã (và vốn Vô Sanh). Không có Ngũ Uẩn thì không có cái Tôi Xã hội chứ không phải cái Tôi Xã hội sở hữu Ngũ Uẩn hay nói khác đi Ngũ Uẩn và cái Tôi Xã hội là song hành. Không có Tôi Xã hội vẫn có Uẩn nhưng không Uẩn thì không có Tôi Xã hội và không được nhận lầm Uẩn là của Tôi Xã hội. Vì Vọng tưởng điên đảo nên nhận lầm mà tạo Nghiệp. Để dễ hiểu hơn Thân nầy, Suy nghĩ nầy (khi còn Hữu Ngã) không phải là của Tôi mà vì điên đảo, vô minh nhận lầm là của Tôi, Nhưng có thể nói rằng (Cái Tôi) Phật tánh Khởi Vọng niệm làm nên Ngũ Uẩn và (Cái Tôi) Phật Tánh sở hữu Ngũ Uẩn trong quan niệm Chân Không diệu Hữu.

Tiến xa hơn nữa vì Trứng mới thụ Tinh trùng nhưng chưa Nhập hồn có thể gọi là Ngũ Uẩn/Ấm không?. Dĩ nhiên là không, vì Trứng thụ Tinh trùng vẫn còn là Tế Bào của người Mẹ không là cá thể riêng biệt nên không là Ngũ Ấm, Sau khi được nhập Hồn (dĩ nhiên có cả Nghiệp đời trước) thì lúc đó được gọi là Ngũ Ấm. Ngủ Ấm mới nầy có phần Sắc (hình hài và Não Bộ) khác với phần Sắc của tiền Thân ngoại trừ một chút ít phần TN dùng để dính vào NB mới là của Tiền thân. Lý do Ngũ Ấm (hay người) mới này không nhớ tiền sử của nó không phải vì không có ký ức tiền Thân. Ký ức Tiền thân được ghi trong NB mới ở vùng NB chuyên về TN và có lẽ ở RSC/RetroSplenial Cortex. Tuy nhiên TN là phần Tạng Thức-Tiềm Thức mà con người bình thường rất khó thu hồi về hiện tại trừ những trường hợp đặc biệt như ở người có thể nhớ về tiền kiếp, Người tu Thiền ở bậc 3-4 hay A La Hán hay Phật. Thánh nhân (A La Hán hay Phật) có thể thấy được tiền kiếp của mình và cả kiếp sau. Trong kinh Trung A Hàm (quyển 1 trang 6), ***Ngài Trà Đế/Sati cho Thức là chủ thể của Luân hồi, bị Phật quở trách nặng nề***, vì Ngài Sati chỉ nhìn được có một phần của vấn đề là Thức hay Tạng Thức, dĩ nhiên là thiếu sót TN không nằm trong Tạng Thức phần NB dính vào TN và nhất là Bản Tánh/Phật Tánh là phần gốc của Thức. *Chủ thể của Luân hồi là Nghiệp là quan niệm đúng*

B) Bằng chứng cho sự Tái sanh

Sự Tái Sinh thể hiện qua

1. TN Tiền kiếp về Thời điểm, Ý nghĩa

2. TN Thủ thuật như âm nhạc, hội hoạ.. Vì cần sự vận động nên thể hiện thường trễ hơn khi so sánh với TN Tiền kiếp nhưng có ít trường hợp xảy ra từ 3 tuổi. Khác với TN Tiền kiếp loại TN Thủ thuật này không bị mất đi khi lớn khôn má trái lại có thể phát triển nhiều hơn lên. https://www.youtube.cóm/watch?v=ZAyaSkpsNKMbirthmarks

3. TN Tình cảm nhất là sợ sệt như người chết vì tai nạn do xe vận tải, Em bé tái sanh tỏ ra sợ với xe vận tải.. TN về những điệu bộ dáng hình cơ thể được lập lại trong sự Tái sanh.

4. Vết da/Thân thể bẩm sanh (Birthmarks)

Em bé sanh ra với vết da màu đen (cóngenital nevus) hay màu xanh (Blue nevus vì sắc tố nằm sâu dưới da) có thể sần sùi nổi lên (verrucóus), vệt màu trắng (depigmentation) hay màu đỏ như trái dâu hemangiona, khiếm khuyết một phần chân tay hay tai (tương ứng với tai nạn mất phần thân thể tương ứng trong tiền kiếp)

Vế màu đen thường tương ứng với vết đạn đen do thuốc súng

Biện Luận: *Sự tái sanh là do Hồn nhập vào thai nhi sau khi Trứng thụ thai. Hồn gồm TN nhiều tiền kiếp. Khi Nhập Hồn NB thai nhi được Hồn in bản saoTN Tiền kiếp vào NB , lúc ấy thai nhi hầu như chưa có*

TN Hiện đời. Vì vậy TN Tiền kiếp có thể được thu hồi ở Em bé khi chưa có TN Hiện đời. Khi TN Hiện đời được tạo ra, TN nầy sẽ che đi TN Tiền kiếp, làm cho TN tiền kiếp bị chôn sâu trong cơ cấu ghi TN của NB. Cho nên hầu hết người trưởng thành không thể thu hồi TN tiền kiếp, tương tự như TN xa khó thu hồi hơn TN gần. Một lý do khác làm cho TN tiền kiếp khó thu hồi về hiện đời vì TN tiền kiếp thuộc về Tạng thức được lưu trữ ở RSC khác chỗ (nhưng gần) với TN hiện đời (ở PCC)

Hồn cũng là TN là phần siêu hình khác với thân thể là phần hữu hình. Như đã bàn luận sự phân chia trên là tạm và không dứt khoát. Trong Xác có phần Hồn là ký ức về người chết còn ghi lại trong cõi vật chất này.. Trong phần Hồn có phần Xác đó là những phần cơ thể có ấn tượng nhất của người quá cố đặc biệt là tai nạn gây nên tử vong. Phần Xác trong Hồn này đi theo với Hồn vào trong thai nhi và ảnh hưởng Thai nhi phát triển qua cơ chế Biểu ngoại di truyền. Tác động kích hoạt hay kìm hãm genes làm nên dấu vết trên thân thể và ngay cả tính tình và tình cảm. Tác động này không khác với tác động của Nghiệp lên ý chí làm việc của con người (No FreeWill) làm cho con người không có chọn lựa nào ngoài làm theo Nghiệp và theo Đạo đức.

IV. Nghiệp Quả và Sự Hợp lý

Có nhiều quan niệm để giải thích sự bất hợp lý trong câu: "gieo Nhân nào thì được Quả ấy" dựa trên sự kiện giá trị, và ý nghĩa (thí dụ kiếp trước sát nhân, kiếp sau bị nghèo...). Đứng trên phương diện chiều dài của Luân hồi, nghiệp chỉ có thể thấy sau nhiều kiếp mà không theo thứ tự lớp lang có thể do tác động cộng nghiệp (nghiệp của cộng đồng). Về mặt Di truyền, việc làm của thế hệ trước có thể ảnh hưởng về Biểu di truyền/Epigenetic để truyền từ thế hệ này sang thế hệ tới.

Nhưng quan trọng hơn hết Lý Nhân quả còn phụ thuộc vào nhiều yếu tố khác ảnh hưởng, tựa như hạt mầm gieo xuống đất còn tuỳ thuộc vào thời tiết, sự chăm sóc của người gieo trồng.

Tóm lại , Luân hồi của Phật Giáo chỉ khác biệt với Luân hồi của Bà La Môn giáo ở chỗ Luân hồi của Phật giáo là giới hạn. Định nghĩa Đầu thai là sự biến đổi của Ngũ Uẩn kiếp trước sang Ngũ Uẩn kiếp sau để hỗ trợ cho quan niệm không có "Hồn mà không có Xác" trong cõi Trung Ấm. Hiện tượng Đầu thai ấy có lẽ không xảy ra vì Sắc hay Thân của kiếp trước không ảnh hưởng đến sự Vọng tưởng của Cha Mẹ và Vọng tưởng của Hồn (+Nghiệp) trong sự tạo thành Ngũ Ấm của kiếp sau. Tuy nhiên vì Con người/Ngũ Ấm là một thể toàn vẹn sự phân chia Hồn Xác là không dứt khoát: Hồn luôn luôn có một phần Sắc của kiếp trước khi Tái sanh nhập Hồn đề tái sanh vào kiếp sau

V. Quan niệm Trái chiều về Tái sanh

A) Tuy vậy ngay trong Đạo Phật có quan điểm ngược chiều đặt vấn nạn Tái sanh với trích dẫn là Đức Phật lúc còn tại thế không quan tâm đến vấn đề Tái sanh chỉ quan tâm đến vấn đề Giải thoát .(??). Có người quan niệm Tu hành là để đạt Vô ngã. Con người là do Lý nhân duyên từ Ngũ Ấm. Đúng vậy, Thân Tâm người là giả tạo vay mượn và điên đảo nên con người với Ngũ Ấm (Hồn +Xác, Xác : Sắc, Hồn= Thọ+ Tưởng+Hành+ Thức) cần phải tái sinh luân hồi trong Sáu Nẻo để trả cho hết nợ của Điên đảo. Khi hết nợ, sạch màng Vô minh chỉ còn lại Vô Ngã =Phật tánh thì hết tái sanh luân hồi. Đức Phật giảng cho A Nan về người Thiền Định, tuy chưa được lên hàng A La Hán nhưng cũng có thể thấy Lý nhân duyên từ tám vạn kiếp trở lại của muôn loài sinh vật. Để đả phá Ma Thức Ấm rốt ráo, Đức Phật bảo A Nan:" Người tu Thiền Định, khi dứt được hành Ấm, diệt tánh Sanh Diệt, viên thông nơi tinh diệu của tịch diệt, có tánh Giác minh, Viên dung thanh tịnh, mà vẫn biết rằng không chấp đó là Niết bàn: sự hiểu biết của Đức Phật là Toàn Giác rốt ráo và Vô biên!"

Trong sách "Buddhism without Beliefs" by S Batchelor (1953 , Kindle edition by Amazon, là cuốn sách rất nhiều độc giả, Batchlor sáng lập ra trung tâm dạy Thiền ở Anh quốc) là một hiện tượng đáng lưu ý xảy ra với trào lưu phát triển của Phật Giáo tại Phương Tây
Một số người nhất là người Âu Mỹ cảm thấy khó hiểu về sự bất tận của thế giới Ta Bà và sáu Nẻo Luân hồi. Điều đó làm nên sự hấp dẫn cho các tác giả trong nỗ lực phủ nhận Tái sanh.

Các luận cứ của là: .

- Lời Giáo huấn của Đức Phật dễ bị hiểu sai bởi những người muốn cổ súy Phật Giáo trong môi trường mà sự Tái sanh là không phổ biến trong đại chúng. Vì kinh sách Phật giáo chỉ được ghi chép 200 năm sau ngày Đức Phật nhập Niết bàn. Trong nhiều trường hợp Phật Giáo Đại thừa bị quy trách không theo đúng lời giảng của Đức Phật.

-Đầu óc Duy Lý: Quan niệm Tái sanh là huyền thoại, cổ điển và lỗi thời. Có thể quan niệm Duy lý phát xuất từ quan điểm duy lý hơn là chứng ngộ để có ít nhiều đồng cảm với các bậc chân tu có thể nghiệm Thiền Định thông suốt ít nhiều hay toàn Giác thấy được cái Nhân sanh ra mỗi loài trong vạn vật. Phủ nhận như vậy là dễ đưa đến quan niệm về chủ nghĩa Hư vô, điều tối ky và bị bác bỏ bởi Đức Phật.

- Tái sinh bị cho là được dùng làm khái niệm để minh chứng các trạng thái siêu hình như Vô sắc giới. Đúng như vậy, tái sanh là một tiền đề cho Vũ trụ quan của Phật giáo. Thiếu quan niệm Tái sanh đưa đến sự thiếu khúc chiết trong Luận lý và phải vay mượn quan niệm Thần quyền

- Cái Tôi Xã hội là sự tập hợp của Ngũ Ấm: Sắc Thọ Tưởng Hành Thức là vay mượn cho nên Cái Tôi đó là Hữu Ngã. Cái Tôi Vô ngã là Phật Tánh là Không có gì. Cái Tôi Phật tánh thì không luân hồi, nhưng Cái Tôi dùng trong Xã hội thì cần luân hồi tái sanh. Cái Tôi ấy là tập hợp của ngũ Uẩn /Ấm là những thể vật Vô thường, thay đổi theo *Kiếp theo Nghiệp và theo Thời gian*. Sự khiếm khuyết trong quan niệm về Cái Tôi Phật Tánh và Cái Tôi Xã hội có thể do sự lẫn tránh quan niệm Tái sanh.
- Quan niệm về Triết học tạo nên hướng mới của Đạo Phật không cần Đức tin (Buddhism without Beliefs của Batchelor). Phật pháp là Thế gian pháp và được Đức Phật chỉ ra sau đêm Đại chứng ngộ dưới cội Bồ đề. Suy tư và kinh nghiệm không thể thấy được tất cả Phật pháp. Đức Phật nói: "Cái Ta chứng như lá trong rừng, cái Ta giảng như lá trong nắm tay". Phật pháp nhiều hơn là những gì kinh sách ghi lại và nhiều hơn là những gì người học Phật hiểu qua kinh sách. Cho nên Tinh Tấn Ba La Mật là cần thiết để làm theo lời dạy của đức Phật khi có khúc mắc trong Tu hành. Khoa học Não Bộ, Tâm lý học, Triết lý học, Vật lý học ... cũng chỉ là những trợ cụ cho việc học Phật để suy ngẫm và hiểu lời giảng của Phật. Kinh sách ghi lại lời Đức Phật là để chỉ cho con người đời sau hướng đi. Quan niệm cũng cần được xem lại cho phù hợp với những gì Phật dạy, ***(tóm lược Kinh)*** **:** *Chớ vội tin một điều gì chỉ vì điều đó là: (1) truyền thuyết, (2) truyền thống, (3) tuyên truyền,(4) kinh điển, (5)lý luận, (6) lập trường của mình, (7) Định kiến của mình, (8) lý thuyêt có thẩm sat, (9) vị thầy thich hợp và (10) do truyền giáo hay Đạo sư. (Kinh Tương Ưng): Ở thời Đức Phật hoằng pháp Đức Phật đã nói ra tất cả những gì thị chúng có thể hiểu và không nói ra những gì thị chúng không thể hiểu vì làm như vậy là Đức Phật nói láo*

Cho nên với Tinh Tấn Ba La Mật để tra cứu kinh điển của Đạo Sư chỉ có thể tìm ra phương hướng. Lời dạy Đức Phật với Ngài A Nan phải làm sau Khi Ngài nhập Diệt là: "*Tự mình đốt đuốc mà đi*". Trong Phật Giáo, Kinh sách Tiểu Thừa hay Đại thừa đều được ghi chép sau khi Đức Phật nhập Niết bàn hàng trăm năm. Cốt lõi Đạo Phật không là ở Kinh sách với nhãn hiệu là "Cốt lõi" mà là ở quan niệm phù hợp với Luân Lý, Đạo Đức, Khoa học, Lý Luận và Chứng nghiệm.

Quan điểm "không Tái Sanh" la gần với quan điểm của Đại Sư Buddhadasa Bhikkhu của Thái Lan (1906-1993). Đại sư tuy ở Thái Lan nhưng là người tiếp cận với giới Trí Thức và có nhiều bài giảng cho giới Trí Thức trong xã hội Thái Lan thời kỳ hội nhập với văn minh

Phương Tây.) Đại sư không phủ nhận Tái sanh , nhưng thường cói quan niêm tái sanh là không quan trọng bằng quan niệm diệt Khổ trong Phật pháp.

(Chuyễn ngữ bởi HoangPhong 2012: https://thuvienhoasen.org/images/file/3IiTXp1G0QgQALhs/cótloicủacóibode-hoangphong-0.pdf, https://www.tuvienquangduc.cóm.au/ipad/Khai-Niem-về-sự-Tái-Sinh%20_HoàngPhong.pdf. http://www.phatgiaodaichung.cóm/Bai2012/QuyenSachChoNhanLoai_HoangPhong.pdf)

Trong Thiên Chúa Giáo từ Luân hồi không được đề cập đến thay vào đó có Thiên đường, và Địa ngục là lời thoát ra của thế giới Hữu hình: Người làm việc tốt được lên Thiên Đàng và người xấu bi phạt xuống Địa Ngục. Tuy nhiên Thiên Chúa là Tình Yêu thương.

"Thiên Chúa là tình yêu, và hễ ai ở trong tình yêu thì ở trong Chúa, và Chúa ở trong người ấy"(1 Ga 4:16). Những lời này trích từ thư Thứ Nhất của Thánh Gioan diễn tả rất rõ ràng trọng tâm của đức tin Kitô: hình ảnh Thiên Chúa theo Kitô Giáo, hình ảnh con người và con đường của họ rút ra từ đó. Cũng trong thư này, Thánh Gioan cũng đưa ra một dạng tổng kết về đời sống Kitô Giáo: "Chúng ta đã nhận biết và tin vào tình yêu Thiên Chúa dành cho chúng ta". Hay:

Đức Chúa Trời *ban cho chúng ta sự tha thứ. Những hành động của chúng ta thể hiện đức tin và mức độ hiểu biết của chúng ta về ân điển của Đức Chúa Trời (xem Gia-cơ 2:14-26; và Lu-ca 7:47).*

Chúng ta hoàn toàn không xứng đáng, tuy nhiên Đức Chúa Giê-xu đã chọn trả giá cho tội lỗi của chúng ta và ban cho chúng ta sự tha thứ (Rô-ma 5:8).

Nếu mỗi người trong các ngươi không hết lòng tha lỗi cho anh em mình, thì Cha Ta ở trên trời cũng sẽ xử với các ngươi như vậy." Ma-thi-ơ 6:14; 7:2; và Lu-ca 6:37.)

Vì vậy Linh Hồn tội lỗi ở Địa ngục biết nhận tình thương và lời răn dạy của Thiên Chúa ắt hẳn sẽ được cứu vớt.

Nhờ lưu thông giữa năm châu và truyền thông, Đạo Phật đã bành trướng rộng rãi. Hệ luận đương nhiên là có nhiều phản hồi từ những tầng lớp mới, những vấn nạn giúp người học Phật khai phá và tìm hiểu nhiều hơn để hiểu rõ hơn lời giảng dạy của Đức Phật. Ngược lại những biện chứng lệch lạc với cốt lỗi Đạo Phật cũng cần được nghiên cứu thâm sâu để tránh sai lầm trong quan niệm đưa đến đường lối tu hành lệch lạc có thể làm mất thì giờ phí đi công phu. *Cho nên học để rồi quên sơ học chi còn giữ lại nhân bản. Sử dụng văn minh kỹ thuật nhưng không làm nô lệ cho văn minh kỹ thuật.*

V. SỰ LẬP THÀNH GIA ĐÌNH XÃ HỘIVÀ THIÊN NHIÊN

Trong phần sáng thế của Phật Giáo, thế giới được tạo ra từ Bản Giác bình đẳng tự nhiên khởi Niệm mà thành Tứ Đại rồi tạo ra Ngũ Ấm mà thành muôn sinh vật. Sinh vật từ ba (3) thì Quá khứ, Hiện tại Vị lại, từ bốn (4) hướng, mười (10) phương của mười (10) phương, tất cả là 3x4x10x10=1200 loài tiên khởi. Sau đó tiếp tục sanh sản ra muôn vạn loài.

Phú Lâu Na hỏi Đức Phật và Phật trả lời: (Quyển 4) Hôm nay, Như Lai vì cả chúng trong Hội này hiển bày tánh chơn thắng nghĩa trong thắng nghĩa, ... đều được chỗ tu hành chơn chánh, thiết thực chẳng xao động của cảnh giới tịch diệt nhất thừa, các ngươi hãy chú ý nghe

- *Lại nữa, Phú Lâu Na,* ***cái minh hư vọng*** *này chẳng phải gì khác, do giác minh thành lỗi lầm; sở minh đã vọng lập, thành lý minh có ngằn mé.(ý nói: giới hạn). Vì vậy, nên nghe chẳng ra ngoài tiếng, thấy chẳng vượt khỏi sắc, sáu thứ sắc, thanh, hương, vị, xúc, pháp đã vọng lập, do đó chia ra Kiến, Văn, Giác, Tri. Cộng nghiệp ràng buộc lẫn nhau mà có hợp, ly, thành, hóa; do kiến chấp của sở minh nên sanh khởi sắc tướng, do năng minh của kiến chấp thì thành tư tưởng, ý kiến khác với mình thì thành ghét, tư tưởng đồng với mình thì thành yêu, gieo cái yêu thành hạt giống, thu nạp tư tưởng thành cái thai, giao cấu phát sanh, hấp dẫn cộng nghiệp, nên có nhân duyên sanh ra bào thai.*
- *Các loài thai sanh, noãn sanh, thấp sanh, hoá sanh, tùy theo sự cảm ứng mà thành: noãn do tưởng niệm mà sanh, thai do ái tình mà có, thấp sanh do hợp mà cảm ứng, hóa sanh do tách ly mà hiện. Tình, tưởng, hợp, ly, thay đổi lẫn nhau, các loài thọ nghiệp theo đó mà thăng trầm, do nhân duyên này, nên chúng sanh tương tục.*
- *Phú Lâu Na, do tư tưởng thương yêu liên kết thành nghiệp, yêu mãi không rời thì những cha mẹ con cháu trong thế gian sanh nhau chẳng ngừng, ấy đều từ gốc Dục Tham sanh khởi.*
- *Lòng tham ái giúp nhau tăng trưởng, tham mãi không thôi thì các loại thai, noãn, thấp, hóa trong thế gian, tùy sức mạnh yếu, ăn nuốt lẫn nhau, ấy đều từ gốc Sát Tham sanh khởi.*
- *Người ăn thịt dê, dê chết làm người, người chết làm dê, như vậy cho đến mười loại chúng sanh, chết sống sống chết, ăn nuốt lẫn nhau, ác nghiệp lan tràn cùng tột đời vị lai, ấy đều từ gốc Đạo Tham (trộm cắp) sanh khởi.*
- *Ngươi nợ mạng ta, ta trả nợ ngươi, do nhân duyên này, trải qua trăm ngàn kiếp, thường ở trong dòng sanh tử; ngươi yêu tâm ta, ta ưa sắc ngươi, do nhân duyên này trải qua trăm ngàn kiếp, thường ở trong dòng ràng buộc, ấy đều từ gốc Sát, Đạo, Dâm sanh khởi. Do nhân duyên này nên nghiệp quả tương tục.*

- Phú Lâu Na, ba thứ điên đảo kể trên tương tục như vậy, đều do sự lỗi lầm của giác minh cho là có tánh liễu tri của năng minh rồi biến hiện sắc tướng, từ vọng kiến đó sanh khởi các tướng hữu vi như núi sông đất đai, theo thứ tự dời đổi, vì hư vọng này nên xoay chuyển chẳng ngừng.
Đức Phật giải thích lỗi lầm mà Thức bị hạn chế trong Tri Thức. Cộng Nghiệp ràng buộc nhau yêu ghét ăn nuốt lẫn nhau giữa Cha Mẹ con cháu súc sinh. Trái lại Sông núi là không có tự tính/Phật tính nên không gây Nghiệp, (Phật: Phú Lâu Na, ngươi còn hỏi về bản tánh viên dung, cùng khắp pháp giới của Địa, Thủy, Hỏa, Phong nghỉ rằng tánh Thủy và Hỏa sao chẳng đoạt mất nhau, và hỏi sao hư không và tánh Địa đều khắp pháp giới, lẽ ra chẳng dung nạp nhau). Nếu Sông núi có Hồn thì Hồn Sông núi không như Hồn của Sinh vật không dựa lên Phật tánh như sanh vật (xin xem Phật Giáo và Sáng thế, trang 330)

Chương 21:
ĐỨC TIN và ĐẤNG SÁNG THẾ,TINH TẤN BA LA MẬT và ĐẤNG TOÀN GIÁC

Ba Tôn giáo lớn là Đạo Công giáo, Đạo Hồi Islam và Đạo Phật.
-Trong Đạo Hồi Đức tin là điều khẳng định bắt buộc, Đấng Sáng thế là Allah và là duy nhất.

-Trong Thiên Chúa Giáo, trong kinh Tín Kính, Điều răn thứ nhất: "Thờ phượng Đức Chúa Trời và Kính mến Người trên hết mọi sự " (Đức Chúa Trời thị hiện ở Ba Ngôi Chúa Cha, Chúa Con và Chúa Thánh Thần) Nhưng Đức tin không được ghi trong Mười Điều răn.

- Trong Phật Giáo, Sự Sáng thế không được mặc khải từ Đức Phật hay bất cứ ai mà là từ sự chứng nghiệm qua một đêm Thiền Định. Đức Phật thấy muôn loài sanh ra từ một mối, nơi *Tinh Diệu của Tịnh Diệt/Tánh Giác Viên Dung Thanh tịnh.* Cho nên các Pháp trong Đạo phật là Thế gian Pháp. Đức Phật không thể nói hết trong cái Toàn Giác của Ngài vì chúng sanh ngu dốt, Ngài không nói những gì Chúng sanh không thể hiểu vì như vậy là nói láo. Ngài chỉ nói những gì Chúng sanh có thể hiểu. Cho nên sau nầy các Tổ kế thừa Ngài mở rộng kiến thức Phật giáo trong các kinh Đại Thừa.
Tuy trong kinh Phật có nói đến lòng tin, nhưng thường chỉ ra uy lực của Kinh Phật trong con đường dạy chúng sinh thoát Sanh tử: "Ngón tay chỉ Mặt trăng nhưng ngón tay Ta không phải là Mặt Trăng. Cho nên Phật tử phải tự đốt đuốc mà đi".
" *Trí Huệ Phật là vô biên, vô tận, bất tăng, bất giảm, bất sanh, bất diệt, bất tận, bất thối, bất cận, bất viễn, vô tri vô xã* ". Kinh Phật là vi diệu, khó hiểu, nhiều ít tùy căn cơ của mỗi người, Sự Toàn giác là vô biên. Cho nên Phật tử phải dùng tinh tấn Ba la mật để tìm hiểu, hiểu rồi mới thực hành. Lòng tin mà không kèm theo sự hiểu biết dễ đưa đến sai lầm tương đương như phỉ báng Phật. Sơ Tổ Đạt Ma vẫn bảo:

"Không thấy Tính, chỉ ngày đêm đọc kinh, niệm Phật, ngồi Thiền là phỉ báng Phật".
Kinh Hoa Nghiêm, Phẩm Hiền Thủ: Bồ Tác Hiền Thủ trả lời Bồ tác Văn thù Sự Lợi
http://www.buddhamountain.ca/Hoa_Nghiem_VN.php
Lành thay
xin ngài lóng nghe đây. Những công-đức đó chẳng lường được
Chẳng phải không nhơn,không có duyên. Với Phật, Pháp, Tăng khởi lòng Tin
Do đây mà sanh tâm rộng lớn.
......
Chí-thành cúng-dường mà phát tâm. Thâm Tín nơi Phật và phật-pháp
Cũng Tin phật-tử Đạo tu hành. Và Tin vô-thượng đại bồ-đề

Do đây Bồ-Tát phát tâm nguyện. ***Tin là Đạo nguồn, mẹ công-đức***
Nuôi lớn tất cả những pháp lành. Dứt trừ lưới nghi, khỏi vòng ái
Khai thị niết-bàn, Đạo vô-thượng. Tin không nhơ bợn, lòng thanh-tịnh
Là cội cung kính, trừ kiêu mạn. Cũng là pháp-tạng đệ-nhứt-tài
Là tay thanh-tịnh thọ thiện hạnh. Tin hay ban cho, không bỏn-sẻn
Tin hay hoan-hỉ vào phật-pháp. Tin hay thêm lớn trí, công-đức
Tin quyết-định được bực Như-Lai. Tin khiến lục-căn sạch, sáng, lẹ
Tin sức kiên-cố không bị hư. Tin hay dứt hẳn cội phiền-não
Tin hay chuyển hướngPhật côngđức. Tin nơi cảnh-giới không chấp trước
Xa lìa các nạn, được vô-nạn. Tin hay vượt khỏi các đường ma
Thị-hiện Đạo giải-thoát vô-thượng. Tin là giống công-đức không hư
Tin hay sanh trưởng cây bồ-đề. Tin hay thêm lớn trí tối-thắng
Tin hay thị-hiện tất cả Phật. Cứ theo công-hạnh nói thứ đệ
Tin là hơn hết, rất khó được. Ví như trong tất cả thế-gian

Người ta thường nói Phật tại Tâm. Khi ngồi thiền ở cội Bồ đề đến ngày 49 được toàn giác Đức Phật đã nói:*"Lành thay ! Tất cả chúng sinh đều có trí huệ, đức tướng của Như Lai, nhưng vì vọng tưởng chấp trước nên không chứng đắc"! (Kinh Hoa Nghiêm, Kinh Kim Cang)*

Trong Thiên chúa Giáo, Cô-rinh-tô 6:19-20
Anh em há chẳng biết rằng thân thể mình là đền thờ của Đức Thánh Linh đang ngự trong anh em, là Đấng mà anh em đã nhận bởi Đức Chúa Trời, và anh em chẳng phải thuộc về chính mình sao? Vì anh em đã được chuộc bằng giá cao rồi. Vậy, hãy lấy thân thể mình làm sáng danh Đức Chúa Trời

Cho nên rõ ràng Chúa Phật ngự trong con người, hay đúng hơn trong Linh Hồn của mọi người. Vì vậy, Đức tin chính là niềm tin và sự sáng suốt nhất của Sự Tinh Tấn Ba la Mật.
Tuy Đức tin nhiều khi là chỗ dựa tinh thần của người Tu nhưng Tinh tấn hiểu biết Phật pháp mầu nhiệm mới là chỗ dựa vững chắc hơn, Vì vậy Đức tin trong Đạo Phật chỉ là ngón tay chỉ mặt trăng nhưng không phải là mặt trăng. Tinh tấn và hiểu biết chỉ là để hiểu đúng ý nghĩa bất khả tư nghì của Đấng Tội cao chứ không phải để sửa đổi lời của Các Ngài

. Thật là điều đáng tiếc và sai lầm để nói rằng lời mặc khải của các Ngài là không còn thích hợp với Khoa học hiện tại.Thí dụ
như núi Tu Di trong kinh Phật chắc hẵn không là một thể của thế giới của vật chất baryonic matter

Khoa học chỉ biết một phần nhỏ Vũ trụ. Vật chất thấy được với ngũ quan (baryonic matter) chỉ chiếm khoảng 5% vũ trụ bao la, cho nên hiểu biết của con người quá hạn chế. Hơn thế nữa Đại chúng đã nhiều lần lạm dụng khoa học, để giải thích sai lầm hiện tưởng siêu nhiên. Thí dụ: Trong hiện tượng tìm mộ người chết, từ trường người đã chết được một nhóm tế bào trong Não bộ nhà ngoại cảm nhận. tín hiệu. Điều đó không thể xảy ra vì Hồn người chết không tạo được từ trường. Nhóm Tế bào Tưởng Thức trong Não bộ nhận tín hiệu là thể hiện sự tưởng tượng thiếu căn bản khoa học. Những hình ảnh, âm thanh tư tưởng của người chết còn lưu lại sau khi chết được cho là từ trường mà không phải là Hồn (?): nhận định thiếu sự duy lý trong óc tưởng tượng. Gán cho Tưởng Thức, Hồn năng lực, hoặc lực điện từ một cách tiện lợi không dựa trên sự suy luận vật lý.

Não Bộ được cấu tạo thành nhiều vùng Não với phần hành khác nhau nhưng liên hệ lẫn nhau: ngũ quan, hành động, Trí Nhớ, điều hành....Chức phận cao hơn hết là điều hợp các nhiệm vụ trên để sinh vật và con người thích ứng với thiên nhiên, xã hội, gia đình và bản thân. Chức vụ có tính cách tổng quát thì được đảm nhận bởi Trán Trước/PFC và đặc biệt hơn hết là medial PFC/Trán phía giữa gồm vmPFC/Trán dưới giữa, OPFC/Trán Mắt và dorsomedialPFC/Trán giữa

Trên. Đó là những vùng của con người Đạo Đức trong xã hội. Vùng Não càng ở phía trước và trên cao là vùng của Siêu Đạo đức, con người quá khuôn mẫu dễ bị cho là xa cách với bình thường. VmPFC là nơi được cói là một phần của Nội chuẩn Thức, tồn trữ các loại khuôn mẫu của Xã hội và Con Người. Trường hợp của Phineas Gage (PG) là điển hình: Sau khi bị thương ở vmPFC, PG trở nên một mẫu người khác chống đối với xã hội. Mẫu người Đạo Đức hoàn toàn khác với người thông minh. Nhà toán học, khoa học... có vùng Não sau của Vỏ Não Đính và Thái Dương rộng lớn hơn bình thường. Sự bất tương đồng giữa Đạo Đức và Thông minh là rất phổ cập trong xã hội. Tiêu biểu là những người thông minh tài giỏi có học vị cao, có thể có địa vị cao (nhưng thường không bền lâu) hay thành đạt trên doanh trường nhưng thiếu sự đồng cảm . Biểu hiện qua người gian thương, độc tài trong chính trị và kiêu ngạo trong xã hội.

Tuy NB là cơ cấu cao nhất của cơ thể, nhưng NB không thể làm việc mà không có Tâm Hồn/Hồn. Tâm Hồn là Vô thường vì sản phẩm của Tam giới. Cho nên Tâm Hồn không thể biểu hiện và thường hằng nếu không kết nối /hay dựa trên Thánh Linh/Phật tánh/Bản Giác. Thánh Linh/Phật tánh là Bình đẳng, Vô niệm và Đạo đức. Đạo đức là tượng của Phật Tánh

THAY LỜI TỔNG LUẬN
PHÁ CHẤP và TRỞ VỀ NGUỒN

Trong Sách nầy, Sinh vật và nhất là con người lần lượt được phân tích thành hai thể Hồn và Xác tương tự như quan niệm Âm Dương. Phần Hồn (hay Hồn) được chia ra dưới ba dạng khác nhau Trí nhớ, Tri Thức (và Mạc na Thức) và Tạng Thức. Nghiên cứu đã gợi ý là Hồn dính liền với NB phần lớn ở vùng Não Bộ Nội Thức qua chỗ lưu trữ Trí Nhớ. Hơn thế nữa, phần Siêu hình trong sách này gọi là Hồn có thể nới rộng ra ngoài NB đến các phần mềm cứng của thân thể dưới dạng TR của Thân thể tương đương với "Khí" thường quan niệm bởi các nhà luyện khí công Võ thuật hay Thiền đặc biệt là Yoga và Thiền quán hơi thở.

Tuy văn hóa cận đại quan niệm quá trình chia cắt và quan sát trên là khoa học văn minh và hợp lý, nhưng rốt ráo ra không dựa trên căn bản luận lý mà lại là có tính cách nhân tạo. Thực thể của thiên nhiên toàn vẹn là hoàn toàn chưa được hiểu hết. Như vậy thì sự chia cắt hoàn toàn có tính cách chủ quan, nếu không muốn nói là phi lý vì :

-Vật quan sát chưa được biết cái toàn vẹn của nó. Freud không tin ở Thượng Đếva thần quyền, nhung cũng công nhận rằng quan sátt con nguoi la không toàn ven vi con phần tiềm thức và vô thức không thấy được

- Dụng cụ phân chia là dựa trên cơ sở của Ngũ Quan, thường được gọi là Tâm phân biệt bị hạn chế bởi định luật vật lý về thấy, nghe, sờ mó, ngửi, nếm. Lại nữa dụng cụ quan sát và người quan sát cũng thuộc về vật thể toàn vẹn. Hãy Trả lại Caezar cái thuộc về Caezar. Con người nên chấp nhận là đã đi quá xa trong việc xử dụng Thiên nhiên để trường tồn và rồi bóp méo sự hiện hữu của Thiên nhiên Vũ trụ. Con người thường chấp nhận những gì Ngũ quan và Tri Thức ghi nhận được khi thông tin là ương tự như trong Nội TR và sẵn sàng gạt bỏ đi những gì thường không tương tự trong Nội Tri Thức/*TR.*

PHÁ CHẤP

Thực thể vũ trụ là toàn vẹn. Nghịch Lý ERP (xem tr 217) là một thí dụ: Hai hạt điện tử có những biểu hiện như nhau vì chúng thuộc về một hệ thống hay theo quan niệm một số người, chính nó là một, nhìn dưới hai góc cạnh khác nhau. Vì vậy quan niệm hai thể Hồn và Xác là giả định. TN, TR, Tạng Thức và thân xác kể cả TR thân xác ngoài NB (gọi là Qi hay Khí) là toàn thể. Descartes chia ra Hồn và Xác nhưng cho đến nay, dựa trên tiến bộ về kỹ thuật, các nhà Vật lý học, NB học, Triết học cũng không biết gì thêm, quanh quẩn dò dẫm bằng những lý thuyết khác nhau. Hồn và xác là một: Everett Hughes với thuyết Đa Thế Giới: Mọi sự vật hiện hữu ở nhiều dạng khác nhau ở nhiều thế giới song hành tùy theo góc nhìn. Sự Sống và Sự Chết cũng tương đương như nhau qua thí nghiệm Con Mèo của Schrodinger. Đức Phật có muôn vàng Hóa thân làm các việc khác nhau. Có khác gì hơn khi với nhiều luồng ánh sáng khác nhau bạn cũng có thể có nhiều bóng hình, mà chúng ta chẳng phải là bóng của chân ngã của chúng ta sao! Nói một cách khác, con người là tất cả những gì người ta đang hiện hữu với tất cả xác thân, ngôn ngữ, tư tưởng trong quá khứ hiện tại và tương lai, và tất cả những gì mà chúng ta chưa biết được, không kể phần linh hồn . Tất cả cũng chỉ là tiến trình của sự mặc khải của cái toàn vẹn gồm cái Thấy được và cái không thấy được. "The Visible and The Invisible" (Marleau-Ponty 1966). Hồn không là ảo tưởng ma quái mà chỉ là thực thể chân như những con người không thể biết được qua ngu quan những cảm nhận được qua Tri thức. ***Quả thực Hồn là Ẩn số của hầu hết phương trình vấn nạn chưa có đáp số hiện nay của nhà Khoa học Não Bộ, Y khoa Bác Sĩ, Vật lý gia, khoa học gia, Tâm lý gia có Tri thức đã khắc sâu vào đá không chịu thích ứng sửa đổi vì bị mù quán bởi Vô Minh, tội lỗi nguyên thủy***

Khi nói đến cái toàn vẹn và sự mặc khải của nội tại, là phải nhắc đến David Bohm, Nhà Vật lý nổi tiếng với nhiều công trình về Lượng tử, nhưng không nhiều may mắn trong sự nghiệp cũng như Everett Hughes. Ông đưa ra quan niệm Trật tự Nội Hafm (Implicate Order) trong cái toàn thể. Ông cũng là người chứng minh trong cái toàn thể các phần nhỏ cũng có một cơ cấu tương tự mà Bohm đã chứng minh trong cơ cấu Hologram (Hình nổi ba chiều khi dùng nguồn ánh sáng khác nhau). Tiêu biểu cho quan niệm đó là quan niệm đồng dạng giữa Đại vũ Trụ và Tiểu vũ Trụ của người Phương Đông. Sự Trật tự đó vẫn còn tồn tại trong tình trạng Hỗn độn (Chaos) như đã nói trước đây. Bohms cho là Thực tại toàn thể là không chia cắt và không thể quan sát được. Hạt Lượng tử căn bản chỉ là hiện tượng quan sát được trong quá trình mặc khải của cái toàn vẹn, nhưng không phải là tất cả và có tính cách ngẫu nhiên dưới hình thức khác nhau tuỳ hoàn cảnh. Vì vậy, thông tin của ngũ quan là không khách quan vì TR có được từ NB có thể thay đổi tuỳ theo cấu tạo của NB. TR chỉ là như thị khi Thông tin đến Bản tánh mà không bị khúc xạ bởi Y tha Sở Tánh và Biến Sở Chương của NB.

NB hạn chế khả năng thu nhận tin tức từ thế giới bên ngoài. Không NB, Bản tánh Chân như bao trùm khắp thế giới. Như Kinh Hoa Nghiêm chỉ ra, khả năng của Phật và Bồ Tát là vô hạn không thể nghĩ bàn vượt hẳn trí tưởng tượng của con người. Vì Thân Phật Bồ tát là bao trùm cả Vũ trụ, nên sự thị hiện về thân thể, quyền năng có thể nhìn thấy ở mỗi tầng lớp của Vũ trụ như Hughes Everett cảm nhận về các vật thể và như con người có khi được thấy qua sự thể hiện của các Ngài.

Cũng cùng một ý nghĩa trên, sự thể hiện cũng thấy ở mức độ vi tế như mỗi sợi tóc, chân lông cũng chứa đựng cả cơ cấu toàn Vũ trụ. Hiện tượng được nhắc đi nhắc lại nhiều lần trong kinh Hoa Nghiêm.

Tóm lại sự vĩ đại vô lượng và sự vi tế cùng tận cũng đã được thấy trong quan niệm Đa Thế giới của Hughes Everett và trong phép Đồng Dạng của David Bohms.

Như chúng ta thấy mỗi tế bào của cơ thể có thông tin di truyền để có thể tạo ra toàn cơ thể, vì vậy đem một tế bào da về nguyên thuỷ tế bào gốc rồi từ đó có thể nuôi dưỡng để thành một sinh vật qua thí dụ con Cừu Dolly là con vật loại có vú lần đầu tiên được Clone và sinh sản từ tế bào Cừu đã trưởng thành..

Quan niệm được như vậy là Phá Chấp. Chấp ở đây là sự sai lầm trong quan niệm sống do Biến Sở Chấp (Thiên Kiến) và Y Tha Sở Tánh (cái chấp thông thường-Common Sense) thường là lệch lạc. Cần phải gạt bỏ nhiều lần như trong kinh Lăng Già mà Đức Phật nói với Bồ Tác Đại Huệ.

TRỞ VỀ NGUỒN

Nguồn ở đây là cái Toàn thể Thương Hằng và Bình Đẳng mà thường được bình dân hoá là Cõi Chân Thiện Mỹ. Nguồn gốc cản trở con đường đi về là quá trình sống được tự ký trong Tạng Thức và ghi lại hiện đời ở Nội TR. Gạt bỏ Nội Tri Thức không cần thiết là công việc của NB qua cơ chế Hủy Tạo bằng phương thức rèn luyện học tập kinh nghiệm mà hiệu quả nhất là Thiên Định. Trong Chánh Pháp Nhãn Tạng, Đại sư Dogen đã viết: Vượt qua Vũ trụ hữu hình, chân Tâm tuyệt đối của chư Phật và chư Tổ độc nhất có Tọa thiền. Tọa Thiền là cổng vào Phật giáo. Có người hỏi Đại Sư Taisen Deshimaru: 'Vì sao Tọa Thiền?, Tọa Thiền có mục đích gì?". Sư trả lời:" Tọa Thiền không có mục đích, không có tiêu điểm, mà chỉ giúp chúng ta trở lại với chính mình". Điều đó nghĩ ra thật phi lý vì làm gì cũng có mục đích để hướng đến. Vậy mà Tu Thiền lại không có mục đích mà chỉ là để hợp với cái tuyệt đối và duy nhất và Vô niệm. Từ đó lại có khoảng vô tận của Siêu Trí Tuệ SuperConsciousness/ Supercógnition, hòa đồng với vũ trụ bao la. Mà nếu tọa thiền đem lại kết quả gì, thì kết quả là tự nhiên không cầu mà được, không mong mà đến, không đuổi bắt mà gặp.

Tri Thức, Mạc Na Thức và Tạng Thức được tạo ra từ cơ sở NB từ mạng điều hành Trung ương kiểm soát các phần Vỏ Não của ngũ quan, hệ Vành, HIPPO và Đồi Não. Mạng Điều hành là dưới sự kiểm soát của não Trán OPFC và vmPFC là phần trước và dưới của Vỏ Não Trán. OPFC và vmPFC lại là thành phần quan trọng của Nội Thức, kết nối phần siêu hình hay Hồn của con người. Phần hoạt động tích cực của Hồn là TR và Mạc Na Thức thường được biết trong đại chúng dưới nhãn hiệu Tâm Ý dùng dữ liệu từ Tạng Thức/TR. Vì vậy con đường trở về Nguồn là bắt đầu từ Mạng Điều hành Trung Ương có vùng Não chính là mặt ngoài/trên biểu hiện bằng sự chú tâm hay sự cố gắng. Sự bắt đầu ấy có thể có được khi có sự chuyển hướng từ OPFC/vmPFC về quan niệm sống ,khiến mạng điều hành chuyển hướng về Thiền Định. Sự chuyển hướng để trở về Nguồn sẽ tạo nên kết nối thần kinh mới giữa OFC/vmPFC-dlPFC-IPS-kết nối với hệ vành, HIPPO và DN. Những cơ sở NB trên là Vô Ngã vì các pháp hữu vi hay vô vi đều Vô Ngã.

Quyết định chuyển Tâm hướng quay về Nguồn là một quyết định không Vô Ngã vì màng Vô minh vẫn còn hiển hiện ở người bắt đầu Thiền Định. Vì vậy con đường về cội Nguồn phải qua nhiều giai đoạn để dần dần rửa sạch Vô minh. Con đường này là gồm phá bỏ kết nối thần kinh cũ để thay bằng kết nối mới nhưng cũng dùng chung đường dẫn truyền từ OPFC/vmPFC-dlPFC -IPS. Như vậy cơ sở cấu tạo Não Bộ vẫn không thay đổi nhưng vận hành của cơ sở Não Bộ thay đổi. Sự kiện nói lên quyền tự do hành động của con người chọn con đường về lại cội nguồn.

Đức Phật hoằng Pháp trong 49 năm và được ghi chép lại trong hàng ngàn kinh sách, Đại sư Huyền Trang Đường Tam tạng thỉnh kinh Phật về Trung Hoa, nhưng cuối cùng Đức Phật nói, là đã chẳng nói gì. Cũng như vậy Sơ Tổ Bồ Đề Đạt Ma Đông du truyền Phật pháp, dầu là Trung Hoa đã có Kinh sách Phật giáo. Sơ tổ nói:" Giáo ngoại biệt truyền bất lập văn tự". Không phải chỉ là vấn đề văn ngữ Ấn Hoa khác biệt. Tại sao vậy?. Bởi vì Đạo là không lời, như Lão Tử đã nói, Đạo nói ra không còn là Đạo nữa. Phật pháp là Thế gian pháp thì có gì để biết hơn Thế gian pháp mà người Thế gian phải học. Còn nữa ở đây là vấn đề của Tâm Phân biệt. Không phân biệt bàn luận thì không giải thích được, mà càng biện luận là càng đi xa Đạo. Cho nên hiểu biết rồi thì phải bỏ đi sự hiểu biết do Tâm phân biệt, chỉ còn lại cái cốt lõi của chữ Không: Buông bỏ tất cả, cái Vô minh, cái Vô Thường, Bỏ qua khứ vì đã qua, Không cầu Tương lai vì chưa đến và vì là quả của Nhân quá khứ. Chỉ còn bây giờ và tại đây. Thực hiện Vô Ngã của Phật tánh để đi về lại cái viên tròn toàn vẹn của mọi sự vật mà lời nói, văn tự không thể diễn giải được. Tham Sân Si là rất khó diệt. Sự kiện không khác gì nhổ cỏ mà chỉ cắt bỏ ngọn cỏ. ***Cội rễ của Tham Sân Si là Cái Ngã. Thực hiện Vô Ngã là đơn giản không làm cho chính mình đau khổ và có lẽ là con đường nhanh gọn và dễ dàng nhất****. Vấn đề là sự quyết Tâm,* *không là từ lý Nhân Duyên mà chính Bản Ngã, xuất phát từ Bản ngã/Phật tánh xuyên qua Mạng Chính Mạng Điều hành Trung ương và vmPFC.*

Thế giới ngày nay là thế giới văn minh thi đua cạnh tranh và hoạt động liên tục không muốn ngừng nghỉ. "Học như đi thuyền trên dòng nước ngược không tiến ắt phải lùi ". Đó cũng là đề thi Trung học Đệ Nhất cấp năm 1960 mà tôi chọn để biện luận trong kỳ thi quan trọng đầu đời. Tu hành cũng vậy là đi ngược lại dòng chảy của Đại chúng, với Lơ đễnh và Náo động như Hội chứng: Attention Déficit and Hyperactivity Disorder ADHD thời đại. .

Heraclitus:

Con người hay quên và lơ đễnh
trong những khoảnh khắc Thức của họ
về điều dang diễn ra xung quanh họ
vì họ đang trong giấc Ngủ của mình.

Krishnamurti nói :

"Tinh thần giáo dục hiện nay của chúng ta mang tính độc hại. Nó luôn đề cao, sùng bái, khuyến khích sự thành công, thôi thúc lòng tham muốn, phát triển những khao khát, ganh đua vị kỷ. Vô số những tấm gương thành đạt được nêu ra để động viên giới trẻ noi theo: cậu bé nhà nghèo thức khuya chăm học, cuối cùng trở thành một thẩm phán nổi tiếng; một em bé bán báo nghèo khổ sau này thành nhà triệu phú….".

……

"Cuộc khủng hoảng hiện nay của nhân loại là vô tiền khoáng hậu, cần phải cấp tốc cứu chữa như cứu chữa một ngôi nhà đang cháy."

Bertrand Russell nói :

Men are born ignorant, not stupid; they are made stupid by Education.

(Con người sinh ra chỉ **Ngu t**hôi, nhưng Giáo dục làm cho **Đần**) (Chú ý Russel muốn nói đến cái học không Đạo). Và Ông còn tiếp:

There are victories of the soul and spirit. Sometimes even if you lose, you win.

(Hồn và Linh Hồn có khi chiến thắng huy hoàng: Đó là khi thua tức là lúc thắng)

Những Ý tưởng trên không có gì lạ với người học Phật, Đệ tử của Phật chia thành hai cấp Hữu học và Vô học. Vô học là bậc hoàn toàn khai ngộ. Học để có kiến thức rồi phải bỏ kiến thức đi để chỉ còn lại Trí Huệ Bát Nhã.

Con người đã qua nhiều Đại Dịch, và dầu với tiến bộ y khoa kỹ thuật, Đại dịch hiện tại cũng làm mất đi hơn bốn triệu rưỡi đời sống. Đến nay người ta mới hiểu cuộc sống chen chúc rộn ràng đông người giao thông toàn cầu là nguyên nhân. Ngược lại, giãn cách xã hội, giảm bớt hoạt động xã hội, là một trong những phương pháp hữu hiệu để ngăn dịch. Vì Đại dịch, thương mại, giao thông chậm lại, phung phí năng lượng chắc hẳn cũng bớt đi. Con người có nhiều thì giờ hơn để nghĩ đến con đường Tâm linh. Phải chăng đó là ý chỉ của Đấng Sáng Thế cho con người trong tương lai.

TỪ ANH VIỆT

Amniotic Cavity Khoang Màng Ối
Amygdala Thể Hạnh Nhân
Angular gyrus Hồi Não Góc
Animal Pole Cực Động Vật
Anterior: Trước
Anterior Cingulate Cortex/ACC Vỏ Não Vùng Giải Bao Trước
Arcủate N, Nhân Cong
Associate Cortex Vỏ Não Liên Kết
Astrocyte Tế bào hình sao
Attention Deficit Hyperactivity Disorder Bệnh Lơ Đãng Náo Động
Autobiography Memory TN Tự Ký.
Axon Sợi Trục Rễ Đuôi TK
Baryonic Matter Chất đo lường được
Basal Ganglia Hạch TK Đáy
Bipolar Disorder Bệnh Vui Buồn Lưỡng Cực
Blastula Phôi Nang
Borderline Personality: Cá tánh giáp Biên
Caudal: Phía đuôi, phía sau
Cingulum Đai, Giải Bao
Cingulate: Giãi Bao
Colliculus Gò
Corpus Callosum Thể Chai
Cuneus Tiểu thùy nêm
Default Mode Network DMN Mạng Mặc Định
Dendrite Đuôi, Rễ phụ
Dentate Gyrus Luống não răng cưa
Depersonalization Mất Nhân Thể
Derealization Mất Thực Tế
Diencephalon Não trung gian
Dissociative Identity Identity Disorder Chia Cách Nhiều Nhân Thể
Dorsal/Dorso: Phía Lưng
Dorsolateral PFC Phía Lưng Bên
Ectoderm Ngoại Bì
Eidetic Memory TN Thấu Niệm
Episodic Memory TN Thời Điểm
Explicit/ Declarative Memory TN Hiển Hiện
Embryonic Organizer EO Khu Điều Khiển Cấu Tạo Bào Thai
Endo: :Bên trong, Nội
Endoderm Nội Bì
Endometrial Stroma Mô Nâng Đỡ
Endothelial cell Tế Bào Nội Bì
Endometrium Nội Mạc Tử Cung
Ensoulment Hồn Nhập Xác
Entorhinal (Cortex) VN Nội Khứu.
Epi: Kế cận, Ngoại
Episodic Thời Điểm

Epithalamus Thể Trên Đồi Não
False Memory TN Lầm
Fibroblast Nguyên Bào Sợi
Focus of Attention Điểm Chú ý .
Forebrain Não Trước
Fuzzy Memory Theory Thuyết Trí Nhớ Mờ
Fusiform Gyrus Hồi Não Hình Thoi
Gastrula Phôi vị
Glial Hệ đệm Cấu trúc dưỡng bào mô
Globus Pallidus Cầu nhạt Khối Cầu Nhạt
Gray crescent Liềm Xám
Gyrus Hồi Não Luống Não Hồi Não
Habenula Cuống Tuyến Tùng Quả
Hindbrain Não Sau
Hippocampus HIPPO Thể Hải mã
Hormone: chất Nội tiết
Hypothalamus Thể Dưới Đồi Não
Identitity Nhân Thể
Implicit/ Non Declarative Memory TN Ẩn Tàng
Inferior: Dưới
Infra: Dưới
Infralimbic (thuộc) Hệ Vành Dưới
Insula Thùy Đảo
Inter: Giữa
Intra: Trong và giữa
Intralaminar N. Nhân Trong Phiến
Intraparietal Sulcus Rãnh Trong Đính
Lateral/Latero Bên
Lateral OrbitoFrontal Phía Trán Hốc Mắt Ngang
Lobe Thùy
Lobule Tiểu Thùy
Long Term Potentiation Lực Liên Hợp Dài
Long Term Depression Sự Trầm Lâu Dài
Long Lasting Memory TN Rất Xa
Mammillary Body Thể Nhũ
Medial/Medio: Giữa
Medial Temporal Lobe Thùy Thái Dương Giữa
Memory Trí Nhớ, TN
Memory Gap Gián Đoạn Trí Nhớ
Mesoderm Trung Bì
Microglial Tiểu thần kinh đệm
Midbrain Não Giữa
Middle/Mid: Chính giữa
Middl CingulateGiải Bao Giữa
Morula Phôi Hình Trái Dâu
Mossy Fiber Sợi Dạng Rêu

Multiple Trace Theory Thuyết Đa Tích
Neocórtex Vỏ Não
Neural Plate Đĩa Thần Kinh
Neural Tube Ống Thần Kinh
Neuroplasticity 65

Nucleus Accumbens Nhân Nằm
Occipital Lobe Thùy Chẩm
Oocyte Trứng Chưa Thụ Thai
Obcessive Compulsive Disorder Bệnh Ám Ảnh Thôi Thúc
Olfactory Bulb Bầu Khứu giác
Oligodendrocyte TB TK ít Râu
Oribital/Orbito thuộc về Hốc mắt
Pre: Tiền, Trước
ParaHippo Cận Hải Mã
Parietal Lobe Thùy Đính
Parietal Operculum VN Nắp Đính
Perirhinal córtex VN Chu Khứu
Personality Nhân Thể
Philogenetic Phát Sinh Chủng Học
Phonological Loop Vòng Ngữ Âm
Pineal Gland/ Tuyến Tùng Quả
Place cell Tế Bào Định Vị
Post Traumatic Stress Disorder PTSD Căng thẳng Sau Tai Nạn
Posterior: Sau
Posterior Cingulate Cortex Vỏ Não Sau Giải Bao
Postsynaptic Hậu LHTK
Precuneus Trước Tiểu Thùy Nêm
Prefrontal Cortex PFC Vỏ Não Trước Trán
Prelimbic (thuộc) Hệ Vành Trước
Presynaptic Tiền LHTK
Pulvinar Nệm Sau Đồi Não
Pyramidal Neuron TBTK Hình Tháp
Pyriformis Cortex VN Hình Trái Lê
Recent/ Anterograde TN Gần
Recógnition Memory TN Nhận Biết
Remote/ Retrograde Memory TN Xa
Retrosplenial córtex Vỏ Não Sau Đuôi Thể Chai
Retro Hồi lại sau
Rostral: Phía đầu, phía trước
Rough Endoplasmic Reticulum Lưới Nội Bao hạt
Semantic Ngữ Nghĩa
Semantic MemoryTN Ngữ Nghĩa
Short Term Potentiation Điện thế Ngắn
Sleep Apnea Ngưng Thở Khi Ngủ
Solidary Tract Đường Đơn Độc
Spines Gai
Striatum (Corpus) Thể Vân
Sub: Dưới
Subiculum Thể Nâng Đỡ
Subthalamus Hạ Đồi Não
Sulcus Rãnh
Superior: Trên
Supra:Trên
Synapse Liên hợp thần kinh LHTK
Synaptic cónnection Kết Nối TK
Synaptic Plasticity Sự Hủy Tạo
Temporal lobe Thùy Thái Dương
Telencephalon Viễn Não Viễn Não.
Temporoparietal Junction TPJ Vỏ Não Giao Tiếp Thái Dương Đính, Vùng Não Tam Biên.
Thalamus Đồi Não/DN
Transcription Sự Sao Chép
Vegetal Pole Cực Thực Vật
Ventral Tegmental Nucleus Nhân Nóc, Phía bụng
Ventral/Ventro: Phía Bụng
Ventromedial PFC VN Trán Trước Phía Bụng Giữa
Vesicle Túi nhỏ, Bong Bóng
Verbatim Memory TN NguyênVăn
Visuo-spatial Sketpad Sơ Hình Thị Giác Không Gian
Working MemoryTN Hiện Hành
Zona Incerta Vùng Không rõ
Zygote Hợp Tử Nguyên trứng Hợp Tử

TÀI LIỆU THAM KHẢO

Địa chỉ Liên lạc:
trungkienmai@hotmail.cóm
để có danh mục 2136 (gồm 132trang)
bài báo tham khảo sẽ gởi qua email theo yêu cầu
để giảm bớt cân nặng của sách

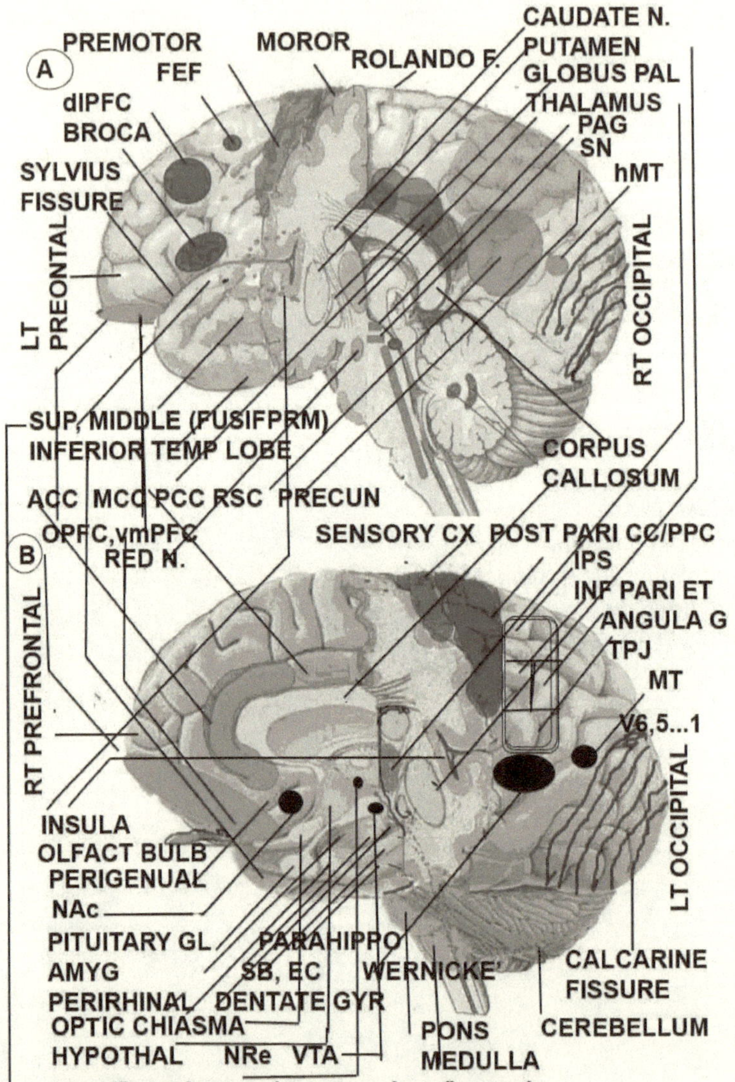

A; CẮT BỎ 1/2 PHÍA SAU BÁN CẦU TRÁI
B: CẮT BỎ 1/2 PHÍA TRƯỚC BÁN CẦU TRÁI
NOTE: SUPERIOR TEMP CX: THÍNH GIÁC
FUSIFORN GYR: TE và TEO THI GIÁC

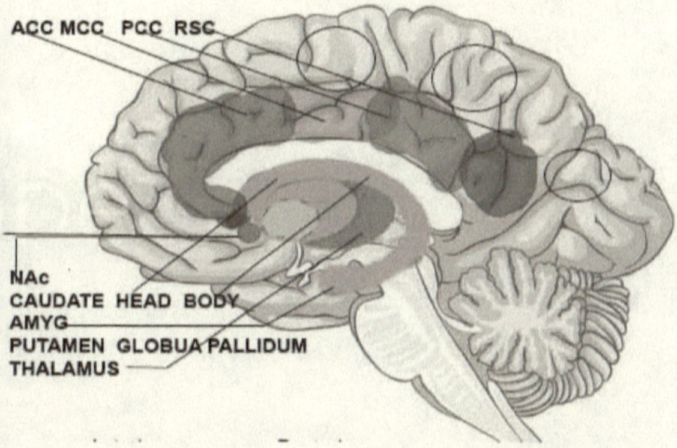

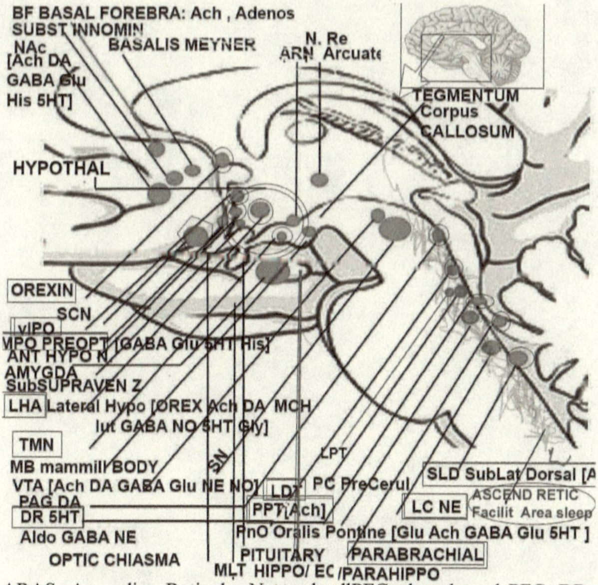

ARAS :Ascending Reticular Network, dlPFC: dorsolateral PFC, DR: Dorsal Raphe, EC Entotrhinal córtex, FEF: Frontal Eye Field, Fusi: Fusiform gyrus, LC: Locus Ceruleus, LDT: LateroDorsal Temental, LHA : Lateral HypoT Area, LPT: Lateral Pontine N. M: Motor, MLT: Medial Temporal Lobe, MT Special visual Cx, N.Re: N Reuniens, NAc: N. Acumbens , OCC: Occipital, PAG: PeriAqueductal Gray, PFC: PreFrontal Cortex, PM: Premotor, PPC: Posterior Parietal Cx, RSC RetroSplenial Cx, SCN: Suprachismati N. SN: Substantia Nigra, ACC: Anterior Cingulate Cx, MCC: Middlle CC, PCC Posterior CC, Striat: Striatm, TEMP: Temporal, Thalam:Thalamus/DN, TMN:TuberoMammillary N. TPJ: TemporoParietal Junction, VTA:Ventral Tegmental Area,

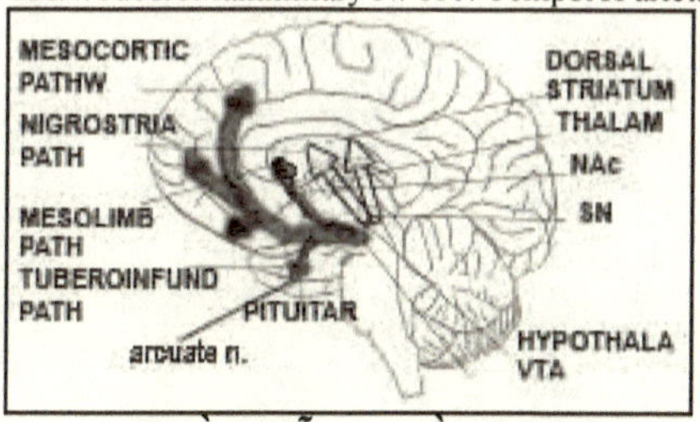

Đường dẫn truyền DOPA

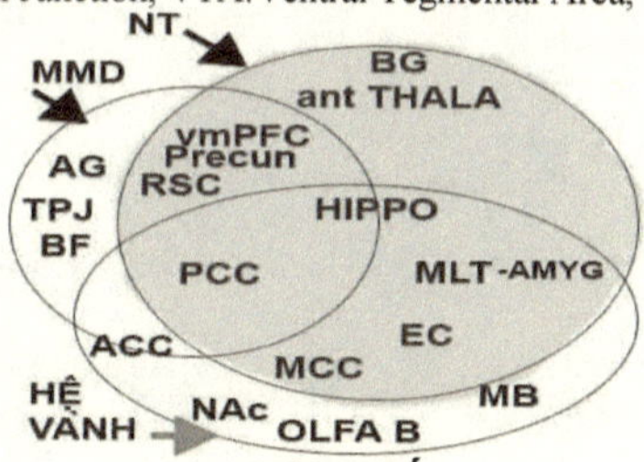

Nội Thức

Nhân Ảnh
2022

Liên lạc tác giả:
Email: kienmai@hotmail.com

Liên lạc Nhà xuất bản
Nhân Ảnh
E.mail: han.le3359@gmail.com
(408) 722-5626

www.ingramcontent.com/pod-product-compliance
Lightning Source LLC
LaVergne TN
LVHW040559061026
849523LV00001B/3